Springer-Lehrbuch

Ursus-Nikolaus Riede

Martin Werner

Nikolaus Freudenberg

Basiswissen Allgemeine und Spezielle Pathologie

Unter Mitarbeit von

J. P. Baak, H. E. Blum, B. Brand-Saberi, M. Braun-Falco, J. Finke, P. Fisch, U. Gerlach, K. Höpker, G. Kayser, J. Lütschg, D. Mattern, H. Matthys, K. Müller, A. J. Olah, M. Orlowska-Volk, J. Seufert, K. Warnatz, U. Wetterauer, N. Weyer, A. zur Hausen

Mit einem Nachwort von S. von Boletzky

Mit 391 Abbildungen, 76 Tabellen und 47 authentischen Fällen

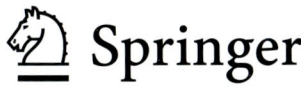

Professor Dr. med. Ursus-Nikolaus Riede
Professor Dr. med. Martin Werner
Professor Dr. Dr. h.c. Nikolaus Freudenberg
Institut für Pathologie
Universitätsklinikum Freiburg
Breisacher Str. 115a
79106 Freiburg

ISBN   978-3-540-79213-0   Springer Medizin Verlag Heidelberg

Bibliografische Information der Deutschen Nationalbibliothek
Die Deutsche Nationalbibliothek verzeichnet diese Publikation in der Deutschen Nationalbibliografie;
detaillierte bibliografische Daten sind im Internet über http://dnb.d-nb.de abrufbar.

Springer Medizin Verlag
springer.de

Planung: Christine Trotta, Peter Bergmann, Heidelberg
Projektmanagement: Rose-Marie Doyon, Heidelberg
Fachlektorat: Dr. Monika Merz, Sandhausen
Umschlaggestaltung & Design: deblik Berlin
Titelbild: »Transformationsmuster 2008« von Eugen Roth, Ludwigshafen
Satz: Fotosatz-Service Köhler GmbH, Würzburg

SPIN: 12046379

Gedruckt auf säurefreiem Papier   15/2117 – 5 4 3 2 1 0

Die Gewalt fängt nicht an
wenn einer einen erwürgt.
Sie fängt an, wenn einer sagt:
»Ich liebe dich:
Du gehörst mir!«

Die Gewalt fängt nicht an
wenn Kranke getötet werden.
Sie fängt an, wenn einer sagt:
»Du bist krank:
Du mußt tun, was ich sage!«

aus: »Gewalt« von Erich Fried, jüdischer, britisch-österreichischer, politischer Lyriker 1921–1988

Vorwort

Jede Krankheit entwickelt ein gewebliches »Gesicht«, das den klinisch tätigen Arzt je nach Ausbildungsstufe auf die richtige diagnostische Fährte bringt, wenn er davon weiß. Vom Allgemeinpraktiker ist zu erwarten, dass er bei der Inspektion eines Patienten den krankhaften Prozess als solches sieht oder tastet. Der Facharzt muss ihn soweit erkennen, dass er aus der richtigen Stelle das diagnoserelevante Gewebe in Form einer Biopsie entnimmt, damit der Pathologe die therapie-relevante Diagnose stellen kann. Das vorliegende Buch orientiert sich folglich an den Wissensanforderungen an einen Allgemeinpraktiker und an einen bioptisch/chirurgisch tätigen Arzt; es umfasst die »Basics« der Pathologie. Dieses Ziel widerspiegelt sich bereits in den ersten Kapiteln, die sich nur mit den klinisch wichtigen Form- und Farbveränderungen sowie mit dem Gewebsuntergang befassen und als diagnostisches Instrumentarium verstanden sein wollen.

Bei der Konzeption des vorliegenden Buches »Basiswissen Pathologie« sind wir von der Erkenntnis ausgegangen, dass etwa 95% aller Krankheiten, wie sie im Patientengut einer Allgemeinpraxis auftreten zu den »*sehr häufigen*« oder »*häufigen*« Fällen gehören, die er selbst diagnostiziert. 4,9% der verbleibenden Fälle sind für ihn »*weniger häufig*« oder sogar »*selten*«, er wird sie zur sicheren Abklärung und korrekten Therapie an einen Spezialarzt weiterleiten. Die übrigen 0,1% Fälle sind »*sehr selten*« oder sogar eine »*Rarität*«, von denen in der Weltliteratur nur wenige bekannt sind. Sie gehören in die Hand eines Experten. Nach dieser Wertungsskala wurden in Zusammenarbeit mit klinisch tätigen Ärzten die einzelnen Krankheiten ins vorliegende Buch aufgenommen und ihre Häufigkeit bereits in der jeweiligen Definition erwähnt, wobei aber auch auf Krankheitsraritäten eingegangen wurde, wenn sie zum pathogenetischen Verständnis eines Allgemeinarztes gehören. Ohne auf das Niveau eines Telefonbuchs abzuleiten, in dem zwar viele Menschen vorkommen, aber die Handlung fehlt, wurde auf diese Weise der Inhalt des Wissensstoffes im vorliegenden Buch so gestrafft, dass sein Inhalt Basiswissen wiedergibt.

Jede Krankheit beruht auf einem eigenen Entstehungsprozess. Die Kausalpathogenese reflektiert dabei meist das Reaktionsgefüge der Auslösefaktoren, wohingegen die Formalpathogenese denjenigen Reaktionsablauf schildert, durch den eine Krankheit ihre gewebliche Besonderheit erhält, an der sie erkannt und damit vom Pathologen diagnostiziert werden kann. Vielfach verbirgt sich allerdings hinter einer pathologischen Diagnose keine einheitliche Kausalpathogenese, was soviel bedeutet, dass die an den Gewebsveränderungen gestellte Diagnose gewissermaßen oft die morphologische Resultante verschiedener Auslösemechanismen ist, was mithin auch erklärt, weshalb gelegentlich Patienten mit der gleichen Diagnose auf die gleiche Therapie unterschiedlich ansprechen. Dieser Tatsache wird im vorliegenden Lehrbuch dadurch Rechnung getragen, dass bestimmte Krankheitsbegriffe als Gruppenbezeichnung, Sammelbegriff oder Reaktionsmuster definiert werden.

Vergleicht man die formalpathogenetischen Reaktionsabläufe der einzelnen Krankheiten, so fällt auf, dass gewisse Prozesse in gleicher oder ähnlicher Form auch bei anderen Krankheiten vorkommen und auch gleiche zellulär-molekulare Mechanismen gesteuert werden. Wir bezeichnen sie als »*Reaktionsmuster*«. Sie werden in den ersten Abschnitten der »Allgemeinen Pathologie« herausgearbeitet und bei der Abhandlung der »Speziellen Pathologie« nur noch als »Muster« mit entsprechendem Kapitelverweis erwähnt. Ähnliches gilt für die Abbildungen. Sie wurden so ausgewählt, dass sie – wo immer möglich – sowohl allgemeine als auch spezielle Aspekte der Pathologie oder sogar Reaktionsmuster illustrieren. Dementsprechend wird oft an mehreren Textstellen auf ein und dieselbe Abbildung verwiesen. Treten in einem Kapitel organ- oder gewebsspezifische Reaktionsmuster auf, so werden diese jeweils den einzelnen Krankheiten vorangestellt.

Die Pathologie dient zum einem als Grundlage einer evidenz-basierten Therapie aber auch wie im Falle einer Obduktion der Qualitätssicherung, bei der die in der Klinik gestellten Diagnosen mit den am Gewebe gewonnen Diagnosen abgeglichen werden. Denn weltweit sind etwa ein Drittel aller in der Klinik gestellten Diagnosen falsch oder zumindest korrekturbedürftig. Leider ist dies nicht allen Klinikern bekannt. In diesem Zusammenhang werde ich die Bemerkung jenes Klinkchefs nicht los, der mich, bevor ich auf Wunsch der Angehörigen die Obduktion eines Verstorbenen vornahm,

mit den Worten begrüßte: »Diese Sektion können wir uns sparen. Der Patient ist an einer Lungen-embolie verstorben. Was wollen Sie jetzt noch?« Als die Obduktion aufdeckte, dass er bei dem Pati-enten ein »Heparin-induziertes thrombozytopenisches Syndrom« (▶ Kap. 26.2.3.1) übersehen hatte, welches für der Tod des Patienten entscheidend war, wurde er kleinlaut. Nicht zuletzt deshalb habe ich noch eine Reihe »klinischer Fälle« dem Buch beigefügt. Sie sind ausnahmslos authentisch und geben zum einen Einblick ins Alltagsgeschehen eines Pathologen und lehren zum anderen, wie das im vor-liegenden Lehrbuch vermittelte Wissen anzuwenden ist. Bei der Aufbereitung der Fälle fiel es mir gelegentlich schwer, die Emotionen völlig wegzulassen. Deswegen überlasse ich es der Leserin und d e m   L e s e r ,
wie viel sie zwischen den Zeilen herauslesen. Wenn sie dabei Respekt vor dem Patienten bekommen, haben sie auch diese Basis des vorliegenden Lehrbuchs verstanden.

Freiburg im Herbst 2008

Ursus-Nikolaus Riede
im Namen aller an der Entstehung dieses Buches Beteiligten

Widmung

Dieses Buch widmen wir den beiden chinesischen Ärzten und Freunden

Wu Zhongbi (19.3.1919 – 14.11.2007)

Nach einer ärmlichen Jugend in Shanghai und Nanjing wurde er in den Strudel des antijapanischen Krieges gerissen. Jahrelang war er auf der Flucht, sodass seine Füße durch die Strohschuhe fortwährend bluteten. Ungeachtet dessen bestand er 1939 das Abitur und studierte an der Tongji Universität – damals noch in Shanghai – Medizin und lernte Deutsch. 1946 wurde er dort Assistenzarzt der Pathologie, wo man ihn 1950 zum Dozenten ernannte. Alsbald befahl Mao Tsedong, die Tongji-Universität nach Wuhan zu verlegen. Wu Zhongbi musste mit – zu Fuß! – und wurde 1956 dort außerordentlicher Professor. Während der Kulturrevolution (1966-1976) demütigten und schikanierten ihn die roten Garden aufs Übelste. Doch noch 1976 wurde er zum ordentlichen Professor ernannt. Dank seines messerscharfen Verstands und seiner exzellenten Deutschkenntnisse war seine wissenschaftliche Arbeit äußerst erfolgreich. Sie wurde durch seine Erforschung der Schistosomen als Erreger der Bilharziose gekrönt, die schließlich zur Entwicklung eines Impfstoffes führte. Als Gründungsmitglied der »Deutsch-chinesischen Gesellschaft für Medizin« trug er wesentlich zur Verständigung beider Völker bei; mehr noch, er wurde gewissermaßen zum chinesischen Schutzpatron des medizinisch-wissenschaftlichen Austauschs, mit dem er viele junge Ärzte zur Fortbildung nach Deutschland brachte. Prof. Wu starb 2007 an den Folgen eines Dickdarmkarzinoms.

Qiu Fazu (6.12.1914 – 14.6.2008)

Als Sohn einer vornehmen Familie bestand er in Shanghai das Abitur und studierte dort von 1933–1936 Medizin, lernte Deutsch und schloss als Humboldt-Stipendiat sein Studium 1939 in München ab. 1944 wurde er als Chirurg ins Bad-Tölzer Militärlazerett abkommandiert, wo es ihm gelang, einen Transport von Juden zu stoppen und vor dem sicheren Tod im Konzentrationslager Dachau zu retten, indem er alle geistesgegenwärtig als typhuskrank abstempelte und von der Straße weg hospitalisierte. 1946 kehrte er zusammen mit seiner waschechten Bad-Tölzer Frau nach Shanghai zurück, wo er die Leitung der Chirurgie übernahm. 1951 wurde er als Chirurg zum Koreakrieg abkommandiert. Doch schon 1952 folgte seine Ernennung zum Ordinarius für Chirurgie an der Tongji Universität Shanghai. Dies hinderte die roten Garden allerdings nicht daran, ihn während der Kulturrevolution zum Gärtner zu degradieren. Seine Frau musste er derweil als Ausländerin auf dem Dachboden verstecken. Danach wurde er zum Pionier der chinesischen Abdominalchirurgie und führte alsbald die ersten Lebertransplantationen durch, während seine Frau als Deutschdozentin glänzte. Auch er wurde Gründungsmitglied der »Deutsch-chinesischen Gesellschaft für Medizin«. Als Prof. Wu Zhongbi 2007 an einem Dickdarmkarzinom erkrankte, ließ es sich der greise Prof. Qui nicht nehmen, seinen Freund selbst zu operieren. Die Operation war erfolgreich, der Tumor aber bereits metastasiert.

Die Autoren

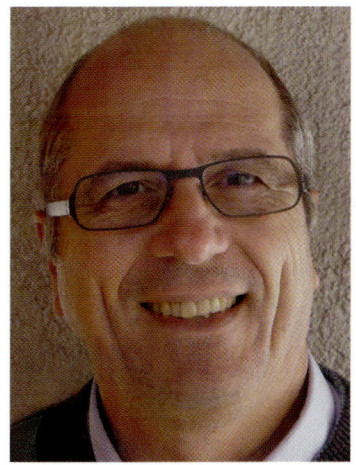

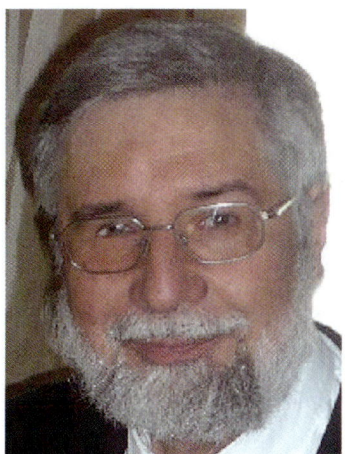

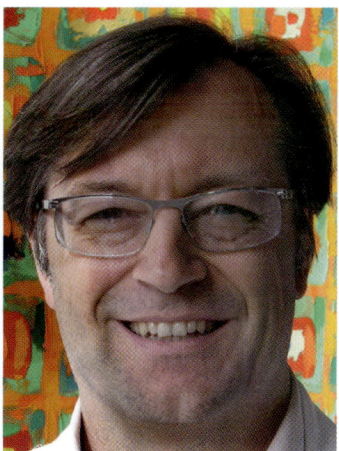

urs.riede@uniklinik-freiburg.de   nikolaus.freudenberg@uniklinik-freiburg.de   martin.werner@uniklinik-freiburg.de

Ursus-Nikolaus Riede
1941 geboren. Studium der Medizin in Basel. Arzt in Allgemeinpraxis. Assistenzarzt am AO-Institut Davos bei Prof. H. Willenegger, am Anatomischen Institut bei Prof. R.K. Schenk und am Pathologischen Institut der Universität Basel bei Prof. Dr. H.-U. Zollinger, sowie am Pathologischen Institut der Universität Freiburg bei Prof. Dr. W. Sandritter. 1973 Habilitation. 1978 Facharzt, apl.-Professur. 1980 Rudolf-Virchow Preis der Deutschen Gesellschaft für Pathologie. 1980 E.-K-Frey-Preis der Deutschen Gesellschaft für internistische Intensivmedizin. Herausgeber und Verfasser von Standard-Lehrbüchern für »Allgemeine und Spezielle Pathologie«.

Martin Werner
1961 geboren. Studium der Medizin in Mainz, Köln und Homburg/Saar. Assistenzarzt am Institut für Humangenetik bei Prof. Dr. K.D. Zang, an der Frauenklinik der Universität des Saarlandes bei Prof. Dr. G. Bastert und am Pathologischen Institut der Universität Hannover bei Prof. Dr. A. Georgii. 1993 Habilitation. 1995 Facharzt. 1996 Facharzt für molekulare Pathologie. 1996 Preis der Internationalen Gesellschaft für Histochemie und Cytochemie. 1997 C3-Professur an der Technischen Universität München. 2001 C4-Professur, Direktor des Instituts für Pathologie der Universität Freiburg.

Nikolaus Freudenberg
1944 geboren. Studium der Medizin in Erlangen und Frankfurt/M. Assistenzarzt am Anatomischen Institut bei Prof. Dr. J. Staubesand und Pathologischen Institut der Universität Freiburg bei Prof. Dr. W. Sandritter. 1976 Facharzt. 1977 Habilitation. 1984 apl. Professor. Ärztlicher Leiter der Sektion Zytopathologie am Institut für Pathologie der Universität Freiburg. 1992-1998: Studiendekan. 1999 Verleihung der Ehrendoktorwürde durch die Semmelweis-Universität Budapest. 1989-2007 Sekretär, seit 2008 Präsident der Deutschen Gesellschaft für Zytologie.

Klinik:
Tipps für den Alltag:
Was mache ich mit
dem Patienten?

Einleitung: Im Galopp
durch das Thema:
Worum handelt es
sich, woran stirbt man?

Leitsystem:
Schneller Überblick
für den Durchblick:
Wo finde ich was?

Glossar:
Begreifen, was der
Begriff meint: Wovon
reden wir eigentlich?

**Take-home-
message:**
Ein Steckbrief, den Sie
sich merken sollten:
Ein «must-have»!

Inhaltliche Struktur:
Ein Leitsystem für
Textfremdlinge: Wie
komme ich wo hin?

5 Nekrosemuster

U.N. Riede, H.E. Blum, N. Freudenberg, M. Werner

❯❯ ❯ Einleitung

Die Nekrose ist ein Überbegriff für die Manifestation der Apoptose und des alterativen Zelltods und stellt somit das Sichtbarwerden des Zell-/Gewebstodes dar, welches früher als Nekrophanerose (gr. = Tod-Sichtbarkeit) bezeichnet wurde. In den meisten Fällen löst eine Nekrose ein reparatives Muster aus. In einzelnen Fällen kann jedoch eine Massenapoptose ein ganzes Organ erfassen. Dazu gehört die akute Leberdystrophie mit tödlicher Leberzerstörung und die toxische epidermale Nekrolyse mit tödlicher Zerstörung der gesamten Hautdecke.

Glossar
Leukozytoklasie: (klazo, gr. = aufspalten), apoptotischer Neutrophilenzerfall
Detritus: histologischer Begriff für Zelltrümmer, Zellschutt
Eiter: lipidhaltige, verflüssigte Nekrose mit Neutrophilen
Brand (Gangrän): ausgetrocknete Nekrose
Infarkt: Nekrose wegen Durchblutungsstopp

DEF Summe aller sichtbar gewordenen Strukturveränderungen nach Zell- oder Gewebstod im lebenden Organismus.

✉ Take-home-message
Biologischer Sinn: Nekrose samt Nekroseentzündung stellt eine Anpassungsreaktion des Organismus mit Sequestrierung und Reparation eines Totalschadens durch begleitende Nekroseentzündung im Sinne einer Wundheilung dar.

5.1 Fokale Zytoplasmanekrose

DEF, KPG Abschottung eines schweren partiellen Zellschadens über den Vorgang der lysosomalen Autophagie (partielle »Selbstvertilgung«) in Form einer Autophagievakuole. Resultat: einfache Atrophie (▶ Kap. 6.1.1).

Klinik
Folgekrankheit ist die Knochenerweichung wegen einer ausbleibenden Osteoidverkalkung trotz Knochenanbaus (Osteomalazie).

5.3 Koagulationsnekrose

DEF (Syn.: »Schwellnekrose«), morphologisches Resultat eines alterativen Zelltods ohne vorgeschaltetes Todesprogramm mit folgenden Charakteristiken:
- initiale Zell-/Gewebsschwellung,
- nachfolgende Eiweißfällung (Koagulation) im toten Gewebe,
- obligate Begleitentzündung (Nekroseentzündung).

KPG Meist Ischämie, Verätzung.

FPG-Reaktionsfolge Die Noxe bewirkt eine Ansäuerung des Gewebes (Bedingung für Proteasewirkung). Dadurch schwillt das Gewebe, das Zytoplasma wird eosinophil (▣ Abb. 4.2) und die Gewebszeichnung wird histologisch undeutlich. Dadurch wandern Neutrophile ins Nekrosegebiet ein, geben Proteasen ab und lösen damit das nekrotische Gewebe auf.

MAK Nach 6 h frühestens makroskopisches Nekrosezeichen in Form eines umschriebenen (wegen Durchblutungsstopp) lehmgelben (wegen Organeigenfarbe, ▶ Kap. 3.6.1.1) Bezirks (▣ Abb. 3.9, ▣ Abb. 5.1). Nach 6 Tagen Auslösung eines »Nekroseeliminationsmusters« (▶ Kap. 5.5) und einer narbigen Abheilung (▣ Abb. 3.9).

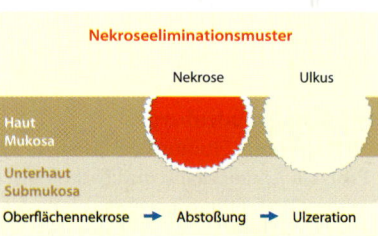

Nekroseeliminationsmuster

Nekrose — Ulkus

Haut Mukosa

Unterhaut Submukosa

Oberflächennekrose ➡ Abstoßung ➡ Ulzeration

▣ **Abb. 5.12.** Nekroseeliminationsmuster via Abstoßung von Oberflächennekrosen

Über 390 Abbildungen: Nachhaltige
Einblicke ins Wesentliche: Wie muss ich
mir das vorstellen?

5.4 Kolliquationsnekrose

DEF (Syn.: »Schwellnekrose«), morphologisches Resultat eines alterativen Zelltods ohne vorgeschaltetes Todesprogramm mit folgenden Charakteristiken:
- initiale Zell-/Gewebsschwellung,
- nachfolgend rasche, enzymatische Auflösung (Verflüssigung) des toten Gewebes,
- obligate Begleitentzündung (Nekroseentzündung).

KPG-Prädestinationsfaktoren
- Proteasereiches Gewebe wie Pankreas → proteolytische Pankreasnekrose (Pankreatitis).
- Proteasereiches Gewebe durch Neutrophileninfiltration → eitrige Gewebseinschmelzung → Abszess (▶ Abb. 5.4).
- Stützproteinarmes Gewebe wie Gehirn, Thrombus → Nekroseerweichung/Auflösung (▶ Abb. 5.5).

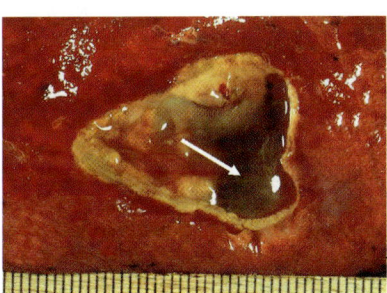

▶ **Abb. 5.4.** Kolliquationsnekrose mit Gewebsverflüssigung (Pfeil) bei einem Leberabszess

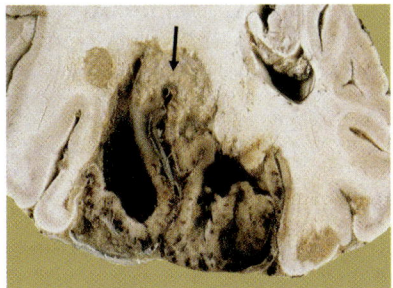

▶ **Abb. 5.5.** Kolliquationsnekrose des Gehirns nach Infarkt mit blutresorptionsbedingtem braunen Randsaum (Pfeil)

- Stützproteinverarmtes Gewebe nach Laugenverätzung → Laugenhydrolyse (▶ Kap. 39.4.3.2).

FPG-Reaktionsfolge Je nach Noxe und Zielgewebe wird eine enzymatisch-hydrolytische Gewebsschädigung in Gang gesetzt. Als Folge davon wird das geschädigte Gewebe matschig-schmierig aufgeweicht und verflüssigt (Erweichungsherd, Malazie), zudem werden Entzündungsmediatoren freigesetzt. Dadurch wird ein »**Nekroseeliminationsmuster**« (▶ Kap. 5.5) initiiert. Bei begleitender enzymatischer Gefäßandauung besteht die Gefahr einer Arrosionsblutung (▶ Kap. 10.1.5.1, ▶ Abb. 48.2.2).

Wissensvertiefung
Sonderform der Kolliquationsnekrose
Lipolytische Fettgewebsnekrose: meist bei akuter Pankreatitis. Folgen davon sind Pankreaslipase-, Trypsin-Freisetzung → hydrolytische Selbstandauung von Pankreasgewebe mit Spaltung der Triglyceride im (peri-)pankreatischen oder auch weiter entfernten Fettgewebe ohne Phagozytenbeteiligung → Fettgewebsnekrosen → Nekroseverflüssigung → Auslösung eines »Nekroseeliminationsmusters« (▶ Kap. 5.5).
Bakterien-/pilzbedingte Eiterbildung: ▶ Kap. 13.1.3, ▶ Abb. 5.4.
Puriforme Thrombuserweichung: wegen Neutrophilenproteasen (▶ Kap. 11.1.2.2).

16.2.7 Tumor-Angiogenese

KPG-Auslösemechanismus Nahezu jeder solide maligne Tumor weist eine Hypoxie auf. Dadurch häufen sich in ihm Faktoren wie HIF-1 (hypoxia inducible factor, ▶ Kap. 49.6.2.2) an, welche growth factors wie den VEGF generieren und dazu beitragen, dass der mitochondriale Apoptoseweg blockiert wird und die darauf ansprechenden Endothelzellen proliferieren.

Diagnostik: Angiographie
Diagnostik der Tumorgefäße:
- Inhomogenität mit stärkerer Randdurchblutung
- Kaliberschwankungen mit Stenosen und Dilatationen
- Richtungsänderungen wegen unregelmäßigen Aufzweigungsmusters
- Abbrüche wegen arteriovenöser Shunts.

Abkürzungsverzeichnis

DEF	Definition	**MIK**	Mikroskopie (Histologie)
FPG	Formalpathogenese	**KLN**	Klinik, klinische Aspekte
KPG	Kausalpathogenese	**KPL**	Komplikationen
MAK	Makroskopie		

Erklärung wichtiger Abkürzungen

Onkogene / Proliferationsfaktoren

BCR (breakpoint cluster region) → bildet mit c-abl ein dauerproliferatives Fusionstranskript

c-abl (Abelson murine leukemia virus = abl-Tyrosinproteinkinase) → Signaltransduktion, Wachstumskontrolle. Inhibitor: Imatinib

c-ets-Familie (avian erythroblastosis virus) → mit nuklären Faktoren kooperierende Transkriptionsfaktoren → mitogene, transformierende und entwicklungssteuernde Wirkung (Down-Syndrom)

c-myc (Myelozytomatosis virus) → Transkriptionsfaktor → Proliferationsstimulation mit konsekutivem Differenzierungsblock

c-kit (Katzensarkomvirus; kit = engl. Kätzchen) → Rezeptor-Tyrosinkinase für Stammzellfaktor CD34 → Entwicklung hämatopoetischer Stammzellen. Inhibitor: Imatinib

c-ras (Kirsten-Rattensarkomvirus) → Generator von c-AMP als Zweitbotenstoff → mitogene und transformierende Wirkung

K-ras (mutierte Form bei Kolorektalkarzinom) reagiert nicht auf anti-EGFR-Therapie mit Cetuximab

c-ret (rearranged during transfection → Protoonkogen) → Rezeptor-Tyrosinkinase für neurotrope Faktoren → Steuerung der epithelialen Morphogenese

FAK (focal adhesion kinase) → Proteinkinaseaktivierung durch Zellverankerung → Zellüberleben

Her2/neu (human epidermal growth factor receptor-2) → Proliferationsstimulator und Apoptoseblocker. Inhibitor: Herceptin (Trastuzumab)

HIF-1 (hypoxia inducible factor) → Transkriptionsfaktor für sauerstoffabhängige Expression u. a. von VEGF und TGF; Schlüsselfaktor für Zellanpassung an Hypoxie

JAK (Janus-Kinase) → simultane Zytokin- und Growth-factor-Aktivierung → Zellentwicklung, Wachstumskontrolle, Homöostase

MAP-Kinase → (mitogenaktivierte Proteinkinase) → Zellregulation bei Entwicklung, Neoplasie, Entzündung

NFκB (nuclear factor kappa-light-chain-enhancer of activated B cells) → zentraler Transkriptionsfaktor bei Immun-, Entzündungsreaktion

Entwicklungsgene

FLI (flightless drosophila homolog Gen) → migrationssteuernder Transkriptionsfaktor v. a. bei embryonaler Mesodermentwicklung

HOX-Gene (Homeobox) → Entwicklungskontrollgene → embryonale Musterbildung (patterning)

SHH-Gen (sonic hedgehog) → Entwicklungsgen bei embryonaler Polarisierung

SRY-Gen (sex-determining region on Y-chromosome) → Transkriptionsfaktor für männliche Geschlechtsentwicklung

SSX1/2 (synovial sarcoma, X-breakpoint-Gen) → Signaltransduktion, Transkriptionsmodulation

SSXT/SYT (synovial sarcoma translocated to X chromosome; Synaptogenin) → Neurotransmitter-Liberator → Signaltransduktion, Transkriptionkorepression

Suppressor-Gene

APC (adenomatous polyposis coli) → steuert Zell-Zell-Zusammenhalt

BCL-2 (B-cell lymphoma-2) → Apoptoseinhibitor (mitochondrialer Weg)

BRCA-1/2 (breast cancer antigene) → Caretaker-Gene → DNA-repair → Gametogenese, Differenzierung

EWSR-1 (ewing sarcoma) → RNA-Funktionskontrolle

FANC (Fanconi-Anämie) → Caretaker-Gene → DNA-repair

hMLH-Gen → Caretaker-Gen → DNA-mismatch-repair

hMSH → Caretaker-Gen → DNA-mismatch-repair

hPMS-Gen → Caretaker-Gen → DNA-mismatch-repair

MADH4/SMAD4 (mother against decapentaplegic homolog 4) → Landscaper-Gen → steuert embryonale Mesodermentwicklung

MDM-2 (murine double minute Gen) → TP53-Bindungsprotein → TP53-Hemmung nach Bindung daran

NF-Gen-1/2 (Neurofibromatose) → Suppressor-/Differenzierungsgene in neuroektodermaler Entwicklung

PTC (Homolog des Drosophila Segmentpolarisations-Gens »patched«) → Gatekeeper-Gen → Segmentpolarisierung während Embryogenese

PTEN (phosphatase and tensin homolog deleted in chromosome ten) → reguliert Zellwachstum, Apoptose und Zellverankerung

RB (Retinoblastom-Gen) → kontrolliert Zellzykluspromotoren → Zellteilungsbremse

TP53 (Protein mit Molekulargewicht 53) → DNA-Reparaturkontrolle mit Apoptosefolge

TSC-1 (Tuberöse Sklerose-1 → Hamartin) → Hirnentwicklungskontrolle

TSC-2 (Tuberöse Sklerose-2 → Tuberin) eng benachbart mit dem PKD-1Gen (polycystic kidney disease), TSC-1 kooperiert mit TSC-2 → Zelladhäsion, -Proliferation, -Migration. Inhibitor: Rapamycin

VHL (von-Hippel-Lindau) → Gatekeeper-Gen → steuert Degradierung des HIF-1 und dessen VEGF-Bildung. Inhibitoren: Sorefinib, Sunitinib

WT-1/2 (Wilmstumor) → Suppressor-/Differenzierungs-Gene → Urogenitalentwicklung

Inhaltsverzeichnis

XI Verdauungsorgane: Kopfdarm

XII Verdauungsorgane: Vorderdarm

XIII Verdauungsorgane: Mitteldarm

XIV Verdauungsorgane: Enddarm

Grundlagen

1   Einführung und Methodik

U.N. Riede, H.E. Blum, N. Freudenberg, M. Werner

  Einleitung

Die Pathologie ist das medizinische Fach, das mit natur-wissenschaftlichen Methoden Entstehungsmechanismen sowie die molekulargenetischen und morphologischen Manifestationen einer Krankheit analysiert. Nahezu jede Krankheit geht mit einer Störung einher, die sich auf die Organ-, Gewebs-, Zell- oder Organellenstruktur auswirkt. Deshalb kann der/die Pathologe(in) anhand entnommenen Gewebes oder Zellen, sei es

- durch eine Hohlnadel (Nadel-Biopsie),
- durch das Endoskop (Bürsten-, Zangen-Biopsie) oder
- durch offene Exzision

Gewebsveränderungen einer bestimmten Krankheit zu-ordnen und deren Ablauf herleiten.

Glossar

Diagnostische Gewebsentnahmeformen
Biopsie: kleine Gewebsprobe, <1 cm
Exzision: größere Gewebsprobe, >1 cm
Resektat: entfernter kranker Organteil, Tumor
Exstirpat: entferntes krankes Organ, Tumor
Amputat: entfernte Extremität
Abladat: entferntes Außengewebe
Exkochleation: Ausschabung eines krankhaften Herdes aus einem Gewebe
Enukleation: Entfernung eines bindegewebig ab-gekapselten, krankhaften Organs/Tumors
Abradat: Abschaben eines krankhaften Gewebes von einer Oberfläche
Morcellement: Entfernung eines Gewebes/Organs durch Zerstückelung
Lumpektomie: alleinige Entfernung eines Tumors samt Sicherheitsabstand

---

✉ **Take-home-message**
Voraussetzung für eine Biopsie-Beurteilung
- ausreichende Biopsatmenge
- klinische Angaben zu Krankheit, Organ, Ent-nahmeort
- adäquate Fixation (meist 4% Formaldehyd)
- Paraffineinbettung
- Herstellung 4 μm dicker Gewebsschnitte
- adäquate Gewebsanfärbung (meist Hämatoxi-lin-Eosin)

Rechtlich besteht keine Pflicht zur bioptischen Absi-cherung des therapeutischen Handelns, aber zur nach-vollziehbaren Begründung und Dokumentation. Dazu ist die histologische Diagnostik (bis jetzt!) am sichers-ten und billigsten.

1.1   Histopathologie

Prozessablauf
Gewebsentnahme
▶ adäquate Fixation (meist 4% Formaldehyd)
▶ u. U. Gewebsentkalkung
▶ Gewebsentwässerung durch Alkohol in aufstei-gender Konzentration
▶ Einbettung in Paraffin
▶ Herstellung 4 μm dicker Gewebsschnitte
▶ Entparaffinierung der Gewebsschnitte
▶ Gewebsschnittaufbringung auf Objektträger
▶ Gewebsanfärbung (meist Hämatoxilin-Eosin)
▶ Diagnostik, ◘ Abb. 13.12
Bearbeitungszeit
- Einzel-Eilverfahren: 6 h
- Routineverfahren: 12 h
Treffsicherheit (nahezu) 100%.
Anwendung Standardverfahren.

1.2   Schnellschnitt

Prozessablauf
Gewebsentnahme
▶ Biopsiezusendung an Pathologen in unfixiertem Zustand
▶ Herstellung von Gefrierschnitten
▶ Gewebsanfärbung (Hämatoxilin-Eosin).
Bearbeitungszeit Fachärztliche mikroskopische Beur-teilung innerhalb von 5–10 min.
Treffsicherheit Wegen des schnellen Fixierverfahrens und der größeren Schnittdicke geringer als bei konven-tioneller Fixation, 98%.
Anwendung Während eines chirurgischen Eingriffs zur Sicherung des weiteren operative Vorgehens, z. B. Tumorausschluss.

1

> **Klinik**
>
> Es ist wichtig mit Patienten über das Vorgehen und über den Nutzen einer Biopsie zu reden.
> Einen Vorschlag für ein entsprechendes »Aufklärungsgespräch« mit dem Patienten finden Sie im Anhang auf Seite 642.

1.3 Quetschpräparation

Prozessablauf
Stereotaktische Ansteuerung
- Nadelbiopsie
- Gewebsquetschung zwischen zwei Objektträgern, ▸ Abb. 74.11
- Färbung
- fachärztliche Beurteilung der darin enthaltenen Zellen.

Bearbeitungszeit 5–10 min.
Treffsicherheit 95%.
Anwendung Unklare Raumforderung im Gehirn.

1.4 Zytologie

Punktionszytologie
Prozessablauf
Anstechen eines kranken Organs mit dünner Nadel (Feinnadelbiopsie)
- Ansaugen der Zellen mittels Spritze
- Druckausgleich vor dem Herausziehen der Nadel aus dem Gewebe
- Ausstreichen der Zellen auf Objektträger, ▸ Abb. 13.3.

Bearbeitungszeit 30 min.
Treffsicherheit Hoch.
Anwendung Tumorausschlussdiagnostik.

Exfoliativzytologie
Prozessablauf
Zellabstrich von Gewebsoberfläche oder zentrifugierten Zellen aus Körperflüssigkeiten → Färbung, ▸ Abb. 58.1a–d.

Bearbeitungszeit 30 min.
Treffsicherheit Hoch.
Anwendung Tumorausschlussdiagnostik.

1.5 Elektronenmikroskopie

Prozessablauf
Vorfixation einer max. 1 mm großen Biopsieprobe mit gepuffertem Glutaraldehyd/Paraformaldehyd-Gemisch
- Nachfixation mit lipophiler Osmiumsäure (Zellmembrandarstellung!)
- Kunstharzeinbettung (Araldit)
- Herstellung von Ultradünnschnitten (70 nm)
- Kontrastierung mit Schwermetallsalzen wie Bleizitrat und Uranylazetat
- elektronenmikroskopische Auswertung.

Bearbeitungszeit 3 Tage.
Treffsicherheit Je nach Fragestellung.
Anwendung
- Virusnachweis
- Beurteilung von Membranveränderungen
- Nachweis von Stoffwechselprodukten

1.6 Immunhistochemie

Prozessablauf
Bindung eines Antikörpers (Primär-Antikörper) an ein bestimmtes Zell-/Gewebs-Antigen (Primärreaktion)
- Bindung eines zweiten Antikörpers gegen Antigen-Antikörperkomplex der Primärreaktion (Sekundärreaktion),
- Sichtbarmachung durch Koppelung mit Markermolekül (Fluoreszenzfarbstoff, Enzym, kolloidales Gold).

Primär-Antikörper können sein:
- **Polyklonale Antikörper:** Antikörper-Gemisch gegen verschiedene Epitope des applizierten Antigens durch Immunisierung einer Tierspezies mit gereinigtem Antigen. Gelegentlich Kreuzreaktionen mit anderen Antigenen.
- **Monoklonale Antikörper:** Antikörper produziert von 1 entsprechend immunisierten Zelle nach Immortalisierung und Vermehrung, d. h. Bildung lediglich 1 Antikörperart mit hoher Spezifität gegen 1 Epitop des applizierten Antigens, ▸ Abb. 14.4, ▸ Abb. 27.2.

Bearbeitungszeit 5 h.
Treffsicherheit Selten falsch positive Resultate.
Anwendung Tumordiagnostik.

1.7 Molekularpathologie

Unterschieden werden:
- DNA-Analyse: direkte Beurteilung des funktionellen Zustandes eines Gens
- RNA-Analyse: indirekte Beurteilung des funktionellen Zustandes eines Gens

Methodik
- **Hybridisierung** (hybrida, lat. = Bastard): Prinzip: Bindung (Hybridisierung) einer in ihrer Sequenz bekannten, synthetisierten oder klonierten Kopieprobe (DNA oder cDNA) an die entsprechende komplementäre Nukleotidsequenz, die in der zu untersuchenden Probe vermutet wird.
- **Polymerase-Kettenreaktion** (polymerase chain reaction, PCR): Damit lassen sich DNA- resp. cDNA-Fragmente vermehren.
  PCR-Ablauf:
    Hitzedenaturierung des DNA-Extrakts → Abkühlung.
    Hybridisierung der 2 Primer in Form von kurzen, den gesuchten Genabschnitt flankierenden DNA-Sequenzen an ihre spezifische Komplementärsequenz.
    Hitzestabile DNA-Polymerase (ausgehend von den Primern) liest die jeweiligen Matrizenstränge ab und synthetisiert den entsprechenden Komplementärstrang
    → Verdoppelung der spezifischen Matrizen-DNA nach jedem Zellzyklus
    → Amplifikation des gesuchten Genabschnitts.
- **DNA-Sequenzanalyse:** Basenspezifischer Syntheseabbruch des 5′-3′-Stranges des zu sequenzierenden DNA-Abschnittes
    → Bildung unterschiedlich großer DNA-Bruchstücke, deren Größe die Position der jeweiligen Nukleotidbase wiederspiegelt
    → Ermittlung der Basensequenz des analysierten DNA-Abschnittes.
- **Zytogenetik:** Chromosomenuntersuchung vitaler kultivierter Zellen
    → Metaphasenpräparation
    → Karyotypisierung mittels unterschiedlicher Bänderungstechniken.

Bearbeitungszeit 3 Tage.
Treffsicherheit Je nach Fragestellung.
Anwendung
- Infektion: Nachweis von Erreger-DNA
- Erbkrankheit: Nachweis von DNA-Veränderungen
- Diagnostik: Nachweis tumorspezifischer Mutationen

- Prognostik/Prädiktion: Nachweis von Onkogen-Amplifikation/Tumorsuppressorgen-Defekten mit prognose- und therapierelevanter Bedeutung.

1.8 Autopsie

DEF Innere Leichenschau nach pathologisch-anatomischen Gesichtspunkten. Werden die Organe dem Kliniker vom Pathologen vorgeführt, handelt es sich um eine Obduktion (obducere, lat. = vorführen).
   Die Autopsie bedeutet für den Verstorbenen und die Angehörigen einen großen Eingriff, anhand dessen
- das Leiden und die Leidensgeschichte nachvollzogen oder ermittelt werden,
- die klinischen Diagnosen überprüft werden,
- das zum Tode führende Leiden ermittelt wird,
- die pathogenetische Reaktionsfolge aller krankmachender Prozesse gesichert wird und
- oft auch die genetischen Ursachen eines Leidens abgeklärt werden.

Verwaltungsobduktion
In gesetzlich vorgeschrieben Fällen mit plötzlichem Tod aus unklarer oder unnatürlicher Ursache oder Tod wegen Fremd-/Selbstverschuldens. Anordnung: Staatsanwalt. Durchführung: (meist) Rechtsmediziner.

Seuchenobduktion
In Fällen mit klinisch nicht abgeklärtem Verdacht auf ansteckende Infektionskrankheit. Anordnung: Gesundheitsamt. Durchführung: Pathologe.

Klinische Obduktion
Bei im Krankenhaus Verstorbenen (Qualitätssicherung!). Durchführung: Pathologe, jedoch nur nach Zustimmung durch Angehörige oder durch Patienten selbst (Patientenverfügung).

Versicherungsobduktion
Vom Versicherungsträger vorgeschrieben bei
- plötzlichem Tod aus unklarer und/oder unnatürlicher Ursache,
- beruflicher Noxenexposition. Durchführung: Pathologe.

> **Klinik**
>
> Es ist wichtig mit Angehörigen eines Verstorbenen sachlich über den Nutzen einer Obduktion zu reden. Einen Vorschlag für ein entsprechendes »Aufklärungsgespräch« mit den Angehörigen finden Sie im Anhang auf Seite 642.

1

> 📧 **Take-home-message**
> **Autopsie**
> — Die Autopsie ist die einzige Methode zur Aufdeckung von Fremdeinwirkungen oder Behandlungsfehlern (Qualitätssicherung!).
> — Autopsieablehnung durch Angehörige nie bei Versicherungsanspruch!

> 📖 **Wissensvertiefung**
> **Irrtumswahrscheinlichkeit klinischer (Haupt-)Diagnosen**
> — Irrtumswahrscheinlichkeit bei allen für einen Patienten in der Klinik gestellten Diagnosen: 30%
> — Falschdiagnose von Lungenembolie, Herzinfarkt: 50%
> — Falschdiagnose von Leberzirrhose: 30%
> — Falschdiagnose von Leber-, Gallenwegs-, Nierenkarzinom: 50%

1.9   (Individual)-Tod

DEF An Todeszeichen erkennbares, irreversibles Erlöschen der lebenswichtigen Funktionsabläufe eines Individuums.

1.9.1   Sterben

DEF Zum biologischen Tod eines Patienten führender Prozess mit phasenartigem Verlauf.

KPG-Auslösemechanismen Der Tod tritt bei einem Patienten ein, wenn bestimmte Hauptorgane funktionsmäßig ausfallen. Meist kann durch intensivmedizinische Maßnahmen das Versagen eines Hauptorgans solange (Vita reducta!) hinausgezögert werden, bis ein Multiorganversagen eintritt. Diese Hauptorgane werden bezüglich des Sterbens auch als »Todes-Eintrittspforten« (atria mortis) bezeichnet.
- Herz: Erlöschen der Pumpfunktion, dadurch kardiale Insuffizienz mit Kreislaufstillstand.
- Gehirn (Stamm-, Mittelhirn): Ausfall der vegetativen Zentren, wie Atmungszentrum unter dem Bilde eines Hirntods.
- Lungen: Erlöschen der Gasaustauschfunktion, dadurch respiratorische Insuffizienz mit Ersticken.
- Leber: Erlöschen der Entgiftungsfunktion, dadurch Leberinsuffizienz mit allgemeiner metabolischer Vergiftung und resultierendem hepatischem Koma (nicht durchbrechbare Bewusstseinsstörung).

- Nieren: Erlöschen der Giftausscheidungsfunktion, dadurch renale Insuffizienz mit akutem Nierenversagen.

Der Sterbeprozess vollzieht sich in 3 Phasen:
- **Agonie** (gr. = Todeskampf): Zustand reduzierten Lebens (Vita reducta) mit Leber- und/oder Nierenversagen (▶ Kap. 45, ▶ Kap. 49)
- **Klinischer Tod** (relativer Tod): Zustand mit Kreislauf- und/oder Atemstillstand oder Multiorganversagen
- **Intermediäres Leben** (**Prämortalphase**): Phase bis zum Erlöschen der Gehirnfunktion

> **Klinik**
>
> **Klinische Sterbephasen**
> Das Bewusstsein, in absehbarer Zeit sterben zu müssen, wird vom Patienten in folgenden Phasen durchlebt:
> 1. **Phase des Nichtwahrhabenwollens** der Diagnose und der dadurch bedingten Isolation von der Gesellschaft
> 2. **Phase des Zorns** (Heteroaggression, »Warum gerade ich?«)
> 3. **Phase des Verhandelns mit Wohlverwalten** vor Gott und Klinikpersonal gewissermaßen zur Erlangung einer Fristverlängerung
> 4. **Phase der Depression** (Autoaggression) mit Trauer um krankheitsbedingten Verlust eines Körperteils und/oder des Anteils an der Gesellschaft (Bewusstwerden der Ersetzbarkeit)
> 5. **Phase der Zustimmung** mit Bedürfnis nach Ruhe, Schlaf, Erlösung

1.9.2   Todeszeichen

Unsichere Todeszeichen (klinischer Tod)
Herzstillstand, Pulslosigkeit, Atemstillstand, Reflexlosigkeit, Temperaturabfall

> **Klinik**
>
> **Hirntod-Kriterien**
> — EEG-Nulllinie über 24 h
> — zweimaliger angiographischer Nachweis im Abstand von 30 min des stillstehenden Hirnkreislaufes
> — irreversibles Fehlen der Spontanatmung
> — irreversible Areflexie (Kornea-, Pupillenreflex!).

Sichere Todeszeichen

- **Totenflecken** (Livores): rotviolette, wegdrückbare Flecken (◨ Abb. 3.11b) in den zutiefst gelegenen Körperpartien, weil sich das Blut nach dem Herzstillstand im dortigen Venensystem der Schwere nach ansammelt.
- **Totenstarre** (Rigor mortis): Sie beginnt kranial 3–6 h nach dem Tod aufgrund eines ATP-Mangels und konsekutiver Aktin- und Myosinfilamentvernetzung. Sie schreitet nach kaudal fort. Lösung der Totenstarre von kaudal nach kranial (Nysten-Regel).
- **Autolyse** (Leichenfäulnis): ▸ Kap. 1.10.

1.10 Autolyse

DEF Morphologisches Korrelat für das Absterben des Gesamtkörpergewebes oder eines abgetrennten Organs/Gewebes, z. B. Amputat.

KPG-Auslösemechanismus Der Organismus entwickelt auf eine massive Schädigung keine Gegenwehr mehr, sodass sich das Gewebe aufgrund folgender Mechanismen auflöst:
- durch eigene lysosomale Enzyme (Autolyse),
- durch Anaerobier, die postmortal oder bereits intravital von der inneren (Darmlumen) oder äußeren Körperoberfläche (Haut) in den Organismus eingedrungen sind, entwickelt sich eine Fäulnis,
- durch Einwirkung von Magensäure entwickelt sich eine Magenwandaufweichung (Gastromalacia acida).

📖 **Wissensvertiefung**

Autolyse-beeinflussende Faktoren
- hohe Kerntemperatur des Verstorbenen (Fieber, Sepsis)
- »Wärmedämmung« des Verstorbenen durch Hautfettschicht
- hohe Umgebungstemperatur
- kaum wärmeleitendes Umgebungsmedium

Casper-Regel
Vergleichbare Fäulnis bei vergleichbaren Temperaturen: 1 Woche Luft, 2 Wochen Wasser, 8 Wochen Erde.

> ✉ **Take-home-message**
> **Nekrose:** Absterben von Gewebe im lebenden Organismus.
> **Autolyse:** Absterben von Gewebe im toten (Teil-)Organismus.

1.11 Krankheitsterminologie

> **Glossar**
>
> **Statistische Maßzahlen**
> **Mittlere Lebenserwartung**: Zeitspanne nach 50%igem Versterben einer bestimmten Bevölkerungsgruppe, z. B. Frauen.
> **Inzidenz:** Anzahl der Neuerkrankungen an einer bestimmten Krankheit pro Jahr und pro 100.000 Einwohner.
> **Prävalenz:** Anzahl der an einem bestimmten Tag an einer bestimmten Krankheit leidenden Personen pro 100.000 Einwohner.
> **Morbidität:** Anzahl der Personen, die an einer bestimmten Krankheit pro Jahr und pro 100.000 Einwohner leiden.
> **Mortalität:** Anzahl der Personen, die an einer bestimmten Krankheit pro Jahr und pro 100.000 Einwohner versterben.
> **Letalität:** Verhältnis der Anzahl der an einer bestimmten Krankheit Verstorbenen zur Anzahl der Erkrankten.

Gesundheit
Zustand vollkommenen körperlichen, geistigen, sozialen Wohlbefindens (WHO-Definition).

Krankheit
Störung derjenigen Lebensvorgänge, die den Organismus eines Menschen oder Teile davon so verändern, dass dieser klinisch oder sozial hilfsbedürftig wird.

Ätiologie
Befasst sich mit dem Auslösemechanismus einer bestimmten Krankheit/Fehlbildung und dadurch mit der Frage, welche Schädigungsvorgänge ursächlich dafür in Betracht kommen.

Alle Krankheiten werden durch gewebe-/zellschädigende Einflüsse ausgelöst, die einzeln oder zusammen auf den Organismus einwirken und folgende Eigenschaften haben:
- **belebt-exogen,** wie Viren, Bakterien, Pilze, Parasiten
- **belebt-endogen,** wie Entzündungs-, Immun-, Tumor-Zellen
- **unbelebt-exogen,** wie physikalisch-chemische Noxen
- **unbelebt-endogen,** wie genetische, metabolische, zirkulatorische Störungen

1

Kausalpathogenese

Befasst sich mit dem Zusammenspiel von Krankheitsursachen und Bereitschaft des Organismus, das zur Manifestation einer Krankheit führt und deren Auslösemechanismus erklärt.

Formalpathogenese

Befasst sich mit denjenigen Reaktionsabläufen, die für den Strukturwandel eines Gewebes im Verlaufe einer Krankheit verantwortlich sind und einer Krankheit ein gewebliches Gesicht geben.

Alle schädigenden Einflüsse sind entweder

- so intensiv, dass sie Zellen/Gewebe zum Absterben bringen oder
- können vom betroffenen Gewebe mittels einer Anpassungsreaktion überwunden werden oder
- entkoppeln die betroffenen Zellen von den physiologischen Regulationsmechanismen.

Daraus resultieren die krankheitstypischen Gewebsveränderungen.

2 Diagnosestrategien – Formmuster

U.N. Riede, H.E. Blum, N. Freudenberg, M. Werner

  Einleitung

Der Begriff **Formmuster** umfasst eine Reihe formalpatho-genetischer Prinzipien, welche die makroskopisch fass-baren Gewebsveränderungen der verschiedenen Krank-heiten prägen und das Rüstzeug für die Diagnoseerhebung durch die klinische Inspektion darstellen.

Glossar

Nekrose: im lebenden Organismus sichtbar ge-wordener, abgestorbener Gewebsbezirk.

Detritus: »Zellschutt« aus Zellleichen

Infarkt: Nekrose infolge eines Durchblutungs-stopps

Eiter: gelblich verflüssigtes, nekrotisches Gewebe. Zytologie: Neutrophile und Zelldetritus.

Entzündung: vaskulär und zellulär geprägte Abwehrreaktion des lebenden Organismus auf schädigende Noxe (Suffix »-itis«).

Tumor: umschriebene Zell-/Gewebsneubildung durch autonomes und dereguliertes Zellwachstum.

Neoplasie: übergeordneter Begriff für tumormäßi-ge Gewebs-/Zellneubildungen (Suffix »-om«).

Infiltration, im medizinischen Sinne: passives Eindringen fester/flüssiger Substanzen in ein Gewebe.

Infiltration, im histologischen Sinne: aktives, (meist) örtlich begrenztes Eindringen nicht orts-typischer Zellen in Form von Entzündungszellen oder Tumorzellen in ein Gewebe.

Achtung: Infiltrationsbegriff gilt nicht für den pas-siven Erythrozytenaustritt ins Gewebe oder für die Vermehrung ortstypischer Zellen!

Proliferation, (proles ferre, lat. = Nachkommen hervorbringen): mitotische Zellvermehrung.

Degeneration: Ersatz eines vollwertigen Gewebes durch ein funktionell minderwertiges Gewebe.

Synchron: gleichzeitige Manifestation einer Lä-sion.

Metachron: zeitlich gestaffelte Manifestation einer Läsion.

Wissensvertiefung

Schnittbedingtes Strukturtransformationsprinzip
Durch Gewebsschnitt verliert eine 3-dimensionale Struk-tur (3D-Struktur) 1 Dimension. Morphologische Folgen davon sind:

- Kugel wird zur Scheibe, Röhre wird zum Kreis,
- Fläche wird zur Linie, Membran wird zur Linie,
- Linie wird zum Punkt, Faser wird zum Punkt.

Take home-message
Jeder Arzt muss diese diagnostischen Minimalan-forderungen beherrschen, um von den richtigen Gewebsstellen aussagekräftiges Biopsiematerial zur pathohistologischen/zytologischen Untersu-chung entnehmen zu können.

2.1 2D-Elemente

DEF Überbegriff für zweidimensionale Schädigungs-muster, die sich auf der Oberfläche oder auf der Schnitt-fläche eines Organs/Gewebes manifestieren.

2.1.1 Flächenelemente

DEF Charakterisierung von 2D-Läsionen bezüglich ihrer Flächenverteilung (■ Abb. 2.1).

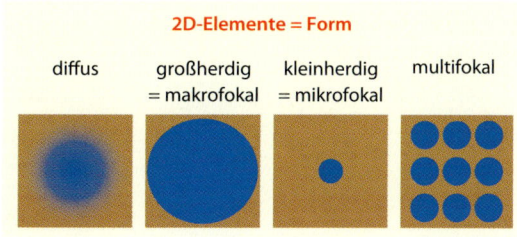

■ **Abb. 2.1.** Pathomorphologische Grundelemente: Flächen-elemente

2

2.1.1.1 Diffuse Läsion

DEF (Syn.: unscharf begrenzte Läsion) Läsion ohne scharfe Begrenzung zum umgebenden Gewebe wegen folgender Prozesse:
- Einlagerung von entzündlichen, stauungsbedingten Flüssigkeiten (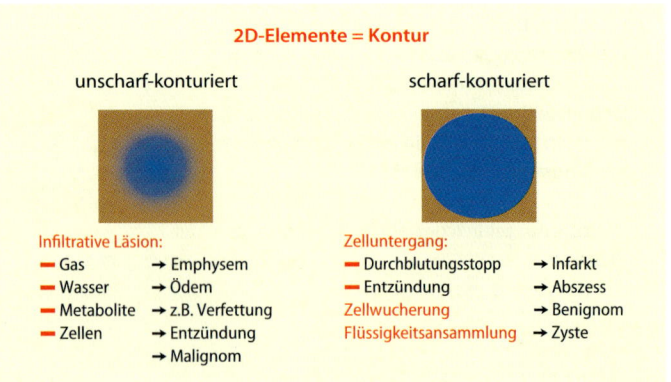 Abb. 12.1) oder von Stoffwechsel- produkten.
- Infiltration durch mobile oder sesshafte Zellen bei Entzündung oder Tumor.

> **Klinik**
>
> Bei einer diffusen Läsion besteht bei Tumor-Ver- dacht die Indikation zur Biopsie.

2.1.1.2 Großherdige Läsion

DEF Makrofokale, d. h. tastbare, gut umschriebe- ne, mehrere Zentimeter große Läsion (Abb. 5.7, Abb. 13.7).

> **Klinik**
>
> Bei einer großherdigen Läsion besteht die Indika- tion zur Biopsie.

2.1.1.3 Kleinherdige Läsion

DEF Mikrofokale, d. h. an der Sichtbarkeitsgrenze gelegene, gut umschriebene, kaum tastbare Läsion (Abb. 9.7).

> **Klinik**
>
> Bei einer kleinherdigen Läsion besteht wegen der Gefahr des »wrong-target« keine Indikation zur Biopsie. Bei Tumor-Verdacht ist jedoch eine Exzi- sion ratsam.

2.1.1.4 Multiple Läsionen

DEF (Syn.: multifokale Läsionen) Syn-/metachrones Auftreten mehrerer Herde innerhalb eines Gewebes/ Organs (Abb. 34.6).

2.1.1.5 Systemische Läsionen

DEF Syn-/metachrones Auftreten zahlreicher Läsions- herde innerhalb des Gesamtorganismus oder innerhalb eines Organsystems wegen folgender Prozesse:
- **metabolisch** mit Speicherung in oder Schädigung eines Zell-/Gewebesystem,
- **inflammatorisch** mit Erregerstreuung,
- **neoplastisch** mit Zellaussaat oder Neoplasie eines Systems

2.1.2   Konturelemente

DEF Umrisscharakterisierung von 2D-Elementen (Abb. 2.2).

2.1.2.1 Unscharfe Kontur

Sie ist das Resultat folgender Gewebsveränderungen:
- **Infiltration:** Diffuse Gewebsdurchdringung mit
  - Flüssigkeit, wie Wasser/Blutserum (Abb. 12.1),
  - Stoffwechselprodukten, wie Fett, Pigment (Abb. 8.4),
  - Umweltgasen, wie Luft, Bakteriengasen,
  - zirkulierenden Zellen, wie Entzündungszellen, v. a. bei akuter Entzündung (Abb. 64.1),
  - wuchernden ortsständigen Zellen, wie Tumor- zellen (Abb. 16.2, Abb. 45.8, Abb. 65.4, Abb. 74.8),
  - wuchernden Fibroblasten bei Vernarbung (Abb. 11.6, Abb. 34.8a).

Abb. 2.2. Pathomorphologische Grund- elemente: Konturmuster

Tastbefunde
Flüssigkeitseinlagerung: schmerzlose, prallelastische Gewebsschwellung, z. B. Ödem.
Stoffwechselprodukteinlagerung: schmerzlose, teigige Gewebsverdickung, z. B. Verfettung.
Gaseinlagerung: schmerzlose, knisternde Gewebsverdickung, z.B. Hautemphysem.
Zirkulierende Entzündungszellen: schmerzhaft gerötete Schwellung.
Zirkulierende und/oder ortständige Tumorzellen: nicht schmerzhafte, derb elastische Schwellung.
Vernarbung: nicht schmerzhafte, derb-harte Gewebsverdichtung.

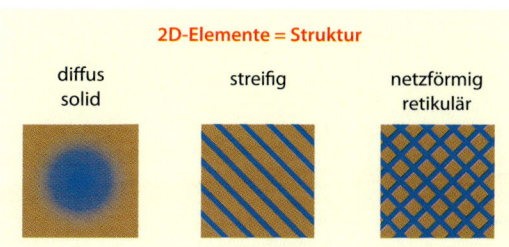

○ **Abb. 2.3.** Pathomorphologische Grundelemente: Strukturmuster

2.1.3   Strukturelemente

DEF Charakterisierung der 2D-Läsionen hinsichtlich ihrer Gewebsverteilung (○ Abb. 2.3).

2.1.3.1 Diffuse Struktur
DEF (Syn.: unscharf begrenzte Struktur) Gegenüber Umgebung unscharf abgegrenzte Läsion auf der Gewebsoberfläche oder auf der Organ/Gewebsschnittfläche (► Kap. 2.1.1.1):
- **Gewebsverdichtung** wegen zellulärer Infiltration oder wegen Gewebskompression (○ Abb. 13.7)
- **Gewebsauflockerung** wegen Infiltration mit Luft oder mit Flüssigkeit (○ Abb. 12.1).

- **Zell-/Gewebsschwund** aufgrund folgender Auslösemechanismen:
  - Diffus-progrediente Verminderung ortsständiger Zellen in einem Gewebe bei Degenerations- oder Autoaggressionskrankheiten (○ Abb. 6.9, ○ Abb. 48.1, ○ Abb. 74.4).
  - Diffus-progrediente Verminderung zirkulierender Zellen (Erythrozyten) in einem Gewebe.
  - Subtotal-simultane Parenchymzellzerstörung in einem Organ mit konsekutiver Kapselrunzelung (○ Abb. 10.1).

2.1.3.2 Streifig-strähnige Struktur
DEF Streifige Strukturverdichtungen im Gewebe mit Richtungsbevorzugung (○ Abb. 34.8a).

2.1.3.3 Retikuläre Struktur
DEF Netzförmige Strukturverdichtung im Gewebe ohne Richtungsbevorzugung (reticulum, lat. = Netz, ○ Abb. 16.6, ○ Abb. 34.7).

2.1.3.4 Zystisch/spongiöse Struktur
Zur zystischen bzw. spongiösen Struktur, ► Kap. 2.2.3.

2.1.2.2   Scharfe Kontur
Sie ist das Resultat folgender, bei den »Oberflächen-Defektmustern« erwähnter, Fokalläsionen:
- **Zelluntergang** mit/ohne entzündlicher Demarkierung aufgrund folgender Prozesse:
  - Durchblutungsstopp → Infarkt (○ Abb. 5.1),
  - degenerativer Zell-/Gewebsverlust → Apoptose (○ Abb. 15.4),
  - nekrotisch-enzymatische Zell-/Gewebseinschmelzung → Gewebsverflüssigung → Abszessbildung (○ Abb. 5.4).
- **Zellvermehrung:**
  - passiv bei Erythrozytenvermehrung durch Blutstau (○ Abb. 45.2),
  - aktiv bei (v. a. chronischer) Entzündungszellinfiltration (○ Abb. 34.6),
  - aktiv bei abgekapselter Tumorzellwucherung (○ Abb. 16.1).

2.2   3D-Elemente

DEF Überbegriff für dreidimensionale Schädigungsmuster, wie sie sich nach 3D-Rekonstruktion der Gewebsschnitte und/oder in der Bildgebung darstellen.

2.2.1   Oberflächen-Defektmuster

DEF Inspektorisch fassbare Schädigungsmuster infolge örtlicher Gewebszerstörung, die von einer äußeren Körperoberfläche (Haut, ► Kap. 64) oder von inneren

Bei einer Läsion mit scharfer Kontur besteht die Indikation zur Biopsie.

2

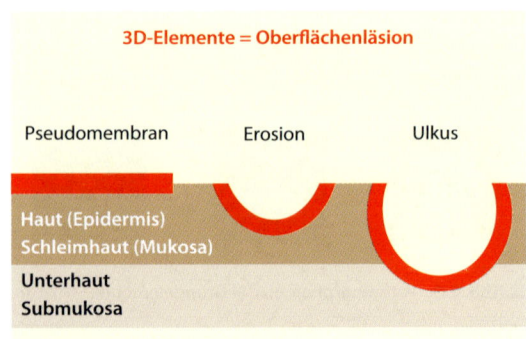

3D-Elemente = Oberflächenläsion

Pseudomembran   Erosion   Ulkus

Haut (Epidermis)
Schleimhaut (Mukosa)

Unterhaut
Submukosa

🔲 **Abb. 2.4.** Pathomorphologische Grundelemente: Oberflächenläsionen

Oberflächen (Schleimhaut, Serosa) ausgehen und tief ins darunterliegende Gewebe reichen (🔲 Abb. 2.4).

2.2.1.1 Erosive Läsion

Erosion: Flacher, grubenartiger Gewebsdefekt infolge Trauma, Entzündung oder Nekrose im Bereich einer epithelüberzogenen Oberfläche der Haut, der Ausführungsgangsysteme (🔲 Abb. 64.1) oder der Schleimhäute von Hohlorganen, v. a. Aerodigestivtrakt (🔲 Abb. 3.17).

Die Läsion betrifft grundsätzlich nur die Epithelschicht und nicht die darunterliegende gefäßführende Bindegewebsschicht. Heilung: vollständig, ohne zurückbleibenden Defekt.

2.2.1.2 Pseudomembranöse Läsion

Pseudomembran: Membranartige, flache Auflagerung aus Fibrin und Zellschutt (Detritus) auf erosiv beschädigter Oberfläche von Hohlorganen, wie Aerodigestivtrakt (🔲 Abb. 13.5).

2.2.1.3 Ulzeröse Läsion

Ulkus: Halbkugelförmiger Gewebsdefekt einer epithelüberzogenen Oberfläche wie der Haut, der Ausführungsgänge oder der Schleimhaut von Hohlorganen (🔲 Abb. 5.13, 🔲 Abb. 16.2).

Die Läsion überschreitet die Epithelschicht und verletzt die darunterliegende gefäßführende Bindegewebsschicht, dadurch entsteht bei einer frischen Läsion eine profuse Blutung. Heilung: vernarbende Defektheilung.

2.2.1.4 Fissurale Läsion

Fissur, (fissus, lat. = gespalten): Axthiebförmige, tief ins Gewebe reichende Läsion
- wegen Überdehnung (meist einzeln) oder
- wegen Entzündung, (meist multipel, z. B. bei Morbus Crohn, ▶ Kap. 41.5.5). Heilung: u. U. Defektheilung.

2.2.1.5 Fistelnde Läsion

Fistel, (fistula, lat. = Pfeife): Pathologische, schmalröhrenförmige Verbindung zwischen
- 1 Hohlorgan mit 1 anderem Hohlorgan,
- 1 Hohlorgan und der Hautoberfläche,
- 2 Gangsystemen.

Heilung: vernarbende Defektheilung.

2.2.2 Oberflächen-Zuwachsmuster

Die Oberflächen-Zuwachsmuster sind den Hauteffloreszenzen der Dermatologie vergleichbar.

DEF Mit Inspektion fassbare Grundmuster infolge örtlicher Gewebsvermehrung, die von einer äußeren Körperoberfläche (Haut) oder von inneren Oberflächen (Schleimhaut, Serosa) ausgehen und in die Tiefe reichen. Heilung: z. T. möglich.

2.2.2.1 Flächige Läsion

Plaque: Flächenhafte, leicht erhabene, bis 5 mm dicke Läsion wegen
- Materialablagerung (Eigenfarbe je nach deponiertem Material),
  - Fette: gelbe Plaque mit weichem Tastbefund (🔲 Abb. 17.1),
  - Kollagen: weiße Plaque mit hartem Tastbefund (🔲 Abb. 3.1),
- Zellvermehrung lokal/infiltrativ (🔲 Abb. 16.2).

2.2.2.2 Blasige Läsion

Vesikel (Bläschen), **Bulla** (Blase): Makroskopisch erkennbare, seröse Flüssigkeitsansammlung (nicht Blut!) in Oberflächenstruktur wie Haut/Schleimhaut.

2.2.2.3 Knotige Läsion

Knoten (nodus, lat. = Knoten): >5 mm im Durchmesser große, tast- und sichtbare, abgegrenzte Erhabenheit in Haut/Submukosa-Bindegewebe infolge einer Vermehrung von Entzündungszellen oder Tumorzellen (🔲 Abb. 64.4).

> **Klinik**
>
> Bei einem Knoten besteht die Indikation zur Biopsie.

2.2.2.4 Papillär/verruköse Läsion

- **Verruka,** (verruca, lat. = Warze): Infektiöse, multiple, oberflächlich rauhe Hautwucherungen. **Verrukös**: Rauh erhabene Auflagerung/Wucherung.

- **Papillom,** (papilla, lat. = Warze): Gut-/bösartige Zottengeschwulst aus fingerförmig, mit bindegewebiger Unterlage gewuchertem, aufgefaltetem Epithel mit entsprechend zerklüfteter Oberfläche
  - der Haut (Inspektion: Warzenaspekt),
  - der Schleimhäute (Inspektion: Blumenkohlaspekt, 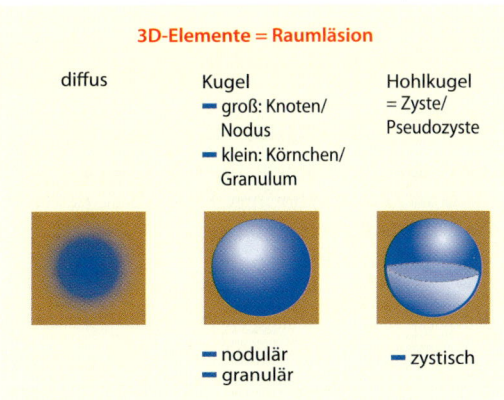 Abb. 30.1),
  - des Urothels (Inspektion: Zottenaspekt, 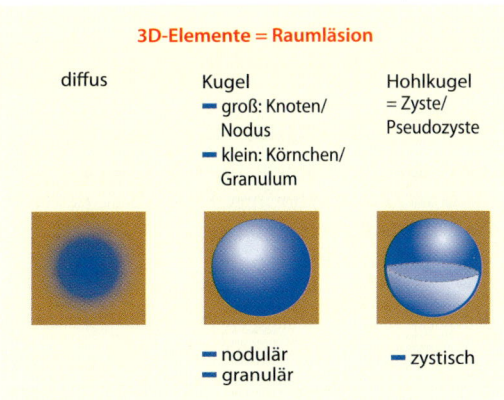 Abb. 50.5).

Tastbefund: rauh.

> **Klinik**
>
> Wegen der möglichen Übertragung von Papillomviren besteht Infektionsgefahr für den Untersucher! Beim Papillom besteht die Indikation zur Biopsie.

2.2.2.5 Polypöse Läsion

> **Glossar**
>
> **villös** (villus, lat. = Zotte): zottig
> **tubulär** (tubulus, lat. = Röhrchen): röhrenförmig
> **Adenom:** gutartiger Drüsentumor

Polyp: Sammelbegriff für jede abgegrenzte, oberflächenüberragende, gestielte oder breitbasige Schleimhautwucherung. Inspektion: z. T. Überschneidung mit papillärer Läsion:
- **Breitbasiger Polyp** in Form eines Zottenrasens, ätiologisch liegt meist ein Tumor vor (Abb. 42.8).
- **Gestielter Polyp** in Form eines Gewebsknotens mit schmalbasiger Verbindung zum geweblichen Untergrund, ätiologisch können Hyperplasie, Tumor oder Entzündung vorliegen (Abb. 42.7).

> **Klinik**
>
> Der Tastbefund beim Polyp ist schmerzlos, weich. Spontane, endoskopische Blutungsneigung wegen stark vaskularisiertem Polypenstroma.

2.2.3   Parenchym-Defektmuster

DEF Inspektorisch fassbare Grundmuster infolge einer auf ein Organ beschränkten Gewebszerstörung (Abb. 2.5).

2.2.3.1   Diffuse Läsion
Zur diffusen Läsion, ► Kap. 2.1.1.

2.2.3.2   Zystische Läsion
Zyste, (kystis, gr. = Blase): Hohlraum mit dünn-/dickflüssigem, meist makrophagenhaltigem Inhalt. Der Hohlraum ist mit Epithel ausgekleidet (**echte Zyste**) oder nicht (**Pseudozyste**). Er ist entweder durch Sekretverhalt (Retention, Abb. 31.1) oder durch tumorartiges Wachstum entstanden und kann aus einer einzigen (**unilokuläre Zyste**) oder aus mehreren Kammern bestehen (**multilokuläre Zyste,** Abb. 49.1).

> **Klinik**
>
> Inspektion: keine Umgebungsrötung.
> Tastbefund: schmerzlose, fluktuierende (wellenförmige Flüssigkeitsbewegung beim Abtasten) Läsion.
> Bei der Zyste besteht die Indikation zur Punktionszytologie.

2.2.3.3   Spongiöse/mikrozystische Läsion
(spongium, lat. = Schwamm), schwammartiger Gewebsaspekt aufgrund einer Gewebs(um)strukturierung durch dicht beisammen liegende, wenige Millimeter große
- miteinander verbundene Hohlräume mit Bildung eines Schwammwerks, z. B. Knochenspongiosa (Abb. 77.9),
- voneinander getrennte Hohlräume in Form multipler (Mikro-)Zysten (Abb. 48.3).

3D-Elemente = Raumläsion

diffus	Kugel	Hohlkugel
	– groß: Knoten/ Nodus	= Zyste/ Pseudozyste
	– klein: Körnchen/ Granulum	
	– nodulär – granulär	– zystisch

 Abb. 2.5. Pathomorphologische Grundelemente: Raumläsionen

2

2.2.3.4 Abszedierende Läsion

Abszess, (abscessus, lat. = Weggang, Schwund): Ansammlung von verflüssigtem, nekrotischem Gewebe in Form von Eiter im Gewebe mit Umgebungsentzündung.

> **Klinik**
>
> Inspektion: Schwellung, Umgebungsrötung.
> Tastbefund: Schmerzhafte, unterschiedlich starke Fluktuation.
> Beim Abszess besteht die Indikation zur Punktionszytologie (ubi pus ibi evacua: wo Eiter, dort entleere!) und mikrobiologischer Abklärung.

2.2.4 Parenchym-Zuwachsmuster

DEF Inspektorisch fassbare Grundmuster infolge örtlicher, auf ein Organ beschränkter Gewebsvermehrung.

2.2.4.1 Diffuse Läsion

Zur diffusen Läsion, ▶ Kap. 2.1.1.

2.2.4.2 Knotige Läsion

Knoten, (nodus, lat. = Knoten): Derbe, gut umschriebene Läsion infolge einer Vermehrung ortsständiger Zellen oder Tumorzellen:
- **(makro-)nodulär**: grobknotig, zentimetergroß, tastbar (◘ Abb. 64.4),
- **mikronodulär**: kleinknotig, millimetergroß und knapp über der Sichtbarkeitsgrenze (◘ Abb. 45.1a).

> **Klinik**
>
> Beim Knoten besteht die Indikation zur Biopsie/Exzision.

2.2.4.3 Granuläre Läsion

(Granulum, lat. = Körnchen): Multiple, knapp millimetergroße, körnchenförmige Läsionen an der Sichtbarkeitsgrenze (◘ Abb. 6.7a).

2.3 Hohlorganmuster

> **Glossar**
>
> — **Hohlorganeinengung:**
> **Stenose:** passive Einengung
> **Konstriktion:** aktive Einengung
> **Obstruktion:** gewebliches Verstopfen
> **Obturation:** mechanisches Verstopfen
> **Obliteration:** angeborene/erworbene irreversible Verödung
> **Okklusion:** wandbedingtes Verschließen
> **Atresie,** (atretos, gr. = ohne Loch): entwicklungsmäßig ausgebliebene Lichtungsbildung
> **Stase:** Transportstillstand von Sekret, Exkret
> **Retention:** Zurückhaltung wegen Transportverzögerung oder -stillstand
> — **Hohlorganausweitung:**
> **Dilatation,** (lat. = Erweiterung): Sammelbegriff für aktive/passive, spontane/therapeutische, physiologische/pathologische Ausdehnung oder Erweiterung eines Hohlorgans
> **Ektasie,** (gr. = Erweiterung): dauerhafte Hohlorganausweitung
> **Divertikel,** (lat. = Abweg): sackförmige Hohlorganausstülpung
> **Hernie,** (lat. = Bruch): sackartige Ausstülpung des Parietalperitoneums (Bruchsack) durch anatomische Lücke oder Schwachstelle in der Bauchwandlücke (Bruchpforte) und Hervortreten von Eingeweiden (Bruchinhalt)
> **Teleangiektasie:** Ausweitung der Endstrombahn
> **Aneurysma:** Ausweitung von Arterien, Herzkammer
> **Varize:** Ausweitung von Venen
> — **Transportmaterial:**
> **Blut:** vaskuläres Transportmatrial
> **Sekret:** abgesondertes Drüsenprodukt
> **Exkret, Exkrement:** intestinales/renales Ausscheidungsprodukt
> **Enkret:** Hormon
> **Konkrement:** (verkalktes) eingedicktes Sekret/Exkret

FPG Zu den Hohlorganen gehören Kreislaufsystem, Tracheobronchialsystem, Verdauungstrakt, Urogenitaltrakt und ableitende Gangsysteme für Sekrete sowie Zerebrospinalkanal. Sie haben alle eine zu- resp. abführende Transportfunktion und reagieren auf unterschiedliche Noxen in Form gleichartiger Muster.

2.3.1 Oberflächenmuster

DEF Überbegriff für Läsionsmuster, die sich v. a. an der inneren Oberfläche eines Hohlorgans abspielen und mit dem Reaktionsmuster Flächenelemente (▶ Kap. 2.1.1) korrespondieren.

2.3.2 Stenosemuster

DEF Reaktionsmuster der Hohlorgane auf eine Lichtungseinengung mit nachfolgender Abtransportstörung (Abflussstörung).

KPG-Auslösemechanismen Den »Stenosemustern« liegt eine Hohlorgan-/Lichtungseinengung einer Gangstruktur wegen folgender Prozesse zugrunde:
- **Dysontogenetisch:** stenosierende Fehlbildung wegen
  - ausgebliebener Lichtungsbildung (Atresie) während der Embryonalentwicklung oder
  - Fehlinnervation mit fehlender Unterdrückung der Muskeltonisierung (Konstriktion).
- **Mechanisch:** Verstopfung eines Hohlorgans durch
  - eingedicktes Sekret/Exkret oder
  - Fremdkörper (Obturation).
- **Zirkulatorisch:** Verstopfung eines Gefäßabschnitts (meist) durch Blutgerinnsel mit Durchblutungsstopp (Okklusion).
- **Entzündlich:** Noxe dringt in die Wand eines Hohlorgans ein und initiiert eine entzündliche Abwehrreaktion. Danach dehnt sich die Entzündung im Hohlorgan aus. Folgen sind:
  - akut: Auslösung eines Hohlorganspasmus,
  - chronisch: Auslösung des Obliterationsmusters (▶ Kap. 2.3.4) mit reaktiv-reparativer Wandverdickung, die zur Verödung des betroffenen Hohlorgans führen kann.
- **Neurogen/toxische** Auslösung eines Hohlorganspasmus (Konstriktion, ▶ Kap. 39.2.1.1).
- **Neoplastisch:** Gewebsneubildung in/auf der Hohlorganwandung (◻ Abb. 39.1) mit Folgestenosierung (Okklusion).

FPG-Reaktionsfolge Jeder stenotische Bezirk ist in 3 klinisch wichtige Abschnitte untergliedert (◻ Abb. 2.6):
- **Prästenotischer Abschnitt:** Er liegt vor der Stenose. Durch die Stenose wird das abzutransportierende Material retiniert und die Lichtung ausgeweitet (Dilatation). Bei rascher Stenoseentwicklung kann das Hohlorgan platzen, bei langsamer Entwicklung hypertrophiert die Hohlorganwand und wird dicker (▶ Kap. 6, ◻ Abb. 6.4). Bleibt das abzutranspor-

tierende Material im Hohlorgan liegen, entsteht eine prästenotische Entzündung aufgrund folgender Mechanismen:
  - **Resorptive Entzündung:** obligat wegen des Rückstaus.
  - **Reparative Entzündung:** fakultativ wegen einer mechanischen Wandschädigung durch Sekret-/Exkret-Eindickung.
  - **Defensive Entzündung:** obligat, wegen der mikrobiellen Besiedelung des rückgestauten Sekrets/Exkrets.
- **Stenotischer Abschnitt:** Die Stenose bewirkt eine Strömungsbeschleunigung mit/ohne Wirbelbildung. Dadurch wirken strömungsbedingte Scherkräfte auf den stenosierten Wandabschnitt ein und verletzen ihn oberflächlich. Resultat ist eine reparative Wandabdichtung durch folgende Mechanismen:
  - **(Chronisch) in nichtvaskulären Hohlorganen** durch ein »Fibroplasiemuster« (▶ Kap. 6.3.6),
  - **akut in Gefäßen** durch Blutgerinnsel (▶ Kap. 11.1),
  - **chronisch in Gefäßen** durch ein »Obliterationsmuster« (▶ Kap. 2.3.4).
- **Poststenotischer Abschnitt:** Er liegt hinter der Stenose und hat folgende Konsequenzen:
  - **Stagnationsentzündung:** Der Abtransport wird durch die Stenose unterbrochen, sodass der Spüleffekt des Sekret-/Exkretabflusses ausbleibt. Deshalb werden die entsprechenden Ableitungssysteme retrograd mit Keimen besiedelt. Dies bewirkt (v. a. in Exkretionsorganen) eine aufsteigende Entzündung (◻ Abb. 49.12).
  - **Atrophie** (▶ Kap. 6): Der wegen der Stenose funktionell nicht mehr beanspruchte Hohlorganabschnitt verkümmert (◻ Abb. 10.1) oder verödet über ein »Obliterationsmuster« (▶ Kap. 2.3.4).
  - **Nekrose** (Infarkt) im Versorgungsgebiet einer verschlossenen Arterie (◻ Abb. 5.1).

> **Klinik**
>
> Therapie des stenotischen Abschnitts: Bougierung, (Thrombo-)Lyse, Stent.

2.3.3 Dilatationsmuster

DEF Überbegriff für Reaktionsmuster der Hohlorgane auf eine Lichtungsausweitung mit Störung des weiteren Abtransports.

2

☐ **Abb. 2.6.** Pathomorphologische Grundelemente: Stenosemuster

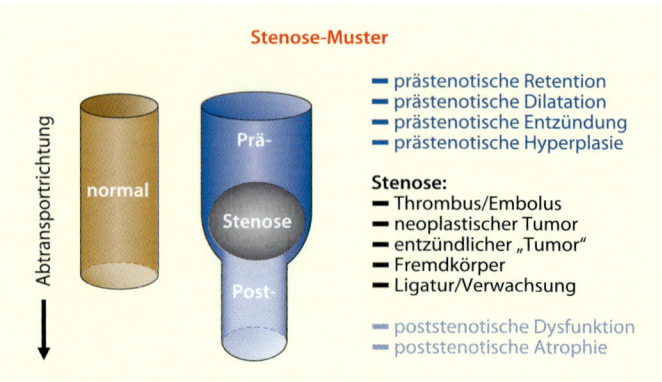

☐ **Abb. 2.7.** Pathomorphologische Grundelemente: Dilatationsmuster

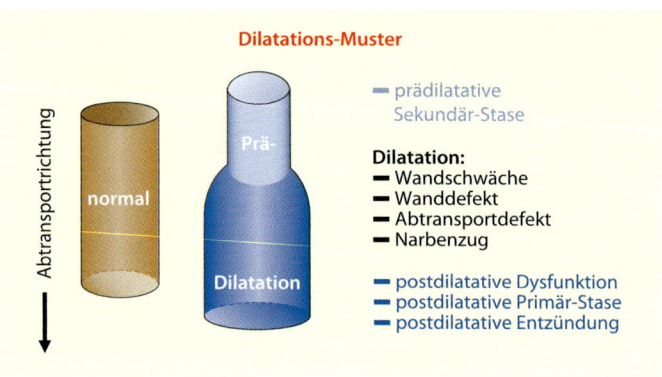

KPG-Auslösemechanismus Abnorme Ausweitung eines Hohlorgans/Gangstruktur wegen folgender Prozesse:

- **Dysontogenetische Wandschwäche:** Texturstörung oder Bindegewebsschwäche des Hohlorgans (☐ Abb. 9.3, 9.6).
- **Entzündliche Wandschädigung**: Die Noxe dringt in die Hohlorganwandung ein und bewirkt eine sich ausdehnende Abwehrreaktion. Die daran beteiligten Entzündungszellen geben Proteasen ab und lockern damit die Organwandung auf (☐ Abb. 34.2a). Folge ist eine krankhafte Hohlorganausweitung. Der gleiche Zustand wird durch einen narbig-reparativen, aber funktionsschwachen Hohlorganumbau erreicht.
- **Toxische/reflektorische Wandlähmung:** Tonusverlust des Hohlorgans (▶ Kap. 41.3.1).
- **Mechanische Wanddehnung**: Vernarbung der Umgebung, welche das Hohlorgan deformiert (▶ Kap. 33.2.2).

FPG-Reaktionsfolge Jeder dilatierte Hohlorganbezirk (☐ Abb. 2.7) ist in folgende Abschnitte gegliedert:

- **Prädilatierter Abschnitt:** Er liegt vor der Dilatation. In ihm kann der Stofftransport im Sinne einer prädilatativen Sekundärstase verlangsamt sein.
- **Dilatierter Abschnitt:** Die Dilatation verzögert den Stofftransport in diesem Abschnitt, sodass das Transportmaterial liegen bleibt und sich anstaut (☐ Abb. 17.4, 48.2). Folgen davon sind:
  - **Sekreteindickung/Blutgerinnselbildung** (Thrombus),
  - **resorptiv-reaktive Entzündung** (fakultativ) des sich stauenden Materials mit sekundärer Keimbesiedelung,
  - **»Durchwanderungsentzündung«** (obligat): Durch die Stase wird die physiologische Keimbarriere gelockert und bakteriell-toxisch geschädigt, sodass die Bakterien (passiv!) die Wandung durchdringen (deshalb bessere Bezeichnung: bakterielle Translokationsentzündung) und in der Umgebung des dilatierten Abschnitts eine Sekundärentzündung auslösen (☐ Abb. 44.1).
- **Postdilatierter Abschnitt:** Er liegt hinter der Dilatation. In ihm kann sich die dilatationsbedingte Transportverzögerung fortsetzen.

2.3.4 Obliterationsmuster

> **Glossar**
>
> **Growth factor**: mitoseermöglichendes, -auslösendes Peptidhormon, Teilfaktor der mitogenen Signalkaskade.
> **Zytokine**: von Abwehrzellen gebildete Boten-/ Signalstoffe, die eine Abwehrreaktion quantitativ und/oder qualitativ steuern und der Kommunikation unter den einzelnen Entzündungszellen dienen.

DEF Häufiges Reaktionsmuster mit langstreckiger, destruktiv-fibrosierender Lumenverödung v. a. röhrenförmiger Organsysteme wie Gefäße und Ausführgänge.

KPG-Auslösemechanismen
- Entzündung eines Ausführganges/Gefäßes,
- Stilllegung eines Ausführganges/Gefäßes (z. B. durch Ligatur).

FPG-Reaktionsfolge Durch eine Ausführgang-/Gefäßläsion werden sog. reparationsfähige Zellen mittels folgender synergistisch wirkender Prozesse rekrutiert:
- **Entzündungszellen** bilden growth factors für ortsständige Fibroblasten und stoßen damit deren Proliferation an.
- **Zirkulierende Stammzellen/Fibroblasten** wandern in den Schädigungsbezirk ein und reichern sich dort an.
- **Ortsständige Epithel- resp. Endothelzellen** wandeln sich zu fibrogenen Mesenchymzellen um (»epi/endothelio-mesenchymale Transition«, ◨ Abb. 6.6, ◨ Abb. 15.2, ▶ Kap. 2.4.2).

Alle Prozesse bewirken eine Fibroblastenproliferation mit anschließender Kollagenfaserbildung, bis der geschädigte Ausführgang/Gefäßabschnitt fibrös-narbig verödet ist. Damit wird ein »Stenosemuster« (▶ Kap. 2.3.2) erzwungen.

2.4 Parenchymmuster

DEF Überbegriff für variabel häufige Reaktionsmuster, die in gleicher Form bei allen parenchymatösen Geweben auftreten und
- durch Speicherung von Stoffwechselprodukten/ Erythrozyten oder
- durch Stromaanhäufung

charakterisiert sind (▶ Kap. 2.2.3, ▶ Kap. 2.2.4).

2.4.1 Speicherungsmuster

> **Glossar**
>
> **Makrophagensystem:** Retikulohistiozytäres System (RHS).
> **Lysosomen**: vakuoläres Organellensystem im Dienste des zellulären Meta- und Katabolismus mit hydrolytisch-proteolytischem, in Makrophagen und Neutrophilen auch mikrobizidem Potenzial.
> **Chemotaxine**: Anlockstoffe für im Blut befindliche Zellen in ein bestimmtes Gewebsareal entlang eines Konzentrationsgradienten.

DEF Volumenmäßige Vergrößerung eines parenchymatösen Organs mit variabler Farbänderung (Speicherorganbildung) wegen
- Ablagerung von Stoffwechselprodukten oder
- Hamsterung von Blutzellen.

> ✉ **Take-home-message**
> Organvergrößerung durch Infiltration mit Entzündungs-/Tumorzellen gilt nicht als Speicherorganbildung.

2.4.1.1 Blutspeicherung

KPG-Auslösemechanismen In diesen Fällen sind im Parenchym innerer Organe, z. B. Lunge, Leber, Milz, Niere und oft auch Lymphknoten massenhaft Erythrozyten wegen folgender Prozesse angereichert:
- **Bluthamsterung** in der Milz aufgrund einer Zurückhaltung vorgealterter Erythrozyten, wobei die resultierende Milzvergrößerung die Erythrozytenhamsterung sowie den Erythrozytenabbau unterhält (▶ Kap. 28).
- **Blutstauung** in innere Organe infolge
  - Blutrückstau vor dem Herzen durch Rechtsherzinsuffizienz (Lunge, Leber, Niere) oder
  - Blutrückstau in Leber bei blockiertem Pfortaderkreislauf.

MAK In beiden Fällen ist die resultierende Organfarbe zyanotisch (◨ Abb. 3.10b, ▶ Kap. 3).

2.4.1.2 Metabolitspeicherung

KPG-Auslösemechanismen
- Bildung von Metabolitspeicherformen wegen enzymatischer Abbaustörung und konsekutiver Depotbildung in der betroffenen Organzelle, z. B. Glykogenose (▶ Kap. 8.1.1),

2

— Anstau nicht prozessierter Metabolite im Zytoplasma und/oder in endoplasmatischen Vakuolen der betroffenen Organzelle, z. B. α_1-Antitrypsinmangel (■ Abb. 9.2),
— Anstau nicht abgebauter Metabolite in lysosomalen Vakuolen von Parenchymzellen und/oder Makrophagen (■ Abb. 8.7). Daraus resultieren die sog. lysosomalen Speicherkrankheiten (▶ Kap. 8).

FPG-Reaktionsfolge Je nach gespeichertem Stoffwechselmaterial entstehen vergrößerte Speicherorgane (dies gilt v. a. für RHS-Organe) oder es wird ein »metabolisches Entzündungsmuster« (▶ Kap. 8) in Gang gesetzt. Ein solches Speicherorgan ist zwar schwerer und größer als normal, behält aber seine charakteristische Eigenform bei. Besitzt das Speichermaterial eine Eigenfarbe, kann es die Farbe des Speicherorgans beeinflussen (z. B. Fett: gelb, ■ Abb. 17.2; Hämosiderin-(Eisen): braun, ■ Abb. 7.3).

> **Klinik**
>
> Bei Metabolitspeicherung besteht eine Biopsie-Indikation zur ätiologischen Abklärung.

2.4.2 Fibrodestruktives Muster

DEF Überbegriff für ein häufiges Reaktionsmuster bei entzündlich-nekrotischen Prozessen mit progredient destruktiv-reparativem Umbau der ursprünglichen Gewebsarchitektur bis zur funktionellen Insuffizienz des betroffenen Organs (Organversagen, Endstadiumsorgan).

KPG-Auslösefaktoren Entzündlich initiierte und/oder fortgeführte Gewebszerstörung, z. T. in Synergie mit einer hypoxiebedingten Fibroblastenwucherung (▶ Kap. 7.1).

KPG-Auslösemechanismus Er besteht aus den oft synergistisch wirkenden »epithelio-mesenchymalen« und »mesenchymo-epithelialen Transition/Konversion« (■ Abb. 15.2, ▶ Kap. 6.3), die darin bestehen, dass Zellen eines Epithelverbandes zu wanderungs- und faserbildungsfähigen Mesenchymzellen werden. Die »epithelio-mesenchymale Transition« spielt bei der Fibroplasie, Regeneration, Fehlbildung und Tumorgenese eine zentrale Rolle.

FPG-Reaktionsfolge Bei chronisch-rezidivierten Gewebsschäden wird die »epithelio-mesenchymale Transition« und damit die Synthese von Kollagen- und später auch von Elastinfasern angeregt. Die phänotypisch mesenchymalen Zellen ersetzen die geschädigten Parenchymzellen und mauern sich fibrös ein. Dadurch wird das lädierte Organ/Gewebe schließlich so fibrös-narbig umgebaut, dass die funktionelle Histoarchitektur darunter leidet. Das Organ/Gewebe schrumpft (meist) unter dem Bild einer Zirrhose und imponiert palpatorisch derb.

MAK Die Organe sind verkleinert und weisen eine noppenförmige eingezogene Oberfläche auf. Sie werden als Endstadiumsorgane oder terminale Schrumpforgane bezeichnet (■ Abb. 10.1, ■ Abb. 34.8a, ■ Abb. 45.1, ■ Abb. 48.1, ■ Abb. 49.11)

> **Klinik**
>
> Therapeutisch werden beim fibrodestruktiven Muster TGF-β-Antagonisten, MAP-Kinase-Hemmer erwogen.

3 Diagnosestrategien – Farbmuster

U.N. Riede, H.E. Blum, N. Freudenberg, M. Werner

  Einleitung

Im Folgenden wird besprochen, wie die verschiedenen Farben und Farbstoffe im menschlichen Gewebe entstehen und welche Bedeutung sie für die Erkennung pathologischer Prozesse haben.

Glossar

Pigmente: Stoffe, die aufgrund ihrer Eigenfarbe bereits im lebenden Gewebe zu erkennen sind.
Extrazellulärmatrix/Interzellularsubstanz: Anteil des Bindegewebes, der zwischen den Zellen liegt. Sie setzt sich
- aus Grundsubstanz in Form von Proteoglykanen und Adhäsionsmolekülen und
- aus kollagenen und elastischen Fasern zusammen.

Ihr Umbau wird durch die Matrixmetalloproteasen vorangetrieben und durch die tissue-inhibitors of matrix metalloproteinase (TIMP) gebremst.
Katarakt: Sammelbegriff für angeborene/erworbene Linsentrübung durch Einlagerungen von Stoffwechselprodukten, toxischer Substanzen oder Wasser in Linsenfasern.
Karzinom: Sammelbegriff für maligne Epitheltumoren.
Sarkom: Sammelbegriff für maligne Bindegewebstumoren.

DEF Pigmente sind im Körper selbst entstanden (endogene Pigmente) oder auf (oder in) den Körper gebracht (exogene Pigmente). Der eine Teil von ihnen ist inert, der andere Teil wirkt auf den Organismus fremd oder giftig und bewirkt eine entzündliche Abwehrreaktion.

KPG-Einteilung diagnoseweisender Gewebsfarben
- **Exogene Pigmente** spielen als
  - kosmetische Allergene wie p-Amino-Diphenylamin der Haarfärbemittel,
  - Umgebungsfärbung von Metallimplantaten (Metallosen) oder
  - berufstoxische Pigmente wie Kohlestaub (Anthrakose, v. a. in der Lunge), Blei (Bleisulfid-Säume der Gingiva bei chronischer Vergiftung (▶ Kap. 37.1.3)
  insgesamt eine klinisch untergeordnete Rolle.

- **Endogene Pigmente:** Die wichtigsten unter ihnen katalysieren mehrere Stoffwechselschritte oder Vorgänge in der Sinnesphysiologie. Aufgrund ihrer Eigenfarbe verrät ihr Fehlen oder ihre Anhäufung in einem Gewebe eine Schädigung. Deshalb spielen sie bei der Inspektion eines Kranken eine wichtige Rolle.

3.1 Weiß

KPG-Auslösemechanismus Weiß ist nicht pigmentbedingt und kommt im Organismus durch folgende physikalische Effekte zustande:
- Tyndall-Effekt: Lichtstreuung beim Lichteintritt durch kolloidale Lösung,
- Lichtstreuung durch gelartige Gewebsbestandteile wie Fibrin, Kollagen, Zellsuspension,
- diffuse Lichtstreuung durch Lufteinlagerung im Gewebe.

3.1.1 Weiß-Varianten

3.1.1.1 Krümeliges Koagulations-Weiß
- **Eiklar** des Spiegeleis nach Hitzekoagulation
- **Gewebszerstörung** durch Säureverätzung, Hitzeexposition (▶ Kap. 5)
- **Gewebszerstörung** durch Entzündung

3.1.1.2 Derbes Kollagen-Weiß
- **Sklera**: Kollagenfaserschicht des Auges
- **Sklerose/Vernarbung** (skleros, gr. = hölzern) : diffus weißlich-derbe Gewebsschnittfläche (⬛ Abb. 11.6)
- **Fibrose**: diffus weißlich-derbe Gewebsschnittfläche (⬛ Abb. 3.1, ⬛ Abb. 34.8a)
- **Hyalinose**, (hyalos, gr. = durchscheinend): diffus knorpelig-derbe, weißliche, zellarme Gewebsverfestigung v. a. von Organkapseln- und/oder -wänden

3.1.1.3 Graues Fibrin-Weiß
- **Fibrinöse Pleuritis** (Serositis): abstreifbarer feinnetzartiger Belag. Inspektion: stumpfe Oberfläche (⬛ Abb. 13.4).
- **Graue Hepatisation** bei schlagartiger Entzündung eines Lungenlappens (Lobärpneumonie): Fibrin-

3

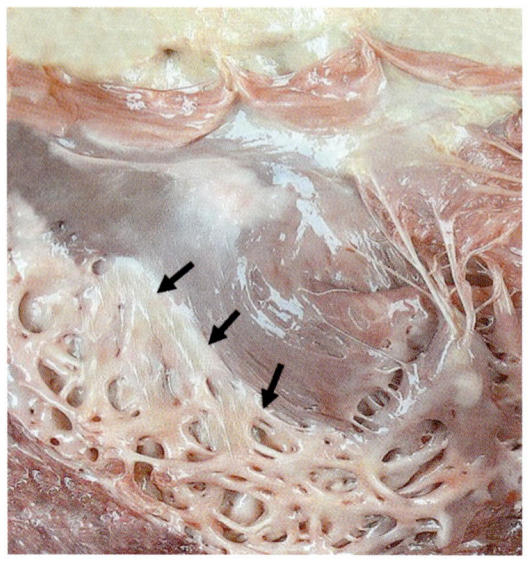

■ **Abb. 3.1.** Farbmuster weiß: Endokardfibrose

ausschwitzung auf und in Lungenalveolen mit Lungenkonsistenzvermehrung. Tastbefund: leberartig fest.

- **Aphthe, Wundgrund**: Fibrinausschwitzung (► Kap. 13). Inspektion: Ulkus mit Belag.
- **Pseudomembranöse Kolitis:** flächig-entzündliche Fibrinausschwitzung (■ Abb. 13.5). Inspektion: Membran.

3.1.1.4 Hartes Keratin-Weiß

- **Leukoplakie:** fleckförmige Fehlverhornung (zellkernhaltige Hornschichtbildung, Parakeratose) einer ansonsten nicht verhornenden Schleimhaut mit Vermehrung ortsständiger Epithelien. Inspektion: nicht wegwischbarer weißlicher Fleck (■ Abb. 36.2).
- **Leukonychie:** traumatisch, toxisch metabolisch oder mykotisch bedingte Lufteinlagerung in Zeh-/Fingernägeln. Gleiches gilt für die ergrauten Haare des Lehrbuchschreibers!

3.1.1.5 Glasiges Proteoglykan-Weiß

- **Hyalin**: hyaliner Gelenk-, Epiphysenknorpel. Hyalinose (■ Abb. 77.7, ► Kap. 6.3.6).
- **Grauer Star** (Alterskatarakt): Linsenepithelschwellung (■ Abb. 8.1).

3.1.1.6 Schmutziges Entzündungs-Weiß

- **Entzündungsherd:** großflächige Weißfärbung des Gewebes auf der Schnittfläche infolge eingewanderter Entzündungszellen (■ Abb. 13.7).

- **Granulom**: weißlich imponierende, knötchenförmige Ansammlung von Entzündungszellen (■ Abb. 34.6).

3.1.1.7 Markiges Tumor-Weiß

- **Karzinom:** weiße Schnittfläche wegen Tumorzellansammlung. Tastbefund: Markig, d. h. holundermarkartig, weil das Gewebe so zellreich und zellzusammenhangslos ist (■ Abb. 16.2, ■ Abb. 16.5, ■ Abb. 34.9).
- **Sarkom:** weiße Schnittfläche wegen Tumorzellansammlung und fibrösem Tumorstroma. Tastbefund: Fischfleischartig, weil das Gewebe durch die bindegewebige Extrazellulärmatrix zusammenhält (■ Abb. 3.2). Das gleiche Bild (■ Abb. 3.3; ■ Abb. 26.7) findet sich bei Leukämiezellinfiltraten.

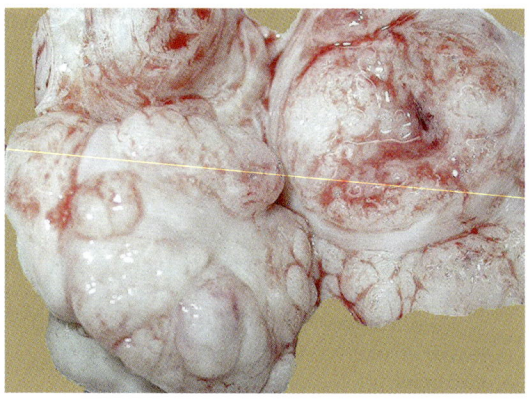

■ **Abb. 3.2.** Farbmuster weiß: Tumor (Leiomyosarkom des Uterus)

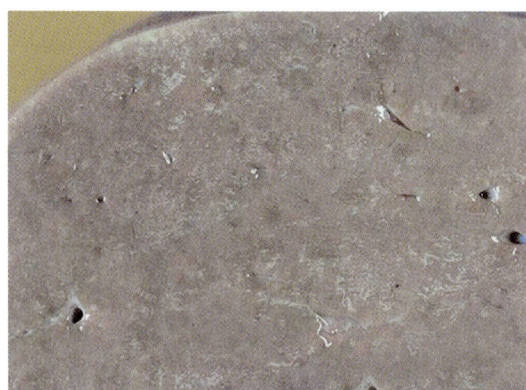

■ **Abb. 3.3.** Farbmuster weiß: diffuse, grau-weiße Tumorzellinfiltration der Leber bei chronisch myeloischer Leukämie

3.2 Blau

KPG-Auslösemechanismus Blau ist pigmentbedingt und kommt im Organismus durch physikalische Effekte des schwarz-braunen Melaninpigments zustande: geringe Lichtreflexion des einfallenden Lichtes durch melanin-/neuromelaninbildende Zellen in Dermis, Retina und Gehirnkernen mit/ohne Lichtstreuung durch Hornschicht, Kollagengewebe oder Hirngewebe:

- **Locus coeruleus:** blaugrauer Bezirk im Bereich der Rautengrube wegen Ansammlung neuromelaninhaltiger Ganglienzellen.
- **Blaue Iris:** infolge geringer Melaninpigmentierung der Iris sowie geringer Reflexion des Einfalllichtes.
- **Blaue Skleren:** wegen des durchscheinenden Pigmentepithels bei Sklerenverdünnung (▶ Kap. 9.1.1.3).
- **Blauer Nävus:** blau-schwarzes, 5 mm großes Tumorknötchen aus gewucherten Melanozyten im Subkutangewebe (▶ Kap. 64).
- **Blauer Fremdkörper:** aufgrund Lichtstreuung des an sich schwarzen Fremdkörpermaterials (wie Amalgam) durch die Bindegewebsschicht.

3.3 Grün

KPG-Auslösemechanismus Grün ist pigmentbedingt und entsteht im Organismus durch Anhäufung von Biliverdin

- endogen aus dem Blutfarbstoffabbau (▶ Kap. 45.2),
- exogen als Stoffwechselprodukte von Anaerobiern (Fäulnisbakterien) oder β-hämolysierenden (vergrünenden) Streptokokken.

3.3.1 Grün-Varianten

3.3.1.1 Chologenes Grün-gelb

Zeichen für Biliverdin- / Galleausscheidungsstopp in der Leber (Cholestase, ▶ Kap. 45.2) infolge
- eines hepatozellulären Exkretionsdefektes,
- einer Zerstörung oder Verstopfung der intra-/extrahepatischen Galleabflusswege (◘ Abb. 3.4).

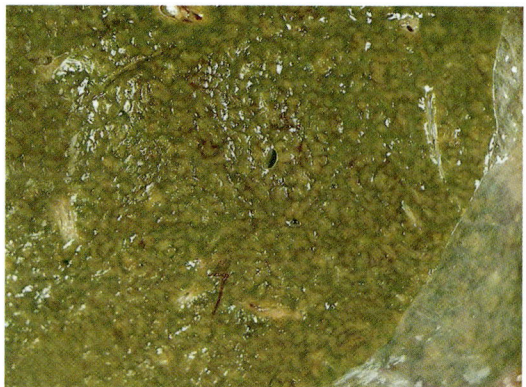

◘ Abb. 3.4. Farbmuster grün: Leber bei Gallestau (Cholestase) als Folge eines »Stenosemusters«

FPG-Reaktionsfolge Grünverfärbung der Leber (Cholestaseleber), später auch der Niere (cholämische Nephrose) wegen Gallefarbstoffanreicherung in transportgelähmten Nierentubuli.

3.3.1.2 Kuprogenes Grün-braun

Zeichen für Kupferablagerung als Kayser-Fleischer-Kornealring bei der Kupferspeicherkrankheit (◘ Abb. 7.4).

3.3.1.3 Bakteriogenes Grün-schwarz

Infektion mit Anaerobiern (▶ Kap. 5.3) bewirkt einen mikrobiellen Abbau des Blutfarbstoffs Hämoglobin mit Bildung grünen Biliverdins und schwarzen Eisensulfids. In Streptokokken-induziertem Eiter wird nur Biliverdin-grün gebildet.

3.4 Gelb

KPG-Auslösemechanismus Gelb ist teils pigmentbe-
dingt, teils lipideigenfarbenbedingt und entsteht im
Organismus aufgrund folgender Faktoren:
- Ablagerung lipogener Pigmente
- Bilirubinbildung aus Hämoglobin-/Hämabbau
- Cholesterinablagerung in vitalem Gewebe
- Cholesterinfreisetzung aus nekrotischem Gewebe
- (Neutral-)Fettablagerung

3.4.1   Gelb-Varianten

3.4.1.1   Xanthochromes Gelb

Xanthos (gr. = gelb-blond), auf Farbe des Eigelbs über-
tragen, ◘ Abb. 3.5.
- **Vitale Cholesterin-Lipidablagerung:** Neigung
  zur Verflüssigung bei Körpertemperatur in Athe-
  rosklerose-Plaque (◘ Abb. 17.1a) oder Xanthom
  (◘ Abb. 8.6).
- **Nekrotische Cholesterin-Freisetzung**: bei folgen-
  den Läsionen:
  - Eiter aus Zellmembran-Lipiden/-Cholesterin
    von zerfallenden Gewebs- und Entzündungs-
    zellen (◘ Abb. 13.6),
  - Zerfallsmaterial aus fettspeichernden Makro-
    phagen, deshalb Bezeichnung »xanthomatöse
    Entzündung«,
  - Zerfallsmaterial aus abgeschilferten Platten-
    epithelzellen in einer Zyste (◘ Abb. 3.6),
  - Zerfallsmaterial einer älteren Parenchym-/Tu-
    mornekrose (◘ Abb. 5.6).
- **Verkalkende Cholesterin-Ablagerung:** Choles-
  terin-Pigmentstein (◘ Abb. 47.2), Atherosklerose
  (◘ Abb. 17.1b).

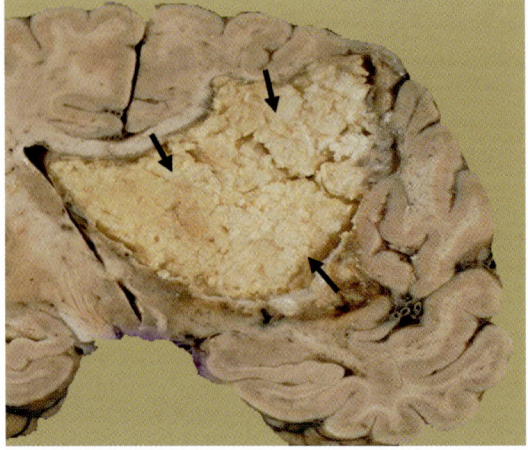

◘ **Abb. 3.6.** Farbmuster xanthochrom = cholesteringelb:
cholesterinreicher Inhalt einer Epidermiszyste des Gehirns
aus Zellzerfallsmaterial

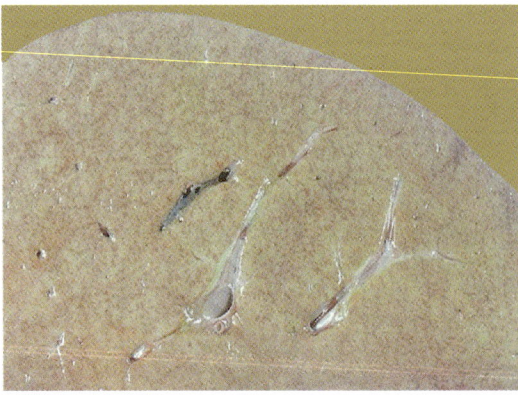

◘ **Abb. 3.7.** Farbmuster lipochrom = buttergelb: diffuse
Leberverfettung

3.4.1.2   Lipochromes Gelb

Lipochrome (wie β-Karotin, Vorstufe: Lycopin): Sie
werden mit der Nahrung aufgenommen und im Fett-
gewebe abgelagert (Corpus luteum). lipos (gr. = fett).
Der Begriff »lipochrom« bezieht sich somit auf die
Fetteigenfarbe und ist mit dem Gelb der Butter
(◘ Abb. 3.7) vergleichbar.

Diffus/fokal lipochrome Gewebsfärbung als Zeichen
einer Neutralfettablagerung bzw. Gewebs-/Organver-
fettung (◘ Abb. 16.1).

3.4.1.3   Ikterogenes Gelb

Diffus-systemische Kanariengelbfärbung eines Gewebes als Zeichen einer Hyperbilirubinämie/Ikterus.

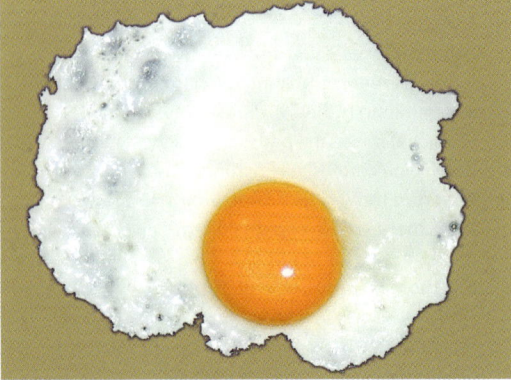

◘ **Abb. 3.5.** Farbmuster xanthochrom = eigelb (= Choleste-
rineigenfarbe) und Farbmuster weiß als Folge einer Protein-
hitzekoagulation

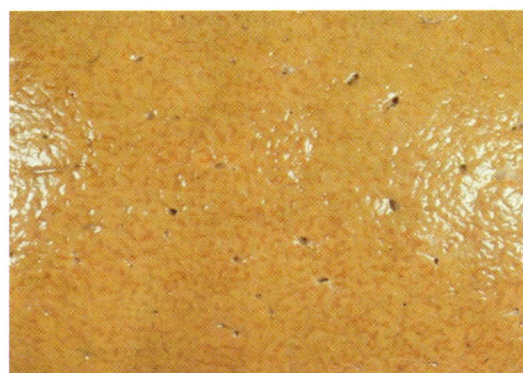

Abb. 3.8. Farbmuster ikterogenes Gelb = kanariengelb: Gelbsucht der Leber (Bilirubinikterus)

DEF Hyperbilirubinämie (>2 mg/dl Bilirubin im Blut), Leitsymptom für Hämabbaustörung.

KPG-Auslösemechanismen
- Bilirubin-Überangebot
- Bilirubinaufnahme- und -transportstörung

- Bilirubin-Konjugationsstörung
- Ausscheidungsstörung konjugierten Bilirubins
- intra- oder extrahepatische Cholestase, Entstehungszeit: Wochen

Inspektion: Gelbfärbung von Haut, Skleren, weichem Gaumen, inneren Organen, Hyalinknorpel (■ Abb. 3.8).

3.4.1.4 Nekrochromes Gelb
Scharf-konturierte lehmgelbe (nekrosegelbe) Färbung eines nekrotischen Gewebebezirks (■ Abb. 3.9, ■ Abb. 5.6, ► Kap. 5.3)

3.5 Rot

KPG-Auslösemechanismus Rot ist pigmentbedingt und taucht auf dem Organismus als Lippenschminke, im Organismus als Blutfarbstoff Häm auf, das zu den hämatogenen Pigmenten gehört. Demzufolge beruht eine nichtkosmetische Gewebsrötung in der Regel auf einem vermehrten Blutgehalt.

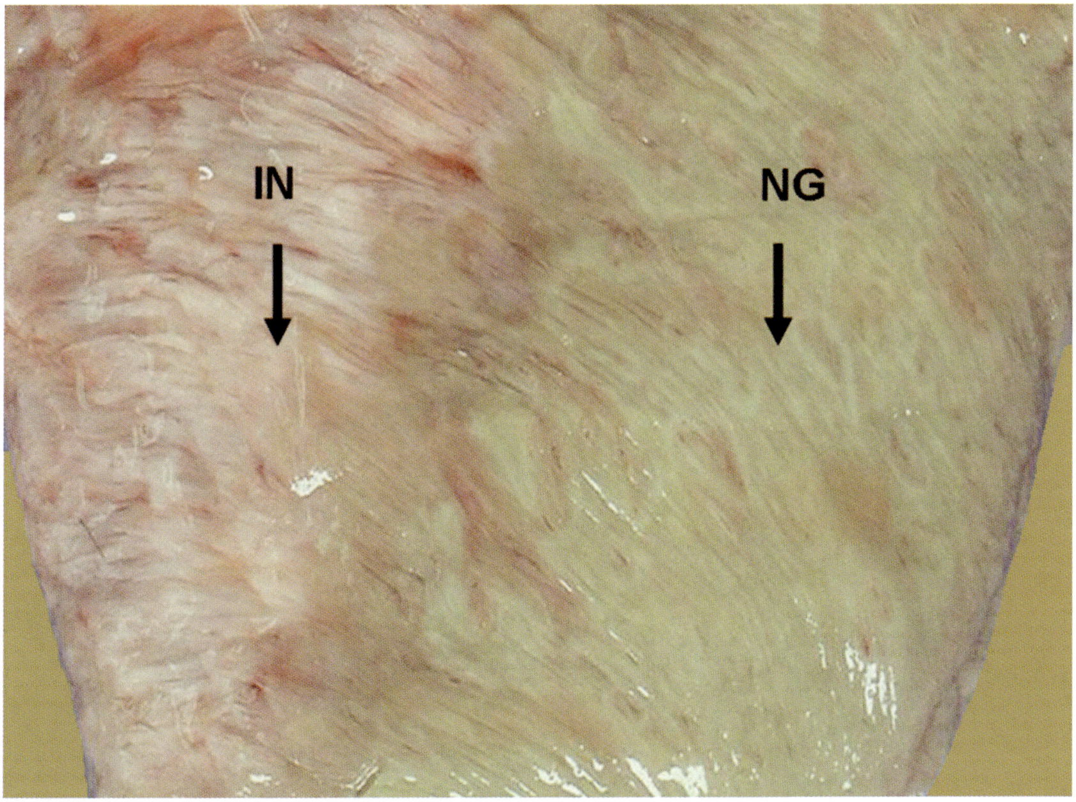

Abb. 3.9. Farbmuster nekrochromes Gelb = nekrosegelb (NG): Myokardinfarkt bei weißer Infarktnarbe (IN)

3

3.5.1 Rot-Varianten

> **Glossar**
>
> **porphyrrot** (purpura, lat; porphyra, gr. = Purpur-
> schnecke)
>
> **zyanrot** (zyanos, gr. = blaurot)

3.5.1.1 Tyrosinogenes Gelbrot

Phaeomelanin: tyrosinogenes Pigment, in roten Haaren und Haut derselben Individuen. Es besteht nicht wie das braune Eumelanin aus unlöslichem Dopapolymeren, sondern aus löslichem Zysteinyl-Dopa. Bei UV-Exposition wird das Phaeomelanin zerstört.

3.5.1.2 Oxyhämoglobin-Rot

Hellrote Gewebsfarbe als Zeichen für gesteigerten Gewebsgehalt an oxygeniertem Blut.

KPG-Auslösemechanismen
- **Dilatation** der örtlichen Mikrozirkulation, d. h. Hyperämie wegen
  - Entzündung,

- exogen lokaler Überwärmung (◘ Abb. 3.10a, ◘ Abb. 3.11a),
- radiogener Kapillarerweiterung.
- **Verdichtung/Vermehrung** der örtlichen Mikrozirkulation aufgrund eines Gefäßtumors. Blutungsgefahr bei Biopsie.

3.5.1.3 Desoxyhämoglobin-Rot

Dunkel- (violett-) rote Gewebsfarbe (Zyanose) als Zeichen für erhöhten Gewebsgehalt an nichtoxygeniertem (venösem) Blut meist aufgrund einer diffusen Läsion (◘ Abb. 3.10b, ◘ Abb. 3.11b).

KPG-Auslösemechanismen
- **Blutabflussstörung** in Form
  - einer Blutstauung,
  - eines lokalen, venösen Abflussstopps (◘ Abb. 3.11b).
- **Blutdepot** in Form
  - einer diffusen Blutung ins Gewebe (Hämorrhagie),
  - einer lokalen Blutansammlung im Gewebe (Blutgeschwulst, Hämatom, ◘ Abb. 10.7),

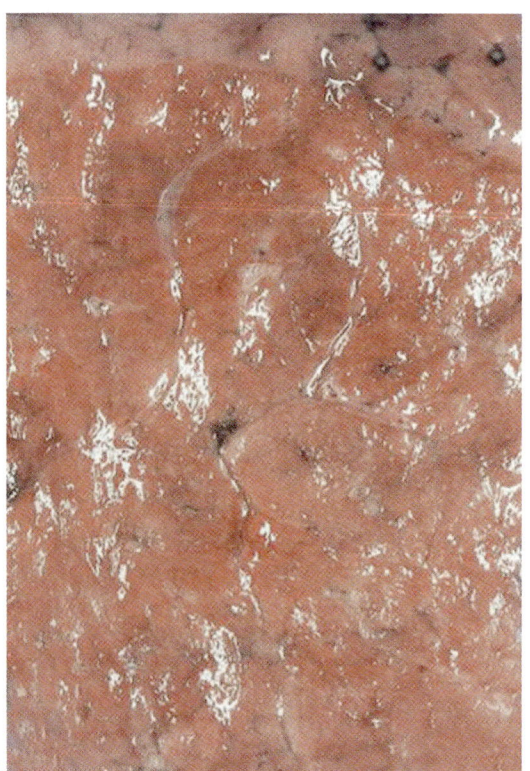
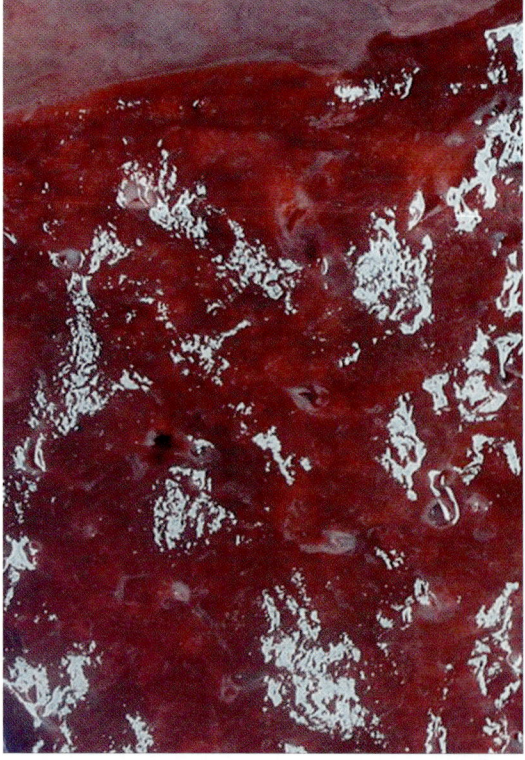

a   b

◘ **Abb. 3.10a,b.** Farbmuster rot: **a** hellrot (Normallunge), **b** dunkelrot (Zyanose-Lunge)

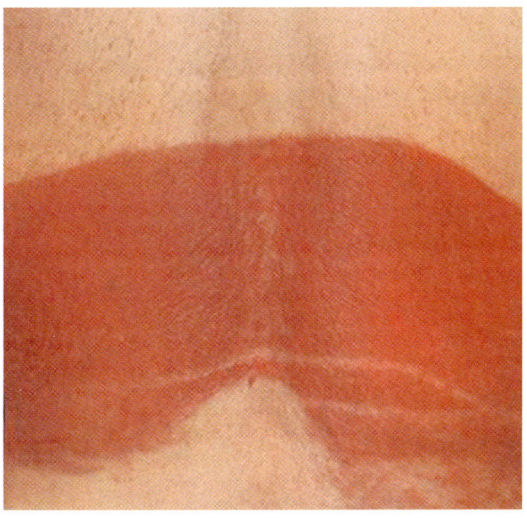
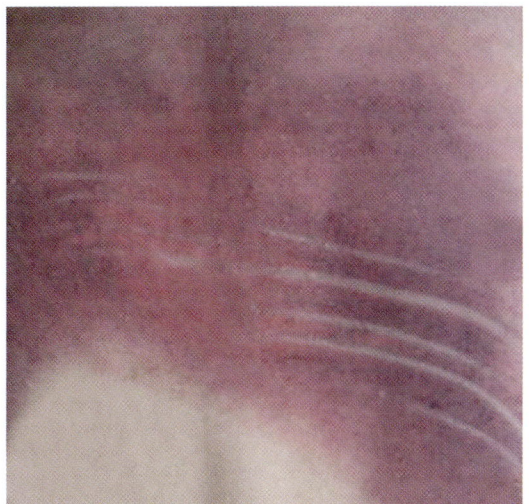

a   b

◘ Abb. 3.11a,b. Farbmuster rot: **a** hellrote Verbrennungsrötung durch Heizkissen, **b** dunkelrotviolette Totenflecke (Livores)

- **Minderoxygenierung** wegen
  - respiratorisch verminderter Sauerstoffaufnahme,
  - kardial verminderter Blutzufuhr zur Oxygenierung in der Lunge (◘ Abb. 3.10b),
  - verminderter Sauerstoffaufnahmekapazität des Hämoglobins bei Met-Hb,
  - lokal verminderter Zufuhr oxygenierten Blutes bei normalem Venenabfluss.

3.5.1.4 Porpyhrogenes Purpurrot

Porphyrine: rote Stoffwechselprodukte (Porphyrrot) bei enzymatischer Abbaustörung des Blutfarbstoffs Häm (► Kap. 8.9). Inspektion: Rotfärbung v. a. von Stuhl, Urin und Zähnen (◘ Abb. 8.11b).

3.6   Braun

Glossar

Lipofuscin: (lipos, gr./lat. = fett, fuscus, lat. = gelb), gelbbraun

Melanin: (melas, gr. = schwarz), schwarzbraun

Zeroid: (cera, lat. = Bienenwachs), gelbbraun

Ochronose: (ochros, gr. = ocker), dunkelbraun

KPG-Auslösemechanismus Braun kommt im lebenden Organismus durch endogene Pigmente zustande. Im toten Gewebe beruht die braune Farbe auf einer sog. Maillard-Reaktion. Hierbei entstehen beim Erhitzen von Aminosäuren und Kohlenhydraten über eine che-mische Komplexierung Melanoide, die das Gewebe bräunen (vgl. Karamelisierung von Zucker, ► Kap. 3.6.1).

3.6.1   Braun-Varianten

3.6.1.1 Gelbbraun

- **Parenchym-Eigenfarbe**: Die gelbbraune Eigenfarbe parenchymatöser Organe wie Herz, Leber und Niere beruht auf deren Gehalt an braunen Atmungsfermenten (Zytochromen) und/oder an Myoglobin. Sie wird erst nach Perfusion oder Durchblutungsstopp sichtbar. Entstehungszeit: mindestens 12 h! Inspektion: gelbbrauner (lehmgelber) Gewebsbezirk (◘ Abb. 3.12).
- **Onkozytom:** Tumoren mit ATP-Mangel aufgrund mutierter Mitochondrien-DNS und kompensatorischer Mitochondrienanhäufung im Zytoplasma ihrer Zellen. Inspektion: gelbbraune Tumoren (◘ Abb. 3.13). Vorkommen: Nieren, Schild- und Speicheldrüsen.
- **Hämosiderin:** Eisenhaltiges, pyrrolfreies gelbbraunes Hämoglobinabbau-Pigment (Siderin). Zeichen einer älteren Blutung (► Kap. 5.5.4). Es entsteht nur in Makrophagen, die das phagozytierte Eisen auch speichern. Entstehungszeit: mindestens 2 Tage! Inspektion: gelbbraun unter dem Bilde brauner Eisenspeicherorgane (► Kap. 45.2, ◘ Abb. 3.14, ◘ Abb. 7.3).
- **Lysosomale Lipopigmente:** gelbbraune Pigmente in Lysosomen wegen Ansammlung unvollständig abbaubarer Substanzen wie oxidativ vernetzter Fettsäuren.

3

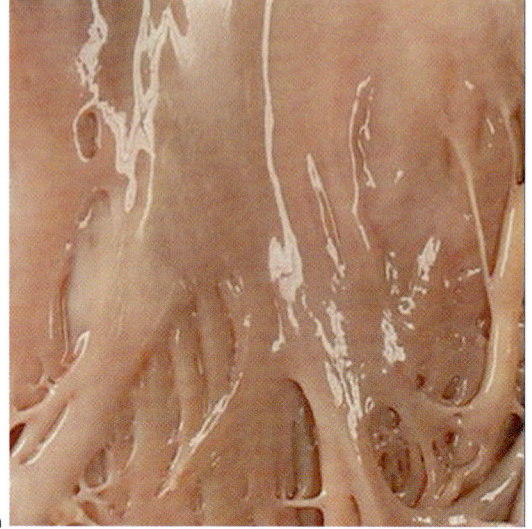
a

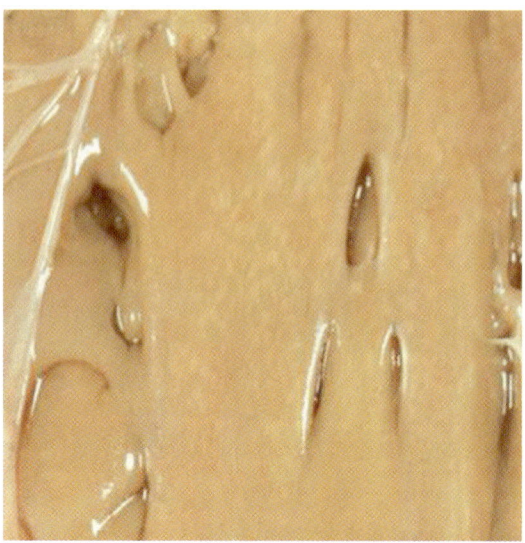
b

■ **Abb. 3.12a,b.** Farbmuster braun: **a** Myokard normal durchblutet, **b** Myokard nach mehrtägiger Hypoxie wegen Infusion statt Transfusion bei einer Zeugin Jehovas nach Ruptur einer Placenta praevia. Die braungelbe Eigenfarbe des Myokards wird dadurch deutlich

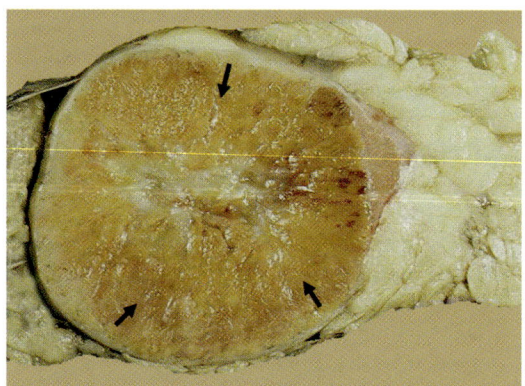

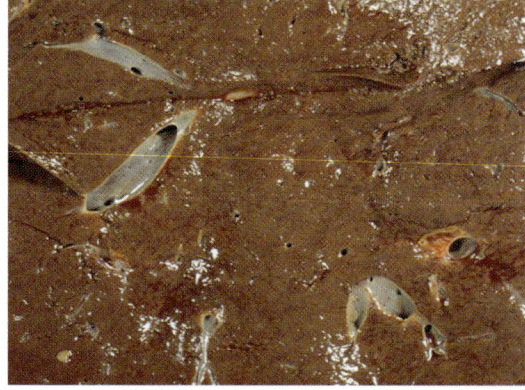

■ **Abb. 3.13.** Farbmuster gelbbraun: Nierenonkozytom mit zentraler Narbe und Braunfärbung durch Zytochromreichtum

■ **Abb. 3.14.** Farbmuster braun: Leberbraunfärbung durch Langzeittransfusion (Transfusionssiderose)

— **Lipofuszin** (lysosomales Alterungspigment): feinkörniges gelbbraunes Pigment in Parenchymzellen älterer Patienten. Entstehungszeit: Jahre. Inspektion: Braunfärbung gealterter Organe (▶ Kap. 6.1.1).
— **Zeroid** (lysosomales Abraumpigment): grobscholliges, gelbbraunes Pigment in Makrophagen nach Phagozytose. Nach Ziehl-Neelsen-Färbung resultiert eine histologisch erkennbare Rotfärbung v. a. der Wachshüllen von Mykobakterien. Entstehungszeit: Wochen.

3.6.1.2 Mittelbraun

Eine kaffeebraune Gewebsfärbung beruht auf einer Ablagerung tyrosinogener Pigmente:

— **(Eu-)Melanin** in folgenden Varianten:
  – diffuse Braunfärbung von Haut, Haaren,
  – fokale Braunfärbung durch Melanozytenwucherung in Form von Melanozytennävi oder malignen Melanomen (■ Abb. 3.15).
— **Neuromelanin** als Seitenprodukt der Katecholaminsynthese. Demzufolge findet es sich
  – physiologischerweise u. a. in den pigmentierten Ganglienzellen der Substanbtia nigra und des Locus coeruleus,
  – pathologischerweise in sog. schwarzen Nebennierenrindenadenomen und Paragangliomen (■ Abb. 3.16).

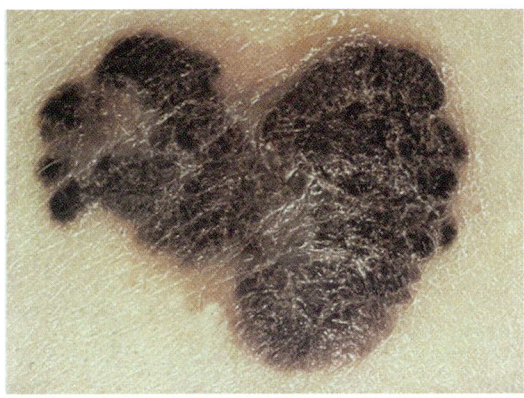

◘ Abb. 3.15. Farbmuster braun: Malignes Melanom (nodulär) mit melaninbedingter Braunfärbung

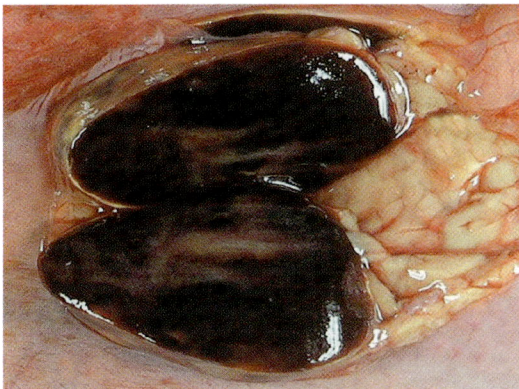

◘ Abb. 3.16. Farbmuster Neuromelanin: sog. schwarzes Nebennierenrindenadenom mit Braunschwarzfärbung durch Neuromelaninspeicherung

3.6.1.3 Rotbraun

Hämatoidin: eisenfreies, pyrrolhaltiges rot-braunes Pigment. Es ist identisch mit indirektem Bilirubin. Entstehung im Blutungsinneren, wo Makrophagen nicht an Erythrozyten herankommen. Dort zerfällt das Hämoglobin mit Eisenabspaltung und Auskristallisierung des pyrrolringhaltigen Restmaterials zu Hämatoidin. Entstehungszeit: 3 Wochen.

3.6.1.4 Schwarzbraun

- **Melanoide:** Beruhen in abgestorbenem Gewebe auf einer Maillard-Reaktion (▶ Kap. 3.6)
  - bei Verbrennung,
  - bei Mumifizierung oder
  - bei brandiger Gewebsläsion (Gangrän).

Entstehungszeit: Minuten bis Wochen.

- **Hämatin:** schwarzbraunes Pigment bei oberer Gastrointestinalblutung. Es entsteht durch HCl-Einwirkung auf das Hämoglobin (◘ Abb. 3.17). Dadurch kommt es zur Schwarzfärbung des Erbrochenen (Kaffeesatzerbrechen, Hämatemesis). Entstehungszeit: Minuten.
- **Hämatozoidin:** schwarzbraunes Malariapigment (z. T. kristallines Hämatin). Es wird von lebenden Malariaerregern (Plasmodium malariae) bei deren Erythrozytenparasitismus gebildet und in Makrophagen gespeichert. Ein ähnliches Pigment findet sich bei der Bilharziose (▶ Kap. 50.4.3). Entstehungszeit: Wochen.
- **Ochronosepigment:** tyrosinogen, entsteht durch eine Homogentisinabbaustörung (▶ Kap. 8.6.2). Folgen: irreversible Pigmentablagerung im Binde- und Stützgewebe mit Dunkelbraunfärbung (◘ Abb. 8.8). Inspektion: schwarze Flecken in den Unterhosen. Entstehungszeit: Jahre.
- **Kolonmelanose:** Bei chronischer Obstipation mit Langzeiteinnahme anthrachinonhaltiger Abführmittel (Laxanzien) staut sich gelbbraunes, tyrosinhaltiges, koprogenes Pigment in Dickdarmhistiozyten an (kopros, gr. = Stuhl). Es führt zur entzündungslosen Braunfärbung der Kolonschleimhaut. Endoskopie: braunes Kolon. Entstehungszeit: Jahre.
- **Tumormelanose:** (seltene) schwarzbraune Organfärbung (◘ Abb. 3.18) bei exzessiver Freisetzung von Melanin aus neoplastischen Melanozyten eines malignen Melanoms (▶ Kap. 64.3.3).

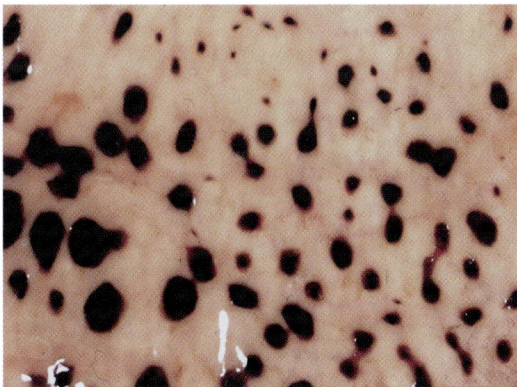

◘ Abb. 3.17. Farbmuster schwarz: Hämatinbildung in der Magenschleimhaut bei erosiver Gastritis (sog. Leopardenfellmuster)

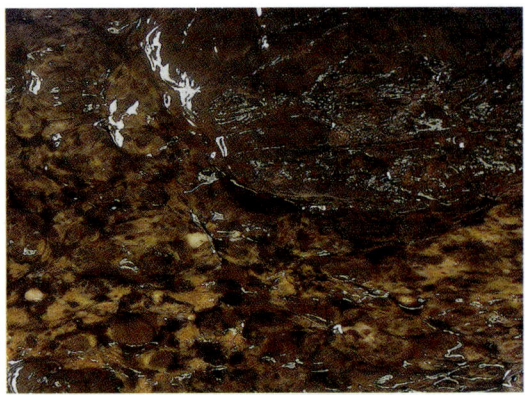

◻ **Abb. 3.18.** Farbmuster schwarzbraun: Melanose-Leber bei metastasierendem malignem Melanom

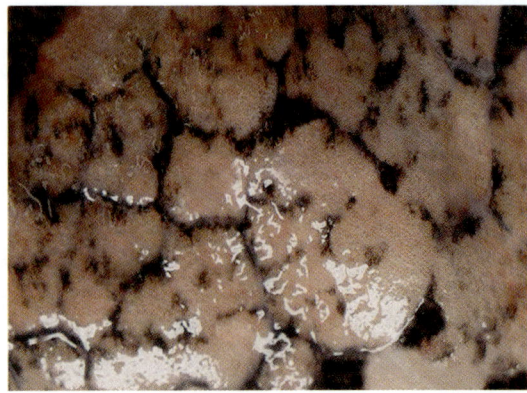

◻ **Abb. 3.19.** Farbmuster schwarz: Anthrakose-Lunge nach Langzeit-Kohlestaubinhalation

3.7 Schwarz

> **Glossar**
>
> **Anthrakose:** anthrax, gr. = Kohle
> **Argyrose:** argyros, gr. = Silber

KPG-Auslösemechanismus Schwarz geht auf exogenes Pigment zurück. Auf dem Organismus hat es als Schminke oder Tätowierung nicht immer die erwünschte Signalwirkung auf den Betrachter. Im Organismus signalisiert es eine besondere Exposition und/oder Berufskrankheit.

- **Anthrakose:** Sie geht auf eine umweltbedingte Exposition
    - mit Kohlestaub (Ruß, Autoabgas-Feinstaub) und/oder
    - mit Zigarettenrauch zurück.

Dies zieht folgende Reaktionsfolge nach sich: Staubablagerung in der Lungenalveolenwand und im Subpleuralgewebe sowie danach Staubphagozytose durch Alveolarmakrophagen und Staubabtransport zu kontributären Hiluslymphknoten (◻ Abb. 3.19).

- **Argyrose** (Amalgamose): entzündungslose Schwarzfärbung des Gewebes wegen Ablagerung inerten quecksilberhaltigen Amalgans im zahnumgebenden Gewebe.
- **Saturnismus** (Plumpismus): schwarzgraue Bleisäume um die Zahnhälse bleiexponierter Patienten wegen Bleisulfidbildung durch Oralkeime bei vorbestehender Zahnfleischentzündung (Gingivitis).

Zelluläre Reaktion

4 Zelluläres Sterbemuster

U.N. Riede, H.E. Blum, N. Freudenberg, M. Werner

 Einleitung

Um zu leben, müssen wir immer auch ein bisschen sterben. Der Organismus reguliert das je nach Noxenart, Noxeneinwirkungsart und Noxeneinwirkungsdauer über ein komplex gesteuertes Sterbeprogramm oder über einen Sofortmechanismus mit anschließendem Reparaturprogramm.

Glossar

Hypoxie: Krankheit wegen ineffizienter oxidativer Energiegewinnung.

Entzündung: vaskulär und zellulär geprägte Abwehrreaktion des lebenden Organismus auf schädigende Noxe.

Entzündungsmediatoren: chemische Stoffe aus lebendem/totem Gewebe mit entzündungsmodulierender Wirkung mittels Steigerung der Gefäßdurchlässigkeit und Aktivierung entzündlicher Abwehrzellen.

Chemotaxis: chemische Neutrophilenanlockung in ein Entzündungsgebiet.

Chemotaxine: Neutrophilenanlockstoffe.

Zytokine: Von Abwehrzellen gebildete Boten-/Signalstoffe, welche eine Abwehrreaktion quantitativ und/oder qualitativ steuern und der Kommunikation unter den einzelnen Entzündungszellen dienen.

Perforine: Von
- bestimmten Erregern,
- körpereigenen Abwehrzellen (zytotoxische T-Zellen) gebildete oder
- als Aktivierungsendprodukt des Komplementsystems in Aktion tretende chemische Substanzen mit porenförmiger Umgestaltung der Zellmembran.

Growth factor (GF): mitoseförderndes Peptidhormon (Wachstumsfaktor, Mitogen), fördert die Zellproliferation.

Schädigungsbegriffe:
- **Apoptose:** gr. = das Herabfallen (toter Einzelblätter von einem Baum).
- **alterativ:** alterare, lat. = schädigen.
- **Nekrose:** nekros, gr. = Gewebe-/Zelltod.
- **Eiter:** lipidhaltige, verflüssigte Nekrose mit/ohne Neutrophilen.
- **letal:** tödlich (lete, gr. = Tod).

▼

- **Degeneration:** Ersatz eines vollwertigen Gewebes/Zelle durch ein funktionell minderwertiges Gewebe/Zelle.
- **Schaumzellen:** vakuolenreiche Makrophagen aufgrund lysosomal-vakuolärer Speicherung schwer abbaubarer Lipide aus Nekrose.

4.1 Programmierter Zelltod

DEF (Syn.: Apoptose) Meist metachrones Absterben von Einzelzellen in einem Gewebe mit folgenden Charakteristiken:
- Noxenintensität: unterschwellig, subletal,
- Auslösung mittels energieabhängigem, zelltypspezifischem Todesprogramm,
- nachfolgende Zellschrumpfung und Aufsplitterung in kleine Zellpartikel (deshalb wird das Resultat auch als »Schrumpfnekrose« bezeichnet, ▶ Kap. 5.2),
- obligat ohne Begleitentzündung.

KPG-Auslösemechanismen
- **Programmierter zellulärer Brudermord:** Auslösung des Todesprogramms durch körpereigene Abwehrzellen nach Kontakt mit störender Zelle
  - bei der Embryogenese/Lymphopoese oder
  - bei der zytotoxischen Abwehr von Fremdzellen oder fremdgewordenen Zellen (Tumorzellen).
- **Programmierter zellulärer Selbstmord:** Zwang zur Auslösung des Todesprogramms durch Genomschäden bei
  - numerischer Atrophie (▶ Kap. 6.1.1.2),
  - Alterung und
  - Noxenexposition.

KPG-Auslösefaktoren
Das Todesprogramm einer Zelle wird durch folgende Faktoren initiiert:
- Abgelaufene Zelllebensdauer führt zur Genomrepression,
- Erreichen einer bestimmten Mitosezahl,
- Verlust funktionserhaltender Signal- oder Nährstoffstoffe,
- Perforin-Bildung,
- Sekretion bestimmter Zytokine wie TNF-α,
- Deregulierung des Todesprogramms.

4

FPG-Reaktionsfolge Das zelluläre Todesprogramm wird entweder rezeptorvermittelt über eine transmembranöse Signalübermittlung (Todesrezeptorweg) oder direkt im Zytoplasma via Mitochondrienschädigung (Mitochondrienweg) in Gang gebracht. Dadurch wird das Cystein-asparate-protein cleaving enzyme (CASPASE) kaskadenartig aktiviert. Dieser Prozess ist auf jeder Aktivierungsstufe durch »Überlebensfaktoren« als Inhibitoren hemmbar. Sobald die sog. Exekutions-CASPASE aktiviert ist, stirbt die Zelle.

Angriffspunkte der CASPASE sind:
- Zellkontakte → Zelle löst sich aus Zellverband,
- Nukleoskelett → Kern zerfällt = Karyorrhexis (◘ Abb. 15.4),
- Zytoskelett → Zelle zerfällt (◘ Abb. 4.1) und
- DNA-Reparaturenzyme → Zellschaden bleibt,
- DNase-Inhibitorproteine → elektrophoretische DNA-Auftrennung mit leiterförmigem Aspekt (DNA-ladder).

MIK Morphologisches Korrelat: »Schrumpfnekrose«, ▶ Kap. 5.2). Zeitdauer der Erkennbarkeit: <1 h.

📖 **Wissensvertiefung**

Apoptose-Vorkommen

Nicht nur als Einzelnekrosen, sondern auch als Massennekrosen u. a. bei
- embryonalem Entwicklungswachstum (interdigitale Nekrosezonen, ◘ Abb. 15.5),
- Tumor-Spontannekrosen (◘ Abb. 4.1, ◘ Abb. 16.12),
- virale Leberentzündung (Leberdystrophie).

4.2   Alterativer Zelltod

DEF (alterare, lat. = schädigen) Synchrones, herdförmiges Absterben von Parenchym- und Stromazellen in einem Gewebe mit folgenden Charakteristiken:
- Noxenintensität: überschwellig, letal,
- Auslösung durch erloschene zelluläre Energiegewinnung wegen direkter Einwirkung äußerer Noxen auf größere, makroskopische Gewebsbezirke,
- nachfolgende Zellschwellung mit Gewebsauflösung,
- obligat mit Begleitentzündung.

KPG-Auslösefaktoren
Dazu zählen:
- **physikalisch:** Verbrennung, Verbrühung, Erfrierung, Bestrahlungsunfall,
- **chemisch:** Hypoxie, Lauge-/Säureverätzung,
- **traumatisch:** Gewebsquetschung, -Zerreißung, Zerschneidung, Knochenfraktur.

FPG-Reaktionsfolge Eine Noxe verursacht einen ATP-Mangel mit Laktatanstieg: Dadurch wird das Gewebe angesäuert und die Ionenpumpen versagen, sodass Kalziumionen- und Wasser in die Zelle einströmen. Dadurch werden die Phospholipasen und Proteasen aktiviert. Als Folge davon schwillt die Zelle an und löst sich samt ihrem Zellkern auf (Karyolyse, ◘ Abb. 4.2).

MIK Morphologisches Korrelat: »Schwellnekrose« (Onkose; onkos, gr. = geschwollen) in Form der Koagulations- und Kolliquationsnekrose (▶ Kap. 5.3, ▶ Kap. 5.4). Zeitdauer bis Erkennbarkeit: >4 h.

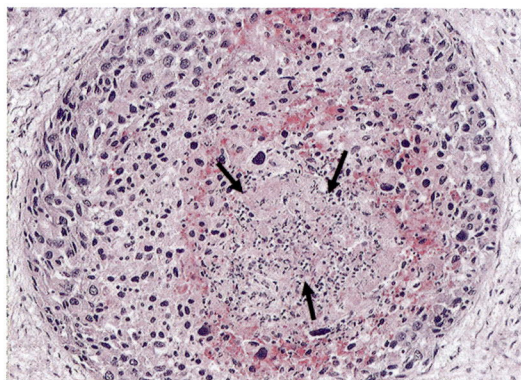

◘ **Abb. 4.1.** Programmierter Zelltod (Pfeil) in Tumorzellembolus in Form zahlreicher Apoptosekörper (»Schrumpfnekrose«, Vergr. 50, HE)

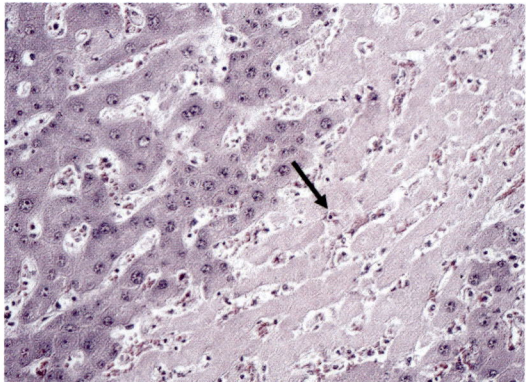

◘ **Abb. 4.2.** Zonaler alterativer Zelltod mit Zellschwellung (Pfeil) bei akuter, 3 h alter Leberischämie mit Verlust der Kernanfärbbarkeit (Vergr. 50, HE)

5   Nekrosemuster

U.N. Riede, H.E. Blum, N. Freudenberg, M. Werner

❯❯ ❯   Einleitung

Die Nekrose ist ein Überbegriff für die Manifestation der Apoptose und des alterativen Zelltods und stellt somit das Sichtbarwerden des Zell-/Gewebstodes dar, welches früher als Nekrophanerose (gr. = Tod-Sichtbarkeit) bezeichnet wurde. In den meisten Fällen löst eine Nekrose ein reparatives Muster aus. In einzelnen Fällen kann jedoch eine Massenapoptose ein ganzes Organ erfassen. Dazu gehört die akute Leberdystrophie mit tödlicher Leberzerstörung und die toxische epidermale Nekrolyse mit tödlicher Zerstörung der gesamten Hautdecke.

> **Glossar**
>
> **Leukozytoklasie:** (klazo, gr. = aufspalten), apoptotischer Neutrophilenzerfall
> **Detritus:** histologischer Begriff für Zelltrümmer, Zellschutt
> **Eiter:** lipidhaltige, verflüssigte Nekrose mit/ohne Neutrophile
> **Brand (Gangrän):** ausgetrocknete Nekrose
> **Infarkt:** Nekrose wegen Durchblutungsstopp

DEF Summe aller sichtbar gewordenen Strukturveränderungen nach Zell- oder Gewebstod im lebenden Organismus.

> ✉ **Take-home-message**
> Biologischer Sinn: Nekrose samt Nekroseentzündung stellt eine Anpassungsreaktion des Organismus mit Sequestrierung und Reparation eines Totalschadens durch begleitende Nekroseentzündung im Sinne einer Wundheilung dar.

5.1   Fokale Zytoplasmanekrose

DEF, KPG Abschottung eines schweren partiellen Zellschadens über den Vorgang der lysosomalen Autophagie (partielle »Selbstvertilgung«) in Form einer Autophagievakuole. Resultat: einfache Atrophie (▶ Kap. 6.1.1).

5.2   Schrumpfnekrose

DEF Morphologisches Korrelat eines programmierten Zelltods (▶ Kap. 4.1), charakterisiert durch Schrumpfung und Zerplatzen der Zellleichen ohne vorangehende Zellschwellung und ohne Begleitentzündung.

FPG-Reaktionsfolge in zeitlicher Reihung:
- **Chromatinmarginalisierung** mit (meist) halbmondförmiger, kernmembrannaher Chromatinverklumpung, danach Zellkontaktauflösung mit Zellabkugelung,
- **Zytoplasmablasenbildung** auf der Zelloberfläche,
- **Apoptosekörperbildung** durch explosiven Zellzerfall (◻ Abb. 4.1),
- **Apoptosekörpersequestrierung** mit Abstoßung derselben in ein Drüsenlumen oder Phagozytose derselben durch Nachbarzellen und/oder Makrophagen, damit verschwinden die Hinweise auf eine »apoptotische Schrumpfnekrose«.

Resultat:
- Im postnatalen Organismus: numerische Atrophie (▶ Kap. 6.1.1, ◻ Abb. 6.2).
- Im embryonalen Organismus: Apoptosezone (◻ Abb. 15.4, ◻ Abb. 15.5).

Unterscheidung Tumornekrose/alterative Nekrose:
- **Tumornekrose:** grauweiß-krümelig, ohne hyperämischen Randsaum,
- **alterative Nekrose:** grauweiß-krümelig, (meist) mit hyperämischem Randsaum, z. T. mit Einschmelzung.

> ✉ **Take-home-message**
> Die Tumornekrose ist von der alterativen Nekrose nicht sicher abgrenzbar. Biopsie-Indikation zur Abklärung.

> ✉ **Take-home-message**
> Kolliquationsnekrose (▶ Kap. 5.4) durch zonale Apoptose bei menstrueller Endometriumabstoßung.

5.3   Koagulationsnekrose

DEF (Syn.: »Schwellnekrose«), morphologisches Resultat eines alterativen Zelltods ohne vorgeschaltetes Todesprogramm mit folgenden Charakteristiken:
- initiale Zell-/Gewebsschwellung,
- nachfolgende Eiweißfällung (Koagulation) im toten Gewebe,
- obligate Begleitentzündung (Nekroseentzündung).

KPG Meist Ischämie, Säureverätzung.

FPG-Reaktionsfolge Die Noxe bewirkt eine Ansäuerung des Gewebes (Bedingung für Proteasewirkung). Dadurch schwillt das Gewebe, das Zytoplasma wird eosinophil (■ Abb. 4.2) und die Gewebszeichnung wird histologisch undeutlich. Aus dem nekrotischen Gewebe werden entzündungsvermittelnde Substanzen und Neutrophile-Anlockstoffe freigesetzt. Dadurch wandern Neutrophile ins Nekrosegebiet ein, geben Proteasen ab und lösen damit das nekrotische Gewebe auf. Dies provoziert in Hohlorganen eine Rupturgefahr.

MAK Nach 6 h frühestens makroskopisches Nekrosezeichen in Form eines umschriebenen (wegen Durchblutungsstopp) lehmgelben (wegen Organeigenfarbe, ▸ Kap. 3.6.1.1) Bezirks (■ Abb. 3.9, ■ Abb. 5.1). Nach 6 Tagen Auslösung eines »Nekroseeliminationsmusters« (▸ Kap. 5.5) und einer narbigen Abheilung (■ Abb. 3.9).

📖 **Wissensvertiefung**

Sonderformen der Koagulationsnekrose
- **Trockene Gangrän, trockener Brand** (**Gangraena sicca**): wegen Summationseffekt von Koagulationsnekrose und Austrocknung → Mumifizierung.
- **Feuchter Brand** (**Gangraena humida**): ausgelöst durch primäre/sekundäre Anaerobierbesiedelung (Fäulniserreger) → sekundäre Nekroseverflüssigung.
- **Verkäsung:** tuberkulosetypische Nekroseform, nekrotisches Gewebe enthält viele Lipide (wegen Proteasereichtum und Lipasearmut der Neutrophilen!). Resultat: frischkäseartige, krümelig-weiße Nekrose (■ Abb. 5.2).
- **Fibrinoide Nekrose:** fibrinoide Kollagennekrose mit histologischem Färbeverhalten wie Fibrin in folgenden Formen:
- **Quellungsfibrinoid** wegen Säureeinwirkung auf Kollagenfasern (■ Abb. 5.3),
- **Präzipitationsfibrinoid** wegen Immunkomplexablagerung an und um Kollagenfasern (■ Abb. 13.15),
- **Nekosefibrinoid** wegen Plasmaeinsickern aus geschädigten Gefäßen (■ Kap. 17.4.1.1).

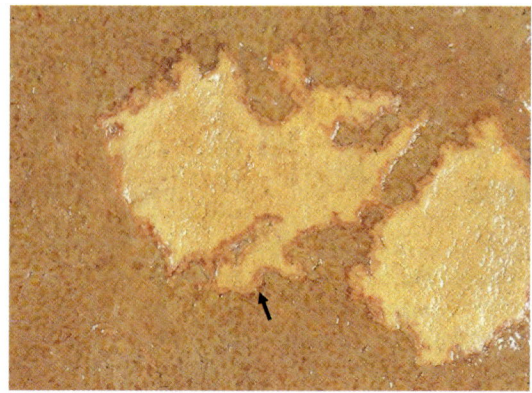

■ **Abb. 5.1.** Gelbe Nekrose bei Leberinfarkt mit hyperämischem Randsaum (Pfeil)

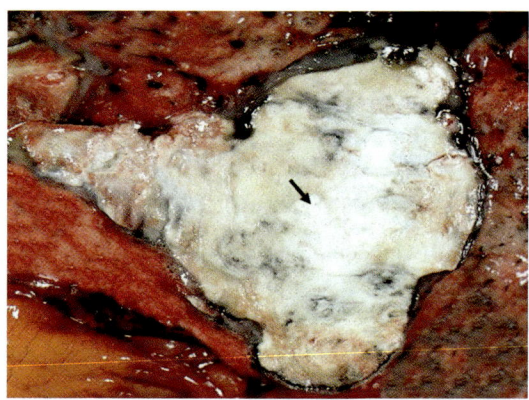

■ **Abb. 5.2.** Weißlicher, verkäsender Nekroseherd (Pfeil) in der Lunge bei Tuberkulose

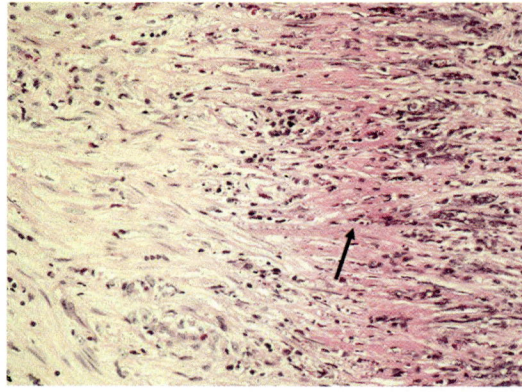

■ **Abb. 5.3.** Fibrinoide Nekrose (Quellungsfibrinoid) der aufgequollenen Kollagenfasern (Pfeil) im Randbereich eines peptischen Magengeschwürs (Vergr. 50, HE)

5.4   Kolliquationsnekrose

DEF (Syn.: »Schwellnekrose«), morphologisches Resultat eines alterativen Zelltods ohne vorgeschaltetes Todesprogramm mit folgenden Charakteristiken:
- initiale Zell-/Gewebsschwellung,
- nachfolgend rasche, enzymatische Auflösung (Verflüssigung) des toten Gewebes,
- obligate Begleitentzündung (Nekroseentzündung).

KPG-Prädestinationsfaktoren
- Proteasereiches Gewebe wie Pankreas → proteolytische Pankreasnekrose (Pankreatitis).
- Proteasereiches Gewebe durch Neutrophileninfiltration → eitrige Gewebseinschmelzung → Abszess (🔳 Abb. 5.4).
- Stützproteinarmes Gewebe wie Gehirn, Thrombus → Nekroseerweichung/Auflösung (🔳 Abb. 5.5).

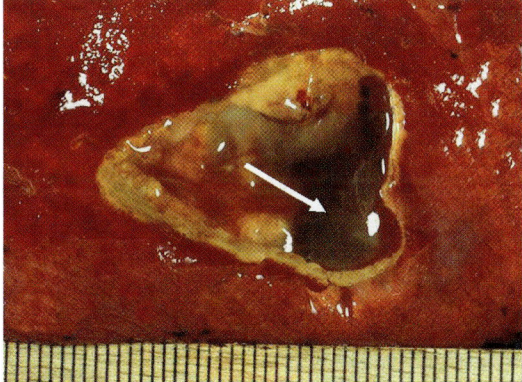

🔳 **Abb. 5.4.** Kolliquationsnekrose mit Gewebsverflüssigung (Pfeil) bei einem Leberabszess

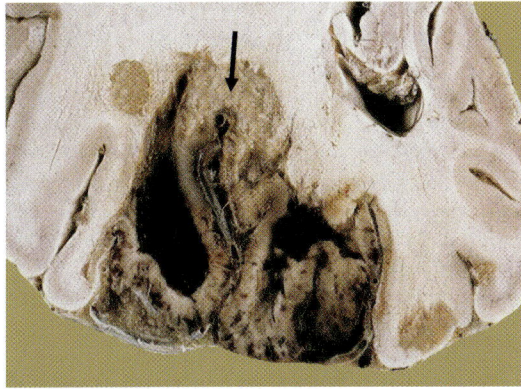

🔳 **Abb. 5.5.** Kolliquationsnekrose des Gehirns nach Infarkt mit blutresorptionsbedingtem braunem Randsaum (Pfeil)

- Stützproteinverarmtes Gewebe nach Laugenverätzung → Laugenhydrolyse (▶ Kap. 39.4.3.2).

FPG-Reaktionsfolge Je nach Noxe und Zielgewebe wird eine enzymatisch-hydrolytische Gewebsschädigung in Gang gesetzt. Als Folge davon wird das geschädigte Gewebe matschig-schmierig aufgeweicht und verflüssigt (Erweichungsherd, Malazie), zudem werden Entzündungsmediatoren freigesetzt. Dadurch wird ein »Nekroseeliminationsmuster« (▶ Kap. 5.5) initiiert. Bei begleitender enzymatischer Gefäßandauung besteht die Gefahr einer Arrosionsblutung (▶ Kap. 10.1.5.1, 🔳 Abb. 48.2.2).

📖 **Wissensvertiefung**
Sonderform der Kolliquationsnekrose
- **Lipolytische Fettgewebsnekrose**: meist bei akuter Pankreatitis. Folgen davon sind Pankreaslipase-, Trypsin-Freisetzung → hydrolytische Selbstandauung von Pankreasgewebe mit Spaltung der Triglyceride im (peri-)pankreatischen oder auch weiter entfernten Fettgewebe ohne Phagozytenbeteiligung → Fettgewebsnekrosen → Nekroseverflüssigung → Auslösung eines »Nekroseeliminationsmusters« (▶ Kap. 5.5).
- **Bakterien-/pilzbedingte Eiterbildung**: ▶ Kap. 13.1.3, 🔳 Abb. 5.4.
- **Puriforme Thrombuserweichung**: wegen Neutrophilenproteasen (▶ Kap. 11.1.2.2).

✉ **Take-home-message**
Unterscheidung Säure- von Laugenschaden:
- **Säureschaden:** diffusionserschwerende Eiweißkoagulation → Koagulationsnekrose → v. a. oberflächliche Nekrose.
- **Laugenschaden:** diffusionserleichternde Eiweißhydrolyse → Kolliquationsnekrose → v. a. tiefe Nekrose.

✉ **Take-home-message**
Malazie-Formen (malakos, gr. = Aufweichung):
- **Frühmalazie** bei Kolliquationsnekrose,
- **Spätmalazie** bei Koagulationsnekrose.

5.5   Nekroseeliminationsmuster

DEF Sehr häufige Reaktionsmuster mit Beseitigung nekrotischen Gewebes als Quelle von (weiteren) Entzündungsreizen.

5

KPG-Auslösemechanismen Ein nekrotischer Zell-/ Gewebsbezirk wird durch verschiedene Prozesse beseitigt und/oder für den Restorganismus unschädlich gemacht (▶ Kap. 5.5.1–▶ Kap. 5.5.9).

5.5.1   Autophagie

FPG-Reaktionsfolge Elimination eines irreversibel geschädigten Zytoplasmabezirks durch die betroffene Zelle selbst mittels lysosomal-membranöser Abkapselung und proteolytischer Auflösung. Keine Begleitentzündung.

5.5.2   Heterophagie

FPG-Reaktionsfolge Elimination irreversibel geschädigter/apoptotischer Einzelzellen durch Makrophagen und/oder Nachbarzellen. Keine Begleitentzündung.

5.5.3   Resorptionsmuster

FPG-Reaktionsfolge Elimination kleiner, nekrotischer Zellgruppen oder Gewebsbezirke durch Anlockung von Makrophagen ins Schädigungsgebiet und anschließender phagozytärer Resorption. Dies hat folgende Konsequenzen:
- Zwischenspeicherung des Nekrosematerials in Makrophagen (erkennbar am Zeroid/Hämosiderin),
- Abtransport des resorbierten Nekrosematerials via Makrophagen zu den kontributären Lymphknoten. Vollständige Abheilung ist möglich.

5.5.4   Organisationsmuster

DEF Organisation: Umwandlung devitalisierten Materials eines lebenden Organismus in Form von
- Nekrosen,
- Abscheidungen,
- Blutungen oder
- Blutgerinnseln
in ein vitales, gefäßhaltiges Bindegewebe.

FPG-Reaktionsfolge Ein nekrotischer Gewebsbezirk entspricht einer Gewebswunde. Daher stimmt eine Nekroseabheilung weitgehend mit einer Wundheilung überein und vollzieht sich in folgenden Phasen:
- **Exsudative Phase:** Im Rahmen einer Nekrose werden Neutrophilen-Chemotaxine und Entzündungsmediatoren freigesetzt. Dies löst eine »Ne-

kroseentzündung« aus (▶ Kap. 13.1.5), die eine vermehrte Lokaldurchblutung und Serumausschwitzung ins Gewebe mit sich bringt.
- **Resorptive Phase:** Nach 4 h wandern Neutrophile, nach 12 h Makrophagen und Lymphozyten ins Nekrosegebiet ein. Mit Hilfe ihrer Matrixmetalloproteinase wird die Nekrose proteolytisch aufgeweicht und phagozytierbar. Aufgrund ihrer Lipasearmut bleiben die Lipide des nekrotischen Gewebes zurück (◘ Abb. 5.6). Bei vorheriger Gewebsblutung bilden die Makrophagen (Histiozyten) aus dem Blutfarbstoff Hämosiderin (▶ Kap. 3.6.1.1).
- **Proliferative Phase:** Nach 3 Tagen geben in der Nekroserandzone Thrombozyten und Makrophagen Chemotaxine für zirkulierende hämatogene Stammzellen ab. Sie bilden auch mitogene und angiogene growth factors, mit denen sie ortsständige Zellen (ca. 90%) und hämatogene Stammzellen (ca. 10%) zur Proliferation bringen und ein neues Gefäßnetz induzieren.
  Die Angioneogenese selbst wird durch eine Reihe von Faktoren wie VEGF (vascular endothelial growth factor), bFGF und Angiopoietin nach entsprechender Rezeptorbindung über eine tyrosinkinasevermittelte Signalkaskade vorangetrieben, welche für die Proliferation, Migration und Differenzierung der Endothelzellen zu reifen Blutgefäßen sorgt. Durch natürliche Angiogeneseinhibitoren wie anti-VEGF und Angiostatin wird die Angioneogenese wieder gebremst.
  Durch das Zusammenwirken dieser Faktoren entsteht über den Mechanismus einer »epithelio-mesenchymalen« (▶ Kap. 6.3, ◘ Abb. 15.2) und »endothelio-mesenchymalen Transition« (◘ Abb. 6.6) ein fibroblastenreiches Mesenchym mit makroskopisch sichtbaren, körnchenförmigen Kapillarsprossen (sog. Granulationen). Es wird deshalb Granulationsgewebe genannt. Dieses ist trizonal aufgebaut und verfügt über ein histiozytär-resorptives, limitiert invasives Potenzial und über eine mikrozirkulatorische Transportlogistik. Dadurch wird die anfänglich (meist) lehmgelbe Nekrose wegen des kapillarreichen Granulationsgewebes rot umrandet (hyperämischer Nekroserandsaum; ◘ Abb. 5.7). Der Organisationsprozess schreitet vom Nekroserand zentripetal fort.
- **Reparative Phase:** Nach 6 Wochen reift das fibroblastenreiche Mesenchym zu lockerem, später zu zugfestem Bindegewebe. Es imponiert als weißgraue, derbe Schwiele (◘ Abb. 11.6) mit Neigung zu narbiger Schrumpfung oder narbiger Wandaussackung unter einer Druckbelastung (▶ Kap. 22.4.2).

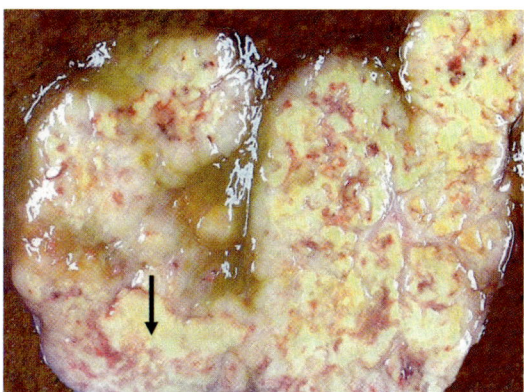

◘ Abb. 5.6. Gelbe Nekrosebezirke mit teilweise hyperämischen Randsäumen in einem Leberzellkarzinom nach Tumorembolisation

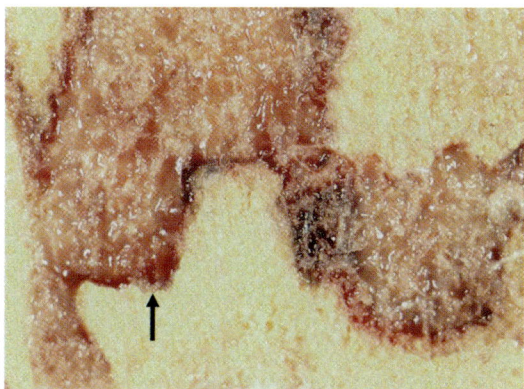

◘ Abb. 5.7. Aseptische Knochennekrose mit hyperämischem Randsaum als Zeichen der beginnenden Resorption

✉ **Take-home-message**

Trizonales Aufbauprinzip des Granulationsgewebes

- **Resorptionszone** (direkt an nekrotisches Gewebe angrenzend) v. a. aus resorptiven Makrophagen (Schaumzellen).
- **Mesenchym-Bildungszone** aus kapillar- und fibroblastenreichem resorptiv-reparativem Gewebe mit knapp millimetergroßen, körnchenförmigen Kapillarsprossen (Granulationsgewebe).
- **Bindegewebe-Ausreifungszone** aus faserreichem Bindegewebe, bedingt mechanische Festigkeit.

📖 **Wissensvertiefung**

3Funktion des Granulationsgewebes
- Nekrose-Demarkierung
- Nekrose-Organisation nach Resorption
- Oberflächenverwachsungen nach Organisation von Abscheidungen
- temporäres Füllgewebe bei Gewebsdefekten

📖 **Wissensvertiefung**

Angiogenese-Formen
- **Spross-Angiogenese:** Sie beginnt damit, dass angiogenetische growth factors die Endothelzellen präexistenter Venulen aktivieren. Diese setzen Matrixmetalloproteasen frei, welche die endotheliale Basalmembran auflösen. Die Endothelzellen können nun proliferieren und zunächst in Form solider Sprossen, später in Form von Kapillarschlingen auf die angiogenetische Quelle hinwandern. Daraus resultiert eine allmählich einsetzende vollständige Neubildung von Gefäßen.
- **Split-Angiogenesis:** Sie beginnt damit, dass sich in einer Kapillare die Endothelwände gegenseitig berühren und danach darin viele Lücken bilden. In diese wachsen Myofibroblasten und Perizyten ein, danach bilden sich Kapillarlichtungen. So resultiert eine rasche Vergrößerung des Kapillarnetzes nicht durch Endothelneubildung, sondern durch Reorganisation der bestehenden Kapillaren.

5.5.5 Abszessreinigungsmuster

DEF Häufiges Reaktionsmuster in Form einer Beseitigung proteo-/lipolytisch eitrig eingeschmolzenen Gewebes.

FPG-Folgereaktionen eines Abszesses (◘ Abb. 5.8–◘ Abb. 5.12):
- **Empyembildung:** Eiterentleerung in eine präexistente Körperhöhle wegen Abszessdurchbruch durch eine innere Körperoberfläche.
- **Abszessdrainage:** Abszesseinbruch in ein ableitendes Gangsystem wie Bronchus, Ureter, Gallengang mit anschließender duktogener Abszessentleerung.
- **Abszessentleerung:** Abszessdurchbruch durch eine äußere Körperoberfläche (Haut) wegen iatrogener Inzision oder spontan.

FPG-Folgereaktionen nach Abszessentleerung:
- **Zurücklassen eines höhlenförmigen Gewebsdefektes** in Form einer Kaverne, v. a. in Lunge und Niere. Nach therapeutischer Kavernenkompression ist eine narbige Kollapsheilung möglich.
- **Zurücklassen eines gangförmigen Gewebsdefektes** in Form einer Fistel.

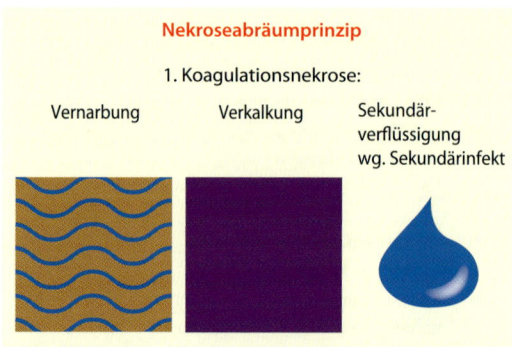

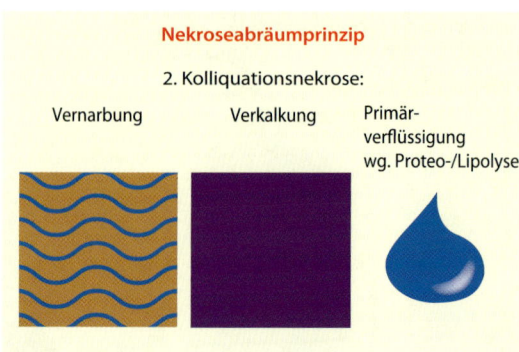

◘ **Abb. 5.8.** Nekroseabräumprinizp bei der Koagulationsnekrose

◘ **Abb. 5.9.** Nekroseabräumprinzip bei der Kolliquationsnekrose

◘ **Abb. 5.10.** Nekroseabräumprinzip:
Selbstreinigungsprinzip eines Abszesses durch Entleerung via innere Oberfläche

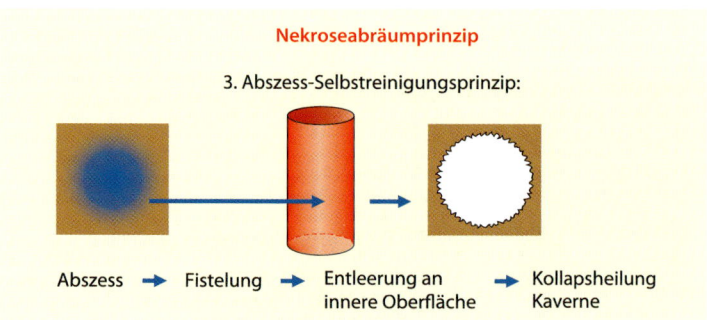

◘ **Abb. 5.11.** Nekroseabräumprinzip:
Selbstreinigungsprinzip eines Abszesses durch Entleerung via äußere Oberfläche

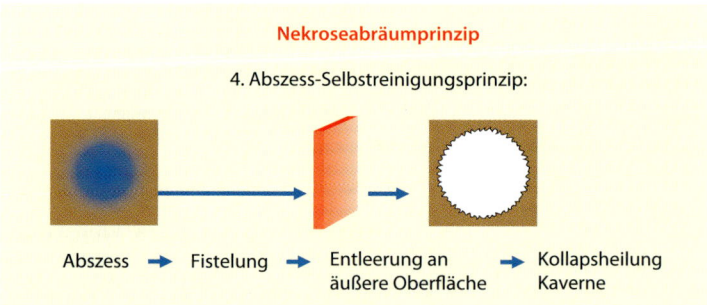

▬ Zurücklassen eines geschwürigen Gewebsdefektes
auf der inneren oder äußeren Körperoberfläche in
Form eines schüsselförmigen Geschwürs (Ulkus).

5.5.6   (Pseudo-)zystische Abgrenzung

FPG-Reaktionsfolge Sie beginnt mit einer fokalen Gewebsverflüssigung
▬ im Rahmen einer Kolliquationsnekrose,
▬ im Rahmen eines Abszesses oder
▬ bei einer Blutansammlung im Gewebe (Hämatom).

Danach wird der Nekrosebezirk histiozytär (im ZNS
mikrogliös) resorbiert und gegenüber dem vitalen
Gewebe fibroblastär bindegewebig abgekapselt. So entsteht anstelle der Nekrose ein zystischer Hohlraum unter dem Bilde einer Pseudozyste
▬ mit öligem Inhalt bei Fettgewebsnekrose,
▬ mit milchigem Inhalt bei Gehirninfarkt,
▬ mit blutigem Inhalt bei Pankreasnekrose oder
▬ mit serösem Inhalt nach Blutung (Hämatom/
Serom).

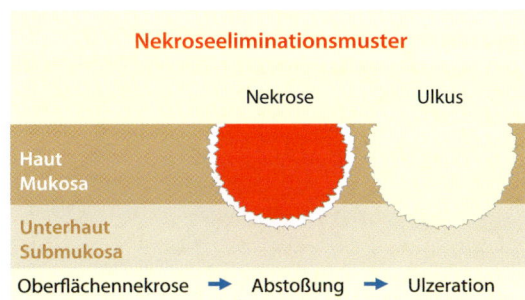

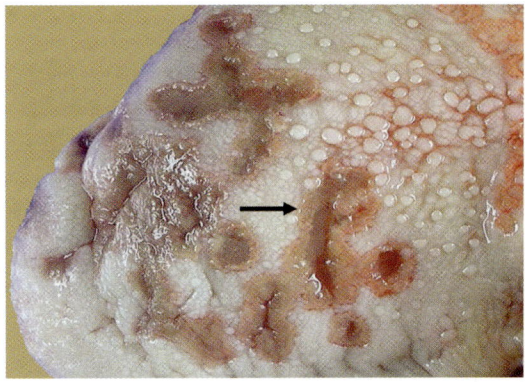

◘ Abb. 5.12. Nekroseeliminationsmuster via Abstoßung von Oberflächennekrosen

◘ Abb. 5.13. Schneckenspurartige Ulkusbildung nach Abstoßung nekrotischer Oberflächenbezirke auf der Zunge bei Infektion mit Herpes-simplex-Virus (herpein, gr. = kriechen)

5.5.7 Sequestrierung

FPG-Reaktionsfolge Ein intraparenchymatöser Nekrosebezirk, der für einen proteolytischen Abbau zu groß ist, wird allseitig aus der vitalen Umgebung herausgelöst (Demarkierung) und kann danach gelegentlich verkalken (▶ Kap. 5.5.9).

5.5.8 Ulzeration

FPG-Reaktionsfolge Ein Nekrosebezirk auf einer inneren oder äußeren Oberfläche, der das gefäßführende Bindegewebe (Dermis, Submukosa) erreicht, wird als Ganzes abgestoßen. Dadurch resultiert ein Ulkus (Geschwür, ◘ Abb. 5.12, 5.13).

5.5.9 Verkalkungsmuster

FPG-Reaktionsfolge Eine persistierende, entzündlich wirkende Nekrose wird durch Verkalkung mit Neigung zur Verknöcherung in einen reizarmen Gewebsbezirk umgewandelt.

5.5.9.1 Nekroseverkalkung

DEF Verkalkung von koagulations-/kolliquationsnekrotischem Gewebe.

FPG-Reaktionsfolge Durchblutungsstopp im Gewebe mit Stillstand des ATP-abhängigen Kalziumtransports durch Zellmembran. Dadurch strömt Ca^{2+} und H_2O in die Zelle ein, sie schwillt an und verkalkt. Dieser Prozess wird teilweise von einer resorptiven Umgebungsentzündung begleitet (◘ Abb. 5.14).

◘ Abb. 5.14. Nekroseverkalkung eines ischämischen Muskelbezirks nach Reperfusion, mit umgebenden mehrkernigen Riesenzellen (Pfeil, Vergr. 20, HE)

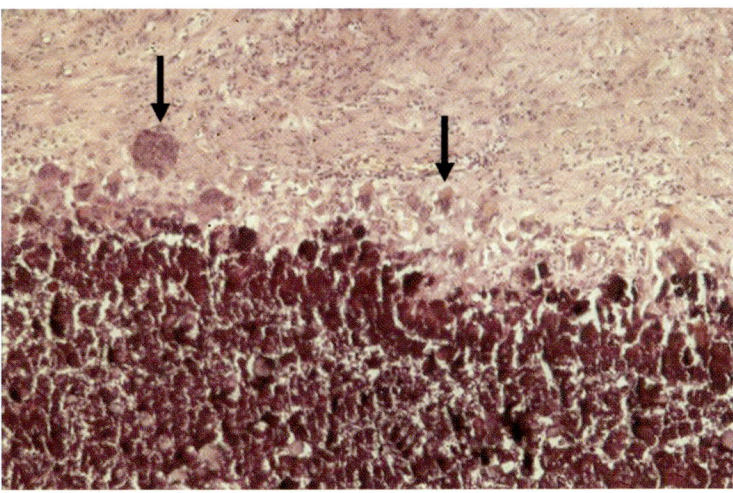

5

📖 **Wissensvertiefung**

Sonderform Fettgewebsnekrose

Noxe/Trauma → Fettsäurefreisetzung → Fettsäureausfällung als unlösliche Kalkfettseifen → verkalkende Demarkierung der Nekrosezone. Resultat: mehrere millimetergroße, kerzenwachstropfenartige Nekroseherde (Kalkspritzernekrose, Steatonekrose).

5.5.9.2 Apoptoseverkalkung

DEF Degenerationsverkalkung nach Apoptose.

📖 **Wissensvertiefung**

Dystrophe Verkalkung

Lokalisierte Kalziumablagerung

- in nekrotischem Gewebe nach »Schwellnekrose« oder
- in degeneriertem Gewebe mit apoptotischer »Schrumpfnekrose« bei normalem allgemeinen Kalzium-Phosphat-Stoffwechsel.

FPG-Reaktionsfolge Apoptose mit Zellzerfall und Freisetzung von Telolysosomen und ATPase- und Pyrophosphatase-haltigen Zellmembranvesikeln. In und um diese Vesikel wird extrazellulär Phosphat angereichert. Das Kalziumphosphat fällt aus und wird in Form kristalliner Kalziumapatitkristalle in der Extrazellulärmatrix abgelagert.

6   Adaptationsmuster

U.N. Riede, H.E. Blum, N. Freudenberg

 Einleitung

Adaptionsmuster beruhen auf Anpassungsreaktionen des lebenden Organismus an eine (Über-)Forderung eines Gewebes, die bis zum Totalschaden im Sinne einer Apoptose/ Nekrose reichen kann und anabole, katabole oder reparative Prozesse nach sich zieht.

> **Glossar**
>
> **Proliferation:** mitotische Zellvermehrung.
> **Degeneration**: Ersatz eines vollwertigen Gewebes/ Zelle durch ein funktionell minderwertiges Gewebe/Zelle.
> **Protoonkogene:** Normale, an Proliferationssteuerung beteiligte Gene, die nach fehlerhafter Aktivierung zu tumorerzeugenden Onkogenen werden. Protoonkogen-Beteiligung an Hypertrophie, Hyperplasie, Entwicklungswachstum (Ontogenese), Regeneration/Reparation und Tumor.
> **Growth factor (GF):** mitosebegünstigendes Peptidhormon (Wachstumsfaktor, Mitogen), fördert die Zellproliferation.
> ▬ **Mitogene GF:** zellzyklusbeeinflussende GF.
> ▬ **Motogene GF:** zellwanderungsbeeinflussende GF.
> **Kataboler Prozess:** negative Bilanz zwischen Wachstum und Abbau.
> **Anaboler Prozess:** positive Bilanz zwischen Wachstum und Abbau.

6.1   Kataboles Muster

6.1.1   Atrophiemuster

DEF Sammelbegriff für Organ-/Gewebsminderungsvorgänge mit Verkleinerung/Dezimierung der Parenchymzellen durch katabole Prozesse.

KPG-Auslösefaktoren
▬ Rückbildung (Involution) vorübergehend gebildeter oder vergrößerter Organe,
▬ inaktivitätsbedingte Gewebsrückbildung,
▬ vaskulär- oder neuralbedingte Minderdurchblutung,
▬ druckbedingte Gewebsschädigung,

▬ endokrin-bedingtes Fehlen von Freisetzungshormonen.

6.1.1.1   Einfache Atrophie

DEF Sehr häufiges Reaktionsmuster mit Organverkleinerung wegen autophagiebedingter Parenchymzellverkleinerung nach **Kurzzeitbelastung.**

FPG-Reaktionsfolge Eine vorübergehende Überfunktion und/oder Funktionsverlust führt zu einer fokalen Zytoplasmanekrose mit autophagischem Abbau (▶ Kap. 5.5.1). Dadurch erfährt die Zelle eine einfache Volumenreduktion und verliert an funktioneller Substanz. Das Resultat ist eine reversible, klinisch (meist) irrelevante Funktionseinbuße.

6.1.1.2   Numerische Atrophie

DEF Häufiges Reaktionsmuster mit Organverkleinerung wegen numerischer und volumetrischer Zellverminderung nach **Langzeitbelastung.**

KPG-Auslösefaktoren
▬ Persistierender Funktionsverlust,
▬ Organ-/Gewebsinaktivität,
▬ neurale/endokrine Minderstimulation (◨ Abb. 6.1),
▬ Mangeldurchblutung (Hypoxie),
▬ Mangelernährung (◨ Abb. 6.2),
▬ Dauerdruckeinwirkung (◨ Abb. 6.3).

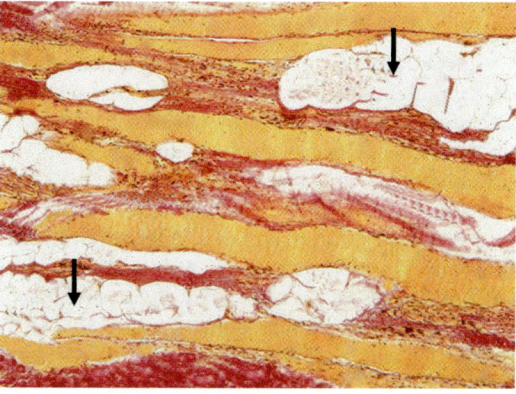

◨ **Abb. 6.1.** Atrophie der Skelettmuskulatur mit Vakatfettwucherung wegen einer »muskulo-mesenchymalen Transition« bei einem Patienten mit Langzeitdenervierung (Vergr. 25, EvG)

6

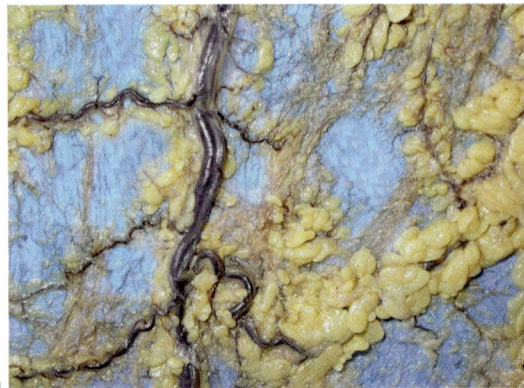
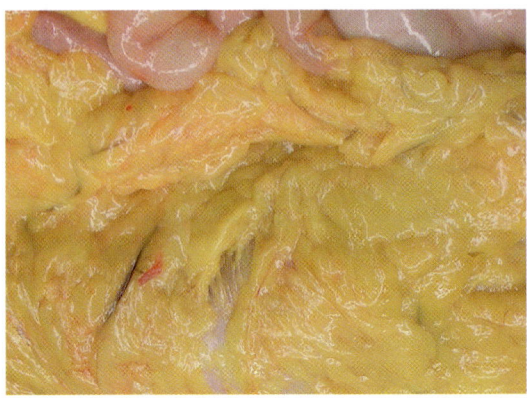

■ Abb. 6.2a,b. Fettgewebsatrophie des Omentum majus: **a** bei Kachexie, **b** Normalomentum

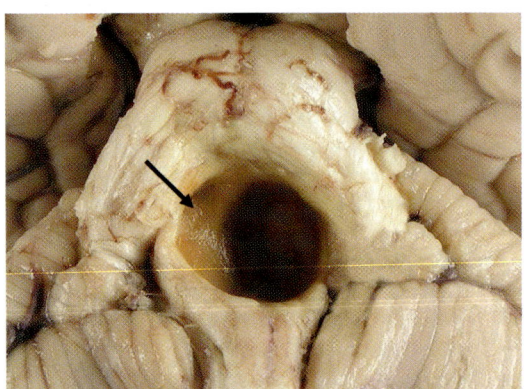
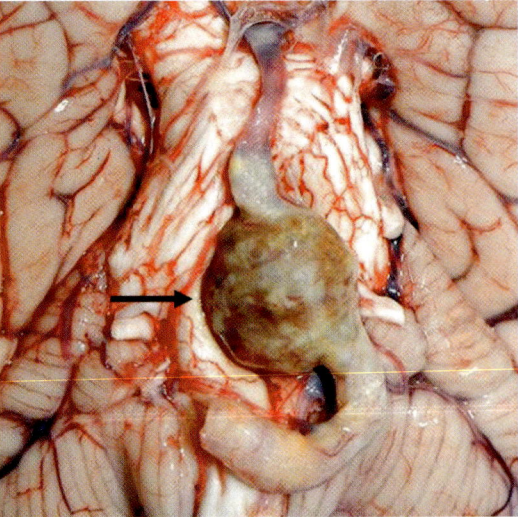

■ Abb. 6.3a,b. a Druckatrophie der Medulla oblongata (Pfeil) durch ein spindelförmiges Aneurysma einer Hirnbasisarterie, nach Entfernung des Gefäßes **b** Atrophie auslösende Gefäßaussackung (Pfeil) der Hirnbasisarterie (Aneurysma)

FPG-Reaktionsfolge Durch diese Auslösefaktoren wird die Zellzahl eines Gewebes/Organs apoptotisch reduziert und die Zellgröße autophagisch verkleinert, sodass das funktionelle Organ-/Gewebsvolumen abnimmt, was in bestimmten Organen wie der Skelettmuskulatur über eine »muskulo-mesenchymale Transition« (▶ Kap. 6.3) von einer strukturerhaltenden Interstitiumfibrose mit/ohne Vakatfettwucherung (■ Abb. 6.9) begleitet wird (▶ Kap. 6.3.3). Da sich intrazellulär autophagozytäre Lipofuszingranula anhäufen (▶ Kap. 3.6.1.1) resultiert je nach Auslösefaktor eine reversible/irreversible »braune (Organ-)Atrophie« (braune Kümmerorgane) mit klinisch relevanter Funktionseinbuße. Die irreversiblen Formen gehören zum Formenkreis der Degeneration.

6.2   Anaboles Muster

6.2.1   Hypertrophiemuster

DEF Sehr häufiges Reaktionsmuster in Form einer Vermehrung der funktionellen Zellsubstanz mit Vergrößerung
— von teilungsfähigen Organzellen nach **Kurzzeitbelastung** oder
— von nicht mehr teilungsfähigen Zellen nach **Langzeitbelastung**.

KPG-Auslösefaktor Funktionssteigernde Stimuli in Form von Arbeitsbelastung und/oder Hormonausschüttung.

FPG-Reaktionsfolge Durch die Auslösefaktoren werden vermehrt Protoonkogene aktiviert. Sie fördern über eine Expression von Transkriptionsfaktoren die RNA-, Protein- und später auch DNA-Synthese mit nachfolgender Kernpolyploidisierung. Dadurch werden die intrazellulären Wachstumsvorgänge in Form von Organellen- und Protoplasmavermehrung angekurbelt, aber auch die Differenzierung teilungsfähiger Zellen durch Teilungshemmung gefördert. Klinisches Resultat ist eine erhöhte Leistung bei gleicher Reserve.

> ✉ **Take-home-message**
> **Funktionell-limitierender Faktor** bei Hypertrophie ist die inadäquat mitwachsende Kapillardichte durch inadäquate Aktivierung der Angioneogenese (▶ Kap. 5.5.4) und damit auch der Blutversorgung.

> ⊙ **Diagnostik:** Zytologie
> **Hypertrophie:** Zell- und Kernvergrößerung mit feinscholliger Chromatinvermehrung (Euchromatinisierung) sowie auch Nukleolenvergrößerung und/oder –vermehrung, Zytoplasmabasophilie wegen vermehrter Proteinsynthese.

6.2.2 Hyperplasiemuster

DEF (Syn.: numerische Hypertrophie) Sehr häufiges Reaktionsmuster mit Organ- und/oder Gewebsvergrößerung nach **Dauerbelastung** durch zahlenmäßige Vermehrung teilungsfähiger Parenchymzellen als Funktionsträger.

KPG-Auslösefaktoren Daueraktivität, partieller Gewebsverlust und chronischer Substratmangel mit andauernder Zellüberforderung.

FPG-Reaktionsfolge Durch die Auslösefaktoren wird das Gewebe dauernd beansprucht und funktionell überlastet: Dies bewirkt solange eine Zellhypertrophie bis die kritische, und somit ohne Schädigung belastbare Zellmasse überschritten wird. Danach wird über eine Protoonkogenaktivierung und Expression mitogener growth factors eine Zellvermehrung (Proliferation) in Gang gesetzt. Resultat ist eine Organ-/Gewebsvergrößerung mit erhöhter Leistung, aber verringerter Reserve (▫ Abb. 6.4, ▫ Abb. 6.5a,b).

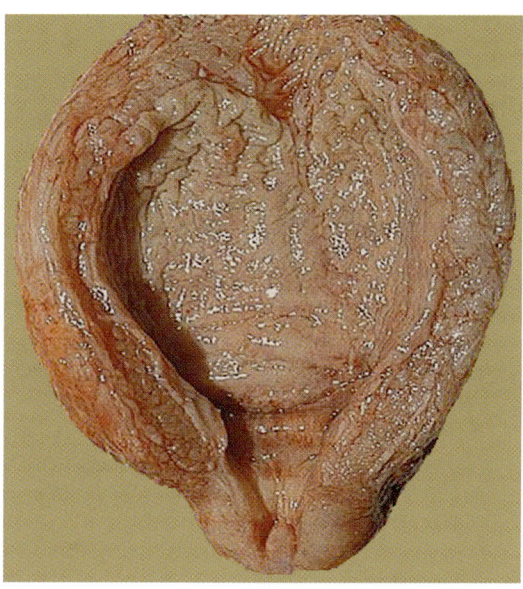

▫ **Abb. 6.4.** Funktionelle Hyperplasie der Harnblase (Balkenharnblase) mit Wandverdickung bei Urethralstenose

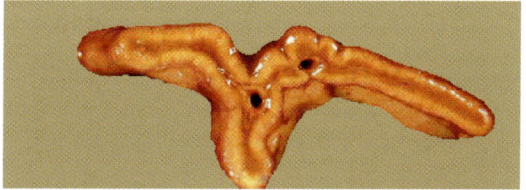
a

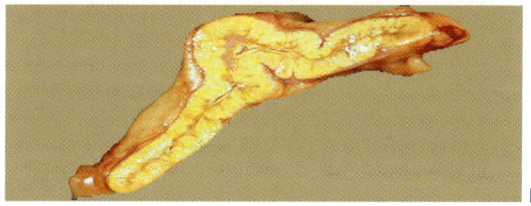
b

▫ **Abb. 6.5a,b.** Endokrine Hyperplasie der Nebennierenrinde **a** normal, **b** hyperplastisch

> ✉ **Take-home-message**
> **Funktionell-limitierender Faktor** bei Hyperplasie ist die inadäquat mitwachsende Kapillardichte und damit die Blutversorgung.

6

6.2.3   Anaplasie

DEF Genomisch bedingte Dysregulation der Zelle mit Störung der Proliferation, Differenzierung und Migration im Rahmen eines Tumorwachstums. Daraus resultiert ein Gewebsmuster, das kaum mehr Ähnlichkeiten zum Ausgangsgewebe aufweist (▶ Kap. 16.3).

6.3   Reparatives Muster

> **Glossar**
>
> **Erneuerungsgewebe:** Gewebe aus kurzlebigen Zellen mit geringem Adaptationspotenzial, hoher Verschleißrate und uneingeschränktem Regenerationspotenzial in Form einer kompensatorischen Hyperplasie, daraus folgt eine Häufung genetischer Unfälle mit Tumorfolge.
> Vorkommen: Hämato-, lymphopoetisches System; Haut-, Schleimhautepithel.
>
> **Stabile Gewebe:** komplexes Gewebe aus langlebigen Zellen (reversibel postmitotische Zellen) mit hohem Adaptationspotenzial in Form von Hypertrophie/Hyperplasie, mit geringer Verschleißrate und eingeschränktem Regenerationspotenzial.
> Vorkommen: Leber-, Nierenepithelien, exo-, endokrine Zellen, glatte Muskelzellen.
>
> **Ruhegewebe:** hochkomplexe Gewebe aus dauerlebigen Zellen (irreversibel postmitotische Zellen) mit lebenswichtiger Funktionskonstanz, mit sehr hohem Adaptationspotenzial in Form von Hypertrophie/Atrophie (aber nicht Hyperplasie!) ohne Regenerationspotenzial und minimaler apoptotischer Verschleißrate.
> Vorkommen: Ganglienzellen; Herz-, Skelettmuskelzellen.

DEF
Regeneration: Physiologischer Vorgang, durch den verlorengegangenes Gewebe wieder vollständig und gleichwertig ersetzt wird (physiologischer, vollständiger Ersatz).
Reparation (lat. = Ausbesserung): Pathologischer Vorgang, durch den Gewebsdefekte mit funktionell minderwertigem Gewebe gedeckt werden (pathologischer, unvollständiger Ersatz).

FPG-Reaktionsfolge Gewebsdifferenzierung und Regenerationsfähigkeit verhalten sich umgekehrt proportional. Die Massenkonstanz gesunder Organe/Gewebe ist die Resultante zwischen Zellneubildung und

-verlust. Ihre Deregulierung führt zur Tumorentstehung.

📖 **Wissensvertiefung**
Physiologische Regeneration
Zell-/Gewebersatz bei normalem Verschleiß in folgenden Formen:
  ▬ **Einmalregeneration:** Einmaliger Ersatz einer Zell-/Gewebsart während des Lebens.
    Vorkommen: Milchgebissersatz durch Adultgebiss.
  ▬ **Zyklische Regeneration:** Ersatz in bestimmten, zeitlich festgelegten Zeitabständen.
    Vorkommen: postmenstruelles Endometrium.
  ▬ **Permanentregeneration:** Dauergewebsersatz in Geweben mit Dauerzellverlust.
    Vorkommen: Darmepithel, blutbildendes Knochenmark.

An der Regeneration/Reparation sind wie beim Entwicklungs-/Tumorwachstum Prozesse beteiligt, welche die Zellteilung in Form der Proliferation, die Zellwanderung in Form der Migration, die Zelldifferenzierung und den Zelltod in Form der Apoptose steuern.

▮ Proliferation
DEF Kontrollierte mitotische Zellvermehrung.
Die Proliferation verläuft in mehreren Schritten:
  ▬ **Signalaufnahme:** Bindung eines Liganden als Erstbotenstoff (growth factor) an seinen Rezeptor auf der Zellmembran.
  ▬ **Signaltransduktion:** limitierte Aktivierung von growth-factor-Rezeptoren mit kaskadenartiger Aktivierung von Signalübertragungsproteinen auf der Zellmembraninnenseite.
  ▬ **Signaltransmission:** Proliferationssignalweiterleitung durch Zweitbotenstoffe zum Zellkern.
  ▬ **Signalumsetzung:** Induktion und Aktivierung nukleärer Regulationsfaktoren (DNA-Transkription und Zellteilung).

Diese Schritte werden durch folgende Prozesse gesteuert:
  ▬ **Zellkontaktmechanismen:** Die Zellkontaktmechanismen werden durch Klebeproteine (Adhäsionsmoleküle) der Zellen untereinander repräsentiert:
    ▬ **Selektine:** dienen der Ca^{2+}-unabhängigen Zellbindung an ungleichen Zellen und damit der Zellausmusterung (Zellselektion).
    ▬ **Cadherine:** sind Bausteine der zellulären Haftorganellen mit folgenden Aufgaben:
      – Ca^{2+}-abhängige Zellbindung an gleiche Zellen → Zellzusammenfindung → Bildung eines Organparenchyms,

- Proliferationsinitation durch Aufhebung des Zell-Zell-Kontakts,
- Proliferationsbeendigung durch Aufnahme des Zell-Zell-Kontakts.
- **Integrine:** dienen der Zellverankerung in der Extrazellulärmatrix durch Bindung an Basalmembran-Kollagen/-Fibronektin.

- **Proliferationsstimulatoren:** Dies sind Faktoren, welche das Proliferationssignal an die nukleäre Expressionsmaschinerie weiterleiten:
  - **Protoonkogene** (c-onc): normale Gene, die durch Regulierung folgender Prozesse die Proliferationsmaschinerie steuern:
    - Signalaufnahme durch »Signal-Rezeptoren« einer bestimmten Zelle,
    - Signalumwandlung in deren Zellmembran,
    - Signalübermittlung in deren Zytoplasma,
    - Signalumsetzung in deren Zellkern.
  - **Growth factors** (GF): mitogene Peptidhormone mit Steuerung der rezeptorvermittelten Proliferation und auch der Zelldifferenzierung und -motilität durch Unterbrechung des Zell-Zell-Kontakts. Die GF werden sezerniert durch:
    - **Autokrine Sekretion** (Eigenstimulierung): GF-Bildung durch die gleiche Zelle, welche die spezifischen Rezeptoren dafür enthält. Sie findet sich limitiert während der Embryogenese und Gewebsregeneration und dauernd beim Tumorwachstum.
    - **Parakrine Sekretion** (Fremdstimulierung): GF-Bildung von nicht darauf ansprechender Zelle. Dies ist der Regelfall.
- **Proliferationsinhibitoren:** Dazu gehören Drosselfaktoren bestimmter kritischer Zellzyklusphasen:
  - **Antagonisierende GF**: z. B. TGF-β.
  - **(Tumor-)Suppressorgene** (Antionkogene): z. B. TP53, fördern die Zelldifferenzierung und hemmen damit die Zellautonomie und Tumorentwicklung. Außerdem bewirken sie wegen Zell-Zell-Kontakten bei regenerativem Verschluss einer Gewebslücke mittels Cadherine eine proliferative Kontakthemmung.
- **Proliferationsmodulatoren:** Sie hemmen oder stimulieren Transkriptionsfaktoren.

■ Differenzierung

DEF Biochemisch und/oder morphologisch fassbare Spezialisierung einer Zelle für eine gewebs-/zelltypische Sonderfunktion.

Sie wird durch bestimmte Suppressorgene (▶ Kap. 16.1.2.3) nach zeitweiliger und teilweiser Entdifferenzierung während der zellersatzbedingten Proliferationsphase teilweise auch über den Mechanismus einer »epithelio-mesenchymalen« und »mesenchymo-epithelialen Transition« gesteuert.

- **»Epithelio-mesenchymale Transition«** (EMT): Dieser Begriff aus der Embryologie (▶ Kap. 15.2.3) bezeichnet denjenigen Vorgang, bei dem sich Epithelzellen in Mesenchymzellen umwandeln. Ein ähnlicher Mechanismus gilt für die Skelettmuskelzellen in Form der »muskulo-mesenchymalen Transition« (Konversion), die sich von den epithelialen Somiten des Embryos herleiten, sowie für die Endothelzellen in Form der »endothelio-mesenchymalen Transition« (Konversion, ❑ Abb. 6.6).
  Bei der EMT geben die Epithelzellen im Schädigungsgebiet bestimmte growth factors wie TGF-β (transforming GF) und Zytokine ab. Diese bewirken, dass die dortigen Epithelzellen ihre gegenseitige Zell-Zelladhäsiviät verlieren, ein fibroblastenähnliches Aussehen annehmen und u. a. mittels

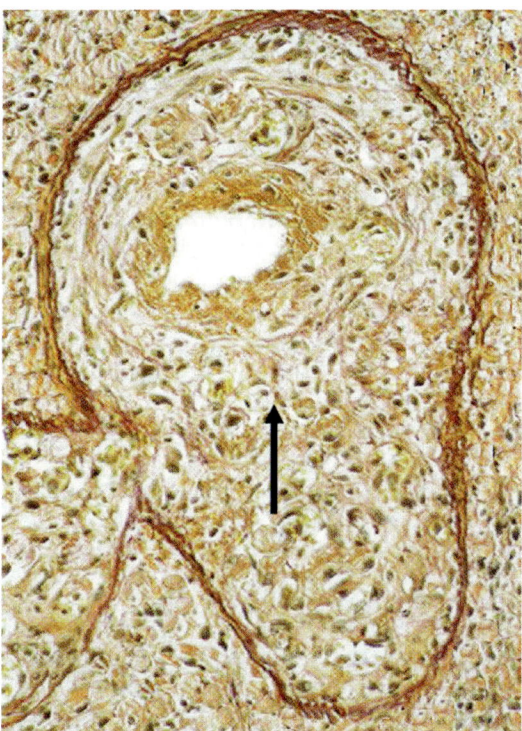

❑ **Abb. 6.6.** »Endothelio-mesenchymale Transition« am Beispiel einer essenziellen Pulmonalhypertonie. Durch die andauernde Druckschädigung wandeln sich die Gefäßendothelien im Gefäßlumen in ein reparatives, kapillarreiches Mesenchym (Pfeil) um (Vergr. 25, EvG)

6

Matrixmetalloproteinasen auswandern können, um schließlich über eine MAP-Kinase (mitogen aktivierte Proteinkinase) zu proliferieren.
- »**Mesenchymo-epitheliale Transition**« (MET): Dieser Begriff aus der Embryologie (▶ Kap. 15.2.3) bezeichnet denjenigen Vorgang, bei dem sich Mesenchymzellen in Epithelzellen umwandeln.
Die Epithelzellen im Schädigungsgebiet geben aber auch anlockende Chemotaxine für zirkulierende hämatogene Stammzellen ab, sodass diese ins Schädigungsareal einwandern, proliferieren und sich durch vermehrte Zell-Zelladhäsivität zu einem Epithelgewebe reorganisieren.

■ **Migration**
DEF Dies ist die Wanderung proliferierender Zellen nach einem zeitlich-räumlichen Plan im Rahmen der »epithelio-mesenchymalen Transition« mit Hilfe von Vorgängen, die sich wie folgt skizzieren lassen:
- **Migrations-»Motor«** in Form der amöboiden Zelleigenbewegung.
- **Migrations-»Starter«** in Form diffusibler Substanzen wie motogener growth factors.
- **Migrations-»Landkarte«** durch lenkende Komponenten der Extrazellulärmatrix.
- **Migrations-»Zielerfassung«** in Form von Klebeproteinen (Zelladhäsionsmoleküle) → Zellzusammenschluss zum ursprünglichen Gewebsmuster.

6.3.1 Vollständige Regeneration

DEF Regeneration gewebsspezifischer Zellen nach einem Gewebsdefekt mit Wiederherstellung der ursprünglichen Gewebsarchitektur.

KPG-Prädispositionsfaktoren
- Defekt/Zellverlust in Mausergewebe oder stabilen Geweben,
- Schadensbegrenzung auf organspezifische Zellen,
- Erhalt der ursprünglichen Stromastruktur.

6.3.2 Reparationsmuster

DEF Abheilungsvorgang von Gewebsdefekten mit zeitweiliger Überbrückung durch ein Granulationsgewebe im Rahmen eines »Nekroseeliminationsmusters« oder durch Bildung eines funktionell und strukturell minderwertigen Ersatzgewebes im Rahmen eines »fibrodestruktiven Musters« unter dem Bilde einer Vernarbung.

KPG-Auslösefaktoren
- Untergang irreversibler postmitotischer Zellen,
- Gewebsdefekt überschreitet Basalmembran.

6.3.2.1 Wundheilungsmuster
DEF **Wundheilung**: Abheilung einer mit Substanzverlust einhergehenden Gewebstrennung (Wunde), nötigenfalls mittels eines Ersatzgewebes.

KPG-Auslösefaktoren
- **Mechanisch** → Schnittwunde,
- **Physikalisch**-chemisch: Bestrahlung, Verätzung → Nekrose,
- **Ischämisch** → Infarkt,
- **Entzündlich** → Abszess, Nekrose.

■ **Hautwundheilung**
Wundheilungsformen aus klinischer Sicht:
- **Primäre Wundheilung:** Heilung per primam intentionem, d. h. direkter, rascher Wundschluss ohne Granulationsgewebsbildung, wenn glatte (nicht geschädigte!) Wundränder eng aneinander liegen oder bei Verwundung eines Embryos.
- **Wundheilung unter dem Schorf:** Abdeckung eines Hautdefektes durch fibrinreichen Schorf (eingetrocknetes Wundsekret, Austrocknungs- und Infektionsschutz der Wunde).
- **Sekundäre Wundheilung:** Heilung per secundam intentionem, d. h. temporäre Defektüberbrückung im Wundgebiet durch Granulationsgewebe (▶ Kap. 5.5.4), wenn Wundränder mehrere Millimeter voneinander entfernt sind.

FPG- Reaktionsfolgen Gilt für alle Wundformen:
- **Exsudative Phase:** Sie folgt auf eine Blut- und Lymphgefäß(spalten)verletzung im Rahmen einer Verwundung mit nachfolgender Zerreißblutung ins Wundbett. Durch die Blutgerinnung wird Schorf als provisorischer Wundverschluss gebildet. Die Nekrose im Wundrandgebiet bewirkt eine »Nekroseentzündung«. Dabei werden Serum und Fibrin als Wundsekret ausgeschwitzt.
- **Resorptive Phase:** Nun folgt die proteolytische Aufweichung und Phagozytose der Nekrose durch ins Wundgebiet eingewanderte Neutrophile und Makrophagen, sowie deren Matrixmetalloproteinasen.
- **Proliferative Phase:** Nach 3 Tagen wird der verwundungsbedingte Gewebsdefekt durch ein Granulationsgewebe (◨ Abb. 6.7a,b) aufgefüllt. Fibroblasten im Granulationsgewebe bilden motogene Faktoren, sodass sich die Epidermiszellen über den Mechanismus einer »epithelio-mesen-

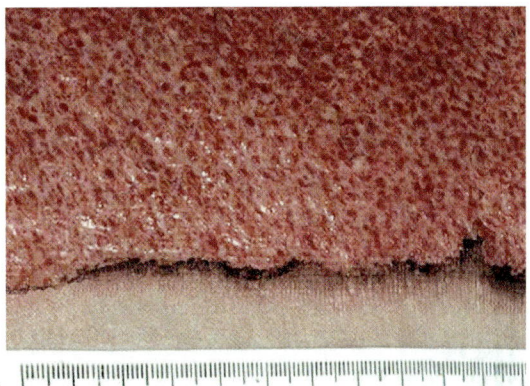
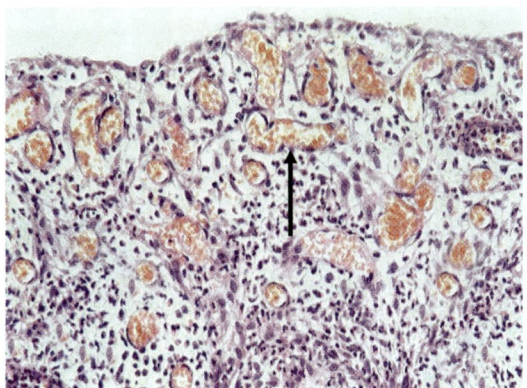

a

b

Abb. 6.7a,b. a Granulationsgewebe als Resultat einer »endothelio-mesenchymalen Transition«: makroskopischer Aspekt mit roten Granula (Kapillarsprossen), **b** histologischer Aspekt mit gewuchertem kapillarreichem Mesenchym (Pfeil: Kapillaren, Vergr. 50, HE)

chymalen Transition« aus ihrem Epithelverband lösen, in den Defektbereich wandern und dort growth-factor-gesteuert proliferieren. Darauf folgt schließlich über die »mesenchymo-epitheliale Transition« die Deckung des Epitheldefekts.

— **Reparative Phase:** Nach 6 Wochen reift das Granulationsgewebes zu lockerem, später zugfestem Bindegewebe aus. Daraus resultiert eine narbige Defektabheilung mittels eines »Fibroplasiemusters« (▶ Kap. 6.3.6).

KPL

— **Heilungsverzögerung:** aufgrund Zigarettenrauchens, Patientenalter.

— **Ruptur:** meist wegen Wundinfektion.

— **Serom:** Blutserum-gefüllte Pseudozyste als Residuum eines verflüssigten Hämatoms (deshalb Drainage!). Keine Biopsie-Indikation.

— **Traumatische Epidermiszyste:** infolge Verschleppung teilungsfähiger Epidermiszellen in die Wundtiefe. Biopsie-Indikation.

— **Granulom:** millimetergroße knötchenförmige Ansammlung eines histiozytenreichen Zellinfiltrats um nicht resorbierbares Fremdkörpermaterial wie Handschuhpuder, Nahtfäden im Wund-Randbereich (Cave: Fehldeutung als Tumorrezidiv!). Biopsie-Indikation.

— **Caro luxurians** (wildes Fleisch): Tumorartig überschießende Granulationsgewebsbildung (▶ Kap. 6.3.9) bedingt Wundheilungsbehinderung. Biopsie-Indikation.

— **Keloid:** v. a. bei der farbigen Bevölkerung mit über den Wundbereich hinausreichender Narbenbildung. Biopsie-Kontraindikation.

— **Chronifizierung:** infolge
  — Gewebssequester im Wundgebiet, ▶ Kap. 5.5,
  — vorbestehender Vernarbung,
  — Tuberkulose,
  — Bestrahlung oder
  — Nervenschädigungen.

✉ **Take-home-message**
Cave: Tumorbildung nach jahrelangem Verlauf! Biopsie-Indikation.

■ **Frakturheilung**

DEF Voll- oder unvollständige (Grünholzfraktur) Kontinuitätstrennung eines Knochengewebes.

FPG Heilungsverlauf je nach Größe des Frakturspalts per primam oder secundam intentionem:

— **Primäre Frakturheilung:** Frakturheilung ohne Kallusbildung bei Frakturspalt <1 mm in folgenden Verlaufsformen:
  — **Kontaktheilung:** Bei gegenseitiger Berührung der Knochenfragmente bohren sich bereits vorhandene, lokale Osteone quer zum Frakturspalt durch die Fragmentenden.
  — **Spaltheilung:** Frakturspalt <1 mm. Das kapillarreiche Mesenchym (Granulationsgewebe) wächst in den Frakturspalt und bildet ein parallel zum Frakturspalt angeordnetes, lamelläres Knochengewebe. Später wird es durch quer zum Frakturspalt verlaufende Osteone ersetzt (▶ Abb. 6.8).

— **Sekundäre Frakturheilung:** Frakturspalt > mehrere Millimeter. Die Fraktur heilt mittels eines vo-

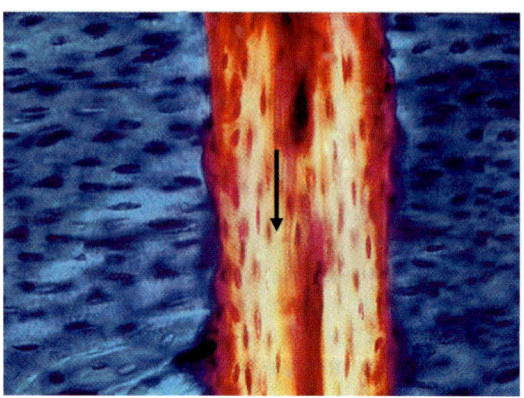

Abb. 6.8. Knochenfrakturheilung: »Spaltheilung« mit quer zum Frakturspalt verlaufenden Osteonen (Pfeil, Vergr. 20, Immunfluoreszenz)

rübergehend gebildeten Ersatzgewebes (Fraktur-kallus) ab.

Frakturheilungsphasen:
- **Frakturhämatom:** Knochenfraktur mit interfragmentaler Blutung und schmalzoniger Nekrose an den Fragmentenden. Dadurch wird der Fraktur-spalt verbreitert.
- **Bindegewebe-Kallus:** Einsprossung von Granulationsgewebe ins Frakturhämatom mittels »Organisationsmuster«. Dadurch wird der Frakturspalt mit neugebildetem Mesenchym (provisorischer Kallus) aufgefüllt.
- **Knöcherner Kallus:** Ausreifung des neugebildeten Mesenchyms in Form des provisorischen Kallus zu Faserknochen. Später wird dieser in ein lamelläres Knochengewebe via »bone remodelling« umgewandelt. Dies ist dann der definitive knöcherne Kallus.

KPL
- **Heilungsverzögerung:** aufgrund Zigarettenrauchens, Patientenalter.
- **Pseudarthrose:** Fehlgelenk mit pathologischer Fragmentbeweglichkeit aufgrund fehlender Frakturruhigstellung während Heilungsphase → keine Umwandlung von Bindegewebskallus in knöchernen Kallus.
- **Posttraumatische Osteomyelitis:** aufgrund bakterieller Besiedelung des Frakturhämatoms (v. a. bei offenen Frakturen) → Knochenmarksentzündung → Entzündungsübergriff auf Knochengewebe und Periost → Fistelungsneigung → Auslösung eines »Abszessreinigungsmusters« (▶ Kap. 5.5.5).

- **Callus luxurians** (Überschusskallus): wegen ausbleibenden Abbaus des Periostalkallus im Rahmen osteomyelitischer Fistelungen. Biopsie-Indikation (▶ Kap. 6.3.9).

■ Organwundheilung
- **Verletzung reversibler Postmitosezellen** → Auslösung des Wundheilungsprinzips. Die Folge davon ist eine unvollständige Regeneration zunächst mit Organzell-Regeneration und Tage später auch mit Stromazell-Regeneration. Die ursprüngliche Wunde wird schließlich mit Narbengewebe aufgefüllt.
- **Verletzung irreversibler Postmitosezellen** wie Herz-, Skelettmuskulatur und Gehirn mit Gewebsersatz durch Narbengewebe.

■ Nervenwundheilung
DEF (Syn.: Waller-Degeneration), Reaktionsmuster des distalen Axonanteils nach Kontinuitätsunterbrechung des Axons.

KPG-Auslösemechanismus Traumatische, physiko-chemische, toxische Axondiskontinuität.

FPG-Reaktionsfolge im zeitlichen Verlauf:
- **Nach wenigen Stunden:** Axonanschwellung wegen antero- und retrograden Axonflusses.
- **Nach wenigen Tagen:** Zerfall des distalen Axonabschnitts samt Markscheiden.
- **Nach 2 Wochen:** Auslösung eines Organisationsmusters mit Resorption der Axon- und Nervenscheidentrümmer durch Schwann-Zellen und eingewanderte Histiozyten. Danach proliferieren die Schwann-Zellen und bilden für die aussprossenden Axone eine bandartige Leitstruktur (Hanke-Büngner-Band). Finden die regenerierenden Axone Anschluss an die Schwann-Zellen, so wachsen sie bis ins ursprüngliche Terminalgebiet vor, bilden Synapsen mit quergestreiften Muskelfasern und/oder wachsen in sensible Endformationen ein. Danach beginnt die Remyelinisierung. Finden die regenerierenden Axone keinen Anschluss an die Schwann-Zellen, so bilden sie zusammen mit ihnen und Fibroblasten eine kolbig-schmerzhafte Axon-Narbengewebswucherung in Form eines Narbenneuroms (Biopsie-Indikation!).

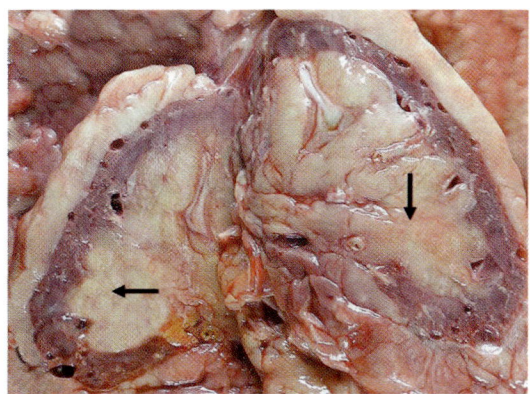

6.3.3 Vakatfettwucherung

Glossar

Horror ex vacuo: Begriff aus Anfängen der Pathologie zur (vermeintlichen) Erklärung, weshalb der Organismus einen durch Gewebsschwund entstandenen Hohlraum (Vakuum) geweblich auffüllt.

DEF Allgemeines Reaktionsmuster mit Ersatz eines atrophiebedingten Volumenverlustes in Parenchym/Skelettmuskulatur durch Fettgewebe.

FPG-Reaktionsablauf Noxenexposition bewirkt eine numerische Atrophie (► Kap. 6.1.1.3) mit Lückenbildung im Gewebe; dadurch wird ein horror ex vacuo unter dem Bilde einer Umdifferenzierung des umgebenden Mesenchyms zu Fettgewebe (vikariierende Fettgewebshyperplasie) ausgelöst. Das Reparaturfett wird zu Baufett. Dadurch wird die atrophiebedingte Lücke fettgewebig aufgefüllt (◘ Abb. 6.9).

📖 **Wissensvertiefung**

Gallertige Fettgewebsdegeneration

Ersatz des Perikardfetts durch gallertiges Bindegewebe bei Hunger/Kachexie (◘ Abb. 6.10a,b).

6.3.4 Metaplasiemuster

DEF Häufiges Reaktionsmuster in Form einer dauerhaften Umwandlung eines ausdifferenzierten Gewebes in ein anders differenziertes Gewebe (Transdifferenzierung) nach Langzeitschädigung.

FPG-Reaktionsfolge Dauerschädigung eines Erneuerungsgewebes. Dadurch bildet dieses transformierende growth factors, Differenzierungsfaktoren und Zytokine (»epithelio-mesenchymale Transition«, ► Kap. 6.3) und stimuliert damit adulte (pluripotente) Stammzellen des Erneuerungsgewebes, sodass sich das überforderte Erneuerungsgewebe in ein physikalisch-chemisch resistenteres Gewebe umdifferenziert (Metaplasie). Das Resultat ist eine Schadens-

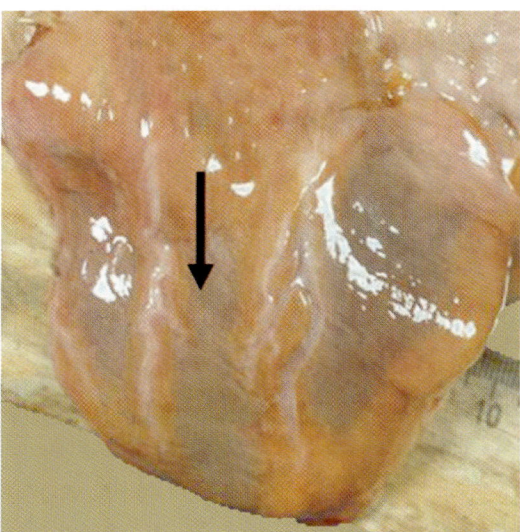

a

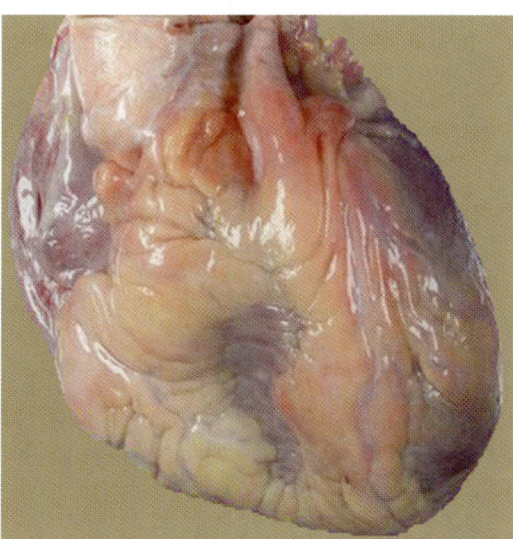

b

◘ Abb. 6.10a,b. a Gallertige Atrophie (Pfeil) des perikardialen Fettgewebes bei Kachexie (gallertige Fettgewebsdegeneration) **b** Normalherz

behebung. Sie wird durch ein erhöhtes Tumorrisiko erkauft.

✉ **Take-home-message**
Die reversible Transdifferenzierung von Zellen im Rahmen der »epithelio-mesenchymalen Transition« wird nicht als Metaplasie bezeichnet.

6.3.4.1 Epithelialmetaplasien

FPG-Reaktionsablauf Dauerschädigung eines Erneuerungsgewebes. Dadurch differenzieren sich pluripotente Stammzellen der betroffenen Schleimhaut in einen anderen Epitheltyp um. Folgen davon sind

- eine größere Resistenz gegenüber physikalisch-chemischen Noxen und
- eine größere genetische Instabilität aufgrund der noxenbedingt großen Proliferationsrate.

■ Plattenepithelmetaplasie

- **Respiratorisches Flimmerepithel:** Bei einer chronischen Atemwegsentzündung wird das Flimmerepithel chronisch geschädigt und dessen Stammzellen in Becherzellen umgewandelt (Becherzellhyperplasie). Sie bilden eine schützende Schleimschicht. Bei Entzündungspersistenz wandeln sich die Stammzellen in ein nichtverhornendes Plattenepithel um.
- **Mehrreihiges Zylinderepithel:** Chronische Zervizitis/Cholezystitis, dadurch Stammzellumwandlung in nichtverhornendes Plattenepithel.
- **Glanduläres Zylinderepithel:** Chronische Entzündung und/oder verstärkte Östrogeneinwirkung, dadurch Stammzellumwandlung des glandulären Zylinderepithels (v. a. Endometrium/Prostata) in nichtverhornendes Plattenepithel.
- **Urothel:** Harnsteinleiden (Urolithiasis) oder Befall mit Pärchenegel Schistosoma haematobium (Bilharziose) lösen eine chronische Urozystitis aus, dadurch Stammzellumwandlung des Urothels in nichtverhornendes Plattenepithel.

■ Intestinalmetaplasie

FPG-Reaktionsfolge Bei einer chronischen Ösophagitis/Gastritis führt die Dauerentzündung des Schleimhautepithels vom Oberen-Gastrointestinaltrakt-Typ zur Stammzellumwandlung in ein Schleimhautepithel vom Intestinaltrakt-Typ (🞖 Abb. 6.11). Dieses besitzt durch Bildung intestinalen Schleims eine größere Resistenz gegenüber chemischen Noxen.

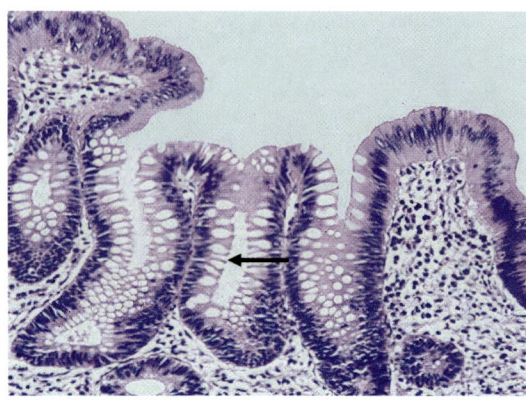

🞖 **Abb. 6.11.** Intestinale Metaplasie (Pfeil) des Epithels im unteren Ösophagusbereich in Form zahlreicher kolonschleimhautartiger Becherzellen (Vergr. 50, HE)

■ Urothelmetaplasie

FPG-Reaktionsfolge Umwandlung von urethranahem Zylinderepithel der Prostatadrüsen in Urothel.

◉ **Diagnostik:** Zytologie
Plattenepithel-Metaplasie: degenerative bläschenförmig-pyknotische Kerne mit verwaschener Chromatinstruktur, aufgehellter Perinukleärzone sowie verdichteter Ektoplasmazone.

◉ **Diagnostik:** Endoskopie
Plattenepithelmetaplasie: weißer Fokus,
Intestinalmetaplasie: roter Fokus.

6.3.4.2 Mesenchymalmetaplasie

FPG der entsprechenden Mesenchymtransformation
- **Kompression** → Hyalinknorpel.
- **Dehnung** → Sehnengewebe.
- **Elastische Verformung** → Knochengewebe.

6.3.5 Heteroplasiemuster

DEF Heteroplasie (Heterotopie): Non-reversible Verlagerung nichtneoplastischen Gewebes an einen anatomisch unüblichen Ort während der Regeneration oder des Entwicklungswachstums.

KPG-Auslösemechanismus
- **Gewebsversprengung:** frühontogenetische Verlagerung von Gewebe an falschen Ort (Choristie).

— **Gewebsverschleppung**: traumatisch/iatrogene Gewebsverlagerung bei Regeneration (Migration).

6.3.6   Fibroplasiemuster

DEF Sehr häufiges Reparationsmuster mit
— Ersatz eines Gewebsdefektes und/oder Gewebsschadens (Ersatzfibrose) oder
— Verstärkung des läsionsgeschwächten Stützgerüstes durch überschießende lokale Kollagenfaserbildung (Reaktionsfibrose).

KPG-Auslösefaktoren Trauma, Bestrahlung, Entzündung, Ischämie, Blutstauung, Transplantation, Autoaggression.

FPG-Reaktionsfolge Je nach Schädigungsausmaß:
— **Letal-fokale Gewebszerstörung** in Form eines Gewebsdefekts. Dies bewirkt über ein »Organisationsmuster«, dass der Defekt durch ein Granulationsgewebe weggeräumt und provisorisch gedeckt wird, um später narbig auszuheilen. Dies hat je nach Organ/Gewebe folgende Konsequenzen:
  – Parenchymorgan → u. U. (fokaler) Funktionsausfall.
  – Hohlorgan → Stenosierung → »Stenosemuster«.
  – Schleimhaut: Abheilung eines Ulkus unter dem Bilde einer sternförmigen Defektnarbe (Narbenstern).
— **Subletal-diffuse Dauerschädigung** eines Gewebes wie chronische Blutstauung. Dies bewirkt eine »epithelio-mesenchymale Transition« der Parenchymzellen und Proliferation von Stromazellen. Das Stroma des betroffenen Organs/Gewebes fibrosiert diffus im Sinne einer limitierten Fibrose bei intakter funktioneller Histoarchitektur und wird palpatorisch derb.
— **Letal-diffuse Dauerschädigung:** Dies löst ebenfalls über eine »epithelio-mesenchymale Transition« der Parenchymzellen eine Proliferation von Stromazellen im Sinne einer unlimitierten Fibrose aus, bedingt aber schließlich ein »fibrodestruktives Muster« (► Kap. 2.4.2).

> ✉ **Take-home-message**
> **Biologische Bedeutung** der Fibrosen/Narben: Ersatz-/Füllgewebe.
> Vernarbungsfolge: Bewegungseinschränkung, Transportstörung, Organinsuffizienz. (Narbe ahd. narwa, engl. = narrow!)

📖 **Wissensvertiefung**
Fibrose-/Fibroplasieformen
— **Induration:** (indurare, lat. = verhärten), fokale/diffuse fibrotische Verhärtung eines Gewebes/Organs.
— **Sklerose:** (skleros, gr. = hölzern), krankhafte, teils systemische Verhärtung von Geweben/Organen durch Kollagenfaservermehrung.
— **Narbe:** fibrös-verödeter Restzustand nach Wundheilung.
— **Schwiele:** derbe flächenhafte Narbe.
— **Kallus:** (callus, lat. = Schwiele), derb-narbiges Füllgewebe im Randbereich von Gewebsdefekten.
— **Zirrhose:** (kirrhos, gr. = orangegelb), progressiv-destruktive Fibrose mit Organschrumpfung und -verhärtung (exemplarisch der Leber) im Rahmen eines »fibrodestruktiven Musters«.
— **Hyalinisierung:** (hyalos, gr. = gläsern), zellarmer Filz aus homogenisierten Kollagenfaserbündeln untermischt mit elastischem Fasermaterial wegen chronischer Entzündung und/oder Blutstauung. Endoskopie: porzellanartig-weißlicher Gewebsbezirk. Vorkommen:
  – Chronische Pleuraentzündung → Pleuraschwarte, -plaque.
  – Chronische Milzstauung → Zuckergussmilz.
  – Chronische Gallenblasenentzündung → Porzellangallenblase.

Non-kollagene Hyalinformen
— **Vaskuläres Hyalin:** intramurale Depots von Basalmembranbestandteilen und Plasmaproteinen in der Arteriolenwand.
— **Epitheliales Hyalin:** Depots von intrazellulärem Sekret oder von Sekret in Drüsen.
— **Kollagenosen**
  Heterogene Gruppe selbstzerstörerischer (autoaggressiver) Krankheiten mit Immunkomplexbildung wegen gegen körpereigene Strukturen gerichteter Antikörper, die mit fibrinoider Kollagennekrose und Kollagenvermehrung (Name!) einhergehen (► Kap. 14.2).

6.3.7   Elastosemuster

DEF Sehr häufiges, diffuses Reparationsmuster mit überschießender Ablagerung teils abartiger elastischer Fasern/Lamellen als Pendant zur (Kollagen)-Fibrose/Sklerose.

6.3.7.1 Aktinische Elastose
DEF Häufige, UV-/strahlenbedingte Hautläsion v. a. beim älteren Patienten an exponierten Stellen. Lokalisation: Gesicht, Nacken, Handrücken.

FPG-Reaktionsfolge Atrophische Epidermis mit Ersatz des kollagenfaserigen Subkutangewebes durch basophil-elastisches, schollig-amorphes Material. Daraus resultiert eine Hautrunzelung.

6.3.7.2 Fibroelastose

DEF Häufiges, morphologisches Korrelat einer fibroblastischen Aktivität v. a. von Gefäßwand-/Endokardmyozyten.

FPG-Reaktionsfolge Perpetuierung eines »fibrodestruktiven Musters« (► Kap. 2.4.2) nach »endotheliomesenchymaler Transition« (► Kap. 6.3). Dadurch werden exzessiv elastische und kollagene Fasern gebildet. Sie sind aufgespleißt und liegen verfilzt mit Kollagenfasern in Mucopolysaccharidhaufen. Dadurch wird das Gewebe weißlich verdickt und reparativ verfestigt.

> ⊗ **Take-home-message**
> Fibroelastotische Vernarbung weist auf einen monate- bzw. jahrelang zurückliegenden Reparaturprozess hin.

6.3.8   Mukodegeneratives Muster

DEF (Syn.: mukoide Degeneration) Häufiges, diffuses Reparationsmuster mit Ersatz apoptotisch-degenerativer Bindegewebsläsionen durch Mucopolysacchariddepots.

KPG-Prädispositionsfaktor Teils genetisch/familiär.

KPG-Reaktionsfolge Ein (meist) örtlicher, mechanischer Stress führt zu einer Zellschädigung (weshalb?). Dadurch bilden fokal die Bindegewebszellen abnorme Mucopolysaccharid-Kollagenkomplexe und gehen apoptotisch zugrunde, sodass die apoptosebedingten Defekte in der Extrazellulärmatrix durch schleimiges Material aufgefüllt werden. Als Folge ist das mukoiddegenerierte Gewebe mechanisch geschwächt, neigt zu Einrissen und zur Zerreißung.
Vorkommen: Aorta → mukoid-zystische Degeneration → Aortendissektion; Sehen → Degeneration mit Ruptur; Meniskus → Ruptur; Sehnenscheide/Gelenkkapsel → Ganglion; Mitralklappe → Prolaps.

> ⦿ **Diagnostik:**
> Zur Sicherung läsionsfreier Resektions-/Nahtränder besteht beim »mukodegenerativen Muster« eine Biopsie-Indikation.

6.3.9   Reparative Pseudotumoren

DEF Häufige, durch entzündlich-mechanische Dauerstimulation ausgelöste und unterhaltene, reparative und fokale Proliferation mit tumorartiger, teils reversibler Bildung von Granulationsgewebe (► Kap. 5.5.4).

6.3.9.1 Granulationsgewebs-Pseudotumoren

DEF Tumorartige diffuse Läsionen in Form von pfropfartigen über das Niveau einer inneren oder äußeren Oberfläche hinausragenden Wucherung von Granulationsgewebe mit Neigung zur (Bagatell-)Blutung und zur Spontanregression aufgrund des Kapillarreichtums (◘ Abb. 6.12).

6.3.9.2 Reaktiv-proliferative Fibroblastenläsionen

DEF Heterogene Gruppe diffus-reaktiver Fibroblastenwucherungen mit variabler Beimengung von Leukozyten meist im Rahmen entzündlich reparativer Muster. Spontane Regressionsneigung.

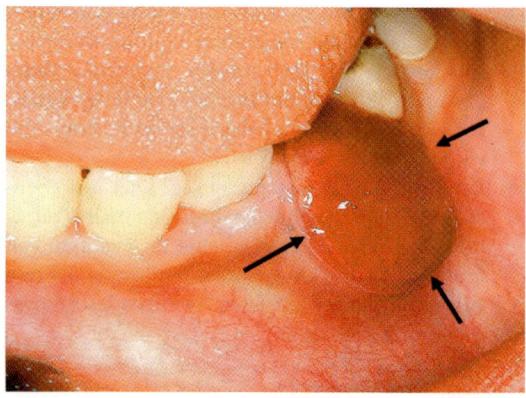

◘ **Abb. 6.12.** Granulationsgewebstumor (Riesenzellepulis der Gingiva)

Stoffwechsel

7 Anorganischer Stoffwechsel

U.N. Riede, H.E. Blum, N. Freudenberg, M. Werner

〉 〉 Einleitung

Physiologischerweise im Organismus vorkommende anorganische Verbindungen spielen, wenn sie in adäquaten Mengen vorkommen im Zellstoffwechsel eine wichtige Rolle, sei es bei der zellulären Signaltransduktion, Enzymaktivierung oder Energiegewinnung. In freier ionisierter Form können sie jedoch in bestimmten Organen zytotoxisch sein. Akut tödlich wirkt sich lediglich ein systemischer oder lokaler Sauerstoffmangel in lebenswichtigen Organen aus.

Glossar

Fanconi-Syndrom: Gruppe renotubulärer Transportstörungen mit Hyperaminoazidurie, Phosphaturie, Glukosurie und Urikosurie.
Vorkommen:
- erbliche Tubulopathien wie Zystinose, Glykogenose, Galaktosämie, Morbus Wilson, Koproporphyrie,
- erworbene Tubulopathien durch tubulotoxische Gifte (Hg, Pb, zersetztes Tetrazyklin), Paraproteine.

Katarakt: Sammelbegriff für angeborene/erworbene Linsentrübung durch Einlagerungen von Stoffwechselprodukten, toxischen Substanzen oder Wasser in Linsenfasern.

Osteoporose: systemische Knochenerkrankung mit erniedrigter Knochendichte wegen Atrophie und Rarefizierung der Spongiosabälkchen → erhöhte Knochenbrüchigkeit.

Arthrose: Gruppe primär-nichtentzündlicher Gelenkerkrankungen mit bis zum Gelenkversagen fortschreitendem Gelenkknorpelschwund.

Spongiforme Dystrophie: Schädigungsmuster mit schwammförmiger Auflockerung des Gehirngewebes.

■ Metabolische Entzündungsmuster

Bei den verschiedenen Stoffwechselstörungen beobachtet man 2 chronische Entzündungsformen, die letztlich in folgende gemeinsame formalpathogenetische Endstrecke einmünden: Generierung fibrogener growth factors durch Entzündungszellen → Auslösung einer progredient reparativen Fibrose → Auslösung eines »fibrodestruktiven Musters« (▶ Kap. 2.4.2) mit Einmündung in eine terminale Organinsuffizienz.

Metabolisch-toxische Entzündung

FPG-Reaktionsfolge Eine Anhäufung toxischer Metabolite bewirkt im Gewebe disseminierte Einzelzell- und/oder kleine Gruppennekrosen und zieht über eine chronisch- lymphozytäre Entzündung eine progredienter Zell-/Gewebszerstörung nach sich.

Metabolisch-resorptive Entzündung

FPG-Reaktionsfolge Im Gewebe häufen sich untoxische (inerte) Metabolite an und kristallisieren aus. In dieser Form locken sie Neutrophile, später auch resorptiv-aktive Makrophagen an. Bei frustranen Phagozytierungsversuchen übergroßer Kristalle entweichen den Makrophagen Proteasen. Sie fusionieren zu mehrkernigen Entzündungsriesenzellen und lösen eine chronische Fremdkörperentzündung (❏ Abb. 8.9) mit Bildung von Granulomen aus (▶ Kap. 13.2.2).

7.1   Hypoxie

Glossar

Vulnerabilität: Nekroseanfälligkeit eines Gewebes auf Hypoxie. Organzellen sind hypoxievulnerabler als Organstromazellen. Deshalb kann sich eine Hypoxienekrose nur auf Parenchymzellen beschränken (Partialnekrose) oder Stromazellen miteinbeziehen (Totalnekrose).

Wiederbelebungszeit: Maximale Dauer der Hypoxie, bei der die Mehrheit, der für die Organfunktion entscheidenden Zellen gerade noch überlebt.

DEF Sammelbegriff für sehr häufige Sauerstoffmangelzustände, die aus einem Missverhältnis von Angebot und Nachfrage resultieren und mit einer gestörten, oxidativen Energiegewinnung einhergehen.

7

Wissensvertiefung

Hypoxie-Einteilung

- **Hypoxische Hypoxie**: O_2-Minderung im Arterienblut wegen
  - O_2-Partialdruckminderung in Außenluft (Höhenkrankheit!),
  - O_2-Zufuhrdrosselung (Ventilationsstörung, ◘ Abb. 7.1),
  - pulmonaler Blutzufuhrdrosselung (Perfusionsstörung, ► Kap. 34.1.1.3),
  - pulmonalen Gasaustauschblocks (Diffusionsstörung, 34.3.2.2, ► Kap. 34.3.5, ► Kap. 34.4).
- **Anämische/hypämische Hypoxie**: Resultat eines reduzierten Hämoglobinspiegels mit nachfolgender Störung des erythrozytären O_2-Transports und -Aufnahme aufgrund Blutverlustes, Erythrozytenbildungsstörung, Hämoglobinopathie oder COHb-Bildung beim Zigarettenrauchen.
- **Ischämische Hypoxie**: Gewebsminderversorgung mit arteriellem Blut (Ischämie). Folgen sind
  - Mangel an O_2 und oxidierbaren Substraten,
  - defiziente Metabolitenbeseitigung (v. a. von CO_2) im Gewebe → Gewebsansäuerung (Gewebsazidose).
- **Histotoxische Hypoxie**: blockierte intrazelluläre Energiegewinnung wegen folgender Störungen:
  - zelluläre Stoffaufnahme,
  - Substratoxidation,
  - Elektronentransportkette (z. B. Blausäure),
  - oxidative Phosphorylierung mit ATP-Bildung (z. B. Bakterientoxine).

7.1.1 Akute Systemhypoxie

KPG-Auslösemechanismus Im Rahmen einer plötzlich einsetzenden, systemischen Hypoxie wird der Energiestoffwechsel auf eine anaerobe Glykolyse umgestellt. In der Zelle fällt das ATP rasch ab, das Laktat steigt an und die Ionenpumpe fällt aus. Dadurch strömen Natrium, Kalzium und Wasser in die Zelle ein, sodass die Zelle samt Kern anschwillt.

FPG-Reaktionsfolge Durch die akute Hypoxie wird eine »alterative Schwellnekrose« (► Kap. 5.3) in Gang gesetzt, die abhängig von der Vulnerabilität und der Wiederbelebungszeit, in zeitlicher Reihung in folgenden Organen auftritt:
- **Gehirn**: symmetrische Pallidumnekrosen, Nekrosen in Subthalamuskernen, Substantia nigra, Ammonshorn,
- **Herz**: disseminierte Myokardnekrosen zuerst in Subendokardialzone und Papillarmuskel,
- **Leber**: läppchenzentrale Nekrosen.

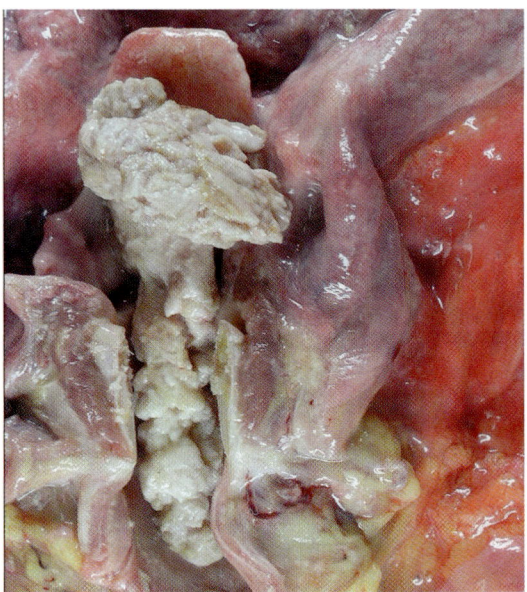

◘ **Abb. 7.1.** Hypoxische Hypoxidose bei Ersticken durch Fleischbolus im Larynx

7.1.2 Akute Lokalhypoxie

KPG-Auslösemechanismus Entsprechend der akuten Systemhypoxie, ► Kap. 7.1.1.

FPG-Reaktionsfolge Akuter lokaler Durchblutungsstopp, dadurch DNA- und/oder RNA-Schädigung mit nachfolgender Synthese zytotoxisch wirkender Peptide. Sie schädigen die Zellen/Gewebe und rufen eine »alterative Schwellnekrose« in Form eines Infarkts hervor. Das Schädigungsausmaß hängt von der Art, Dauer und Intensität der Hypoxie sowie der Wiederdurchblutung ab.

7.1.3 Chronische Hypoxie

KPG-Auslösemechanismus Bei einer chronischen Hypoxie häuft sich im Zitratzyklus Succinat an, weil es wegen des Sauerstoffmangels in der Atmungskette nicht zur ATP-Gewinnung verwendet wird. Dies stabilisiert die Wirkung des Hypoxia-inducible-factor-1 (HIF-1), eines Transkriptionsfaktors, der u. a. über eine Expression
- von Erythropoetin die Erythrozytenzahl erhöht (reaktive Polyglobulie) und
- von Angiogenesefaktoren (► Kap. 5.5.4) das Kapillarnetz im Gewebe verbessert.

Gelingt diese Hypoxieadaptation nicht, wird die Mitochondrienaußenmembran destabilisiert, sodass Cytochrom C aus den Mitochondrien frei wird. Es aktiviert die CASPASE und löst den apoptotischen Zelltod (▶ Kap. 4.1) aus.

FPG-Reaktionsfolge Abhängig von der Hypoxiedauer und dem betroffenen Gewebe finden sich folgende, oft kombinierte Läsionen:
- **fettige Degeneration** (▶ Kap. 8.2, ◘ Abb. 8.3),
- **Organatrophie** mittels »katabolen Musters« (▶ Kap. 6.1, ◘ Abb. 6.9),
- **Interstitiumfibrose** mit Schwielenbildung mittels »reparativen Musters« (◘ Abb. 34.8). Bei Miteinbeziehung von Gangsystemen wird ein »Stenosemuster« (▶ Kap. 2.3.2) erzwungen.

7.2 Kalzium

7.2.1 Hypokalzämie

DEF Zustände wegen Absinkens der Blut-Kalziumkonzentration unter 2,2 mmol/l.

KPG-Auslösefaktoren
- Ineffiziente Parathormonproduktion,
- fehlende Parathormonrezeptoren auf Zielzelle,
- Vitamin-D1-Minderresorption wegen Malabsorption,
- Vitamin-D_3-Mangel wegen synthesedefekter Kümmerniere.

FPG-Reaktionsfolge der Knochenveränderungen je nach Hypokalzämieursache:
- **Parathormonineffektivität:** dadurch reduzierte Osteoklasten- und Osteoblastenaktivität mit vermindertem Knochenumsatz. Resultat: kaum makroskopische Knochenveränderungen.
- **D-Hypovitaminose:** Folgen sind
  - Osteomalazie wegen Mindermineralisation der Knochenmatrix oder
  - sekundärer Hyperparathyreoidismus (v. a. bei chronischem Nierenversagen) wegen hypokalzämiebedingten Versuchs einer Kalziummobilisation aus Knochengewebe via gesteigerter Osteoklastentätigkeit.

7.2.2 Hyperkalzämie

DEF Zustände wegen Anstiegs der Blut-Kalziumkonzentration über 2,8 mmol/l.

KPG-Auslösefaktoren
- Knochendemineralisation (Inaktivitätsosteoporose, Hyperparathyreoidismus, osteolytische Metastasen (◘ Abb. 77.9), Paraneoplasie (mit Bildung parathormonartiger Peptide).
- D-Hypervitaminose,
- Sarkoidose wegen makrophagozytärer Vitamin-D_3-Synthese,
- Morbus Addison ohne Vitamin-D-Antagonisierung,
- Milchalkalisyndrom bei Magenübersäuerung,
- Kalziumminderausscheidung wegen Verabreichung von Thiazid-Diuretika.

FPG-Reaktionsfolge Hyperkalzämie mit Kalzium-Phosphatausfällung und Auslösung einer metastatischen Verkalkung (▶ Kap. 5.5.8) v. a. in Geweben, die wegen Abgabe saurer Valenzen zur Alkalität neigen wie Lunge → CO_2 (◘ Abb. 7.2), Niere → Urat, Magenkorpus → HCl.

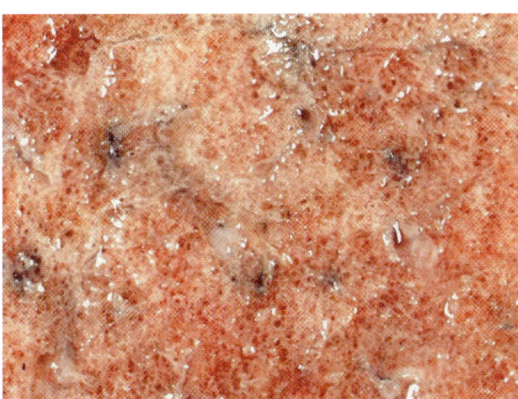

◘ **Abb. 7.2.** Hyperkalzämische Lungenverkalkung (sog. Tuffsteinlunge) mit Alveolarwandverkalkung in einem »retikulären Muster«

Knochenresorption, ◨ Abb. 77.5) und gleichzeitig durch viele Osteoblasten mit unverkalktem (Faser-) Osteoid belegt → peritrabekuläre Fibrose. Resultat: Hebung des Kalziumspiegels.

- **Nierenverkalkungen:** In Form
  - eines Nierensteinleidens (Nephrolithiasis, ◨ Abb. 50.2) → Auslösung eines »Stenosemusters« oder
  - von Nierenparenchymverkalkungen (Nephrokalzinose).
- **Gallesteinleiden** (Cholelithiasis, ◨ Abb. 47.2): Auslösung eines »Stenosemusters« → Cholezystitis.
- **Speichelsteinbildung:** in
  – Ausführgängen des Pankreas → Pankreatolithiasis (Pankreassteinleiden, ◨ Abb. 48.2) → Entzündung (Pankreatitis),
  – Ausführgängen der Speicheldrüsen → Sialolithiasis → Auslösung eines »Stenosemusters« → Entzündung (Sialoadenitis.
- **Magen-Zwölffingerdarmgeschwür** (Ulcus ventriculi und duodeni): 20% wegen Kalzium und/oder Parathormon induzierter Steigerung der Gastrinsekretion.
- **Korneaverkalkung:** Bandkeratopathie (▶ Kap. 3.2.1.5).

⊠ **Take-home-message**

Merkspruch: Hyperparathyreoidismus-Klinik:
- Bein (Osteopenie),
- Stein (Urolithiasis, Gewebsverkalkungen),
- Magen-Pein (Gastroduodenalulzera)

Klinik

Therapieprinzip der Osteopenie: Bisphosphonate.

7.3   Eisen

DEF **Anämie**: Hämoglobin-Konzentration des Mannes <130 g/l, der Frau <120 g/l.

7.3.1   Absoluter Eisenmangel

KPG-Auslösemechanismen
- Großer Blutverlust,
- chronisch intestinale Eisenresorptionsstörung.

7.3.2   Relativer Eisenmangel

KPG-Auslösemechanismen
- **Eisentransportstörung:** Fehlt aufgrund eines genetischen Defektes das Transferrin (kongenitale Atransferrinämie), so ist der Eisentransport im Blut unzureichend, ebenso die durch das Transferrin vermittelte Eisenaufnahme in die Erythroblasten.
- **Verwertungsstörung** des aufgenommenen Eisens: Bei den Eisen nichtverwertenden (sideroachrestischen) Anämien wird das Eisen wegen einer defekten Hämsynthese nicht ins Hämoglobin eingebaut (▶ Kap. 26.3.1.3).

Klinik

Therapieprinzip des Eisenmangels: orale/i.v.-Eisengaben.

7.3.3   Eisenüberschuss

7.3.3.1   Hämochromatose

Glossar

Hämochromatose-Gen: HFE-Gen, HLA-A-Genbestandteil.

DEF (Syn.: Morbus von Recklinghausen), häufige, vererbte Eisenspeicherkrankheit mit systemischen Läsionen.

KPG-Auslösemechanismus HFE-Gendefekt mit HLA-A3-Assoziation, dadurch keine Drosselung der Aktivität des Transferrin-Rezeptors bei hohem Eisenangebot. Als Folge wird im Frühstadium das Eisen unkontrolliert aus dem Dünndarmlumen resorbiert. Im Spätstadium findet sich gelegentlich eine subnormale Eisenresorption. Allerdings ist die enterale Eisenresorption im Verhältnis zum Ferritinspiegel wegen noch ungeklärter Fehlsteuerung inadäquat hoch. Mit der Zeit kommt es zu einer Eisenüberladung in bestimmten Parenchymzellen. Dies bedingt eine chronisch-oxidative Zellschädigung durch ionisiertes Eisen mit Auslösung einer apoptotisch-numerischen Atrophie, später eines »metabolisch-toxischen Entzündungsmusters« mit Einmündung in ein »fibrodestruktives Muster« (▶ Kap. 2.4.2). Resultat ist eine Fibrose des entsprechenden Speicherorgans.

FPG-Reaktionsfolge
- **Leber:** Früh: Durch die Eisenüberladung mit Eisenspeicherung in Hepatozyten und Gallengangs-

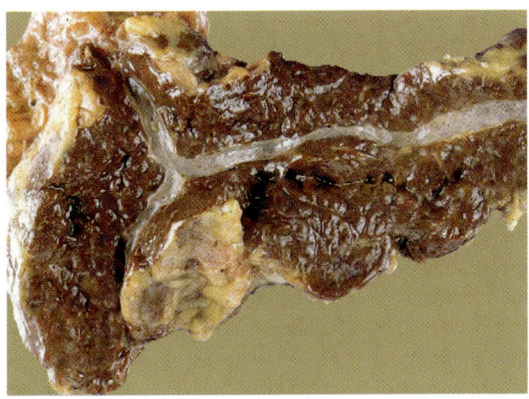

◘ Abb. 7.3. Sog. Rostpankreas wegen hämosiderin-brauner Eisenspeicherung im Pankreas bei Hämochromatose

epithelien wird das Leberparenchym braun gefärbt. Spät: Über ein »fibrodestruktives Muster« mündet die Leberschädigung in eine braune Leberzirrhose (sog. Pigmentzirrhose) ein.
- **Myokard:** Eisenablagerungen in den Myokardiozyten mit toxischer Myozytenschädigung. Dadurch wird ein »fibrodestruktives Muster« initiiert. Es führt über eine Myokardfibrose zur Schlagkrafteinbuße und dadurch zu einer reaktiven Myokardhypertrophie unter dem Bilde einer sekundären Kardiomyopathie (▶ Kap. 6.2.2, ▶ Kap. 24.1.2.3).
- **Pankreas:** Eisenablagerungen in den Zellen exo- und endokriner Drüsen. Dies führt zu einer toxischen Drüseninsuffizienz mit Pankreasbräunung (sog. Rostpankreas; ◘ Abb. 7.3) und erzwingt ein »fibrodestruktives Muster« mit nachfolgender Pankreasfibrose (sog. Pankreaszirrhose). Resultat ist ein sekundärer Diabetes mellitus (▶ Kap. 8.1.2) in Form eines sog. Bronzediabetes (wegen gleichzeitiger Hauthyperpigmentierung).
- **Gelenke:** Gelenkknorpelverkalkung und -schwund (Chondrokalzinose) v. a. im Finger-Handbereich.
- **Knochenmark:** Plasmazellsiderose (recht häufig!).
- **Milz:** keine Siderose!

Klinik

Therapieprinzip: Eisenchelatoren: Desferrioxamin, Aderlass.

⊙ Diagnostik: Blutuntersuchung
Molekularbiologischer HFE-Heterozygotenstatus.

7.3.3.2 Sekundärsiderose

DEF (Syn.: Hämosiderose), recht häufige Zustände mit vermehrter Eisenablagerung in Form von Hämosiderin.

KPG-Auslösefaktoren
- **Eisenüberangebot** wegen gesteigertem Blutabbau (Transfusionssiderose),
- **Eisennutzungsstörung** wegen Häm-/Globinfehlsynthese,
- **nutritiv-toxische Leberschädigung** wegen Proteinsynthesehemmung und Apoferritinmangel meist infolge Alkoholkrankheit mit Ablagerung von »Säufereisen« in Milz und Leber (aufgrund des erhöhten Eisengehalts in Alkoholika), seltener infolge Mangelernährung.

FPG-Reaktionsfolge Im Gegensatz zur Hämochromatose (!) Speicherung überschüssigen Eisens zunächst in Zellen des Makrophagensystems, später auch in den Parenchymzellen. Resultat sind braune Organe (▶ Kap. 3.6.1).

⊠ Take-home-message
Faustregel:
- Hämochromatose: Parenchym-Siderose
- Sekundärsiderose: Phagozyten-Siderose

7.4   Kupfer

7.4.1   Kupfermangel

7.4.1.1   Trichopoliodystrophie

┌ **Glossar**
│ **Kupfer:** Kofaktor der Lysyloxidase (wichtig für Vernetzung von Kollagen und Elastin). Beteiligung der kupferhaltigen Enzyme (Cuproenzyme) am
│ - Elektronentransport bei der Zellatmung,
│ - Aufbau von Myelin, Elastin, Kollagen und Keratin.

DEF (Syn.: Menkes-Stahlhaar-Krankheit), seltene, vererbte Kupferfehlverteilungsstörung mit Kraushaarigkeit, Kleinhirnstörungen und Skorbutsymptomatik wegen defekter Kupfertransport-ATPase.

KPG-Auslösemechanismus Der ATPase-Defekt bringt niedere Kupferwerte in Leber, Gehirn, Haut, Gefäßen mit sich. In Darm, Niere, Muskulatur und Pankreas sind die Kupferwerte jedoch normal. Folge ist eine kupfer-mangelbedingte Ineffizienz der Cuproenzyme, die an der Keratin-, Kollagen- und Myelinsynthese beteiligt sind.

FPG-Reaktionsfolge
- **Kleinhirn:** Differenzierungsstörung der Purkinje-Zellen mit Kleinhirnrindenatrophie, dadurch zerebelläre Störung und geistige Entwicklungsverzögerung.
- **Haare:** Keratinisierungsstörung, dadurch Kraushaarigkeit.
- **Gefäße:** Kollagensynthesestörung, dadurch Skorbut-ähnliche Symptomatik mit Aneurysmenbildung (▶ Kap. 17.3.1).
- **Knochen:** Kollagensynthesestörung, dadurch Brüchigkeit.

7.4.2   Kupferüberschuss

7.4.2.1   Morbus Wilson
DEF (Syn.: hepatolentikuläre Degeneration), wenig häufige, vererbte, systemische Kupfertoxikose wegen biliärer Kupferausscheidungsstörung mit Leber- und Hirnkernschädigung.

KPG-Reaktionsfolge Die defekte kupferbindende ATPase vom P-Typ (kupferbindendes Transportprotein in der kanalikulären Zellmembran) bedingt einen Mangel an Serum-Zöruloplasmin und stört selektiv die Kupferausscheidung in die Gallekapillaren. Ionisiertes Kupfer wird in den perikanalikulären Hepatozytenlysosomen, später auch in Zellen anderer Organen gespeichert. Ionisiertes Kupfer schädigt Zellen via oxidativen Stress und provoziert ein »metabolisch-toxisches Entzündungsmuster«. Dieses führt über die Auslösung eines »fibrodestruktiven Musters« (▶ Kap. 2.4.2) letztlich zur Organfibrose.

FPG-Reaktionsfolge
- **Leber:** Asymptomatische Fälle: meist nur geringe Verfettung. Symptomatische Fälle: destruktive Leberentzündung (wie chronisch-aktive Hepatitis) mit Auslösung einer Leberzirrhose mittels eines »fibrodestruktiven Musters«.
- **Hirnkerne** (Putamen, Nucleus lenticularis, Nucleus caudatus, Substantia nigra): Kupferanhäufung

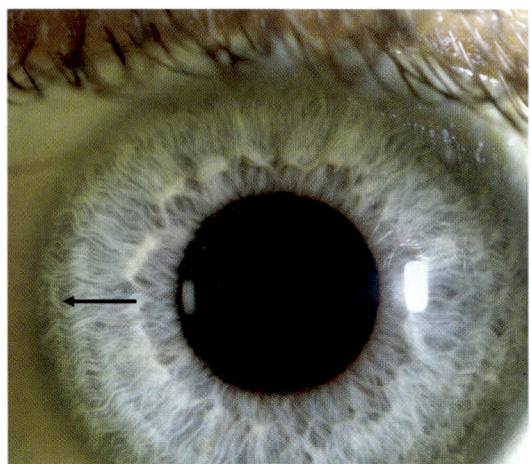

■ **Abb. 7.4.** Kuprogenes grün-braun: Kayser-Fleischer-Kornealring (Pfeil) wegen Kupferablagerung bei M. Wilson

in den Ganglienzellen mit Auslösung einer spongiformen Dystrophie (▶ Kap. 7, ▶ Kap. 74.6) v. a. im Striatum. Dadurch Störung des Extrapyramidalsystems und nachfolgende Störung der Feinmotorik und Hyperkinesie.
- **Niere:** Kupferablagerung in Nierentubuli. Dadurch Verlust des resorptiv-aktiven, tubuloepithelialen Bürstensaums mit Auslösung einer Tubulopathie unter dem Bilde eines Fanconi-Syndroms (▶ Kap. 7).
- **Kornea:** ringförmige, braun-grüne Kupferspeicherung in Korneaperipherie (Kayser-Fleischer-Kornealring (■ Abb. 7.4, ▶ Kap. 3.3).
- **Augenlinse:** Kupferspeicherung, dadurch sog. Sonnenblumen-Katarakt.
- **Erythrozyten:** hämolytische Anämie mit Ikterus.
- **Knochengewebe:** Osteoporose (▶ Kap. 77.2.1) und Neigung zu Spontanfrakturen.

> ◉ **Diagnostik:** Leberbiopsie Kupfernachweis.

> **Klinik**
>
> **Therapieprinzip:** Kupferchelatoren (D-Penicillamin), Zinkacetatdihydrat (Wilzin).

8　Intermediärstoffwechsel

U.N. Riede, H.E. Blum, N. Freudenberg

❯❯ ❯ Einleitung

Ein pathologisches Gewebe kann sowohl abnorme chemische Substanzen einlagern, als auch abnorme chemische Reaktionen zeigen. Im Folgenden werden Störungen solcher Stoffwechselreaktionen besprochen, bei denen Metabolite geringer Molekülmasse (<1000 Mol) ineinander umgewandelt werden. Auf- und Abbaureaktionen für Biopolymere, welche die chemischen Bausteine der lebenden Materie ausmachen, gehören nicht dazu. Lebensbedrohlich werden Störungen des Intermediärstoffwechsels erst, wenn sich bestimmte toxische Metabolite über längere Zeit in einem lebenswichtigen Organ anhäufen und es zur Funktionsaufgabe zwingen.

DEF Gruppe variabel häufiger, angeborener/erworbener Störungen des Stoffwechsels organischer Verbindungen.

KPG-Auslösefaktoren Diese Krankheiten beruhen auf
- mutationsbedingtem Enzymdefizit oder
- Missverhältnis von Angebot und Nachfrage des jeweiligen chemischen Substrates.

KPG-Auslösemechanismen enzymdefektbedingter Krankheiten:
- **Organellen-Rarefizierung**: Organellenschwund als Träger bestimmter Enyzme, z. B. Peroxisomenarmut bei peroxisomaler Akatalasämie.
- **Produktionsausfall**: Ein Enzymdefekt blockiert den Syntheseablauf, sodass bestimmte Stoffwechselprodukte nicht synthetisiert werden. Daraus folgt ein Struktur-/Funktionsdefekt, z. B. Pigmentarmut wegen Tyrosinasedefekt bei Albinismus.
- **Makromolekül-Addition**: Anstau nicht verwertbarer Ausgangsstoffe. Sie heften sich an Makromoleküle an und stören dadurch deren Funktion, z. B. reversible Glykosylierung von Proteinen bei diabetesbedingter Hyperglykämie.
- **Funktionelle Konsekutivhemmung**: Wegen Anstaus nicht prozessierter Stoffwechselprodukte kommt es zur sekundären Hemmung von Transportprozessen, z. B. Hemmung des renotubulären Transports durch Anstau nicht degradierter, verzweigtkettiger Aminosäuren bei Ahornsirup-Krankheit.

- **Zytoplasmatische Speicherung:** Wegen Rückstaus/ Ablagerung nicht prozessierter Stoffwechselprodukte in endoplasmatischen Vakuolen und/ oder Zytoplasma, z. B. zytoplasmatische Glykogenspeicherung bei Glykogenose Typ I. Fakultative Folgereaktion: »metabolisch-toxisches Entzündungsmuster«.
- **Lysosomale Speicherung**: Anstau undegradierter Stoffwechselprodukte in Lysosomen-Vakuolen von Parenchymzellen und/oder Makrophagen. Sie bewirken sog. lysosomale Speicherkrankheiten.
- **Amorphe Ablagerung:** von Stoffwechsel-Zwischenprodukten in Extrazellulärmatrix ohne reaktive Begleitentzündung, z. B. ochronotisches Pigment bei Alkaptonurie, ▶ Kap. 8.6.2.
- **Kristalline Ablagerung:** wegen Anreicherung nicht prozessierter Stoffwechselprodukte. Folgen sind:
  - Auskristallisierung der Stoffwechselprodukte in der Extrazellulärmatrix mit Auslösung eines »metabolisch-resorptiven Entzündungsmusters«.
  - Auskristallisierung von Stoffwechselprodukten in exkretorisch aktiven Gangsystemen. Dadurch kommt es zur Steinbildung mit Auslösung eines »Stenosemusters«, z. B. Glyoxalatabbaudefekt → Oxalatauskristallisierung → Oxalatsteinbildung → Entzündungsreaktion.

🔵 Wissensvertiefung
Lysosomale Speicherkrankheiten
Seltene Gruppe von Erbkrankheiten mit Speicherung lysosomal nicht degradierbarer Stoffwechselprodukte wegen eines Missverhältnisses zwischen lysosomaler Enzymeffektivität und dem im Rahmen der Auto-/ Heterophagie anfallenden Abbaumaterial → Speicherung abbauresistenten Stoffwechselmaterials in Speichervakuolen → vakuoläre Zytoplasmaumwandlung in Speicherzellen → Speicherzell-Ansammlung im Gewebe → Bildung vergrößerter Speicherorgane (Organomegalie). Die resultierende Zell- und Gewebsschädigung geht auf einen der folgenden Prozesse zurück:
- Zellstoffwechselstörung wegen Speichermaterials,
- apoptotischer Zelltod durch nicht entgiftete Abbauprodukte,
- Enzyminaktivierung durch Speichermaterial,
- Zellschädigung durch beeinträchtigtes Recycling von Stoffwechselprodukten.

8.1   Kohlenhydrate

8.1.1   Glykogenosen

DEF Sammelbegriff für seltene Erbkrankheiten mit enzymdefektbedingter Glykogenspeicherung.

8.1.1.1   Glykogenose Typ I

DEF (Syn.: Morbus v. Gierke), wenig häufige Glykogenose mit Hepatorenomegalie wegen defekter Glucose-6-Phosphatase.

KPG-Auslösemechanismus Enzymdefekt macht die Hepatozyten (und renalen Hauptstückepithelien) unfähig aus gespeichertem Glykogen Glukose zu bilden: Das führt zur Hypoglykämie und Glucose-6-Phosphat-Anhäufung. Dieses dient v. a. der anaeroben Glykolyse und bewirkt einen Lactatanstieg gefolgt von einer Laktatazidose. Folgen davon:
- Hyperurikämie (▶ Kap. 8.5.1) wegen gehemmter Harnsäureausscheidung und
- Hyperlipidämie (▶ Kap. 8.3.1) wegen Fettmobilisation.

FPG-Reaktionsfolge Auslösung eines »Speicherungsmusters«, indem die Hepatozyten und Tubulusepithelien in Zytoplasma und Zellkern (»Glykogen-Lochkerne«) Glykogen speichern und dadurch sich pflanzenzellähnlich aufblähen. Als Folge sind Leber und Nieren unter dem Bilde einer Hepatorenomegalie gelb-braun vergrößert (Leberbiopsie!). Hinzu kommt ein Puppengesicht aufgrund des persistierenden Bichat-Wangenfettpfropfes, oft zusätzlich noch Fettnacken.

> **Klinik**
>
> **Therapieprinzip:** kontinuierliche Kohlehydratzufuhr, Gichtprophylaxe.

> ⊙ **Diagnostik:** Leberbiopsie

8.1.1.2   Glykogenose Typ II

DEF (Syn.: Morbus Pompe), seltene, generalisierte, lysosomale Glykogenose mit Muskelschwäche wegen defekter saurer α(1,4)-Glucosidase in Lysosomen von Hepatozyten, Herz- und Skelettmuskelzellen, Gehirn und Lymphozyten. Häufig in Südchina!

KPG-Auslösemechanismus Der lysosomal bedingte Glykogen-Abbaublock bewirkt einen lysosomalen Glykogenanstau mit Umwandlung der Parenchymzellen in spinnenförmige Glykogen-Speicherzellen (Arachnozyten). Dies zieht eine speicherungsbedingte Zellschädigung mit Auslösung einer »numerischen Atrophie« (▶ Kap. 6.1) und eines »Speicherungsmusters« nach sich. Daraus resultiert eine kompensatorische Hypertrophie der residualen Zellen v. a. in Herz-, Skelett- und Zungenmuskulatur.

FPG-Reaktionsfolgen
- **Herz:** vergrößert und insuffizient (sekundäre Kardiomypopathie, ▶ Kap. 24.1.2).
- **Zunge:** teils groß und plump (Makroglossie).
- **Skelettmuskulatur:** periphere Hyporeflexie wegen enzymatischer Myopathie, ▶ Kap. 76.2.5.

> **Klinik**
>
> **Therapieprinzip:** proteinreiche Nahrung, rekombinante, saure α-Glukosidase (Myozyme).

> ⊙ **Diagnostik:** Myokardbiopsie

8.1.1.3   Glykogenose Typ III

DEF (Syn.: Morbus Forbes, Grenzdextrinose), seltene Glykogenose mit Kardiohepatomegalie und Muskelschwäche wegen defekter Amylo-1,6-Glucosidase (Entzweigungsenzym) in Herz-, Skelettmuskelzellen, Hepato-, Enterozyten. Häufig auf den Färör-Inseln!

KPG-Auslösemechanismus Glykogenspeicherung in Hepatozyten und Muskelzellen mit Auslösung einer numerischen Atrophie (▶ Kap. 6.1.1.2) und kompensatorischer Hypertrophie.

FPG-Reaktionsfolgen
- **Hepatomegalie**
- **sekundäre Kardiomyopathie** mit Herzinsuffizienz (▶ Kap. 24.1.2)
- **Skelettmuskelschwäche** (Hypotonus) wegen enzymatischer Myopathie (▶ Kap. 76.2.5).

> **Klinik**
>
> **Therapieprinzip:** proteinreiche Nahrung, u. U. Pfortaderumgehung.

> ⊙ **Diagnostik:** Muskelbiopsie

> 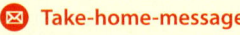 **Take-home-message**
>
> Glykogenoseverdacht bei Kleinkind mit Herzinsuffizienz ohne Vitium.

8.1.2   Diabetes mellitus (DM)

DEF (Syn.: Zuckerkrankheit), Sammelbegriff für sehr häufige, chronische Stoffwechselstörungen mit konsekutiver Verwertungsstörung der Glukose wegen relativen oder absoluten Insulinmangels (Hypoinsulinismus) und konsekutiver Erhöhung des Blutzuckerspiegels.

- **Primär-DM:**
  - Typ I-DM: Insulinmangel wegen Inselschädigung durch autoaggressive Entzündung,
  - Typ II-DM wegen Funktionsstörung der insulinbildenden Zellen,
  - mitochondrialer DM wegen Glukokinasemangel.
- **Sekundär-DM:** Insulinmangel wegen
  - Inselschädigung bei Pankreasläsionen wie Pankreatitis, Hämochromatose, Mukoviszidose (▶ Kap. 9.2.1.1).
  - Überproduktion von Kortison oder STH mit insulingegenläufiger Wirkung.

8.1.2.1   DM Typ I

(Syn.: juveniler DM, insulinabhängiger DM).

KPG Autoaggressiv-lymphozytäre Insulitis bei genetischer, nichtfamiliärer Prädisposition (HLA-DR4 und/oder 3) mit Unterstützung autoreaktiver T-Lymphozyten und Inselzell-Antikörpern.

FPG Durch diesen Prozess werden die B-Inselzellen bei erhaltenen glukagonbildenden Zellen zerstört. Es resultiert ein insulinabhängiger DM.

> **Klinik**
> **Therapieprinzip:** Insulingaben.

8.1.2.2   DM Typ II

(Syn.: Erwachsenen-DM, Alters-DM), Typ IIa ohne Adipositas, Typ IIb mit Adipositas.

KPG Die B-Inselzellen bilden zusammen mit Insulin das Amylin (Insel-Amyloid-Polypeptid). Dieses kondensiert zu AE-Amyloid, welches die Inselfunktion »erstickt«. Außerdem sind die peripheren Erfolgsorgane gegenüber Insulin resistent (Endorganresistenz).

FPG Durch diesen Prozess resultiert ein insulinunabhängiger DM, ohne dass insulin- und glukagonbildende Zellen zerstört werden.

> **Klinik**
> **Therapieprinzip:** Sulfonylharnstoff.

8.1.2.3   DM-Folgekrankheiten

KPG-Hauptauslösemechanismen

Nichtenzymatische Glykosylierung: Glukose hängt sich je nach Blutglukosespiegel reversibel an Aminogruppen von Proteinen, dadurch entstehen Glykosylierungsprodukte. Sie werden in der Extrazellulärmatrix zu sog. advanced glycosylation end products (AGE) prozessiert. Dies hat folgende Konsequenzen:

- **Rezeptorbindung:** Durch eine Aktivierung von growth factors resultiert eine diabetische Embryo-Fetopathie (▶ Kap. 15.6.1): Durch Interferenz mit den Chemotaxin-Rezeptoren bleibt die Neutrophilenanlockung ins Entzündungsgebiet aus. Daraus resultieren eitrig-abszedierende Entzündungen und Pilzinfektionen (vor allem mit Candida albicans).
- **Proteinvernetzung:** AGE-vernetzte Proteine (wie Kollagen) lagern sich in der Gefäßwand ab. Daran bleiben nicht glykolysierte Plasmaproteine wie Lipoproteine und Cholesterin hängen und initiiert eine
  - **diabetische Makroangiopathie** unter dem Bilde einer Atherosklerose (▶ Kap. 17.1.1.1) mit nachfolgender peripherer arterieller Verschlusskrankheit (paVK).

Die AGE-vernetzten Proteine (Basalmembran-Kollagene) liegen funktionslos in der Extrazellulärmatrix, verbreitern die Basalmembran der Endstrombahn und machen sie unter dem Bilde einer

  - **diabetischen Mikroangiopathie** durchlässig. Dies hat folgende Konsequenzen:
    - **Retinopathia diabetica** (Spätkomplikation) mit Bildung von Kapillaraneurysmen und einer Arteriolosklerose → Mikroinfarkte mit Retinitis → Glaskörperschrumpfung → Netzhautablösung (Amotio);
    - **diabetische Glomerulosklerose** (Kimmelstiel-Wilson-Syndrom, ▶ Kap. 49.4.1).

Polyolbildung: Glukose-»Überschwemmung« der insulinunabgängigen Gewebe wie Nerven, Augenlinse, Nieren, Leber, Blutgefäße bei diabetischer Hyperglykämie. Die Glukose wird via Aldosereduktase zu Sorbitol (Polyol) und Fruktose verstoffwechselt. Durch die Polyolanreicherung schwellen die Zellen osmotisch an. Dies hat folgende Konsequenzen:

- **Cataracta diabetica** (Augenlinsentrübung) wegen osmotischer Linsenepitheldegeneration und Auslösung einer »epithelio-mesenchymalen Transition«

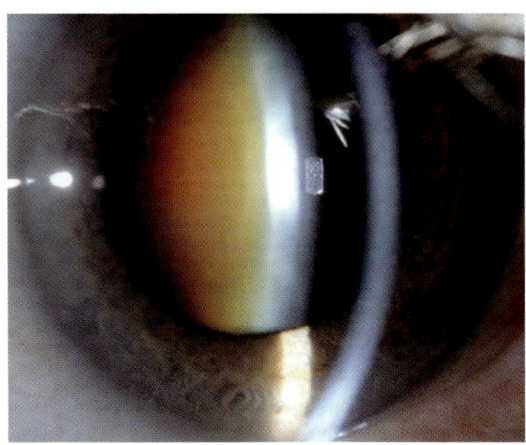

■ **Abb. 8.1.** Diabetische Katarakt

(▶ Kap. 6.3) mit Übergang in ein «fibrodestruktives Muster» (■ Abb. 8.1, ▶ Kap. 2.4.2).
– **Diabetische (Poly-)Neuropathie:** nach 25-jähriger DM-Dauer bei 50% der Patienten, Funktionsstörung der Perizyten und Schwann-Zellen mit nachfolgender Axon- und/oder Markscheidenzerstörung → Hyporeflexie, Tiefensensibilitätsstörung.

Klinik	

Therapieprinzip: Insulin, Diät, Kontrolle des glykolisierten Hb.

8.1.3 Galaktosämie

DEF Seltener vererbter Defekt eines Galaktoseverwertungsenzyms mit Leber-, Gehirn- und Linsenschädigung wegen Galaktose-1-Phosphat-Uridyltransferase-Defekt.

KPG-Auslösemechanismus Enzymdefekt, deshalb wird Galaktose nicht in Glukose umgewandelt (keine Galaktoseverwertung). Galaktose-1-Phosphat und sein Umwandlungsprodukt (Galaktitol) staut sich in Leber, Niere, Gehirn, Nebenniere, Augenlinsen, Erythrozyten und Amnionepithel an. Es bewirkt eine osmotische Zellschädigung und interferiert mit der Zerebrosidsynthese.

FPG-Reaktionsfolge
– **Leber:** Hepatozytenverfettung mit entzündlichem Hepatozytenuntergang, dadurch Auslösung eines »metabolisch-toxischen Entzündungsmusters« (▶ Kap. 8) mit nachfolgender Fettleberhepatitis (Steatohepatitis, ▶ Kap. 45.5.1.2). Sie stößt ein »fibro-

destruktives Muster« (▶ Kap. 2.4.2) an, das in eine Leberzirrhose (Speicherzirrhose) mündet.
– **Niere:** renotubuläre Transportstörung → Aminoazidurie (Fanconi-Syndrom).
– **Auge:** Galaktosekatarakt (Spätkomplikation).
– **Gehirn:** Myelinisierungsstörung → geistige Entwicklungsverzögerung.

Klinik	

Therapieprinzip: Galaktose- resp. Laktose-freie Diät.

8.2 Lipide

8.2.1 Malassimilation

> **Glossar**
> **Sprue:** entzündliche Darmerkrankung mit meist totaler Zottenatrophie wegen Unverträglichkeit des Weizenkleberproteins (Gluten).
> **Glutensensitive Enteropathie:** Sammelbegriff für Darmerkrankung bei Patienten mit Glutenunverträglichkeit.
> **Morbus Whipple:** Darmerkrankung mit bakteriell durch Tropheryma whipplei ausgelöster Störung des lymphogenen Fetttransportes, oft mit Allgemeinsymptomatik.

DEF Sammelbegriff für variabel häufige Krankheiten, bei denen
– die Resorption der Nahrungsstoffe (v. a. Neutralfette) aus dem Darmlumen oder
– deren Ableitung ins intestinale Lymphsystem gestört ist.

8.2.1.1 Maldigestion
Störung der intestinalen Fettverdauung wegen
– Gallesäuremangel (hepatogen, Cholepathien),
– Lipasemangel (pankreatogen, Pankreatopathien),
– fehlender Lipaseaktivierung (gastrogen, Gastrektomie).

8.2.1.2 Malabsorption
Störung des Fetttransports durch die Intestinalschleimhaut aufgrund
– infektiöser (tropische Sprue, Morbus Whipple),
– autoaggressiver (glutensensitive Enteropathie, ▶ Kap. 41.5.4.1),
– enzymatischer (Laktasemangel in Enterozyten → Gärungsdurchfälle),
– dysproteinämischer (A-β-Lipoproteinämie, ▶ Kap. 8.3.1.1) Ursache.

8.2.1.3 Intestinale Lymphabflussstörung

Wegen infektiöser Ursache: Morbus Whipple
(▶ Kap. 41.5.2.3).

8.2.2 Verfettungsmuster

> **Glossar**
>
> **Lipophagen**
> - **Schaumzellen:** histologischer Begriff für Histio-
>   zyten/Makrophagen mit lipidvakuolenreichem
>   Zytoplasma nach Lipidphagozytose.
> - **Fettkörnchenzellen:** histologischer Begriff für
>   Mikrogliazellen mit lipidvakuolenreichem Zyto-
>   plasma nach Myelinphagozytose

DEF **Fettige Degeneration:** Zustand mit abnormer
Fettspeicherung wegen Missverhältnis von Fettangebot
und -nachfrage.

8.2.2.1 Mastfettsucht

KPG-Auslösefaktor Alimentäres Fettüberangebot,
dadurch Überforderung des Fetttransportes und -ab-
baus mit resultierender läppchenperipherer Leberverfettung.

8.2.2.2 Transport-Verfettung

KPG-Auslösefaktoren
- **Endokrin:** Adrenalinstoß, Insulinmangel → Fettmobilisation,
- **nutritiv:** Mangelernährung → sekundäre Hypoli-
  poproteinämie → Fetttransportstörung.

Daraus resultiert eine läppchenzentrale Leberverfettung.

8.2.2.3 Resorptions-Verfettung

KPG-Auslösefaktoren Vermehrter örtlicher Lipidan-
fall wegen Einwirkung folgender Prozesse:
- **Nekroseelimination** (▶ Kap. 5.5) bei Hirnerwei-
  chungsherd mit Myelinscheidenzerfall, bei chronischem Abszess mit Neutrophilenzerfall, bei Fettgewebsnekrose,
- **Hypercholesterinämie** (▶ Kap. 8.3.2).

FPG-Reaktionsfolge Lipidphagozytose durch Ma-
krophagen/Mikroglia mit Umwandlung derselben zu
histiozytären Schaumzellen (◘ Abb. 8.2) oder gliösen
Fettkörnchenzellen; dadurch wird ein »Nekroseeliminationsmuster« (▶ Kap. 5.5) eingeleitet.

8.2.2.4 Retentions-Verfettung

KPG-Auslösefaktoren
- **Hypoxie** (▶ Kap. 7.1) mit verminderter Fettsäure-
  oxidation bewirkt eine läppchenzentrale Leber-
  oder fleckförmige Myokardverfettung v. a. in Nähe
  von Z-Streifen und Mitochondrien unter dem Bilde
  einer sog. Myokardtigerung (v. a. im Papillarmuskel, ◘ Abb. 8.3),
- **Enzymmangel:** Mangel an Fettverwertungsenzy-
  men,
- **Intoxikation:** Zellschädigung (z. B. Alkohol!), dadurch Verfettung zentrolobulärer Hepatozyten mit
  Auslösung eines »metabolisch-toxischen Entzündungsmusters« (▶ Kap. 7).

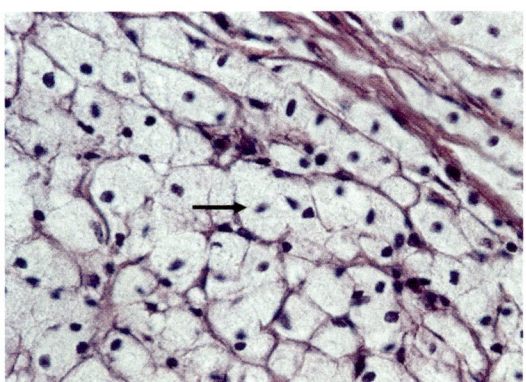

◘ **Abb. 8.2.** Ansammlung von Schaumzellen (Lipophagen,
fettresorbierende Histiozyten, Vergr. 100, HE)

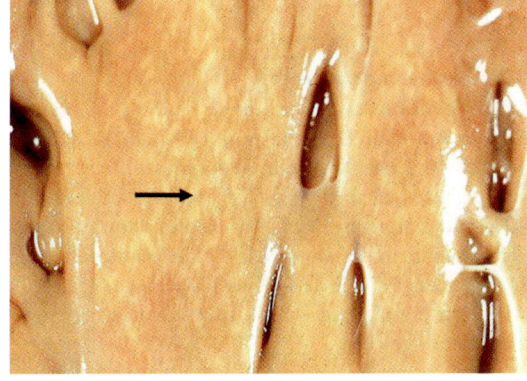

◘ **Abb. 8.3.** Hypoxische Retentionsverfettung des Myokards
unter dem Bilde der Myokardtigerung. Farbe: lipochromes Gelb

8

Wissensvertiefung

Alkoholkrankheit als Retentionsverfettung

Häufige Suchtkrankheit infolge Abhängigkeit von der legalen Droge Ethanol (EtOH).

Alkoholstoffwechsel: EtOH-Resorption im oberen Magen-Darm-Trakt → rasche EtOH-Verteilung in allen Geweben → Leber: konstanter EtOH-Abbau (100 mg/h kgKg) durch EtOH-Dehydrogenase des Cytosols, Katalase der Peroxisomen und EtOH-oxidierendes mikrosomales Enzymsystem → Bildung von Acetaldehyd → Oxidation zu Acetyl-CoA → Acetyl-CoA und vermehrt anfallendes $NADH_2$ → Weiterverwendung für Fettsynthese → Abbau des Acetyl-CoA im Zitratzyklus zu CO_2 und H_2O.

KPG-Reaktionsfolge der EtOH-Toxizität:

- Acetaldehyd (toxischer EtOH-Metabolit) → Hemmung der ribosomalen und mitochondrialen Eiweißsynthese → Zellschädigung.
- Hypovitaminose wegen »Flüssigernährung« des Alkoholkranken → chronischer Protein-, Vitaminmangel (v. a. Vitamin-B-Komplex) → Gehirn- und Leberschäden (▶ Kap. 74.6.2.1, ▶ Kap. 74.7.1).

8.2.3 Adipositas

Glossar

Leptin: Fettzellhormon, Produkt des Obesity-Gens. Es reduziert die Nahrungsaufnahme und steigert den gesamten Energieverbrauch.

DEF (Syn.: Fettsucht), Sammelbegriff für häufige Zunahme der Fettmasse mit Überschreiten des Normalgewichtes um 20%.

- **Primär:** ohne erkennbare Grundkrankheit,
- **sekundär** wegen endokriner/zerebraler Erkrankung.

KPG-Auslösemechanismus

Primäre Adipositas: verminderte Bindung von Leptin an Rezeptoren im Hypothalamus (weshalb?). Dadurch wird das hypothalamische Sättigungszentrum nicht mehr gedrosselt und vermehrt Leptin gebildet. Dies steigert das Hungergefühl. Das ebenfalls von den Fettzellen gebildete Resistin bewirkt eine Insulinresistenz, sodass in der Peripherie die Glukose weniger verwertet wird. Das Resultat ist eine Zunahme von Körperfettmasse und -gewicht.

Klinik	
Therapieprinzip: Leptin-Antagonisten in Erprobung.	

8.3 Lipoproteine

Glossar

Lipidämie: milchiges Blutserum wegen Tyndall-Effekt (▶ Kap. 3.1) an Lipoproteinpartikeln

Lipaemia retinalis: milchiger Aspekt der Retinalvenen und -arterien

Touton-Riesenzelle: mehrkernige Zelle mit schaumigem Zytoplasma und zellperipherem Kernkranz

Retinitis pigmentosa: (Syn.: Retinopathia pigmentosa), erblich-metabolisch-bedingte Rezeptordystrophie mit Netzhautdegeneration und v. a. peripherer Pigmentablagerung (◘ Abb. 8.4) → Nachtblindheit → röhrenförmiges Gesichtsfeld → Amaurose (Erblindung)

Lipoprotein-Transportroute: HDL und LDL passieren Endothelschranke → gelangen in die Arterienwandmedia → dort Phagozytose durch Myozyten. HDL nimmt Cholesterin aus entsprechenden Speicherzellen auf → Abtransport zur Leber → dort Verstoffwechslung

Schaumzellen: histologischer Begriff für Histiozyten/Makrophagen mit fettvakuolenreichem Zytoplasma nach Lipidphagozytose (schaumiger Aspekt)

8.3.1 Hypolipoproteinämie

DEF Sammelbegriff für sehr seltene erbliche, durch erbliche Synthesedefekte des Lipoprotein-A/-B bedingte Krankheiten mit verminderten Serumwerten des entsprechenden Lipoproteins.

Häufiger sind die sekundären Hypolipoproteinämien aufgrund verminderter Synthese, verminderter

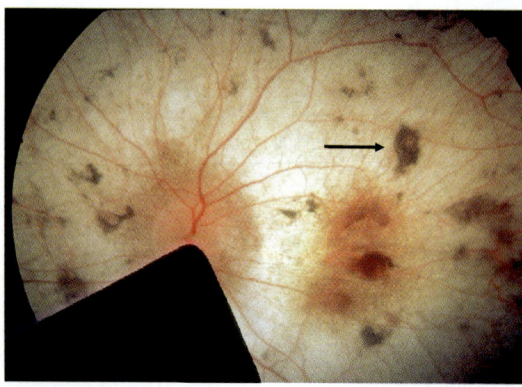

◘ **Abb. 8.4.** Retinitis pigmentosa (Augenhintergrund)

Resorption (Malabsorption), verstärkten Abbaus (Hyperthyreose).

⊙ **Diagnostik:** Lipidelektrophorese

8.3.1.1 A-β-Lipoproteinämie

DEF (Syn.: Bassen-Kornzweig-Syndrom), Krankheit aufgrund Synthesestörung von Apo-B-Protein.

KPG-Auslösemechanismus Fehlende β-Lipoproteinbildung mit konsekutiver Abtransportstörung resorbierter Fette einschließlich Cholesterins.

FPG-Reaktionsfolgen
- **Malabsorptionssyndrom** mit Hypolipidämie,
- **Membransynthesestörung** → stechapfelförmige Erythrozytendeformierung (Akanthozytose, ◻ Abb. 8.5),
- **Myelinisierungsstörung** → Neuropathie, Retinitis pigmentosa.

8.3.1.2 An-α-Lipoproteinämie

DEF (Syn.: Tangier-Krankheit), Krankheit aufgrund fehlenden HDLs im Blutserum.

KPG-Auslösemechanismus Das HDL-Defizit behindert den Cholesterinexport aus Makrophagen in die Leberparenchymzellen.

FPG-Reaktionsfolge
- Hohe Blut-Cholesterinwerte bewirken ein »Verfettungsmuster«,
- Cholesterinoleat-Speicherung in Zellen des Makrophagensystems mit Schaumzellbildung und in

Schwann-Zellen, danach Auslösung einer Neuropathie.

8.3.2   Hyperlipoproteinämien (HLP)

Glossar

Atherosklerose: von Intima auf Media übergreifende Arterienerkrankung mit herdförmiger Lipidansammlung (Athero-) und diffuser Faserbildung (Sklerose).
Xanthome: Tumorförmige gelbe Hautherde aus Lipophagen, die z. T. zu Touton-Riesenzellen fusionieren. Makroskopische Xanthom-Typen:
- **plane Xanthome:** flach (Palmarfalten),
- **tuberöse Xanthome:** knotig (Ellbogen, Knie, Finger; ◻ Abb. 8.6),
- **eruptive Xanthome:** klein-papulär, kommen und gehen je nach Lipidspiegel (Rumpf).
Xanthelasma (gr. = gelbe Platte): gelbe, plattenartige Lipidansammlung im Augenlidbereich.
Akute nichtinfektiöse Pankreatitis: autodigestiv beginnende Entzündung mit sekundär resorptivleukozytärer Überlagerung.

DEF Sammelbegriff für sehr häufige Fettstoffwechselstörungen mit pathologisch erhöhten Serumwerten für Lipidtransportproteine und konsekutiver Gewebsverfettung.
Einteilungskriterien der HLP sind
- Lipoproteinkonzentration (Fredrickson-Einteilung, ▶ Kap. 8.3.2.1–▶ Kap. 8.3.2.5) und
- Gesamtlipidkonzentration und Stoffwechselstörung.

Die HLP-Einteilung nach Fredrickson kann sich im Verlaufe der Erkrankung und unter Therapie ändern.

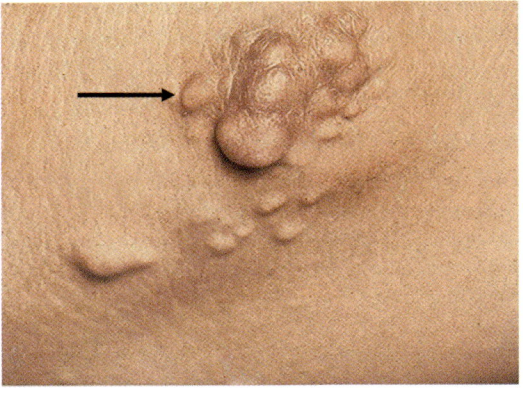

◻ **Abb. 8.5.** Stechapfelförmige Erythrozytenverformung (Akanthozyt) bei A-β-Lipoproteinämie

◻ **Abb. 8.6.** Tuberöse Xanthome im Ellbogenbereich

KPG-Auslösefaktoren
- **Kongenital:** genetische Defekte,
- **erworben:** Diabetes mellitus, Alkoholkrankheit, primär-biliäre Leberzirrhose, nephrotisches Syndrom und Hypothyreose.

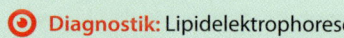

Diagnostik: Lipidelektrophorese

Klinik

Therapieprinzip: v. a. Statine.

8.3.2.1 HLP Typ I

DEF HPL wegen erblichen Defekts der Lipoproteinlipase.

KPG-Auslösemechanismus Durch den Lipoproteinlipasemangel wird der Chylomikronenabbau und damit der Abtransport der Triglyzeride aus dem Blut verzögert. Es folgt eine Hyperchylomikronämie und Hypertriglyzeridämie.

FPG-Reaktionsfolge
- Xanthome,
- Hepatosplenomegalie,
- Lipaemia retinalis,
- rezidivierende Pankreatitis, wegen Auslösung eines »metabolisch-toxischen Entzündungsmusters«.
Kein erhöhtes Atheroskleroserisiko.

8.3.2.2 HLP Typ V

DEF und KPG Hyperchylomikronämie (Ursache?) mit hohem Atherosklerose- und Herzinfarktrisiko bei erhöhter VLDL-Konzentration und gering erhöhtem Serumcholesterinspiegel (selten!). Rezidivierende Pankreatitis wegen Auslösung eines »metabolisch-toxischen Entzündungsmusters«.

FPG-Reaktionsfolge HLP Typ I.

8.3.2.3 HLP Typ IV

DEF und KPG Hypertriglyzeridämie mit erhöhtem Atherosklerose-Risiko wegen
- erblichen Defekts oder
- symptomatisch defizienten VLDL-Abbaus (sekundäre HLP).

FPG-Reaktionsfolge Keine Xanthome, keine Pankreatitis.

8.3.2.4 HLP Typ III

DEF und KPG Ein Gendefekt des Apolipoprotein-E vermindert seine Bindungsaffinität für den hepatozellulären LDL-Rezeptor. Dadurch werden endozytotisch kein VLDL und Chylomikronen aufgenommen, sodass sich abnormes VLDL im Blut anstaut (Dys-β-Lipoproteinämie).

FPG-Reaktionsfolge Xanthome und erhöhtes Atheroskleroserisiko.

8.3.2.5 HLP Typ II

DEF und KPG Mutationsbedingter LDL-Rezeptormangel v. a. in Fibroblasten und Gefäßwandmyozyten verhindert die Cholesterin-Aufnahme. Folge davon ist eine Hypercholesterinämie mit Auslösung eines »Verfettungsmusters«.

FPG-Reaktionsfolgen
- Tuberöse Xanthome (■ Abb. 8.6) und Xanthelasma,
- Kornea-Fettring (Arcus lipoides corneae),
- frühzeitige Atheroskleroseentwicklung.

8.4 Sphingolipide

Sphingolipidose
DEF Sammelbegriff für sehr seltene lysosomale Speicherkrankheiten.

8.4.1 Glukosylzeramidlipidose

DEF (Syn.: Morbus Gaucher), Gruppenbezeichnung für seltene Zerebrosid-Speicherkrankheiten.

KPG-Auslösemechanismus Erblicher Aktivitätsverlust (-defekt) der lysosomalen β-Glucosidase (Cerebrosidhydrolase) in Makrophagen, Endothel- und Nervenzellen. Dadurch werden phagozytierte Zellmembranen (v. a. von Erythrozyten) unvollständig abgebaut. Die Makrophagen häufen das mikrotubuläre, zerebrosidhaltige Restmaterial in lysosomalen Verdauungsvakuolen an und werden so zu sog. Gaucher-Zellen mit einem charakteristischen, seidenpapierartig geknittert imponierenden Zytoplasma (■ Abb. 8.7). Ähnliche Veränderungen finden sich auch in Nerven- und Endothelzellen.

FPG-Reaktionsfolgen
- **Organvergrößerung** (▶ Kap. 2.4.1.2) von Leber, Milz, Lymphknoten in Form einer Hepatosplenomegalie mit Panzytopenie (Mangel an allen 3 Blutzelllinien im peripheren Blut) wegen vermehrter Blutzell-

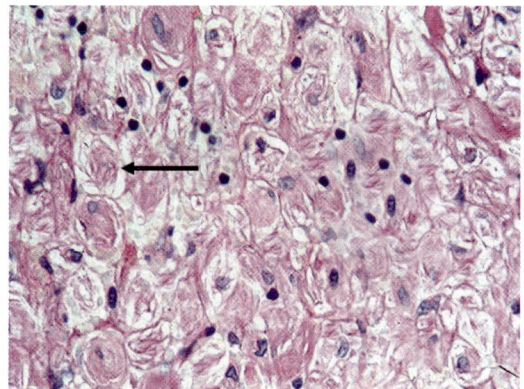

Abb. 8.7. Gaucher-Zellen: Das Speichermaterial (Pfeil) gibt dem Zytoplasma einen seidenpapierartig geknitterten Aspekt (Vergr. 75, PAS)

hamsterung und Blutzellabbau und in Form einer Lymphadenie (Lymphknotenvergrößerung).
- **Knochenmark-Speicherherde** (bei adulter Form) → Osteoporose mit verdrängungsbedingter Panzytopenie.
- **Gehirnentmarkung** (bei infantiler Form): Ansammlung von Gaucher-Zellen in Virchow-Robin-Räumen (Teil der Blut-Hirn-Schranke in Form liquorgefüllter Spalträume um Gehirnarterien/-venen zwischen Gefäßwand und Gliagrenzmembran) und in perivaskulärem Bindegewebe. Speicherung toxischer Zerebroside in Ganglienzellen mit konsekutiver Apoptose. Daraus resultieren Entmarkungsschäden v. a. in Nucleus dentatus, Thalamus und Großhirnrinde.

⊙ **Diganostik:** Leberbiopsie

Klinik

Therapieprinzip: Enzymersatztherapie mit Imiglucerase (Cerezym), Glukozerebrosiddsynthesehemmung mit Miglustat (Zavescan).

8.4.2 Sphingomyelinlipidose

DEF (Syn.: Morbus Niemann-Pick), Gruppenbezeichnung für sehr seltene lysosomale Speicherkrankheit wegen defekten Sphingomyelinabbaus.

KPG-Auslösemechanismus je nach Typ:
- **Typ II:** ohne bekannten Enzymdefekt → Exitus letalis im Kindesalter.

- **Typ I:** erblich defektes Sphingomyelinase-Isoenzym in Makrophagen, Glia- und Ganglienzellen. Dadurch speichern sie intralysosomal Sphingomyeline (und Cholesterol) und werden zu Schaumzellen.

FPG-Reaktionsfolge (Bei Typ I):
- **Leber-Milz:** Hepatosplenomegalie mit gelb-weißer Schnittfläche und Speicherzellnestern.
- **Gehirn:** speicherungsbedingte Ganglienzell-Ballonierung mit nachfolgender Neurodegeneration und Atrophie der weißen Hirnsubstanz.

Dazu kommen noch Veränderungen wie bei der Tay-Sachs-Krankheit (▶ Kap. 8.4.3).

8.4.3 Morbus Tay-Sachs

DEF (Syn.: amaurotische Idiotie), seltene lysosomale Speicherkrankheit aus der Gruppe der GM_2-Gangliosidosen.

KPG-Auslösemechanismus (Insbesondere) Glia- und Ganglienzellen speichern wegen der erblich defekten β-N-Acetylgalaktosaminidase zwiebelschalenartig geschichtetes GM_2-Monosialoganglosid in ihren Lysosomen, sodass ihr Zytoplasma vakuolär umgewandelt wird. Schließlich gehen die betroffenen Neurone mit Astrozytenvermehrung und Fasergliose v. a. im Neokortex apoptotisch unter.

FPG-Reaktionsfolgen
- **Demyelinisierung** von weißer Substanz und Rückenmark mit Achsenzylinderuntergang, dadurch Gehirnatrophie mit Rindenverschmälerung. Resultat: mentale Retardierung und spastische Parese, deshalb zentrale Muskelrelaxation zur Vermeidung einer Muskelfibrosierung über eine »muskulomesenchymale Transition«.
- **Retinopathie:** Neuronenuntergang in der Retina. Resultat: Erblindung (Amaurose) und Retinaverdünnung mit deshalb durchschimmernder Chorioidea unter dem fundoskopischen Bilde eines sog. kirschroten Flecks.

8.4.4 GM_1-Gangliosidose

DEF (Syn.: Morbus Tay-Sachs mit viszeraler Beteiligung), Gruppenbezeichnung für sehr seltene lysosomale Speicherkrankheit mit GM_1-Gangliosidspeicherung.

KPG-Auslösemechanismus Aufgrund eines erblichen Defekts einer am Glykosaminoglykanabbau beteiligten β-Galaktosidase speichern die Ganglienzellen der grauen Hirnsubstanz intralysosomal-vakuolär GM_1-Ganglioside, während die Zellen des Makrophagensystems saure Proteoglykane speichern und sich dadurch zu Schaumzellen umwandeln und die Fibroblasten unfähig sind das Elastin ordentlich zusammenzusetzen.

FPG-Reaktionsfolge
- **Gehirn:** Tetraspastik, Ataxie, Krampfanfälle.
- **Retinopathie** (wie bei Morbus Tay-Sachs).
- **Speicherorgane:** Renohepatosplenomegalie.
- **Skelettdeformierung** (Kyphoskoliose).

8.5   Nukleotide

8.5.1   Hyperurikämie

DEF (Syn.: Gicht), Sammelbegriff für insgesamt sehr häufige, angeborene/erworbene Purinstoffwechselstörungen mit hohen Harnsäurewerten im Blut.

8.5.1.1   Primärgicht
DEF Gruppenbezeichnung für familiäre Purinstoffwechselstörungen mit klinischen Symptomen wegen Uratkristallablagerung im Gewebe.

■ Kindergicht
DEF (Syn.: Lesch-Nyhan-Syndrom), sehr seltener erblicher Defekt der Hypoxanthin-Guanin-Phosphoribosyltransferase.

KPG-Auslösemechanismus Enzymdefekt, dadurch Hypoxanthinmangel mit reaktiver Enthemmung der Purinsynthese und nachfolgender Hyperurikämie. Daraus resultiert eine Harnsäurenephropathie (▶ Kap. 49.4.2) mit zerebraler Bewegungsstörung und aggressiver Selbstverstümmelung.

■ Erwachsenengicht
DEF Sehr häufiger Defekt im Purinstoffwechsel mit Gichtsymptomatik im Erwachsenenalter bei meist multifaktoriell vererbter Veranlagung in Form von:
- **renaler Harnsäure-Ausscheidungsstörung** oder
- **gesteigerter Harnsäure-Synthese** wegen
  - endogener Aktivitätserhöhung von Purinbasen-Recycling-Enzymen mit Harnsäure-Syntheseenthemmung oft provoziert durch
  - alimentäre Purinbasenzufuhr.

FPG-Reaktionsablauf Hyperurikämie mit Uratauskristallisierung im Gewebe. Die Uratkristalle werden durch Neutrophile phagozytiert. Diese setzen dabei Proteasen frei, welche proteolytisch den Gerinnungsfaktor XII, das Kallikrein-, Kinin- und Komplementsystem aktivieren. Dadurch entstehen gegenseitig sich aktivierende Entzündungsmediatoren. Sie lösen ein »metabolisch-resorptives Entzündungsmuster« aus, das von heftigen Schmerzattacken begleitet wird.

> ✉ **Take-home-message**
> Ohne Neutrophile keine Gichtattacken!

> ✉ **Take-home-message**
> Urat-Ablagerungsorte: Gelenkkapsel, Synovialis, Sehne, Sehnenscheide, Niere, Ohrmuschel.

> **Klinik**
>
> **Folgekrankheiten** der Erwachsenengicht:
> - Kristallablagerungsarthritis (Arthritis urica,
>   ▶ Kap. 78.2.1.1),
> - Harnsäurenephropathie (Gichtniere,
>   ▶ Kap. 49.4.2).

8.5.1.2   Sekundärgicht
DEF Gruppenbezeichnung für insgesamt häufige Hyperurikämiezustände wegen anderweitiger, bekannter Stoffwechselstörungen.

KPG-Auslösemechanismen
- **Glucose-6-Phosphatase-Mangel** mit Hemmung der Harnsäure-Ausscheidung.
- **Zellzerfall** → exzessive Harnsäurebildung bei Leukämien (Blutzellkrebs), hämolytischen Anämien, oder nach Tumorchemotherapie.
- **Niereninsuffizienz** → reduzierte Harnsäure-Ausscheidung.

> **Klinik**
>
> **Therapieprinzip** der Gicht: Diät, nichtsteroidale Antiphlogistika.
> - Akutstadium: Kolchizin → Mikrotubulipolymerisierung → Zytoplasmabewegungsblockade → Phagozytentätigkeitsstopp → keine Mediatorfreisetzung.
> - Chronisches Stadium: Urikolytika, Urostatika.

8.6   Aminosäuren

> **Glossar**
>
> **Spongiforme Dystrophie:** schädigungsbedingte schwammförmige Auflockerung des Gehirngewebes

Aminoazidurien

DEF Sammelbegriff für insgesamt wenig häufige Krankheiten mit pathologischer, enzymdefektbedingter Ausscheidung bestimmter Aminosäuren im Urin.

8.6.1   Phenylketonurie

DEF (Syn.: Oligophrenia phenylpyruvica, Morbus Fölling), häufigste Stoffwechselkrankheit wegen erblicher Inaktivität der hepatozellulären Phenylalaninhydroxylase.

KPG-Reaktionsfolge Enzymdefekt, dadurch keine Phenylalanin-Hydroxylierung in Parastellung, keine Tyrosinbildung und nur geringe Neurotransmittersynthese. Die vor dem Enzymblock angestauten Metabolite werden teilweise transaminiert und an atypischer Stelle oxidiert.

FPG-Reaktionsfolge
- **Pigmentarmut** von Haaren, Haut und Pupillen wegen kompetitiver Tyrosinasehemmung.
- **Hirnschädigung** (ohne diätetische Behandlung) mit verminderter Myelinisierung, z. T. mit Achsenzylinderuntergang und Gliavermehrung → spongiforme Dystrophie →geistige Entwicklungsverzögerung (daher obsolete Bezeichnung Oligophrenie) sowie Epilepsieneigung.
- **Haut:** »mäuseartiger Körpergeruch« wegen in Schweiß ausgeschiedener Indolessigsäure.

> ⊙ **Diagnostik**
> Pränatal: Amniozentese, postnatal: Guthrie-Test (Windel-Test).

> **Klinik**
>
> **Therapieprinzip:** Diät, Vermeidung von Aspartam-gesüßten »Light«-Produkten (Phenylalaninquelle).

8.6.2   Alkaptonurie

DEF (Syn.: Ochronose, Schwarzharnkrankheit), seltene erbliche Krankheit wegen fehlender Homogentisinsäure-Dioxygenase in Leber, Niere.

KPG-Reaktionsfolge Wegen des Enzymdefekts scheidet die Niere Homogentisinsäure aus. Sie oxidiert an der Luft (v. a. im alkalischen Bereich, Name!) zu einem chinoiden schwarzen Farbstoff. Im Gewebe polymerisiert dieser mittels der p-Diphenoloxidase zu einem chinoiden, schwarzbraunen Farbstoff (Ochronosepigment; ▶ Kap. 3).

FPG-Reaktionsfolge Das Ochronosepigment wird in der Extrazellulärmatrix von Knorpelgewebe, Intervertebraldisci, Sehnen, Aorta, Herzklappen und Skleren abgelagert und verfärbt diese Gewebe dunkelbraun (◘ Abb. 8.8). Daran schließt sich eine »numerische Atrophie« an. Sie führt zu einer Bindegewebsdegeneration mit verminderter Belastbarkeit.

> ⊙ **Diagnostik: Inspektion**
> Schwarze Urinflecken in Unterwäsche.

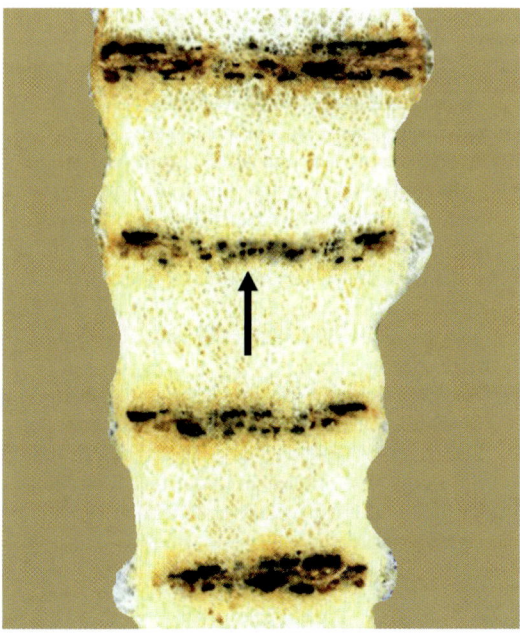

◘ **Abb. 8.8.** Ochronose-Pigmenteinlagerung (Pfeil) in Intervertebralscheiben (Mazerationspräparat)

8.6.3   Primäre Hyperoxalurie

DEF (Syn.: Oxalose), sehr seltene Krankheitsgruppe mit erblichen Enzymdefekten des Glycinstoffwechsels mit Harnsteinleiden wegen vermehrter renaler Oxalatausscheidung.

KPG-Auslösemechanismus je nach Subtyp:
- **Primäre Hyperoxalurie Typ I:** Mutationsbedingt werden die Glyoxylat-Aminotransferase-Elemente in den Mitochondrien anstatt in den Peroxisomen zusammengebaut. Dadurch wird Glyoxalat nicht zu Glycin transaminiert, sondern vermehrt zu Oxalsäure oxidiert oder zu Glykolsäure reduziert (glykolische Azidurie).
- **Primäre Hyperoxalurie Typ II:** Wegen eines Gendefekts der Glyoxalat-Reduktase staut sich in Hepatozyten β-Hydroxypyruvat an. Dieses wird zu L-Glyzerat reduziert und im Urin ausgeschieden. Diese Reaktion ist enzymatisch mit der Oxidation von Glyoxylat zu Oxalat gekoppelt und führt zur vermehrten renalen Oxalatausscheidung (L-glyzerische Azidurie).

FPG-Reaktionsfolge Bei neutralem und schwach alkalischem pH ist das Kalziumoxalat kaum löslich. Bei hoher Konzentration kristallisiert es im Interstitium von Niere, Skelettsystem, Knochenmark, Myokard und Testes aus und stößt dort folgende Prozesse an.
- **Nierensteinbildung** (Oxalatsteine) wegen Oxalurie mit begleitendem »Stenosemuster«.
- **Schädigung des proximalen Tubulus** wegen Oxalat-Rückresorption und -Auskristallisierung.
- »**Metabolisch-resorptive Entzündung**« um rosettenförmig gruppierte Oxalatkristalle im Interstitium (■ Abb. 8.9) und in Gefäßwänden der Niere unter dem Bilde einer tubulointerstitiellen Nierenentzündung (▶ Kap. 49.4.2). Sie führt mit der Zeit über ein »fibrodestruktives Muster« (▶ Kap. 2.4.2) zur Schrumpfniere.
- **Extrarenalmanifestation:** Oxalatablagerung in Myokard, Gelenken und Knochenmark mit Auslösung eines »metabolisch-resorptiven Entzündungsmusters« unter dem Bilde einer Kristallmyokarditis und einer gelenkversteifenden Kristallablagerungsarthritis.

> ◉ **Diagnostik:** Urinsediment
> Viereckige, doppelbrechende Tafelkristalle mit Malteserkreuzkonfiguration.

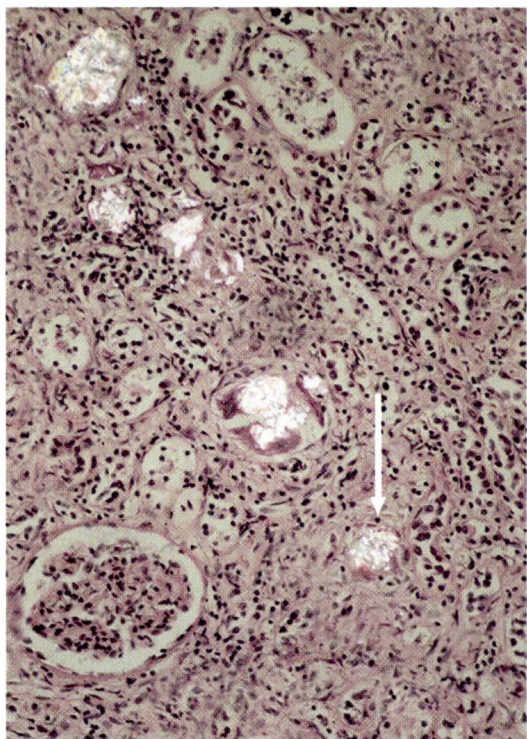

■ **Abb. 8.9.** Oxalose mit Ablagerung doppelbrechender Oxalatkristalle im Niereninterstitium und metabolisch-resorptivem Entzündungsmuster (Vergr. 75, HE Polarisationsoptik)

> **Klinik**
>
> **Therapieprinzip:** Vermeidung der Oxalatquellen (Spinat, Rosenkohl, grüne Bohnen, Karotten, Tomaten, Rhabarber, Kakao).

8.6.4   Homozystinurie (Typ I)

DEF Wenig häufige, erbliche Bindegewebskrankheit mit Linsenektopie, Langgliedrigkeit und Kardiovaskularschäden wegen (multifaktoriellem?) Cystathionin-Synthetasemangel.

KPG-Auslösemechanismus Enzymdefekt mit Anhäufung von Homocystin und Methionin und der Konsequenz, dass Cystin und Cystein exogen zugeführt werden müssen. Dadurch entstehen Homocystinmetabolite, welche die Aldolkondensation bei der Kollagen- und Elastinbiogenese blockieren und damit eine Marfan-Symptomatik (▶ Kap. 9.3.1) nach sich ziehen.

FPG-Reaktionsfolge

- **Subluxation der Augenlinse**,
- **erhöhtes Atheroskleroserisiko** wegen numerischer Myozytenatrophie mit Elastikafragmentierung und Endothelnekrosen, dadurch rezidivierende Thrombose mit nachfolgender Durchblutungsstörung,
- **Osteoporose** mit Marfan-Symptomatik,
- **Gehirnmindermyelinisierung:** dadurch geistige Entwicklungsverzögerung.

8.6.5   Zystinurie

DEF Seltene, erbliche Tubulopathie mit Urolithiasis (häufigste Aminoazidurie insgesamt!).

KPG-Auslösemechanismus Genmutation eines Membrantransporters für dibasische Aminosäuren, dadurch limitierte renotubuläre Rückresorption von Cystin (und Lysin, Arginin, Ornithin).

FPG-Reaktionsfolge Urinübersättigung mit Zystin, sodass es auskristallisiert. Folgen davon:
- **Nierensteinbildung** (Zystinstein) mit begleitendem »Stenosemuster«.
- **»Metabolisch-resorptives Entzündungsmuster«** unter dem Bilde einer tubulointerstitielle Nierenentzündung (▶ Kap. 49.4.2) wegen Kristallablagerung im Niereninterstitium (◻ Abb. 8.10). Sie führt mit der Zeit über ein »fibrodestruktives Muster« (▶ Kap. 2.4.2) zur Schrumpfniere.

> ⊙ **Diagnostik:** Urinsediment
> Farblose sechseckige Tafelkristalle.

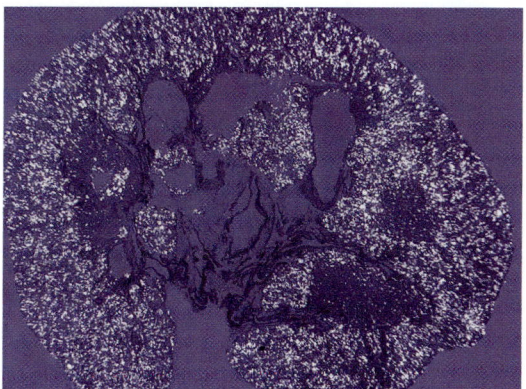

◻ **Abb. 8.10.** Zystinose-Niere mit doppelbrechenden Zystinkristallen (Polarisationsoptik)

> **Klinik**
>
> **Therapieprinzip:** methioninarme und cystinreiche Diät. Thromboseprophylaxe. Substitutionstherapie mit Pyridoxin (Vitamin B$_6$), dem Kofaktor der Zystathionin-Synthetase.

8.7   Harnstoffzyklus

> **Glossar**
>
> **Ammoniak:** NH$_3$ ist für viele Zellen, v. a. für Ganglienzellen und Astrozyten toxisch.

DEF Harnstoffzyklusstörungen sind extrem seltene Krankheiten wegen Enzymdefekten im Harnstoffabbau.

KPG-Auslösemechanismus Aminosäureabbau mit Freisetzung zytotoxischen Ammoniaks. Dieser wird mittels 5 Leberenzymen (Carbamylphosphatsynthetase, Ornithincarbamyltransferase, Argininsuccinatsynthetase, Argininsuccinatlyase und Arginase) zu untoxischem, leicht ausscheidbarem Harnstoff metabolisiert. Jedes dieser Enzyme kann wegen eines genetischen Defekts ineffizient sein. Dadurch wird der Harnstoffzyklus blockiert, die resultierenden Metabolite stauen sich an und bewirken eine apoptotische Zell-/Gewebsschädigung.

FPG-Reaktionsfolge Hohe Ammoniakblutwerte (Therapieprinzip der Hyperammonämie: N-Carbamyl-L-Glutaminsäure), dadurch Ganglienzelluntergang mit Gliaproliferation unter dem Bilde einer »spongiformen Dystrophie«. Resultat: geistig-körperliche Entwicklungsstörung mit neurologischer Symptomatik.

8.8   Serumproteine

Defektproteinämien

DEF Sammelbegriff für insgesamt seltene Krankheiten wegen genetisch bedingter Unfähigkeit des Organismus, einzelne Plasmaproteine zu synthetisieren, z. B. Analbuminämie, Ig-Mangel (▶ Kap. 14.3), Komplementfaktormangel, α$_1$-Antitrypsinmangel, Hämoglobinopathien, Hypo-/Hyperlipoproteinämie, Gerinnungsfaktormangel wie Afibrinogenämie, Hämophilie.

8.9   Hämsynthese

■ Porphyrien

DEF Sammelbegriff für seltene, erbliche oder erworbene Krankheiten wegen Bildung atypischer Metabolite der Hämsynthese in Form sog. Porphyrine (hämatogene Pigmente) mit variablen Haut-, Leber- und Blutschädigungen.

FPG-Reaktionsfolge Die Porphyrine werden zum Teil im Stuhl und im Urin ausgeschieden; je nach Porphyrietyp kommt es dabei zu einer Purpurrotfärbung des Urins oder bei intralysosomaler Porphyrinablagerung in Erythroblasten, Epidermis-, Knorpel-, Knochen- sowie Leberzellen zu deren Braunfärbung (▶ Kap. 3.5.1.3).

Klinik		
Therapieprinzip: Expositionsprophylaxe. Symptomatisch Behandlung von Porphyrieschüben durch die Gabe hoher Kohlenhydratmengen (Glukose) oder Hämatin.		

Im Folgenden wird der klinisch wichtigste Porphyrietyp besprochen.

8.9.1   Morbus Günther

DEF (Syn.: kongenitale erythropoietische Uroporphyrie): seltene erbliche Häm-Synthesestörung wegen defekter Uropophyrinogen-III-Cosynthetase. Klinisch wichtigster Porphyrietyp.

KPG-Auslösemechanismus Enzymdefekt mit Überproduktion von Uroporphyrin I (statt III) und Koproporphyrin.

FPG-Reaktionsfolge Je nach betroffenem Gewebe:
- **Haut:** Nach Lichtexposition entstehen aus gespeicherten Porphyrinen Peroxidradikale. Sie schädigen die Epidermiszellen und lösen ein »metabolisch-toxisches Entzündungsmuster« unter dem Bilde einer Photodermatose aus. Diese beginnt mit einer blasenförmigen Epidermisabhebung (Hydroa varicelliformis) und heilt mit Narbenbildung, Hyperpigmentierung und Hypertrichose (Gesichtsbehaarung) ab.
- **Knorpel-Knochen-Gewebe:** Porphyrin-Speicherung mit Zellschädigung, dadurch Gewebszerstörung mit Deformierungen und Verstümmelungen im Gesicht (Nase), an den Händen und Ohrmuscheln (Mutilation, ◘ Abb. 8.11a).

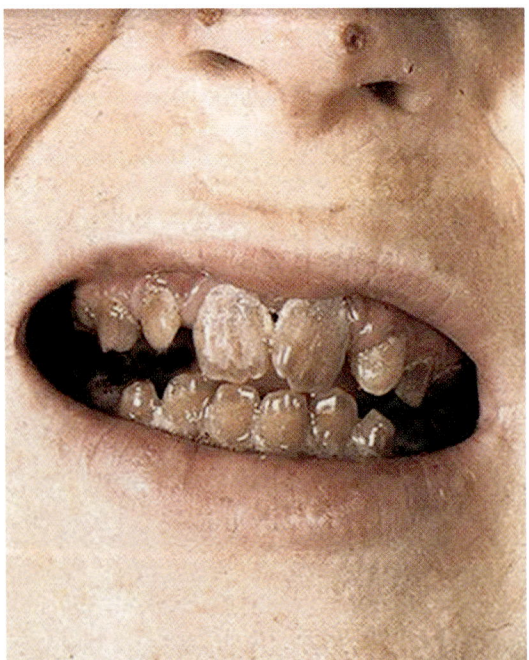

a

b

◘ **Abb. 8.11a,b.** Kongenitale erythropoetische Porphyrie **a** mit Mutilation der Nase und Augenbrauen, **b** mit Erythrodontie

— **Zähne:** Porphyrin-Ablagerung → UV-Licht: rote Zähne (Erythrodontie, ◻ Abb. 8.11b).
— **Blut:** Beladung der Erythroblasten mit atypischen Porphyrinen, dadurch büßen sie ihre osmotische Resistenz ein. Resultat: meist normochrome, normozytäre hämolytische Anämie (klinisches Leitsymptom).
— **Leber:** Bei den hepatischen Porphyrien ist auch die peroxidbeseitigende Katalase (Metallo-Porphyrin)

stark vermindert. Dies schädigt die Leberzellen, sie verfetten (▶ Kap. 8.2.2) und gehen fokal zugrunde. Dadurch wird ein »metabolisch-toxisches Entzündungsmuster« unter dem Bilde einer chronisch-aktiven Hepatitis mit Übergang in ein bis zur Leberzirrhose führendes »fibrodestruktives Muster« in Gang gebracht. Da sich außerdem das Eisen nicht ins fehlsynthetisierte Häm einbauen lässt, kommt noch eine Lebersiderose hinzu.

9 Strukturstoffwechsel

U.N. Riede, H.E. Blum, N. Freudenberg

  Einleitung

Der Stoffwechsel der Extrazellulärmatrix besteht in Auf- und Abbaureaktionen von Biopolymeren, welche die chemischen Bausteine der lebenden Materie ausmachen. Unterlaufen dabei Fehler, resultieren sehr häufige heterogene Krankheiten, die unter dem Begriff Bindegewebskrankheiten zusammengefasst werden. Lebensbedrohlich wirken sich dabei vornehmlich solche Störungen des Funktionsstoffwechsels aus, bei denen die Festigkeit der Extrazellularmatrix so beeinträchtigt wird, dass Hohlorgane wie Blutgefäße und Darm einteißen oder bei denen bestimmte Stoffwechselprodukte mangels adäquaten Abbbaus so lange liegen bleiben, bis die Organfuktion erlischt.

9.1 Kollagen

┌─ **Glossar** ──────────────────────

Kollagentypen:
- **Kollagen Typ I:** »Reißkollagen« in Haut, Sehnen und Knochen, Dentin. Funktion: Zugfestigkeit.
- **Kollagen Typ II:** »Knautschkollagen« in Hyalinknorpel. Funktion: Druckelastizität.
- **Kollagen Typ III:** »Rutschkollagen« in Haut, Aorta und Uterus. Funktion: Verschieblichkeit.
- **Kollagen Typ IV:** »Grenzkollagen« in Basalmembran.

Extrazellulärmatrix (Interzellularsubstanz): Anteil des Bindegewebes, der zwischen den Zellen liegt. Sie setzt sich
- aus Grundsubstanz in Form von Proteoglykanen und Adhäsionsmolekülen und
- Aus Fasern (kollagenen und elastischen Fasern) zusammen.
Ihr Abbau wird durch die Matrixmetalloproteasen (MMP) katalysiert und durch tissue-inhibitors of matrix metalloproteinase (TIMP) gehemmt.

Bindegewebsschwäche: abnorm geringe Zugfestigkeit von straffkollagenem und fibroelastischem Bindegewebe → (oft) frühzeitige und kombinierte Manifestation von

──────────────────────────────────

- Pes planus (Plattfuß),
- Hernien-Bildung (Leisten-, Nabel-, Narbenbruch),
- pathologischen Gefäßausweitung (Varikose, Aneurysma),
- Darmschleimhautaussackungen (Divertikulose),
- Rektogenitalsenkung (Rektumprolaps, Uterusprolaps).

9.1.1 Kollagenopathien

DEF Sammelbegriff für heterogene Krankheiten wegen angeborener oder erworbener Störung der Kollagensynthese unter dem klinischen Bilde einer Binde-/Stützgewebsschwäche mit Festigkeitseinbuße v. a. von Haut, Bandapparat, Gefäßwand und Skelett.

9.1.1.1 Ehlers-Danlos-Syndrom
DEF Gruppenbezeichnung für sehr seltene, erbliche Kollagenopathien mit systemischer Bindegewebsschwäche.

KPG-Auslösemechanismen
- Mutation verschiedener Kollagengene (COL-Gene) mit Synthese falscher/fehlender Kollagenketten,
- Mutation vernetzungsvorbereitender Enzyme (Lysyloxidase) mit Kollagenvernetzungsstörung und nachfolgender Struktur- und Zugfestigkeitsstörung der Kollagenfasern.

FPG-Reaktionsfolge Ausbildung einer je nach Subtyp variablen Überdehnbarkeit unter dem Bilde von
- **Gummihaut:** kutane Hyperextensibilität (Abb. 9.1), Einriss nach Bagatelltrauma (Dermatorrhexis).
- **Gummigelenken:** Wegen schlaffen Bandapparats sind sie überdehnbar und leicht dislozierbar (Zirkusartisten!).
- **Bindegewebsschwäche:** bereits als Kind Ausbildung eines »Dilatationsmusters« in Hohlorganen.

┌──────────────────────────────────
⊙ **Diagnostik:** Inspektion
Extreme Bindegewebsschwäche, ergänzt durch Genetik.
└──────────────────────────────────

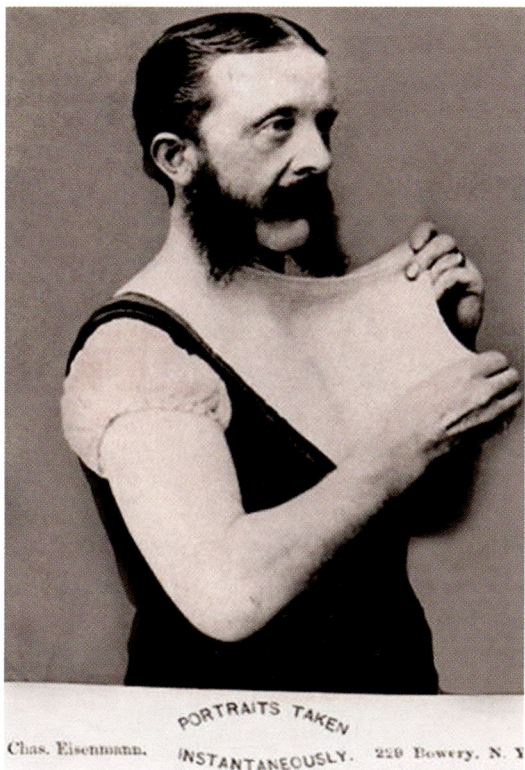

◘ **Abb. 9.1.** Gummihaut bei einem Patienten mit Ehlers-Danlos-Syndrom

9.1.1.2 Skorbut

DEF Seltene Vitamin-C-Mangel-bedingte Kollagenopathie mit Hämorrhagieneigung.

KPG-Auslösemechanismus Vitamin C fehlt und kann deshalb das Fermenteisen der Prolinhydroxylase nicht mehr in zweiwertiger Form halten. Daraus resultiert eine Prolinhydroxylaseineffizienz mit konsekutiver Glykosylierungsstörung bei der kollagenen Fibrillogenese.

FPG-Reaktionsfolge Kollagene Fibrillogenesestörung, dadurch v. a. Gefäßbrüchigkeit mit nachfolgender Zerreißblutung. Sie ist an Zahnfleischbluten, Paradontose (Zahnhalteapparatschwäche), klein-/großfleckigen Hautblutungen und Gelenkblutungen erkennbar, dazu kommen noch Wundheilungsstörungen und eine Anämie.

9.1.1.3 Osteogenesis imperfecta

DEF (Syn.: Glasknochenkrankheit) Gruppenbezeichnung für sehr seltene, erbliche Kollagenopathien mit mechanischer Insuffizienz von Knochen, Bandapparat, Skleren und Dentin.

KPG-Auslösemechanismus Mutation der Pro-α_1-Kette des Kollagens Typ I mit folgenden, vom Mutationsort abhängigen Schweregraden der Krankheit:
- **Tardaform:** autosomal-dominant vererbte Mutation im N-terminalen Kollagenkettenbereich. Spätmanifestation in folgenden Geweben:
  - Knochen: erhöhte Knochenbrüchigkeit wegen Bildung kümmerlicher Spongiosabälkchen aus unverkalktem Knorpel mit Osteoidsaum in langen Röhrenknochen (bei weitgehend intakter enchondraler Ossifikation) ohne Umwandlung in stabilen Lamellenknochen.
  - Gelenküberdehnbarkeit.
  - Pathologisch erhöhte Hautlädierbarkeit.
  - Blaue Skleren (► Kap. 3), weil zu dünn; oft in Kombination mit gestörter Dentinbildung.
- **Letalform:** autosomal-rezessiv vererbte Mutation im mittleren bis C-terminalen Kettenbereich. Frühmanifestation mit Knochenfrakturen bereits in utero.

⊙ **Diagnostik:** Inspektion, Chromosomenanalyse
Erhöhte Knochenbrüchigkeit, zusammen mit Genetik.

Klinik

Therapieprinzip: symptomatisch, z. B. Marknagelung, Physiotherapie, Demineralisierungshemmung durch Bisphosphonate.

9.1.2 Kollagenolysestörungen

DEF Sammelbegriff für heterogene Krankheiten bei angeborener oder erworbener Ineffektivität von Kollagenabbauenzymen unter dem klinischen Bilde einer lokalen Bindegewebsschwäche.

9.1.2.1 Primärer α_1-Antitrypsin-Mangel

DEF Wenig häufiger, erblicher Defekt eines Proteinase-Hauptinhibitors mit Leberzirrhose, Lungenüberblähung und Ehlers-Danlos-Symptomatik (► Kap. 9.1.1.1).

KPG-Auslösemechanismus Gendefekt ist mit 3 Allelen assoziiert. Sie werden wegen ihrer elektrophoretischen Wanderungsgeschwindigkeit als M (medium), S (slow) und Z (zero) bezeichnet:
- **Z-Allel** (10% Enzymaktivität): Im Gegensatz zum Produkt des normalen M-Allels ist das Glutamin in

Position 342 durch Lysin ersetzt, dadurch unvollständige Glykosylierung mit Sekretionsstörung des Proteinasehemmers.

- **S-Allel** (60% Enzymaktivität): Glutamin in Position 264 durch Valin ersetzt. Asymptomatischer Verlauf, solange 1 normales Allel vorhanden ist.

FPG-Reaktionsfolge Sie wird bestimmt durch:

- **Enzymsekretionsstörung** mit Rückstau von α_1-Antitrypsin in hepatozelluläre endoplasmatische Vakuolen unter Bildung diastaseresistenter, PAS-positiver Kügelchen im Zytoplasma (■ Abb. 9.2). Der Sekretstau bewirkt eine apoptotische Leberzellschädigung mit Auslösung eines »metabolisch-toxischen Entzündungsmusters«, das in ein »fibrodestruktives Muster« übergeht und in einer Leberzirrhose endet.
- **Enzyminhibierungsstörung**: Keine Proteinasehemmung im Gewebe, dadurch ungebremster Kollagen-Elastinabbau mit nachfolgender proteolytischer Stützgerüstschädigung und Auslösung eines »Dilatationsmusters« mit verminderter Gewebsfestigkeit.

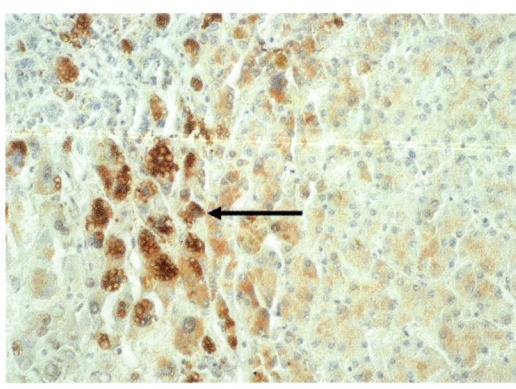

■ **Abb. 9.2.** Leber bei α_1-Antitrypsinmangel mit intrazytoplasmatisch gespeicherten, nicht sezernierten Proteinaseninhibitoranteilen (Vergr. 75, Immunhistochemie)

In den betroffenen Organen:

- **Lungen:** Proteolytische Aufweichung des alveolären Stützgerüsts, daraus resultiert eine diffuse, inspiratorische Alveolenüberblähung. Sie geht in ein panazinäres Lungenemphysem über (■ Abb. 9.3).
- **Bindegewebe:** Auslösung einer Ehlers-Danlos-Symptomatik wegen unkontrollierter Kollagenoelastolyse (■ Abb. 9.4).

⊙ **Diagnostik:** Fetale Blutanalyse, Amniozentese, Leberbiopsie

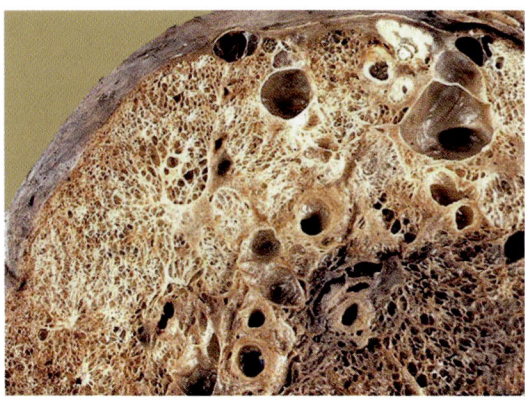

■ **Abb. 9.3.** Überblähte Lunge (Lungenemphysem) bei α_1-Antitrypsinmangel

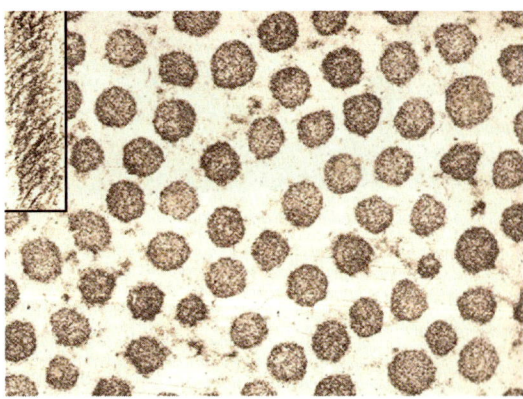

■ **Abb. 9.4a,b.** **a** Kollagenentspiralisierung bei Proteolyse, **b** Normalkollagen (Elektronenmikroskopie, Vergr. 7500)

Klinik

Therapieprinzip: Nikotinabstinenz. Grippe-, Pneumokokkenimpfung. Bei Lungenemphysem: parenteraler Ersatz von α_1-Antitrypsin (Proelastin).

9.1.2.2 Sekundärer α_1-Antitrypsin-Mangel

DEF Gruppenbezeichnung für häufige, erworbene α_1-Antitrypsin-Mangelzustände.

KPG Aktivitätsdrosselung des an sich normalen α_1-Antitrypsinmoleküls durch:

- **Oxidative Molekülschädigung** wegen Zigarettenrauchens, dadurch Lungenemphysem (Raucheremphysem).
- **Proteasenüberschuss** bei Lungenschädigung durch toxische (Industrieabgase) und/oder Inhalation mineralischer Stäube (Bergwerkarbeiter!).

9.2 Proteoglykane

9.2.1 Sekretionsstörung

Glossar

CFTR-Protein (Cystic Fibrosis Transmembrane Conductance Regulator): Chloridkanal-bildendes Membranprotein. CFTR-Protein wird nur von bestimmten Zellen gebildet. Dazu gehören Intestinalkrypten, pankreatische Schaltstücke, Gallengang, Bronchialdrüsengang, Speichel-, Tränen-, Schweißdrüsen, proximaler Nierentubulus, Lymphozyten; Myokardiozyten (Funktion?).

9.2.1.1 Zystische Fibrose

DEF (Syn.: Mukoviszidose) Häufige, erbliche Punktmutation des CFTR-Gens mit den klinischen Symptomen einer Sekretionsstörung von zähem Schleim.

KPG-Auslösemechanismus Der Defekt im Chloridkanal behindert die Rückresorption von Chloridionen aus dem Primärschweiß. Dadurch steigt die NaCl-Konzentration im Endschweiß (Schweißtest!, Hitzeschlagneigung) und die Chloridionenleitfähigkeit sinkt. Als Folge davon wird in Bronchial-, Sublingualdrüsen, Darmschleimhaut, Pankreas und Gallengängen ein zäher schlecht transportierbarer Schleim gebildet. Er verstopft die Drüsenausführungsgänge unter dem Bilde einer obstruktiven Mukostase im Atmungs- und Verdauungstrakt und erzwingt ein »Stenosemuster«.

FPG-Reaktionsfolge
- **Bronchiektasen:** Bildung eines zähen Schleims mit nachfolgender Mukostase und mukoziliarer Clearancedefizienz. Dadurch wird in den Bronchien ein »Dilatationsmuster« provoziert, welches das Lungengewebe miteinbezieht und über ein »fibrodestruktives Muster« zur Lungenfibrose führt.
- **Zystische Pankreasfibrose:** Bildung eines zähen Schleims mit nachfolgender Mukostase in Ausführungsgängen und Sekreteindickung. Dadurch wird ein »Stenosemuster« erzwungen. Dieses führt zur Speichelsteinbildung und Retentionszysten. Durch beide Prozesse wird eine resorptive Entzündung unterhalten. Sie bringen ein »fibrodestruktives Muster« mit progredienter Drüsenzerstörung und kleinzystischer Umwandlung der restlichen Drüsenazini auf Trab. Das zerstörte Drüsengewebe wird durch eine Vakatfettwucherung ersetzt. Das Endresultat ist
  - eine Pankreasinsuffizienz mit Maldigestion und

  - eine numerische Atrophie der Pankreasinseln mit sekundärem Diabetes mellitus (▶ Kap. 8.1.2).
- **Mekoniumileus** beim Neugeborenen: Die Bildung eines zähen Mekoniums erzwingt über eine obstruktive Mukostase ein »Stenosemuster«, das letztlich den Darm unter dem Bilde eines Ileus (▶ Kap. 41.3.1) lähmt.
- **Leberzirrhose:** Wegen pankreatogener Maldigestion resultiert ein Proteinmangel mit Leberverfettung (▶ Kap. 8.2.2). Darauf folgt ein »fibrodestruktives Muster« unter dem Bilde einer Leberzirrhose (▶ Kap. 45).

⊙ **Diagnostik:** Schweißtest

Klinik

Therapieprinzip: symptomatischer Enzymersatz, Vitaminersatz, Infektprophylaxe (Impfung), Organtransplantation.

9.2.2 Lysestörung

Mukopolysaccharidosen
DEF Sammelbegriff für seltene erbliche lysosomale Speicherkrankheiten wegen lysosomaler Abbaustörung der Glykosaminoglykane mit pathologischer Speicherung und Ausscheidung von Mukopolysacchariden (MPS).

KPG-Auslösemechanismus Eine genetisch bedingte Blockierung des MPS-Abbaus zieht eine intralysosomale Speicherung PAS-positiver MPS-Spaltprodukte mit feinvakuolär-wabiger Zytoplasmaumgestaltung in folgenden Zellen (MPS-Speicherzellen) nach sich: Chondrozyten (Gelenk, Epiphysenknorpel), Fibrozyten (Faszien, Meningen), Mediamyozyten und Endothelzellen (Gefäße), Keratozyten (Kornea); Hepatozyten (Leber); Makrophagen (in Organen des Makrophagensystems). Mit der Zeit werden die lysosomalen MPS-Speicher überfüllt. Die MPS-Spaltprodukte laufen ins Blut über und werden im Urin ausgeschieden (Diagnose!).

FPG-Reaktionsfolge Sog. Hurler-Symptomatik) mit Ausbildung folgender »Speicherungsmuster«:
- **Gargoylismus:** Vorzeitige Schädelnahtverknöcherung bewirkt eine Gesichtsdysmorphie unter dem Bilde eines Wasserspeiers (Gargoyle) gotischer Kathedralen (⊡ Abb. 9.5), charakterisiert durch rückversetzte Stirn (Balkonstirn), eingedrückten Nasenrücken und vorstehenden Unterkiefer (Prognathie).

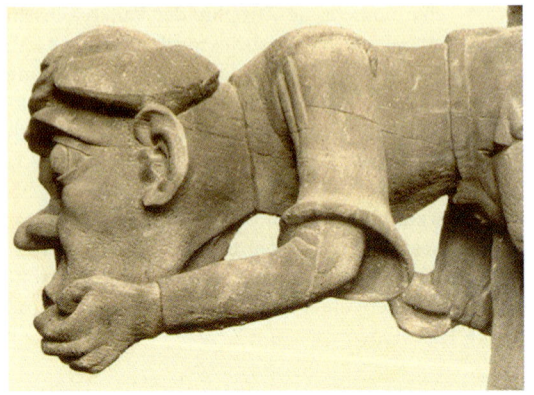

■ **Abb. 9.5.** Wasserspeier (Gargoyle, Basler Münster)

- **Zwergwuchs:** Retardiertes, abnormes Knochenwachstum, dadurch Kleinwuchs, Buckel, Klauenhände.
- **Hepatosplenomegalie:** wegen MPS-Speicherung.
- **Zerebrale Degeneration:** MPS-Speicherung in Gehirnzellen, dadurch geistige Entwicklungsverzögerung, Innenohrtaubheit oder Spastik (Cave: Muskelfibrose wegen »muskulo-mesenchymaler Transition«).
- **Kollagenvernetzungsstörungen:** wegen fehlerhaften MPS-Abbaus, dadurch Korneatrübung, frühzeitige Atherosklerose, Aortenklappeninsuffizienz.

Nachstehend werden die beiden klinisch wichtigsten Mukopolysaccharidosen besprochen.

9.2.2.1 Morbus Hurler

DEF (Syn.: MPS Typ I H) Sehr seltene, erbliche schwerste Mukopolysaccharidose.

KPG-Auslösemechanismus Defiziente α-L-Iduronidase.

FPG-Folgereaktion Hurler-Symptomatik (▶ Kap. 9.2.2).

> ◉ **Diagnostik:** Labordiagnostik
> MPS im Urin: Dermatan-, Heparansulfat.

> | **Klinik** | | |
> |---|---|---|
>
> **Therapieprinzip:** Substitution mit Laronidase (Aldurazyme). Maximale Überlebenszeit: 10 Jahre.

9.2.2.2 Morbus Hunter

DEF Sehr seltene, erbliche Mukopolysaccharidose mit mildem Verlauf.

KPG Defiziente α-L-Iduronat-Sulfatase mit MPS-Urie.

FPG Wie Morbus Hurler jedoch ohne Korneatrübung.

> ◉ **Diagnostik**
> Aufdeckung von Genträgern an Blutleukozyten und Pränataldiagnostik: Amniozentese, Urinstatus.
> MPS im Urin: Dermatan-, Heparansulfat.

> | **Klinik** | | |
> |---|---|---|
>
> Klinisch milderer Verlauf wie Morbus Hurler.

9.3   Mikrofibrillen

> ─ **Glossar** ─
> **Gefäßwandverletzung:**
> - **Gefäßabriss:** vollständiger Kontinuitätsverlust
> - **Ruptur:** transmuraler Gefäßriss
> - **Dissektion:** partieller Gefäßriss: Intimaeinriss und Wühlblutung
>
> **Fibrillin:** Hauptbestandteil der Mikrofibrillen. Die Mikrofibrillen sind ein integraler Bestandteil v. a. der Elastinfasern (insbesondere Gefäßwand, Herzklappen), der Zonulafasern der Augenlinse, des Perichondriums/Periosts, der Dura und der Extrazellulärmatrix.

9.3.1   Marfan-Syndrom

DEF Gruppenbezeichnung für häufigste erbliche Bindegewebskrankheiten mit variabler Manifestation okulärer, skelettaler, kardiovaskulärer und duraler Läsionen wegen erblichen Mikrofibrillendefekts. Gehäuft bei Basketball- und Volleyballspielern (symptomatische Körperüberlänge).

KPG-Auslösemechanismus Aufgrund einer Mutation des Fibrillin-Gens (FBN-1/2) mit Synthese eines defekten Fibrillins sind die Zellen allgemein insuffizient in der Extrazellulärmatrix verankert. Dies bewirkt bei ihnen über eine Apoptose ein »mukodegeneratives Muster« (▶ Kap. 6.3.8) sodass die betroffenen Gewebe ihre Zugfestigkeit verlieren. Aufgrund des sehr großen FBN-Gens sind multiple Mutationsorte mit variabler Expression des Krankheitsbildes möglich. Vielfach nur Einzelsymptomatik bereits bei Jungadulten.

FPG-Reaktionsfolge
- **Skelettläsionen:**
  - **Spinnenfingrigkeit** (Arachnodaktylie): überlange Metakarpalia (Mittelhandknochen) und Phalangen (Finger, Zehen).
  - **Dolichostenomelie:** lange schmale Extremitäten.
  - **Wirbelsäulenverkrümmung** (Skoliose).
  - **Trichterbrust**.
  - **Plattfuß** (Pes planus): wegen medialem Abgleiten des Innenknöchels.
- **Kardiovaskuläre Läsionen:**
  - **Aortenaneurysma:** sehr häufig. Das »mukodegenerative Muster« bewirkt über eine mukoidzystische Medianekrose (▶ Kap. 17.2.1) die Entstehung (multifokaler, syn-/metachroner) dissezierender Aortenaneurysmen (◘ Abb. 9.6a,b) bis hin zum akuten Aortenabriss.
  - **Herzklappen:** Das »mukodegenerative Muster« bewirkt eine Aortenklappeninsuffizienz und/oder einen Mitralklappenprolaps (▶ Kap. 23.3.1).
- **Duraläsion:** Überdehnung mit Lumbosakralektasie.
- **Augenlinsenläsion:** Luxation (Ectopia lentis) wegen Zonulafaser-Defekt, dadurch Sehstörung.

Morphologische Nebenkriterien:
- Lungenüberdehnbarkeit, dadurch Lungenemphysem,
- Hautüberdehnbarkeit, dadurch Mikroeinrisse mit Ausheilung in Form strichförmiger Narben.

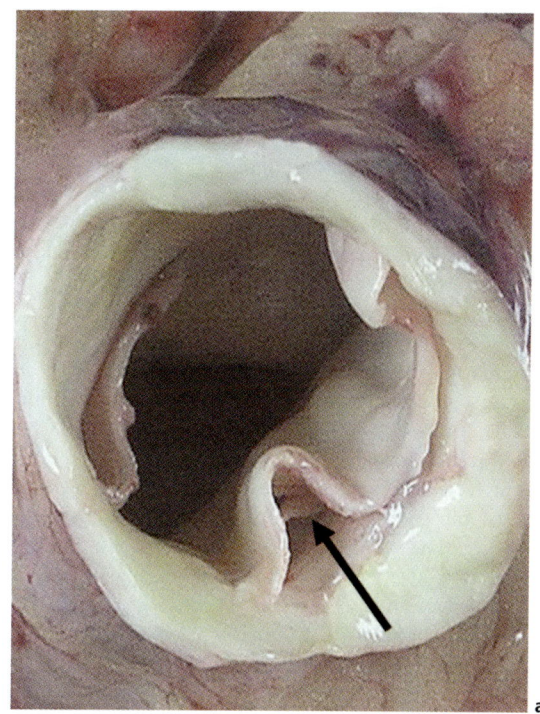
a

Klinik		

Therapieprinzip der Aortendissektion:
- TGF-β-Antagonisten wegen Auslösung durch Zytokin TGF-β,
- ACE-Hemmer (Perindopril) mit konsekutiver Erhöhung der Aortensteifigkeit durch Abschwächung der Angiotensin-2-Signaltransduktion, durch Hemmung der Matrixmetalloproteinasen und durch Hemmung der TGF-β-Wirkung.

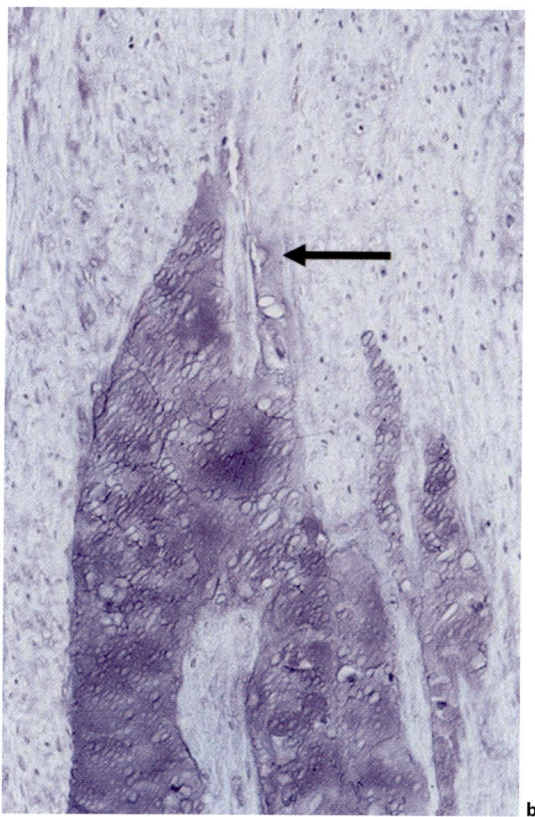
b

◘ **Abb. 9.6a,b.** Marfan-Syndrom **a** mit dissezierendem Aortenaneurysma bei **b** mukoidzystischer Medianekrose der Aorta (Pfeil) als Korrelat eines »mukodegenerativen Musters« (Vergr. 25, HE)

9.3.2   Amyloidosen

> **Glossar**
>
> **Formen der Peptidkettenstabilisierung:** β-Helix-Anordnung, β-Faltblatt-Anordnung
> **SAP:** physiologisches Serumprotein, Bestandteil der glomerulären Basalmembran
> **SAA:** Serumamyloidvorläufer (Akutphasenprotein)
> **Transthyretrin:** Transportprotein für Thyroxin und Retinol der Präalbuminfraktion

DEF (Syn.: β-Fibrillose) Sammelbegriff für ätiologisch unterschiedliche, teils sehr seltene, teils erbliche Krankheiten charakterisiert durch Amyloidablagerung in der Extrazellulärmatrix.
Amyloid: kongophil-hyalines, glykoproteinartiges Material mit Mikrofibrillenstruktur und systemischer oder lokaler Ablagerung in der Extrazellulärmatrix. Das betroffene Gewebe erhält dadurch einen glasig-wachsartigen Aspekt.
Amyloidaufbau: Allen Amyloidarten sind folgende Komponenten gemeinsam:
- fibrilläres Protein mit β-Faltblattstruktur (β-Fibrillen) mit Grundkrankheit variierend, für Amyloidtyp namensgebend,
- Serum-Amyloid-P-Komponente (SAP),
- Heparansulfat-Proteoglykane (vom Basalmembran-Typ).

Amyloidarten: Die klinisch wichtigsten Typen sind AL-Amyloid, AA-Amyloid, ATTR-Amyloid.

9.3.2.1   AL-Amyloid

DEF Leichtketten-Amyloid: Derivat variabler Teile der Ig-Leichtketten (λ-Ketten >κ-Ketten).

KPG-Auslösemechanismus Durch einen immunologischen Langzeitstimulus mit Proliferation eines Plasmazellklons wird ein monoklonales Immunglobulin gebildet. Bei Dysbalance von An- und Abbau werden die Ig-Leichtketten desselben in Makrophagen unvollständig lysosomal abgebaut; dadurch entstehen freie λ- oder κ-Leichtkettenfragmente, sie kondensieren zu β-Fibrillen. Vorkommen: primäre systemische Amyloidose.

9.3.2.2   AA-Amyloid

DEF Amyloid-A: Derivat vom HDL-Apolipoprotein in Form des SAA.

KPG-Auslösemechanismus In der Akutphase einer Entzündung werden in der Leber sog. Akutphasenproteine wie das SAA synthetisiert, ins Serum abgegeben und durch Makrophagen phagozytiert. In deren lysosomalen Verdauungsvakuolen wird das amyloidogene Fragment abgespalten. Es kondensiert zu β-Fibrillen. Vorkommen: sekundäre systemische Amyloidose.

9.3.2.3   ATTR-Amyloid

DEF Familiäres Amyloid wegen Punktmutation des Transthyretrins. Vorkommen: lokalisierte Amyloidosen (Niere, Myokard).

■ Systemamyloidose

- **Primäre Amyloidose** (atypische Amyloidose): Auftreten ohne erkennbare Vorkrankheit oder Ursache. Dazu gehören auch die Paramyloidosen mit generalisierter Amyloidablagerung (v. a. in mesenchymalen Geweben wie Zunge, Skelettmuskulatur, Myokard, seltener Nerven, Gehirn, Haut und Lungen) im Rahmen lymphoplasmozytärer Neoplasien.
- **Sekundäre Amyloidose** (typische generalisierte Amyloidose; Begleitamyloidose): Sie folgt auf chronisch-persistierende Infekte wie Osteomyelitis oder auf autoaggressive Entzündungen wie rheumatoide Arthritis. Resultat: Amyloidablagerung v. a. in Organen wie Milz, Leber, Niere, Nebennieren und Darm (◘ Abb. 9.7a, b).

■ Lokalamyloidose

Sie ist auf Organe/Gewebe begrenzt: Gehirn (Zerebralamyloidose), Nerven (polyneuropathische Amyloidose), Herz (kardiomyopathische Amyloidose), Lunge (pneumopathische Amyloidose), Niere (nephropathische Amyloidose), Auge (okuläre Amyloidose), Endokrinium (AE-Amyloidose).

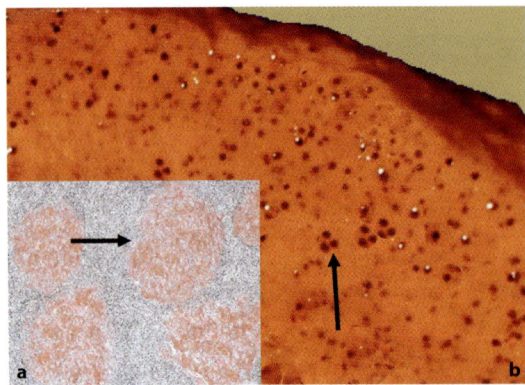

◘ **Abb. 9.7a, b.** **a** Follikelamyloidose der Milz (Vergr. 25 Lugolfärbung), **b** Nierenamyloidose mit amyloidspezifischer Glomerulusfärbung (Pfeil)

> ⊙ **Diagnostik:** Histologie
>
> Amyloidnachweis mit Lugol-Lösung (Stärkenachweis! amylon, gr. = Stärke), kongorot-positiv, grünlich doppelbrechend.

> ⊠ **Take-home-message**
>
> Amyloid ist immer extrazellulär lokalisiert.

9.4 Elastin

9.4.1 Elastopathien

DEF Sammelbegriff für Krankheitsbilder wegen gestörter Bildung elastischer Fasern/Lamellen mit Manifestation v. a. im Haut-, Gefäßbereich.

9.4.1.1 Alterselastopathie

DEF Sehr häufige, altersbedingte Organveränderungen (Altershaut, -aorta, -lunge, sog. Altersemphysem).

KPG-Auslösemechanismus Biogenesedefekt der elastischen Fasern mit Faserrarefizierung, dadurch Elastizitätsverlust der betroffenen Gewebe.

> **Klinik**
>
> **Therapieprinzip** bei Altershaut: symptomatisch mit Antiagingsalbe (?).

9.4.1.2 Trichopoliodystrophie

Zur Trichopoliodystrophie, ► Kap. 7.4.

9.4.1.3 Elastofibrosen

Zu Elastofibrosen, ► Kap. 6.3.7.2.

9.4.2 Elastolysestörung

DEF und FPG Häufige Zustände mit entzündlicher Elastasehyperaktivität oder Elastaseinhibitormangel (meist auch Kollagenolyse), dadurch Fragmentierung/Aufspleißung der elastischen Fasern.

IV

Fehlzirkulation

10 Generalisierter Kreislauf

U.N. Riede, H.E. Blum, N. Freudenberg

  Einleitung

Da ein Zuviel und ein Zuwenig an Blut für den Organismus lebensgefährlich ist, wird der Blutkreislauf über ein hierarchisch gegliedertes System gesteuert. So führt der zu hohe arterielle Intravasaldruck zur tödlichen Zerreißung von Hirngefäßen und der zu niedrige Intravasaldruck zum generalisierten Kreislaufversagen. Akute Blutungen provozieren unbehandelt einen Verblutungstod. Bei einer disseminierten Intravasalgerinnung hingegen wird durch die allgemeine Aktivierung der Gerinnungskaskade das Blut gleichzeitig verklumpt als auch ungerinnbar, sodass tödliche Blutungen von blutgerinnselbedingten Gewebsnekrosen begleitet werden.

10.1   Arterielle Hypertonie

DEF Langdauernde, abnorme arterielle Blutdruckerhöhung mit systolischem Druck >140 mmHg und diastolischem Druck >90 mmHg.

10.1.1   Essentielle arterielle Hypertonie

DEF Gruppe sehr häufiger Hypertonieformen nach Ausschluss aller bekannten, blutdrucksteigernden Ursachen.

KPG-Auslösefaktoren
- **Genetisch:** im Tiermodell Rattenstamm mit angeborener Sympathikushyperaktivität oder mit angeborener Natriumfehlausscheidung.
- **Natriurese-Defizienz** (weshalb, wie?).
- **Stressfaktoren:** Stress, Emotion, psychische Konfliktsituationen (kompensiert durch Zigarettenrauchen!) stimulieren vaskuläre Barorezeptoren. Sie lösen damit eine Hypertonie aus und drosseln die Erregbarkeit der Hirnrinde sowie die Schmerzempfindung.
- **Renin-Angiotensin-Aldosteron-System:** Deregulation (weshalb, wie?) → arterielle Hypertonie.

> **Klinik**
>
> **Therapieprinzip:** Antihypertensiva.

> ✉ **Take-home-message**
> Rauchenabstinenz vermindert Hypertonie-Komplikationen!

10.1.2   Renale Hypertonie

DEF Gruppe wenig häufiger Hypertonieformen infolge
- Nierenschrumpfung und/oder
- Nierenarterienstenose.

10.1.2.1 Renovaskuläre Hypertonie

KPG Intakte Niere bei 70%iger Nierenarterienstenose der kontralateralen Nieren wegen
- okkludierender Arteriopathie,
- Gefäßkompression durch Tumor oder entzündlicher Schrumpfung der kontralateralen Nierenkapsel (◘ Abb. 10.1).

10.1.2.2 Renoparenchymatöse Hypertonie

KPG Beidseitige oder einseitige Nierenschrumpfung (entzündlich, vaskulär, urostatisch) mit kontralateraler Nierenarterienstenose.

> **Klinik**
>
> **Therapieprinzip:** kausal.

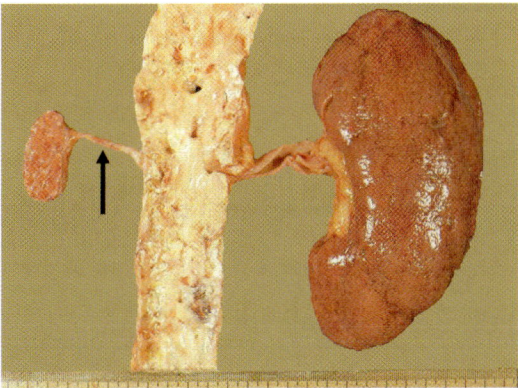

◘ **Abb. 10.1.** Rechtsseitige Nierenarterienstenose (Pfeil) mit Nierenparenchymatrophie als Hypertonieursache

10.1.3   Endokrine Hypertonie

DEF Gruppe sehr seltener Hypertonieformen wegen primärer Dysendokrinie oder abnorm hoher Hormondosierung.

KPG der Dysendokrinie: Phäochromozytom, Paragangliom, Conn-Syndrom, Cushing-Syndrom, Schwangerschaftsgestose.

> **Klinik**
>
> **Therapieprinzip:** Antihypertensiva.

10.1.4   Kardiovaskuläre Hypertonie

DEF Gruppe sehr seltener Hypertonieformen wegen
- pathogener Herz- und/oder Gefäßveränderung mit verminderter Windkesselfunktion der großen Körperschlagadern → Elastizitätshochdruck oder
- Herzklappenschaden mit gestörter Blutflussrichtung → Schlagvolumenhochdruck.

> **Klinik**
>
> **Therapieprinzip:** Antihypertensiva, Herzklappenoperation.

10.1.5   Neurogene Hypertonie

DEF Gruppe extrem seltener Hypertonien in Form eines sog. Entzügelungshochdrucks wegen traumatischen, entzündlichen oder sklerotischen Ausfalls der Blutdruck-Rezeptoren im Karotissinusbereich.

> **Klinik**
>
> **KPL der arteriellen Hypertonie:** Linksherzhypertrophie, Atherosklerose, Hirnmassenblutung.

> ◎ Intravitaldiagnostik der hypertonen Vaskulopathien an den Retinalgefäßen (◘ Abb. 10.2).

10.2   Pulmonalhypertonie

DEF Sammelbegriff für klinisch andauernde Erhöhung des Ruhe-Pulmonalarteriendruckes über 30/15–20 mmHg.

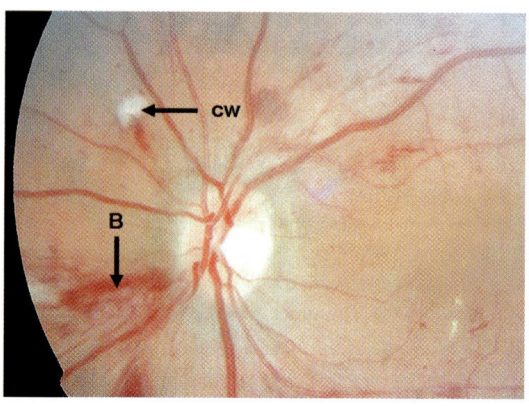

◘ **Abb. 10.2.** Fundus hypertonicus mit wolkigen Degenerationsherden (Cotton-wool-Herden, cw) und herdförmigen Blutungen

10.2.1   Primäre Pulmonalhypertonie

DEF Seltene, ätiologisch ungeklärte Pulmonalhypertonie.

10.2.2   Sekundäre Pulmonalhypertonie

DEF Häufigere, ätiologisch geklärte Pulmonalhypertonie.

10.2.2.1 Vasorestriktive Pulmonalhypertonie

KPG Einschränkung des Lungengefäßquerschnitts und Verminderung des Lungenparenchyms wegen
- entzündlich-proteolytischer Destruktion,
- Fibrose/Vernarbung,
- einseitiger Lungenentfernung.

Als Folge davon wird der Gefäßquerschnitt der Lungenstrombahn reduziert, dadurch reflektorische Konstriktion der kleinen Zufuhrarterien (von Euler-Liljestrand-Reflex) → alveoläre Hypoxie.

10.2.2.2 Vasoobstruktive Pulmonalhypertonie

KPG Verstopfung des Lungengefäßquerschnitts >50% wegen
- rezidivierender, multipler peripherer Lungenembolien,
- Lungenarterienentzündung mit nachfolgendem thrombotischem Verschluss,
- Einbeziehung des Gefäßbettes in einen Lungenentzündungsprozess mit nachfolgender Stenose.

10.2.2.3 Vasokonstriktive Pulmonalhypertonie

KPG Reflektorische Verengung der kleinen Lungen-arterien bei Abfall des Sauerstoffpartialdrucks (pO_2) bzw. des pO_2/pCO_2-Quotienten in den Alveolen, da-durch pulmonaler Widerstandshochdruck bei Patien-ten mit folgenden Leiden:
- Stenosen im Tracheobronchialsystem,
- eingeschränkte Thoraxbeweglichkeit,
- eingeschränkte Compliance des Lungengewebes,
- Sauerstoffreduktion in der Einatmungsluft.

> **Klinik**
>
> KPL der chronischen Pulmonalhypertonie: Cor pulmonale, hypertone pulmonale Vaskulopathie (▶ Kap. 10.1).

10.3 Portalhypertonie

DEF (Syn.: Pfortaderhochdruck) Andauernde Erhö-hung des Blutdrucks im Pfortaderstammgebiet >10 mmHg wegen Abflussbehinderung des Pfortader-blutes.

KPG-Auslösemechanismen
- **Prähepatischer Block** (selten) mit Flusshindernis im Bereich des extrahepatischen Pfortadersystems wegen folgender Mechanismen: Pfortaderthrom-bose hervorgerufen durch Pfortaderentzündung, Umbilikalsepsis, Tumor, Operation oder Hyperkoa-gulabilität.
- **Intrahepatischer Block** mit Abflusshindernis in der Leber selbst wegen folgender Mechanismen:
  - präsinusoidal wegen intrahepatischer Pfort-aderverschlüsse, kongenitaler Leberfibrose, Sarkoidose, selten wegen Leberzirrhose,
  - sinusoidal (Peri-/Sinusoidalfibrose),
  - postsinusoidal wegen chronisch-ethylischer Steatohepatitis ohne Zirrhose, Venookklusions-krankheit oder Leberzirrhose mit Zerstörung der Läppchengliederung durch Störung des Blutabflusses aus dem Leberparenchym via Zentralvenen, Störung des Bluteinflusses ins Parenchym via Portalfelder, intrahepatischen Kollateralkreisläufen durch portovenöse und arterioportale Shunts.
- **Posthepatischer Block** (selten) wegen folgender Mechanismen:
  - Abflussbehinderung der Lebervenen durch Rechtsherzinsuffizienz oder Pericarditis cons-trictiva (▶ Kap. 25.2.2.2),
  - Lebervenenthrombose.

KPL der portalen Hypertonie:
- **Kollateralkreisläufe:** porto-systemische Shunts.
- **Ösophagusvarizen:** häufigster Umgehungskreis-lauf bei Portalhypertonie wegen Aufweitung des periösophagealen Venenplexus im distalen Öso-phagus (◘ Abb. 10.3) aufgrund Rückstaus in Sub-mukosavenen des Magenfundus und distalen Öso-phagus via Magenvenen → Strömungsumkehr: Ve-nenblutabfluss via Azygosvene in die obere Hohl-vene (portokavale Anastomose).
  Komplikation: stauungsbedingte Lädierbarkeit der Submukosavenen → Varizenruptur → (tödliche) Blutung.
- **Caput medusae:** pathologische Aufweitung der auf den Nabel zulaufenden Subkutanvenen bei Portal-hypertonie wegen Portalblut-Rückstau → Wiederer-öffnung der Nabelvene im Lig. teres hepatis → Ab-leitung des Venenblutes in obere/untere Hohlvene.
- **Portale Stauungsmilz:** stauungsbedingte Milzver-größerung (Splenomegalie) wegen Leberzirrhose (häufig), Milzvenenthrombose, extrahepatischer Pfortaderthrombose (selten).
- **Aszites:** eiweißhaltige Flüssigkeitsansammlung im Peritonealraum bei Portalhypertonie wegen (▶ Kap. 12)
  - Transudation aufgrund hydrostatischer Druck-erhöhung,
  - gesteigerter hepatischer Lymphbildung,
  - onkotischer Druckminderung aufgrund hepa-togener Hypalbuminämie,
  - sekundären Hyperaldosteronismus mit rena-ler Natrium-Wasserretention wegen Blutver-sackung im prähepatischen Stromgebiet mit konsekutiver Hypovolämie.
  Komplikation: spontan-bakterielle Translokations-peritionitis.

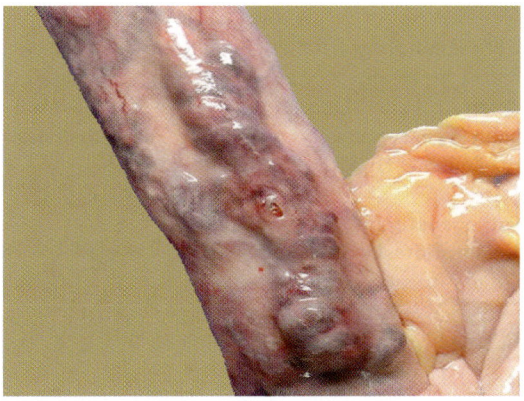

◘ **Abb. 10.3.** Ösophagusvarizen bei Portalhypertonie

> **✉ Take-home-message**
> **Corpus cavernosum recti:** Es wird arteriell gespeist. Venöse Druckwerte zu gering für Blutrückstau ins Corpus cavernosum recti in Form von Hämorrhoiden.

Klinik

Therapieprinzip: Auslösebeseitigung. Senkung des Pfortaderhochdrucks durch z. B. Somatostatin-/ -Analoga und portosystemischen Shunts, TIPS (transjugular intrahepatic portohepatic shunt) → Varizenprophylaxe, -verödung-, -kompression. Diät, Diuretika, Parazentese.

10.4   Kreislaufschock

┌─ **Glossar** ─────────────────────────
│ **Endstrombahn**: präkapilläre Arteriolen - Kapillaren - postkapilläre Venulen (= Mikrozirkulation). Sie wird durch Sperrarteriolen physiologischerweise nur partiell durchflutet, weil anderenfalls das Herz den peripheren Widerstand nicht bewältigen kann.
│ **Kreislaufzentralisation:** zirkulatorische Absicherung der lebenswichtigen, ischämieintoleranten Organe (Gehirn, Herz) durch Drosselung des α-Rezeptor-haltigen Stromgebiets (Haut, Muskulatur, Nieren, Splanchnikusgebiet).
│ Sog. **Schockorgane**: Lunge, Niere, Leber, Intestinum.
│ Sog. **Schockäquivalente**: hyaline Mikrothromben in Endstrombahn, neben interstitiellem Ödem und Petechialblutungen.
└──────────────────────────────────────

DEF Sammelbegriff für sehr häufige Zustände mit akutem, generalisiertem Kreislaufversagen charakterisiert durch kritische Mangeldurchblutung der Endstrombahn lebenswichtiger Organe und fortschreitender ischämischer Hypoxie. Häufige Todesursache!

Pathogenetische Schockformen:
- **Kardiovaskulärer Schock:** (häufig) wegen
  - Aneurysmaruptur,
  - Myokardruptur,
  - Myokardinfarkt,
  - Herzrhythmusstörung.
  Resultat: verminderte kardiale Förderleistung und/oder absoluter Blutvolumenmangel.

- **Hypovolämischer Schock:** (häufig) wegen
  - Blutverlusts durch Operation, Traumen,
  - Blutplasmaverlusts bei Verbrennung, Gewebsquetschung (Crush-Syndrom),
  - Wasserverlusts bei Cholera (Amöben-induzierte Durchfallserkrankung), Coma diabeticum, Addison-Krise (Nebennierenrindeninsuffizienz mit Hypokortisolismus).
  Resultat: absoluter Blutvolumenmangel.
- **Septisch-toxischer Schock:** (häufig) wegen
  - bakterieller Sepsis,
  - Verbrennungsschocks.
    Resultat: toxischer Endothelschaden, dadurch Blutversackung in Endstrombahn mit nachfolgendem relativem Blutvolumenmangel.
- **Anaphylaktischer Schock:** (selten) wegen systemischer Anaphylaxie (► Kap. 14.1.1).
  Resultat: Freisetzung vasoaktiver Entzündungssteuerstoffe, dadurch Blutversackung in Endstrombahn mit nachfolgendem relativem Blutvolumenmangel.
- **Endokriner Schock:** (Rarität) wegen
  - Hypophysen-/ Nebennieren-Totalausfall,
  - Insulinüberdosis mit Stoffwechselstörung und Hypovolämie, dadurch adrenerge vasomotorische Gegenregulation,
  - Adrenalinausschüttung bei Phäochromozytom (► Kap. 69.1.1), dadurch systemische Vasokonstriktion mit nachfolgendem relativem Blutvolumenmangel und/oder Gewebsschädigung.

Hämodynamische Schockformen:
- **Hyperdynames Schocksyndrom:** Schockbedingte Sympathikusstimulation mit Aktivierung des Renin-Angiotensin-Aldosteron-Systems, dadurch wird über eine Steigerung des Herzzeitvolumens zunächst wieder eine Normotonie erreicht. Dies wirkt sich wie folgt auf die Endstrombahn aus: enge präkapilläre Arteriolen mit weiten arteriovenösen Kurzschlussgefäßen. Dadurch wird der Blutstrom verlangsamt, sodass die Erythrozyten verklumpen (Sludge-Bildung).
- **Hypodynames Schocksyndrom:**
  - **Reversibles Schockstadium:** Schock mit vermindertem Herzzeitvolumen. Er bewirkt auf sympathikoadrenergem Wege eine Adrenalin- und Vasopressinausschüttung. Dies hat für die Endstrombahn folgende Konsequenzen: Arteriolenkonstriktion in α-rezeptorhaltigen Gebieten (Haut, Muskulatur, Nieren, Splanchnikusgebiet) mit nachfolgender Kreislaufzentralisation. Sein histologisches Korrelat sind sog. Kontrakturnekrosen der Intestinalmuskulatur in Form fokaler Aktinfilamentverklumpungen.

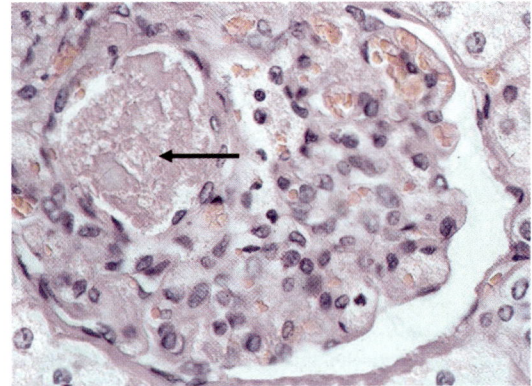

Abb. 10.4. Hypodynames Schockstadium mit Mikrothrombenbildung (Pfeil) im Nierenglomerulus (Vergr. 75, HE)

— **Irreversibles Schockstadium** (Spätstadium). Durch die Minderversorgung der Kreislaufperipherie entstehen saure Metabolite. Sie blockieren die Gefäßmyozyten gegenüber Katecholaminen. Dies hat für Endstrombahn folgende Konsequenzen: Arteriolendilatation bei Venulenkonstriktion. Dadurch wird der Filtrationsdruck gesteigert und Flüssigkeit abgepresst, was über eine Hypovolämie die Blutstromverlangsamung verstärkt. Sie stößt folgende Reaktionskette an: Erythrozytenverklumpung → Endothelnekrosen → Thrombozytenaggregation→ Aktivierung der plasmatischen Gerinnung → Bildung hyaliner Mikrothromben

unter Gerinnungsfaktorverbrauch (■ Abb. 10.4). Das Resultat ist eine schockbedingte Verbrauchskoagulopathie.

KPL des Kreislaufschocks:
- **Schocklunge:** (sehr häufig) wegen Auslösung eines sog. diffusen Alveolarschadensyndroms (▶ Kap. 34.3.1) und Mikrothrombenbildung.
- **Schockniere:** (häufig) in 2 Formen des akuten Nierenversagens:
    - durch funktionelle Ausschaltung aus dem Blutkreislauf,
    - durch mikrothrombotische Verstopfung der Arteriolen samt Glomeruli → Niereninsuffizienz.
- **Schockendokarditis:** (wenig häufig) wegen schockbedingter Verbrauchskoagulopathie bei Endokardschaden → Endocarditis verrucosa simplex.
- **Schock-Enterokolopathie:** (wenig häufig) wegen Mikrothrombose und/oder stark gedrosselter Darmdurchblutung → erosive Darmschleimhautschädigung → pseudomembranöse Enterokolopathie (■ Abb. 10.5).
- **Schockhepatopathie:** (häufig) wegen Mikrothromben (in 30% der Fälle) und/oder Ischämie → Einzelzellnekrosen und/oder zentrolobuläre Lebernekrosen.
- **Schockpankreatopathie:** (häufig) ischämiebedingte Azinusnekrosen → Autodigestion → herdförmige Nekrosen intrapankreatischen Fettgewebes.
- **Schockenzephalopathie:** (selten) protrahierte Hypotonie → Ischämie. Folgen davon:

Abb. 10.5. Schockbedingte ischämische Enterokolopathie mit Pseudomembranbildung (Pfeile, Vergr. 25, HE)

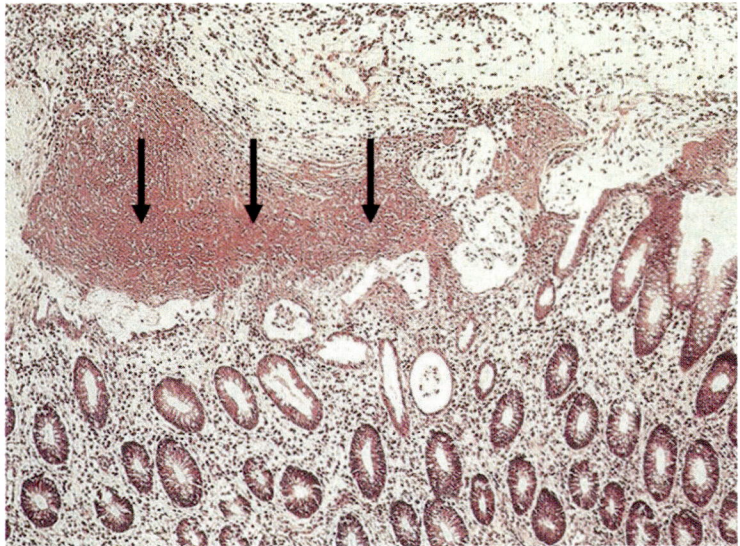

- Purpura cerebri (punktförmige Gehirnblutungen),
- fokale Marknekrosen oder symmetrisch hämorrhagische Infarkte.
- **Schockendokrinopathie:** (Rarität), schockbedingte Mikrothromben mit Endstrombahnverstopfung. Folgen davon:
  - Nebennieren-Nekrosen bei Meningokokkensepsis (Waterhouse-Friderichsen-Syndrom),
  - Hypophysennekrosen bei Schwangerschaftstoxikose (Sheehan-Syndrom).

Klinik	

Allgemeine Klinik des Schocks: blasse, feuchte Haut, kalte Akren, kollabierte Oberflächenvenen, Hypotonie, Bewusstseinsstörung, akutes Nierenversagen.

Klinik	

Therapieprinzip bei Schock: Ursachenbeseitigung, Katecholamine.

10.5 Blutung

Glossar

Wichtige Spontanblutungen:
- **Petechien:** punktförmige 1D-Blutung
- **Purpura:** generalisierte punktförmige 1D-Blutung in der Haut
- **Ekchymose:** kleinfleckige 2D-Blutung in der Haut/Schleimhaut
- **Sugillation:** großflächige 2D-Blutung in der Haut
- **Suffusion:** großflächige 2D-Blutung in der Schleimhaut
- **Massenblutung, Hämatom:** großvolumige 3D-Blutung

DEF Hämorrhagie: Austritt von Blut in seiner vollen Zusammensetzung aus Gefäß/Herz nach außen oder nach innen.

10.5.1 Rhexisblutung

DEF Häufige Zerreißblutung wegen Missverhältnis von Gefäß-Herzwandfestigkeit und Druck-, Zugbelastung.

KPG-Auslösemechanismus Er besteht in einer mechanischen Überforderung von Gefäss-/Herzwand wegen:
- **Gefäß-Wandschwächung** aufgrund
  - **fehlerhaften Wandaufbaus** bei kongenitalem Aneurysma, Vitamin-C-Mangel-bedingter Kollagenfehlsynthese oder mukoid-zystischer Degeneration,
  - **neoplastischen Wandaufbaus** bei Gefäßtumoren oder Tumorübergriff aus Umgebung,
  - **sklerotischen Wandumbaus** bei Arterien/Venen,
  - **apoptotischer/nekrotischer Wandschwächung** bei mukoidzystischer Degeneration, Myokardinfarkt oder Nekroseübergriff aus Umgebung,
  - **entzündlicher Wandaufweichung** durch Gefäßentzündung oder Entzündungsübergriff aus Umgebung.
- **Gefäßüberdehnung** aufgrund
  - Traumas bei Riss-Quetschwunde,
  - dauerüberhöhten Blutdrucks (arterielle Hypertonie).
- **Umgebungsüberdehnung** aufgrund
  - **Mallory-Weiss-Syndrom:** krampfartiges Erbrechen mit Antiperistaltik und gleichzeitiger Kardiaspastik, dadurch Schleimhauteinrisse in der Kardia-Fundus-Region.

10.5.2 Diapedeseblutung

DEF (Syn.: Durchtrittsblutung) Diffuser Blutdurchtritt durch histologisch unauffällig strukturierte Endstrombahn in Form von Purpura oder Ekchymosen wegen folgender endothelschädigender Prozesse:
- **Hypoxämisch:**
  - Ersticken, dadurch Venendruckerhöhung mit nachfolgender Bildung (millimetergroßer) sog. Tardieu-Flecken in serösen Häuten,
  - Fettembolie, dadurch Ischämie mit nachfolgenden punktförmigen Gehirnmikroblutungen (Purpura cerebri).
- **Infekttoxisch:**
  - Influenzaviren, dadurch hämorrhagische Tracheitis/Pneumonie,
  - Meningokokken-Endotoxin, dadurch Purpura fulminans,
  - Streptokokkentoxine, dadurch Scharlach-(Ex-anthem).
- **Allergisch-toxisch** mit Purpura-Blutung.
- **Chemisch-toxisch** bei Tumor-Chemotherapie (◘ Abb. 10.6).

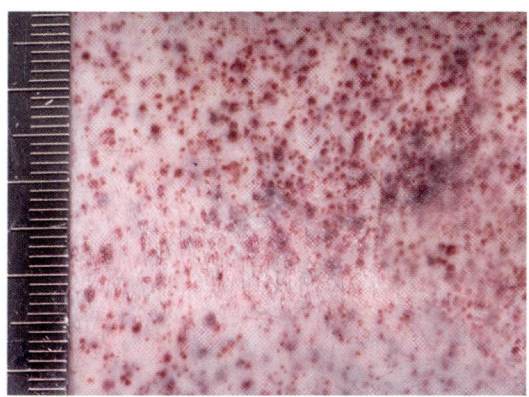

Abb. 10.6. Chemisch-toxisch ausgelöste Purpura bei Hochdosischemotherapie

10.5.3   Hämorrhagische Diathese (HD)

> **Glossar**
>
> **Rumpel-Leed-Test** (sprich: Rumpel-Lid): Blutdruck-manschette 5 min mit systolischem Druck, wenn Petechien, dann Kapillardefekt/Thrombopenie

DEF Verstärkte/verlängerte Blutung nach adäquater Ursache oder generalisierte Blutung ohne adäquate Ursache.

10.5.3.1 Vaskuläre Formen

DEF Blutungsneigung wegen systemischer Gefäßwand-schwäche mit folgenden klinischen Gemeinsamkeiten: spontan auftretende Purpura, positiver Rumpel-Leed-Test bei normaler Thrombozytenzahl und normaler Blutungs- und Gerinnungszeit.

■ Morbus Osler

DEF (Syn.: Teleangiectasia hereditaria haemorrhagica) Sehr seltene HD wegen erblicher angiomatöser Telean-giektasien.

KPG-Auslösemechanismus Aufgrund einer gestör-ten Signaltransduktion bei der Kapillarentwicklung bleiben frühfetale, wandschwache, arteriovenöse Kurz-schlussanastomosen mit Aussackung und leichter Lä-dierbarkeit bestehen.

FPG-Reaktionsfolge Bildung 1–2 mm großer Gefäß-knäule in Haut und Schleimhaut von Kopf, Rumpf, Re-spirations-, Intestinal- und Urogenitaltrakt. Diese Ge-fäßläsionen sind leicht lädierbar und neigen nach Baga-telltraumen leicht zu Blutungen (v. a. Nasenbluten!).

■ Purpura Schoenlein-Henoch

DEF Wenig häufige HD in Form von Purpura oder Ek-chymosen wegen Überempfindlichkeitsreaktion Typ III (▶ Kap. 14.1.3).

KPG-Auslösemechanismen Je nach Lebensalter sind folgende Antigene entscheidend:
- **Kleinkind:** Parvovirus B19 mit Auslösung der Rin-gelröteln.
- **Schulkind:** Bakterien (oft Streptokokken).
- **Greis:** Allergene.

In allen Fällen kommt es zu einer Antigen-Antikörper-Reaktion mit Bildung zirkulierender IgA-haltiger Immunkomplexe. Sie lösen eine small vessel disease unter dem Bilde einer leukozytoklastischen Vaskulitis (▶ Kap. 14.1.3) aus.

FPG-Reaktionsfolge.
- Haut-, Schleimhautblutung
- Purpura, Ekchymosen v. a. in Konjunktiva
- IgA-Glomerulonephritis (▶ Kap. 49.4.1.2).

■ Hämolytisch-urämisches Syndrom (HUS)

DEF (Syn.: Gasser-Syndrom) Seltene renale Mikro-angiopathie wegen primären Endothelschadens mit nachfolgender Hämolyse.

KPG-Auslösefaktoren je nach Patientenalter:
- Kinder: Infektion mit Verotoxin-bildenden Keimen wie enterohämorrhagischen E. coli, Shigellen oder mit neuraminidasebildenden Keimen wie Grippe-viren oder Pneumokokken.
- Erwachsene: Malignome, Zytostatika, Kontrazep-tiva, Ciclosporin oder systemischer Lupus erythe-matodes (▶ Kap. 14.2.1.1).

Am Anfang steht eine Endothelschädigung. Sie kann direkt toxisch und/oder durch eine neuraminidase-bedingte Freisetzung sialinisierter Krypthämaggluti-nine (TF-Antigen) hervorgerufen werden. Es folgt die exzessive Freisetzung des von-Willebrand-Faktors, der nicht adäquat proteolytisch abgebaut werden kann, so-dass er zu einem Multimer komplexiert. Dadurch do-miniert seine thrombozytenaktivierende Wirkung.

FPG-Reaktionsfolge In den Nierenglomeruli sind Endothelzellen zerstört und die Schlingen mit Erythro-zytentrümmern (Schistozyten) und Mikrothromben, beim Erwachsenen auch noch die Intralobulararterien und Arteriolen, verstopft. Dadurch wird eine mikro-angiopathisch-hämolytische Anämie (▶ Kap. 26.2.4.5) ausgelöst.

> ✉ **Take-home-message**
> **Diagnoseunsicherheit:** Anstelle einer bakteriellen Endokarditis wird klinisch oft ein HUS diagnostiziert.

10.5.3.2 Thrombozytopene Formen

DEF Recht häufige HD wegen pathologisch niedriger Thrombozytenzahl oder defizienter Thrombozytenfunktion und folgenden Gemeinsamkeiten: positiver Rumpel-Leed-Test, verlängerte Blutungszeit bei normaler Gerinnungszeit. Herdförmig akzentuierte Petechien in Haut und Organen nach Bagatelltrauma, z. T. aber auch spontan.

KPG-Formen
- **Aplastische Formen** wegen Thrombozytopoeseverzögerung im Knochenmark durch
  - genetische Faktoren,
  - toxische, radiogene, neoplastische Faktoren.
- **Zytoklastische Formen** wegen idiopathischer, toxischer oder verbrauchsbedingter Abbausteigerung der Thrombozyten (▶ Kap. 26.2.3.1).

10.5.3.3 Thrombasthenische Formen

DEF (asthenos, gr. = schwach) Sehr seltene HD wegen angeborener oder erworbener Störung der Thrombozytenfunktion bei normaler Thrombozytenzahl und verlängerter Blutungszeit → Petechien, Ekchymosen in Haut und/oder Organen (◘ Abb. 10.7).

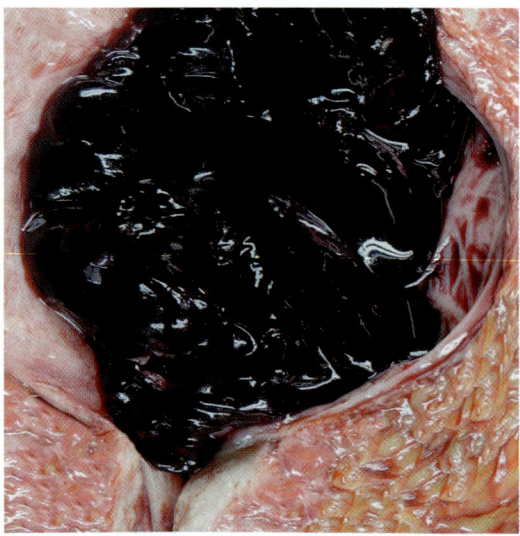

◘ **Abb. 10.7.** Hämatokystis (Blutung in Harnblase) bei thrombasthenischer hämorrhagischer Diathese

10.5.3.4 Koagulopathische Formen

DEF Insgesamt häufige HD wegen angeborenen/erworbenen Defekts des plasmatischen Gerinnungssystems mit folgenden Gemeinsamkeiten: großflächige Blutungen wie Suffusionen, Ekchymosen (nie Petechien), gelegentlich Weichteilhämatome (v. a. im Psoas!).

■ Hämophilie A

DEF (Syn.: klassische Bluterkrankheit) Seltene, X-chromosomal-rezessiv durch Konduktorinnen auf Söhne vererbte Koagulopathie mit typischen Blutungsformen.

KPG-Auslösemechanismus Aufgrund eines Gendefekts resultiert eine Dysplasie des Blutgerinnungsfaktors-VIII-C (Typ A$^+$) oder eine Mindersynthese des Blutgerinnungsfaktors-VIII-C (Typ A$^-$). Die Konsequenz davon sind Blutungen.

FPG-Reaktionsablauf
- **Hämarthros**: 95%, Bluterguss bei Bagatelltrauma (Treppenlaufen) mit Auslösung folgender Reaktionskette: sog. Knie-Mikroverletzung → Rezidivblutung in Gelenkspalt → Blutdiffusion in Synovialis sowie in Gelenkknorpel → Blutresorption (▶ Kap. 5.5.3) → Hämosiderinbildung, -ablagerung in Synovialis und Gelenkkapsel mit nachfolgender Knorpelschädigung unter dem Bilde eines sog. Blutergelenks in Form einer gelenkversteifenden Arthrose (▶ Kap. 78.1.1).
- **Muskelhämatome:** 60%, v. a. Psoas-Blutung.
- **Zahnfleischbluten:** 50%.
- **Urogenital-Blutung:** 40%, → Hämaturie und Meno-, Metrorrhagie.
- **Intestinal-Blutung:** 40%, → Meläna (Blutstuhl).
- **Epistaxis** (Nasenbluten): 30%.

> **Klinik**
> Nie Gelenkblutungen bei Thrombozytopenie!

> ✉ **Take-home-message**
> Spontanhämarthros beim Kind: Hämophilieverdacht, Gerinnungsstatus abklären!

■ Verbrauchskoagulopathie

DEF (Syn.: disseminierte Intravasalgerinnung) Gruppenbezeichnung für häufige HD wegen Blutgerinnungsfaktorverbrauch und gleichzeitiger Intravasalgerinnung.

KPG-Auslösefaktoren

- Erhebliche Intravasalgerinnung (häufig),
- primäre Plasminaktivierung bei gleichzeitiger Proteolyse der Blutgerinnungsfaktoren (selten).

Exzessive systemische Aktivierung von Blutgerinnungsfaktoren durch
- **prokoagulatorische Aktivität** wegen Freisetzung von Histamin, Adrenalin, Endotoxin,
- **Thromboplastinaktivität** nach entsprechender Einschwemmung (vorzeitige Plazentalösung!),
- **Thrombozytenaktivierung** nach Kontakt mit fremder Oberfläche (Hämodialyse),
- **Thrombinaktivierung** nach Einschwemmung proteolytischer Substanzen mit Thrombinwirkung (Schlangengift!),
- **Kinin-Aktivierung** (▶ Kap. 13) durch aktivierten Gerinnungsfaktor XII.

FPG-Reaktionsablauf Nach Auslösung einer Intravasalgerinnung entstehen Mikrothromben. Sie werden von Zellen des Makrophagensystems unter Rezeptorverbrauch abgefangen. Dadurch ist dieses System für eine weitere Phagozytosearbeit vorübergehend blockiert (temporäre RHS-Blockade). Die neu entstehenden Mikrothromben verstopfen die Endstrombahn und ziehen hypoxische Gewebsschäden bei gleichzeitiger Fibrinolyseaktivierung durch Gewebsthrombokinase nach sich. Es resultiert ein Schocksyndrom mit HD bei multiplen Mikro- und Makroinfarkten.

11 Lokalisierter Kreislauf

U.N. Riede, H.E. Blum, N. Freudenberg

U.N. Riede, H.E. Blum, N. Freudenberg

  Einleitung

Störungen der lokalen Kreislaufsituation werden im Wesentlichen durch die Hämodynamik in den Gefäßen und durch Strömungseigenschaften des Blutes bestimmt. Lebensbedrohlich, wenn nicht gar tödlich sind dabei Blutgerinnsel, die sich im Gefäßsystem verselbständigt haben und als Emboli die Gefäße lebenswichtiger Organe verstopfen. Aber auch strukturelle und funktionelle Läsionen können ein Gefäß unwegsam machen, sodass ein lebenswichtiges Organ zu wenig durchblutet wird.

Glossar

Thrombus: intravitales, intravaskuläres Blutgerinnsel
Blutgerinnsel: extravaskuläres und/oder postmortales Gerinnsel
Thrombophlebitis: (klinisch) oberflächliche Beinvenenthrombose in Organisation

---

11

11.1 Thrombose

DEF (thrombos, gr. = geronnenes Blut), sehr häufige Okklusion von Gefäß-/Herzhöhle durch ein als Thrombus bezeichnetes intravital entstandenes, fibrinhaltiges Thrombozytenaggregat und/oder Gerinnsel.

FPG-Prinzip Eine Thrombose ist eine »Blutstillung am falschen Ort« wegen der thrombogenen Trias aus Gefäßwandläsion, Fehlhämodynamik und Hyperkoagulabilität.

Gefäßwandläsion = Wandfaktor wegen Endothelschädigung (wie Entzündung). Folgen davon:
- Wegfall gerinnungshemmender Endothelfaktoren,
- Entblößung subendothelialer Mikrofibrillen mit thrombozytenadhäsiven und gerinnungsaktivierenden Eigenschaften (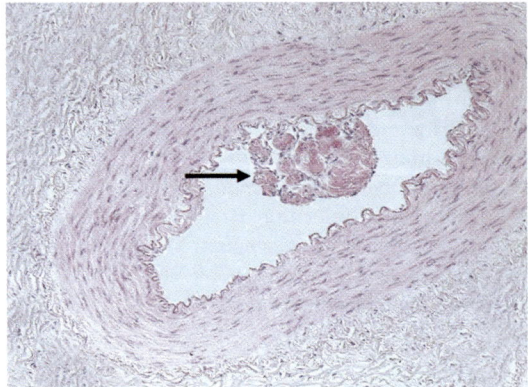 Abb. 11.1).

Hämodynamikläsion = Strömungsfaktor wirkt sowohl als »Zuviel« als auch als »Zuwenig« thrombogen:
- **Strömungsverlangsamung:** Auslöser von Venenthromben bei
  - Varikose,
  - Hämatokriterhöhung, z. B. Exsikkose, Doping

◻ Abb. 11.1. Wandadhärenter Plättchenthrombus (Pfeil) in einer Koronararterie nach Herzkatheteruntersuchung (Vergr. 15, HE)

- Viskositätserhöhung, z. B. Paraproteinämie
- Gefäßkompression durch Bettlägerigkeit.
Resultat: Blutstagnation → ischämische Endotheläsion → Plättchenaggregation → Plättchenthrombus.
- **Strömungsbeschleunigung:** Auslöser von Arterienthromben bei lokaler Gefäßstenose mit Wirbelbildung. Resultat: (in Analogie zum »Stenosemuster«, ► Kap. 2.3.2) Thrombozytenanpressung an Gefäßwand → Plättchenaggregation → Plättchenthrombus.
- **Wirbelbildung:** Ursachen sind:
  - Gefäßerweiterung, z. B. Aneurysma,
  - Passagehindernis, z. B. verkalkte Venenklappe,
  - Gefäßaufzweigungen.
Resultat: (in Analogie zum »Dilatationsmuster«, ► Kap. 2.3.3) Blutwirbelbildung → Endothelabscherung → Plättchenthrombus.

Hyperkoagulabilität = Blutfaktor, aufgrund:
- angeborener Blutgerinnungsfaktor-Mutation (Faktor-V, Prothrombin, sog. Leiden-Mutation des Fibrin-Gens),
- Gewebsschädigung mit Einschwemmung von Blutgerinnungsfaktoren in die Blutbahn,
- muzinösem Karzinom mit Schleimeinschwemmung in die Blutbahn,
- Thrombozytose,
- (rascher) Aktivierung der Gerinnungsinhibitoren,

- Fibrinolysehemmung,
- Hyperlipidämie,
- Schwangerschaft,
- Antikonzeptiva (v. a. in Kombination mit Zigarettenrauchen!),
- Heparin-induziertem thrombozytopenischem Syndrom (▶ Kap. 26.2.3.1),
- Antiphospholipid-Antikörper-Syndrom.
  Resultat: übermäßige Blutgerinnbarkeit → Blutgerinnung → Gerinnungsthrombus.

11.1.1 Thrombusformen

11.1.1.1 Abscheidungsthrombus

DEF Geschichteter Thrombus wegen Endothelschädigung.

KPG-Auslösemechanismus Atherosklerotische/entzündliche Endothelschädigung mit Freilegung subendothelialer Mikrofibrillen. Darauf aggregieren die Thrombozyten und bilden einen sog. weißen Plättchenthrombus (primärer Plättchenthrombus). Über eine Aktivierung der plasmatischen Gerinnung wird in Kombination mit (vielen) Erythrozyten und (einigen) Neutrophilen am bereits bestehenden Thrombus Fibrin abgeschieden. Dies bewirkt über eine Wirbelbildung eine weitere appositionelle Thrombozyten-, Fibrin- und Blutzellabscheidung. Der Thrombus wächst und ist wie folgt gegliedert:

- **Thrombuskopf** (Syn.: weißer Thrombus, Plättchenthrombus): fibrinarmer, brüchiger, grauer Thrombus aus aggregierten Thrombozyten zusammen mit fibrinvernetzten Erythrozyten. Der Thrombus ist mit der Gefäßwand verklebt.
- **Thrombusmittelteil** (Syn.: Intermediärthrombus): fibrinreicher, recht elastischer Thrombus mit korallenstockartigem Zusammenschieben von Thrombozyten-Erythrozyten-Aggregaten mit geriffelter Oberfläche (◘ Abb. 11.2).

11.1.1.2 Gerinnungsthrombus

DEF (Syn.: roter Thrombus, Schwanzthrombus) Fibrinarmer, daher unelastisch-spröder »Stagnationsthrombus«.

KPG-Auslösefaktoren Strömungsreduktion wegen
- Gefäßligatur,
- Gefäßverschluss durch Abscheidungsthrombus in vorgeschädigter Herzkammer/Gefäß,
- Blutstromverlangsamung wegen Varizen.

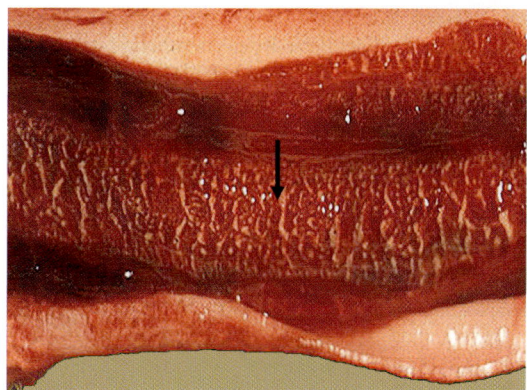

◘ Abb. 11.2. Abscheidungsthrombus mit Riffelmarken (Pfeil)

FPG-Reaktionsfolge Aufgrund einer vaskulären Minderdurchströmung mit hypoxidotischer Thrombozytenschädigung werden gerinnungsaktivierende Substanzen mit Fibrinausfällung freigesetzt. Durch nachträgliche Fibrinretraktion verkleinert sich der Thrombus und flottiert nun frei im Gefäßlumen, sodass minimale Bewegungen (z. B. Bauchpresse bei Defäkation) genügen, um Teile von ihm abzulösen. Der Thrombus wird verschleppt.

11.1.1.3 Gemischter Thrombus

DEF Thrombusaufbau aus einem oder mehreren Abscheidungsthromben und einem dazwischenliegenden oder angehefteten Gerinnungsthrombus.

FPG-Reaktionsfolge Durch die stagnierende Blutsäule wird das betroffene Gefäß thrombotisch ausgegossen, dadurch entsteht ein langer «Okklusionsthrombus».

11.1.1.4 Hyaliner Thrombus

DEF Homogener Mikrothrombus in kleinen Gefäßen.

KPG Im Rahmen einer disseminierten Intravasalgerinnung entstehen Thrombozyten-Fibrinpräzipitate.

11.1.2 Thromboseformen

11.1.2.1 Venöse Thrombose

DEF (Syn.: Phlebothrombose) Häufigste, okkludierende Thromboseform in venösen Gefäßen.

KPG-Auslösemechanismen
- **Rechtsherzinsuffizienz** (v. a bei Bettlägerigkeit) mit Blutströmungsverlangsamung, dadurch tiefe Oberschenkel-, Beckenvenenthrombose.

- **Varizen** mit Blutströmungsverlangsamung, dadurch oberflächliche Beinvenenthrombose unter dem Bilde einer Thrombophlebitis.
- **Hirnvenen-/Sinusthrombose** (posttraumatisch, septisch), dadurch hämorrhagischer Hirninfarkt (▶ Kap. 74).

11.1.2.2 Arterielle Thrombose

DEF Flächenhafte Thrombusbildung auf der Arterieninnenseite unter dem Bilde eines parietalen Thrombus (paries, lat. = Wand).

KPG-Auslösemechanismen

- **Aneurysma** mit Blutwirbelbildung wegen »Dilatationsmuster« (▶ Kap. 2.3.3); dadurch Thrombusbildung.
- **Gefäßwandaufbruch** bei Atherosklerose (▶ Kap. 17.1.1.1).

11.1.2.3 Kardiale Thrombose

DEF Flächenhafte oder kugelige Thrombusbildung in oder auf der Herzhöhle.

KPG-Auslösemechanismen Via »Dilatationsmuster«:

- **Endokarditis:** entzündliche Endokardläsion mit Thrombusbildung an den Klappenschließrändern.
- **Herzwandaneurysma** bei Myokardinfarkt mit fokaler Ventrikelunbeweglichkeit, dadurch Bildung eines parietalen Thrombus.
- **Herzohrdilatation** mit Blutstromverlangsamung, dadurch Bildung eines Kugelthrombus.
- **Vorhofdilatation** bei Mitralstenose, Vorhofflimmern, dadurch Bildung eines parietalen Thrombus.

> ⊙ **Diagnostik:** Thrombosezeichen
> - Dorsalflexionsschmerz des Fußes,
> - Beinödem (vergleichende Umfangmessung).

FPG-Reaktionsfolge **Thrombusorganisation**
(▶ Kap. 5.5.4):

- 1. Tag: Thrombus-Entstehung.
- 2. Tag: Thrombus-Endothelialisierung.
- 3. Tag: Leukozyten gehen im Thrombus zugrunde → »Schattenleukozyten«.
- 4. Tag: vollständige Thrombus-Homogenisierung.
- 7. Tag: resorptiv-granulierende Thrombus-»Entzündung« → Thrombusrekanalisation/Gefäßobliteration.

KPL Folgen einer gestörten Thrombusorganisation:

- **Thrombusrezidiv** wegen narbiger Intimasklerose und netzförmigen Thrombusresten im Gefäßlumen (Strickleitern, ◘ Abb. 11.3).
- **Gefäßobliteration** wegen narbig-okkludierender Thrombusumwandlung im Rahmen eines »Obliterationsmusters« (▶ Kap. 2.3.4).
- **postthrombotisches Syndrom** wegen Thrombusorganisation mit Venenklappenvernarbung → Venostase mit Varikose → Thrombusrezidiv → sklerosierendes Stauungsödem (Ödemsklerose) → Minderdurchblutung → venöses Ulcus cruris.
- **Puriforme Thrombuserweichung** wegen postthrombotisch-reaktiver Gefäßwandentzündung → Neutrophilenproteasen weichen Thrombus auf, entspricht klinisch der Thrombo-»phlebitis«, pathologisch einer Kolliquationsnekrose (▶ Kap. 5.4).
- **Thrombusverkalkung/-Verknöcherung** wegen verzögerter Thrombusorganisation (Phlebolith) über die Auslösung eines »Nekroseverkalkungsmusters« (▶ Kap. 5.5.8).
- **Thrombembolie** wegen Thrombuslösung von der Gefäßwand.

> **Klinik**
>
> **Gerinnungsthrombus:** Ein Gerinnungsthrombus entsteht unbemerkt in der Windstille. Ein Windhauch trägt ihn davon!

> ⊠ **Take-home-message**
> Thrombusadhärenz im Gefäß:
> - roter Thrombus »schwebt« (haftet nicht),
> - weißer Thrombus »klebt« (haftet etwas),
> - Korallenstock-Thrombus »hält« (haftet fest).

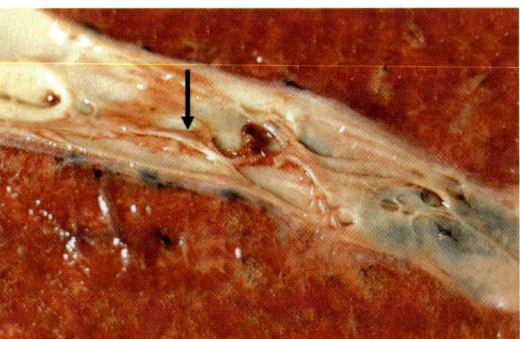

◘ Abb. 11.3. Reste eines organisierten Thrombus in Form von Strickleitern (Pfeil) innerhalb eines Pulmonalgefäßes

11.2 Embolie

Glossar

Quellthrombus: Ursprungsthrombus, von dem sich Teile abgelöst haben.

DEF Sehr häufiges, oft letales Ereignis in Form einer Einschwemmung bestimmter Stoffe in große Gefäßäste mit verstopfendem Steckenbleiben derselben als Klumpen (Embolus) in kleineren Gefäßen.

Je nach Einschwemmmaterial unterscheidet man in der Reihenfolge seiner Häufigkeit folgende Embolustypen:
- **Thrombembolus:** losgelöstes Blutgerinnsel
- **Fettembolus:** Fett, KM-Anteile
- **Luftembolus:** Luftblasen/Luftschaum
- **Bakterienembolus:** fibrinumhüllte Bakterien
- **Tumorembolus:** fibrinumhüllte Tumorzellen
- **Fruchtwasserembolus:** Fruchtwasserbestandteile
- **Parasitenembolus:** Parasiten (-Larven)
- **Galleembolus:** Galle (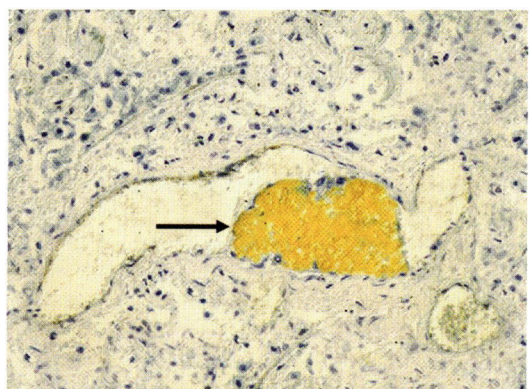 Abb. 11.4).

Je nach Hämodynamik unterscheidet man:
- **Orthograde Embolie** (meist). Die Embolie erfolgt in Strömungsrichtung (häufig), was sich nur in Arterien ereignen kann, weil sich Venen in Strömungsrichtung erweitern (Ausnahme: Pfortaderäste!).
- **Retrograde Embolie** (sehr selten): z. B. Verschleppung von Tumormaterial wegen abdomineller Druckerhöhung aus den prävertebralen Venenplexus entgegen der Strömungsrichtung in die Wirbelsäule.

Abb. 11.4. Pulmonale Gallenembolie nach Leberquetschtrauma mit beginnender Endothelialisierung (Pfeil) des Galleembolus (Vergr. 25, Berliner-Blau)

- **Paradoxe Embolie** (Syn.: gekreuzte Embolie, selten): Besteht im Septum des linken Vorhofs eine anatomische Lücke (Septumdefekt, offenes Foramen ovale, ▶ Kap. 21.1.1.1, ▶ Kap. 21.2) kann bei rechts-linksventrikulärer Druckdifferenz (z. B. Rechtsherzinsuffizienz) Embolusmaterial vom kleinen in den großen Kreislauf gelangen.

11.2.1 Thrombembolie

DEF (Häufig) Verschleppung von Thrombusmaterial ins arterielle oder venöse System.

11.2.1.1 Venöse Thrombembolie
DEF (Sehr häufig) v. a. als Lungen-, seltener als Pfortaderembolie.

> ✉ **Take-home-message**
> Lungenembolie ist eine der häufigsten, klinisch verkannten Diagnosen!

■ Lungenembolie
DEF Verschleppung von Thrombusmaterial in Lungenarterien mit Gefäßverstopfung und nachfolgender rechtskardialer Insuffizienz.

KPG-Auslösefaktoren (V. a. bei Zigarettenrauchern!):
- Ernährungszustand: Fettleibige > Schlanke,
- Geschlecht: Frauen > Männer,
- Alter: Ältere > Jüngere,
- Wetter: oft bei Frontendurchgängen.

FPG-Reaktionsfolge Thrombuslösung wegen folgender Prozesse:
- Strömungsbeschleunigung bei abruptem Wadenpumpen (Dorsoplantarflexion des Fußes),
- Schwanzthrombus-Abklemmung durch das Leistenband beim Aufsitzen im Bett,
- Venendrucksteigerung bei Defäkation, Husten,
- fibrinolytische Thrombusauflockerung.

Der Quellthrombus liegt meist in tiefen Oberschenkel-, Beckenvenen, seltener in tiefen Unterschenkelvenen, im paraprostatischen oder parauterinen Venenplexus.

FPG Formen der Lungenembolie:
- **Mantelembolie:** Multiple kleine Emboli verstopfen periphere Lungenarterienäste im Lungenmantel. Sie ist schmerzlos bei Rechts-, schmerzhaft bei Linksherzinsuffizienz. Folge davon: periphere Lungenembolie.

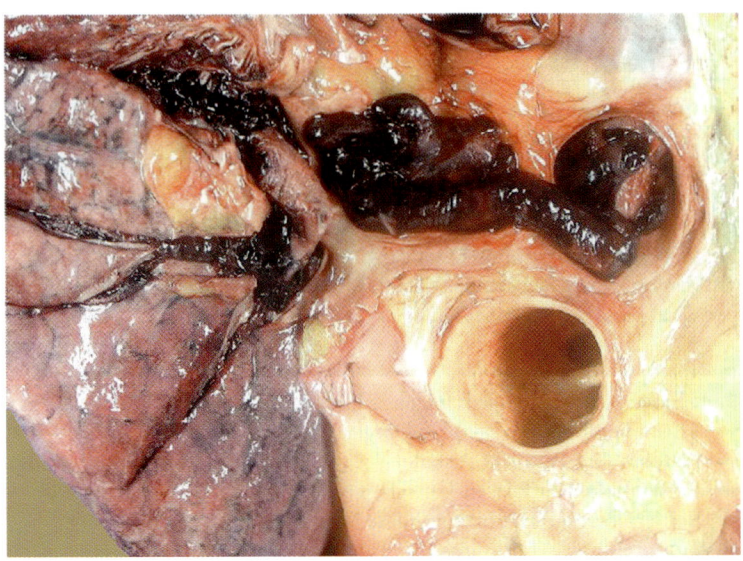

■ **Abb. 11.5.** Zentrale pulmonale Thrombembolie mit reitendem Embolus

- **Schrapnellschussembolie:** Zerstückelung eines brüchigen Gerinnungsthrombus beim Aufprall auf eine Gefäßverzweigung. Folge davon: zentrale und periphere Embolie.
- **Zentralembolie:** Aufwickelung oder Darüberreiten eines wenig brüchigen Abscheidungsthrombus vor der Aufzweigung des Pulmonalarterienstamms in Form eines sog. reitenden Embolus (■ Abb. 11.5).

KPL der Lungenembolie wegen »Stenosemuster«:
- **Akutes Cor pulmonale:** Subtotalverstopfung der Pulmonalgefäße → Tod im Rechtsherzversagen.
- **Chronisches Cor pulmonale:** Folgezustand nach
  - massiver Lungenembolie mit subtotaler Verlegung zentraler Pulmonalarterienäste oder
  - rezidivierender peripherer Embolie.
- **Lungeninfarkt.**
- **Embolierezidiv:** Organisation eines Lungenembolus zu intravaskulären Fäden (Strickleitersystem), daran bleiben später kleinere Emboli hängen (▶ Kap. 11.1.2).

11.2.1.2 Arterielle Thrombembolie

KPG Sie ist je nach Quellthrombus verschieden:
- **Linkskardialer Quellthrombus:**
  - linker Vorhof bei Vorhofflimmern,
  - linker Ventrikel über Infarkt oder Herzwandendokarditis,
  - Herzklappen bei Klappenendokarditis.
- **Aortaler Quellthrombus:** rupturierte Plaque bei Atherosklerose, dadurch Parietalthrombusbildung

auf Plaque und nachfolgende Mikroembolie (oft auch Cholesterinembolie).

FPG-Reaktionsfolge Der arteriellen Thrombembolie: Thrombotisches Material wird in die arterielle Strombahn verschleppt, bleibt als Embolus in peripherer Gefäßaufzweigung stecken und löst so einen Organinfarkt aus.

11.2.2 Fettembolie

DEF Häufige Verschleppung von (histologisch sichtbarem) aggregiertem Fett ins arterielle oder venöse Gefäßsystem.

KPG-Auslösemechanismen
- **Mehrfachfraktur** von Röhrenknochen mit Knochen-/Fettmarkverletzung,
- **Fettgewebsquetschung** wegen Trauma, Krampfleiden,
- **Hautverbrennung** mit Fettverflüssigung.

FPG-Reaktionsfolge Aggregierter Fetttröpfchen werden via Lymphbahn in den Lungenkreislauf eingeschwemmt. Ihr weiteres Schicksal hängt von ihrer Menge ab: Kleine Fettmengen werden durch Endothellipase geklärt. Große Fettmengen werden unzureichend geklärt, verstopfen die Lungenendstrombahn und bewirken ein akutes Cor pulmonale.

11.2.3 Luftembolie

DEF Seltene Verstopfung der Lungenendstrombahn durch molekulare Luft in Form von Luftbläschen.

KPG-Auslösemechanismen Lufteintritt in die venöse Strombahn wegen folgender Prozesse:
- **Luft-»Einsaugung«** bei Strumaoperation, Plazentalösung in einem atonen Uterus,
- **Luft-»Ansaugung«** bei Infusionsfehler,
- **Luft-»Einpressung«** bei Explosionsunfall.

FPG-Reaktionsfolge Eine Luftmenge von mehr als 5 ml kommt rasch ins Venenblut und bildet im rechten Herzventrikel einen Blutschaum. Dieser gelangt in die Lungenendstrombahn und schädigt das Endothel. Es folgt eine Plättchenadhäsion und -degranulation mit Bildung von Entzündungsmediatoren. Dies ist der Auftakt zu einem sog. diffusen Alveolarschadensyndrom (► Kap. 34.3.1).

11.3 Mikrozirkulationsentzündung

DEF Örtliche Funktionsstörung der Endstrombahn wegen Einwirkung von Entzündungsmediatoren (► Kap. 13).

11.4 Arterielle Zirkulation

Glossar

Medizinische Verschlussbegriffe:
- **Stenose:** passive Einengung
- **Konstriktion:** aktive Einengung
- **Obstruktion:** gewebliches Verstopfen
- **Obturation:** mechanisches Verstopfen
- **Obliteration:** angeborene/erworbene Verödung
- **Okklusion:** wandbedingtes Verschließen

11.4.1 Absolute anhaltende Ischämie

DEF Häufige ischämisch-hypoxidotische Gewebsnekrose im Versorgungsgebiet einer Endarterie wegen vollständigen, lang anhaltenden Endarterienverschlusses (bei insuffizientem Kollateralkreislauf).

KPG-Auslösemechanismen
- **Strukturelle Okklusion** einer Gefäßprovinz wegen Verstopfung (Thrombose/Embolie), Einengung

(Atherosklerose, Vaskulitis, Tumor) oder Verschluss (Ligatur, Tumor). Daraus resultiert eine »Okklusionskrankheit«.
- **Funktionelle Okklusion** mit Minderversorgung der abhängigen Gewebsprovinz wegen folgender Faktoren:
  - **hämodynamisch:** plötzliche Hypotonie bei vorbestehender vaskulärer Subtotalstenose,
  - **hämatogen:** plötzliche Steigerung des Sauerstoffbedarfs eines Gewebes (Treppensteigen), plötzliche Sauerstoffmindersättigung oder Eindickung des Blutes,
  - **vasogen** durch medikamentös-toxisch oder neurovegetativ ausgelösten, anhaltenden Gefäßspasmus (z. B. Zigarettenrauchen, Morbus Raynaud).

In allen diesen Fällen resultiert eine »Non-Okklusionskrankheit«.

FPG-Reaktionsablauf Nach dem »Stenosemuster« (► Kap. 2.3.2): Über eine absolut anhaltende Ischämie wird meist eine Koagulationsnekrose (im Gehirn: Kolliquationsnekrose!) ausgelöst (► Kap. 5.3, ► Kap. 5.4).

11.4.1.1 Anämischer Infarkt

DEF Gewebsnekrose wegen anhaltenden Durchblutungsstopps einer anatomischen Endarterie (ohne Kollateralkreislauf) oder einer funktionellen Endarterie (bei insuffizientem Kollateralkreislauf).

FPG Dazu, ► Kap. 5.3 (◘ Abb. 11.6).

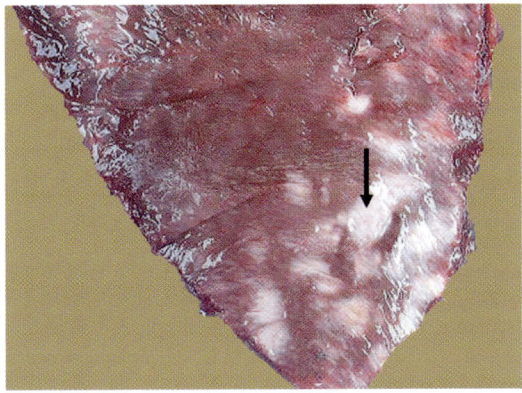

◘ **Abb. 11.6.** Multiple anämische Infarkte im Myokard im Stadium der Vernarbung (Pfeil, Mosaikinfarkte), deshalb weißliche Farbe

11

Therapieprinzip: intravenös-fibrinolytische Thrombenauflösung.

11.4.1.2 Hämorrhagischer Infarkt

DEF Gewebsnekrose wegen anhaltenden Durchblutungsstopps einer Endarterie mit geringem, jedoch insuffizientem Blutzufluss.

KPG-Formen je nach betroffenem Gefäßtyp:
- **Arterieller Gefäßverschluss** mit Reaktionsfolge je nach Blutzufluss ins Infarktgebiet:
  - Zufluss via Kollateralen, z. B. Mesenterialinfarkt (▶ Kap. 41.4.1),
  - Zufluss via rückläufige Venen bei Venendruckerhöhung, z. B. Mesenterialinfarkt (▶ Kap. 41.4.1),
  - Zufluss via Vas privatum bei Vas-publicum-Verschluss einer doppelten Blutversorgung, z. B. Lungeninfarkt (▶ Kap. 34.1.1.4).
- **Venöser Gefäßverschluss** wegen einer Venenthrombose, dadurch: Blutabflussbehinderung mit Auslösung einer ischämischen Nekrose mit prästenotischer intravasaler Druckerhöhung, dadurch Gewebsblutung.

MAK Zyanotische Nekrose (▶ Kap. 3.5.1.4), wegen der Blutfülle wölbt sich der Nekrosebezirk über die Organschnittfläche vor. Später heilt er mit hämosiderinbedingter Braunfärbung des Gewebes narbig ab (▶ Kap. 3.6.1.1, ▶ Kap. 6.3.6).

11.4.2   Absolute temporäre Ischämie

DEF Kurzfristiger Durchblutungsstopp mit kleinen Gewebsschäden in Form disseminierter Nekrosen oder hypoxämischer Zellveränderungen (▶ Kap. 7.1.2).

FPG Je nach Ischämietoleranz und Wiederbelebungszeit entstehen nur minimale Gewebsschäden. Wird die Ischämie innerhalb der Wiederbelebungszeit aufgehoben, so wird der Schaden über ein »Fibroplasiemuster« (▶ Kap. 6.3.6) repariert.

11.4.3   Relative Ischämie

DEF (Syn.: Oligämie) Sehr häufiges Missverhältnis zwischen aktuellem (Blut-)Sauerstoffangebot und -bedarf eines Organs/Gewebes.

11.4.3.1 Temporäre, akute relative Ischämie

DEF Kurzfristige Überforderung der Durchblutung, die in Ruhe und bei geringer Belastung wegen vorbestehender Stenosierung einer funktionellen Endarterie knapp ausreicht.

KPG-Auslösemechanismus Die Steigerung der körperlichen Aktivität mit Erhöhung des Sauerstoffbedarfs im Versorgungsgebiet einer funktionellen Endarterie führt über ein relatives Sauerstoffdefizit zu einer Glykolyseumstellung von aerob auf anaerob. Dadurch stauen sich im Gewebe bei gleichzeitigem Mangel an energiereichen Substraten (ATP) saure Metabolite (Laktat, CO_2) an und reizen dadurch nozizeptive Nervenendigungen.

FPG-Reaktionsfolge Es entstehen ischämische Zellschäden in Form einer Koagulationsnekrose (▶ Kap. 5.3) einzelner oder kleinerer Zellgruppen verbunden mit stechenden Schmerzen. Daraus resultiert eine sog. periphere arterielle Verschlusskrankheit (paVK).

📖 **Wissensvertiefung**

Klinische Manifestationen der paVK
- Koronarsklerose → Angina pectoris,
- Femoralsklerose → Claudicatio intermittens,
- Mesenterialsklerose → Angina abdominalis,
- Zerebralsklerose → transitorische ischämische Attacke (TIA).

11.4.3.2 Chronische relative Ischämie

DEF Andauernde Durchblutungsinsuffizienz im Ruhezustand wegen hochgradiger Stenose einer funktionellen Endarterie.

KPG-Reaktionsfolge Eine Mangeldurchblutung mit Bildung reaktiver Sauerstoff- und Stickstoffmetabolite löst eine Apoptose (▶ Kap. 4.1) ischämievulnerabler Parenchymzellen aus, wohingegen die ischämietoleranteren Stromazellen überleben.

FPG-Reaktionsfolge Numerische Gewebsatrophie (▶ Kap. 6.1) mit Interstitiumfibrose in Form sog. Subinfarkte (▶ Kap. 6.3.6).

11.5　Venöse Zirkulation

11.5.1　Venöse Stauung

DEF Sehr häufige Blutüberfüllung von Venen durch Blutabflussbehinderung wegen
- rechtskardialer Stauungshyperämie,
- stenosierender Venenerkrankung (▸ Kap. 18.2.1) und
- Varizen (▸ Kap. 18.1.1).

11.5.1.1　Akute venöse Stauung
Folgen davon: Hypoxie mit zyanotischer Organvergrößerung (▸ Kap. 3.5.1.4) mit subletalen Zellschäden.

11.5.1.2　Chronisch venöse Stauung
Folgen davon: Hypoxie mit zusätzlicher Erhöhung des hydrostatischen Drucks wegen des hohen Venendrucks, dadurch kollagenfaserige Stromaverfestigung des betreffenden zyanotischen Organs (zyanotische Stauungsinduration). Später gehen die Organzellen nach und nach apoptotisch unter dem Bilde einer numerischen Atrophie (▸ Kap. 6.1) zugrunde, was von einem »fibrodestruktiven Muster« (▸ Kap. 2.4.2) begleitet wird.

Klinik
Klinisches Beispiel: chronische Blutstauung der Leber (Stauungsleber) mit Übergang in eine Cirrhose cardiaque.

11.5.2　Hämorrhagischer Infarkt

DEF Gewebszerstörung durch plötzliche Verlegung einer großen Organvene.

KPG-Auslösemechanismus Eine Organvene wird durch Thrombose oder durch strangulierende Drehung des betreffenden Gefäßstiels (z. B. Hodentorsion, ▸ Kap. 54.3.3, ◻ Abb. 11.7) verschlossen.

FPG-Reaktionsfolge Aufgrund einer maximalen, venösen Rückstauung steht der Blutstrom still und das Gewebe wird samt Mikrozirkulation nekrotisch, sodass Blut austritt. Daraus resultiert ein blutdurchtränkter, volumenmäßig vergrößerter zyanotisch-hämorrhagischer Nekrosebezirk (▸ Kap. 3.5.1.4).

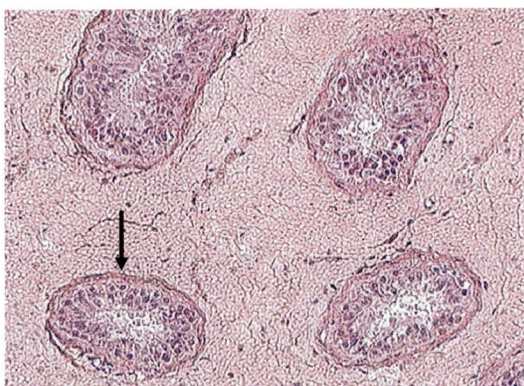

◻ **Abb. 11.7.** Hämorrhagischer Hodeninfarkt nach Hodentorsion: Die Hodenkanälchen (Pfeil) schwimmen im Blut resp. in Erythrozyten (Vergr. 50, HE)

12 Ödem

U.N. Riede, N. Freudenberg

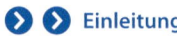 **Einleitung**

Da der Organismus zur Hälfte aus Wasser besteht, muss dessen Aufnahme, Abgabe und Verteilung im Körper genau kontrolliert werden. Unterlaufen hier Fehler, entsteht ein Ödem. Ist ein solcher Fehler systemisch, wie beim capillary leakage syndrome, ist das lebensgefährlich.

Glossar

Flüssigkeitsansammlungen im Gewebe
- **Ödem:** diffus im Gewebe
- **Erguss:** in seröser Höhle
- **Aszites:** in Peritoneum
- **Hydrops:** in präformierter Organhöhle
- **Quaddel** (Urtika): kleinherdig in Subkutis
- **Anasarka:** generalisiert, wegdrückbar, lagerungsabhängig in Subkutis
---

DEF Sammelbegriff für insgesamt sehr häufige, abnorme Flüssigkeitsansammlung im Extrazellularraum in Form eines »Ausschwitzungsprozesses« wegen folgender Faktoren:
- hydrostatischer Überdruck in Kapillaren,
- reduzierter onkotischer Druck im Blut,
- kapilläre Permeabilitätsstörung,
- Lymphabflussstörung.

12.1 Hydrostatisches Ödem

12.1.1 Kardiales Ödem

DEF Häufige, abnorme Flüssigkeitsansammlung wegen ungenügender Förderleistung der rechten und/oder linken Herzkammer mit Blutrückstau in den großen/kleinen Kreislauf.

KPG-Auslösemechanismen und Reaktionsfolgen
- **Linksherzinsuffizienz** mit Drucksteigerung vor dem linken Herzen, dadurch Blutrückstauung in die Lungenkapillaren mit Abpressung von Blutserum in die Alveolenlichtungen. Resultat: kardiales Lungenödem (▶ Kap. 34.1.1.2).
- **Rechtsherzinsuffizienz** mit Abflussbehinderung im kleinen Kreislauf (erkennbar an der pulmonalen Hypertonie, ▶ Kap. 10.2). Dadurch staut sich Blut in

die Hohlvenen und den Ductus thoracicus zurück. Der Druck im venösen Kapillarschenkel steigt an und die pleuranahe Lymphdrainage sistiert. Dazu kommt oft noch ein sekundärer Hyperaldosteronismus (▶ Kap. 68.5.5) mit Natriumretention. Resultat: periphere Ödeme in Form von Anasarka v. a. der unteren Extremitäten und/oder eines Pleuraergusses (▶ Kap. 35.1.2).

12.1.2 Portales Ödem

DEF Wenig häufige abnorme Flüssigkeitsansammlung im Einzugsbereich der Pfortader wegen portaler Hypertonie (▶ Kap. 10.3).

KPG-Auslösemechanismus Ein Aszites entsteht nur, wenn die postsinusoidalen Gefäße eingeengt sind, z. B. bei Leberzirrhose.

12.1.3 Phlebödem

DEF Wenig häufige, abnorme Flüssigkeitsansammlung in Bereichen mit gestörtem Abfluss des Venenbluts.

KPG-Auslösemechanismen
- Venenverschluss durch Thrombose, Kompression (▶ Kap. 11.1.3.3),
- Veneninsuffizienz bei varikösem Klappendefekt (▶ Kap. 18.1.1).

12.1.4 Osmotisches Ödem

DEF Seltene, abnorme Flüssigkeitsansammlung wegen ungünstigen NaCl/Wasserverhältnisses im Blut.

KPG-Auslösemechanismen
- **Hypotone Hydratation** wegen exzessiver Wasserzufuhr oder unangemessener Adiuretinsekretion (Schwartz-Bartter-Syndrom; ▶ Kap. 66.1.1). Resultat: Verdünnungshyponatriämie.
- **Hypertone Hydratation** wegen übermäßiger Zufuhr hypertoner Kochsalzlösungen oder Nebennierenüberfunktion mit gesteigerter Natriumrück-

resorption (Conn-Syndrom, ▶ Kap. 68.5.4; Cushing-Syndrom, ▶ Kap. 68.5.6). Resultat: Überflussnatriämie.

12.2 Onkotisches Ödem

DEF Seltene, abnorme Flüssigkeitsansammlung wegen Proteinmangels und folglich zu niedrigen kolloidosmotischen Drucks (selten wegen unsachgemäßem Plasmaersatz).

KPG-Auslösefaktoren Proteinurie, Hunger, Albuminsynthesedefekt wegen Leberzirrhose.

12.3 Vaskuläres Ödem

DEF Wenig häufige, abnorme Flüssigkeitsansammlung wegen Bildung permeabilitätssteigernder Entzündungsmediatoren und/oder Kapillarschädigung.

KPG-Auslösemechanismen
- **Erregertoxine** (z. B. Endotoxinschock) → exsudative Entzündungsreaktion,
- **Immunkomplex-Vaskulitis** (z. B. anaphylaktische Reaktion),
- **toxische Metabolite** (z. B. Urämiegifte, Urämie: hohe Harnstoffkonzentration im Blut),
- **Mediatorfreisetzung** bei Entzündung (z. B. Insektenstich, Interleukin-Therapie, ◘ Abb. 12.1),
- **Aktivitätspersistenz von Komplementfaktoren** bei Antagonistenmangel (z. B. Quincke-Ödem: transiente, rezidivierende, spontane Weichteilschwellung).

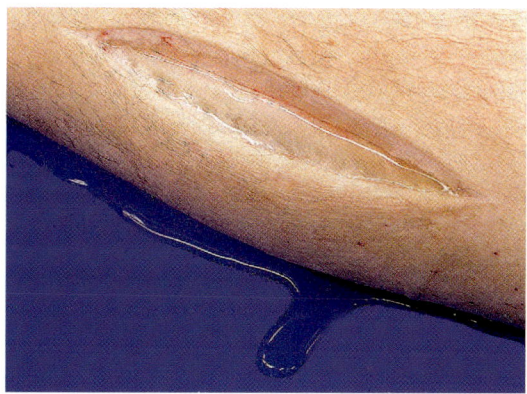

◘ Abb. 12.1. Anasarka bei Patientin mit sog. capillary leak syndrome (abfließendem Ödem nach postmortaler Inzision)

Wissensvertiefung
Capillary leak syndrome (CLS)
Seltenes Flüssigkeitsextravasationssyndrom wegen generalisierter pathologischer Durchlässigkeit der Kapillaren (provozierbar durch Interleukin-2 Therapie). Folgen davon: Flüssigkeitsverlagerung in den Extrazellulärraum → Anasarka, Hypalbuminämie ohne Albuminurie → Kreislaufschock → Multiorganversagen wegen Minderperfusion.

12.4 Lymphödeme

DEF Wenig häufige, abnorme Flüssigkeitsansammlung wegen Lymphabflussbehinderung aus dem Gewebe.

KPG-Auslösemechanismen
- Ödeme wegen angeborener Fehlbildung oder Sklerosierung der Lymphgefäße (primäre Formen),
- Ödeme wegen Unwegsamkeit/Ineffizienz regelrechter Lymphgefäße.

FPG-Reaktionsfolge Durch die Behinderung des Lymphabtransports mit Lymphrückstau unter dem Bild einer milchig-gelblichen Lymphangiektasie werden große Proteinmengen ins Gewebe zurückgestaut. In der Folge werden die Proteine von den Histiozyten phagozytiert. Sie lösen nach längerem Bestehen des Lymphödems über fibro- und mitogene growth factors ein »Fibroplasiemuster« (▶ Kap. 6.3.6) aus. Dieses kann folgende Konsequenzen haben:
- **Ödemsklerose**: fibrosklerotische Verhärtung des ehemaligen Ödembezirks.
- **Stewart-Treves-Syndrom**: (selten), Lymphangiosarkom (▶ Kap. 20.4) nach jahrelangem Bestehen eines Lymphödems (meist Oberarm nach Mastektomie wegen Mammakarzinom).

Klinik

Folgekrankheiten des Ödems
- **Dermatopathie:** Ödembereich: Hautatrophie mit Hyperkeratose → Erysipel-Neigung.
- **Erysipel**: meist durch β-hämolytische Streptokokken (selten Anthraxbazillen) ausgelöste diffuse Entzündung im Haut-/Bindegewebe mit landkartenartiger Rötung.

Individualitätssicherung

V

13 Entzündung

U.N. Riede, H.E. Blum, N. Freudenberg

❯❯ ❯ Einleitung

Eine Entzündungsreaktion stellt ein wichtiges Adaptionsmuster des lebenden Gewebes dar, bei dem ein Abwehrprozess unter Einbezug des Immunsystems in Gang kommt. Ohne diesen würde der Organismus bei jeder Noxenexposition gewebliches Terrain einbüßen, vor allem aber seine Individualität gegenüber Fremdorganismen verlieren. Dennoch kann eine Entzündung für den Patienten lebensgefährlich werden, vor allem, wenn ein oder mehrere lebenswichtige Organe betroffen sind. Am meisten wird das Eindringen von Bakterien und/oder deren Endotoxine in die Blutbahn gefürchtet, weil die so hervorgerufene Aktivierung der Entzündungssteuerstoffe zum funktionellen Versagen der gesamten Kreislaufperipherie führen kann.

Glossar

Bakterieller Entzündungsherd (Entzündungsfokus): Entstehung via Eintrittspforte oder Streuquelle. Ausgangspunkt für Entzündungsgeneralisation oder postinfektiöse Zweitkrankheit (▶ Kap. 13.1.6.5).

Exsudat/Transsudat:
- **Exsudation:** Austritt zellfreier Blutflüssigkeit aus den Gefäßen der terminalen Strombahn (Ausschwitzprozess).
- **Exsudat:** eiweißreiches Entzündungsödem/ -erguss (spezifisches Gewicht > 1,018, Eiweißkonzentration > 3g/l).
- **Transsudat:** eiweißarmes Nicht-Entzündungsödem/-erguss (spezifisches Gewicht < 1,018, Eiweißkonzentration < 3g/l).

Endstrombahn: präkapilläre Arteriolen – Kapillaren – postkapilläre Venulen (Mikrozirkulation). Sie wird durch Sperrarteriolen physiologischerweise nur partiell durchflutet, weil anderenfalls das Herz den peripheren Gesamtwiderstand nicht überwinden kann.

First line of defense: Sie besteht aus unspezifischer Phagozytose, Komplementsystem, Interferonen, bakteriziden Stoffen wie Lysozym.

Second line of defense: Sie besteht aus der spezifischen Immunantwort des B- und T-Zellsystems.

DEF Sehr häufiger Abwehrvorgang des lebenden Organismus auf eine Gewebsschädigung in Form einer komplexen Reaktion der Blutgefäße, bestimmter Blutplasmabestandteile und Blutzellen sowie zellulärer und struktureller Bindegewebsbestandteile.

▪ Entzündungsätiologie

Entzündungsauslösung durch
- physikalisch-chemische Noxen (▶ Kap. 13.4),
- angestaute Stoffwechselprodukte (▶ Kap. 7),
- immunologische Noxen (▶ Kap. 14),
- mikrobielle Noxen (▶ Kap. 13.3),
- Gewebsnekrose (▶ Kap. 5.3, ▶ Kap. 5.4).

▪ Entzündungsausbreitung

- **Lokale Entzündung**: auf einen umschriebenen Gewebsbezirk in Nähe ihrer Eintrittspforte beschränkte Entzündung in Form eines Entzündungsherdes (sog. Entzündungsfokus). Die Ausbreitung eines Entzündungsherdes wird durch anatomische Strukturen wie Organkapseln, Bindegewebssepten und Gangsysteme beeinflusst. Dadurch entstehen folgende Ausbreitungsmuster:
  - hämatogene Ausbreitung via Blutgefäße,
  - lymphogene Ausbreitung via Lymphgefäße,
  - neurogene Ausbreitung via Axonfluss;
  - duktogen/kanalikuläre Ausbreitung via Gangsysteme,
  - per contiguitatem: Entzündungsfokus greift auf Umgebung über.
- **Metastatische Entzündung:** Erregerverschleppung in andere Organe/Gewebe (sog. Metastasierung), dadurch Erregerabsiedlung mit Auslösung entzündlicher Tochterherde andern Orts (Septikopyämie, ▶ Kap. 13.1.6.5).
- **Generalisierte Infektion:** Keimausbreitung im gesamten Organismus mit Allgemeinsymptomen wie Fieber, Schüttelfrost, Hypotonie.

▪ Entzündungssymptomatik

Eine Entzündung fällt klinisch durch folgende Läsionen auf:
- **Rubor:** entzündliche Gewebsrötung wegen vermehrter, verlangsamter Durchblutung des Entzündungsherdes (◻ Abb. 3.11).
- **Calor:** entzündliche Gewebsüberwärmung wegen vermehrter Durchblutung des Entzündungsherdes.
- **Tumor:** entzündliche Gewebsschwellung wegen Flüssigkeitsaustritt aus Gefäßen der Mikrozirkulation.

- **Dolor:** = entzündlicher Gewebsschmerz wegen Reizung nozizeptiver Nerven (Schmerznerven) durch Entzündungsmediatoren und Gewebsschwellung.
- **Functio laesa:** entzündliche Funktionsstörung (eingeschränkte Organfunktion).

📖 **Wissensvertiefung**

Dolor-/Schmerzformen:
- **Geringste Intensität:** fast schmerzfreies sog. Organbewusstsein
- **Entzündungsschmerz:** wegen Reizung nozizeptiver Nerven, punktförmig stechend/herdförmig-zonal (dumpf) brennend.
- **Spastischer Schmerz:** wegen glattmuskulären Spasmus, herdförmig krampfartig.
- **Neuropathischer Schmerz:** wegen Schädigung peripherer Nerven, diskontinuierlich/einschießend.
- **Kopfschmerz:** dumpf, spannungsförmig.
- **Psychosomatischer Schmerz:** z. T. als Muskelspannungsschmerz.

■ **Exsudationsreaktion**

DEF Sehr häufiges, sofort einsetzendes Reaktionsmuster auf eine entzündungsauslösende Noxe, in erster Linie gekennzeichnet durch Absonderung von Blutbestandteilen ins umliegende Gewebe.

📖 **Wissensvertiefung**

Eine entzündliche Exsudationsreaktion ist die Resultante aus folgendem Quartett:
- Durchblutungssteigerung → rasch wegschaffen,
- Ausschwitzen von »Blutsaft« → rasch verdünnen,
- Schadstoffbeseitigung → rasch abbauen,
- Schadensbegrenzung → rasch demarkieren.

Die akute exsudative Entzündungsreaktion besteht aus verschiedenen formalpathogenetischen Elementen: Mikrozirkulationsstörung, Permeabilitätsstörung, Leukozytentransmigration.

Mikrozirkulationsstörung

Je nachdem, ob eine Noxe ins Gewebe kommt, im Gewebe ist, oder im Gewebe bleibt wird die Endstrombahn im Entzündungsgebiet durch Entzündungsmediatoren in folgenden Phasen verändert:
- **Fakultative Startphase:** fakultative, minutenlange, vorübergehende Arteriolenkonstriktion. Resultat: kurzfristige Abblassung des Entzündungsherdes.

✉ **Take-home-message**

Bildhaftes Szenarium »Noxe kommt ins Gewebe« → »Wasserhahn« zudrehen (Arteriolenkonstriktion) → keine Noxenausbreitung.

- **Obligate Anfangsphase:** Obligate, wenige Minuten später, durch Entzündungsmediatoren vermittelte Dilatation der Arteriolen, Kapilaren und postkapillären Venulen. Gleichzeitig werden diese Gefäße permeabel und lassen Serumbestandteile durch. Damit beginnt der als Exsudation bezeichnete Ausschwitzungsprozess. Das Gewebe schwillt in diesem Bezirk an und drückt auf die Schmerznerven. Resultat: Rötung (◼ Abb. 3.11), Schwellung, Schmerzen im Entzündungsgebiet.

✉ **Take-home-message**

Bildhaftes Szenarium »Noxe ist im Gewebe« → alle »Wasserhähne« aufdrehen (Dilatation von Arteriolen, Kapillaren und Venulen) → gründliche Ausschwemmung der Noxe.

- **Obligate Dauerphase:** mehrere Stunden nach Entzündungsbeginn einsetzende, stundenlang anhaltende, mediatorvermittelte Dilatation der Kapillaren und Arteriolen im Entzündungsgebiet in Verbindung mit einer Venulenkonstriktion. Dadurch wird im Entzündungsgebiet der Blutstrom verlangsamt, der Filtrationsdruck erhöht und die Gefäßpermeabilität gesteigert, so wird letztlich der Exsudationsprozess verstärkt.

FPG-Reaktionsfolge Ablauf der Mikrozirkulationsstörung:
- **Gefäßabdichtung:** zunächst geldrollenartige Aggregation der Erythrozyten, später homogen-zylinderförmige Umwandlung der Erythrozytenaggregate (roter Sludge). Durch die stehende Blutsäule wird das Endothel geschädigt, sodass die Thrombozyten aggregieren, einen Thrombus bilden und das leckagebedrohte Gefäß im Entzündungsgebiet abdichten.
- **Leukozytenmigration:** Leukozyten wandern aus der strömungsmäßig verlangsamten Endstrombahn ins Entzündungsgebiet aus und schotten den noxenbedingten »Flurschaden« ab.

✉ **Take-home-message**

Bildhaftes Szenarium »Noxe bleibt im Gewebe« → alle »Wasserhähne« zudrehen (Venulenkonstriktion, Mikrothrombosierung).

Permeabilitätsstörung

 Take-home-message

Biologischer Sinn der entzündlichen Exsudation Resultante aus folgendem Trio:
- Schadstoffverdünnung durch Exsudat.
- Schadstoffausschaltung durch Herbeischaffung von »Gegengiften« wie Antikörper.
- Schadstofffixation und Schadensbegrenzung (Demarkierung) durch im Gewebe geronnenes Fibrinogen (Fibrin) mit Erregerbindefähigkeit.

KPG-Auslösemechanismen Die Permeabilität v. a. der Kapillaren und postkapillären Venulen im Entzündungsgebiet wird durch folgende Prozesse gesteigert:
- **Endothelzellkontraktion:** Unter dem Einfluss der meisten Entzündungsmediatoren öffnen sich aktiv die Poren im Endothel, dadurch geregelter, mäßiger Flüssigkeitsaustritt ins Gewebe (Exsudation).
- **Endothelnekrosen:** Unter dem Einfluss von Noxen entstehen im Endothel Löcher, dadurch erfolgt passiv ein **un**geregelter, **un**mäßiger Flüssigkeitsaustritt ins Gewebe (Exsudation). Als Folge der gleichzeitigen intravaskulären Druckerhöhung im Entzündungsgebiet resultiert eine Exsudationssteigerung mit Gewebsschwellung in Form einer entzündlichen Geschwulst (inflammatorischer Tumor).

FPG Verlaufsmuster der Permeabilitätsstörung je nach Entzündungsart:
- **Sofort vorübergehender Typ:**
  - Vorkommen geringe UV-Exposition (Sonnenerythem), Überempfindlichkeitsreaktion Typ I (◘ Abb. 3.11, ► Kap. 14.1.1).
  - Dauer: Eintritt innerhalb weniger Minuten, höchstens 1 h anhaltend.
  - Lokalisation: postkapilläre Venulen. Steuerung: v. a. durch Freisetzung sog. zellvermittelter Entzündungsmediatoren. Resultat: Endothelkontraktion.
- **Verzögert anhaltender Typ:**
  - Vorkommen: Sonnenbrand, Überempfindlichkeitsreaktion Typ IV (► Kap. 14.1.4).
  - Dauer: Eintritt erst nach mehreren Stunden, stundenlang anhaltend.
  - Lokalisation: Kapillaren und Venulen. Steuerung: v. a. durch sog. plasmavermittelte Entzündungsmediatoren. Resultat: Endothelkontraktion und später -schädigung.
- **Sofort anhaltender Typ:**
  - Vorkommen: Trauma (Rissquetschwunde), Verbrennung (► Kap. 13.3.2.1), Verätzung.
  - Dauer: Eintritt innerhalb weniger Minuten, mehrere Tage anhaltend.
  - Lokalisation: Kapillar-, Venulenendothel. Steuerung: keine. Resultat: Endothelnekrose mit Leckage.

 Klinik

Therapieprinzip der entzündlichen Schwellung: Antiphlogistika Typ NSAR.
Therapieprinzip der traumatischen Schwellung: (Bewegungs-)**P**ause, **E**is, **C**ompression, **H**ochlagern (PECH).

Take-home-message

Leukozyten(trans)migration:
Alle nichterythrozytären Blutzellen können aktiv und gezielt die Blutzirkulation verlassen und in den Extravasalraum eines Gewebes einwandern. Biologischer Sinn: Präzisierung der Entzündungsantwort vor Ort.

KPG-Prinzip Gewebszellen oder bereits vorhandene Entzündungszellen werden in einem Entzündungsgebiet geschädigt, sodass folgende spezifische Signalstoffe für Leukozyten (Chemokine) gebildet werden:
- **Chemokinetische Stoffe:** Sie setzen spezifisch bestimmte Leukozyten in Bewegung.
- **Chemotaktische Stoffe** (Chemotaxine): Sie dirigieren die angelockten Leukozyten an ihren Wirkort.

Die Neutrophilen wandern mittels eines stereotypen Vorgangs ins Entzündungsgebiet (Leukozytentransmigration) ein, der auch für Tumorzellen beim Eindringen in ein Gefäß (Gefäßinvasion, ► Kap. 16.1.3) gilt:
- **Leukozytenmarginalisation:** Inaktive Neutrophile sind kugelförmig und liegen im Axialstrom eines Gefäßes. Wenige Minuten nach Noxeneinwirkung werden im Entzündungsgebiet Mediatorsubstanzen gebildet. Sie und die Auslösestoffe der Entzündung aktivieren die Neutrophilen und stimulieren die Endothelzellen zur Bildung locker haftender Adhäsionsmoleküle. Dadurch haften die Neutrophilen etwas am Endothel, werden aber vom Blutstrom immer wieder losgerissen (◘ Abb. 13.1), sodass sie im Randstrom eines Gefäßes übers Endothel hinweg rollen (leukocyte rolling).
- **Leukozytenadhäsion:** 30 min nach der Noxeneinwirkung sind die Neutrophilen so aktiviert, dass sie die Endothelzellen zur Bildung festhaftender Ad-

häsionsmoleküle stimulieren. Dadurch bleiben die Neutrophilen auf der Endotheloberfläche kleben (leucocyte sticking, ◨ Abb. 13.2a,b).

- **Leukozytentransmigration:** Die aktivierten Neutrophilen nehmen flächigen Kontakt mit den Endothelzellen auf, lösen eine Endothelkontraktion aus, sodass im Endothel Lücken entstehen. Durch sie kriechen die Neutrophilen hindurch. Mithilfe ihrer Metalloproteinasen lösen sie die subendotheliale Basalmembran auf, danach wandern sie amöboid auf die Chemokinquelle zu. Dort angelangt werden sie durch Migrationshemmfaktoren am Weiterwandern gehindert. Auf diese Weise infiltrieren sie das Entzündungsgebiet (entzündliche Infiltration).

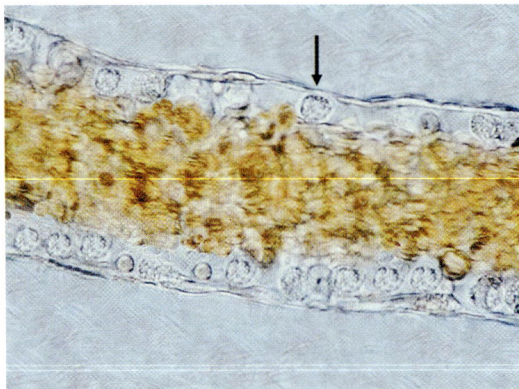

◨ **Abb. 13.1.** Leukozytenadhäsion (Pfeil) auf der Wand eines Mesenterialgefäßes bei einer Peritonitis (Vergr. 25, Intravitalmikroskopie)

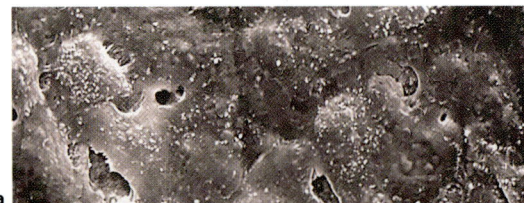
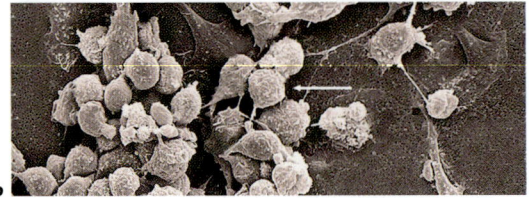

◨ **Abb. 13.2a,b.** **a** normale Endothelzellkultur, **b** Adhäsion aktivierter Neutrophiler (Pfeil) auf der Endotheloberfläche (Vergr. 2500, SEM)

📖 **Wissensvertiefung**

Durchwanderungsprozess der Endstrombahn

- Wie: amöboide Zellbewegung mittels aktinhaltigen Zytoskeletts.
- Wo: v. a. postkapilläre Venulen wegen geringer Strömungsgeschwindigkeit und niederen Innendrucks.
- Wer: Leukozyten bei Entzündung, Tumorzellen bei Metastasierung (▶ Kap. 16.1.4).

■ **Entzündungszellen**

┌─ **Glossar**

Proinflammatorische Zellen: mobile Zellen wie Thrombozyten, sessile Zellen wie Endothelzellen und Keratinozyten der Epidermis, die Adhäsionsproteine für Neutrophile, bestimmte Entzündungsmediatoren oder growth factors bilden können.

Burst-Reaktion: schlagartige Bildung toxischer O_2-Metabolite nach aktivierungsbedingter Zusammensetzung der einzelnen Bestandteile des NDPH-Oxidasesystems aus der Zellmembran.

Makrophagenformen / -nomenklatur:

- **Monozyt:** mobile Makrophagenform im Knochenmark und Blut.
- **Histiozyt:** mobile Makrophagenform im Gewebe.
- **Sessile Makrophagen:** in funktionelle Histoarchitektur eingebundene Phagozyten wie Kupffer-Zelle der Leber, Intravaskulärmakrophage der Lunge.

DEF Zellen, die durch ihre spezifische Funktion(en) den Ablauf einer akuten und/oder chronischen Entzündungsreaktion bestimmen.

Endothelzellen Proinflammatorische Zellen. Sie bilden:
- Selektine → Lymphozyten-, Neutrophilenadhäsion,
- Gerinnungsfaktor XII-Aktivator → Aktivierung der Komplement- und Kininkaskade → Permeabilitätssteigerung.

Bildhafte Funktion: Grenzwächter.

Thrombozyten Proinflammatorische Zellen. Sie bilden:
- Entzündungsmediatoren,
- growth factors für Fibroblasten, Gefäßwandmyozyten und Endothelzellen.

Bildhafte Funktion: Deichgrafen: zelluläres Gerinnungssystem → Plättchenthrombus → (reparative) Gefäßabdichtung.

13

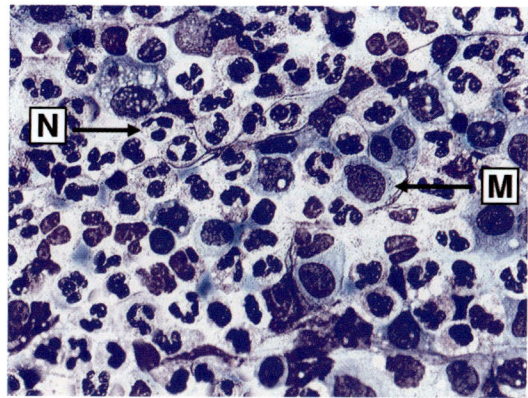

Neutrophile Können phagozytieren (Abb. 13.3). Sie bilden und aktivieren:

- Lysozym → unspezifische Keimabtötung im Rahmen der first line of defense,
- proteolytische Gewebs-, Erregerabbauenzyme,
- NO-Synthase → NO → Peroxynitril → Bakterizidie,
- NDPH-Oxidasesystem → O_2-Metabolite (Respiratory-burst-Reaktion) mittels Myeloperoxidase → HOCl-Bildung → Bakterizidie.

Neutrophile sind Zellen v. a. der Kurzzeitentzündung; sie sind kurzlebig und können im Entzündungsgebiet nicht proliferieren.
Bildhafte Funktion: kleine lytische Fresszellen (Mikrophagen, sog. Eiterzellen).

Wissensvertiefung

Früheste Ankunftszeit im Entzündungsgebiet
- Neutrophile: nach 4 h
- Makrophagen: nach 2 Tagen

Makrophagen Können phagozytieren (Abb. 13.3). Sie bilden und aktivieren

- proteolytische Gewebe und Erreger abbauende Enzyme,
- NADPH-Oxidasesystem (wie bei Neutrophilen) → Bakterizidie,
- NO-Synthase (wie bei Neutrophilen) → Bakterizidie,
- growth factors für Fibroblasten und Endothelzellen,
- Chemotaxisfaktoren für Neutrophile,
- Aktivierungszytokine für Lymphozyten, Neutrophile,
- Arachidonatabkömmlinge → Entzündungspräzisierung.

Makrophagen sind Zellen der Langzeitentzündung. Sie sind langlebig und können im Entzündungsgebiet proliferieren.
Bildhafte Funktion: große resorptive Fresszellen (Makrophagen), Antigen-Präsentatoren, indirekte Lymphozyten-Aktivatoren, Antikörper-Wirkungsvollstrecker.

Eosinophile Sie bilden

- zytotoxische und mikrobizide O_2-Metabolite,
- Granula mit parasitotoxischem Inhalt.

Sie reichern sich in der bakteriell besiedelten Mukosa an. Sie reagieren rezeptorvermittelt mit IgG, IgA, Komplementfaktoren und PAF (platelet activating factor). Sie inhibieren Mastzellmediatoren. Eosinophile sind Zellen der allergischen/parasitären Entzündung (▶ Kap. 14.1.1).
Bildhafte Funktion: Mastzell-Zuarbeiter, Parasitenkiller.

Mastzellen, Basophile Sie bilden und enthalten in ihren Granula Heparin, Histamin (→ Permeabilitätssteigerung), Eosino- und Neutrophilen-Chemotaxine und Plättchenaggregatoren. Mastzellen sind Zellen der allergischen Entzündung (▶ Kap. 14.1.1).
Bildhafte Funktion: Schleusenwärter, Exsudatoren.

Lymphozyten, Plasmazellen Sie sind Zellen der Langzeitentzündung.
Biologische Funktion: Vertreter des zellulären/humoralen Immunsystems im Entzündungsfeld.

■ Entzündungsmediatoren

Glossar

NSAID (non-steroidal antiinflammatory drugs): Prostaglandinsynthesehemmer wie Acetylsalicylat.

DEF (Syn.: Entzündungssteuerstoffe) Von lebendem und/oder totem Gewebe gebildete, chemische Stoffe mit gefäß- und zellaktivierender Wirkung, welche dadurch eine Entzündungsreaktion auslösen, präzisieren und modulieren (Tab. 13.1).

Zellvermittelte Mediatoren

DEF (Syn.: Immediatoren) Entzündungssteuerstoffe, die

- in bestimmten Zellen gespeichert,
- von ihnen in aktiver Form freigesetzt,
- von bestimmten Zellen ad hoc synthetisiert werden und
- z. T. auch von nekrotischen Zellen stammen.

◻ Tab. 13.1. Entzündungsmediatoren

1. Mediatortyp 2. Wirkungseintritt	Bildungsmechanismus	Mediatorsysteme
1. zellvermittelt 2. sofort/Minuten	Release-Reaktion ad-hoc-Generierung Sekretion	Histamin Prostaglandine, Leukotriene Interleukin, TNF-α
1. plasmavermittelt 2. verzögert/Stunden	proteolytische Aktivierungskaskade	Kininsystem Komplementsystem
1. nekrosevermittelt 2. verzögert/Stunden	Zellzerfallsprodukte	Leukotriene

Histamin Speicherung in Mastzell- und Basophilengranula. Freisetzung durch
- Antigen-Antikörper-Komplexe nach Vorsensibilisierung der Zielzellen durch membrangebundenes IgE und
- durch direkte Zellschädigung (auch im Rahmen der Komplementaktivierung).

Wirkung: Schlüsselrolle bei allergischen Entzündungsformen (▶ Kap. 14.1):
- Kontraktion der glatten Muskulatur (Gefäße, Darm, Bronchiolen),
- Arteriolen- und Venulendilatation → Permeabilitätssteigerung,
- Pruritus (prurire, lat. = jucken): Juckreiz,
- Eosinophilenchemotaxis.

> **Klinik**
>
> **Therapieprinzip:** Antihistaminika, Mastzellstabilisatoren wie Cromoglicinsäure.

Serotonin Bildungs-, Speicherort sind die enterochromaffinen Zellen des Dünndarms und die Thrombozyten.
Wirkung: histaminähnlich (permeabilitätssteigernd).

Tumornekrosefaktor (TNF-α) Er wird von Makrophagen gebildet und dient v. a. der Neutrophilen-Aktivierung. Dadurch stößt er folgende Wirkungskette an:
Endothelaktivierung → Neutrophilen-Adhäsion → Neutrophilen-Aktivierung → Stimulation der Phagozytose bei Neutrophilen → Bildung von O_2-, N_2-Metaboliten → Zytotoxizität (via Apoptose), Mikrobizidie. Prostaglandin-, Leukotriengenerierung. Auslösung der Akutphasenantwort (zusammen mit Interleukin-1): Fieber, Inappetenz, Blutleukozytose, ACTH-Cortisolfreisetzung, linksventrikuläre Kontraktilitätsdrosselung, bei Sepsis, Kreislaufschock, Körpergewichtsdrosselung (▶ Kap. 16.3.8.2).

> **Klinik**
>
> **Therapieprinzip:** TNF-α-Antikörper v. a. bei Krankheiten des rheumatischen Formenkreises.

Arachidonsäurederivate. Sie entstehen im Rahmen von Zellschädigungen durch Aktivierung der Phospholipase A_2, dadurch Auslösung folgender Reaktionsfolge → Bildung hochungesättigter C-20-Fettsäuren wie Arachidonsäure → Arachidonat-Metabolisierung auf 2 Wegen:
- Lipoxygenaseweg → Leukotriene (LT),
- Zyklooxygenaseweg (hemmbar durch NSAR) → Prostaglandine.

Wirkspektrum der Leukotriene: chemotaktisch, -kinetisch für Neutrophile, Eosinophile; Vaso-, Bronchokonstriktion.

Wirkung der Prostaglandine: Vasodilatation, Schmerzrezeptorsensibilisierung, Fieber.

> **Klinik**
>
> **Therapieprinzip:**
> - Phospholipase-A2-Hemmung: Kortikosteroide,
> - Cyclooxygenasehemmer: ASS, Diclofenac, Ibuprofen,
> - Leukotrienantagonisten: v. a. Montelukast.

Plättchenaktivierungsfaktor (PAF). Phospholipase-A2-katalysiertes Phospholipid aus Thrombozyten, Neutrophilen, Makrophagen, Endothelzellen.
Wirkung: Permeabilitätssteigerung, Plättchenaggregation, Bronchokonstriktion.

Take-home-message
Biologischer Sinn der zellvermittelten Mediatoren: Kurzfristige Noxenelimination durch rasch einsatzfähige Steuerstoffe v. a. mit lokaler Wirkung.

 Take-home-message
Biologischer Sinn der plasmavermittelten Mediatoren: langanhaltende Noxenelimination durch abgewogen synthetisierte Steuerstoffe v. a. mit systemischer Wirkung.

Plasmavermittelte Mediatoren

DEF (Syn.: indirekte Mediatoren) Entzündungssteuerstoffe, die z. T. als inaktive Vorstufen synthetisiert werden und über eine enzymatisch gesteuerte Kaskade aktiviert oder zu aktiven Komplexen zusammengesetzt werden.

Kininsystem Durch Nekrose aktiviert:
- **Kallikrein:** gebildet aus Prä-Kallikrein mittels aktiviertem Gerinnungsfaktor XII,
- **Bradykinin:** durch Serinproteinasen aktiviert.
Wirkung:
- Vasodilatation → Blutdruckabfall,
- Bronchokonstriktion, Darmspasmen,
- Permeabilitätssteigerung,
- Schmerzrezeptor-Aktivierung.

Komplementsystem Von Leber gebildete Proteine, die
- nach kaskadenartiger proteolytischer Aktivierung durch Immunglobuline zur Bildung von Entzündungsmediatoren führen und
- durch Komplexierung eine mit Immunkomplex-/Properdin markierte Zelle über eine Membranperforation zerstören.
Wirkung: Unterstützung der spezifischen und unspezifischen Immunabwehr.

C-reaktives Protein (CRP) Gebildet von Hepatozyten als unspezifische Antwort auf Entzündung, Nekrose und Tumor (Akut-Phase-Reaktion). Molekular ist es mit der Serum-Amyloid-P-Komponente (▶ Kap. 9.3.2) verwandt.
Wirkung:
- Aktivierung des Komplementsystems,
- Opsonierung → Zielkennzeichnung für Phagozytose,
- Killer-Lymphozytenaktivierung,
- Thromboxanbildung → Plättchenaggregation.

 Take-home-message
CRP: wichtiger unspezifischer Entzündungsparameter.

13.1 Akute exsudative Entzündung

DEF Sammelbegriff für eine sehr häufige Sofortreaktion des Gewebes auf eine Schädigung, bei welcher der Austritt von Flüssigkeit und Zellen aus der Mikrozirkulation ins Entzündungsgebiet unter Benennung nach der vorherrschenden Exsudatkomponente dominieren.

13.1.1 Seröse Entzündung

DEF Akute Entzündung mit Exsudat aus fibrinfreiem Serum wegen
- Überempfindlichkeitsreaktion Typ 1,
- mikrobieller oder
- physikalisch-chemischer Noxe.

Exsudatbenennung je nach Lokalisation:
- im Gewebe: Ödem,
- in Körperhöhle: Erguss.

Take-home-message
Biologischer Sinn der serösen Entzündung: Sofortverdünnung der Noxe im Rahmen einer Defensiventzündung.

Take-home-message
Faustregel für rein seröse Entzündung: meist abakteriell ausgelöst.

Klinik
Effekt der serösen Entzündung: fokale Gewebs-/Organschwellung, Ergussbildung, Perkussionsschmerz (wegen Organkapseldehnung).

KPG-Auslösefaktoren
- Mikrobielle Noxen wie Viren,
- mechanisch-traumatische Noxen,
- physikalisch-chemische Noxen,
- immunologische Noxen wie Allergene.

FPG-Reaktionsfolge (Meist) diffuse Rötung (entzündliche Hyperämie) mit entzündlicher Schwellung (Exsudat) in Form folgender gewebsspezifischer Läsionen:
- **Serosa:** entzündlicher Erguss (Exsudat).
- **Haut:** modifiziert je nach Epidermismitbeteiligung:
  - **Quaddelbildung** (Urtikaria): fokale Gewebsschwellung durch reine Exsudation seitens dermaler Kapillaren ohne Epidermisschaden, ohne Epidermisabhebung.
  - **Blasenbildung** (Vesikel, Bulla): fokale Flüssigkeitsansammlung mit Epidermisabhebung durch Exsudation via dermale Kapillaren bei Epidermisschaden. Exsudat (Blaseninhalt) → bei Blasenzerstörung Erosion.
- **Schleimhaut** in Kombination mit einem Ödem in der enorm quellfähigen Schleimhaut; dadurch Stenosegefahr (!) und/oder Blasenbildung mit nachfolgender Blasenruptur. Nach Blasenzerstörung bleibt ein schmerzhaft gerötetes Ulkus in Form einer Aphte (aptein, gr. = brennen) zurück.
- **Parenchym:** in Kombination mit einem schütteren Neutrophileninfiltrat, dadurch Dehnung der sensibel innervierten Organkapsel. Tastbefund: Druckschmerzhaftigkeit.

13

📖 **Wissensvertiefung**
Sonderform:
serös-schleimige Entzündung (serös-katarrhalische Entzündung)
Akute Entzündung ausschließlich an respiratorischer und/oder gastrointestinaler Schleimhaut mit Exsudat aus (fibrinfreiem) Serum und Schleim (wässriger Schleim) wegen
- Überempfindlichkeitsreaktion Typ 1,
- mikrobieller Noxe,
- physikalisch-chemischer Noxe.

13.1.2 Fibrinöse Entzündung

Glossar
Membran: aktiv gebildetes, physiologisches, histologisches Gewebshäutchen
Pseudomembran: passiv gebildete, pathologische, häutchenartige Defektabdeckung
Verklebung: ohne Zerreißblutung, chirurgisch stumpf lösbare, reversible Organ-/Gewebsverbindung
Verwachsung: nur mit Zerreißblutung, chirurgisch »scharf« lösbare, irreversible Organ-/Gewebsverbindung

 Take-home-message
Fibrinfunktion: Gefäßleckabdichtung (Gewebskleber), temporärer »Bakterienfestkleber« → Infektionsschutz.

DEF Akute Entzündung mit Exsudation von fibrinogenhaltigem, extravasal zu Fibrin polymerisierendem Serum.

KPG-Auslösefaktoren
- Mikrobielle Noxen,
- mechanisch-traumatische Noxen,
- physikalisch-chemische, ischämische Noxen,
- toxische Metabolite (Urämiegifte!),
- Unfähigkeit des Organismus (wegen Agranulozytose oder Knochenmarktransplantation) eine eitrige Entzündungsreaktion in Gang zu setzen.

 Take-home-message
Biologischer Sinn:
- sofort: notdürftige Barriere gegen weitere Entzündungseinflüsse,
- später: Schadensverwachsung.

🔴 **Take-home-message**
Faustregel für fibrinöse Entzündung: Antwort auf Schädigung präexistenter/läsionsbedingter Oberflächen im Rahmen einer Defensiventzündung.

13.1.2.1 Fibrinöse serosae Entzündung

DEF Akute fibrinöse Serosaentzündung als diffuse (Mit-)Reaktion entweder
- der Serosa selbst (Serositis) oder
- bei subseröser Läsion (z. B. Infarkt) mit Organverklebung.

Ein damit vergleichbares Entzündungsmuster läuft als Endokarditis auf dem Endokard ab (► Kap. 23.4).

KPG Zur Kausalpathogenese, ► Kap. 2.2.1.

MAK je nach Exsudationsausmaß:
- **Geringe Fibrinexsudation:** Glanzverlust der Serosa (Serosatrübung) mit »retikulärem Muster« (► Kap. 2.1.3.3).
- **Starke Fibrinexsudation:** zottenförmige Fibrinauflagerung auf Serosa (z. B. Zottenherz), dadurch schmerzhaftes, z. T. auskultatorisch wahrnehmbares Reibegeräusch der Serosablätter (z. B. Pleurareiben bei Pleuritis, ◘ Abb. 13.4).

MIK Mehrheitliche Mesothelzerstörung mit Auflagerung eines Fibrinfilzes (◘ Abb. 44.1) auf dem submesothelialen Bindegewebe, später Fibrinhomogenisierung mit nachfolgender Organisation (► Kap. 5.5). Es folgt eine narbige Verwachsung der Serosablätter (Synkretion).

> **Klinik**
>
> Mechanisch eingeschränkte und schmerzhafte Organbewegung.

13.1.2.2 Pseudomembranöse Entzündung

DEF Akute fibrinöse, variabel obstruierende Mukosaentzündung mit entsprechendem »Oberflächenmuster« (► Kap. 2.2.1).

Je nach Ausmaß der vorangegangenen Epithelnekrose resultieren verschiedene Entzündungsformen.

■ Nichtnekrotisierende Form (Grippe-Typ)

DEF Auf das Mukosaepithel begrenzte, unvollständige Nekrose mit flächenhaft-fibrinöser Abdeckung in Form einer leicht abstreifbaren Pseudomembran durch Fibrinexsudation.

> **Klinik**
>
> **Assoziierte Krankheiten:** Grippe-Tracheobronchitis (► Kap. 33.3.1)

■ Nekrotisierende Form (Diphtherie-Typ)

DEF Bis in die Submukosa reichende Nekrose mit flächenhaft-fibrinöser Abdeckung in Form einer nur gewaltsam abstreifbaren Pseudomembran (diphtherische Pseudomembran) wegen ihrer Verankerung in lädierten Gefäßästchen.

> **Klinik**
>
> **Assoziierte Krankheiten:**
> - Laryngotracheitis diphtherica (Diphtherie, ► Kap. 32.1.1.3),
> - Antibiotika-assoziierte Enterokolitis (► Kap. 42.4.4.1),
> - Shigellen-Enteritis (◘ Abb. 13.5, ► Kap. 42.4.2.2).

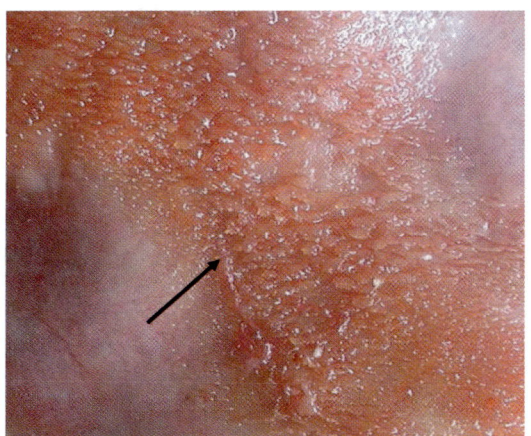

◘ **Abb. 13.4.** Beginnende fibrinöse Serosaentzündung (Pfeil) mit fein-warziger Auflagerung auf Pleura (Pleuritis)

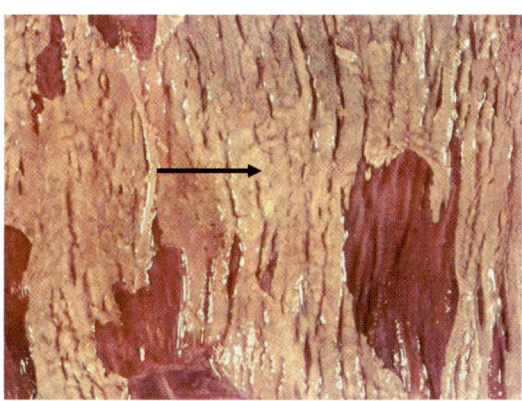

◘ **Abb. 13.5.** Fibrinös pseudomembranöse Darmentzündung bei Shigelleninfektion mit pseudomembranartigen Belägen (Pfeil) Farbe: Grau

📖 **Wissensvertiefung**

Kruppöse Entzündung

Sonderform einer pseudomembranösen Entzündung mit diffuser Fibrinexsudation auf inneren Oberflächen des Lungenparenchyms (Alveolen) meist als Durchgangsstadium nach infektiös-toxischer (Lobärpneumonie) oder aktinischer Schädigung (Strahlenpneumonitis)

13.1.3 Eitrige Entzündung

Glossar

Eiter: (lat. = pus), meist bakteriell ausgelöste, lipidreiche verflüssigte Nekrose. »Steriler Eiter« → Tuberkulose-Verdacht. Farbe: xanthochrom-gelb

Eitererreger:
- **Staphylokokken:** Umgebungsmikrothrombosierung durch Koagulasen, Lipasen und porenbildende Toxine → (mikrofokale) Bildung rahmiggelben Eiters → prädominant Abszessbildung.
- **Streptokokken:** Hyaluronidase mit Bindegewebe-Auflösewirkung, Fibrinolysin und Toxine → diffuse Bildung dünnflüssig-grüngelben Eiters → prädominant Phlegmonenbildung.

Eiterzellen: Neutrophile mit variabler Beimengung von Makrophagen.

Rundzellinfiltrat: histologischer Begriff für Infiltrat durch Non-Neutrophile-Zellen wie Lymphozyten und Plasmazellen.

DEF (Syn.: purulente Entzündung) Diffuse oder fokale Entzündung mit Exsudat v. a. aus Neutrophilen und Zelltrümmern (Detritus) meist wegen Infektion mit sog. pyogenen Keimen.

Klinik
Meist sehr schmerzhaft, meist mit lokaler und systemischer Temperaturerhöhung.

✉ **Take-home-message**

Biologischer Sinn: effektive Abräumreaktion von Schaden samt Schädigern (Erreger) als Reparationsvoraussetzung im Rahmen einer Defensiv- und Resorptionsentzündung.

KPG-Auslösefaktoren
- Mikrobielle Noxen in Form pyogener Erreger,
- »alterative Kolliquationsnekrosen« (alterare, lat. = schädigen) mit Einschmelzung und nachfolgender Bildung eines primär sterilen Eiters.

FPG-Reaktionsfolge Ein Eiterherd zeigt folgende stereotype zonale Gliederung (Entzündungskokarde):
- **Nekrosezone:** zentrale, proteolytische Gewebs- und Erregereinschmelzung. Dadurch entsteht wegen des geringen Lipasegehalts der Phagozyten ein lipidreicher Detritus aus kaum degradierten Membranlipiden. Resultat: xanthochrom-gelber Eiter (▶ Kap. 3.4.1.1, ◻ Abb. 34.4, ◻ Abb. 74.6).
- **Eiterzone:** viele Neutrophile um zentrale Nekrose in Form einer Kolliquationsnekrose.
- **Hyperämiezone** mit Perifokalödem wegen seröser Exsudation.

13.1.3.1 Mukopurulente Entzündung

DEF (Syn.: eitrig-katarrhalische Entzündung) Akute, flächenhaft ausgeprägte Schleimhautentzündung mit Exsudat aus Schleim, Neutrophilen und Detritus.

Klinik
Resultat: schleimig-eitriges, je nach Erreger gelb-weißliches oder gelbgrünes Sekret.

13.1.3.2 Phlegmone

DEF Diffus-eitrige v. a. im lockeren Bindegewebe sich ausbreitende Entzündung ohne Gewebseinschmelzung in Form einer Abszedierung.

KPG-Auslösemechanismus Meist Infektion mit Streptokokken. Diese produzieren Hyaluronidase und Fibrinolysin, womit sie die Keimbarriere aus Fibrinexsudat, Hyaluronaten und Mukopolysacchariden auflösen. Dadurch breitet sich die Entzündung ohne nennenswerte Eiterbildung rasch diffus im Gewebe und imponiert als »diffuse Läsion« (▶ Kap. 2.1.1.1).

Klinik
Schmerzhaft gerötete, fest-teigige Schwellung meist mit begleitender Entzündung der drainierenden Lymphgefäße (Lymphangitis) und der kontributären Lymphknoten (Lymphadenitis).   - Okklusionsgefahr bei Phlegmonenbildung im Körperinnern (z. B. Mundboden).   - Rasche Phlegmonenausdehnung von Kompartiment zu Kompartiment (z. B. Mundbodenphlegmone → Halsphlegmone → Retropharyngealphlegmone → Mediastinalphlegmone).

13.1.3.3 Abszess

DEF Umschriebene (fokale) Eiteransammlung in einer durch proteolytischen Gewebszerfall entstandenen Gewebshöhle.

KPG-Auslösemechanismus Meist Infektion mit Staphylokokken. Sie thrombosieren fokal mit ihrer Koagulase die Mikrozirkulation, sodass das Gewebe nekrotisch wird, und Chemokine für Neutrophile frei werden. Dadurch wandern Neutrophile ins Gewebe und proteolysieren es zu bakterienhaltigem Eiter in Form einer Kolliquationsnekrose (Abb. 49.12).

> **Klinik**
>
> Schmerzhaft gerötete, fluktuierende Schwellung.

KPL »Abszessreinigungs-Muster« (▶ Kap. 5.5.5).

13.1.3.4 Empyem
DEF Eiteransammlung in anatomisch präexistentem Hohlraum, meist nach Durchbruch eines Abszesses aus der Nachbarschaft (▢ Abb. 13.6, ▢ Abb. 49.13).

> **Klinik**
>
> Schmerzhafte, durch Eiteranfüllung bedingte Ausweitung des betroffenen Hohlorgans resp. Körperhöhle meist mit begleitender fibrinöser Perifokalentzündung.

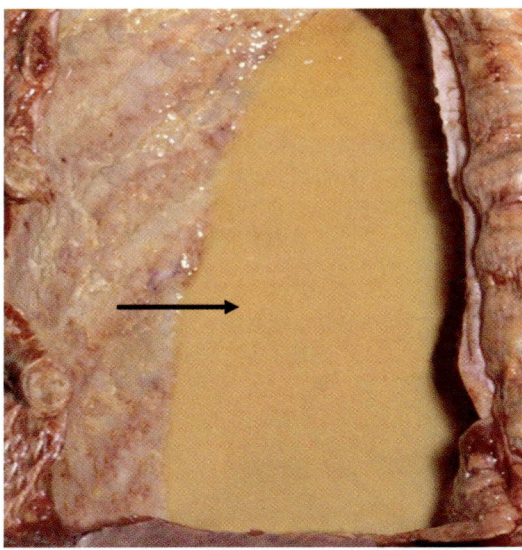

▢ **Abb. 13.6.** Eitrige Entzündung in Form eines Pleuraempyems nach Durchbruch eines Lungenabszesses in den Pleuraraum. Farbe: xanthochromes Gelb

> ⊙ **Diagnostik:** Punktionszytologie
> Stark vermehrte Zellzahl mit Dominanz degenerativ veränderter Neutrophilen (Kerntrümmer, Detritus). Bei einschmelzenden Gewebsprozessen (z. B. Abszessen) auch Nachweis von Makrophagen. Organtypische Zellen mit Degenerationszeichen.

> **Klinik**
>
> **Therapieprinzip** der eitrigen Entzündung: Eiterentleerung, Antibiotika.

13.1.4 Hämorrhagische Entzündung

DEF Akute Entzündung mit diffuser Schädigung der Endstrombahn und massiven (Mikro-)Blutungen sowie resultierendem (rein) erythrozytenhaltigem Exsudat.

KPG-Auslösemechanismen
- Bakterielle Ekto- oder Endotoxine (▢ Abb. 13.7)
- viral-zytopathische Effekt auf Endothelien, z. B. hämorrhagische Enzephalitis (▢ Abb. 74.8)
- proteolytische Gewebszerstörung (▶ Kap. 5.4, ▶ Kap. 48.2.2)
- Überempfindlichkeitsreaktion Typ III (▶ Kap. 14.1.3)

> ⊠ **Take-home-message**
> **Biologischer Sinn:** Maximalflutung des Entzündungsgebietes im Rahmen einer Defensiventzündung.

> ⊠ **Take-home-message**
> **Faustregel** für hämorrhagische Entzündung:
> - kleinherdig: systemisch-multipel
> - großherdig: lokal-ausgedehnt

13.1.5 Akute Sonderformen

13.1.5.1 Nekrotisierende Entzündung
DEF Akute Entzündung mit dominierender, unterschiedlich demarkierter Gewebsnekrose und/oder Anaeroberbesiedlung mit klinisch unterschiedlich raschem Verlauf.

■ **Ulzerös-nekrotisierende Form**
DEF Akute Entzündung mit herdförmiger bis in Submukosa (oder tiefer) reichender Nekrose (▶ Kap. 2.2.1.3) und bedeckendem Fibrinexsudat (Fibrinschorf).

Abb. 13.7. Hämorrhagische Entzündung der Haut bei Meningokokkensepsis (Waterhouse-Friderichsen-Syndrom)

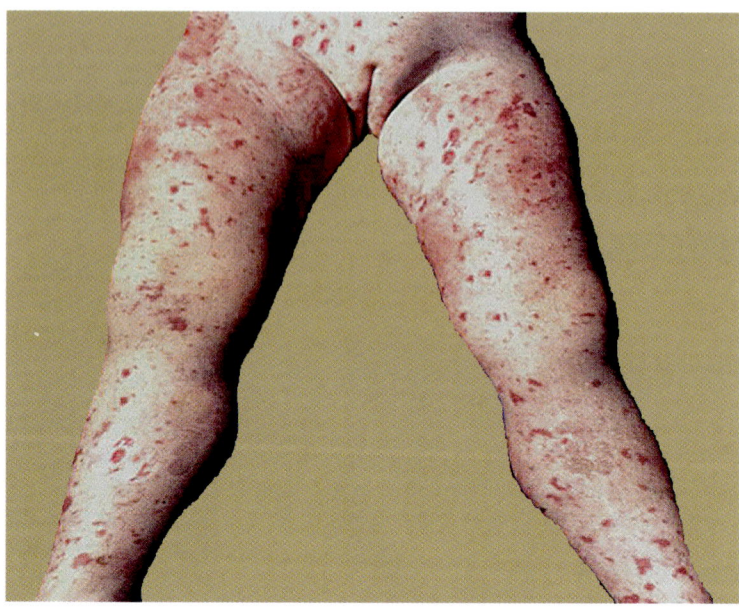

FPG-Folgereaktionen

- Abstoßung der nekrotischen Mukosa im Gastrointestinalbereich (Prototyp: Gastroduodenalulkus, ▶ Kap. 40.4)
- Abstoßung der diphtherischen Pseudomembran im Gastrointestinalbereich (Prototyp: Abdominaltyphus, ▶ Kap. 41.5.2.2)
- Abstoßung der nekrotischen, bläschenförmig abgehobenen Mundschleimhaut unter Zurücklassung eines schmierig-grauweiß belegten, als Aphthe bezeichneten Geschwürs (▶ Kap. 36.2.2, ■ Abb. 5.13)

■ Diffus-nekrotisierende Form

DEF Rasch um sich greifende entzündlich-induzierte Nekrose bei ineffektiver Leukozytenreaktion (■ Abb. 13.8).

> **Klinik**
>
> **Assoziierte Krankheit:** nekrotisierende Fasziitis.

📖 **Wissensvertiefung**

Nekrotisierende Fasziitis

Seltene, v. a. durch grampositive A-Streptokokken ausgelöste Krankheitsentität mit fulminant fortschreitender Nekrose im Extremitätenbereich. Daraus resultiert eine bis zur Skelettierung fortschreitende, nichtstrukturerhaltende Weichteilnekrose. Diagnose: mikrobiologischer Keimnachweis, histologischer Bakteriennachweis in Nekrose!

■ Areaktiv-nekrotisierende Form

DEF (Syn.: areaktive Entzündung) Akute (meiste diffuse), nekrotisierende Entzündungsreaktion ohne leukozytär-fibrinöse Begleitreaktion.

KPG-Auslösefaktoren

- Entzündungszellmangel, z. B. Neutropenie, Agranulozytose (▶ Kap. 26.2.2)
- Bakterientoxine
- komplementaktivierende Antigen-Antikörper-Komplexe, z. B. nekrotisierende Vaskulitis (▶ Kap. 14.1.3)
- T-Lymphozyten vermittelte Überempfindlichkeitsreaktion Typ IV, z. B. Nekrose in Granulomen (Verkäsung, ▶ Kap. 5.3)

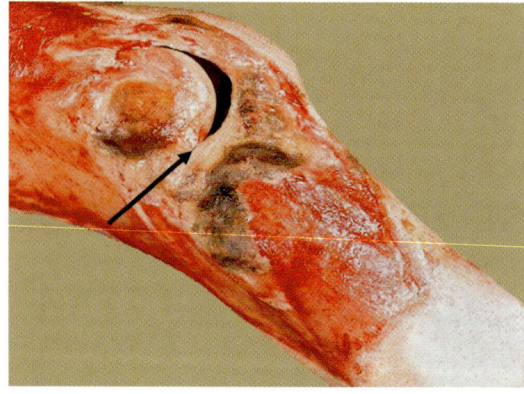

Abb. 13.8. Nekrotisierende Fasziitis mit entzündlich-nekrotisierender Freilegung des Kniegelenkes (Pfeil)

Klinik

Schmerzhafte, um sich greifende Nekrose mit Perifokalrötung.

■ Gangränöse Form

DEF (Syn: putride Entzündung) Diffuse nekrotisierende Entzündung mit jauchiger Zersetzung wegen Besiedlung mit Fäulniserregern (Anaerobier).

KPG-Prädispositionsfaktoren
- Resistenzschwäche
- Diabetes mellitus
- lokale Durchblutungsstörung
- entzündliche, ischämische, tumoröse Nekrosen

FPG-Reaktionsfolge Amin-, Merkaptan- oder Gasbildung durch Erreger im faulenden Gewebe. Es folgt eine Kolliquationsnekrose (▶ Kap. 5.4) mit Auslösung eines »Nekroseeliminationsmusters« (▶ Kap. 5.5). Bei Hohlorganen wie der Appendix kommt es zu einem entzündlich-nekrotischen Wanddurchbruch mit fulminanter Entzündungsausbreitung (▶ Kap. 42.4.6).

Klinik

Faulig-stinkende, meist verflüssigende Gewebszersetzung mit Perifokalrötung. Knisternde Palpation. Gassichelbildung im Abdomen-Röntgenbild.

13.1.5.2 Lymphozytäre Entzündung

DEF Diffuse Entzündung mit einem Infiltrat aus Lymphozyten und oft auch Plasmazellen (Rundzellinfiltrat).

> **✉ Take-home-message**
> **Biologischer Sinn:** Entzündungsreaktion von zellulären Entzündungsspezialisten der Immunabwehr im Rahmen einer Defensiv- und Autoaggressionsentzündung.

> **✉ Take-home-message**
> **Faustregel** für lymphozytäre Entzündung: immunologisch ausgelöste Entzündung mit oder/ohne Virusinfektion.

FPG-Verlaufsformen
- **Akute Formen:** Lymphozyteninfiltrat mit zahlreichen Apoptosen (Hinweis auf Autoaggression,

Virusinfektion, allergisch-hyperergische Reaktion) ohne Kollagenfaservemehrung im Entzündungsgebiet.
- **Chronische Formen:** Lymphozyten-, Plasmazell- und Histiozyten-haltiges Infiltrat mit Auslösung eines »fibrodestruktiven Musters« (▶ Kap. 2.4.2) im Entzündungsgebiet.

Klinik

Entzündung mit geringer Rötung mit fibrosierungsbedingter Gewebsverfestigung und u. U. mit Gewebsatrophie (z. B. Schleimhautatrophie). Bei längerer Entzündungsdauer kommt es zur Organinsuffizienz.

13.1.5.3 Entzündung avaskulärer Gewebe

DEF Akute Entzündungsreaktion in primär nicht vaskulierten Geweben (Herzklappen, Kornea, Gelenkknorpel, glomeruläre Basalmembran).

FPG-Reaktionsfolgen Einzeln oder zusammen:
- Proteolytische Destruktion der Extrazellulärmatrix,
- funktionsstörende Vermehrung der glomerulären Basalmembran und/oder glomerulären Mesangialmatrix,
- Fibrinabscheidung auf Entzündungsoberfläche (🔲 Abb. 23.1),
- reaktive Kapillarisierung (Vaskularisierung) des primär avaskulären Gewebes.

Klinik

Verlust der organtypischen Funktion (je nach Pathogenese mit begleitender Allgemeinsymptomatik).

13.1.5.4 Embryonal-/Fetalentzündung

Zur Embyonalentzündung, ▶ Kap. 15.5.
Zur Fetalentzündung, ▶ Kap. 15.6.

13.1.6 Akute Verlaufsformen

13.1.6.1 Exsudatauflösung

FPG-Reaktionsfolge Bei komplikationslosem Verlauf und intakter Entzündungsabwehr wird ein Makrophagen-vermitteltes »Resorptionsmuster« (▶ Kap. 5.5.3) initiiert. Dabei wird das Exsudat via Lymphgefäße in regionale (kontributäre) Lymphknoten abtransportiert, es ruft dort eine regionäre, schmerzhafte Lymphadenitis (▶ Kap. 27.1) hervor.

13.1.6.2 Regeneration

FPG-Reaktionsfolgen

- Vollständige Wiederherstellung des Gewebes mit Abheilung (Restitutio ad integrum, ▶ Kap. 6.3.1) oder
- Bildung eines Ersatzgewebes (Defektheilung) nach Exsudatauflösung über ein »Nekroseeliminationsmuster« (▶ Kap. 5.5).

13.1.6.3 Postinfektiöse Zweitkrankheiten

DEF Durch zirkulierende Antigen-Antikörper-Komplexe initiierte Überempfindlichkeitsreaktion Typ III (▶ Kap. 14.1.3).

13.1.6.4 Entzündungchronifizierung

DEF Zustand bei Nichtabheilung einer akuten Entzündung.

13.1.6.5 Hämatogene Erregeraussaat

DEF Von einer Eintrittspforte (Entzündungsfokus) aus erfolgende Erregeraussaat via Blutsystem mit Auslösung septikopyämischer Ausscheidungsherde oder mit allgemeiner Gewebsschädigung ohne eitrige Entzündungsreaktion (Sepsis).

KPG-Prädispositionsfaktoren

- **Erregervirulenz:** Aggressivität, Vermehrung
- **Erregertoxine:** v. a. Endotoxine
- **Resistenz:** unspezifische Infektabwehr (first line of defense)

FPG-Reaktionsfolgen

- **Bakteriämie:** Bakterien gelangen kurzfristig in die Blutbahn ohne klinische Symptome auszulösen.
- **Sepsis:** Invasion von Mikroorganismen und/oder ihrer Toxine in den Blutstrom, worauf der Organismus mit heftiger Malaise und Fieber reagiert.
- **Septikopyämie:** reaktiv-eitrige Entzündung nach hämatogener Streuung und metastatischer Erregerabsiedelung v. a. in Organen mit Austauschfunktion in Form »septikopyämischer Ausscheidungsherde« meist in einem »mikronodulären Muster« (▶ Kap. 2.2.4.2). Sie sind das morphologische Korrelat einer Sepsis (◙ Abb. 34.6).

🔲 Wissensvertiefung

Sepsis

Eine Sepsis liegt vor, wenn folgende 3 Kriterien erfüllt sind:

- Nachweis eines infektiösen Entzündungsursprungs (mindestens 1 der folgenden Kriterien):
  - mikrobiologisch gesicherte Infektion
  - klinisch gesicherte Infektion
  - vermutete Infektion

- Nachweis eines systemic inflammatory response syndrome (SIRS, mindestens 2 der folgenden Kriterien):
  - Hypo- (<36°C) oder Hyperthermie (>38°C)
  - Tachykardie (>90/min)
  - Tachypnoe (>20/min) und/oder arterieller pCO_2 <4,3 kPa (33 mmHg) und/oder maschinelle Beatmung
  - Leukozytose >12.000/μl oder Leukopenie <4.000/μl und/oder Linksverschiebung >10% im Differenzialblutbild
- Nachweis mindestens 1 Organdysfunktion:
  - akute Enzephalopathie
  - Thrombozytopenie
  - arterielle Hypoxämie
  - arterielle Hypotonie (Schock)
  - renale Hypofunktion
  - metabolische Azidose

✉ Take-home-message
Diagnoseunsicherheit: Klinisch verbirgt sich hinter der Diagnose bakterielle Sepsis oft eine Candida-Pilzinfektion. Bei unbekannter Sepsisquelle liegt oft eine Darmperforation vor.

13.2   Chronische Entzündung

DEF Sammelbegriff für sehr häufige, über Wochen bis Jahre anhaltende, lokale oder systemische Langzeitentzündungen, die über ein »reparatives Muster« (▶ Kap. 6.3) ausheilen oder in ein »fibrodestruktives Muster« (▶ Kap. 2.4.2) einmünden.

✉ Take-home-message
Biologischer Sinn: Ersatz der ineffektiv gewordenen, sofortigen, diffus-umschriebenen Entzündungsreaktion durch Abgrenzung der Entzündungsnoxe durch Spezialzellen (Makrophagen, Lymphozyten, Plasmazellen) und deren Spezialwaffen (Proteasen, Zytotoxizität, Antikörper) sowie Reparatur mit Bindegewebe.

FPG-Reaktionsformen Je nach zeitlichem Verlauf:

- **Primär chronische Entzündung** (chronisch lymphozytäre Entzündung, chronisch nichteitrige Entzündung): von Anfang an chronisch verlaufende Entzündung mit Lymphozytendominanz ohne eitrige Entzündungskomponente als Folge von:

- immunologischer Entzündungsreaktion mit zytotoxischen Lymphozyten und/oder Antigen-Antikörper-Reaktion gegen Fremd-Antigene oder Auto-Antigene,
- Umweltnoxen wie Asbest, Quarz,
- bestimmte Keime wie Mycobacterium tuberculosis.
- **Sekundär chronische Entzündung** (chronisch eitriger Entzündung): aus einer akuten bakteriell-eitrigen Entzündung hervorgegangene Entzündungsform.

13.2.1 Granulierende Entzündung

DEF Gruppenbezeichnung für chronisch-fokale, unspezifische Entzündungsreaktionen mit charakteristischer Granulationsgewebsbildung.

FPG-Reaktionsfolge Gewebsverletzung mit Bildung eines größeren Gewebsdefektes im Sinne einer Verwundung. Dadurch wird ein »Organisationsmuster« angestoßen, in dessen Rahmen ein »Granulationsgewebe« (▶ Kap. 5.5.4, ◘ Abb. 6.7b) entsteht. Dieses ist, von innen nach außen, trizonal aufgebaut:

- Resorptionszone,
- Bindegewebe-Neubildungszone,
- Bindegewebe-Ausreifungszone.

Eine granulierende Entzündung kann je nach räumlicher Anordnung in verschiedenen Varianten auftreten.

■ Nekrosedemarkation
Granulationsgewebsanordnung: bandförmig.
Funktion: Abgrenzung und Resorption von Nekrosen, Gewebsblutungen und Fibrinabscheidungen von vitalem Gewebe durch ein Granulationsgewebe in Form eines makroskopisch fassbaren, hyperämischen Randsaums (◘ Abb. 5.1).

■ Chronischer Abszess
Granulationsgewebsanordnung: kugelschalenförmig.
Funktion: Falls keine spontane oder iatrogene Abszessentleerung mittels »Nekroseeliminationsmuster« (▶ Kap. 5.5) einsetzt, bildet das Granulationsgewebe zusammen mit lipidhaltigen Schaumzellen eine xanthochrom-gelbe Abszessmembran (◘ Abb. 13.9, ▶ Kap. 2.2.3.4, ▶ Kap. 3.4.1.1).

■ Chronische Fistel
Granulationsgewebsanordnung: röhrenförmig.
Funktion: Pathologische Verbindung eines (v. a. abszedierenden) Entzündungsherdes mit äußerer oder inne-

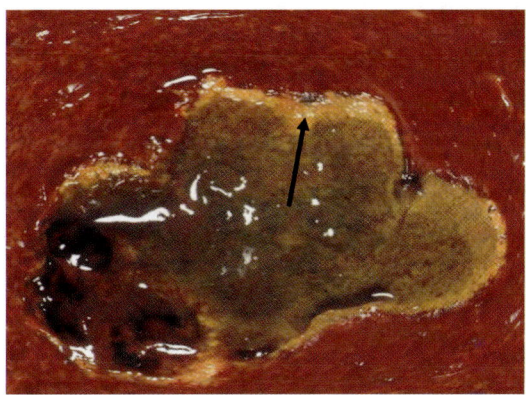

◘ **Abb. 13.9.** Chronisch abszedierende Entzündung: Leberabszess mit xanthochrom-gelblicher Abszessmembran (Pfeil); sie entsteht erst nach Wochen

rer Körperoberfläche zur Spontanentleerung des nekrotischen Materials im Rahmen eines Nekroseeliminationsmusters (▶ Kap. 5.5) via Hautfistel nach außen oder via innere Fistel in ein Hohlorgan. Aufbau der Fistelwandung aus Granulationsgewebe, z. T. mit einwachsendem Oberflächenepithel (▶ Kap. 2.2.1.6).

■ Chronisches Ulkus
Granulationsgewebsanordnung: schüsselförmig.
Funktion: Nicht oder nur verzögert abheilender Epithel- und Gewebsdefekt auf innerer oder äußerer Körperoberfläche mit Demarkierung durch ein Granulationsgewebe (▶ Kap. 2.2.1.3).

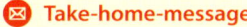

Klinik

Differenzialdiagnose Ulkusrand:
- **Entzündungsulkus:** rötlich (bis weiß), aufgeworfen, weich (bis derb)
- **Tumorulkus:** weiß, aufgeworfen, derb.

⊠ **Take-home-message**
Biologischer Sinn: Granulierende Entzündung = Resorptions-/Reparationsentzündung

⊠ **Take-home-message**
Cave: Ulkus ist makroskopisch-ätiologisch nicht sicher beurteilbar.

> ⊙ **Diagnostik:** Differenzialdiagnose Ulkus – Erosion
> - Ulkus: bis in gefäßreiche Submukosa/Dermis reichender Defekt
> - Erosion: auf Mukosa/Epidermis beschränkter Defekt

> ⊙ **Diagnostik:** Zytologie
> **Chronische Entzündung:** Leichte bis mäßige Vermehrung der Gesamtzellzahl, v. a. von Abwehrzellen (Lymphozyten unterschiedlicher Reifegrade). Hoher Blastenanteil spricht für folliuläre lymphatische Hyperplasie. Plasmazellen sprechen für Antikörper-produzierende B-Immunantwort. Organtypische Zellen mit Degenerations- bis Aktivierungszeichen. Hochdifferenzierte Epithelzellen reagieren mit Metaplasie.

13.2.2 Granulomatöse Entzündung

DEF Gruppenbezeichnung für chronisch-multifokale, durch mehrere millimetergroße und somit tastbare Knötchen (lat. = Granulom) charakterisierte Entzündungen. Sie werden durch besondere Erreger und durch besondere Immunreaktionen initiiert und deshalb auch als spezifische Entzündungen bezeichnet.

Granulomzellen
Die am Granulomaufbau beteiligten Zellen variieren je nach Form der granulomatösen Entzündung:
- **Makrophagen:** Sie phagozytieren persistierende Antigene und wandeln sich dabei zu Epitheloidzellen um.
- **Epitheloidzellen:** Diese Spezial-Makrophagen haben sich auf die Sekretion von Proteasen und Makrophagen-Aktivierungszytokinen spezialisiert. Sie verbessern ihre Enzymeffektivität, indem sie sich wallartig und epitheldicht zusammenlagern (daher Name: Epitheloidzellen!). Dadurch riegeln sie den Entzündungsherd ab und bilden in seinem Innern ein mikrobizides Mikromilieu. Zytologisch handelt es sich bei den Epitheloidzellen um zytoplasmareiche Zellen mit unscharfen Zellgrenzen und großem, schuhsohlenförmigem Kern mit lockerem Chromatin.
- **Mehrkernige Riesenzellen:** Sie entstehen durch Fusion von Makrophagen und Epitheloidzellen:
  - **Ungeordnete Riesenzellformen** mit ungleichmäßig im Zytoplasma verstreuten Kernen. Sie sind typisch für rasch entstehende, kurzlebige Granulome (High-turnover-Granulome). Prototyp: Fremdkörper-Riesenzelle.

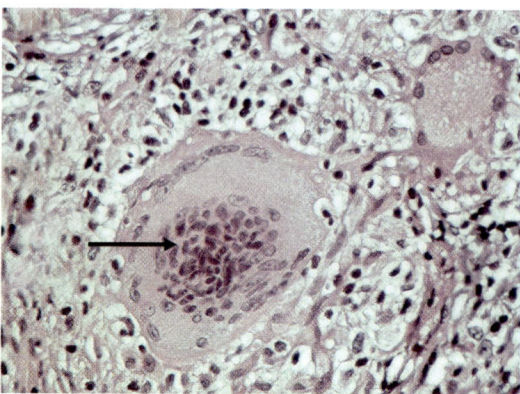

⬛ **Abb. 13.10.** Mehrkernige Riesenzellen (Pfeil) mit umgebenden Epitheloidzellen in einem Granulom (Vergr. 75, HE)

- **Geordnete Riesenzellformen** mit je nach Schnittebene kranz- oder ringförmig angeordneten Kernen (⬛ Abb. 13.10). Prototyp: Langhans-Riesenzelle. Sie ist typisch für langsam entstehende, langlebige Granulome (Low-turnover-Granulome).

Granulom-Histiogenese
Sie ist abhängig
- von der Abwehrlage,
- vom Antigencharakter des Reizstoffes,
- vom Antigen- oder Antikörperüberwiegen bei der Immunreaktion,
- von der Neutrophileneffizienz und
- von der T-Zellreaktivität.

Granulom-Varianten
Granulom-Varianten entstehen je nach Auslösenoxe:
- **Epitheloidzellige Granulome:** Sie sind im Rahmen einer Immunantwort entstanden und bestehen aus knötchenförmig zusammengelagerten Epitheloidzellen (Syn. Immungranulome).
- **Histiozytäre Granulome:** (Oft) unscharf begrenzte knötchenförmige Ansammlungen von Histiozyten (Prototyp: Fremdkörper-Granulom) wegen
  - wenig-toxischer Fremdkörper,
  - auskristallisierter Stoffwechselprodukte,
  - fremdgewordener Stoffe wie immunkomplexumhülltes Kollagen.

> ✉ **Take-home-message**
> **Biologischer Sinn:** Granulomatöse Entzündung = (systemische) multifokale Defensiv- oder Resorptionsentzündung.

13.2.2.1 Epitheloidzell-Granulome

■ Nichtnekrotische Granulome

DEF (Syn.: reine Epitheloidzellgranulome, Granulome vom Sarkoidosetyp) Meist im Rahmen einer systemischen Entzündung entstandene, kleine High-turn-over-Granulome aus Epitheloidzellen ohne zentrale Nekrose aus der Gruppe der Immungranulome.

FPG-Reaktionsfolge Bei primärer Störung des Immunsystems (welcher?) kommt es zum Antigenkontakt, sodass die T-Helferzellen proliferieren und makrophagensteuernde Zytokine abgeben. Sie aktivieren die Makrophagen, locken sie ins Entzündungsgebiet und halten sie dort fest. Sie bewirken, dass die Makrophagen zu Riesenzellen und zu Epitheloidzellen fusionieren und sich zu Granulomen anhäufen.

MIK Granulommmorphologie (■ Abb. 13.11): kleinherdige Epitheloidzellenansammlung mit ungeordneten und geordneten Riesenzellen sowie einem peripheren Lymphozytenwall. Durch Bildung fibrogener growth factors wird das Granulom letztlich von außen nach innen (zentripetal) fibrotisch verödet. Keine zentrale Nekrose.

Klinik	
Assoziierte Krankheiten: Sarkoidose (▶ Kap. 27.1.2, ▶ Kap. 34.3.4).	

■ Zentralnekrotische Granulome

DEF (Syn: verkäsende Epitheloidzellgranulome, Granulome vom Tuberkulosetyp), meist im Rahmen einer systemischen Entzündung entstandene, großherdige Low-turnover-Granulome aus Epitheloidzellen mit zentraler Nekrose aus der Gruppe der Immungranulome.

FPG-Reaktionsfolge Granulominduktion v. a. durch fakultativ intrazellulär (über-)lebende Erreger wie Mykobakterien. Die Makrophagen »spucken« die Erreger nach der Phagozytose wegen ihrer lysosomal unangreifbaren Hülle aus. Dadurch werden die Lymphozyten alarmiert und bilden Zytokine in Form von Anlock-, Wanderungshemmungs- und Aktivierungsfaktoren, sodass sich die Entzündungszellen knötchenförmig anhäufen (Entzündungstuberkel). Daneben kommt es aber auch zum Kontakt des Erregerantigens mit B-Zellen, sodass humorale Antikörper gegen die Erreger gebildet werden, was über eine entsprechende Komplementaktivierung die Effektivtät der makrophagozytären Phagozytose verbessert. Die dabei freigesetzten Proteasen bewirken eine gewebseinschmelzende Nekrose (Verkäsung, ▶ Kap. 5.3), die später verkalkt (▶ Kap. 5.5.8). Bei einer Immunsuppression mit ineffektiver B-T-Zellkooperation resultieren nach Infektion mit Tuberkelbazillen Granulome aus apoptotisch zugrundegehenden, frustran erregerphagozytierenden Histiozyten in Form sog. histiozytärer Granulome (▶ Kap. 13.2.2.2).

MIK Granulommmorphologie (■ Abb. 13.12): Großherdige, teils verschmelzende Epitheloidzellgranulome:

- Zentral: verkäsende Nekrose mit Makrophagenresten.

■ Abb. 13.11. Nichtnekrotische Epitheloidzellgranulome (Pfeil) bei Sarkoidose (Vergr. 50, HE)

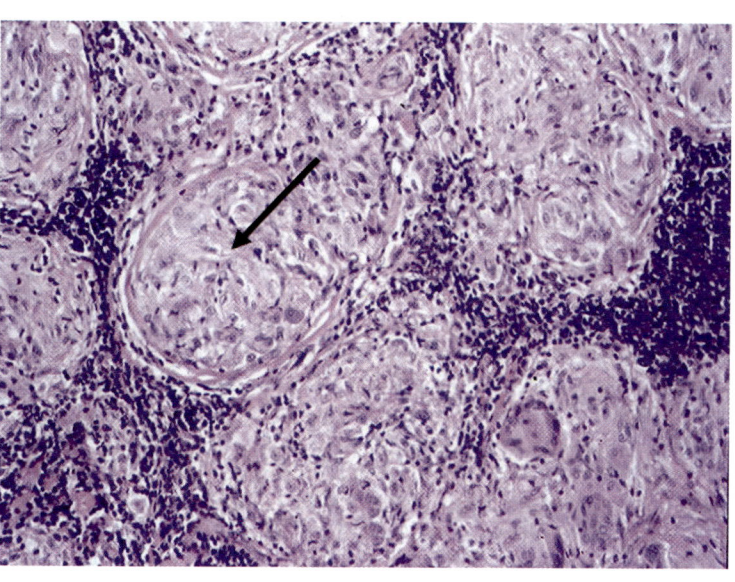

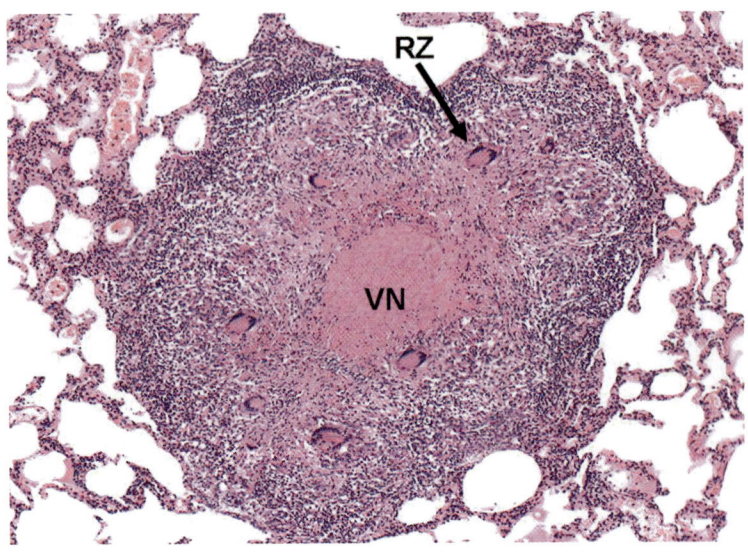

■ **Abb. 13.12.** Nekrotisches Epitheloidzellgranulom vom Tuberkulosetyp mit zentral verkäsender Nekrose (VN) und mehrkernigen Riesenzellen (RZ) in der Lunge (Vergr. 50, HE)

— Peripher: abdichtender Makrophagenwall aus bakterientötenden Epitheloidzellen mit mehrkernigen, geordneten Riesenzellen.
— Außen: Lymphozytenwall mit Zytokinbildung.

> **Klinik**
>
> **Assoziierte Krankheit:** Tuberkulose (▶ Kap. 27.1.2, ▶ Kap. 34.3.3).

13.2.2.2 Histiozytäre Granulome

■ Fremdkörper-Granulome

DEF Im Rahmen einer systemisch »metabolisch-resorptiven Entzündung« oder im Rahmen einer Fokalentzündung entstandene, tastbare histiozytäre High-turnover-Granulome um ins Gewebe deponierte Materialien.

KPG-Auslösematerialien Kristalline, metallische oder polymere Stoffe mit Fremdkörpercharakter.

FPG-Reaktionsfolge Das Fremdkörpermaterial bewirkt zunächst im Gewebe eine Neutrophilen-Chemotaxis, nach 48 h kommt noch eine Makrophagen-Chemotaxis hinzu. Sie werden aktiv, phagozytieren die Fremdkörper oder umlagern sie und setzen Mediatorsubstanzen frei. Dies hat folgende Konsequenzen:
— **Gewebszerstörung:** Durch die Proteasenfreisetzung werden die Fremdkörper partiell angedaut und über eine Entzündungsreaktion weiter zerstört.
— **Fibrose:** Durch Zytokine und growth factors werden Fibroblasten aktiviert. Sie mauern die Fremdkörper ein und bilden damit gelegentlich den Auftakt zu einem um sich greifenden »Fibroplasiemuster« (▶ Kap. 6.3.6).

MIK Granulommorphologie (■ Abb. 13.13):
— Zentral: Fremdkörper (oft polarisationsoptisch nachweisbar) mit Umlagerung durch Riesenzellen und eingewanderte Makrophagen.
— Peripher: Lymphozyteninfiltrat mit einsprossenden Kapillaren und Fibroblasten, dadurch: fibröse Umkapselung der Fremdkörper (Fremdkörper-, Implantatlager).

> ✉ **Take-home-message**
> **Cave:** Fadengranulome können nach vorangegangener chirurgischer Tumorentfernung ein Tumorrezidiv vortäuschen.

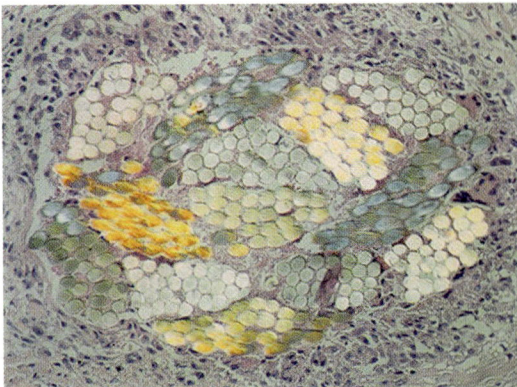

■ **Abb. 13.13.** Histiozytäres Granulom vom Fremdkörpertyp um Nahtmaterialreste (Fadengranulom, Vergr. 50, HE, Polarisationsoptik)

■ Abszedierende Mischzellgranulome

DEF (Syn.: retikulozytär-abszedierendes Granulom, Granulome vom Pseudotuberkulose-Typ) Meist im Rahmen einer systemischen Entzündung entstandene, große, oft schlecht abgrenzbare High-turnover-Granulome aus Makrophagen (Retikulozyten = Histiozyten) und Epitheloidzellen mit zentral granulozytär einschmelzender Nekrose.

FPG-Reaktionsfolge Einige Bakterien und Pilze enthalten kapsuläre Chitinglykane. Folgen davon: Die Erreger werden zwar in die regionalen Lymphknoten abtransportiert und dort durch Makrophagen phagozytiert, aber nicht abgetötet. Dadurch proliferieren die Makrophagen vor Ort, aggregieren zu einem Granulom und versuchen die Erreger zu überwältigen. Zu ihrer Unterstützung ordern sie über Chemotaxisfaktoren Neutrophile ins Granulom, sodass es in seinem Innern eitert. Dazu kommt noch eine T-Zellaktivierung mit Zytokinbildung, sodass die Makrophagen sich zu Epitheloidzellen umwandeln und das Granulom palisadenförmig abriegeln. Später kann sich der intragranulomatöse Abszess über ein »Nekroseeliminationsmuster« (► Kap. 5.5) entleeren und das Granulom vernarbt. Vorkommen: u. a. Yersinia pseudotuberculosis, Brucellose, Listeriose, Katzenkratz-Krankheit wegen Infektion mit Bartonella henselae.

MIK Granulommorphologie (◘ Abb. 13.14):
- Zentral: eitrig-abszedierende Einschmelzung mit Neutrophilen.
- Peripher: Makrophagen-/Histiozytenwall, z. T. mit epitheloidzelliger Umwandlung, kaum Riesenzellbildung.

◘ **Abb. 13.14.** Abszedierendes Mischzellgranulom vom Pseudotuberkulosetyp mit zentraler Neutrophilenansammlung (Vergr. 25, EvG)

■ Fibrinoidnekrotische Granulome

DEF Im Rahmen systemischer immunpathologischer Bindegewebserkrankungen entstandene, gut umschriebene High-turnover-Epitheloidzellgranulome mit zentraler fibrinoider Kollagennekrose mit Vernarbungsneigung (◘ Abb. 13.15).

KPG-Auslösemechanismus je nach Krankheit:
- **Rheumatisches Fieber** (akuter Gelenkrheumatismus) als postinfektiöse Zweiterkrankung wegen Pharyngealinfekt mit β-hämolysierenden Streptokokken (Gruppe A) bei genetischer Prädisposition (HLA-DR4, HLA-DR3) mit Antikörperbildung gegen Streptokokken-Antigen und gegen Gewebs-(auto)Antigene wie Sarkolemm, Hyaluronat und neurale Strukturen in Form einer Kreuzantigenität (► Kap. 24.2.1.2, ► Kap. 78.2.2.2).
- **Rheumatoide Arthritis** (Rheumatismus nodosus) als (ätiologisch ungeklärte) autoaggressive Entzündung nach Freilegung von Autoantigenen und mit Bildung autoreaktiver Antikörper (► Kap. 78.2.2.2).

MIK Granulommorphologie:
- Zentral: fibrinoide Nekrose der Kollagenfasern (► Kap. 5.3).
- Peripher: palisadenförmiger Wall aus Epitheloidzellen.

MIK Granulomgröße:
- akuter Gelenkrheumatismus (v. a. im Myokard) <1 mm,
- Rheumatismus nodosus (v. a. Haut, Gelenkanhangsorgane) >1 mm (Rheumaknoten)

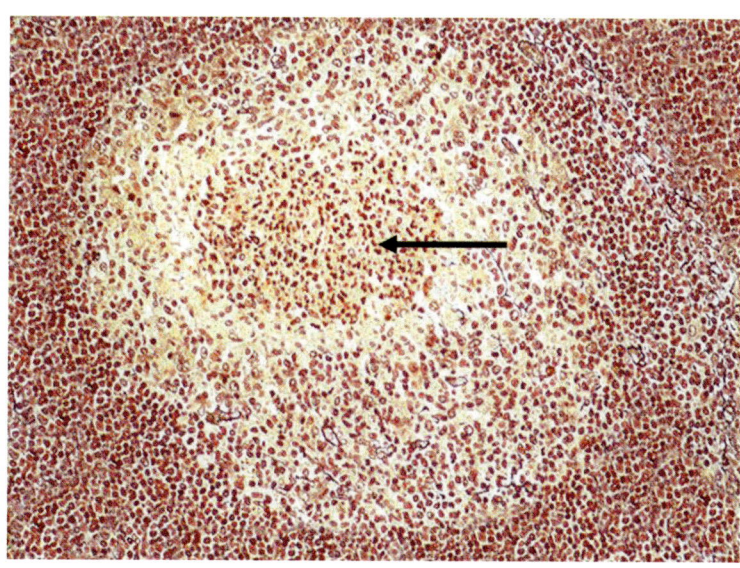

■ **Abb. 13.15.** Fibrinoidnekrotisches Granulom (Rheumagranulom) mit fibrinoidnekrotisch aufgequollenen Kollagenfasern (Pfeil, Vergr. 50, HE)

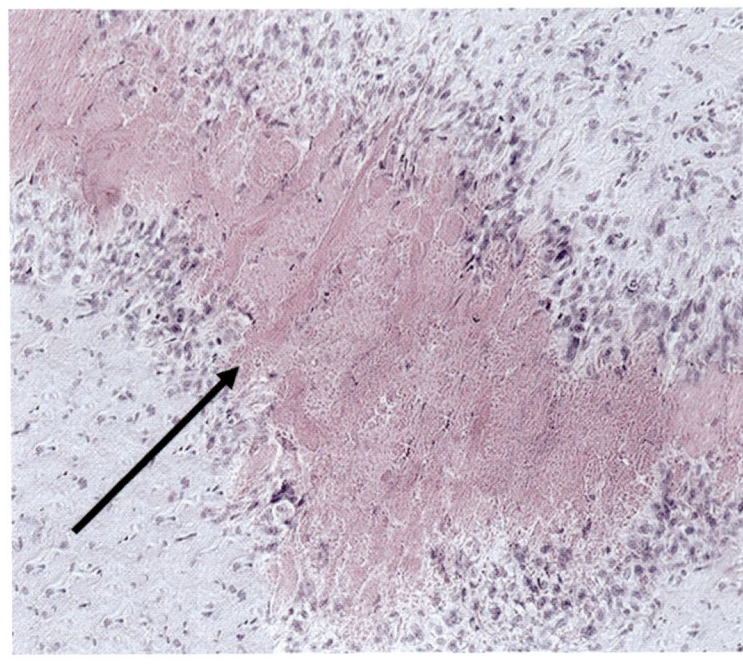

🎯 **Diagnostik:** Zytologie
Erhöhte Zellzahl mit Nachweis zytoplasmareicher Makrophagen (Epitheloidzellen) und/oder mehrkerniger Riesenzellen. Zusätzlich, je nach Entzündungsstadium, Neutrophile und Lymphozyten.

13.2.3   Chronische Verlaufsformen

13.2.3.1 Komplettheilung

Bei spontaner oder therapiebedingter Noxenbeseitigung und intakter Entzündungsabwehr kann es zur vollständigen Wiederherstellung des Gewebes (Restitutio ad integrum mittels per-secundam-Heilung) kommen.

13.2.3.2 Defektheilung

Bei großem entzündlichem Gewebsschaden entwickelt sich im Rahmen einer chronisch-granulierenden Entzündung ein »fibrodestruktives Muster« (▶ Kap. 2.4.2) mit einer bis zur Organinsuffizienz reichenden Funktionseinbuße.

13.2.3.3 Persistenz

Bei nicht spontan deckbarem, großem Gewebsdefekt bildet sich bei mikrobieller Auslösung ein chronischer Entzündungsstreuherd, aus dem eine chronisch-rezidivierende Entzündung hervor geht.

KPL Folgezustände:
- **Progrediente Organ-/Gewebszerstörung** bis hin zum nicht mit dem Leben vereinbarem Funktionsverlust (z. B. posthepatitische Leberzirrhose, ▶ Kap. 45.4.2; postischämische Kardiomyopathie, ▶ Kap. 24.1.1.2).
- **Duktogene/hämatogene Erregeraussaat** → Entzündungssystemisierung (z. B. Miliartuberkulose) oder Ausdehnung auf das ganze Organsystem (z. B. postprimäre Urogenitaltuberkulose, ▶ Kap. 49.4.2.1).
- **Dauerfreisetzung und –präsentation körpereigener Antigene** (Autoantigene) mit Auslösung einer Autoimmunkrankheit (▶ Kap. 14.2).
- **Dauerpräsentation körperfremder Antigene** (z. B. Bakterienantigene). Dadurch entsteht eine fokusferne Entzündung eines Organsystems (z. B. Colitis ulcerosa) → reaktive serumnegative Arthritis (▶ Kap. 78.2.2.2).
- **Dauerstimulation immunologischer Abwehrzellen** durch Erregerantigene. Dadurch kommt es zur autonomen Proliferation von Lymphozyten mit Bildung eines Lymphozytentumors in Form eines malignen Lymphoms (z. B. chronische Helicobacter-pylori-Gastritis → gastrales MALT-Lymphom, ▶ Kap. 27.3.2.2).

13.2.3.4 Exazerbation

DEF Plötzliches Wiederaufflackern einer Entzündung mit Wiederbeginn einer floriden Entzündung (exacerbare, lat. = hervorrufen).

FPG-Reaktionsfolgen
- Akuter Schub einer chronischen Entzündung.
- Akute Erregerstreuung mit reaktionsloser Streuherdnekrose (z. B. perakute Landouzy-Sepsis bei Tuberkulose, sog. Landouzy-Sepsis).

> ⊙ **Zytologie der chronisch-rezidivierenden Entzündung**
> Mäßig große Zellzahl mit Nachweis sowohl von Lymphozyten als auch von Makrophagen und Neutrophilen. Organtypische Zellen mit Degenerations- und Aktivierungszeichen.

13.3 Kausale Entzündungsformen

Im Folgenden werden entzündliche Reaktionsmuster besprochen, die für die einzelnen Gruppen exogener Noxen (rechts) typisch sind und somit einen gewissen Rückschluss auf die Entzündungsätiologie erlauben.

13.3.1 Chemische Noxen

Zu den Entzündungsmustern, ◘ Tab. 13.2.

13.3.2 Physikalische Noxen

13.3.2.1 Thermische Entzündungsmuster

Auslösemechanismen:
- Hitze, Verbrühung, Verbrennung
- Kälte, Erfrierung, Vereisung

FPG-Reaktionsfolge An der Haut bewirkt eine thermische Noxe ein graduierbares Schädigungsmuster:
- **Grad 1:** Hitze-/Kälteerythem mit Hyperämie.
- **Grad 2:** Brand-/Frostblase mit seröser Exsudation (Flüssigkeitsverlust!) und blasiger Epidermisabhebung. Später vollständige Abheilung je nach Ausdehnung auf der Körperoberfläche.
- **Grad 3:** Brandschorf/Kältebrand mit Hautnekrose. Dadurch Auslösung eines »Nekroseeliminationsmusters« (▶ Kap. 5.5) unter Zurücklassung eines Ulkus und Abheilung desselben mit Narbenbildung (Defektheilung).
- **Grad 4:** Verkohlung/Vereisung mit vollständiger Weichteilnekrose → (Auto-)Amputation.

◘ **Tab. 13.2.** Entzündungsmuster chemischer Noxen

Noxe	direkte Schädigungsfolge	induzierte Entzündung (EZ)
Säurenverätzung	Koagulationsnekrose	alterative EZ
Laugenverätzung	Kolliquationsnekrose	alterative EZ
Kristalline Stoffe	Fremdkörperentzündung	granulomatöse EZ, »metabolisch-resorptives EZ-Muster«
inerte Metalle (Fe, Ti)	Fremdkörperentzündung	granulomatöse EZ (Metallose)
allergene Metalle (Ni, Cr, Hg)	Überempfindlichkeitsreaktion Typ IV	granulomatöse EZ (z. T. systemische EZ)
Schwermetalle (Pb, Tl)	Koagulationsnekrose, Intoxikation	alterative EZ (z. T. systemische Intoxikation)
Medikamente, alimentäre Stoffe	direkte Zellnekrose granulierende EZ → »fibrodestruktives Muster«	granulierende EZ → »fibrodestruktives Muster«
	Überempfindlichkeitsreaktion Typ I seröse EZ, granulomatöse EZ	seröse EZ
	Überempfindlichkeitsreaktion Typ II granulierende EZ → »fibrodestruktives Muster«	nekrotisierende EZ
	Überempfindlichkeitsreaktion Typ III seröse EZ, granulomatöse EZ	nekrotisierende EZ
	Überempfindlichkeitsreaktion Typ IV	granulomatöse EZ

13.2.2.2 Aktinische Entzündungsmuster

 Wissensvertiefung

Strahlung: »Energiewanderung durch den Raum«
Strahlung wird durch energiegeladene Partikel (Korpuskularstrahlen) wie Elektronen (β-Strahlen), Protonen, α-Strahlen hervorgerufen. Ihre kinetische Energie ist durch ihre Masse, ihre elektrische Ladung und ihre Geschwindigkeit bestimmt. Elektrisch geladene Partikel wie β-Strahlen verlieren beim Durchtritt durch ein Gewebe aufgrund abbremsender Zusammenstöße mit Elektronen des bestrahlten Gewebes ihre Energie. Durch einen solchen Zusammenstoß kann ein Elektron aus dem Elektronenverband des betreffenden Atoms getrieben oder in eine neue Umlaufbahn verlegt werden. Damit wird das an sich neutrale Atom elektrisch instabil: Es kommt zur Ionisierung. Im menschlichen Körper führt diese zur Radiolyse des Zellwassers mit Bildung aggressiver Radikale. Sie schädigen DNA, RNA, Enzyme und Membranlipide.

KPG-Prädispositionsfaktoren
Strahlenempfindlichkeit eines Gewebes in Abhängigkeit vom
— Differenzierungsgrad und
— Proliferationsgrad (mitotische Aktivität) einer Zelle.
Wird die Strahlendosis in mehrere zeitliche Fraktionen aufgeteilt, kann sich eine Zelle wieder erholen.

KPG-Auslösemechanismen Ionisierung: Ionisierende Strahlen zerstören v. a. die mitotisch hochaktiven Hämatopoesezellen (dadurch Strahlenanämie/-panzytopenie). Sie lösen durch Zerstörung der mitotisch hochaktiven Epithelzellen der enteralen Schleimhäute eine »alterative Entzündung« aus (Strahlenmukositis). Sie beginnt als exsudative Entzündung und führt über ein »fibrodestruktives Muster« (▶ Kap. 2.4.2) zur sklerosierenden Vernarbung. Das Ausmaß einer Strahlennekrose hängt wesentlich vom Ausprägungsgrad der sog. Strahlenvaskulitis ab. Dabei gehen die Kapillaren früh zugrunde (radiogene Kapillarnekrose) und bleiben nach überstandener Strahlenschädigung ektatisch und leicht verletzlich (radiogene Teleangiektasie). Die Arterien hingegen reagieren nach anfänglicher radiogener Strahlenvaskulitis mit der Auslösung eines »Obliterationsmusters« (▶ Kap. 2.3.4) in Form einer radiogenen Arteriosklerose. Dadurch wird ihr Versorgungsgebiet minderperfundiert. Dieses reagiert auf die chronische Hypoxie mit einem »Fibroplasiemuster« (▶ Kap. 6.3.6). Die Stromazellen im Bestrahlungsgebiet reagieren mit einer Kernpolyploidierung (▶ Kap. 6.2.1, ▶ Kap. 16.3.3).

13.3.3 Mikrobielle Noxen

13.3.3.1 Virale Entzündungsmuster

KPG-Auslösemechanismen Virale Entzündungen sind immer primär-hämatogen und rufen je nach Gewebs-/Organbevorzugung (Organotropismus) des auslösenden Virus eine allgemeine Malaise mit Fieber und systemischen Beschwerden wie Gelenk-/Hautschmerzen und verschiedene Formen von Hautexanthemen hervor. Daneben induzieren sie je nach Virustyp
— durch einen zytopathischen Effekt virustypische Organentzündungen (▶ Kap. 24.2.1, ▶ Kap. 45.4.1, ▶ Kap. 74.9.5) und/oder
— durch Veränderung der Immunabwehr chronische Immunkrankheiten (▶ Kap. 14.3).

FPG-Reaktionsfolge je nach Schweregrad:
— Leichte Fälle: Auslösung einer serösen (Serositis) oder serös-katarrhalischen Entzündung (Katarrh).
— Schwere Fälle: Auslösung einer nekrotisierenden und/oder hämorrhagischen Entzündung.

Viral inszenierte immunologische Krankheiten fallen als chronische lymphozytäre Entzündungen mit variabler Entwicklung eines »fibrodestruktiven Musters« (▶ Kap. 2.4.2) auf. Oft zeigen die infizierten Zellen virale, homogene Kerneinschlüsse und fusionieren je nach Virustyp zu mehrkernigen Riesenzellen.

🔴 **Diagnostik: Zytologie**
Virale Entzündung, je nach Virustyp verschieden:
Nekrotische Zellen (zytopathischer Effekt). Prototyp: HSV.
Kernhomogenisierung in Form einer sandpapierartig, eosinophil-homogenisierten Binnenstruktur. Prototyp: HBV.
Kerneinschlusskörper: kleinere, homogen-eosinophile Einschlusskorpuskel (kristallin homogene Virusmasse). Prototyp: HSV.
Intrazytoplasmatische Einschlusskörper: eosinophil-homogene Korpuskel (kristallin homogene Virusmasse). Prototyp: Negri-Korpuskel bei Tollwut.
Milchglaszellen: Zellen mit vergrößertem, eosinophil-homogenisiertem Zytoplasma (virusantigenbildendes, proliferiertes SER). Prototyp: HBV.
Koilozyten: perinukleäre Hofbildung (Maximaldilatation der perinukleären RER-Zisterne als zytopathogener Effekt). Prototyp: HBV.
Mehrkernige Fusionsriesenzellen mit homogenen Viruskernen. Prototyp: Masernviren.

13.3.3.2 Bakterielle Entzündungsmuster

KPG-Auslösemechanismen Bakterielle Entzündungen sind grundsätzlich nie primär hämatogen und können aber sekundär hämatogen streuen.

FPG-Reaktionsfolge je nach Toxincocktail des Erregers und Resistenzlage des Organismus:

- **Lokale unspezifische Entzündung** ohne erregerspezifische Entzündungsmorphologie unter dem Bilde einer serösen, eitrig-verjauchenden, fibrinös-pseudomembranösen, hämorrhagischen Entzündung. Grundsätzlich respektiert eine bakterielle Entzündung vorbestehende anatomische Strukturen wie Bindegewebssepten, Faszien, Gefäßwände oder Organkapseln.
- **Lokale und später auch systemische spezifische Entzündung** mit (mehr oder weniger) erregerspezifischer Entzündungsmorphologie unter dem Bilde einer chronisch-granulomatösen Entzündung (▶ Kap. 13.2.2).
- **Systemische entzündliche Allgemeinerkrankung** durch sepsisinduzierende Endotoxine oder exantheminduzierende Exotoxine.
- **Systemische toxische Entzündung** mit systemischer Hautnekrose durch als Superantigen wirkende Toxine.
- **Postinfektiöse Zweiterkrankung** wegen Kreuzantigenität des Erregerantigens mit Wirtsantigen unter dem Bilde einer »autoaggressiven Entzündung« (▶ Kap. 14.2)

13.3.3.3 Fungale Entzündungsmuster

KPG-Auslösemechanismen Pilzentzündungen sind grundsätzlich nie primär hämatogen und können sekundär hämatogen streuen. Je nach Erreger und Resistenzlage (Ergie) des Organismus lösen sie folgende Entzündungsmuster aus:

- **Hyperergie** (▶ Kap. 14.1): v. a. durch inhalative Erregerexposition. Dadurch Auslösung einer allergischen Entzündung unter dem Bilde einer serös-katarrhalischen Entzündung (▶ Kap. 13.1.1).
- **Normergie:** (Schimmel-)Pilze besiedeln nekrotisches Gewebe in einem abgekapselten vorbestehenden oder neugebildeten Hohlraum, z. B. Höhlenaspergillose (▶ Kap. 30.1.2.4, ▶ Kap. 33.2, ▶ Kap. 34.3.3.2).
- **Anergie:** Pilze wachsen ohne Respektierung vorbestehender anatomischer Strukturen (wie Bindegewebssepten, Gefäßwand) durchs Gewebe. Dementsprechend wachsen sie quer durch die Blutgefäße hindurch (◘ Abb. 13.16). Dies hat folgende Konsequenzen:
  - Sie thrombosieren die Gefäße und lösen Infarkte aus.
  - Sie streuen hämatogen und bewirken eine systemische Entzündung (Septikofungämie).

FPG-Reaktionsfolge je nach Entzündungstopographie:

- **Intraparenchymalläsion:** Ausbildung sog. Targetlesion (◘ Abb. 13.17) in Form rundlicher, pilzmyze-

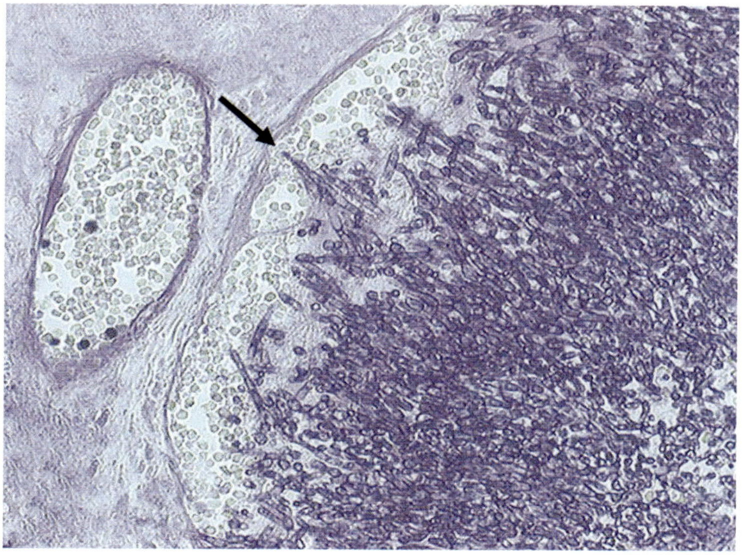

◘ **Abb. 13.16.** Pilzinduzierte Entzündung mit Durchwachsen (Pfeil) durch die Gefäße (Vergr. 50, PAS)

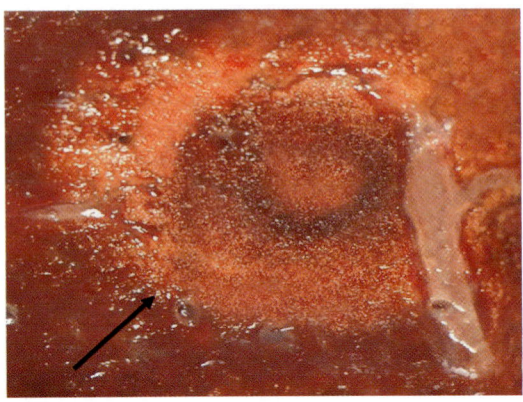

□ Abb. 13.17. Schießscheibenförmige Pilzkokarde (Pfeil) bei einer aspergillusinduzierten Entzündung der Lunge

linduzierter, schießscheibenförmiger Läsionen mit folgendem Aufbau:
- Innen: dunkelrote Infarktnekrose mit myzelverschlossenem Gefäß.
- Mitte: grau-fibrinöse Randexsudation.
- Außen: hyperämischer Randsaum wegen Mikrozirkulationsstörung.
- **Organoberflächenläsion**: in Form (meist multipler) rundlicher Läsionen mit grauschmierigem Belag.

⊙ **Diagnostik:** Histologie
Pilzentzündung: (meist) PAS- und/oder Grocott-Versilberung der Myzelien/Sporen.

13

14 Immunpathologie

K. Warnatz, U.N. Riede

 Einleitung

Die Unterscheidung zwischen Selbst und Nichtselbst dient dem Erhalt der Individualität. Nichtselbst wird durch unspezifische und spezifische, lösliche und zelluläre Mechanismen des Immunsystems abgewehrt, während dem Selbst gegenüber Toleranz besteht. Störungen dieses Systems rufen chronische Krankheiten wie Autoimmunität und Immundefizienz hervor und können in Form von Überempfindlichkeitsreaktionen auch akut lebensbedrohlich sein.

Glossar

Antigene (antibody generating agent, Abkürzung: AG): Stoffe, an die Antikörper spezifisch binden können→ Produktion von Antikörpern.

Hapten: niedermolekularer, erst nach Bindung an Trägerprotein als AG wirksamer Stoff.

T-Zellen: Aus dem Thymus stammende Zellen des spezifischen Immunsystems, die AG-spezifische Oberflächenrezeptoren (T-Zellrezeptor) exprimieren. Sie werden aufgrund ihrer Funktion als Helferzellen (TH1-, TH2-Zellen) mit CD4 als Koliganden, zytotoxische Zellen mit CD8 als Koliganden und regulatorische T-Zellen bezeichnet.

B-Zellen: Aus dem Knochenmark stammende Zellen des spezifischen Immunsystems, die AG-spezifische Oberflächenrezeptoren (B-Zellrezeptor) exprimieren und die nach Differenzierung in Plasmazellen dieselben Moleküle als AK absondern können.

Antikörper (Immunglobuline, Abkürzung: AK): Proteine aus der Klasse der Globuline, die von B-Zellen als Reaktion auf AG gebildet werden.

MHC (major histocompatibility complex): Er umfasst eine Gruppe von Genen. Diese codieren Proteine, welche aufgrund von AG-Präsentation für die Immunerkennung, Gewebeverträglichkeit (Histokompatibilität) bei Transplantationen und für die immunologische Individualität wichtig sind. Die MHC-Klasse I-Proteine kommt auf nahezu allen Zellen, die Klasse II-Proteine dagegen nur auf AG-präsentierenden Zellen vor. Die MHC-Proteine sind insbesondere auf Leukozyten leicht nachweisbar (HLA-System, human leucocyte antigen).

▼

Komplementsystem: Kaskadenartig aktiviertes System von Plasmaproteinen, das der Verstärkung verschiedener Abwehrmechanismen dient. Einerseits führt die Bindung von Komplementfaktoren an Oberflächen von Krankheitserregern (Opsonisierung) zu einer verbesserten Phagozytose durch Makrophagen. Andererseits können Komplementfaktoren Bakterien durch das Einfügen von Poren in deren Zellmembranen direkt zerstören. Schließlich wirken einige Komplementfragmente als Chemokine und sorgen dafür, dass Leukozyten ins Entzündungsgebiet einwandern (▶ Kap. 13).

MALT (mucosa associated lymphatic tissue): Sammelbegriff für alle mit den Körperschleimhäuten assoziierten lymphatischen Gewebe.

Homing-Rezeptoren (homing, engl. =Anfliegen einer Sendestation mit aktueller Peilung): Rezeptoren, die die Einwanderung zirkulierender Lymphozyten in die Gewebe ermöglichen, welche die entsprechenden Liganden exprimieren, z. B. Chemokinrezeptoren.

CD (cluster of differentiation): Differenzierungs-AG, die durch Gruppen (clusters) von monoklonalen AK definiert worden sind.

14.1　　Überempfindlichkeitsreaktion

DEF (Syn.: Hypersensitivitätsreaktion, HSR) Sammelbegriff für insgesamt wenig häufige krankmachende Reaktionen eines sensibilisierten Organismus auf einen (erneuten) AG-Kontakt.

14.1.1　　Anaphylaktische Reaktion

Glossar

Mastzellen, Basophile: Sind durch ihre Rezeptoren für IgE und für Anaphylatoxine aus der Komplementkaskade (C3a, C5a) aktivierbar. Dadurch setzen sie aus ihren zytoplasmatischen Granula Entzündungsmediatoren wie Histamin frei (Degranulierung).

DEF (Syn.: HSR Typ I, IgE-bedingte Allergie, IgE-vermittelte Sofortreaktion) AG-induzierte, nach entsprechender Sensibilisierung innerhalb weniger Minuten einsetzende HSR-Gruppe, an deren Ende die IgE-induzierte Freisetzung und/oder Aktivierung von Entzündungsmediatoren aus Mastzellen/Basophilen steht. Auslösedauer: sek-min.

KPG-Prädispositionsfaktoren Grundsätzlich kann jedermann eine HSR Typ I entwickeln, jedoch leiden nur etwa 20% der Bevölkerung darunter. Genetische Prädispositionsfaktoren sind aufgrund der familiären Häufung anzunehmen.

KPG-Auslösefaktoren Pathogene AG (Allergene). Diese sind hochmolekular (Proteine, Polysaccharide) oder niedermolekular (Haptene). Dazu gehören u. a. folgende Stoffe:
- Blütenpollen,
- Nahrungsmittel wie Hühnereiweiß Ovalbumin,
- Medikamente wie Penicillin,
- Insektengifte wie Mellitin,
- Hausstaub (Milbenkot in Matratzen),
- Parasiten wie Echinokokken.

KPG-Auslösemechanismus Folgende Phasen werden unterschieden:
- **AG-Erstkontakt:** Der Erstkontakt mit dem Allergen führt zu einem TH2-Zell-vermittelten Isotyp-Switch von IgM nach IgE. IgE gelangt ins umgebende Gewebe, in die Blutbahn und in die Körperflüssigkeiten. IgE heftet sich mit hoher Affinität an das Fcε-Rezeptor-1-Molekül auf der Oberfläche zirkulierender Basophiler und Gewebsmastzellen an (daher IgE: zytotroper AK). Da zu diesem Zeitpunkt die AK-Menge noch zu klein ist, erfolgt keine effektive IgE-Rezeptor-Besetzung auf den Basophilen/Mastzellen, deshalb noch keine Auslösung einer HSR Typ I.
- **AG-Zweitkontakt:** Bei erneuter Exposition wird das Allergen von nun in ausreichender Menge vorhandenen, spezifischen IgE-AK auf der Zelloberfläche von Mastzellen oder Basophilen gebunden. Die Kreuzvernetzung weniger benachbarter IgE-AK (IgE-bridging) durch ein AG reicht dabei schon aus, um die Freisetzung und/oder Aktivierung von Entzündungsmediatoren (▶ Kap. 13) mit folgenden Wirkungen in Gang zu setzen:
  - **Histamin** → Gefäßpermeabilitätssteigerung, Bronchokonstriktion, Schleimsekretion.
  - **Prostaglandine** v. a. PG-D$_2$, PG-E$_2$, PG-F$_{2\alpha}$ → Gefäßpermeabilitätssteigerung, Bronchodilatation.

- **Leukotriene** LT-C4, LT-D4, LT-E4 → langsam einsetzende Bronchokonstriktion. Leukozytenlockstoff (LT-B4) für Neutro-, Eosinophile und Makrophagen.
- **Plättchenaktivierungsfaktor** (PAF) → Plättchenaggregation, Gefäßpermeabilitätssteigerung.
- **Kininsystem-Aktivierung** → Schmerznervreizung, Gefäßpermeabilitätssteigerung.

FPG-Reaktionsfolge Durch die Mediatorfreisetzung wird über folgende Phasen eine allergische Reaktion in Gang gesetzt:
- **Sofortphase** → Histaminwirkung mit Auslösung einer serösen Entzündungsreaktion (▶ Kap. 13.1.1) innerhalb von Minuten nach AG-Kontakt (◘ Abb. 14.1).
- **Spätphase** → Prostaglandin-Leukotrienwirkung → Entzündungsprolongierung. Reaktion frühestens 5 h nach AG-Kontakt.

> ✉ **Take-home-message**
> **Bildhafte Funktion** der HSR Typ I: Reduzierte AG-Aufnahme und beschleunigte AG-Beseitigung durch
> - exsudative AG-Ausschwemmung,
> - AG-Bindung an vermehrt gebildeten Schleim → Aushusten,
> - verminderte AG-Inhalation wegen Bronchusverengung und
> - Verteilung und Verdünnung eines AG (wie Insektengift) im Gewebe durch Juckreiz und nachfolgendes Kratzen.

14.1.1.1 Lokale Anaphylaxie
DEF Binnen Minuten an der Stelle einer erneuten subkutanen AG-Injektion entstehende IgE-vermittelte Sofortreaktion.

KPG-Auslösefaktoren Zu KPG-Auslösefaktoren, ▶ Kap. 14.1.1.

KPG-Reaktionsablauf AG-Kontakt → Freisetzung von Entzündungsmediatoren → seröse Entzündungsreaktion (▶ Kap. 13.1.1) → Urtikaria, Rhino-Konjunktivitis allergica (▶ Kap. 30.1.1.2), extrinsisches Asthma bronchiale (▶ Kap. 33.3.5.1). Rückbildung nach wenigen Stunden.

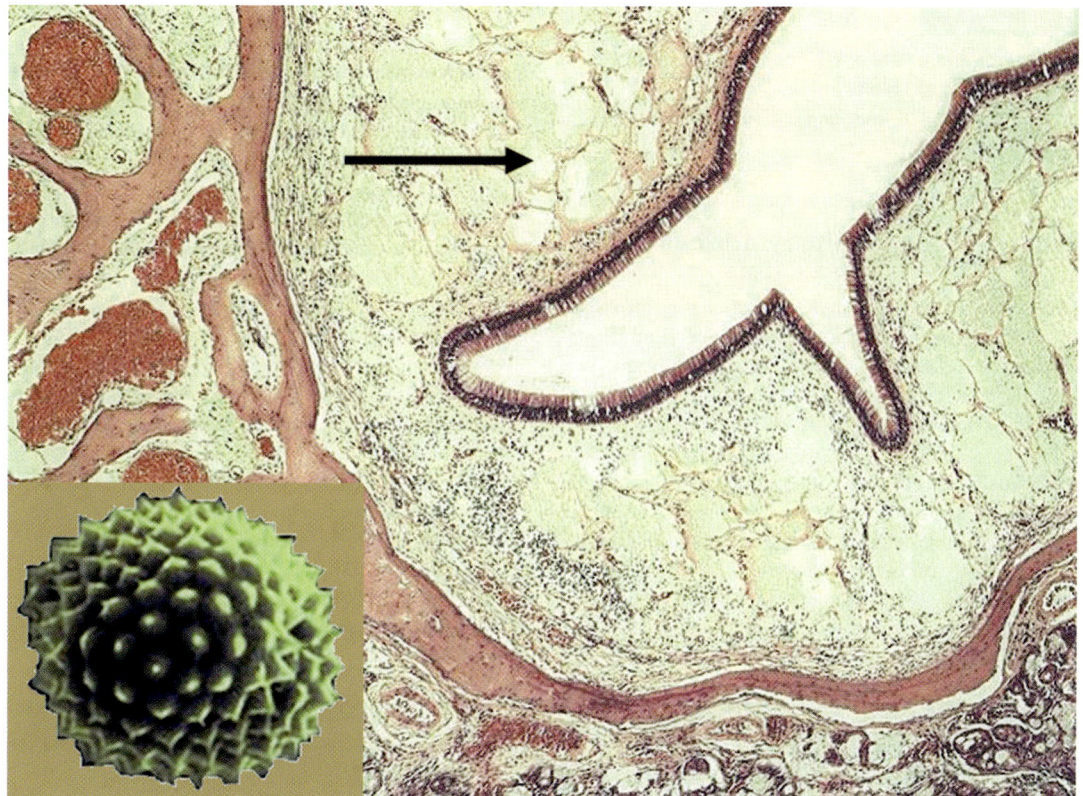

◘ Abb. 14.1. Seröse Nasenschleimhautentzündung nach Gräserpollenexposition (Einschub, Vergr. 5000×, SEM) mit resultierender Mukosaschwellung (Pfeil) (Vergr. 25×, HE)

<table>
<tr><td>

Klinik

Therapieprinzip: Entfernung des Auslösefaktors, physikalisch (Kühlung), lokal/systemisch Antihistaminika, Glukokortikoide. Allergiepass!

</td><td>

Klinik

Therapieprinzip: Entfernung des Auslösefaktors, Adrenalin, Glukokortikoide, Antihistaminika, Volumengabe. Bei Schockzuständen: Reanimation, Intubation und Beatmung. Allergiepass!

</td></tr>
</table>

14.1.1.2 Systemische Anaphylaxie

DEF Systemische IgE-vermittelte Sofortreaktion.

KPG-Auslösefaktoren
- Lokale Reinjektion eines AG,
- Kontakt mit großen AG-Mengen,
- intravenöse AG-Verabreichung.

FPG-Reaktionsfolge In den Zielorganen:
- **Lunge:** Bronchialkonstriktion mit Schleimhautschwellung → Atemnot.
- **Kreislaufperipherie:** Dysregulation mit nachfolgendem anaphylaktischem Schock (▶ Kap. 10.4).

14.1.1.3 Atopische Reaktion

DEF Auch ohne ungewöhnliche Exposition auftretende Reaktion auf Umwelt-AG.

KPG-Prädispositionsfaktoren Genetisch.

FPG-Reaktionsfolge Gestörte T-Zell-Funktion mit übermäßiger und anhaltender IgE-Produktion. Daraus folgt eine Eosinophilen-Überaktivität, sodass (harmlose) Umweltstoffe pathogen wirken und eine seröse Entzündungsreaktion (▶ Kap. 13.1.1) nach sich ziehen.

Klinik	

Vorkommen: Hautekzem (atopische Dermatitis,
► Kap. 64.1.1), Rhinitis anaphylactica
(► Kap. 30.1.1.2), endogenes Asthma bronchiale
(► Kap. 33.3.5).

14.1.2   AK-vermittelte zytotoxische HSR

DEF (Syn.: HSR Typ II, AK-vermittelte zytotoxische
HSR) HSR-Gruppe mit Zerstörung oder Funktions-
störung eines Gewebes nach spezifischer Bindung von
AK an oberflächengebundenes AG. Auslösedauer:
Stunden–wenige Tage.

KPG-Auslösemechanismus Bildung von IgG-/IgM-
AK gegen folgende gewebs- oder zelleigene AG auf der
Oberfläche von Zellen oder anderen Gewebskompo-
nenten wie

- Transplantat-AG,
- Blutgruppen-AG,
- tumorassoziierten AG,
- Selbst-AG,
- AK gegen zellmembrangebundene Medikamente.

Daraus resultiert eine AK-AG-Reaktion mit folgenden
Konsequenzen:

- **Komplementvermittelte Zytotoxizität:** AG-AK-
  Reaktion mit Aktivierung der Komplementkaskade bis zum membranattackierenden, porenbilden-
  den Komplex. Dadurch wird die Zellmembran
  perforiert und die Zelle aufgelöst (◘ Abb. 14.2).
  Alternativ wird bei den Makrophagen durch opso-
  nierendes C3b/c3d die Phagozytose ermöglicht. Ist
  das Ziel-AG zu groß und deshalb nicht phagozytierbar (z. B. Basalmembran), so wird das Gewebe durch makrophagozytäre Proteasen und Sauerstoffradikale als Nebenprodukte der Phagozytose
  geschädigt.
- **AK-vermittelte zelluläre Zytotoxizität** (ADCC):
  Besetzung körpereigener Zielzellen oder Trans-
  plantatzielzellen v. a. durch IgG-AK (bei Parasiten
  IgE-AK). Als Folge davon wird die Zielzelle durch
  nicht sensibilisierte Makrophagen, natürliche Killerzellen, Neutrophile und/oder Eosinophile zerstört.

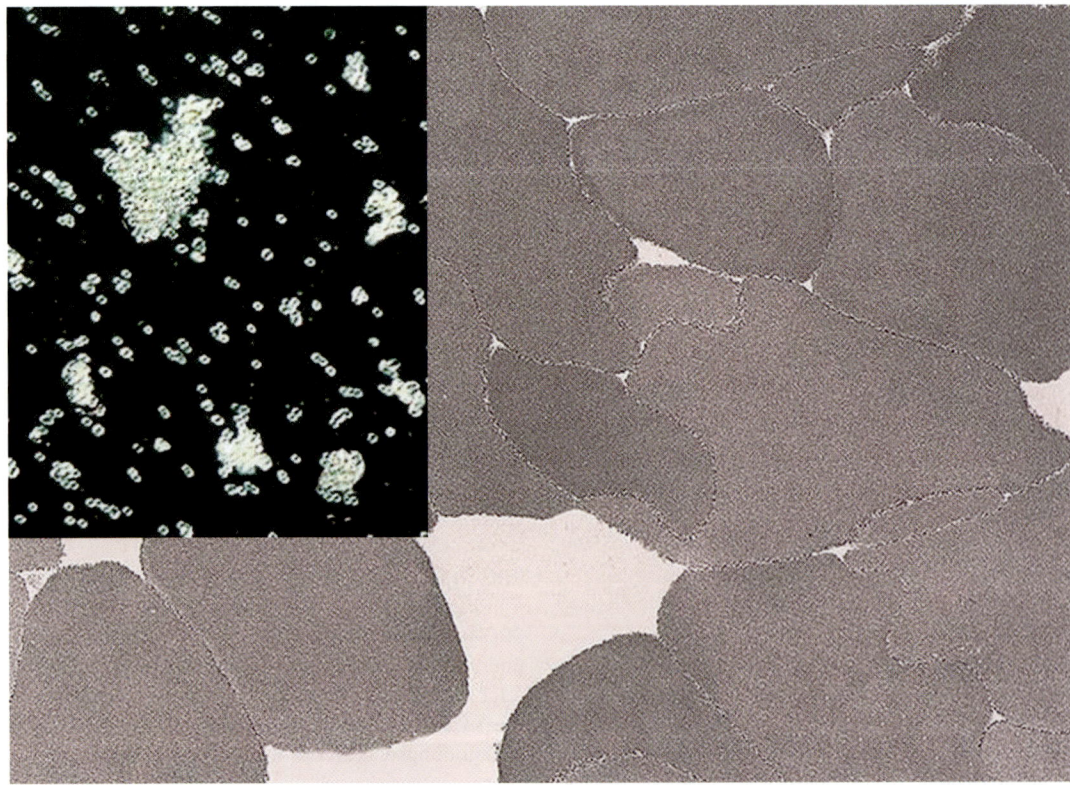

◘ **Abb. 14.2.** Immunhämagglutination der Erythrozyten bei AB0-Inkompatibilität (Vergr. 5000, TEM Einschub, Vergr. 500;
Dunkelfeld)

- **AK-bedingte Funktionsstörung** (ohne Zelltötung) wegen AK-Bindung an AG mit hemmender und/ oder stimulierender Rezeptorfunktion. Vorkommen: Autoimmunthyreoiditis (▶ Kap. 70.1.1), perniziöse Anämie (▶ Kap. 26.2.4.4), Myasthenia gravis (▶ Kap. 76.3.1).

> **Take-home-message**
> **Bildhafte Funktion** der HSR Typ II:
> Rasche Ausschaltung von
> - fremden Zellen (z. B. Transplantation),
> - fremden Mikroorganismen (Bakterien, Bakterientoxine, Viren),
> - entfremdeten Zellen wie Tumorzellen (wegen Auto-AG).
> Nebeneffekt: Funktionsstörung körpereigener Zellen.

14.1.3   Immunkomplex-Krankheit

DEF (Syn.: HSR Typ III, IC-Reaktion; Immunkomplexe, Abkürzung: IC) Gruppe wenig häufiger Immunreaktionen mit im Blut oder anderen Körperflüssigkeiten zirkulierenden IC, die nach Ablagerung in/um Blutgefäße wegen nachstehend aufgeführter Faktoren eine Entzündungsreaktion auslösen. Auslösedauer: Stunden – wenige Tage.

KPG-Auslösefaktoren
- **Fremd-AG:**
  - persistierende Infektionen mit Viren (Hepatitis-B), Bakterien (Strepto-, Staphylokokken), Pilze (Aspergillus), Protozoen (Malaria),
  - Fremdeiweiß (Serum), Haptene,
- **Selbst-AG (Auto-AG):** DNA, RNA, Zytoplasma-, lösliche Gewebsbestandteile, Immunglobuline.

FPG-Reaktionsfolge AG-Kontakt mit Auslösung einer AG-AK-Reaktion und Bildung großer, löslicher IC (vom IgG- oder IgM-Typ). Diese werden normalerweise unmittelbar vom Makrophagensystem beseitigt. Aufgrund eines deutlich erhöhten lokalen/systemischen Anfalls von IC oder einer Störung der Makrophagenfunktion wird deren Phagozytosekapazität überschritten. Dies bewirkt eine Aktivierung des Komplementsystems und eine nachfolgende C3a- und C5a-vermittelte Anlockung von Entzündungszellen. Treten die zirkulierenden IC in großen Mengen auf, so lagern sie sich vorwiegend an der Gefäßwand von Kapillaren und Venulen (v. a. von Nieren, Gelenken, Herz) ab. Daraus resultiert

- eine Auslösung der Mastzelldegranulierung mit Histaminfreisetzung,
- eine Neutrophilen-Chemotaxis und
- eine Thrombozytenaggregation mit Bildung von Mikrothromben.

Von dieser Reaktionsfolge leiten sich ab:
IC-Vaskulitiden:
- **Leukozytoklastische Vaskulitis** (Vasculitis allergica): Hier dominiert die Neutrophilen-Chemotaxis in und um Kapillaren und Venulen mit Auslösung eines apoptotischen Neutrophilen-Zerfalls (daher der Name: Leukozytoklasie; klazo, gr. = aufspalten).
- **Nekrotisierende Vaskulitis** mit fibrinoider Nekrose (▶ Kap. 5.3) der Gefäßwand: Hier dominiert die Wandschädigung kleiner Arterien zusammen mit der Aktivierung der Gerinnungskaskade durch freigesetzte Proteasen aus Neutrophilen. Sie mündet in einen thrombotischen Gefäßverschluss ein (▶ Kap. 17.4.1).
- **Zwiebelschalenarteriopathie:** Hier dominiert ein durch IC initiiertes »fibrodestruktives Muster« (▶ Kap. 2.4.2) in kleinen/mittelgroßen Arterien (z. B. bei einem systemischen Lupus erythematodes, ▶ Kap. 14.2.1.1).
- **Seröse Gewebsentzündung:** Hier dominiert die histamininduzierte seröse Entzündungsreaktion (▶ Kap. 13.1.1).

> **Take-home-message**
> **Bildhafte Funktion** der HSR Typ III:
> Sofortelimination bereits immunologisch bekannter zirkulierender löslicher AG.

> **Klinik**
>
> **Therapieprinzip:** Entfernung von Auslösefaktoren (Medikamente!). Glukokortikoide. Bei Steroidresistenz je nach Krankheit auch Immunsuppression (z. B. Azathioprin) bis hin zur zytostatischen Therapie (z. B. Cyclophosphamid).

Man unterscheidet IC-Krankheiten vom lokalen Typ und vom systemischen Typ.

14.1.3.1   Serumkrankheit
DEF Systemische IC-Krankheit mit folgenden pathogenetischen Verlaufsformen:
- **Akute Form:** Mehrfachverabreichung von o. e. Fremd-AG, sodass lösliche zirkulierende IC gebil-

det werden. Sie werden an oder in der Gefäßwand abgelagert und schädigen das Gewebe (v. a. Nieren, Gelenke, Herz). Heilung nach IC-Auflösung. 3 Tage später: Urtikaria, Gelenkschmerzen, Proteinurie, Hämaturie.

> **Klinik**
>
> **Assoziierte Krankheiten:** IC-Vaskulitis (▶ Kap. 14.1.3), Poststreptokokken-Glomerulonephritis (▶ Kap. 49.4.1.1).

- **Chronische Form:** Antigenämie wegen mehrmaliger oder dauernder AG-Applikation/Exposition mit Bildung mittelgroßer IC und Auslösung einer systemischen IC-Krankheit.

> **Klinik**
>
> **Assoziierte Krankheiten:** Kryoglobulinämie Typ II/III (Kryoglobuline: AK, die bei Kälte präzipitieren), systemischer Lupus erythematodes (▶ Kap. 14.2.1.1), Dermatomyositis (▶ Kap. 14.2.1.3), Vaskulitis bei rheumatoider Arthritis (▶ Kap. 78.2.2.2).

14.1.3.2 Lokale Immunkomplex-Krankheit

DEF Lokal ausgeprägte HSR nach wiederholter, langfristiger AG-Exposition.

KPG-Auslösemechanismus
- **AG-Erstkontakt:** intravenöse AG-Injektion → Bildung zirkulierender Antikörper gegen injiziertes AG.
- **AG-Zweitkontakt:** 2 Wochen nach Erstinjektion wird das AG subkutan injiziert. Wenige Stunden danach fallen im Bereiche der Injektionsstelle lösliche IC (Präzipitine) aus. Sie aktivieren die Komplementkaskade und bewirken eine thrombosierende IC-Vaskulitis unter dem Bilde einer leukozytoklastischen Vaskulitis (▶ Kap. 14.1.3).

FPG-Reaktionsfolge Hämorrhagisch-nekrotisierende Gewebsschädigung in Form einer hämorrhagischen Entzündung an der AG-Injektionsstelle (▶ Kap. 13.1.4).

> **Klinik**
>
> **Assoziierte Krankheiten:** exogen allergische Alveolitis (▶ Kap. 34.3.5.2), leukozytoklastische Vaskulitis (▶ Kap. 14.1.3).

14.1.4 Zellvermittelte HSR

DEF (Syn.: HSR Typ IV, zellvermittelte, verzögerte HSR) HSR-Gruppe, bei denen
- ein präsentiertes, aber nicht zu eliminierendes AG von Makrophagen umstellt wird, die von CD4-Helferzellen geordert wurden oder
- bei denen AG-tragende Zielzellen von CD8-Zellen unschädlich gemacht werden.

Auslösedauer: mehrere Tage–Wochen.

> **Take-home-message**
> **Bildhafte Funktion** der HSR Typ IV: Spätelimination zuvor unbekannter Fremd-AG durch den immunologischen zellulären Erkennungsdienst.

> **Klinik**
>
> **Therapieprinzip** (abhängig von Auslösefaktoren): bei erregerbedingter HSR Antibiotika, sonst Glukokortikoide/Immunsuppressiva.

Die HSR Typ IV kommt in verschiedenen Varianten vor.

14.1.4.1 Zellvermittelte verzögerte Reaktion

DEF HSR Typ IV geprägt durch dominante CD4-TH1-Helferzellreaktion auf Dauerpräsentation eines AG (Prototyp: Tuberkulin-Reaktion).

KPG-Auslösemechanismus Auto- oder Fremd-AG werden andauernd CD4-Helferzellen präsentiert. Dadurch wird ein perivaskuläres Helferzellinfiltrat in Gang gesetzt. Die Helferzellen bilden Zytokine, mit denen sie Makrophagen anlocken, aktivieren, am Abwandern hindern und dazu bringen sich zu Epitheloidzellen (▶ Kap. 13.2.2) mit Killerpotenzial umzuwandeln. Die Epitheloidzellen umlagern das auslösende AG in Form sog. Granulome (▶ Kap. 13.2.2).

> **Klinik**
>
> **Assoziierte Krankheiten:** Infektallergie (Tuberkulin-Reaktion), Sarkoidose (▶ Kap. 34.3.4), Kontaktallergie (▶ Kap. 64.1.1), Medikamentenallergie.

14

■ Kontaktallergie

Hautmanifestation der HSR Typ IV am Ort des AG-Kontaktes mit folgender Reaktionsfolge:

- **Akute Phase:**
  - 1. AG-Kontakt: Hautkontakt mit Allergen (meist Hapten wie Nickel in Silberschmuck) → Bindung an Körpereiweiß → Immunogen-Bildung (AG) → AG-Präsentation durch Langerhans-Zellen der Haut.
  - 2. AG-Kontakt (nach 2–3 Tage): Einwanderung sensibilisierter T-Zellen mit Homing-Rezeptoren für Hautkapillaren und von Makrophagen.

  Folgen davon: Zytokinbildung → schwammartige zytotoxische Epithelauflösung (Spongiose) → blasenförmige Hautabhebung → lymphohistiozytäres Hautinfiltrat am Ort des AG-Kontaktes (Kontaktdermatitis, ► Kap. 64.1.1).
- **Chronische Phase:** Wiederholter AG-Kontakt → reaktiv schützende Epidermisverdickung mit überstürzter (kernhaltiger) Verhornung (Parakeratose) → schuppende Rötung (seborrhoisches Ekzem, ▣ Abb. 64.1).

Vorkommen: Modeschmuck-Allergie, dermale Berufskrankheiten, Hautschädigung durch toxische Pflanzeninhaltsstoffe.

■ Medikamentenallergie

Manifestation der HSR Typ IV nach (meist) oral zugeführten, niedermolekularen Medikamenten. Folgen davon:

- Bildung modifizierter Selbstpeptide nach Direktreaktion mit Proteinen, gegen die keine Toleranz auf Zellebene besteht.
- Imitation von Selbstpeptiden durch chemisch areaktive Medikamente in AG-Präsentationszellen.

Folge davon: Zytokinbildung durch CD4-Helferzellen mit Neutrophilen-Chemotaxis und Auslösung von makulopapulösen Exanthemen. Bei CD8-Zellaktivierung durch Neutrophile kommt es zu Massenapoptosen benachbarter Hautzellen und Auslösung blasenbildender Exantheme (Erythema exsudativum multiforme) bis hin zur toxischen epidermalen Nekrolyse des gesamten Integuments (Lyell-Syndrom).

14.1.4.2 Zelluläre zytotoxische Reaktion

DEF HSR Typ V als Folge eines CD8-Zell-Einsatzes mit Killerpotenzial für virusinfizierte und/oder anderweitig alterierte Zellen. Vorkommen: Transplantatabstoßung, Autoimmunkrankheit, Tumorimmunologie.

■ Transplantatabstoßung

Je nach Übereinstimmung von Spender-/Empfänger-HLA kommt es zu folgenden Läsionen:

- **Hyperakute Abstoßung:** sofortiger immunologischer Transplantatschaden. Bei Patienten mit Bildung zirkulierender Antikörper gegen das Transplantatgewebe bereits vor Transplantation wird eine HSR Typ II innerhalb von Minuten oder wenigen Stunden nach Gefäßkommunikation zwischen Transplantat und Empfängerorganismus ausgelöst. Dadurch Arteriitis und Arteriolitis mit Thrombosierung. Folgen davon: Durchblutungsstopp → ischämische Nekrosen → gelbrot-scheckige Organzeichnung (▣ Abb. 5.7).
- **Akute Abstoßung:** immunologischer Transplantatschaden nach 2 Wochen bis 4 Monaten.
  - **Zelluläre Immunreaktion:** Spender-HLA-AG-Persistenz mit nachfolgender Sensibilisierung zytotoxischer T-Zellen. Folgen davon: interstitielles Lymphozyteninfiltrat → lymphozytäre Endothelschädigung → Gefäßobliteration.
  - **Humorale Immunreaktion:** Spender-HLA-Persistenz mit Bildung von Anti-HLA-AK. Folgen davon: thrombotisch-stenosierende Arterienentzündung (akute Transplantatvaskulopathie) → Infarzierung (▣ Abb. 14.3).
- **Chronische Abstoßung** (immunologischer Transplantatschaden nach Monaten bis Jahren): Komplexbildung von Transplantations-AG mit Wirts-AK und nachfolgender lymphozytärer Intimadauerschädigung mittelgroßer Arterien. Folgen davon:

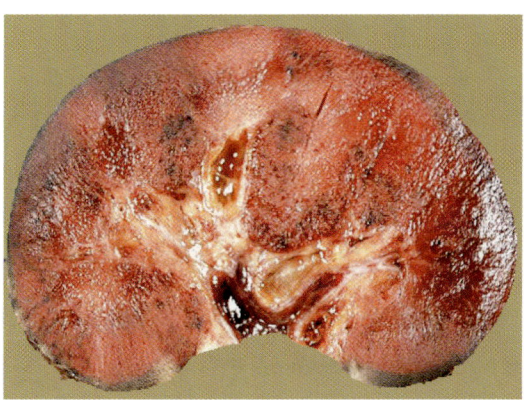

▣ **Abb. 14.3.** Akute Transplantatabstoßung der Niere

Auslösungeines»Obliterationsmusters«(▶ Kap. 2.3.4) → chronische Transplantatvaskulopathie in Form einer sog. Zwiebelschalenarteriopathie (◳ Abb. 17.6) → Infarzierung.

Klinik

Therapieprinzip: Immunsuppression, Cyclosporin. In Akutphasen: Steroidstöße (Anti-Thymozytenglobulin, ATG).

⊠ **Take-home-message**
Cave: Bei Transplantation eines Organs
Bei Infektion des Spenders mit Keimen wie CMV und Toxoplasma gondii ist eine Übertragung auf Empfänger möglich.

◼ **Graft-versus-host-Disease (GVHD)**

DEF Zytotoxische Immunreaktion implantierter oder infundierter, immunkompetenter T-Zellen gegen immunologisch geschwächten Empfängerorganismus.

KPG-Reaktionsfolge Zellgebundene Immunreaktion gegen den Wirtsorganismus mit Makrophagenaktivierung. Die gegen Wirts-AG sensibilisierten Spenderzellen werden zu zytotoxischen Effektorzellen. Dadurch kommt es zur apoptotischen Vernichtung einzelner Wirtszellen.

FPG-Reaktionsfolgen In den betroffenen Geweben:
- **Darm:** Kryptenepithelzerstörung → Ulzeration → Diarrhö.
- **Epidermis:** Dermatitis → Ulzeration.
- **Leber:** Gallengangzerstörung → »Syndrom verdämmernder Gallengänge« → Auslösung eines »Obstruktionsmusters« (▶ Kap. 2.3.4) → cholangiopathische Hepatitis → cholestatischer Ikterus (▶ Kap. 45.2.1.4).
- **Lunge:** Bronchiolenschädigung → Auslösung eines »Obliterationsmusters« (▶ Kap. 2.3.4) → konstriktive Bronchiolitis (▶ Kap. 33.3.4.1) → Bronchiolenverödung → respiratorische Insuffizienz.

⊙ **Diagnostik:** Biopsie
Lymphozyten-assoziierte Epithelapoptosen.

◼ **Autoimmunkrankheit**
Zur Autoimmunkrankheit, ▶ Kap. 14.2.

14.2 Autoimmunkrankheit

Glossar

ANA: antinukleäre AK gegen verschiedene Kernbestandteile wie doppelsträngige DNA (Anti-dsDNA), nukleäre Ribonukleoproteine und Histone.
ANCA: Antineutrophiler zytoplasmatischer AK, gegen verschiedene AG im Zytoplasma gerichtete AK, z. B. Proteinase 3, meist in diffus zytoplasmatischer Verteilung (cANCA) oder Myeloperoxidase mit immunfluoreszenzmikroskopischer Lokalisation im perinukleären Neutrophilenzytoplasma (pANCA).
Immuntoleranz: Areagibilität des spezifischen Immunsystems gegenüber dem eigenen Organismus aufgrund zentraler und peripherer Toleranzentwicklung.
Kollagenosen: Sammelbegriff für Autoimmunerkrankungen mit diagnostisch wichtigen, organunspezifischen ANA. Diese Erkrankungen spielen sich bei systemischem Befall vorwiegend am gefäßführenden Bindegewebe und/oder an spezifischen Organgeweben ab. Zu ihnen gehören systemischer Lupus erythematodes (SLE), Polymyositis und Dermatomyositis, Sjögren-Syndrom, Sklerodermie, CREST-Syndrom und Sharp-Syndrom (sog. Mischkollagenose).

DEF (Syn. Autoimmunopathie, Abkürzung: AIP) Sammelbegriff für seltene, chronische durch humorale und/oder zelluläre Immunreaktionen unterhaltene Krankheiten, die
- gegen bestimmte körpereigene Substrate gerichtet sind,
- sich lokal oder systemisch abspielen können,
- z. T. hochtitrige Auto-AK (IgG-, IgA-Isotyp) gegen definierte Auto-AG aufweisen,
- immungenetisch mit bestimmten MHC-Haplotypen assoziiert sind.

KPG-Auslösemechanismus Die Autoimmuntoleranz kann durch folgende Mechanismen durchbrochen werden, sodass körpereigenes Gewebe pathogen wirkt:
- Gestörte zentrale Immuntoleranz,
- gestörte periphere Toleranz durch meist inflammatorisch bedingte Aufhebung der klonalen Anergie autoreaktiver T- und B-Zellklone,
- Fehlen oder Funktionsverlust regulatorischer T-Zellen,
- Bildung kreuzreagierender AK mit Spezifität gegen Erreger- und Selbst-HLA-AG (sog. molekulares Mimikry),

- destruktionsbedingte Auto-AG-Freisetzung wie Mitochondrienanteile (AMA) und Myosin (ASMA),
- destruktive Demaskierung kryptischer Selbst-AG,
- inadäquate HLA-Expression, sodass autoreaktive T-Helferzellen potenzielle Auto-AG auf Zellen erkennen, die normalerweise keine HLA-Klasse II-AG exprimieren.

Aufgrund der durchbrochenen Autoimmuntoleranz wird letztlich eine HSR Typ II, III und/oder Typ IV in Gang gesetzt.

FPG-Reaktionsfolge Die meisten Selbst-AG liegen permanent in unbegrenzter Menge vor. Dadurch wird das Immunsystem zwar stimuliert, es gelingt ihm aber nicht, das AG komplett zu eliminieren. Es folgt die Auslösung einer chronischen Entzündung mit nachfolgendem »fibrodestruktivem Muster« (► Kap. 2.4.2) bis die Zielzellen und/oder das Zielgewebe vollständig zerstört sind.

14.2.1 Systemische AIP

14.2.1.1 Systemischer Lupus erythematodes

DEF (Syn.: SLE; »Wolfsröte«) Wenig häufige, chronische, schubförmig verlaufende systemische AIP mit IC-induzierter Zellschädigung und Auftreten antinukleärer AK ungeklärter Genese.

KPG-Auslösefaktoren
- **Genetische Faktoren** wie Assoziation zu MHC-Genlokus (HLA-DR2, -DR3), Defekte einzelner Komplementfaktoren u. a.,
- **Umweltfaktoren** wie Östrogene, UV-Strahlen (Sonderform: medikamenteninduzierter SLE),
- **mikrobielle Faktoren:** viraler Infekt (?),
- **zelluläre Faktoren:** gestörte IC-Phagozytose,
- **immunologische Faktoren:** Deregulierung der T-/B-Zellantwort mit Hypergammaglobulinämie und Bildung antinukleärer AK, v. a. gegen doppelsträngige DNA (Anti-dsDNA), gegen nukleäre Ribonukleoproteine und Histone (◻ Abb. 14.4).

Durch das Zusammenwirken dieser Faktoren entstehen zirkulierende IC. Sie aktivieren das Komplementsystem und lösen eine IC-Vaskulitis (Lupus-Vaskulitis ► Kap. 17.4.1.4) aus.

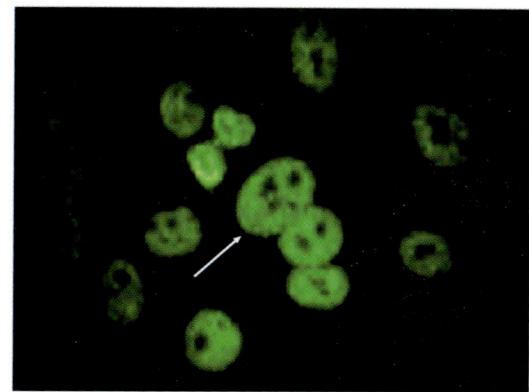

◻ **Abb. 14.4.** Anti-dsDNA-Darstellung in Zellkernen (Pfeil) bei systemischem Lupus erythematodes (Vergr. 100)

FPG-Reaktionsfolgen
- **Schmetterlingserythem:** Erythem auf Nasenrücken und Wangen unter Aussparung der Nasolabialfalte (◻ Abb. 14.5).
- **IC-Vaskulitis:** sog. Zwiebelschalenarteriopathie (► Kap. 2.3.4).
- **Endokarditis Libman-Sacks** (► Kap. 23.4.2.3) mit grobwarzigen Fibrinauflagerungen auf Schließungsrändern von Mitral-, Trikuspidalklappen → Emboliegefahr! Endokarditisprophylaxe.

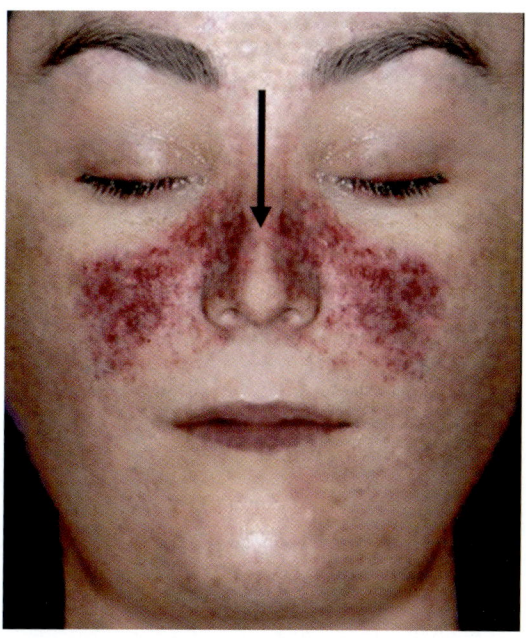

◻ **Abb. 14.5.** Schmetterlingserythem (Pfeil) als Ausdruck der aktiven Erkrankung

- **IC-Nephritis** mit Auslösung eines »fibrodestruktiven Musters« (▶ Kap. 2.4.2, ◻ Tab. 49.2) → Glomerulusverödung → Niereninsuffizienz.
- **Lupus-Arthritis** (▶ Kap. 78.2.2.2) ohne Einleitung eines »fibrodestruktiven Musters« durch Knorpel-/Knochenerosion.

🎯 **Diagnostik:** Blutuntersuchung

Antinukleäre AK bei >96% der Patienten (Anti-dsDNA-AK sind spezifischer, aber weniger sensitiv).
Aktivitätsbestimmung: Komplementumsatz als Ausdruck der aktiven IC-Erkrankung.

Klinik

Therapieprinzip (je nach Klinik):
- Bei alleiniger Haut-, Gelenkbeteiligung: niedrig dosierte Steroide, Antimalariamittel.
- Bei Viszeralbeteiligung: Prednisolonstoß, Immunsuppressiva.
- Bei refraktärem Verlauf: neues Therapiekonzept: B-Zell-Depletion mit Rituximab.

14.2.1.2 Progressiv systemische Sklerose

DEF (Syn.: Sklerodermie. sog. Harthautkrankheit) Gruppenbezeichnung für seltene, heterogene, systemische AIP ungeklärter Ätiologie, die zu einer Sklerosierung v. a. des dermalen Bindegewebes begleitet von einer reparativ-obstruktiven Vaskulopathie führt und bei einer Unterform immer auch viszeral (v. a. Lunge) übergreift.

KPG-Prädispositionsfaktoren HLA-DR5, -DR11.

KPG-Auslösemechanismus Noch weitgehend unklar! Eine frühe Aktivierung des Immunsystems mit Vaskulopathie und Bildung überschüssiger Extrazellulärmatrix wird durch folgende Prozesse initiiert:
- Vasokonstriktion aufgrund einer gestörten Endothelin-Stickstoffmonoxid-Balance.
- Gestörte Gefäßneubildung (Kapillarektasie in Form von »Riesenkapillaren« in der Nagelbettmikroskopie).
- Immunpathologie: CD8-T-Zell-vermittelte Endothelschädigung mit nachfolgender Thrombozytenaktivierung.
- Bildung autoreaktiver CD4-Helferzellen → Zytokinbildung.
- Bildung antinukleärer AK gegen Zentromere (ANA) und/oder gegen Topoisomerase-I (Anti-Scl-70).

Durch das Zusammenwirken dieser Vorgänge kommen fibrogene growth factors ins Spiel, die über eine »endo-thelio-mesenchymale Transition« (▶ Kap. 6.3) folgende zwei Reaktionsmuster auslösen:
- »**Obliterationsmuster**« (▶ Kap. 2.3.4) der Hohlorgane. Folgen davon sind:
  - Zwiebelschalenarteriopathie mit Raynaud-Phänomen, meist mit maligner arterieller Hypertonie mit Arteriolonekrose (▶ Kap. 49.2.3) sowie
  - Fibrosierung der Intestinalwand.
- »**Fibrodestruktives Muster**« (▶ Kap. 2.4.2) der Parenchymorgane → vaskulopathiebedingte Infarzierungen und Auslösung einer interstitiellen Lungenfibrose (▶ Kap. 34.4.1).

FPG-Reaktionsfolge Das Raynaud-Syndrom geht den weiteren Manifestationen der Systemsklerose meist um Jahre voraus. Die Organbeteiligung unterscheidet sich in Abhängigkeit vom jeweiligen ANA-Typ:
- **Anti-Scl-70 als ANA-Prototyp**: Auslösung einer diffusen, rasch von distal nach proximal fortschreitenden Hautsklerose mit folgenden Konsequenzen:
  - Sklerodaktylie (gr. = Hartfingrigkeit) wegen Sklerosierung der Fingerhaut mit Atrophie der Hautleisten sowie Tabaksbeutelmund wegen perioraler konstriktiver Hautfältelung und Ausbildung eines mimikarmen Maskengesichts (◻ Abb. 14.6).
  - Akrale Durchblutungsstörung (◻ Abb. 14.7) mit bis in die Knochen reichenden sog. Rattenbissnekrosen.

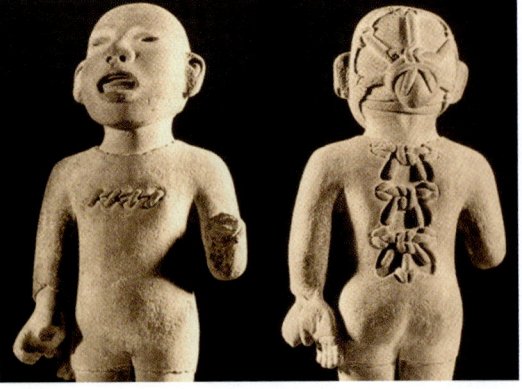

◻ **Abb. 14.6.** Aztekischer Frühlingsgott Xipe Totec (»unser Herr, der Gehäutete«): Dargestellt ist ein Priester, dem man als Zeichen der alljährlichen Erneuerung die Haut eines Kriegsgefangenen übergezogen und von hinten zugenäht hatte. Dadurch entsteht ein morphologisch und empfindungsmäßig Sklerodermie-imitierendes Bild (präkolumbianische Terracotta Figur)

Abb. 14.7. Akrale Zyanose (Pfeil) wegen Raynaud-Syndrom bei CREST-Syndrom

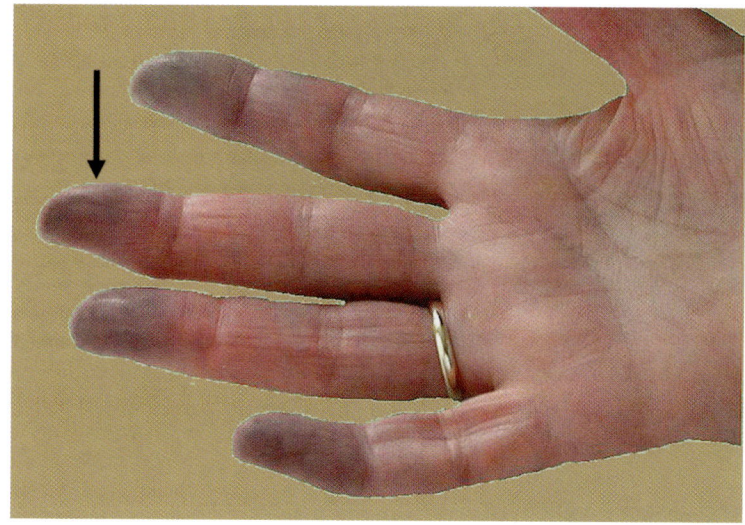

- FibrosebedingteSchluck-,Verdauungsbeschwerden (Dysphagie, Refluxbeschwerden, Malabsorption).
- Interstitielle Lungenfibrose (▶ Kap. 34.4.1) → pulmonale Hypertonie, → Cor pulmonale.
- Interstitielle Nephritis → arterielle Hypertonie (▶ Kap. 10.1).
- **Anti-Zentromer als ANA-Prototyp** (▢ Abb. 14.8): Starke Assoziation mit dem CREST-Syndrom: **C**alcinosis cutis (Subkutanverkalkung im Fingerbereich), **R**aynaud-Syndrom, **E**sophagus-Motilitätsstörung, **S**klerodaktylie, **T**eleangiektasien.

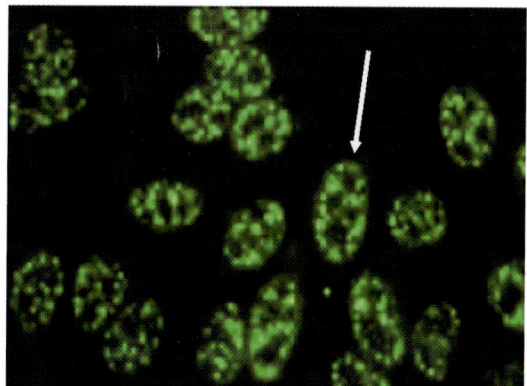

Abb. 14.8. CREST-Syndrom mit Anti-Zentromer-AK und Färbung des Spindelapparates (Pfeil)

⊙ **Diagnostik:** Blutuntersuchung
Antinukleäre AK meist mit nukleolärem Muster
Anti-Scl-70-AK oder Anti-Zentromer-AK.

Klinik

Therapieprinzip: keine kausale Therapie möglich, Immunsuppressiva.

📖 **Wissensvertiefung**

Raynaud-Syndrom
Durch verschiedene Faktoren (wie Kälte) provozierte Störung der peripheren Durchblutung. Dadurch kommt es zu einer Mangeldurchblutung der Fingerendglieder (Akren, nie im Daumenbereich!) mit 15–30 min dauernder Abblassung der Akren (Digitus mortuus, sog. Totenbeinchen) unter dem Bilde eines Trikolore-Phänomens (weiß-blau-rot): weiß: initiale Leichenblässe mit Parästhesien → blau: (Akren-)Zyanose wegen Venostase → rot: Hyperämie wegen nachfolgender Vasodilatation.

14.2.1.3 Dermato-/Polymyositis

DEF Seltene, heterogene AIP-Gruppe ungeklärter Ätiologie mit autoaggressiv-entzündlicher Erkrankung v. a. der Skelettmuskulatur und variabler Hautbeteiligung.

KPG-Auslösemechanismus
Dermatomyositis: Bei nahezu 80% der Patienten liegen ANA-AK vor. Diese sind gegen RNA-Synthetasen (z. B. Typ Jo-1 gegen Histidyl-t-RNA-Synthetase, ▢ Abb. 14.9), gegen Ribonukleoproteine oder nukleäre Proteine gerichtet.

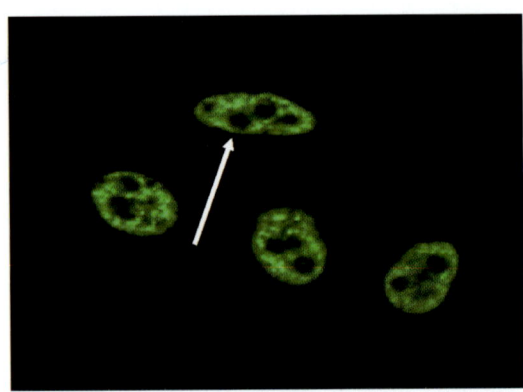

🔲 **Abb. 14.9.** Dermatomyositis mit Anti-Jo-1-AK gegen Histidyl-tRNA-Synthetase in Zellkernen (Pfeil, Vergr. 100)

FPG-Reaktionsfolge

- **Skelettmuskulatur:** Muskelödem mit Muskelzellnekrosen. Dadurch Muskelzell-Phagozytose mit Regeneration und lymphohistiozytärem Entzündungsinfiltrat im intramuskulären Bindegewebe. Dadurch Auslösung eines »fibrodestruktiven Musters« (▶ Kap. 2.4.2) mit Fibrosierung der atrophen Muskulatur. Daraus resultiert eine schmerzhafte Gliederschwere. Herdförmige Nekroseverkalkungen kommen vor.
- **Haut** (meist Nasenrücken, Augenlider): periorbitale Lilarötung (Lila-Krankheit) mit teigiger Hautschwellung → Mimikstarre.

> 🎯 **Diagnostik:** Blutuntersuchung
> Proximal betonte Muskelschwäche, erhöhte Serum-Kreatininkinase, ANA-AK (Typ anti Jo-1).

> **Klinik**
> **Therapieprinzip:** Glukokortikoide, Immunsuppressiva.

> ✉ **Take-home-message**
> Tumorsuche zum Ausschluss paraneoplastischer Formen (▶ Kap. 16.3.8.5).

14.2.1.4 Sjögren-Syndrom

DEF (Syn.: Sicca-Syndrom, sicca, lat. = trocken) Seltene systemische AIP vor allem mit symmetrischem Befall der Speichel- und Tränendrüsen und Austrocknung von Konjunktiva (Conjunctivitis sicca) und Mundhöhle (Xerostomie), v. a. bei postmenopausalen Frauen.

KPG-Prädispositionsfaktoren HLA-DR3/-DR2.

KPG-Auslösemechanismus
- Viral (?), z. T. EBV-Infektion,
- Bildung autoreaktiver AK gegen nukleäre Proteine (wie Ro/SS-A und La/SS-B).

Das Zusammenwirken dieser Faktoren schädigt letztlich das Gangepithel der Tränen- und Speicheldrüsen.

FPG-Reaktionsfolge Chronische lymphoplasmozytäre Entzündung (▶ Kap. 13.1.5.2), z. T. mit Ausbildung von Lymphfollikeln wegen klonaler B-Zellwucherung, v. a. um Ausführungsgänge mit progressiver Destruktion der Drüsenazini. Dadurch wuchern kompensatorisch-regeneratorisch die nicht betroffenen, duktalen Myoepithelien unter dem Bilde einer sog. lymphoepithelialen Läsion (▶ Kap. 38.2.4). Als Folge davon trocknet das Auge wegen Keratoconjunctivitis sicca und Dakryoadenitis sicca, die Mundschleimhaut mit reaktiver Verhornung unter dem Bilde einer Xerostomie (gr. = Mundaustrocknung) aus. Gelegentlich geht diese AIP in ein MALT-Lymphom (▶ Kap. 27.3.2.2) über.

> 🎯 **Diagnostik:** Schirmer-Test, Blutuntersuchung, Biopsie
> Nachweis der Tränenminderproduktion. Nachweis von ANA (v. a. Anti-SS-A/-SS-B). Lippenbiopsie zum Nachweis lymphozytärer Infiltrate in Speicheldrüsen.

> **Klinik**
> **Therapieprinzip:** symptomatisch; Keratitisprophylaxe, Kariesprophylaxe.

14.2.1.5 Primär systemische Vaskulitis

DEF Gruppe heterogener AIP in Form ätiologisch meist ungeklärter Gefäßentzündungen, die nach ihrer Pathologie und nach dem betroffenen Abschnitt des Gefäßbaumes eingeteilt werden.

FPG-Reaktionsfolge Die resultierenden Gefäßveränderungen können in 5 Reaktionsmustern auftreten:
- **Leukozytoklastische Vaskulitis** (▶ Kap. 14.1.3),
- **nekrotisierende Vaskulitis** (Prototyp: Panarteriitis nodosa, ▶ Kap. 17.4.1.1, Wegener-Vaskulitis, ▶ Kap. 17.4.1.4),
- **granulomatöse Vaskulitis** (Prototyp: Wegener-Vaskulitis, ▶ Kap. 17.4.1.4),
- **Riesenzellarteriitis** (Prototyp: Arteriitis temporalis Horton, ▶ Kap. 17.4.2.1),
- **Zwiebelschalenarteriopathie** (Prototyp: Lupus-Vaskulitis, ▶ Kap. 17.4.1.5).

14.2.2 Organbezogene AIP

DEF Heterogene AIP-Gruppe, die sich auf ein Organsystem konzentrieren:
- **Hashimoto Thyreoiditis** (lymphozytäre Immunthyreoiditis): autoaggressive, vermutlich viral initiierte Schilddrüsenentzündung (▶ Kap. 70.1.1).
- **Diabetes mellitus Typ I:** autoaggressive Insulitis mit Entwicklung eines insulinabhängigen Diabetes (▶ Kap. 8.1.2.1).
- **Myasthenia gravis:** Autoaggressionskrankheit der Willkürmuskulatur mit abnormer Muskelschwäche (▶ Kap. 76.3.1).
- **Autoimmungastritis:** Gastritis Typ A (▶ Kap. 40.3.1)

14.3 Immundefekte

DEF (Syn.: Immunodeficiency, Abkürzung: ID) Sammelbegriff für Krankheiten, die aufgrund defizienter Immunreaktivität auf AG-Stimuli meist mit ungewöhnlicher Infektneigung auffallen. Diese werden in primäre und sekundäre ID-Syndrome eingeteilt. Aus den über 120 beschriebenen primären ID-Syndromen werden nachfolgend nur die wichtigsten besprochen.

14.3.1 Primäre B- und T-Zell-Defekte

> **Glossar**
>
> **Opportunistische Keime:** fakultativ pathogene Keime wie Pneumocystis jiroveci, Zytomegaloviren, atypische Mykobakterien mit Infektionspotenzial bei abwehrgeschwächten Patienten.

14.3.1.1 SCID
DEF Severe combined immunodeficiency syndrome. Sehr seltene ID-Gruppe mit genetisch bedingter fehlender humoraler und zellulärer Immunität und klinisch schweren Infektionskrankheiten. Meist Tod im frühen Lebensalter.

■ X-chromosomal vererbte Form
DEF Erbliches ID-Syndrom wegen Mutation der gemeinsamen γ-Kette verschiedener Zytokinrezeptoren. 50% aller SCID-Fälle, v. a. Knaben.

KPG-Auslösemechanismus Aufgrund fehlender Zytokinrezeptorfunktionen reifen im Knochenmark die entsprechenden Stammzellen nicht zu T- und schlecht zu B-Vorläuferzellen aus. Oft kommt noch eine Thymusdysplasie ohne Ausbildung von Hassal-Korpuskeln hinzu.

FPG-Reaktionsfolge Drastische Reduktion der peripheren T- und, in geringem Maße, B-Zellen (T-B+ SCID), gestörte Ausbildung von B- und T-Zellzonen in peripheren lymphatischen Organen, keine ausreichende AK-Bildung. Ab 6. Lebensmonat treten rezidivierende Infekte auf → frühzeitiger Tod.

■ Adenosindeaminase-Mangel
DEF Kombiniertes ID-Syndrom aufgrund eines vererbten Enzymdefektes im Purinstoffwechsel.

KPG-Auslösemechanismus Aufgrund einer metabolisch bedingten Anhäufung von Desoxyadenosin und Desoxy-ATP werden die Lymphozyten geschädigt und die T- und B-Zellen drastisch reduziert (T-B-SCID).

FPG-Reaktionsfolge Rekurrierende schwere Infekte, einschließlich Diarrhö und sekundärer Gedeihstörung des Säuglings, seltene Fälle mit später Manifestation.

14.3.2 Primäre ID mit prädominantem AK-Mangel

DEF Heterogene ID-Gruppe, die wegen Störungen der frühen oder späten B-Zelldifferenzierung (meist) zu rezidivierenden, vorwiegend bakteriellen Infektionen der Schleimhäute neigt. Häufigste Form des primären ID beim Erwachsenen.

KPG Ursache meist unklar.

> ◉ **Diagnostik:** Bluttest
> Quantitative Immunglobulinbestimmung, humorale Impfantwort.

14.3.2.1 X-chromosomale Agammaglobulinämie
DEF Seltener, x-chromosomal vererbter Ig-Mangel (Morbus Bruton).

KPG-Auslösemechanismus Defekt einer Tyrosinkinase, welche die Reifung von B-Vorläuferzellen betrifft.

FPG-Reaktionsfolge
- Drastisch reduzierte B-Zellzahl bei früher B-Zellreifungsstörung,
- drastisch reduzierter Serumspiegel aller Immunglobuline,
- keine Sekundärfollikel mit Reaktionszentren in den sekundären Immunorganen bei morphologisch und funktionell intaktem T-Zell-System.

Bakteriell eitrige Atemwegsinfekte, Sinusitis, Mittelohrentzündung, selten auch virale Meningoenzephalitis.

14.3.2.2 Isolierter IgA-Mangel

DEF Häufigster primärer Immundefekt unklarer Ätiologie, meist asymptomatisch ohne histologische Folgen.

KPG-Auslösemechanismus Differenzierungsblock der B-Zellen zu IgA-produzierenden Plasmazellen.

Manchmal Atemwegsinfekte, Neigung zur Atopie, Sprue (▶ Kap. 41.5.4.1) und AIP.

14.3.2.3 CVID

DEF Common variable immunodeficiency syndrome. Heterogener, primärer AK-Mangel mit Panhypogammaglobulinämie wegen Ausreifungsstörung der B-Zellen zu Immunglobulin-sezernierenden Plasmazellen bei Ausschluss anderweitiger Ursachen eines AK-Mangels. Häufigster primärer, klinisch relevanter ID beim Erwachsenen.

FPG-Reaktionsfolge

- **Plasmazellmangel** (kaum Ig-Bildung) in Knochenmark, Lymphknoten und MALT,
- **assoziierte Phänomene:**
  - Splenomegalie,
  - Lymphadenopathie: Lymphozytenproliferation und hochgradige Follikelhyperplasie (▶ Kap. 27),
  - Darmschleimhaut: polypöse, noduläre lymphatische Hyperplasie,
  - granulomatöse Entzündungen unterschiedlicher Organe (▶ Kap. 13.2.2),
  - Autoimmunphänomene (▶ Kap. 14.2.1),
  - erhöhte Lymphominzidenz (v. a. MALT-Lymphome, ▶ Kap. 27.3.2.2).

Gemeinsamkeiten aller CVID-Formen:
- Immunglobulinmangel: niedrige IgG-, IgA-, oft auch IgM-Werte.
- Sinopulmonale Infekte → Bronchiektasie, chronische obstruktive Lungenkrankheit (▶ Kap. 33.2).
▼

- Gastrointestinalkrankheiten (50%) wie Diarrhö und Malabsorption.
- Lambliasis: häufige intestinale Infestation mit dem Protozoon Gardia lamblia wegen IgA-Defekts des MALT.
- AIP: perniziöse Anämie (▶ Kap. 26.2.4.4), autoimmunhämolytische Anämien, Thrombozytopenien und Neutropenien (▶ Kap. 26.2.4.5).
- Tumorneigung.

Therapieprinzip: Immunglobulinsubstitution, frühzeitige Antibiotikagabe bei Infekt.

14.3.3 Primäre T-Zell-Defekte

DEF Sehr seltene Krankheitsgruppe wegen Fehlens oder Funktionsminderung der zellulären Abwehr und wegen gestörter T-B-Zellkooperation auch AK-Mangel mit klinischer Komplikation durch Infektionen mit opportunistischen Keimen. Meist nicht lebensfähig.

14.3.3.1 Di-George-Syndrom

DEF Sehr seltenes, genetisch bedingtes Fehlbildungssyndrom v. a. im Schlundtaschenbereich mit fehlender T-Zellreifung wegen Thymusaplasie (▶ Kap. 29.1.1).

KPG Aufgrund einer Deletion eines Musterkontrollgens, das in der Embryonalphase die Migrations-und Differenzierungsprozesse bestimmter Neuralleistenabkömmlinge wie der Schlundtaschen 3 und 4 steuert, werden Thymus und Epithelkörperchen aplastisch oder hypoplastisch.

FPG-Reaktionsfolge

- **Keine reifen T-Zellen** in den thymusabhängigen Zonen peripherer lymphatischer Organe. Dadurch Infektneigung (▶ Kap. 29.1.1), v. a. gegenüber opportunistischen Erregern.
- **Parathyreoideahypoplasie** mit der Reaktionsfolge: Hypoparathyreoidismus → Hypokalzämie (▶ Kap. 7.2.1) → neonatale Tetanie (Muskeldauerkrämpfe).
- **Gesichtsfehlbildungen:** Hypertelorismus (Augen weit auseinander), Mikrognathie (schmaler Unterkiefer, Fischmaulgesicht), tiefsitzende Ohren, oft auch kardiovaskuläre Fehlbildungen.

Therapieprinzip: symptomatisch, Infektprophylaxe.

14.3.4   Sekundäre ID-Syndrome

DEF Häufige, heterogene ID-Gruppe wegen erworbenem Mangel an Immunglobulinen oder funktionstüchtigen T-Zellen.

14.3.4.1 Humorale ID-Syndrome

DEF und KPG Gruppe seltener ID wegen folgender Prozesse:

- **Defiziente Proteinzufuhr:** Hunger, Tumorkachexie.
- **Proteinverlust** durch sog. exsudative Gastroenteropathie (polyätiologisch intestinaler Proteinverlust) oder durch nephrotisches Syndrom (▶ Kap. 49.4.1).
- **Gammopathien** mit Synthese defekter Immunglobuline durch neoplastische Proliferation eines Plasmazellklons.

14.3.4.2 Zelluläre ID-Syndrome

DEF und KPG Gruppe häufiger ID wegen folgender Prozesse:

- Gestörte T-Zellproliferation durch Immunsuppression (Kortison), Zytostatika, paraneoplastisch, v. a. bei Non-Hodgkin-Lymphomen.
- Gestörte T-Zellfunktion durch Virusinfekt wie HIV, chronische Infekte wie Tuberkulose.

FPG-Reaktionsfolge Verminderte Resistenz gegenüber bakteriellen, viralen, fungalen und opportunistischen Keimen (Pneumocystis jiroveci).

■ HIV-Infekt/AIDS

DEF Acquired immunodeficiency syndrome. Häufiges, HIV-induziertes ID-Syndrom mit progredientem Defekt der zellulären Immunität und konsekutiver Anfälligkeit für Infektionen und Neigung zu Kaposi-Sarkom und Non-Hodgkin-Lymphomen im Endstadium.

KPG-Auslösefaktoren HIV-Übertragung durch

- Blut(-bestandteile): Bluttransfusion, Gerinnungsfaktoren (bei Hämophilie)
- unsterile Injektion (intravenöser Drogenabusus),
- akzidentiell im Rahmen von medizinischer Versorgung (Nadelstich etc.),
- Sperma (hetero-/homosexueller Sexualkontakt),
- Mutter auf Kind (intrauterin, perinatal, mit Muttermilch).

KPG-Auslösemechanismus Das Virus infiziert vorwiegend (nicht ausschließlich) CD4-T-Zellen, Makrophagen, Langerhans-Zellen und follikuläre Retikulumzellen. Abgesehen von einem kurzen »grippalen Infekt« bleibt das Virus zunächst latent. Der klinisch gesunde Patient ist Virusüberträger. Innerhalb der nächsten 7–8 Jahren kommt es im Rahmen von Aktivierungen des Immunsystems zu einer zunehmenden Replikation des Virus und gleichzeitigen Abnahme der CD4-Zellzahl. Sinkt sie unter $200/\mu l$ besteht eine deutlich gesteigerte Infektneigung (insbesondere mit opportunistischen Keimen).

FPG-Reaktionsfolge Unfähigkeit des Immunsystems zu einer CD4-T-Helferzell-vermittelten Immunreaktion gegenüber löslichen AG. Dadurch ist keine effektive Bekämpfung intrazellulär-parasitierender und opportunistischer Keime mehr möglich.

⊙ **Diagnostik:** Bluttest
HIV-Screening, nachfolgend Bestätigungstest.
HIV-Viruslast, CD4-T-Zellzahl.

Klinik

Therapieprinzip: HAART (highly active antiretroviral therapy), Prophylaxe für Sekundärinfekte.

Klinik

Folgekrankheiten der HIV-Infektion:

- **HIV-Lymphadenopathie** mit Ablauf in folgenden 4 Stadien:
  - **Initiale Viruslymphadenitis** mit Lymphknotenschwellung in wenigen Monaten nach der Infektion zur Zeit der Serokonversion. **Klinisch:** influenzartige Symptomatik.
  - **Irreguläre Follikelhyperplasie** mit generalisierter >2 Monate anhaltender Lymphknotenschwellung (Lymphadenopathie) nach variabler Latenzphase bei einer CD4-T-Zellzahl $<200/\mu l$ → übermäßige Dauerstimulation der B-Zellen → Bildung von Riesenfollikeln mit begleitender Hypergammaglobulinämie, Follikelzerstörung durch zytotoxische T-Zellen → Atrophie der perifollikulären Mantelzonen mit Bildung sog. nackter Keimzentren bei persistierender Lymphknotenvergrößerung. **Klinisch:** Stadium der persistierenden generalisierten Lymphadenopathie (PGL).
  - **Progressive Follikeldestruktion:** Zunehmende Destruktion der nur noch aus Keimzentren bestehenden Follikel (sog. Follikelkollaps) → viral angekurbelte Produktion von Angiogenesefaktoren → Venulenproliferation.

▼

Klinisch: Stadium der AIDS-related complexes (ARC): Nachtschweiß, Fieberschübe, Diarrhö ohne Erregernachweis, Gewichtsverlust, Anämie, Leuko-, Thrombopenie, T-Helferzellmangel.

 Follikelatrophie: Verschwinden der kortikalen B-Zell- und parakortikalen T-Zellzone mit Ersatz der destruierten Follikel durch ein makrophagen- und plasmazellreiches Infiltrat sowie durch Venulenproliferate → hochgradige Lymphknotenatrophie → Auslösung eines kompletten ID → Infektionen mit opportunistischen Keimen.

Klinisch: Stadium des AIDS.

 Kaposi-Sarkom: 25% aller AIDS-Fälle (▶ Kap. 20.3).

— **HIV-assoziierte Pneumopathien:** AIDS oft kombiniert mit sog. diffusem Alveolarschadensyndrom (▶ Kap. 34.3.1), chronisch-interstitieller Pneumonie (▶ Kap. 34.4.1.1), Pneumonie mit opportunistischen Erregern wie Pneumocystis jiroveci (▶ Kap. 34.3.2.2).

— **HIV-Enzephalitis** (▶ Kap. 74.9.5.3).

— **Infektionen mit opportunistischen Keimen.**

— **Non-Hodgkin-Lymphome** (▶ Kap. 27.3.2.2) meist intestinal und zerebral.

✉ **Take-home-message**

ID-Syndrome prädestinieren zur Tumorentwicklung.

✉ **Take-home-message**

Cave: Infektion mit Keimen in sog. probiotischen Nahrungsmitteln bei immundefekten oder -supprimierten Patienten.

14

Fehlwachstum

15 Fehlbildungen

U.N. Riede, B. Brand-Saberi

 Einleitung

Die normale Entwicklung setzt eine rege Zellteilung und Zell-Zell-Kommunikation voraus. Schäden des Erbgutes und Noxen der Umwelt können diesen zellulären Dialog durchkreuzen und bewirken, dass das äußere Erscheinungsbild des einzelnen Menschen stark variiert. Liegt es außerhalb der normalen Variationsbreite, handelt es sich um eine Fehlbildung. Die meisten dieser Fehlbildungen sterben in utero ab und werden abortiert. Dies gilt auch für die Mehrzahl der Chromosomenschädigungen. Es gilt die Regel: Der intrauterine Fruchttod tritt um so häufiger auf, je größer das betroffene Chromosom ist.

Glossar

Teratologische Terminologie

Fehlbildung (FB): wegen wertfreier Beschreibung besser als wertender Begriff Missbildung (▶ Kap. 15.3).

Gametopathie: FB wegen Chromosomenläsion in Ei- oder Samenzellen (Gameten).

Blastopathie: FB wegen Entwicklungsstörung während der Blastogenese (bis 18. Schwangerschaftstag).

Embryopathie: FB wegen Entwicklungsstörung während der Embryogenese (bis 8. SSW).

Fetopathie: Krankheit des Fetus (9. SSW bis Geburt).

Embryo-, fetotoxischer Schaden: alle exogenen Läsionen.

Teratogener Schaden: embryo-/fetotoxische Läsion mit Störung der Morphogenese.

Teratologische Determinationsperiode: Zeitfenster zur Auslösung eines bestimmten Schädigungsmusters durch teratogene Noxen in Form eines inneren (genetischen) oder äußeren (peristatischen) Faktors, z. T. mit Bevorzugung bestimmter Organanlagen (Organotropismus).

Growth factor (GF): Mitose förderndes (mitogenes) Peptidhormon (Wachstumsfaktor, Mitogen) → Zellproliferation.

c-onc (Protoonkogen)**:** Normales, an Proliferationssteuerung beteiligtes Gen, das nach fehlerhafter Aktivierung zu einem tumorerzeugenden Onkogen (Krebsgen) wird.

▼

Zytopathischer Effekt: charakteristische, in Zusammenhang mit der Vermehrung bestimmter Viren auftretende Zellveränderung in Form von Zellballonierung, Zellauflösung und Riesenzellbildung.

15.1 Ätiologie

15.1.1 Genetische Faktoren

Sie bestehen in Schädigungen des Erbgutes und bewirken in ihrer Gesamtheit die Erbkrankheiten (s. Lehrbücher der Genetik).

15.1.2 Exogene Faktoren

Bei genetisch gesunden und bei genetisch vorbelasteten Embryos, (oft auch noch Feten) können folgende Umweltnoxen FB und Schäden auslösen:

- Hochdosierte ionisierende Strahlen,
- Zytostatika wie Aminopterin,
- Arzneimittel wie Thalidomid,
- Genussstoffe wie Alkohol, (passives) Zigarettenrauchen,
- Mikroben (wie Rubeola-, CMV-Viren), Bakterien (wie Listerien, Treponemen), Protozoen (wie Toxoplasma jiroveci).

15.1.3 Intrauterinfaktoren

Dies sind Faktoren mit nachhaltiger Störung der Fetalentwicklung ohne Induktion einer Embryopathie, dazu gehören:

- mütterliche Enzymopathie wie Phenylketonurie (▶ Kap. 8.6.1),
- mütterliche Stoffwechselstörung wie Diabetes mellitus, A-Hypervitaminose, Östrogen-/Progesterondysregulation,
- mütterliches Rauchen (aktiv und passiv), Alkohol,
- antifetale Immunreaktion (Blutgruppeninkompatibilität),
- EPH-Gestose (▶ Kap. 63.3.2),
- amniogene Transplazentarinfekte (▶ Kap. 63.4).

15.2   Kausalpathogenese

Die Individualentwicklung (Ontogenese) nach genetisch festgelegtem Plan folgt nach Komplettierung des Erbgutes durch Eizellbefruchtung und umfasst folgende, bei der »Regeneration« (▶ Kap. 6.3) bereits besprochene Mechanismen:

15.2.1   Proliferation

DEF Kontrollierte Zellvermehrung durch signaltransduktionsvermittelte Zellteilung, gesteuert durch folgende Prozesse:
- **Zellkontaktmechanismen** mit Kontrolle der Zell-Zell- und Zell-Extrazellulärmatrix-Kommunikation.
- **Proliferationsstimulatoren** (▶ Kap. 6.3) in Form von
  - Protoonkogenen (c-onc) und
  - growth factors (GF).
- **Proliferationsinhibitoren:** Dazu gehören folgende Drosselfaktoren bestimmter kritischer Zellzyklusphasen:
  - antagonisierende growth factors und
  - Suppressorgene (▶ Kap. 16.1.2.3).
- **Proliferationsmodulatoren:** Dazu gehören die Homöobox-Gene (HOX-Gene, Musterkontrollgene). Ihre Expression unterliegt ihren eigenen Genprodukten und bestimmten growth factors. Die HOX-Genprodukte sind drosselnde oder stimulierende Transkriptionsfaktoren, die einer Zelle über viele Zellteilungen hinweg ein »Gedächtnis« für ihre ursprüngliche Adresse im Gewebsverband und ihre Determinierung geben. Dadurch ändert der Zellverband seinen Wachstumsgradienten in rostro-kaudaler, dorso-ventraler oder proximodistaler Richtung. Die Folge davon ist eine Asymmetriebildung und die daraus folgende Entstehung von Wachstumsmustern.

📖 **Wissensvertiefung**

Funktionsstörung der Musterkontrollgene
Fehlerhafte HOX-Genexpression → Organ-FB wie des Thymus (DiGeorge-Syndrom, ▶ Kap. 29.1.1) und des Herzens (Fallot-Tetralogie, ▶ Kap. 21.7), Organfehlinnervation wie Kolonaganglionose (▶ Kap. 42.1.1).

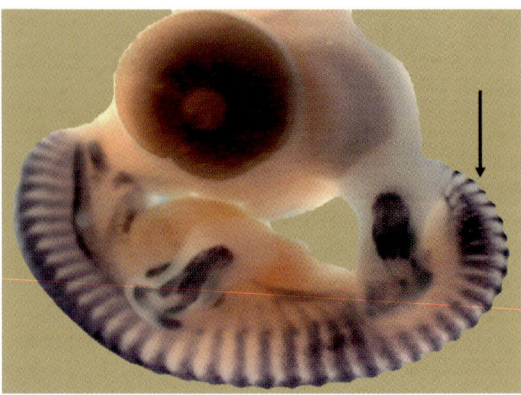

🔳 **Abb. 15.1.** Determination und Differenzierung: Das Muskelkontrollgen MyoD (beim Hühnerembryo 5. Tag) wird in den Myotomen der Somiten innerhalb der Extremitätenanlage und der Branchialbögen exprimiert (Pfeil, In-situ-Hybridisierung)

15.2.2   Determination/Differenzierung

DEF
Determination: weder durch biochemisch, noch durch morphologische Veränderung fassbare Festlegung einer Zelle auf ihre spätere Spezialisierung.
Differenzierung: biochemisch und/oder morphologisch fassbare Spezialisierung einer Zelle für eine Spezialfunktion durch Expression folgender Faktoren: Differenzierungsgene wie HLA, Adhäsionsmoleküle und Zytoskelett sowie extrazelluläre Zellverankerungsproteine wie Fibronektin und Laminin und deren zelluläre Rezeptoren in Form der Integrine (🔳 Abb. 15.1).

15.2.3   Epithelio-mesenchymale Transition

DEF (Reversible) Umwandlung von Epithel- zu Mesenchymzellen im Rahmen der ontogenetisch wichtigen Differenzierung. Dieser Prozess findet sich auch bei der Reparation und Tumorigenese (▶ Kap. 6.3, ▶ Kap. 16.1.2.1, ▶ Kap. 16.1.3, ▶ Kap. 16.1.4).
Mechanismus: Unter dem Einfluss von Signalmolekülen wie dem Transformationsfaktor TGF-β, der MAP-Kinase und c-met werden epitheliale Stammzellen dazu gebracht Mesenchym zu bilden, sich nach festgelegten Mustern zu differenzieren und bestimmte Organe und/oder Gewebe aufzubauen. Dazu organisieren sie ihr Zytoskelett um, lösen sich aus ihrer Zell-Zellverankerung und werden so mobil (🔳 Abb. 15.2). Sie machen ihre Umgebung mittels ihrer Matrixmetalloproteinasen gewissermaßen begehbar, wandern aus dem Gewebsverband aus, proliferieren und bilden neue Bestandteile

15

Abb. 15.2. Epithelio-mesenchymale Transition: Sie beginnt in den Somiten im ventralen Teil nahe der Chorda dorsalis (Pfeil) und führt zur Sklerotombildung. Der dorsale Teil bleibt als Dermomyotom epithelial (Vogelembryo, HE)

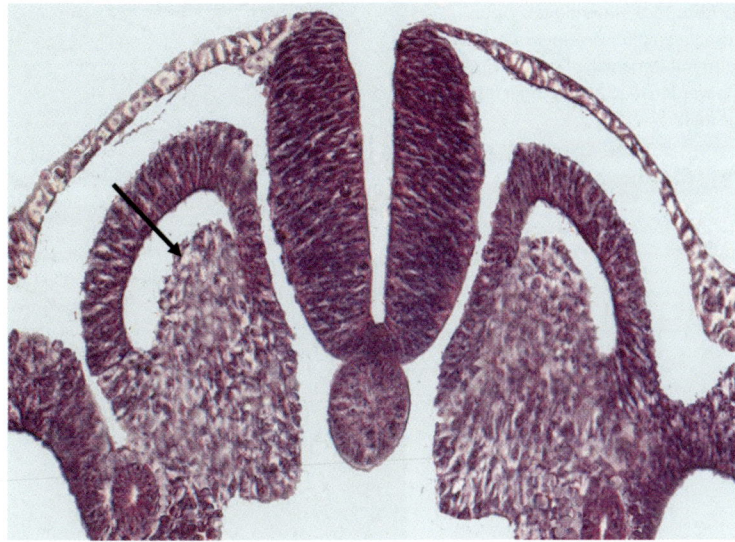

der Extrazellulärmatrix. Der gleiche Signalweg wird bei Tumorzellen konstitutiv aktiviert (▶ Kap. 16.1.3).

15.2.4 Migration

DEF Wanderung determinierter Zellen nach einem zeitlich-räumlichen Plan mit Neuanordnung von Zellen unterschiedlicher Herkunft und Bildung (**◘** Abb. 15.3).

Die wandernden Zellen benutzen dazu wie bei der Deckung eines Gewebsdefekts (▶ Kap. 6.3) folgende Faktoren:
– **Migrations-»Motor«** in Form der amöboiden Zelleigenbewegung.

– **Migrations-»Starter«** in Form der growth factors.
– **Migrations-»Landkarte«** in Form der Extrazellulärmatrix und der darin enthaltenen chemotaktisch wirksamen Faktoren.
– **Migrations-»Zielerfassung«** in Form der Zelladhäsionsmoleküle und Chemokine.

15.2.5 Apoptose

DEF Zelluläres, diffus oder lokal in Form sog. prospektiver Apoptosezonen auftretendes Absterbeprogramm von Gewebsabschnitten (**◘** Abb. 15.4, **◘** Abb. 15.5, ▶ Kap. 4.1). Es beeinflusst folgende Embryogenesevorgänge:

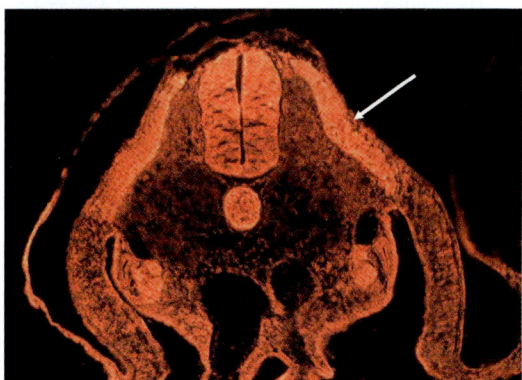

Abb. 15.3. Migration: Das rot dargestellte Zelladhäsionsmolekül N-Cadherin ist nur im epithelialen Dermomyotom (Pfeil) und im daraus gebildeten Myotom vorhanden (2 Tage alter Vogelembryo, Immunfluoreszenz)

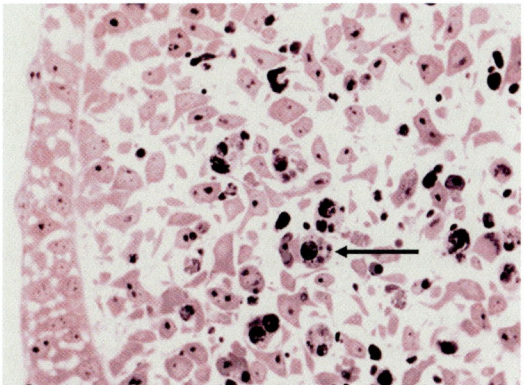

Abb. 15.4. Apoptosen mit Kerntrümmern in einer Apoptosezone (Pfeil, Vergr. 100, HE)

■ **Abb. 15.5.** Interdigitale Apoptosezonen (Pfeil) in einer Hühnchenextremitätenanlage (7. Tag). Durch sie werden die Zehen/Finger freigestellt

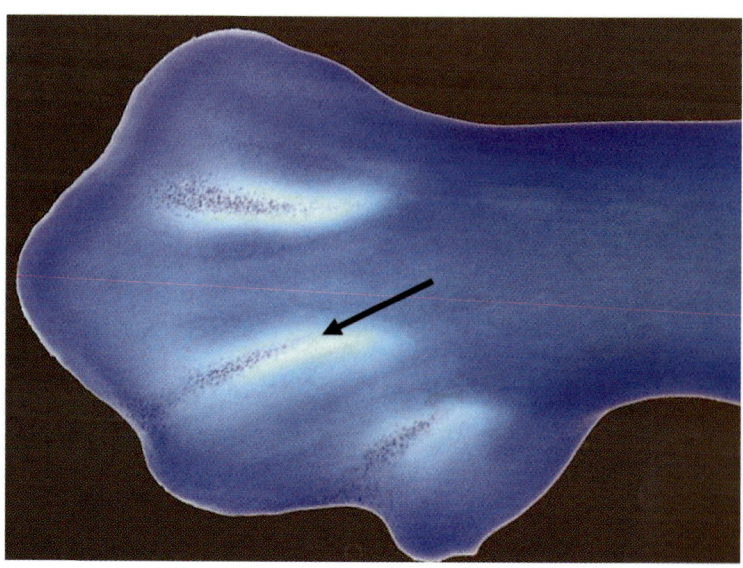

- **Trennungsphänomen im Extremitätenblastem:** z. B. Syndaktylie wegen fehlender Trennung der Finger/Zehen (Markerläsion bei Triploidie).
- **Rückbildung embryonaler Strukturen:** z. B. Meckel-Divertikel wegen fehlender Rückbildung des Ductus omphaloentericus (▶ Kap. 41.1.2).

15.2.6   Musterbildung

DEF (Syn: patterning) Musterbildung in Form räumlich geordneter Körperstrukturen. Damit erhalten Zellgruppen eine Identität und entwickeln eine spezifische Zellaktivität, sodass sie sich klar voneinander trennen lassen. Steuerung des patternings durch folgende Faktoren:

- **Positionsinformation** einer in Entwicklung begriffenen Zelle durch Entwicklungskontrollgene wie dem HOX-Code. Dadurch kann eine Zelle je nach Position auf unterschiedliche Konzentrationen eines Botenstoffes spezifisch reagieren.
- **Mitosezahl:** Verschiedene Zellen teilen sich zur selben Zeit unterschiedlich rasch.
- **Lateralinhibition:** Zellen hemmen Nachbarzellen daran, sich in gleicherweise zu differenzieren.
- **Bilateralitätssteuerung** mit resultierender Rechts-Links-Asymmetrie durch SHH-PTCH-Signalweg. Bei Mutation des SHH-Morphogens → SHH-Protein (sonic hedgehog-Gen) bindet an PTCH-1-Gen (patched-Gen) → Störung der steuernden Signalkaskade unter Bildung eines Situs inversus mit Rechts-Links-Vertauschung der Organlage im

Thorax und Abdomen sowie Gehirnentwicklungsstörung in Form einer sog. Holoprosenzephalie (▶ Kap. 15.3.2).

15.2.7   Fusion

DEF Physiologischer Verschmelzungsprozess paariger Organanlagen, die in der Medianlinie aufeinandertreffen. Bei Fusionsstörungen entstehen Spalt-Strukturen resp. Nichtverschmelzungs-Strukturen.

Beispiele einer exzessiven Fusion:
- Blockwirbelbildung (verschmolzene Wirbel),
- Hufeisenniere (verschmolzene Nieren, ▶ Kap. 49.1.2).

Beispiele einer Fusionsstörung:
- Sternum fissum (gespaltenes Brustbein),
- Spina bifida (gespaltener Wirbelsäulenabschnitt, ▶ Kap. 71.1),
- Lippen-Kiefer-Gaumenspalte (nicht verschmolzene Gesichtsfortsätze, ■ Abb. 36.1),
- Harnröhrenspalten (Epi-, Hypospadie wegen dorsal/ventral nicht verschmolzener Geschlechtsfalten, ■ Abb. 51.1).

15.3   Formalpathogenese

Fehlbildung

DEF Eine außerhalb der Variationsbreite einer Spezies liegende, während der Intrauterinentwicklung realisierte Gestaltveränderung (■ Abb. 15.6).

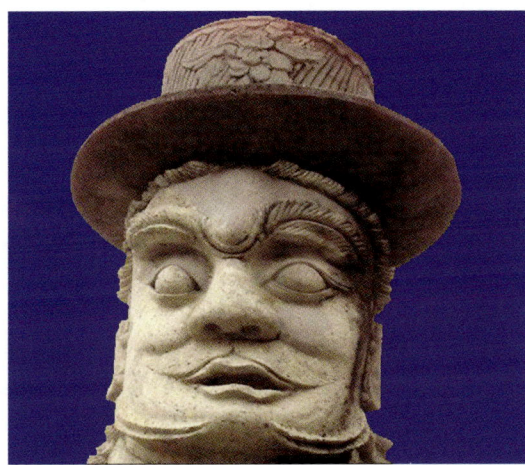

◘ Abb. 15.6. Fehlbildung: Der Europäer in der Gestalt eines Nachfahren des Marco Polo (1254–1324) steht im Tempel Wat Prah Keo in Bangkok als teufelabweisender Tempelwächter, weil er von den Asiaten mit seiner langen Nase und großen Glotzaugen als erschreckende Fehlbildung betrachtet wird.

Aufgrund der engen Verknüpfung von Terato- und Tumorigenese sind maligne Tumoren (v. a. frühkindliche dysontogenetische Tumoren, ▶ Kap. 16.5) gehäuft mit FB assoziiert.

- **Überschuss-FB** mit nur 1 überschüssigen Organ oder Körperteil, z. B.
  - Polydaktylie (Vielfingrigkeit, Fingerüberzahl),
  - Verdoppelung von Nierenbecken, Harnleiter.
- **Fusions-FB** wegen ausgebliebener Organ-/Gewebstrennung, z. B.
  - Hypodaktylie (Wenigfingrigkeit, fehlender Finger) wegen Verschmelzung von Fingeranlagen,
  - Zyklopie (Rundäugigkeit, Einäugigkeit) wegen verschmolzenen Augenanlagen,
  - Holoprosenzephalie (einheitliches Gesichtshirn) wegen verschmolzenen Frontalhirnlappen.
- **Anomalie**: Formabweichungen ohne scharfe Abgrenzung zur Norm.
- **Dysplasie:** erst nach der Pubertät ihr endgültiges Ausmaß erreichende, generalisierte oder lokalisierte mikroskopische Texturstörung, z. B. kongenitale Skelettdysplasie.

15.3.1   Einzelne Fehlbildungen

DEF
Einzelne FB: FB von 1 Körperteil/Organ.
Einzelfehlbildung: 1 Individuum mit zumindest 1 FB.

■ Anomalie
▶ Kap. 15.3.

■ Agenesie
DEF Fehlen eines Organs/Körperteiles wegen fehlender Organanlage, z. B. einseitige (linke) Nierenagenesie (→ Frontalstellung der linken Nebenniere, ▶ Kap. 49.1.1).

■ Aplasie
DEF Fehlen eines Organs oder Körperteiles wegen unentwickelter, rudimentär vorhandener Anlage, z. B. Nierenaplasie.

■ Atresie
DEF Fehlen einer Organöffnung (Ostium)/Hohlorganlichtung, z. B. Analatresie (▶ Kap. 43.1.1).

■ Hypoplasie
DEF Kümmerorgan/-körperteil wegen vorzeitigen Wachstumsstopps, z. B. Nierenhypoplasie.

■ Stenose
DEF Ostium-/Lichtungseinengung eines Hohlorgans, z. B. Aortenisthmusstenose (Einengung im Isthmusabschnitt des meist obliterierten Ductus Botalli, ▶ Kap. 21.3, ◘ Abb. 21.3).

■ Dysraphie
DEF Spaltbildung wegen Vereinigungsstörung embryonaler Verwachsungslinien (◘ Abb. 15.7a,b):
- **Dorsale Schlussstörung (Dysraphie):** Spaltbildung wegen Fusionsstörung embryonaler dorsaler Verwachsungslinien (▶ Kap. 74.1.3), z. B.
  - Neuralrohrdefekte,
  - Spina bifida (zweiteilige Wirbelsäule, Spaltbildung der Wirbelsäule im Lenden-, Steißbeinbereich, ◘ Abb. 71.1).
- **Ventrale Schlussstörung:** Fusionsstörung embryonaler ventraler Verwachsungslinien in der Medianlinie → Spaltbildung, z. B.
  - Lippen-Kiefer-Gaumenspalte (▶ Kap. 36.1.1),
  - Ektopia cordis nuda (Brustbeinspalte mit Herzauslagerung),
  - Thoracogastroschisis (kombinierte Brust-Bauch-Spalte mit Eingeweideauslagerung,
  - Omphalozele (Eingeweideauslagerung mit dünner Bruchsackhülle),
  - Ekstrophia vesicae (Spaltbildung des unteren Abdomens mit Harnblasenspalte und -ausstülpung, ▶ Kap. 50.1.3.3, ◘ Abb. 50.1).

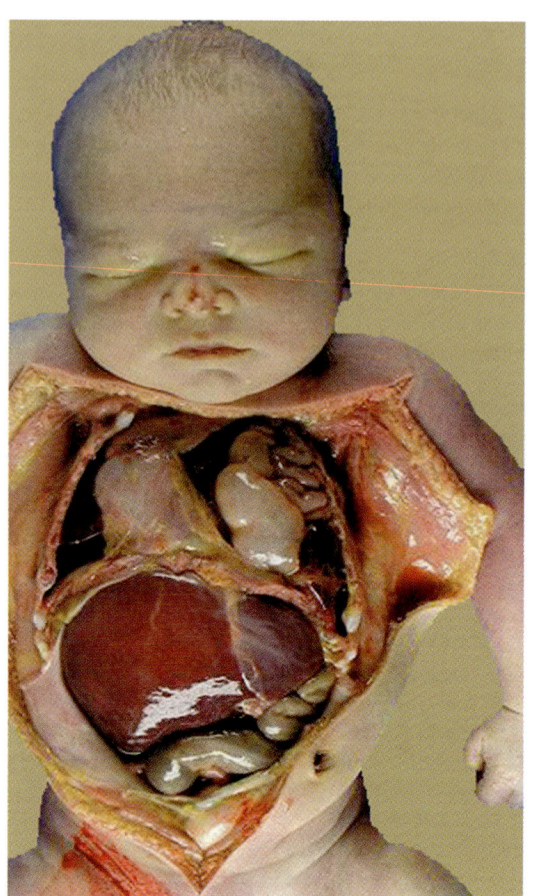

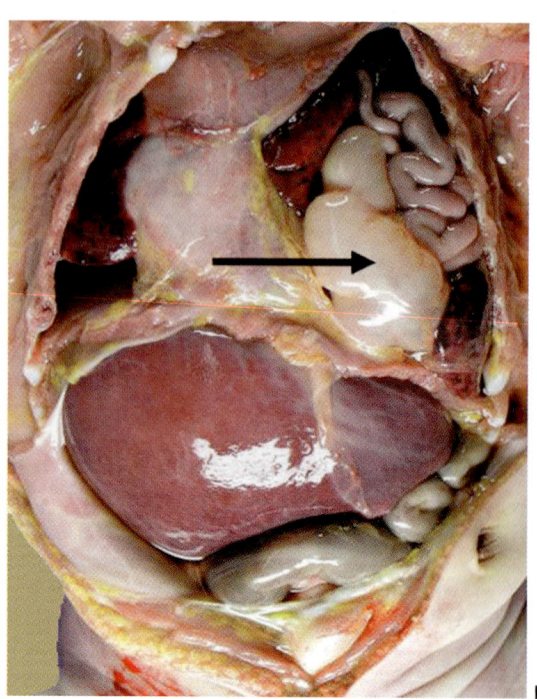

□ **Abb. 15.7a,b.** Fusionsstörung des Zwerchfells mit Verlagerung von Darmteilen (Pfeil) in den Thoraxraum

15

■ **Vestigium**

DEF Hemmungs-FB mit Persistenz von ansonsten während Fruchtentwicklung zurückgebildeter Organe/Organteile, z. B. Meckel-Dünndarmdivertikel wegen (Teil-)Persistenz des Ductus omphaloentericus in Form einer fingerförmigen Dünndarmausstülpung 50–100 cm vor der Ileozökalklappe (▶ Kap. 41.1.2).

■ **Hamartie**

DEF Lokale Fehlentwicklung einer Gewebsstruktur, z. B. kavernöses Hämangiom (gutartiger Tumor aus Corpus cavernosum ähnlichen Bluträumen, ▶ Kap. 20.1, □ Abb. 20.1, □ Abb. 20.2).

■ **Choristie**

DEF Versprengung eines bereits differenzierten Gewebes in ein Gewebe eines anderen Keimblatts, z. B. in die Nierenrinde versprengter Nebennierenkeim.

■ **Zyste**

DEF Hohlraumbildung mit Epithelauskleidung wegen Epithelfehlproliferation oder Sekretretention, z. B. Nierenzysten (▶ Kap. 49.1.3), laterale Halszyste (□ Abb. 31.1).

■ **Überschussbildung**

DEF Allgemeiner oder partieller Riesenwuchs des Gesamtorganismus/einzelner Organe/akzessorischer Organe.

■ **Atavismus**

DEF Wiederauftreten phylogenetisch primitiver Formbildungen, z. B. Polymastie (Vielbrüstigkeit, ▶ Kap. 65.1.2).

15.3.2   Mehrfach-FB

DEF Mehrfache, in einem Individuum zufällig, voneinander unabhängig oder in bestimmten Kombinationen auftretende FB mit gemeinsamer Pathogenese.

15.3.2.1 Felddefekt

DEF Gruppe von in einem embryonalen Entwicklungsfeld entstandenen FB wegen Anlagestörung oder Disruption, z. B. Holoprosenzephalie (kombinierte Gesicht-Gehirn-FB mit fehlender Trennung der Frontalhirnhemisphären und fehlendem Riechhirn, Arhinenzephalie). Schwerste Form: Zyklopie (zentrales Einzelauge mit nasenartigem Hautstummel in Form der Proboszis) oberhalb des Auges.

15.3.2.2 Sequenz

DEF Durch eine (primäre/sekundäre) Entwicklungsstörung hervorgerufenes Läsionsmuster mit mehreren FB wegen gegenseitig sich bedingender pathogenetischer Kettenreaktion, z. B. Potter-Sequenz.

Potter-Sequenz

Sehr seltenes Krankheitsbild.

KPG-Auslösefaktoren Multifaktorielle Auslösung in Form einer Nierenagenesie, Urethraobstruktion oder Amnionflüssigkeitsverlust.

KPG-Auslösemechanismus Uniforme Schädigung in Form eines Fruchtwassermangels (Oligohydramnion).

FPG-Reaktionsfolge Sekundäre FB in Form stecknadelkopfgroßer Fruchtwassereinlagerungen in die Chorionplatte (Amnion nodosum, Oligohydramnionzeichen) mit Kompression des Feten. Die Fetuskompression wird dabei von folgenden Läsionen begleitet:

- Gesichtsdysmorphie (Augenunterlidfalten, fliehendes Kinn, Papageiennase, lappige Ohrmuscheln),
- Thoraxdeformation, -kompression → Lungenhypoplasie → respiratorische Insuffizienz und
- Hand-, Fußdeformation wegen kaudaler Regression des Rumpfendes (Extremvarianten: Sirenomelie mit nur 1 beinartigen Extremität).

15.3.2.3 Syndrom

DEF Muster multipler FB wegen gemeinsamer Störung in mehr als einem embryonalen Entwicklungsfeld, z. B. Marfan-Syndrom (▶ Kap. 9.3.1), Down-Syndrom (▶ Kap. 74.1.2.1).

15.3.2.4 Assoziation

DEF Statistisch überzufällig häufiges Zusammentreffen von FB, die weder ein Felddefekt, noch Sequenz, noch Syndrom darstellen.

15.3.2.5 Doppel-FB

DEF Aus 1 Zygote entstandene, miteinander verwachsene/unvollständig voneinander getrennte Individuen/Individuenteile.

15.3.3 Kongenitale Krankheit

DEF Genetisch bedingte Anomalie mit konditioniertem Verschlechterungprogress.

15.4 Blastopathie

DEF FB wegen einer Entwicklungsstörung während der Blastogenese (bis 18. SS-Tag).

KPG-Auslösemechanismus Schutzlosigkeit der Fruchtanlage während der Blastogenese gegen Erreger bei hoher Empfindlichkeit gegenüber exo-/endogenen Noxen. Je nach abgestorbenem Teil der Fruchtanlage hat dies folgende Konsequenzen:

- Gesamtabsterben der Fruchtanlage → Frühabort (▶ Kap. 3.2.2.1),
- Teilabsterben der Fruchtanlage → Regeneration der residualen Fruchtanlage wegen ihrer prospektiven Potenz. Bei ausreichender Größe der separierten Zellmasse entstehen dabei aus 1 Zygote mehrere Individuen.

15.4.1 Doppel-FB

DEF Blastopathie wegen gestörten Separierungsprozesses in der Keimanlage. Je nach Symmetrie und Regenerationsfähigkeit ihrer separierten Zellmassen entstehen folgende Doppel-FB.

15.4.1.1 Komplette symmetrische Doppel-FB

DEF Zwillingsbildung (Pagus).

KPG-Auslösemechanismen
- Unvollständige Separierung der Zellmassen oder
- Fusion von 2 Primitivstreifen während Gastrulationsphase der Embryonalentwicklung.

FPG-Reaktionsfolge Daraus resultieren je nach Lokalisation 2 vollständige Feten, die an verschiedenen Stellen miteinander verwachsen sind.

- **Xiphopagus:** Sternumverwachsung,
- **Thorakopagus:** Thoraxverwachsung (◘ Abb. 15.8),
- **Zephalopagus:** Kopfverwachsung,
- **Pygopagus:** Steiß-Kreuzbeinverwachsung,

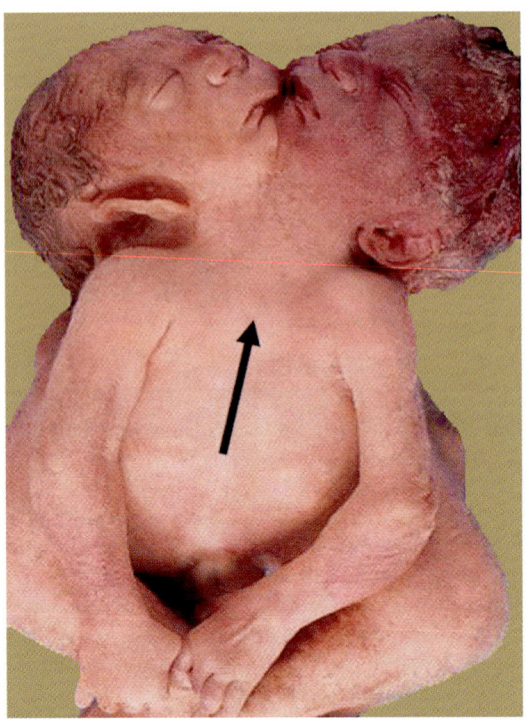

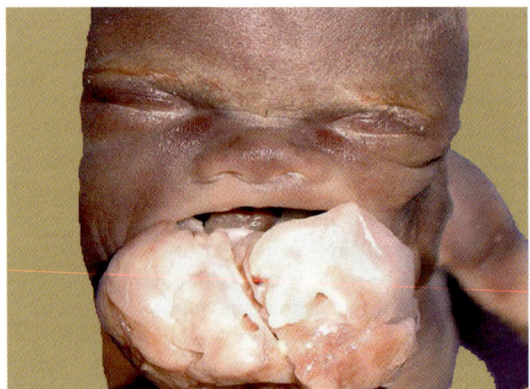

Abb. 15.9. Parasitäre asymmetrische Doppelfehlbildung: Rachenparasit

ger Separation der Zellmassen einer Fruchtanlage in Form von

- **Autosit:** fast normaler Zwilling,
- **Parasit:** rudimentäre Zwillingsanlage mit fließenden Übergängen zu einem »Entwicklungsgewebetumor« in Form eines Teratom (▶ Kap. 16.5.1).

FPG-Reaktionsfolge Daraus resultieren je nach Lokalisation 2 miteinander verwachsene Doppel-FB mit Bezeichnung nach Verwachsungsort:

- **Rachenparasit** (Epignathus): Zwillingsanlage im Rachendach (◻ Abb. 15.9)
- **Sakralparasit:** Zwillingsanlage im Steißbereich.

Abb. 15.8. Komplette symmetrische Doppelfehlbildung: Thorakopagus mit Verwachsung im Thoraxbereich (Pfeil)

- **Ischiopagus:** Beckenverwachsung,
- **Chorangiopagus:** normaler eineiiger Pagus mit Plazentagefäßverwachsung.

15.4.1.2 Inkomplette symmetrische Doppel-FB

DEF Pagus mit 2 Köpfen oder 2 Ober- oder 2 Unterkörpern wegen partieller Keimspaltung.

KPG-Auslösemechanismus Unvollständige Separation der Zellmassen. Dadurch entsteht eine Doppelanlage des kranialen oder kaudalen Körperteils, er entwickelt sich zu einer Doppel-FB weiter.

FPG-Reaktionsfolge
- **Monozephalus diprosopus:** Gesichtsverdoppelung,
- **Dizephalus:** sog. Doppelköpfler, meist mit 2 Beinen(dipus) und mit 2, 3 oder 4 Armen (di-, tri-, tetrabrachius.

15.4.1.3 Parasitäre asymmetrische Doppel-FB

DEF Entwicklung von 2 in bestimmten Körperregionen miteinander verbundenen Individuen unterschiedlichen Entwicklungsgrades wegen unvollständi-

15.4.2 Fetofetal-Transfusion

DEF und KPG Bei akuter Kreislaufinsuffizienz des einen Zwillings vorübergehende Blutumleitung vom größeren Zwilling in den Kreislauf des kleineren via venöse und/oder arterielle Gefäßverbindungen (normalerweise bedeutungslos!) in den Nabelschnurgefäßen monochorial-diamnialer Zwillingsplazenten.

FPG-Reaktionsfolge
- **Empfänger:** größerer Zwilling mit Blutüberschuss (Polyglobulie) und nachfolgendem hypervolämischem Schock.
- **Spender:** kleinerer Zwilling mit Blutmangel (Anämie) mit nachfolgendem hypovolämischem Schock und letztlich Zwillingstod.

15

15.5 Embryopathie (EP)

Glossar

Phokomelie: (phokos, gr. = Seehund; melos, gr. = Glied), Stummelgliedrigkeit.

Thalidomid (**Contergan**, α-Phthalimidoglutarimid): Frühere Verwendung als Einschlaf-, Beruhigungsmittel. Heute Verwendung bei lepromatös-aggressiven Lepraverlaufsformen und in der Onkologie. In den 50er-Jahren Auslösung der Contergan-Katastrophe mit Geburt zahlreicher fehlgebildeter Kinder.

DEF FB wegen einer Entwicklungsstörung während der Embryogenese (bis 8. SSW).

Embryonale Entzündungsmuster

Makrophagenvorläufer treten in der 4. SSW im Dottersackmesenchym, ab der 15. SSW im Knochenmark auf. Neutrophile werden erst mit Beginn der Blutbildung vom Knochenmark ins zirkulierende Blut abgegeben. Als Folge davon kann sich ein Embryo gegen infektiöse Keime nur durch phagozytierende Makrophagen wehren, die aber zur AG-Präsentation noch unfähig sind. Infektionen lösen deshalb beim Embryo meist den Fruchttod oder einen Gewebsuntergang mit/ohne Fehlbildung aus.

FPG-Reaktionsfolge Aufgrund der in dieser Entwicklungsphase (differenzierungsbedingt) erloschenen Pluripotenz früher Zygoten-Tochterzellen entstehen bei diesen Entwicklungsstörungen keine Doppel-FB, sondern nur Einzelindividuen mit folgenden einzelnen oder multiplen FB in Form von Formabweichung eines Organs oder Organ-/Körperteiles.

- **Primär-FB** (Malformation) wegen genetisch-bedingter, primär fehlerhafter Fruchtanlage.
- **Sekundär-FB** (Disruption) wegen sekundär-exogen geschädigter Fruchtanlage.
- **Deformation** wegen lokal-mechanischer Schädigungseinflüsse in utero.

15.5.1 Strahlen-EP

KPG und FPG Exposition in der strahlenempfindlichen Phase (5.–13. SSW) mit folgenden Konsequenzen:
- Strahlendosisabhängige Fruchtschäden in Form von Mikrozephalie,
- geistiger Entwicklungsverzögerung,
- Augenschäden und Minderwuchs,
- vereinzelt auch Skelett-FB.

15.5.2 Diabetes-EP

KPG und FPG Schlecht eingestellter/unbehandelter mütterlicher Diabetes mellitus mit folgenden Konsequenzen:
- EP (▶ Kap. 8.1.2.3) mit
  - Darmatresie,
  - Herzfehlern,
  - Polydaktylie und Klumpfußstellung.

15.5.3 Thalidomid-EP

KPG Einmaldosis von 100–300 mg Thalidomid zwischen 25.–44. postkonzeptuellem Tag. Dadurch Interferenz mit der Angiogenese in den Gliedmaßenknospen.

FPG-Reaktionsfolge in Form des achstehenden FB-Syndroms:
- **Gliedmaßen-FB:**
  - Agenesie/Hypogenesie:
    - Minimalausprägung: Thenar-/Daumenhypoplasie, Radiushypoplasie, -aplasie.
    - Maximalausprägung: Schaltstückphokomelie mit Fehlen radialer Randstrahlen; Fehlen bestimmter Gliedmaßen (Amelie).
  - Überschussbildungen (Typ: Daumentriphalangie).
- **Kopfbereich-FB:**
  - fehlende Ohrmuscheln (Anotie), oft kombiniert mit Taubheit und Hirnnerven-Schädigung,
  - Augenspalte wegen Verschlussstörung des Augenbechers (Kolobom),
  - Zahnanomalien.
- **Organ-FB:** v. a. Herz, große Gefäße, Lungen sowie Intestinal-, Analatresien.

✉ **Take-home-message**

Lehren aus der Contergan-Katastrophe:
- Ein Medikament kann trotz guter Versuchstier- und Erwachsenenverträglichkeit hochpotent teratogen sein.
- Strenge Medikamentenindikation in Frühschwangerschaft.

15.5.4   Röteln-EP

KPG und FPG Virales FB-Syndrom nach Erstinfektion im 1.–2. SS-Monat.

- **Cataracta rubeolosa** wegen Linsenepithelnekrosen.
- **Ventrikelseptumdefekte** (▶ Kap. 21.2) wegen viral beeinträchtigter »endothelio-mesenchymaler Transition« (▶ Kap. 6.3).
- **Innenohrdefekte** → Taubheit.
- **Hepatitis rubeolosa** (selten) wegen »embryonalen Entzündungsmusters« mit Auslösung eines »Obliterationsmusters« (▶ Kap. 2.3.4) und nachfolgender Gallengangsdestruktion und zunehmender Gallengangsverödung (Gallengangsatresie, ▶ Kap. 46.1.1.1) über eine »epithelio-mesenchymale Transition« (▶ Kap. 6.3).

> ✉ **Take-home-message**
> Röteln: Impfprophylaxe bei Mädchen.

15.5.5   Alkohol-EP

DEF Embryofetales FB-Syndrom mit mindestens 5 der folgenden Kriterien:

- **mütterliche Alkoholkrankheit** (▶ Kap. 8.2.2.4),
- **intrauterine Fruchthypotrophie** → niederes Geburtsgewicht,
- **Gedeihstörung** nach der Geburt → Wachstumsverzögerung,
- **Mikrozephalus** (zu kleiner Kopfumfang),
- **statomotorische und geistige Entwicklungsverzögerung** mit motorischer Hyperaktivität (Zappel-Philipp-Syndrom),
- **charakteristisches Gesicht**: Epikanthus (sichelförmige Hautfalte am Augenlidinnenrand), Hängelidern (Lidptose), Nasenrückenverkürzung, Nasolabialfalten, Lippenrotverschmälerung und Mikrogenie (winziges, fliehendes Kinn).

15.5.6   Amnionruptursequenz

DEF und KPG Sequenz disruptiver (sekundärer) FB wegen bandförmiger und flächenhafter Verwachsungen zwischen Eihäuten und Embryo. Dadurch prolabiert der Embryo ganz oder teilweise in die Chorionhöhle. Es kommt zu Verklebungen und Verwachsungen z. B. von Kopf und Plazenta. Sie führen zu Traktionen, Fesselungen und Schnürungen des Embryos. Daraus resultieren Entwicklungshemmung der betroffenen Organfelder in Form von Organ-/Extremitätendeformitäten.

FPG-Reaktionsfolge
- **Kraniofaziale Defekte:**
  - Anenzephalie (▶ Kap. 74.1.1.1),
  - Enzephalozele mit Fehlen des knöchernen Schädels (Os occipitale) und Gehirnverlagerung in Bruchsack (Zele, ▶ Kap. 74.1.3.2).
- **Mund- und Gesichtsspalten:** Lippen-Kiefer-Gaumen-Spalten, ▶ Kap. 36.1.1.
- **Brustbauchwanddefekte** → Thoracogastroschisis (schisis, gr. = Spaltung) mit extrakorporeller Auslagerung von Herz, Lunge und Darm.
- **Extremitäten-Amputationen**.

15.5.7   Multifaktorielle FB

DEF FB wegen Zusammenwirkens mehrerer teratogener Noxen und/oder genetischer und exogener Faktoren, z. B.

- Neuralrohrdefekte (▶ Kap. 74.1.3),
- Extremitäten-FB,
- Störungen der Geschlechtsdifferenzierung (▶ Kap. 54.1.3),
- Darmdrehungsanomalien (▶ Kap. 41.1.1),
- Herz- und Gefäß-FB (▶ Kap. 21).

15.6   Fetopathie (FP)

DEF Krankheit des Fetus (9. SSW bis Geburt).

Fetale Entzündungsmuster
T-Zellvorläufer treten in der 6. SSW in Dottersack und Leber auf, müssen aber noch zur Ausreifung im Thymus »in die Schule«. B-Zellvorläufer treten in der 7. SSW in der Leber und ab der 11. SSW in der Milz auf. Ab 15. SSW können sie auf AG reagieren, aber nur IgM produzieren. Ab 29. SSW erreicht den Fetus mütterliches IgG, weil IgA und IgM nicht plazentagängig sind. Ab 30. SSW werden B-Zellen im Knochenmark gebildet. Folglich verfügt der Fetus nur über eine zelluläre Abwehr. Dies ist ein Überlebensvorteil für zellparasitäre Keime wie HSV, CMV, Toxoplasmen, Listerien, Treponemen und Mykobakterien.

15

KPG und FPG Der fetalen Entzündungsreaktion:
- **Virusinfektion**: Auslösung eines zytopathischen Effekts unter dem Bilde von später verkalkenden Nekrosen.
- **Bakterieninfektion** induziert 2 Reaktionsmuster:
  - Histiozytäre Granulome als knötchenförmige Erregerumzingelung durch unreife Makrophagen (▶ Kap. 13.2.2.2).
  - Extramedulläre Blutbildungsherde: Unreife Blutzellen werden frustran ins Entzündungsgebiet geschickt und proliferieren vor Ort unter dem Bilde einer dystopen extramedullären Blutzellbildung.
- **Protozoeninfektion**: Auslösung von Nekrosen, die später verkalken.

KPG (Nur) exogene Noxen (v. a. Infektionen) setzen herdförmige Fruchtschäden und bewirken wegen der insuffizienten fetalen Entzündung über eine Defektheilung Funktionsstörungen.

15.6.1 Diabetes-FP

KPG und FPG Schlecht eingestellter mütterlicher Diabetes mellitus (▶ Kap. 8.1.2.3).

FPG-Reaktionsfolge
- **Riesenbabys** mit pastös-adipösem Habitus wegen reaktiver STH-Sekretion.
- **Hyaline Membrankrankheit** (Atemnotsyndrom des Neugeborenen, IRDS, ▶ Kap. 34.2.1.1).
- **Transitorische Hypoglykämien:** Der mütterliche Insulinmangel bewirkt eine fetale Hyperplasie insulinproduzierender B-Inselzellen, sodass sich die fetalen Pankreasinseln vergrößern (Makronesie) und zahlenmäßig vermehren (Polynesie). Dies birgt die Gefahr eines postnatalen hypoglykämischen Schocks.

15.6.2 Zytomegalie-FP

KPG Zytomegaloviren (CMV, β-Herpes-Viren). CMV-Ausscheidung in Speichel, Urin (Diagnostik!), Sperma, Muttermilch. Aufgrund einer CMV-Infektion durch Sekretkontakt oder transplazentar wird ein »fetales Entzündungsmuster« (▶ Kap. 15.6) in Gang gesetzt. Dabei wird ein zytopathischer Effekt ausgelöst und es entstehen virale Riesenzellen.

FPG-Reaktionsfolge Abhängig von der Immunkompetenz: intrauterine Erstinfektion einer immundefizi-

enten Mutter → Fruchttod/generalisierter Neugeboreneninfekt mit
- **CMV-Enzephalitis:** nekrotisierender Entzündung mit Erweichungsherden und Verkalkung. Bei Überleben entwickelt sich
- **Mikrozephalie** (zu kleines Gehirn) mit Ependymitis granularis (Ependymentzündung mit knötchenförmigen Gliawucherungen),
- **Verschlusshydrozephalus:** sog. Wasserkopf (▶ Kap. 74.1.5.2) wegen Liquorabflussstörung mit paraventrikulären Verkalkungen (»Stenosemuster«, ▶ Kap. 2.3.2; »Nekroseeliminationsmuster«, ▶ Kap. 5.5). Folgezustand: spastische Paresen (Bewegungsstörung mit simultanem Extensoren- und Flexorenhypertonus).

15.6.3 Listerien-FP

KPG Listeria monocytogenes: opportunistischer Keim. Er ist ohne T-Zellaktivierung durch Makrophagen vernichtbar und produziert folgende Schädigungsfaktoren:
- Hochtoxisches Endotoxin, das eine Hämo-, Lipolyse induziert,
- Lipoid aus absterbenden Bakterien, das bei Sepsis multiple Abszesse und histiozytäre Granulome (»fetale Entzündungsmuster«, ▶ Kap. 15.6) induziert.

FPG-Reaktionsfolge
- **Granulomatosis infantiseptica:** generalisierte Entzündung bei Feten/Neugeborenen mit Sepsis. Dadurch anfänglich multiple Nekrosen, später Umwandlung derselben zu 2 mm großen, histiozytären Granulomen,
- **Enzephalitis listerica:** Nekrosen, v. a. im Bereich von Pons und Medulla oblongata.

15.6.4 Toxoplasmen-FP

KPG Das Protozoon Toxoplasma gondii penetriert nach oraler Infektion die Darmwand, hält sich passager in Blut und/oder Lymphe auf und dringt in die Wirtszellen wie Gehirn-, Herz-, Skelettmuskelzellen und Makrophagen ein. Dort vermehrt es sich im Zytoplasma, bis die infizierte Wirtszelle platzt. Dadurch wird es wieder freigesetzt. Es befällt und schädigt die Nachbarzellen und löst dadurch herdförmige Gewebsnekrosen bis zum Wirtstod aus (»fetale Entzündungsmuster«, ▶ Kap. 15.6). Bei adäquater Immunreaktion verschwinden die Erreger aus der Blutbahn. Sie nisten sich in Zysten ein und vermehren sich darin. Bei nachlassender Immunität platzen die erregerhaltigen (Pseudo-)Zysten und die Erreger werden wieder frei.

FPG-Reaktionsfolge Erstinfektion vor 2. Trimenon bewirkt einen Abort (▶ Kap. 63.2.2.1). Erstinfektion nach 2. Trimenon bewirkt eine intrauterine generalisierte Krankheit (FP toxoplasmotica) mit folgender Symptomen-Trias:

- **Encephalitis toxoplasmotica** mit miliaren Granulomen aus Astrozyten, Mikrogliazellen, Plasmazellen und Eosinophilen (▶ Kap. 74.9.2.1). Dazu Koagulationsnekrosen mit Verkalkungen (»Nekroseeliminationsmuster«, ▶ Kap. 5.5) sowie mit den diagnostisch wichtigen Toxoplasma-Pseudozysten.
- **Verschlusshydrozephalus** (▶ Kap. 74.1.5.2)
- **Retinitis toxoplasmotica** mit Infiltrat aus Eosinophilen und unreifen Blutzellen und nachfolgender Sehbehinderung/Erblindung.

15.6.5   Lues-FP

KPG Ausschließlich transplazentare Treponema-pallidum-Infektion mit folgender Manifestation:

- **Fetale Syphilis:** intrauteriner Fruchttod mit auffälliger Mazeration (rasche autolytische Hautauflösung).
- **Frühe Säuglingssyphilis:** blasige Hautabhebung (Pemphigus neonatorum, pemphix, gr. = Blase.
- **Späte Säuglingssyphilis:** fibrosierende Organentzündung mittels eines »fibrodestruktiven Musters« (▶ Kap. 2.4.2).

FPG-Reaktionsfolge
- **Feuersteinleber:** interstitielle Leberfibrose mit histiozytären Granulomen (miliare Syphilome) und extramedullären Blutbildungsherden (▶ Kap. 45.4.4.2).
- **Pneumonia alba** mit weißer Schnittfläche wegen lympho-histio-plasmozytärer Infiltration.
- **Osteochondritis luica** mit mazerationsbeständiger Epiphysenfugenverbreiterung wegen ineffektiver Knorpelresorption und direkter gitterförmiger Verkalkung der epiphysealen Knorpelbälkchen (sog. Kalkgitter).

> ✉ **Take-home-message**
> Verdachtsdiagnose einer Fetalsyphilis: Totgeburt mit Mazeration.

16 Neubildungen/Neoplasie

U.N. Riede, N. Freudenberg, P. Fisch, M. Werner

 Einleitung

Gewebsneubildungen in Form von Tumoren sind die zweithäufigste Todesursache mit steigender Tendenz. Sie entstehen durch Deregulierung von Genen, deren Genprodukt, wie beim Entwicklungswachstum die Zellvermehrung und -differenzierung lenkt. Dadurch entfremden die Tumorzellen. Als Folge karikieren sie ihren ursprünglichen Gewebsverband und narren das Immunsystem, das sonst alle Fremdlinge im Organismus abschießt. Schließlich verlassen sie den Zellstaat, schwärmen aus und übersäen den Organismus mit Tochtergeschwülsten. Wenn der Tumorpatient nicht an funktionellen Störungen stirbt, die der aggressiv wachsende und metastasierende Tumor auslöst, so sind es oft seine Zytokine und toxischen Peptide, die über eine Myokarddepression den Patienten von seinem Leiden befreien.

Glossar

c-onc: zelluläres Protoonkogen

v-onc: virales Protoonkogen

onc: (Tumor-)Onkogen, sog. Krebsgen

TSG: Tumor-Suppressorgen

Karzinom (Krebs): Die Bezeichnung geht auf die Beobachtung von Hippokrates zurück, wonach die narbigen Karzinomeinziehungen eines szirrhös gewachsenen Mammakarzinoms Kneifspuren von Krebsscheren gleichen.

Endsilbe -oma, -om: Bezeichnung für Tumor (oma, gr. = Tumor, Geschwulst)

Tumorigenese: Entstehungslehre der Tumoren

Karzinogenese: Entstehungslehre bösartiger (Epithel-)Tumoren

Monoklonalität: von 1 Mutterzelle abstammende Zellfamilie

Proliferation (proles ferre, lat. = Nachkommen hervorbringen): (kontrollierte), mitotische Zellvermehrung

---

DEF (Syn.: Neubildung) Der Begriff Tumor ist ein Sammelbegriff für eine abnorme Gewebsmasse aufgrund autonomer, progressiv-überschießender Proliferation körpereigener Zellen ohne Eingliederung ins Normalgewebe.

✉ **Take-home-message**
Ausnahme: postpartales Chorionkarzinom (Tumor aus kindlichen Trophoblasten, d. h. aus körperfremden Zellen im mütterlichen Organismus).

■ **Gutartiger (benigner) Tumor**

Sammelbegriff für lokalisierte und umschriebene Tumoren, die nicht in andere Körperregionen absiedeln, die nach ihrer Resektion nicht wieder nachwachsen (Rezidivbildung), die nicht zum Tod des Patienten führen (◻ Abb. 16.1).

✉ **Take-home-message**
Ausnahmen:
— Tumor in anatomisch ungünstiger Lage → tödliche Druckdestruktion lebenswichtiger Strukturen (z. B. benigner Hypophysentumor, ◻ Abb. 67.1a),
— Tumor mit exzessiver Hormonproduktion → tödliche Stoffwechselentgleisung (z. B. Hyperinsulinismus wegen Inselzelltumors des Pankreas).

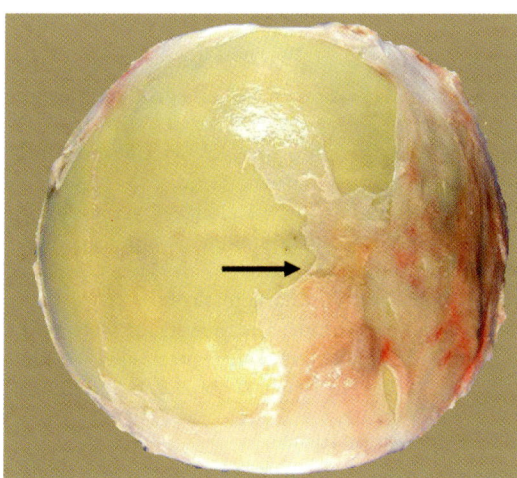

◻ **Abb. 16.1.** Gutartiger abgekapselter Tumor (Lipom) mit trotz Resektion weitgehend erhaltener bindegewebiger Kapsel (Pfeil)

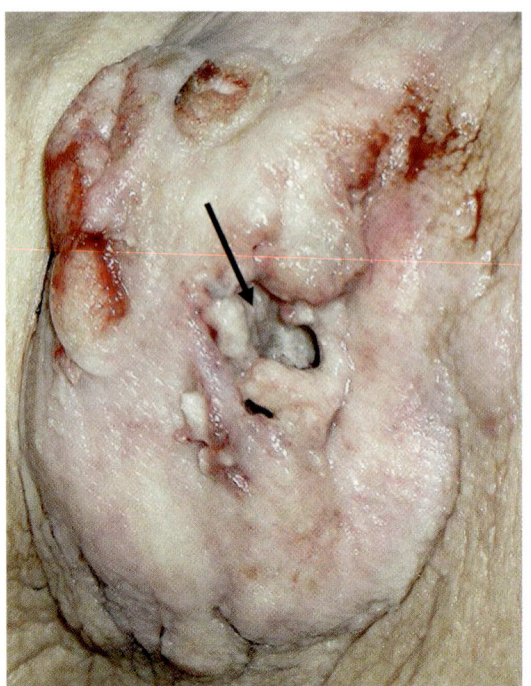

Abb. 16.2. Bösartiger infiltrativ-destruktiv gewachsener Tumor (Karzinom) mit Fistelung nach außen (Pfeil)

■ Bösartiger (maligner) Tumor

Sammelbegriff für unscharf begrenzte Tumoren, mit Umgebungsverwachsung (■ Abb. 16.2), mit Absiedlungsneigung in andere Körperregionen, mit Rezidivneigung nach Resektion, mit grundsätzlich tödlichem Ausgang (ohne Behandlung).

Maligne Tumorkategorien
- **Krebs** (engl. = cancer): Überbegriff für maligne Tumoren
- **Karzinom** (karkinos, gr. = Krebs): Überbegriff für maligne Epitheltumoren
- **Sarkom** (sarkos, gr. = Fleisch): Überbegriff für maligne Nichtepitheltumoren
- **solider Tumor:** Überbegriff für festkohäsive Tumoren (wie Karzinom, Sarkom, ■ Abb. 3.2)
- **nichtsolider Tumor:** Überbegriff für systemische Proliferation nichtkohäsiver Einzelzellen wie Blutzellen (z. B. Leukämien, ■ Abb. 3.3, ■ Abb. 27.4).

■ Semimaligner Tumor

(Klinischer) Sammelbegriff für Tumoren epithelialer/nichtepithelialer Herkunft mit destruktivem Einwachsen in die Umgebung, die höchst selten oder nie metastasieren (z. B. Basaliom, ■ Abb. 63.4a).

■ Tumorartige Läsion

Sammelbegriff für teils reaktive Gewebsneubildungen mit Neigung zur spontanen, vollständigen Rückbildung, z. B. Hautwarze.

16.1   Ätiologie

Glossar

Tumor-Veranlagung: Im Gegensatz zu einer monogen vererbten Stoffwechselkrankheit wird ein Tumor durch kumulatives Zusammenwirken mehrerer Mutationen folgender Gene in Kombination mit epigenetischen Faktoren ausgelöst:
- **»Fürsorgegene«** → Genominstabilität wegen defekter DNA-Reparatur
- **»Türwächtergene«** → Etablierung eines Genschadens
- **»Landschaftspflegergene«** → optimales Mikroenvironment für das Anwachsen von Tumorzellen
- **Minusvariante karzinogenentgiftender Mischoxidasen** → Karzinogenaktivierung und -anreicherung
- **Telomerenerosion** an den Chromosomenenden bei jeder Zellteilung. Bei vielen Mitosen verkleben erodierte Telomere → Chromosomendestabilisierung
- **Suchtneigung** (wegen genetischer Prädisposition) → Nikotin- und/oder Alkoholschädigung
- **Immundefektsyndrome** mit Erkennung immunologisch »fremd gewordener« Tumorzellen

genomic imprinting: Die Auswirkung einer Mutation eines Suszeptibilitätsgens (»Empfänglichmachergen«) hängt davon ab, ob das väterliche oder mütterliche Allel eines Gens wie folgt betroffen ist:
- **loss of heterozygosity** (LOH): Verlust eines väterlichen oder mütterlichen Allels
- **loss of imprinting** (LOI): keine Expression eines elterlichen Allels
- **Amplifikation:** Vervielfachung eines elterlichen Allels
- **uniparentale Disomie:** Verlust des einen und Verdoppelung des anderen elterlichen Allels

📖 **Wissensvertiefung**

Zellbiologischer Ablauf aller malignen Tumoren

Die zu einem Tumor führenden genetischen Störungen sind von Tumor zu Tumor verschieden und keinem einheitlichen Fahrplan zuzuordnen. Sie umfassen folgende Schritte:

▼

- Störung der Genomintegrität
- Wachstumsderegulation und Entdifferenzierung
- Zellimmortalisierung
- Gefäßneubildung und »Stroma-Remodelling«
- Invasion und Metastasierung

DEF und KPG Eine maligne Neoplasie ist eine monoklonale Krankheit, die meist von einer Stammzelle mit
folgenden Eigenschaften und Mängeln ausgeht:
- Unzureichende »Pflege« der genomischen Information wegen defekter DNA-Reparatur. Dadurch
- Häufung von Genomfehlern. Dadurch Entgleisung
der zellulären Proliferation und Differenzierung in
Form einer »Wachstumsanarchie«.
- »Immortalisierung« der Tumorzelle wegen eines
defekten zellulären Absterbeprogramms, dadurch
unlimitierte Zellteilung.
- »Fehlende Sesshaftigkeit« wegen defekter Differenzierungsgene.
- Immunologische »Entfremdung« wegen defekter
Differenzierungsgene. Dadurch wird die Immunabwehr in die Irre geführt.
- »Zellvagabundismus« wegen deregulierter Mobili-
tätsfaktoren.

Alle diese Tumoreigenschaften gehen auf die Fehlfunktion folgender Faktoren zurück, die auch beim »Regene-
rationswachstum« (▶ Kap. 6.3) und beim »Entwicklungswachstum« (▶ Kap. 15.2) eine zentrale Rolle spielen.

16.1.1 Zellkommunikation

KPG-Auslösemechanismus Beim gegenseitigen Sich-
berühren wachsen normale Zellen nicht mehr weiter
(Kontaktinhibition), heften sich durch Zelladhäsionsmoleküle an gleichsinnig differenzierte Nachbarzellen
an und bilden so ein Gewebsmuster. Bei den Tumorzellen ist diese Zell-Zell-Kommunikation wegen fehlerhaft exprimierter Differenzierungsgene gestört. Außerdem stehen die Tumorzellen mit den umgebenden
Zellen des Stromas in einem molekularen Wechselge-
spräch (»epithelio-stromaler Crosstalk«). Die Stromazellen, sowie die tumorassoziierten Makrophagen
(TAM) und die tumorinfiltrierenden Lymphozyten
(TIL) geben u. a. growth factors, proinflammatorische
Zytokine und Angiogenesefaktoren ab. Damit machen
sie das Gewebe für die Tumorzellen infiltrativ »begehbar« und vaskulär-nutritiv »bewohnbar«.

FPG-Reaktionsfolgen
- Keine (oder kaum) Gewebsmusterbildung,
- destruktiv asoziales Zellwachstum,

- Verlust des Zell-Zell-Zusammenhalts (v. a. bei Karzinomen), Verlust des Zell-Stroma-Zusammen-
halts,
- Verlassen des Zellverbandes mit nachfolgend systemischer Tumorzellstreuung,
- Anwachsen der gestreuten Tumorzellen am Absiedelungsort mit Ausbildung eines Tumorgefäßnetzes
(▶ Kap. 16.2.7).

⊕ Wissensvertiefung
Crosstalk und Therapie
Der molekulare Crosstalk der Stromazellen mit den
Tumorzellen ist ein effektives Ziel der molekularen Tumortherapie mit Tyrosinkinasehemmern. Der Nutzen
einer unspezifischen Therapie mit nonsteroidalen Antiphlogistika wie Acetylsalizylat bestätigt diesen Crosstalk.

16.1.2 Proliferation/Differenzierung

KPG-Auslösemechanismus Mutationen bewirken,
dass Gene fehlerhaft exprimiert werden. Sie haben je
nach betroffenem Gen (◘ Tab. 16.1) folgende Konsequenzen:
- **Deregulierung von Hauptkontrollgenen** mit Reaktivierung von nur in der Embryonalphase aktiven
Genen.
- **Deregulierung von growth factors** im Sinne von
Sekretions- und Aktivitätsderegulierung mit nachfolgender überschießender Zellvermehrung.
- **Deregulierung von Onkogenen** mit Veränderung
der proliferativen Signalübermittlung und konsekutiv überschießender Zellvermehrung mit Beeinträchtigung der Differenzierung.
- **Deregulierung von Suppressorgenen** mit nachfolgendem Ausfall von proliferationshemmenden und
differenzierungsfördernden Genen. Dadurch überschießende Zellvermehrung mit Differenzierungs-
fehlern.

16.1.2.1 Growth factors
KPG-Auslösemechanismus Bei der Tumorigenese ist
die Funktion der growth factors durch autokrine Sekretion, durch Hyperexpression und/oder durch Daueraktivität dereguliert. Dadurch bricht die Zell-Zell-
Kommunikation ab und das Proliferationsverhalten der
betroffenen Zellen ist nicht mehr gewebsspezifisch aufeinander abgestimmt. Eine zentrale Rolle spielen dabei
die Tyrosinkinasen. Sie modifizieren durch Übertragung von Phosphatgruppen bestimmte Substrate. Über
eine rezeptorligandvermittelte, kaskadenartige Signaltransduktion werden sie aktiviert. Sie unterdrücken
dadurch das apoptotische Zellabsterbeprogramm und

◻ **Tab. 16.1.** Zusammenstellung der wichtigsten, an der Entstehung bestimmter Tumoren beteiligten Gene (Onkogene und Suppressorgene)

Kürzel	Lokus	Funktion	Tumor bei erworbener Mutation[1]	Tumor bei familiärem Syndrom[2]
ABL1	9q34	Tyrosinkinase	CML, ALL	
ALK	2p23	Rezeptor-Tyrosinkinase	NHL, NSCLC	
APC	5q21	Nukleärer Komplex bei β-Catenin	Kolon, Pankreas	APC, Turcot-Syndrom
ATM	11q22	Telomerenintegrität	T-ALL	Ataxia teleangiectasia
BCL2	18q21	mitochondrialer Apoptoseweg	NHL, CLL	
BCR	22q11	Serin-Threonin-Kinase	CML, ALL	
BRCA1	17q21	Proliferations-Regulator	Ovar, Mamma	Mamma-, Ovarial-, Magenkarzinom
BRCA2	13q12	DNA-Reparatur	Mamma, Ovar, Pankreas	
CDH1	16q22	Zellzyklus-Regulator	Mamma, Magen	
CDK4	12q14	zyklinabhängige Kinase		Malignes Melanom
EGFR	7p12	Rezeptor-Tyrosinkinase	Gliom, NSCLC	
ERBB2	17q21	Rezeptor-Tyrosinkinase	u. a. Mamma, Ovar	
EWSR1	22q12	RNA-Bindung	u. a. Ewing-Sarkom, ALL	
FANCA	16q24	DNA-Bindung	Fanconi Anämie, MPS, NHL	
FGFR1	8p11	Rezeptor-Tyrosinkinase	MPS, NHL	
JAK2	9p24	Protein-Tyrosinkinase	ALL, AML, MPS	
KIT	4q12	Rezeptor-Tyrosinkinase	GIST, AML, Mastozytose	GIST
KRAS	12p12	GTPase, Signaltransduktion	u. a. Kolon, Pankreas, Lunge, AML	
MEN1	11q13	Tumorsuppressor	Parathyreoidea	MEN Typ 1
MLH1	3p21	DNA-Reparatur	Kolon, Endometrium, Ovar, ZNS	HNPCC, Turcot-Syndrom
MSH2	2p22	DNA-Reparatur	Kolon, Endometrium, Ovar	HNPCC, Muir-Torre-Syndrom
MSH6	2p16	DNA-Reparatur	Kolon	HNPCC
MYC	8q24	Transkriptionsfaktor	u. a. Burkitt-NHL, CLL	
NF1	17q12	RAS-Downregulator	Neurofibrom, Gliom	Neurofibromatose Typ 1
NF2	22q12	Zytoskelett-Membranverankerung	Meningeom, Akustikusneurinom	Neurofibromatose Typ 2
NFKB2	10q24	Transkriptionsfaktor	NHL	
PAX3	2q35	Transkriptionsfaktor-Regulator	alveoläres Rhabdomyosarkom	
PDGFRA	4q11	Rezeptor-Tyrosinkinase	GIST	
PDGFRB	5q31	Rezeptor-Tyrosinkinase	MPS, AML	
PMS1	2q31	DNA-Reparatur	HNPCC	
PMS2	7p22	DNA-Reparatur-Protein	HNPCC	HNPCC, Turcot-Syndrom
PTCH	9q22	Shh-Membranrezeptor	Basalzellkarzinom, Medulloblastom	nävoides Basalzellkarzinom-Syndrom
PTEN	10q23	Dephosphorylierung	Gliom, Prostata, Endometrium	PTEN-Hamartoma-Tumor-Syndrom

16

◻ Tab. 16.1 (Fortsetzung)

Kürzel	Lokus	Funktion	Tumor bei erworbener Mutation[1]	Tumor bei familiärem Syndrom[2]
RB1	13q14	*Zellzyklusregulator*	*Retinoblastom, Sarkome, Mamma, SCLC*	*Retinoblastom-Syndrom*
RET	10q11	Rezeptor-Tyrosinkinase	Thyreoidea, Phäochromozytom	MEN Typ 2a/b
SS18	18q11	Transkriptionsdrossler	synoviales Sarkom	
SSX1	Xp11	Transkriptionsmodulator	synoviales Sarkom	
STK11	19p13	*Serin-Threonin-Kinase*	*u. a. Intestinum, NSCLC, Pankreas*	*Peutz-Jeghers-Syndrom*
TAL1	1p32	nukleärer Transkriptionsfaktor	T-ALL	
TP53	17p13	Transkriptionsmodulator	diverse solide Tumoren, AML	
TSC1	9q34	Zelladhäsion		tuberöse Sklerose Typ 1
TSC2	16p13	TSC1-Chaperon		tuberöse Sklerose Typ 2
VHL	3p25	Zellzyklusregulator	Niere, Phäochromozytom	von Hippel-Lindau-Syndrom
WT1	11p13	Transkriptionsmodulator	Wilms-Tumor, Sarkome	Denys-Drash-Syndrom
XPA	9q22.3	DNA-Reparatur		Xeroderma pigmentosum Typ A
XPC	3p25	DNA-Reparatur		Xeroderma pigmentosum Typ C

[1] Abkürzungen: ALL/AML: akute lymphatische/myeloische Leukämie; CLL/CML: chronische lymphatische/myeloische Leukämie; GIST: gastrointestinaler Stromatumor; HNPCC: hereditäres nichtpolypöses Kolonkarzinom; MEN: multiple endokrine Neoplasie; MDS: myelodysplastisches Syndrom; MPS: myeloproliferatives Syndrom; NHL: Non-Hodgkin-Lymphom; NSCLC: nichtkleinzelliges Lungenkarzinom; SCLC: kleinzelliges Lungenkarzinom
[2] kursiv: autosomal-rezessive Gene; nicht kursiv: autosomal-dominante Gene

ermöglichen eine Zellproliferation. Eine Tyrosinkinase kann durch folgende Mechanismen über eine Daueraktivität zur Dauerproliferation führen:
- Translokationsbedingte Fusion einer Tyrosinkinase mit einem Brückenprotein,
- aktivierende Mutation des Rezeptorproteins,
- Überexpression des Rezeptorproteins,
- Überexpression des Ligandproteins.

FPG-Reaktionsfolge Durch autokrine Sekretion von »Motilitätsfaktoren« lösen sich die Tumorzellen aus ihrem Zellverband und nehmen mesenchymale Eigenschaften an (▶ Kap. 15.2.3, »epithelio-mesenchymale Transition«). Dadurch können sie ungehindert auseinander wandern und sich permanent teilen. Sie werden zu Tumorzellen und geben auf ihrer Oberfläche Metalloproteinasen ab. Damit lösen sie auf ihrer Wanderung bindegewebige Barrieren auf und können nun, wie die Leukozyten bei der Entzündung (▶ Kap. 13), aktiv in die Umgebung und in die Gefäßwand einwandern und danach auch systemisch streuen.

Wissensvertiefung

Tumor-Therapiekonzept
Blockade membranständiger oder intrazellulärer Tyrosinkinasen (meist in Kombination mit konventioneller Chemotherapie) → Proliferationshemmung:
- Monoklonale Antikörper gegen die extrazelluläre Domäne (z. B. Herzeptin®) von Tyrosinkinasen.
- Kleine Moleküle gegen die intrazelluläre Domäne von Tyrosinkinasen (z. B. Glivec®).

16.1.2.2 Protoonkogene

KPG-Auslösemechanismus c-onc (Protoonkogene) werden durch folgende Mechanismen zu Krebsgenen (Onkogenen) umgewandelt:
- **Strukturänderung** eines c-onc durch:
  - Punktmutation eines c-onc-Allels in Form eines Nukleotidaustauschs mit resultierender Bildung eines abnormen Proteins mit entsprechender Fehlfunktion (Onkoprotein).
  - Translokation eines c-onc an einen anderen Platz im Genom mit genetischem Rearrangement.

— **Deregulation** der c-onc-Expression durch folgende Mechanismen:

  — **Translokation** eines c-onc auf ein anderes Chromosom und Integration in einen entfernten Genlokus mit hoher Transkriptionsaktivität. Dadurch wird das c-onc überexprimiert (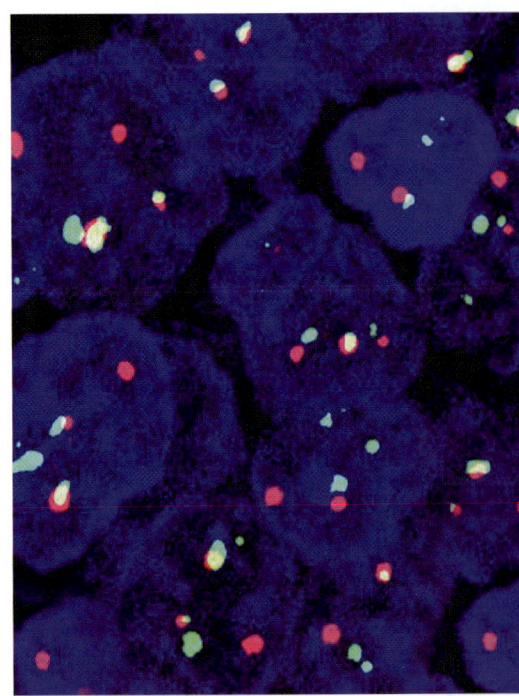 Abb. 16.3). Nach entsprechendem genetischem Rearrangement werden die Struktur des betroffenen Gens und folglich auch sein Genprodukt verändert: Es entsteht ein pathologisches Onkoprotein.

  — **Genamplifikation** durch autokrine Sekretion oder Virusinsertion (Integration retroviraler DNA in Nähe eines c-onc-Lokus) geht der Einfluss des zuständigen Kontrollgens verloren. Die Genkopien und folglich auch die Onkoproteine werden vervielfacht (Abb. 16.4a,b). Dadurch werden folgende c-onc-Funktionen so gestört, dass sich der Tumorprozess biologisch verschlechtert.

Die Onkogene haben folgende Funktionen:

— **Growth-factor-Wirkung**: Durch Überexpression und autokrine Sekretion lösen growth factors eine Dauerproliferation aus, wenn sie durch bestimmte c-onc codiert werden.
Prototyp ist das c-sis. Es codiert für den Plättchenwachstumsfaktor (PDGF).

— **Growth-factor-Rezeptor-Wirkung:** Dauerproliferation wegen Überexpression und Punktmutation, wenn ein growth factor ein Transmembranprotein mit zytoplasmaseitiger Tyrosinkinaseaktivität darstellt.
Prototyp ist das c-erb-B2. Es codiert für das transmembranöse Protein, dessen Extrazellulardomäne als Rezeptor für den epidermal growth factor (EGFR) dient und dessen Intrazellulardomäne eine Tyrosinkinaseaktivität besitzt. Durch Überexpression kommt es zur Onkogendauerstimulation.

— **Signaltransduktionsprotein-Wirkung**: Proliferationsentgleisung, wenn ein c-onc-Genprodukt die Funktion eines normalen Signalübermittlers imitiert.
Prototyp ist das c-ras. Normal aktiviertes c-ras bindet als G-(Regulator)Protein an GTP und generiert über die Adenylatcyclase den Zweitbotenstoff c-AMP. Es inaktiviert sich durch seine GTPase-Aktivität. Bei einer c-ras-Mutation (wie K-ras) verliert das G-Protein seine GTPase-Aktivität. Es kommt zur Dauerproduktion von Zweitbotenstoffen für die Proliferation.

— **Nukleäre Regulationsfaktoren:** Dauerproliferation und Differenzierungsblock, wenn die Mutation ein c-onc-Genprodukts mit Kontrollfunktion der nukleären Replikationsmaschine betrifft. Prototypen sind c-myc, c-jun und c-fos.

— **Apoptose-Regulationsfaktoren:** Zellimmortalisierung und -anhäufung, wegen Aktivierungsbehinderung der apoptosevermittelnden CASPASE oder durch mutationsbedingte Ineffektivität von TSG (▶ Kap. 16.1.2.3).
Prototyp ist das bcl-2.

📖 **Wissensvertiefung**
Therapiekonzept
Apoptoseauslösung durch Antihormone.

🎯 **Diagnostik:** Immunhistochemie
Mitose-Anzahl, Anzahl der proliferierenden Zellen (immunhistochemisch markierbar mit dem Proliferationsmarker MIB-1) sind wichtige prognostische Faktoren bei malignen Tumoren: je maligner, desto mitosereicher und proliferationsaktiver.

Abb. 16.3. Beispiel einer Translokation, t(11,14): Beim Mantelzelllymphom wird der (rotmarkierte) Zellzyklusregulator Cyclin-D1 auf Chromosom 11 auf den grünmarkierten Immunglobulin-Lokus (IgH) transloziert. Jede dieser Translokationen ist gelbmarkiert (Vergr. 150, in-situ-Hybridisierung mit verschiedenen Gensonden)

16

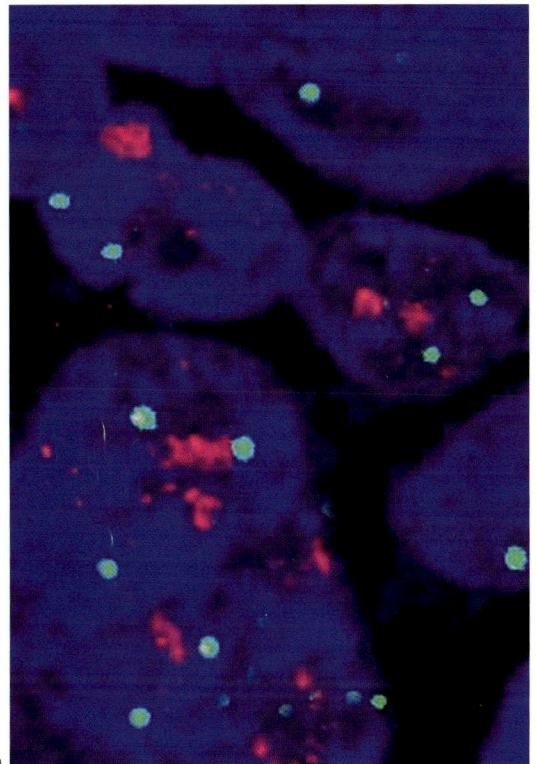
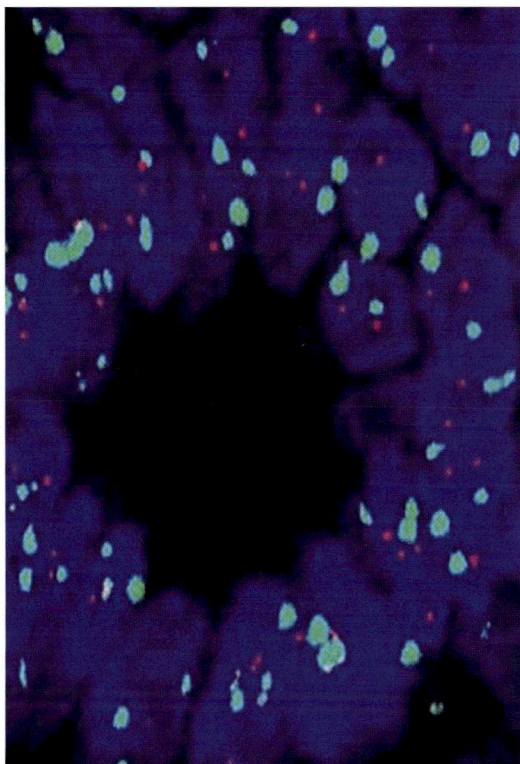

a   b

Abb. 16.4a,b. Beispiel einer Genamplifikation beim Mammakarzinom: **a** Das c-erbB2-Gen (rotmarkiert) ist im Vergleich zum nur einmal pro Zelle exprimierten Centromer-17 (grünmarkierte) in mehreren Kopien vorhanden. **b** normales Mammaepithel (Vergr. 100, in-situ-Hybridisierung mit verschiedenen Gensonden; Original: F.N. Riede)

16.1.2.3 Tumorsuppressorgene (TSG)

DEF (Syn.: »Türwächtergene«) Sammelbegriff für rezessive Gene, deren Produkte physiologischerweise die Zellvermehrung drosseln. Die Zelldifferenzierung und den Zellzusammenhalt fördern und im Schadensfall eine Apoptose auslösen.

Viele TSG werden nach demjenigen Tumor benannt, in dem ihre mutationsbedingte, tumorigene Potenz erstmals entdeckt wurde:

- **RB-Gen:** Retinoblastom-Gen (bösartiger Retinaltumor des Kleinkindes). Es kontrolliert physiologischerweise den Ablauf des Zellzyklus vor Eintritt der Zellteilung. Seine Mutation führt zur Proliferationssteigerung.
- **WT-Gene:** Wilms-Tumor-Gen (bösartiger Nierenanlagetumor des Kleinkindes). Das WT-1-Gen bewirkt physiologischerweise (in Kooperation mit TP53) die Expression wachstumsfördernder Gene sowie die Apoptosekontrolle und Differenzierungssteuerung der embryonalen Nierenanlage.
- **TP53:** 53kD-Tumorprotein, mit Genomüberwachungsfunktion. Bei einem Genomschaden löst es einen Proliferationsstopp aus. Ist der Genomschaden irreparabel, bewirkt es eine Apoptose.
- **BRCA-Gene:** breast cancer antigen (Suszeptibilitätsgen, ▶ Kap. 16.1.2.4). Es steuert physiologischerweise die DNA-Reparatur und überwacht die Schadensbehebung am Genom. Außerdem steuert es embryonale Morphogeneseprozesse wie die Mammaentwicklung.
- **APC-Gen:** Adenomatöse-Polyposis-Coli-Gen. Es inhibiert physiologischerweise die Signaltransduktion zur Proliferation. Es garantiert den epithelialen Zell-Zell-Zusammenhalt und die Apoptose bei der Ausmusterung »ausgedienter« differenzierter Zellen.

KPG-Auslösemechanismus Punktmutation, Deletion und/oder Assoziation eines TSG mit Virusproteinen hemmen jeweils die physiologische Funktion eines TSG. Eine Keimbahnmutation eines TSG prädestiniert, wenn seine »Aktivitätstasche« durch Mutation verändert ist, beim betroffenen Patienten zur Entwicklung einer familiären Tumorkrankheit und/oder eines Tumorsyndroms (▶ Tab. 16.1).

Wissensvertiefung

TSG und rezessive Mutation

Da eine TSG-Kopie für die Wachstumskontrolle genügt, macht sich der Defekt erst bemerkbar, wenn beide Allele betroffen sind (Heterozygotieverlust, rezessive Mutation).

- Mutation des 1. Gens
  - in Keimzellen → alle Körperzellen betroffen (Keimbahnmutation, konstitutionelle Mutation)
  - in 1 Körperzelle → nur deren Tochterzellen betroffen (somatische Mutation).
- Mutation des 2. Gens: nur 1 Körperzelle betroffen (somatische Mutation).

16.1.2.4 Suszeptibilitätsgene

DEF Sammelbegriff für Gene, deren Produkte die Veranlagung eines Patienten zur Tumorentwicklung steuern und somit am Anfang der Tumorigenese stehen.

Zu den wichtigsten autosomal-dominant vererbten Veranlagungen, die durch Mutation von solchen Suszeptibilitätsgenen bestimmte Läsionen und Tumoren auslösen siehe ■ Tab. 16.2. Allen gemeinsam sind folgende Charakteristiken:

- **Familiarität:** positive Stammbaumanalyse.
- **Multiplizität:** syn-/metachrone, suszeptibilitätsgentypische Entwicklung von Zweit-/Mehrfachtumoren in mehreren Geweben und/oder Organen.
- **Manifestationszeitpunkt:** (Klein-)Kindesalter oder frühes Erwachsenenalter (vor 4. Lebensdekade).
- **Organspezifität:** suszeptibilitätsgentypische Bevorzugung bestimmter Gewebe/Organe.

■ Fürsorgegene (Caretaker-Gene)

Sammelbegriff für Gene, deren Genprodukt in Form folgender Mechanismen für die korrekte DNA-Reparatur sorgt:

- DNA-Helicase → korrekte DNA-Öffnung,
- Nukleotide-Excision-Repair → Entfernung falscher/ falschplatzierter DNA-Stränge,
- DNA-Mismatch-Repair → Verhinderung falscher Rekombinationen von Chromosomenabschnitten bei der Neubildung von DNA-Strängen (■ Abb. 42.12).

> ✉ **Take-home-message**
>
> Auf Caretakerweg entstandene Tumoren sind meist familiär und manifestieren sich vor der 4. Lebensdekade. Genetische Beratung!

■ Türwächtergene (Gatekeeper-Gene)

Dies sind TSG, ► Kap. 16.1.2.3.

> ✉ **Take-home-message**
>
> Auf Gatekeeperweg entstandene Tumoren sind oft familiär und manifestieren sich dann nach der 4. Lebensdekade. Genetische Beratung (?)

■ Landschaftspflegergene (Landscaper-Gene)

Sammelbegriff für Gene, deren Genprodukt die korrekte Funktion des Mikroenvironments (Extrazellulärmatrix) beim »epithelio-stromalen Crosstalk« garantieren, sodass die Epithelzellen korrekt auf der Stromaunterlage anwachsen und gedeihen.

Prototyp: c-kit mit seinem Codierungsprodukt CD117 (Tyrosinkinaserezeptor für den Stammzellfaktor CD34).

 Wissensvertiefung

Glivec® (Imatinib) hemmt die c-KIT-vermittelte Signaltransduktion → Behandlung c-KIT-exprimierender Tumoren.

16.1.3 Migration

> **Glossar**
>
> **Abschilfern:** (unmerklicher) spontaner Ablösungsprozess von (verhornenden) Zellen auf einer Gewebsoberfläche (Exfoliativzytologie)

Wissensvertiefung

Zell-Zell-Kontakt

Der Zell-Zell-Kontakt bei Normalzellen bedeutet für eine Zelle ein Überlebenssignal, weil dieser die Apoptoseauslösung abbremst. Verliert eine Normalzelle ihren Kontakt zu Nachbarzellen, so geht sie via Focal-adhesion-Kinase-Inaktivierung (FAK-Kinase) und Pro-CASPASE-Aktivierung letztlich apoptotisch zugrunde.

KPG-Auslösemechanismus Bei malignen Tumoren wird wie beim »fibrodestruktiven Muster« und der Ontogenese (■ Abb. 15.2) der Signalweg einer »epithelio-mesenchymalen Transition« (► Kap. 6.3) konstitutiv aktiviert. Dabei spielt die Deregulation bestimmter growth factors und deren Rezeptoren wie TGF-β und EGFR sowie bestimmter Zelladhäsionsmoleküle wie Cadherine und Integrine und die MAP-Kinase eine entscheidende Rolle. Sie sind auch Ziele molekularbiologisch orientierter Therapieansätze.

Mittels dieses Mechanismus können die Tumorzellen sich aus ihrem Verband lösen, in andere Gewebe/ Organe eindringen, sie zerstören und sich über weite Distanzen in anderen Organen/Geweben absiedeln

16

◨ **Tab. 16.2.** Tumorsyndrome mit autosomal-dominant vererbter Veranlagung

Tumorsyndrom	assoziierte Tumoren/Läsionen	mutiertes TSG
Familiäre adenomaöse Polypose	Kolorektaladenome, -karzinome, Fibrome, Meningeome	APC
Warthin-Lynch-Syndrom	nichtpolypöses Kolorektalkarzinom, gastrointestinale und urogenitale Neoplasien	HMLH-1, HMSH-1
Adenokarzinom (Family-Cancer-Syndrom)	Kolon-, Endometrium-, Mammakarzinom	?
Familiäres Retinoblastom	Retinoblastom, Osteosarkom, Ewing-Sarkom	RB-1
Familiäres Nephroblastom	Nephroblastom, z. T. Urogenitalfehlbildung, Neben-nierenrindenkarzinom, Hepatoblastom	WT-1
von-Hippel-Lindau-Syndrom	hellzelliges Nierenzellkarzinom, kapilläres ZNS-Hämangio-blastom, retinale Angiomatose, Phäochromozytom, polyzystische Organe (Niere, Pankreas)	VHL
Tuberöse Sklerose	Angiofibrom im Gesichtsbereich, Hirnrindenhamartome (sog. Tubera), Riesenzellastrozytom, Angiomyolipom (Niere), Rhabdomyom (Herz)	TSC-1, TSC-2
Nävoides-Basalzelkarzinom-Syn-drom	multiple Basalzellkarzinome, odontogene Keratozysten, Ovarialfibrome, Kleinhirn-Medulloblastom, Skelettdeformität, faziale Dysplasie	PTCH
Neurofibromatose Typ 1	multiple Neurofibrome, Optikusgliom, Café-au-lait-Flecken, Irishamartome, axilläres/inguinales Freckling, Skelettfehlbildungen (Keilbeinflügeldysplasie, Skoliose), Phäochromozytom	NF-1
Neurofibromatose Typ 2	(Akustikus-)Neurinom, multiple Meningeome, spinales Ependymom, gliale Hamartie, Zerebralverkalkung	NF-2
Familiäres Mammakarzinom	Mamma-, Ovarial-, Endometriumkarzinome	BRCA-1, BRCA-2
SBLA/Li-Fraumeni-Syndrom	Sarkome, Mammakarzinom, Hirntumoren, Leukämien, Nebennierenrindenkarzinom	TP53
Cowden-Syndrom	kutane Tricholemmome, Mukokutanläsionen, hamartomatöse Kolonpolypen, Mamma-, Schilddrüsenkarzinom, Angiome, Megaenzephalie, Gangliozytom	PTEN
Multiple endokrine Neoplasien		
Typ 1	Inselzelladenom, neurogenes Sarkom, Tumoren von Nebenschilddrüse, Nebenniere und Hypophyse	MEN
Typ 2a	medulläres Schilddrüsenkarzinom, Nebenschilddrüsen-adenom, Phäochromozytom	RET
Typ 2b	Phäochromozytom, medulläres Schilddrüsenkarzinom, submuköse Neurome	RET

(▶ Kap. 16.1.4). Dazu benutzen sie die gleichen Migrationsmechanismen wie bei der Regeneration und Ontogenese (◘ Abb. 15.3).

FPG-Reaktionsfolgen einer Migrationsstörung:
- **Kohäsionsverlust**: Tumorzellen sind nicht mehr auf das Überlebenssignal des Zell-Zell-Kontaktes angewiesen. Sie lösen sich aus ihrem Zellverband und schilfern leicht von der Gewebsoberfläche ab (nutzbar für zytologische Diagnostik!),
    - weil sie sich wegen eines geänderten Oligosaccharidbesatzes mit negativer Oberflächenladung gegenseitig abstoßen,
    - weil die Kohäsion des Zellverbandes durch veränderte Zelladhäsionsmoleküle verloren ging (Zytodiskohäsivität).

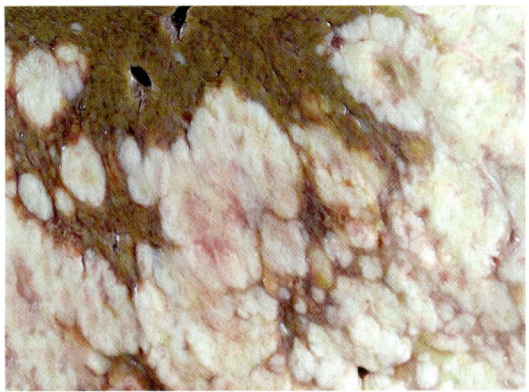

◘ **Abb. 16.5.** Tumorinfiltration: Der Tumor wächst diffus ins umgebende Gewebe ein und zerstört dieses (Beispiel: Leberzellkarzinom)

> ◉ **Diagnostik: Exfoliativzytologie**

- **Kontaktinhibitionsverlust**: Durch eine Unterbrechung der Zell-Zell-Kommunikation stellt der gegenseitige Zell-Zell-Kontakt im Zellkern kein Stoppsignal mehr für die Zellproliferation dar. Als Folge davon proliferieren die Tumorzellen ununterbrochen und überwuchern sich gegenseitig und die umliegenden Normalzellen.
- **Umorientierung**: Aufgrund veränderter Oberflächenstrukturen, wie die Integrin-Rezeptoren, orientieren sich migrierende Tumorzellen an bestimmten Strukturen der Extrazellulärmatrix. Sie wachsen an Kollagenfaserbündeln und/oder Nervenscheiden (Nervenscheideninvasion) entlang. Dies bezeichnet man als Thigmotaxis (durch Berührungsreiz ausgelöste Orientierungsbewegung).
- **Invasion/Infiltration:** Die Tumorzellen besitzen (wie die Neutrophilen!) auf ihrer Zelloberfläche Matrixmetalloproteasen (MMP) aber auch zytotoxische Faktoren. Dadurch sind sie zu folgenden Prozessen fähig:
    - **Infiltration** (filtrum, lat. = Seihetuch → Eindringen): Die Tumorzellen weichen mittels ihrer MMP die Extrazellulärmatrix proteolytisch auf und dringen, meist örtlich begrenzt, ins umgebende Gewebe ein. Bei massiver Infiltration wird dieses zerstört (Destruktion). Die Infiltration ist histologisch sichtbar und oft auch klinisch als »diffuses oder noduläres Läsionsmuster« tastbar (◘ Abb. 16.5).
    - **Invasion:** Tumorzellen durchwandern aktiv und amöboid die basalmembranlosen Lymph-

kapillaren; dadurch kommt es zur lymphogenen Metastasierung. Außerdem weichen sie mittels ihrer MMP proteolytisch die vaskulären und/oder epithelialen Basalmembranen auf und dringen in Blutgefäße ein. Dadurch kommt es zur hämatogenen Metastasierung. Die Invasion ist als Vorgang histologisch nicht fassbar. Ihr Resultat sind Tumorzellen in einer Gefäßlichtung (◘ Abb. 16.7).
- **Metastasierung**: Zur Metastasierung, ▶ Kap. 16.1.4

> ✉ **Take-home-message**
> Die lymphogene Metastasierung erfolgt meist früher als die hämatogene.

16.1.4   Metastasierung

DEF Verschleppungsprozess vitaler Tumorzellen an eine vom Primärtumor entfernte Stelle/Organ mit anschließender Ausbildung von Tochtertumoren (Filialisierung).

KPG-Auslösemechanismen Sie resultieren größtenteils aus einer »epithelio-mesenchymalen Transition«:
- **Antimetastasengen-Verlust:** Er betrifft, meist erst in der Spätphase, Gene mit folgenden Aufgaben:
    - **Cadherine:** Sie fördern physiologischerweise die Zell-Zell-Adhäsion. Sind sie mutiert, so resultiert eine vermehrte Zelldissoziation und Metastasierung.

16

- **Matrixmetalloproteinase-Inhibitoren (TIMP):** Sie verhindern die proteolytische Aufweichung der vaskulären Basalmembran.
- **Kohäsionsverlust** der Tumorzellen durch defekte Adhäsionsmoleküle (Integrine) an Proteinen der Extrazellulärmatrix und/oder durch defekte Klebestellen (Rezeptoren) dafür.
- **Zellmotilität** durch tumoreigene Faktoren (▶ Kap. 16.1.3) sowie durch Entdifferenzierung zu Tumorzellen mit Stammzelleigenschaften.
- **Invasion/Infiltration** (▶ Kap. 16.1.3).
- **Blendung der Immunüberwachung** durch eine verminderte Expression von HLA-Molekülen und/oder durch eine intravaskuläre Fibrinummantelung der Tumorzellen zu einem Tumorembolus.
- **Absiedlung** der Tumorzellen in bestimmten Organen durch Erkennung organspezifischer Wegweiser in Form von Adhäsionsmolekülen und/oder durch Bestimmungsadressen auf den Tumorzellen in Form von Lektinen. Am Absiedelungsort angelangt durchlaufen die karzinomatösen Tumorzellen eine »mesenchymo-epitheliale Transition« (▶ Kap. 6.3) und bilden wieder epitheliale Formationen wie Drüsenmuster.
- **Schlafende Tumorzellen:** Nach Latenzzeit von 10–20 Jahren (wieso?) wachsen einzelne Tumorzellen mit Stammzelleigenschaften in einem Organ oder Gewebe an und/oder weiter, sodass aggressive Tumorrezidive entstehen.

FPG-Formen der Metastasierung Die Metasta sierung erfolgt meist über kanalikuläre Strukturen wie Blut-, Lymphgefäße, Sekret-/Exkretausführungsgänge, Atemwege, Stickkanäle und entlang seröser Häute.

> ✉ **Take-home-message**
> Metastasierungsmuster:
> - Karzinome metastasieren früh prädominant lymphogen.
> - Sarkome metastasieren früh prädominant hämatogen.

16.1.4.1 Lymphogene Metastasierung
DEF Verschleppung von Tumorzellen via Lymphwege in folgenden 4 Mustern:
- **Tumor-Lymphangiose:** Tumorzellen lösen sich aus dem Tumorzellverband, brechen in die basalmembranlosen Lymphkapillaren ein (❏ Abb. 16.6) und können sich bereits darin vermehren. Dadurch entsteht makroskopisch meist ein »retikuläres

Strukturmuster« (▶ Kap. 2.1.3.3). Je nach Primärtumor unterscheidet man
- eine Lymphangiosis carcinomatosa bei Karzinomen als Primärtumor,
- Lymphangiosis sarcomatosa bei Sarkomen als Primärtumor,
- Lymphangiosis blastomatosa bei Leukämie und/oder Lymphom als Primärneoplasie.
- **Lymphonoduläre Metastasierung:** Die Tumorzellen werden zum nächsten Lymphknoten verschleppt und siedeln sich im Randsinus ab. Sie überwuchern mit der Zeit den ganzen Lymphknoten, brechen durch seine Kapsel und dringen in Blutgefäße ein (Blutgefäßinvasion). Nun folgt die hämatogene Metastasierung.
- **Fernmetastasierung:** Die Tumorzellen werden in nachgeschaltete Lymphknoten verschleppt und gelangen via Ductus thoracicus ins Venensystem. Wiederum folgt die hämatogene Metastasierung.
- **Sentinel-Lymphknoten** (Schildwächter-Lymphknoten): Bei Tumoren (meist Karzinomen) mit früher lymphogener Metastasierungsneigung ist es oft für das weitere chirurgisch-therapeutische Vorgehen entscheidend zu wissen, ob die erste Lymphknotenstation im Drainagegebiet des Primärtumors bereits mit Tumorzellen besiedelt ist oder nicht. Dazu werden diese Lymphknoten nach Applikation eines lymphpflichtigen Kontrastmittels radiologisch aufgesucht, markiert, chirurgisch exzidiert und pathohistologisch untersucht.

16.1.4.2 Hämatogene Metastasierung
DEF Tumorzellverschleppung via Blutweg in 3 Schritten:
- **Invasion** der Tumorzellen via Lymphgefäße in die Blutgefäße (Haemangiosis carcinomatosa), wo sie größtenteils zerstört werden.

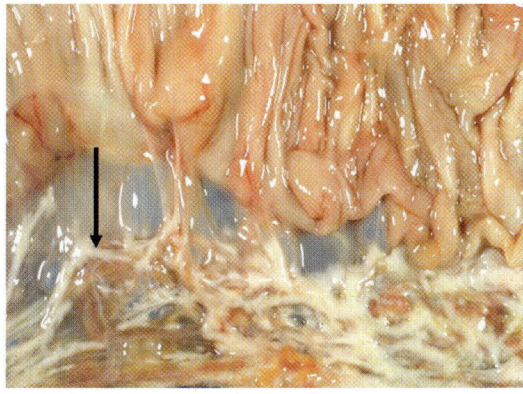

❏ **Abb. 16.6.** Lymphangiosis carcinomatosa in mesenterialen Lymphgefäßen (Pfeil) in Form eines retikulären Strukturmusters

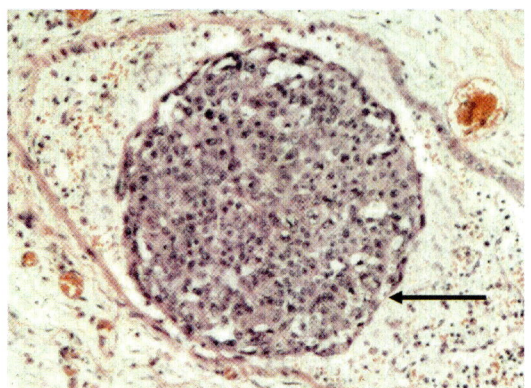

◻ Abb. 16.7. Anwachsen von Tumorzellen in einer Venule nach Gefäßinvasion in Form einer Morula (Pfeil, Vergr. 25, HE)

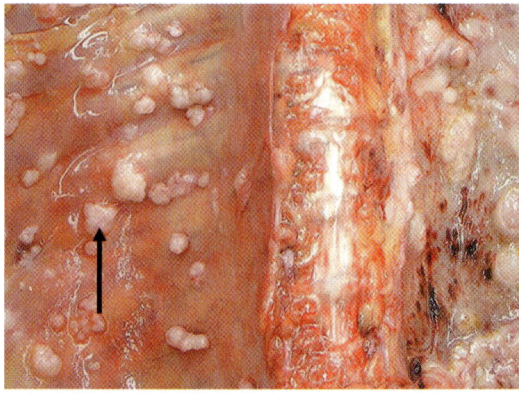

◻ Abb. 16.8. Kavitäre Metastasierung als Pleurakarzinose in Form multipler Herdbildungen (Pfeil)

- **Embolisierung** durch Tumorzellverklumpung (◻ Abb. 16.7) und Fibrinumhüllung (Tumorembolus).
- **Implantation:** Einzelne Tumorzellen brechen aus dem Tumorembolus aus, werden in postkapilläre Venulen verschleppt und heften sich am Endothel bestimmter Organgefäße an, falls dieses die korrespondierenden Adhäsionsfaktoren exprimiert. Danach durchwandern die Tumorzellen die Gefäßwand (Tumorzell-Extravasation) und dringen in Organgewebe ein, wo sie zu Tochtertumoren heranwachsen.

Je nach Verbreitungsweg der Tumorzellen resultieren folgende hämatogenen Metastasierungstypen:
- **Lungentyp:** Primärtumor in der Lunge → Lungenveneneinbruch → Tumorzellstreuung via linkes Herz in innere Organe und Skelettsystem.
- **Lebertyp:** Primärtumor in der Leber → Leberveneneinbruch → Tumorzellstreuung via Lungen in innere Organe.
- **Kavatyp:** Primärtumor im Cava-Abflussgebiet → Tumorzellstreuung via rechtes Herz in die Lungen.
- **Pfortadertyp:** Primärtumor in Intestinum → Tumorzellstreuung via Pfortader zur Leber → via Lebervenen und Cava in die Lungen nach dem Lebertyp.

16.1.4.3 Aerogene Metastasierung

DEF Tumorzellverschleppung innerhalb des bronchobonchioloalveolären Systems von einer Lunge zur gegenseitigen Lunge. Dieser Tumorausbreitungstyp wird nahezu ausschließlich bei bronchioloalveolären Lungenkarzinomen (▶ Kap. 34.5.2.3) beobachtet.

16.1.4.4 Kavitäre Metastasierung

DEF Tumorzelleinbruch in Hohlraumsysteme wie Pleura-, Peritoneal-, Perikardhöhle, Liquorraum, Sehnenscheide mit anschließender Tumorzellabsiedlung in Form von Implantationsmetastasen unter dem Bilde einer Pleurakarzinose/-sarkomatose (◻ Abb. 16.8), Peritonealkarzinose/-sarkomatose, Perikardkarzinose/-sarkomatose.

16.1.4.5 Kanalikuläre Metastasierung

DEF Metastasierung innerhalb eines Gangsystems. Vorkommen: Mammakarzinom via Milchgänge, Gallenblasenkarzinom via Gallengänge, Harnblasenkarzinom via Ureter, Hirntumor via Ventrikelsystem (liquorigene Metastasierung).

16.1.4.6 Impfmetastasen

DEF Tumorzellverschleppung entlang eines biopsiebedingten Stichkanals.
Vorkommen: v. a. bei der Biopsie eines Mesothelioms (▶ Kap. 35.4.1), Stichkanalexzision bei der Tumorexzision zur Vermeidung von Impfmetastasen.

16.2 Kausalpathogenese

> **Glossar**
>
> **Zytokohäsiv:** Zellen bilden einen zusammenhängenden Zellverband
> **Zytodiskohäsiv:** Zellen liegen zusammenhangslos nebeneinander

16

16.2.1 Chemische Tumorigenese

DEF Karzinogene sind krebserzeugende chemische Verbindungen (z. T. in Form von Umweltfaktoren).

Je nach Angriffspunkt unterscheidet man folgende Karzinogentypen:

- **Genotoxische Karzinogene:** Sie bewirken Mutationen (nachweisbar in geeigneten Tests).
- **Nicht-genotoxische Karzinogene:** Sie stören meist über proinflammatorische Faktoren den »epitheliostromalen Crosstalk«, sodass die betroffene Zelle umgebungsunabhängig wird und proliferieren kann.

16.2.1.1 Karzinogenquellen

> **Glossar**
>
> **1 pack-year:** Rauchen von 1 Päckchen Zigaretten pro Tag während eines Jahres.

■ Chemische Stoffe

- **Polyzyklische aromatische Kohlenwasserstoffe** (v. a. Benz(a)pyren und Nitrosamine) als Inhaltsstoffe des Zigarettenrauchs rufen über eine TP53-Mutation Kehlkopf- und Lungenkarzinome hervor.
- **Halogenierte Kohlenwasserstoffe** wie Vinylchlorid induzieren v. a. (Leber-)Angiosarkome.
- **Nitrosamine** in Nahrung (v. a. Faulstoffe in Obstschnäpsen) und Zigarettenrauch bewirken Gastrointestinal- und Lungenkarzinome.
- **Aromatische Amine** und deren Metabolite werden via Urin ausgeschieden. Sie lösen v. a. Harnblasenkarzinome (sog. Anilinkrebse) aus.
- **Medikamente** wie Mitomycin, Psoralen (v. a. bei erblichen Chromosomenbrüchigkeitssyndromen wie Fanconi-Anämie, ▶ Kap. 26.1.1) können Leukämien hervorrufen.

■ Ernährungs-/Genussfaktoren

- **Zigarettenrauch:** Ab > 10 pack-years steigt das Karzinomrisiko. Es besteht ein kumulativ tumorigener Effekt von Zigarettenrauchinhaltsstoffen mit anderen Karzinogenen wie Alkohol. Daraus resultieren Lungen-, Urothel-, Nieren- und Analkanalkarzinome.
- **Alkohol-Krankheit:** Alkoholische Getränke (v. a. Obstschnäpse) enthalten Nitrosamine aus Faulstoffen. Ethanol hemmt die mischfunktionelle Oxidase (v. a. in Leber und oberem Aerodigestivtrakt), sodass die Karzinogenentgiftung lahmt. Hinzu kommt der kumulative Effekt von Alkoholacetaldehyd mit anderen Karzinogenen und bei Alkoholkranken noch eine alimentär bedingte Hypovitaminose (v. a. Vitamin A). Als Folge davon wird die Plattenepitheldifferenzierung und -regeneration beeinträchtigt. Dies führt zur Karzinombildung im oberen Aerodigestivtrakt.
- **Mykotoxine** wie Aflatoxine aus Schimmelpilzen v. a. bei feuchter Getreidelagerung induzieren Ösophaguskarzinome. Diese Tumoren häufen sich im sog. asiatischen Ösophaguskarzinom-Gürtel (Weißrussland bis Ostchina) bei zusätzlich erhöhtem Risiko für Leberzellkarzinome.
- **Pyrrolizidine** in Kräutern, Gewürzen (Muskatnuss) und Gemüsen unterstützen die Entwicklung von Leberzellkarzinomen.
- **Fettreiche,** pflanzenfaserarme Nahrung bei hohem Fettverzehr (Steak, Pommes frites, Junkfood) kurbelt die Sekretion von Gallensäuren an. Die Darmbakterien wandeln ihre Derivate zu Karzinogenen um. Das Risiko für die Entwicklung von Kolorektalkarzinomen steigt.
- **Pflanzenfaserreiche** fettarme Nahrung steigert die Gallensäuresekretion nicht und senkt das Risiko für die Entwicklung von Kolorektalkarzinomen.

16.2.1.2 Karzinogen-Bioaktivierung

Nahezu jedes Karzinogen erhält seine Wirkung über folgende Aktivierungskaskade:

- **Parentales Karzinogen:** selten in dieser Form wirksames Ausgangskarzinogen.
- **Proximales Karzinogen:** instabile Zwischenstufen eines Ausgangskarzinogens nach enzymatischer Veränderung durch Cytochrom-P-450-haltige, mikrosomale Mischoxidasen. Diese Zwischenstufen zerfallen spontan zum ultimativen Karzinogen.
- **Ultimatives Karzinogen:** reaktionsfähiges Endprodukt mit Reagibilität für elektronenreiche (nukleophile) Gruppen zellulärer Makromoleküle wie DNA, RNA wegen seiner elektronenarmen (elektrophilen) Molekülregionen. Diese kommen als kleine Moleküle in Form von Alkylanzien wie CH_3+ und als sehr große Moleküle vor.

Die DNA kann an den Phosphatgruppen des Nukleinsäuregerüstes und/oder an den nukleophilen Positionen der Purin- und Pyrimidinbasen alkyliert werden. Dadurch entstehen Wasserstoffbrückenbindungen zwischen komplementären DNA-Basen, was zu Fehlpaarungen während der DNA-Replikation und Transkription führt. Gelingt die DNA-Reparatur mittels Alkyltransferase nicht, so resultieren Punktmutationen. Bei zahlreichen solcher DNA-Schäden wird gelegentlich auch die DNA-Sequenz für ein c-onc falsch abgeschrieben, sodass die Punktmutation ein c-onc betrifft. Dadurch wird es zum aktiven Onkogen umgewandelt. Die

Proliferation der betroffenen Zelle entgleist und zwar entweder an zufälligen Stellen des Organismus oder in besonders empfänglichen/exponierten Bezirken (Feldkanzerisierung).

📖 **Wissensvertiefung**

Feldkanzerisierung

Bildung syn-/metachroner Tumorvorläufer und Tumoren in einem suszeptiblen Areal nach kumulativer Karzinogen-Exposition: UV → Hautkarzinom; Zigarettenrauch → oberer Aerodigestivtrakt-Karzinom; Nahrungsfaktoren → Kolorektalkarzinom; harnpflichtige Entgiftungsprodukte → Urothelkarzinom.

16.2.1.3 Karzinogen-Organ-/Speziesspezifität

DEF Damit bezeichnet man die Tatsache, dass ein Tumor nur durch bestimmte Karzinogene, in bestimmten Tierarten und in bestimmten Zielorganen erzeugt wird.

KPG-Auslösefaktoren

- **Entwicklungsstadium eines Individuums:** wegen Mischoxidasegehalts des Gewebes. Da embryofetale Organe weniger Mischoxidase enthalten, kann ein Tumor bereits in utero initiiert werden. Es resultieren dann sog. dysontogenetische Tumoren (▶ Kap. 16.5).
- **Mischoxidaseaktivität:** Sie ist abhängig von der individuellen Vorbelastung und vom Gewebetyp.
- **Verabreichungsform:** Gilt v. a. für lokal rasch bioaktivierte Karzinogene und für Karzinogene, die durch die Leber entgiftet werden.
- **Kumulative Dosis:** Sie ist abhängig von der Dosismenge, vom Verabreichungsintervall (Regenerationsmöglichkeit) und von der Verabreichungsdauer.
- **Promotor:** nichtgenotoxische Substanz mit oft besonderer Organspezifität.
- **Geschlecht:** Die Karzinogenempfindlichkeit eines Gewebes hängt auch davon ab, ob im Zielgewebe entsprechende Rezeptoren dafür vorhanden sind. Geschlechtshormone sind oft tumorigen, weil sie an gleiche oder ähnliche Rezeptoren binden wie bestimmte growth factors, oder weil sie die gleichen Zweitbotenstoffe generieren wie bestimmte c-onc. Als Folge davon kommt es zu einem Ungleichgewicht zwischen Hormon- und Rezeptormenge mit Auslösung einer abnormen Proliferation und nachfolgender Tumorbildung.

16.2.1.4 Karzinogenese-Stadien

DEF Zeitlich gestaffelte Reaktionsfolge, bei der in einem Organismus Zellen durch ein Karzinogen zu gewebsinvasiven Tumorzellen umgewandelt werden (Transformation):

- **Initiation:** Von einem kritischen Verhältnis aus Karzinogenmenge zu Entgiftungsenzymaktivität überwiegt die tumorerzeugende Wirkung einer Noxe. Nach enzymatischer Überführung (Bioaktivierung) des Karzinogens in seine krebsauslösende Form interagiert es mit der DNA. Dies hat zunächst einen reversiblen Schaden zur Folge. An ihm geht eine Zelle entweder zugrunde oder er wird durch den DNA-Reparaturmechanismus behoben. Gelingt das nicht, so resultiert eine abnorme Zellproliferation.
- **Promotion:** Bei initiierten Zellen kann die Proliferation auch durch nichtgenotoxische Substanzen angestoßen werden, sodass der Genschaden etabliert wird. Zusätzlich ereignen sich noch Defekte im Apoptosemechanismus. Dies bewirkt die Immortalisierung der genetisch veränderten Zelle mit Dauerproliferation. Resultat: atypische Hyperplasie (mit Zytokohäsion).
- **Latenzphase** (unterschiedlich lang): In dieser Zeit summieren sich die genetischen Schäden. Ein diesbezüglicher Schwellenwert wird erst im fortgeschrittenen Alter überschritten. Dementsprechend häufen sich Tumoren ab der 6. Lebensdekade.
- **Progression:** Wenn sich in 1 Zelle (Mutterzelle) 1 Punktmutation an 1 c-onc mit Wirkung eines »Proliferationsschalters« ereignet hat, ist der Übergang zur Tumorzelle irreversibel. Das c-onc wird durch Dauer- oder Überexpression nun zum Onkogen (Krebsgen). Damit wird die Tumorzelle zur Mutterzelle einer Zellfamilie (Klon). Es resultiert eine klonale Dauerproliferation (monoklonale Expansion), die zur Hyperplasie führt. Durch Defekte an Differenzierungsgenen verschlechtert sich die Zell-Zell-Kommunikation. Dabei wird die zellkontaktbedingte Teilungshemmung aufgehoben und die Tumorzellen überwuchern sich gegenseitig. Resultat: zytodiskohäsives, destruktives Wachstum.
- **Metastasierung:** Mit der Zeit gehen Gene verloren, welche die Metastasen verhindernde Zelldifferenzierung garantieren (Antimetastasen-Gene). Es folgt eine »epithelio-mesenchymale Transition« (▶ Kap. 6.3). Dabei werden Faktoren gebildet, mit denen sich die Tumorzelle von ihrer Einbindung in die Extrazellulärmatrix befreit; sie wandert aus. Als Folge siedeln sich die Tumorzellen in andere Organe/Gewebe (Metastasierung) an. Sie verlieren zunehmend ihre Differenzierung (Verwilderung). Es folgt die Expression von Arzneimittelresistenz-Genen sowie die Mutation von Apoptosekontrollgenen. Dadurch entstehen therapieresistente und unsterbliche Tumor-«Unterfamilien«.

16.2.1.5 Manifestationscharakteristik

Allen chemisch induzierten Tumoren sind folgende Charakteristiken gemeinsam:

- **Familiarität:** negative Stammbaumanalyse, u. U. familiäre Noxenexposition (z. B. Raucherfamilie), Essgewohnheiten, Arbeitsplatzbesonderheiten.
- **Manifestationszeitpunkt:** nach der 5. Lebensdekade.
- **Multiplizität:** teils syn-/metachrone Entwicklung von Zweit-/Mehrfachtumoren im gleichen Organsystem (Feldkanzerisierung!).
- **Organspezifität:** karzinogen- und applikationstypische Bevorzugung bestimmter Gewebe/Organe (z. B. Zigarettenrauchen und -inhalation → Lungenkarzinom).

16.2.2 Virale Tumorigenese

DEF Vollständige oder unvollständige Auslösung eines Tumors durch besondere Viren (Infektion) oder durch virale Genomteile (Transfektion).

KPG-Auslösemechanismen
- **Insertionsmutagenese:** Integration viraler DNA ins Wirtsgenom mit nachfolgender Überexpression von Genen.
- **Virale Onkogene** (▶ Kap. 16.2.2.1, ▶ Kap. 16.2.2.2).
- **Apoptoseblockade** durch virale Proteine. Dadurch werden die infizierten Wirtszellen im Sinne einer viralen Überlebensstrategie immortalisiert und zu »Virusdauerfabriken« umfunktioniert.
- **Immunsuppression** (▶ Kap. 16.2.6).

16.2.2.1 DNA-Tumor-Viren

> **Take-home-message**
> Für die DNA-viralen v-onc gibt es in Eukaryontenzellen **kein** homologes Gegenstück.

KPG-Auslösemechanismen Beim Einbau von DNA-Tumorviren ins Wirtsgenom:
- **Instabile Insertion** (Regelfall!): rasche Aktivierung der zellulären DNA-Replikationsmaschine durch virale Genprodukte. Danach bildet die Wirtszelle bis zur Zytolyse wegen des sog. zytopathischen Effektes neue Viruspartikel.
- **Stabile Insertion** (Ausnahmefall!): Dauerproliferation der Wirtszellen mit Dauersynthese von Viruspartikeln wegen Onkoprotein-kodierender viraler Steuergene.

■ Humane Papillomviren (HPV)

KPG High-risk-Papillomviren (Typ 16, 18, 31) enthalten folgende 2 transformierende Gene:
- **E7-Protein:** Es bindet an RB-TSG → Dauerproliferation.
- **E6-Protein:** Es blockiert das p53-TSG → DNA-Fehlertoleranz.

FPG-Reaktionsfolge Die Interferenz dieser HPV-Gene mit dem humanen Genom erzeugt folgende Neoplasien: epidermale Virusakanthome (Hautwarzen), Larynxpapillom, Zervixkarzinom (◘ Abb. 58.2) und Anogenitalkarzinom (v. a. bei männlichen Homosexuellen wegen Analverkehr).

> **Klinik**
> Impfung junger Frauen vor dem 1. Geschlechtsverkehr mit gereinigtem L1-Protein der HPV-Typen 6, 11, 16 und 18 (Gardasil) verhindert die Entwicklung von hochgradigen zervikalen Dysplasien und externen Genitalläsionen, die durch diese Viren induziert werden.

■ Adenoviren

KPG-Auslösemechanismus Die tumorigenen Adenovirus-Typen 12, 18 und 31 enthalten die transformierenden Gene E1A und E1B. Damit blockieren sie in der Wirtszelle die Apoptose und lösen eine Dauerproliferation und stoppen die Differenzierung.

■ Epstein-Barr-Virus (EBV)

KPG-Auslösemechansimus EBV infizieren v. a. B-Lymphozyten. Als Folge davon können entstehen: B-lymphoblastisches Lymphom, Lymphom vom Burkitt-Typ (▶ Kap. 27.3.2.2) und Tumoren des respiratorischen Epithels unter dem Bilde eines Nasopharyngealkarzinoms (▶ Kap. 31.3.2).

■ Hepatitis-B-Virus (HBV)

KPG-Auslösemechanismus HBV infizieren Hepatozyten und lösen im Rahmen einer chronischen Hepatitis ein »fibrodestruktives Muster« (▶ Kap. 2.4.2) unter dem Bilde einer Leberzirrhose (◘ Abb. 45.1) aus. HBV enthält eine Gensequenz, die einen Zellzyklusregulator in Form des HBx-Proteins codiert.

FPG-Reaktionsfolge Durch die HBV-Infektion wird über den Einbau des HBx-Proteins ins Genom die Hepatozytenproliferation dereguliert und die Empfänglichkeit für alimentäre Karzinogene wie Aflatoxin erhöht. Zusätzlich kommt es zu einer TSG-Mutation mit nachfolgender Wachstums- und Differenzierungsstörung. Resultat ist ein Leberzellkarzinom (▶ Kap. 45.8, ▶ Kap. 45.7.5).

16.2.2.2 RNA-Tumor-Viren

> **Glossar**
>
> **v-onc:** verändertes c-onc als »Mitbringsel« von infektiösen Streifzügen durch Säugerzellen

DEF (Syn.: Oncorna-Viren) Retroviren sind Viren, für deren v-onc ein zelluläres Gegenstück in Form eines c-onc existiert.

KPG-Auslösemechanismus Das Genom der RNA-Viren besteht aus einer einzelsträngigen RNA mit 3 Strukturgenen:
- **GAG-Gen** (group specific AG): Es codiert ein RNA-assoziiertes Core-Protein.
- **POL-Gen** (POL, Polymerase): reverse Transkriptase.
- **ENV-Gen** (ENV, Envelope): Es codiert das virale Hüllprotein mit entsprechender Wirtsspezifität.

FPG-Reaktionsfolge Eine RNA-Virusinfektion hat für eine Zelle folgende Konsequenzen:
- Nicht zytozide Infektion ohne Wirtszellzerstörung,
- latente Infektion,
- transformierende Infektion mit Tumorinduktion bei Tieren (Vögel, Nager, Katzen). Nur die mit dem HIV verwandten HTLV sind humanpathogen.

Je nach tumorigener Potenz unterscheidet man folgende Retroviren:
- **Schwach karzinogene** Retroviren mit vollständigem Genom → Tumorinduktion nach monatelanger Latenz.
- **Stark karzinogene** Retroviren mit defektem Genom, sodass sie sich nur mithilfe eines Helfervirus vermehren können → Tumorinduktion innerhalb weniger Wochen.

Das Angewiesensein des Retrovirus auf ein Helfervirus beruht darauf, dass durch die Einführung des c-onc ins Virusgenom ein virales Strukturgen deletiert wird. Durch anschließende Sequenzveränderung und/oder Fusion mit einem retroviralen Strukturgen oder durch Verlagerung in Nähe einer stark exprimierenden, viralen Sequenz wird das eingeführte c-onc zu einem Onkogen. Infiziert ein solches Retrovirus eine Zelle, stößt das Onkogen die Tumorigenese an.

16.2.2.3 Manifestationscharakteristik

Allen viral induzierten Tumoren sind folgende Charakteristiken gemeinsam:
- **Familiarität:** negative Stammbaumanalyse.
- **Manifestationszeitpunkt:** variabel, (postinfektiös).
- **Multiplizität:** teils synchrone Entwicklung von Mehrfachtumoren im gleichen Organ oder Organsystem.
- **Organspezifität:** virus- und infektionstypische Bevorzugung bestimmter Gewebe/Organe je nach Organotropismus des Virus (z. B. HPV → Analverkehr → anogenitale Viruswarzen).

16.2.3 Bakterielle Tumorigenese

DEF Durch chronische Infektion mit besonderen Bakterien oder durch »Transfektion« mit bakteriellen Genomanteilen/Proteinen (mit)-initiierte Tumorigenese.

KPG-Auslösefaktor Prototyp: Helicobacter pylori.

FPG-Reaktionsfolge Die Infektion der Magenschleimhaut mit Helicobacter pylori induziert eine chronische B-Gastritis (▶ Kap. 40.3.2). Eine Schlüsselrolle spielt dabei das zytotoxinassoziierte Gen-A (CaGA) des Erregers. Es stößt über eine Aktivierung der MAP-Kinase (mitogenaktivierte Proteinkinase) eine reparative Langzeitproliferation mit nachfolgender Mutation und Entartung zu einem Magenkarzinom (◘ Abb. 40.3) an. Durch die chronische Exposition des Organismus mit Helicobacter-AG wird auch das MALT-System dereguliert, sodass MALT-Lymphome (▶ Kap. 27.3.2.2) entstehen, die sich nach antibiotischer Helicobacter-Eradikation zurückbilden können.

16.2.4 Physikalische Tumorigenese

16.2.4.1 Ionisierende Strahlen

KPG-Auslösemechanismus Eine Exposition mit Korpuskularstrahlen hat eine Ionisierung des Zellwassers mit Bildung von Radikalen und Peroxiden zur Folge. Dadurch entstehen DNA-Strangbrüche und -vernetzungen (besonders ausgeprägt bei Chromosomenbrüchigkeitssyndromen). Später ereignen sich auch Punktmutationen, die, sowie ein c-onc betroffen ist, die Proliferationsmaschinerie zum Entgleisen bringen.

FPG-Reaktionsfolge Strahlenfibrose → Tumorbildung.

16.2.4.2 Ultraviolette Strahlen

KPG-Auslösemechanismus Sonnenexposition mit UV-B-Strahlen (geringe Eindringtiefe!). Dadurch werden DNA-Thymindimere in den germinativen Basalzellen der Epidermis (besonders ausgeprägt bei erblichen Chromosomenbrüchigkeitssyndromen) gebildet. Sowie eine Punktmutation ein c-onc betrifft, entgleist die Proliferationsmaschinerie.

FPG-Reaktionsfolge Entstehung von Hauttumoren (Plattenepithelkarzinome, Basalzellkarzinome, maligne Melanome, ◘ Abb. 63.4, ◘ Abb. 63.5) bevorzugt bei Menschen mit pigmentarmer Haut (Prototyp: rothaarige Zuwanderer in Australien).

16.2.4.3 Fremdstoffe/-körper

KPG-Auslösefaktoren Sie wirken zumindest als Kokarzinogene.

- **Asbest** als inhalative Umweltnoxe aus Isolationsmaterial initiiert über eine chronische Entzündung nach einer Latenzzeit von etwa 20 Jahren Mesotheliome und Lungenkarzinome (▶ Kap. 35.4.1, ▶ Kap. 34.5.2).
- **Zweiwertige Metalle** wie Nickel führen über eine TP53-Mutation zur Bildung von Sarkomen.
- **Schistosoma haematobium** (Erreger der Bilharziose) dringt in die Blutbahn ein und produziert Eier. Diese gelangen in die Harnblasenwand, provozieren eine chronische Entzündung und stören damit den »epithelio-stromalen Crosstalk«. Es folgt eine reparative Dauerproliferation mit Bildung eines Harnblasenkarzinoms (◘ Abb. 50.4, ◘ Abb. 50.5).
- **Clonorchis sinensis** (chinesischer Leberegel). Seine Larven dringen in die Blutbahn ein, gelangen in die Gallengänge, wo sie zu Parasiten ausreifen und über eine Gallengangsentzündung den »epithelio-stromalen Crosstalk« stören. Es folgt wiederum eine reparative Dauerproliferation mit Bildung eines Gallengangskarzinoms (▶ Kap. 36.3.2).

📖 **Wissensvertiefung**

Asbest

Mikrofasriges, stark kanzerogenes Fremdkörpermaterial, v. a. aus Isolationsmaterial (Verwendung bis Ende 70er-Jahre), z. Z. fulminant steigende Anzahl an Neuerkrankungen.

16.2.4.4 Umweltfaktoren

KPG-Auslösefaktoren Sie führen bei geographischer Häufung zur Bildung bestimmter Tumoren:

- **Nitrosaminquellen** in der Nahrung, u. a. dadurch gehäufte Auslösung von Magenkarzinomen in Japan und China.

- **Feinstaub** (0,10 μm große Partikel) aus Dieselabgasen und aus Zigarettenrauch in geschlossenen Räumen. Dadurch Auslösung von Lungenkarzinomen.
- **Sexualhygiene:** Zervixkarzinom selten bei Frauen, deren Partner beschnitten sind.

16.2.4.5 Manifestationscharakteristik

Allen physikalisch induzierten Tumoren sind folgende Charakteristiken gemeinsam:

- **Familiarität:** negative Stammbaumanalyse, z. T. geographische Häufung.
- **Manifestationszeitpunkt:** meist Erwachsenenalter nach jahrzehntelanger Latenz.
- **Multiplizität:** teils syn-/metachrone Entwicklung von Mehrfachtumoren im Expositionsfeld eines Organs oder Organsystems (Feldkanzerisierung).
- **Organspezifität:** noxen- und applikationsabhängig (z. B. Besonnung → UV-Exposition je nach Hauttyp → Hautkrebs).

16.2.5   Teratogene Tumorigenese

DEF Tumorentwicklung während des Entwicklungswachstums (Ontogenese), meist in Kombination mit Fehlbildung(en). Resultat: dysontogenetische Tumoren (▶ Kap. 16.5).

KPG-Auslösemechanismus Beim Entwicklungs- und beim Tumorwachstum wird die Zellproliferation, -differenzierung, -wanderung und Gewebsmusterbildung durch die gleichen Faktoren kontrolliert. Folglich sind Teratogenese (Fehlbildung) und Tumorigenese (Tumorbildung) nur unterschiedliche Stufen einer intrauterinen Noxenbeantwortung.

16.2.5.1 Manifestationscharakteristik

Allen teratogen induzierten Tumoren sind folgende Charakteristiken gemeinsam:

- **Familiarität:** teils negative Stammbaumanalyse.
- **Manifestationszeitpunkt:** Je nach betroffenem Entwicklungsstadium resultieren, in Abhängigkeit einer Zelle oder eines Gewebes von der Differenzierung, Entwicklungspotenz oder dem Mikroenvironment folgende Läsionen:
  - **Frühe Embryonalphase** → (nur!) Fehlbildung,
  - **spätere Embryonalphase** → Kombination Fehlbildung mit dysontogenetischem Tumor,
  - **fetale/postpartale Phase** → (nur) Tumor,
- **Multiplizität:** meist keine Mehrfachtumoren,
- **Organspezifität:** keine Bevorzugung bestimmter Gewebe/Organe.

📖 **Wissensvertiefung**

Steißteratom (Sacrococcygealteratom)

Häufigster solider Tumor im 1. Lebensjahr, am Becken-ende aus Geweben aller 3 Keimblätter (▶ Kap. 54.6.1.2), kombiniert mit Analatresie, Kreuzbeindefekt, Uterus-Vaginal-Duplikaturen, Spina bifida und Meningozele (▶ Kap. 54.1.5.2).

📖 **Wissensvertiefung**

Diethylstilböstrol

Synthetisches, fehlgeburtenverhinderndes Östrogen der 50er-Jahre, seit den 70er-Jahren vom Markt genommen. Bewirkt bei den Töchtern der damit behandelten Mütter:

- In Embryonalzeit: vaginale Adenose als drüsige Müller-Gang-Wucherungen mit Vaginalfehlbildung (Vagina septa).
- In Pubertät (wegen Hormoneinflusses): ein klarzel-liges Adenokarzinom (◘ Abb. 16.23), hervorgegan-gen aus einer Müller-Gang-Adenose in Vagina und/oder Uterus.

Konsequenz: Medikamente müssen seither auch bezüg-lich ihrer Einwirkung auf die 1. Tochtergeneration getes-tet werden.

16.2.6   Tumorimmunologie

KPG-Auslösemechanismus Die Hauptaufgabe des Immunsystems besteht in der Ausmerzung einge-drungener Fremdorganismen und fremdgewordener Tumorzellen (Tumor-Immunüberwachung). Dies ge-lingt ihr über folgende Mechanismen: Durch Mutation entstehen im Organismus dauernd Zellen mit abartigen Neu-AG (Tumor-AG) oder mit reexprimierten Fetal-AG. Als Folge davon erkennen zytotoxische T-Zellen sie als »Fremdlinge« und zerstören sie.

16.2.6.1 Tumor-AG
■ **Tumor-spezifische AG**

DEF Sie kommen nur in bestimmten Tumorzellen, aber nicht in Normalzellen vor und lösen eine humora-le oder zelluläre Immunreaktion, z. T. auch gegen kör-pereigene AG aus. Dadurch werden Zellen in tumorfer-nen Geweben zerstört und paraneoplastische Syndrome (▶ Kap. 16.3.5.6) ausgelöst.

■ **Tumor-assoziierte-AG**

DEF Sie kommen in Tumor- und Normalzellen vor. Dadurch wird eine zytotoxische Zellreaktion in Gang gesetzt und der Tumor bildet sich spontan zurück (z. B. Uveamelanom des Auges).

Folgende AG sind serologisch und/oder immuno-logisch diagnostisch nachweisbar:

- **Onkofetal-AG** (tumorunspezifische AG): Diese Oberflächen-AG werden in der Fetalzeit expri-miert, von Tumorzellen in größeren Mengen reex-primiert sowie ins Serum abgegeben. Sie lösen kei-ne tumorsuppressive Immunreaktion aus, z. B.
  - **α-Fetoprotein** (AFP) in Leberzellkarzinom und Dottersacktumor (◘ Abb. 54.4),
  - **Karzinoembryonales AG** (CEA) in Magen-Darm-Karzinomen,
  - **Choriogonadotropin** (β-HCG) in Chorion-karzinomen (▶ Kap. 63.5.2.2).
- **Differenzierungs-AG:** Dies sind von Tumorzellen reexprimierte Membran-Glykosphingolipide em-bryonaler Zellen mit Zell-Zell-Kommunikation regulierender Wirkung, z. B.
  - **Prostata-spezifisches AG** (PSA): Prostatakar-zinom (◘ Abb. 52.3),
  - **S-100 AG:** zellzyklussteuerndes und Ca^{2+}-bin-dendes, 100 kD großes Protein, u. a. in Schwann-zell-, Melanozyten-, Lipozyten-Tumoren.

16.2.6.2 Antitumor-Mechanismen

Bei den meisten malignen Neoplasien treten in ge-wissem Umfange folgende Reaktionen auf.

■ **Humorale Immunreaktionen**

Es werden AK gegen tumorassoziierte Oberflächen-AG gebildet. Dadurch wird in einigen Fällen das Tumor-wachstum gehemmt, die Tumorzellen über eine Kom-plementlyse zerstört oder AK-abhängig vernichtet (z. B. Seminom, ◘ Abb. 54.3). Meist bedecken aber die-se AK tumorspezifische AG, sodass sie von zytoto-xischen T-Zellen nicht erkannt werden.

■ **Zellvermittelte Immunreaktionen**

Nach Erkennung des Tumor-AG werden folgende Pro-zesse angestoßen:

- **Direkte Tumorzellzerstörung** durch zytotoxische Effektorzellen, was histologisch an den tumorin-filtrierenden Lymphozyten (TIL) erkennbar ist (◘ Abb. 31.2).
- **Indirekte Tumorzellzerstörung** durch bestimmte Zytokine, die Makrophagen zu »Tumorfressern« umfunktionieren und die natürlichen Killerzellen aktivieren. Folge davon ist eine epitheloidzellig-granulomatöse Entzündung (▶ Kap. 13.3.2) in kon-tributären Lymphknoten eines Tumors in Form sog. sarcoid like lesions.

16

Wissensvertiefung
Versagen der Tumor-Immunüberwachung
(Regelfall!) wegen folgender Mechanismen:
- Immunogenitätsdefizienz der tumorspezifischen AG
- Immuntoleranz wg tumorinduzierter T-Zellapoptose und konsekutiv fehlendem T-Zellklon
- T-Zellineffizienz wegen fehlerhafter HLA-Expression und/oder durch abgeschilferte Tumor-AG blockierte AG-Rezeptoren (HLA-Moleküle)

 Wissensvertiefung
Tumor-Therapiekonzept
In-vitro-Sensibilisierung von AG-Präsentationszellen mit AG-haltigem Tumormaterial.

✉ **Take-home-message**
Immundefekt-Syndrome sind oft mit Tumorbildung assoziiert (gilt v. a. für viral induzierte Syndrome)!

16.2.7 Tumor-Angiogenese

KPG-Auslösemechanismus Nahezu jeder solide maligne Tumor weist Hypoxiephasen auf. Dadurch häufen sich in ihm Faktoren wie HIF-1 (hypoxia inducible factor, ▶ Kap. 49.6.2.2) an, welche growth factors wie den VEGF generieren und dazu beitragen, dass der mitochondriale Apoptoseweg blockiert wird und die darauf ansprechenden Endothelzellen proliferieren.

FPG-Reaktionsfolge Jeder Tumor übernimmt zumindest teilweise das vorbestehende Gefäßnetz des Organismus und verändert nach und nach den betroffenen Gefäßabschnitt. Zum Erreichen einer bestimmten makroskopischen Tumorgröße muss ein Tumor durch folgende Faktoren ein eigenes Gefäßnetz aufbauen.

Tumoreigene Angiogenesefaktoren Dazu gehört der vascular endothelial growth factor (VEGF), der eine Rezeptor-Tyrosinkinase darstellt. Solche Faktoren locken hämatogene Stammzellen und Gefäßendothelien aus der Tumorumgebung an, die entsprechende VEGF-Rezeptoren besitzen. Durch Aktivierung einer Signaltransduktion bringen sie die Endothelzellen zur Proliferation, sodass diese nach Auflockerung der Extrazellulärmatrix durch tumoreigene Matrixmetalloproteinasen ins Tumorgewebe einwandern können, um ein Tumorgefäßnetz zu bilden (◘ Abb. 74.13).

Tumorfremde Angiogenesefaktoren Dazu gehört der Tumornekrosefaktor (TNF-α) aus Makrophagen. Solche Faktoren bewirken ebenfalls eine Proliferation und Einwanderung von Kapillarendothelien ins Tumorgewebe, sodass das Gefäßnetz tiefgreifend umgestaltet wird.

 Wissensvertiefung
Tumor-Therapiekonzept
Antiangiogenesehemmer mit Blockierung bestimmter Schritte in der VEGF-induzierten Signaltransduktion durch Blockierung des VEGF-Rezeptors → Hemmung der Tumor-Angiogenese mit Aushungerung des Tumors.

◉ **Diagnostik:** Angiographie
Diagnostik der Tumorgefäße:
- Inhomogenität mit stärkerer Randdurchblutung
- Kaliberschwankungen mit Stenosen und Dilatationen
- Richtungsänderungen wegen unregelmäßigen Aufzweigungsmusters
- Abbrüche wegen arteriovenöser Shunts.

16.2.8 Multiple Drug Resistance

DEF Recht häufiger Vorgang, bei dem Tumorzellen gegenüber Medikamenten resistent werden, sodass die Tumortherapie nicht mehr wirksam ist.

KPG-Auslösemechanismen Ursächlich sind dafür sind Defekte der multi-drug-resistance-Gene (MDR). Sie codieren für Membranproteine (MRP), die unter ATP-Verbrauch körpereigene und toxische Stoffe wie Bilirubin und Medikamente aus der Zelle heraus transportieren und somit an der Entgiftung des Organismus von körpereigenen und körperfremden Substanzen beteiligt sind (▶ Kap. 45.2).

FPG-Reaktionsfolge Im Verlaufe einer Tumorkrankheit entdifferenziert ein Teil der Tumorzellen so weit, dass sie wieder Eigenschaften primitiver Stammzellen erhalten. Dabei wird auch die Effektivität ihrer MRP mutationsbedingt verändert, sodass sie gegenüber (allen) Zytostatika unempfindlich werden.

16.3 Formalpathogenese

FPG-Reaktionsfolge Ein Tumor entwickelt sich von stammzellartigen Elementen über mehrere Stufen, manchmal sogar mit fließenden Übergängen, zu einem Krebs, sodass die morphologische Abgrenzung gutartiger/bösartiger Tumor manchmal schwierig sein kann (**Borderline-Tumor**). Bei einigen Geweben sind die Krebsvorstufen deutlich erkennbar (**Präkanzerose**) und/oder gehen über nichtinvasive Zwischenstufen (**Carcinoma in situ**) in eine invasive Form über. In einigen Organen lassen sich sogar Karzinome im Stadium der frühen Infiltration mit besonders guter Prognose erfassen (**Frühkarzinom, early cancer**). Diese Veränderungen haben eine besondere klinisch-prognostische Bedeutung.

> ✉ **Take-home-message**
>
> **Diagnostische Merkmale gutartiger Tumoren**
> - **Wachstum:** langsam, verdrängend, expansiv → Umgebungskompression → Druckatrophie, Pseudokapselbildung (◘ Abb. 16.1, ◘ Abb. 60.1).
> - **Tumorkapsel** durch fibröse Stromaverdichtung.
> - **Klinik:** meist stummer Verlauf (Verdrängungssymptomatik!).
> - **Histologie:** Tumorgewebe meist von histogenetischem Muttergewebe kaum unterscheidbar.

> ✉ **Take-home-message**
>
> **Diagnostische Merkmale bösartiger Tumoren**
> - **Wachstum:** schnell mit
>   - Destruktion, Infiltration (◘ Abb. 16.2, ◘ Abb. 43.1),
>   - Ausbreitung entlang bestimmter histologischer Strukturen (z. B. Nervenscheiden),
>   - Lymph-/ Blutgefäßinvasion → Metastasierung.
> - **Tumorkapsel** fehlt ganz oder teilweise → Tumorrezidiv (häufig nach Resektion).
> - **Klinik:** Tumorsymptome sind, wenn auch erst im fortgeschrittenen Stadium, ausgeprägt.
> - **Histologie:** Tumorgewebe ist ein primitives Abbild des Muttergewebes. Die Tumorzellen zeigen folgende Charakteristiken:
>   - Zell- und Kernpolymorphie,
>   - Kernpolychromasie,
>   - Nukleolenvergrößerung,
>   - viele und atypische Mitosen (◘ Abb. 16.9a, ◘ Abb. 16.10),
>   - (Spontan-)Nekrosen.

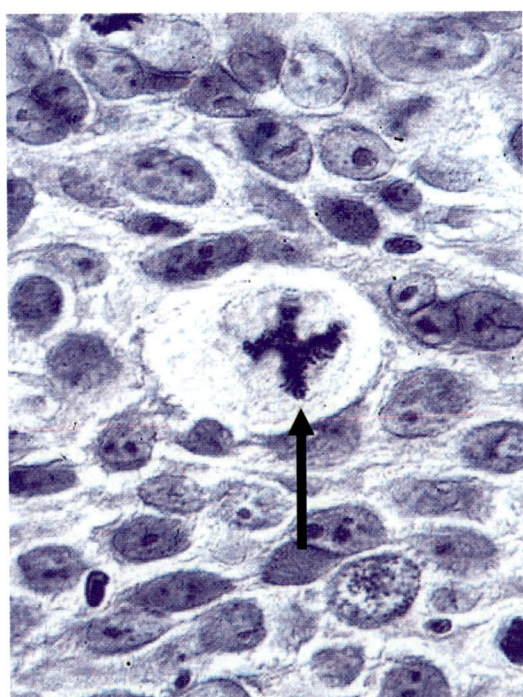
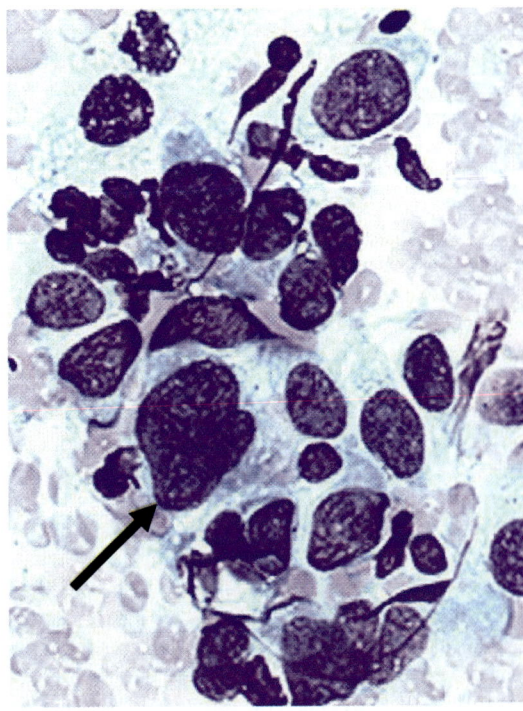

a   b

◘ **Abb. 16.9a,b.** Zytologie der Tumormalignität: **a** atypische Mitosen (Pfeil, Tetradenbildung der Chromosomen) in einem malignen Tumor (Vergr. 1005, Giemsa); **b** Punktionszytologie eines anaplastischen Schilddrüsenkarzinoms mit Polymorphie (Pfeil) der Zellkerne (Vergr. 100, MGG)

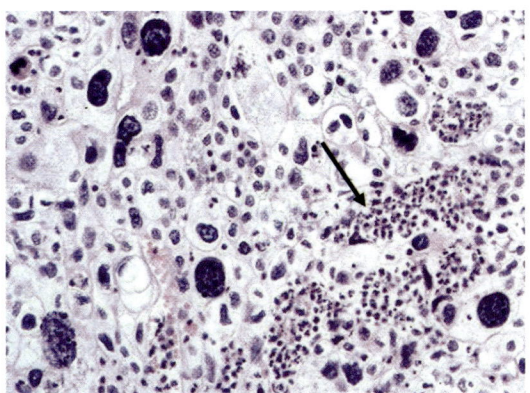

Abb. 16.10. Zellkernpolymorphie eines hochmalignen Tumors mit entzündlichem Begleitinfiltrat (Pfeil, sog. inflammatorisches Karzinom, Vergr. 50, HE)

— **Hyperkeratose:** vermehrte Bildung kernloser Hornschuppen,
— **Parakeratose:** überstürzte Bildung kernhaltiger Hornschuppen,
— **Basalzellhyperplasie:** Verbreiterung der germinativen Zone,
— **lymphozytäre Entzündung** des Stromas (fakultativ). Prognostisch günstig.

DEF Sammelbegriff für Gewebsveränderungen mit statistisch erhöhtem (malignem) Entartungsrisiko.

Einteilung nach Ursache:
— **Präkanzeröse Kondition** wegen konstitutioneller Mutation von Caretaker- und/oder Gatekeeper-Genen.
— **Präkanzeröse Läsion** wegen somatischer Mutation von c-onc und/oder TSG.

Einteilung nach biologischem Verhalten:
— **Fakultative Präkanzerose** mit Übergang in einen malignen Tumor, nur gelegentlich und nach langer Latenz.
— **Obligate Präkanzerose** mit Übergang in einen malignen Tumor, meist häufig und nach kurzer Latenz.

Nachstehend wird die allgemeine Morphologie der häufigsten Präkanzerosen dargestellt.

16.3.1.1 Intraepitheliale Neoplasie/Dysplasie

DEF (Syn.: Dysplasie) Gruppenbezeichnung für die histologische Abweichung eines Epithelgewebes von der Norm bei gestörter Differenzierung aber kontrollierter Proliferation. Reversibilität bei Noxenelimination.

FPG-Reaktionsfolge Die neoplastischen Epithelzellen sind nicht mehr funktionell ausgerichtet (Polaritätsverlust). Sie zeigen eine markante Kerngrößenvariabilität (Kernpleomorphie) und einige Mitosen. Gute Prognose.

In einigen Organen wie Gastrointestinaltrakt ist folgende Reaktionsfolge (Sequenz) etabliert: Metaplasie (▪ Abb. 6.11) → Dysplasie (▪ Abb. 39.1) → Carcinoma in situ → invasives Karzinom (▪ Abb. 6.11, ▪ Abb. 16.11a,b).

16.3.1.2 Carcinoma in situ

DEF Gruppenbezeichnung für Zustände mit hochgradiger, z. T. monomorpher Atypie des (immer mehrreihigen) Epithels (z. B. Plattenepithel, Urothel) mit Po-

---

✉ **Take-home-message**
Zytologische Diagnostik bösartiger Tumor
— **Zellzusammenhalt:** Tumorzellablösung (v. a. bei Oberflächenepithel) wegen Zytodiskohäsivität → abnorme Lagerung einzelner Tumorzellen oder Tumorzellgruppen. Je geringer der Zellzusammenhalt, desto größer der Malignitätsgrad.
— **Isomorphie:** Zellen eines Tumors sind aus einem Zelltyp und gleichen sich dementsprechend.
— **Polymorphie:** stark variierende Größe der Zellkerne als Korrelat der sekundären Polyklonalität.
— **Polychromasie:** stark variierender Chromatingehalt der Zellkerne als Korrelat einer höhergradigen Polyploidie.
— **Mitosestatus:** zahlreiche (z. T. mehrkernige) Zellkerne mit z. T. atypischen Mitosefiguren als Korrelat einer Zellteilungsstörung.
— **Nukleolenstatus:** plump vergrößerte (oft kantige) Nukleolen als Korrelat einer starken Kernaktivierung (▪ Abb. 16.9b).

16.3.1 Präneoplasiemuster

Glossar
Atypie: deskriptiver Begriff für neoplastische Läsionen
Leukoplakie: deskriptiver Begriff für eine weißliche, nicht wegwischbare Oberflächenepithelveränderung (▶ Kap. 3.1.1.4) mit folgenden Läsionen:
▼

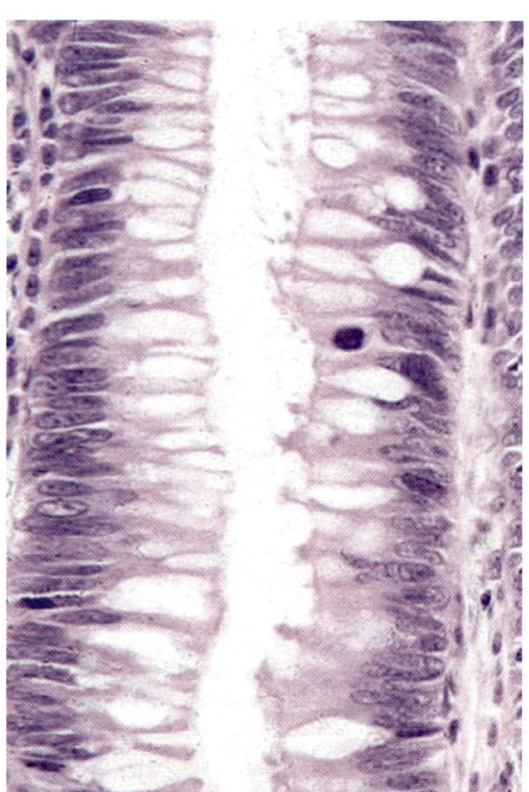
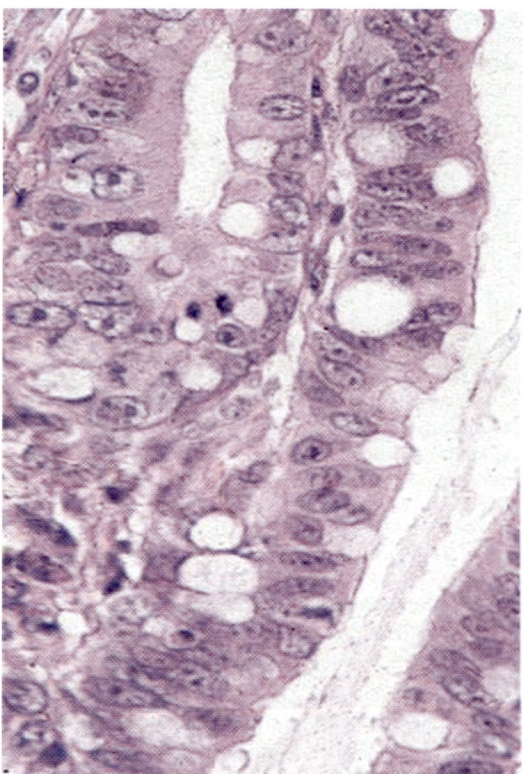

a   b

Abb. 16.11a,b. Metaplasie-Dysplasie-Karzinom-Sequenz bei ein und demselben Patienten: **a** intestinale Metaplasie-Dysplasie, **b** Dysplasie-Carcinoma in situ

laritätsverlust bei intakter durchgehender Basalmembran, unter dem Bilde eines nichtinvasiven Karzinoms (■ Abb. 50.4). Günstige Prognose.

16.3.1.3   Mikroinvasives Karzinom

DEF Sammelbegriff für eine Karzinomfrühform (v. a. Cervix uteri) mit Basalmembrandurchbruch des bedeckenden Epithels und maximaler Invasionstiefe von 3–5 mm. Günstige Prognose.

Hierher gehört auch das Frühkarzinom des Magens mit seiner Wachstumsbegrenzung auf die Schleimhaut und das mikroinvasive Zervixkarzinom (► Kap. 40.6.3.1, ► Kap. 58.4.1).

16.3.2   Chromosomenaberration

Glossar

Euploidie: geradzahliger Chromosomensatz
Aneuploidie: ungeradzahliger Chromosomensatz
Polyploidie: mehrfacher Chromosomensatz

DEF Von der Norm abweichende Chromosomenmuster wegen genominstabilitätsbedingten Genverlusts.

KPG-Formen
- **Primäraberration** wegen Keimzellmutation oder somatischer Mutation einer Stammzelle im postnatalen Organismus entwickelt sich eine Tumorzellfamilie (Zellklon). Dadurch sind die Tumorzellen monoklonal. Dies ist histologisch daran zu erkennen, dass alle Zellen gleich aussehen: Sie sind isomorph (monomorph). Durch eine nachfolgende Genominstabilität tritt eine Dauerproliferation ein (■ Abb. 52.3a).
- **Sekundäraberration** wegen der Genominstabilität geht mit der Zeit chromosomales Material im Sinne einer Gendeletion verloren, was zur Aneuploidie führt und/oder wird in ein anderes Chromosom transloziert. Daraus resultiert eine Dauerproliferation mit Entdifferenzierung. Dies ist histologisch daran zu erkennen, dass die Zellen nicht mehr gleich, sondern unterschiedlich groß/klein und verschieden geformt aussehen: Sie sind polymorph (■ Abb. 52.3b).

- **Tertiäraberration** wegen zusätzlicher Änderungen des Chromosomensatzes im Spät-/Endstadium entwickelt sich ein schnell wachsender, metastasierender Tumor aus Zellen mit Stammzelleigenschaften und mit multidrug resistance. Dies ist histologisch daran zu erkennen, dass die Zellen hochgradig polymorph-verwildert aussehen: Sie sind anaplastisch (◘ Abb. 16.9b, ◘ Abb. 16.10).

16.3.3 Tumorrückbildung

DEF Regressive Veränderungen in einem malignen (z. T. auch benignen) Tumor.

KPG-Auslösefaktoren Zu KPG-Auslösefaktoren, ► Kap. 16.3.7.2:

FPG-Folgereaktionen
- **Nekrosen** durch spontane und/oder iatrogene Massenapoptosen (◘ Abb. 4.1) unter einem koagulationsnekroseartigen Bild ohne Perifokalentzündung. Sie können über die Auslösung eines »Nekroseeliminationsmusters« (► Kap. 5.5) eliminiert oder über eine bakterielle Superinfektion kolliquationsnekrotisch verjaucht werden.
- **Hämorrhagie** (Spontanblutung) wegen Tumornekrose (◘ Abb. 49.15).
- **Vernarbung**: Nach Auslösung eines »Nekroseeliminationsmusters« kann es über ein »fibrodestruktives Muster« (► Kap. 2.4.2) zur Vernarbung des ehemaligen Tumorareals samt Umgebung unter dem Bilde eines sog. ausgebrannten Tumors kommen. Bleiben dabei nur noch die Metastasen des Primärtumors übrig, resultiert ein CUP-Syndrom (► Kap. 16.10).
- **Dystrophe Verkalkung** (► Kap. 5.5.8) entweder nekrotischer papillärer Tumorzellformationen zu sandkornartigen Konkrementen (Psammomkörper, ◘ Abb. 74.14) oder rückgestauten Sekret-/Detritusmaterials zu diagnostisch wichtigen röntgendichten Kalkherden (Radiologie: gruppierter Mikrokalk).

FPG-Folgezustände:
- **Remission:** Tumorrückbildung unter Chemo- und/oder Strahlentherapie.
- **Vollremission:** vollständige Tumorzerstörung durch Chemo-/Strahlentherapie.
- **Spontanremission:** komplettes/vollständiges Verschwinden eines bösartigen Tumors ohne Behandlung.

- **Time-to-relapse** (TTR): Zeitspanne vom Zeitpunkt der Tumorremission bis zum Neuauftauchen von Tumor(herden).
- **Rezidiv:** erneutes Auftreten eines Tumors nach chirurgischer Resektion oder nach Vollremission in folgenden Formen:
  - **Frührezidiv:** (geringe Abwehr). Das Rezidiv tritt nach Monaten, meist an gleicher Stelle (Lokalrezidiv) des Primärtumors auf.
  - **Spätrezidiv:** (gute Abwehr). Das Rezidiv tritt erst nach Jahren, meist an anderer Stelle (Fernrezidiv) als der Primärtumor auf.

16.3.4 Lokalkomplikation

> **Glossar**
>
> **Infiltration:** Zustand nach (meist) örtlich begrenzter Besiedelung eines Gewebes durch Tumorzellen.
> **Invasion:** Vorgang des Eindringens von Tumorzellen in Gefäße.
> **Penetration:** Durchdringen von Tumorzellen in ein umliegendes Gewebe ohne makroskopischen Defekt.
> **Perforation:** Durchdringen von Tumorzellen in ein umliegendes Gewebe mit makroskopischem Defekt.

> 📖 **Wissensvertiefung**
>
> **Tumorkrankheit**
> Summe aus Tumor-(Wachstum), Metastasierung und lokalen und/oder systemischen Komplikationen.
> **Tumorsymptomatik**
> Sie tritt bei Tumoren ohne unmittelbar begrenzende anatomische Strukturen meist erst spät durch Lokalkomplikationen auf. Sie bedeutet meist eine Prognoseverschlechterung.

16.3.4.1 Infiltration
FPG-Folgezustände nach erfolgter Infiltration:
- **Konzentrische Ummauerung** (Striktur) oder Kompression (Stenose) eines Hohlorgans/Gangsystems durch das Tumorinfiltrat. Dadurch wird ein »Stenosemuster« (► Kap. 2.3.2) erzwungen.
- **Kontinuierliche Tumorinfiltration** in die Umgebung in Form einer sog. Verwachsung. Bei der Palpation fällt sie als fehlende Tumorverschieblichkeit (Frühsymptom) auf.

Kann sich ein Tumor an seinem Entstehungsort ohne anatomische Barriere ausbreiten, die eine lokale Funktionsstörung (wie »Stenosemuster«, Verdrängungssymptomatik) induzieren könnte, so wird er meist erst spät symptomatisch (meist infauste Prognose). Hierzu gehören v. a. die Ösophagus- und Magenkarzinome.

16.3.4.2 Nekrose

KPG-Auslösemechanismen
- **Spontane und/oder therapiebedingte Apoptosen:** z. T. in Form von Massennekrosen (◘ Abb. 16.12),
- **Gefäßzerstörung** durch tumoreigene Zytokine wie der makrophagozytäre Tumornekrosefaktor (TNF-α),
- **Gefäß-»Zerstörung«** durch Anti-Angioneogenese,
- **Gefäßnetzinsuffizienz** bei raschem Tumorwachstum. Hier kommt es zu einem Missverhältnis Tumormasse/Tumorgefäßnetz. Daraus resultiert eine atrophieassoziierte Apoptose.
- **Vaskulär-ischämische Nekrose** wegen thrombotischen, kompressions- oder torsionsbedingten Gefäßverschlusses (selten!) oder therapeutischer Tumorembolisation.

FPG-Reaktionsfolgen mit lokaler Manifestation:
- **Schmerzfreie Nekrose** wegen fehlender Begleitentzündung mit nachfolgender Tumorulzeration.
- **Tumorulzeration** auf der Haut-/Schleimhautoberfläche nach Tumorzerfall und Auslösung eines »Nekroseeliminationsmusters« (▶ Kap. 5.5). Daraus resultiert ein Tumorulkus (◘ Abb. 32.1).
- **Tumorkolliquation** wegen Proteolyse der Tumornekrose. Dadurch Tumorlyse mit Neigung zur Fistelung.
- **Fistelbildung** wegen Auslösung eines »Nekroseeliminationsmusters« (▶ Kap. 5.5) mit nachfolgender Kavernisierung des ehemaligen Tumorbezirks.

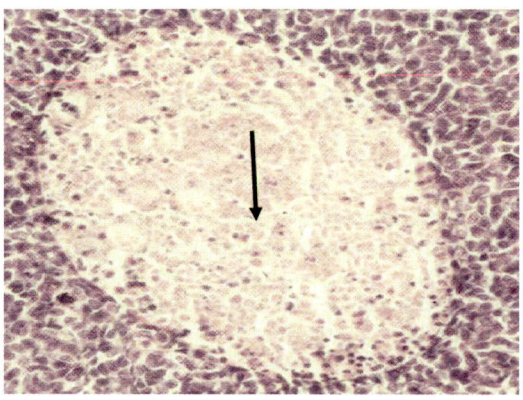

◘ **Abb. 16.12.** Spontane, areaktive Tumornekrose (Pfeil) in einem kleinzelligen Lungenkarzinom (Vergr. 25, HE)

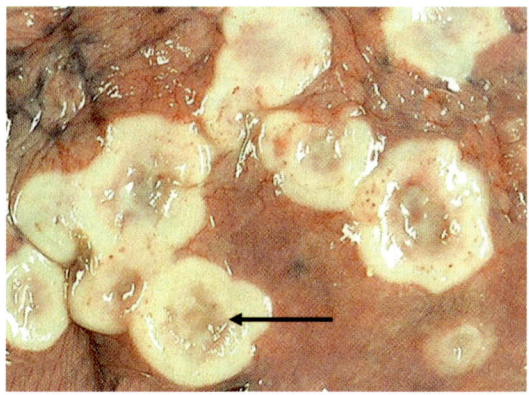

◘ **Abb. 16.13.** Tumornekrose in Form eines Krebsnabels (Pfeil) in den Lebermetastasen (Fibrosarkommetastase)

- **Krebsnabel-Bildung** auf der Organoberfläche in Form einer zentralen, nekrosebedingten fibrös-narbigen Einziehung eines Tumorherdes (◘ Abb. 16.13).

FPG-Reaktionsfolge mit systemischer Manifestation: Tumorfieber, Erbrechen, Bradykardie.

16.3.4.3 Fehlzirkulation

KPG-Auslösemechanismus Unterbrechung der tumorumgebenden Zirkulation durch komprimierendes und/oder infiltrierendes Tumorwachstum und/oder Bildung gerinnungsfördernder Tumorsubstanzen.

FPG-Reaktionsfolgen
- **Blutabflussstörung** (häufig) mit/ohne Bluteindickung und nachfolgender Thrombose.
- **Arrosionsblutung** mit Hämoptyse, Hämatemesis, Meläna, Hämaturie, Metrorrhagie, hämorrhagischem Erguss. Gefahr der tödlichen Verblutung.

> **Klinik**
>
> Blutiger Erguss ist bis zum Beweis des Gegenteils immer krebsverdächtig!

16.3.4.4 Fehlfunktion

KPG-Auslösemechanismen Meist Tumor/Metastasen bedingte Gewebsdestruktion oder -kompression.

FPG-Reaktionsfogen
- **Hohlorganstenose** wegen Tumorexpansion mit Auslösung des »Stenosemusters« (meist Spätsymptom (▶ Kap. 2.3.2).
- **Abfluss-/Zuflussstörung**, Mangeldurchblutung, inspiratorische Dyspnoe.

- **Nervenscheideninfiltration** mit Leitungsunterbrechung und/oder Schmerzen,
- **Stabilitätsverlust** des Knochens bei Osteolyse (◘ Abb. 77.9) → Frakturneigung.
- **Funktionsverlust** eines Gewebes wegen Metastasen bedingter Zerstörung mit nachfolgendem Organversagen.

Klinik

Tumorbedingte Dysfunktionszeichen:
- Atem-, Schluck-, Defäkations-, Miktionsstörung wegen Stenose
- diffuse Schmerzen wegen Nervenscheideninfiltration
- Knochenschmerzen wegen (osteolytischer) Knochenmetastasen

16.3.5 Systemkomplikation

Sie finden sich bei fortgeschrittener Tumorkrankheit.

16.3.5.1 Metastasierung
Sie kommt gelegentlich bereits in der Frühphase vor.

16.3.5.2 Kachexie
DEF Körpergewichtsabnahme mit allgemeinem Kräfteverfall und subjektiv schlechtem Allgemeinbefinden.

KPG-Auslösefaktoren
- Schluckstörung mit verminderter Nahrungsaufnahme,
- Verdauungsstörung mit verminderter Nahrungsverwertung,
- TNF-α-Bildung aus tumor-AG-aktivierten Makrophagen. Dies bedingt über eine Leptinbildung (Fettzellhormon) eine Inappetenz mit Nahrungsverweigerung. Der Patient entwickelt bei allgemein gesteigertem Energieverbrauch einen charakteristischen Widerwillen gegen Fleisch.

16.3.5.3 Anämie
KPG-Auslösefaktoren
- Blutverlust wegen Arrosionsblutung,
- Reifungsstoffmangel für Blutzellen,
- paraneoplastische antierythrozytäre AK,
- tumorbedingte Verdrängung des blutbildenden Knochenmarks.

16.3.5.4 Fieber
KPG-Auslösefaktoren
- Pyrogene Substanzen aus Tumorzerfallsmaterial,
- pyrogene Zytokine (IL-1) aus tumor-AG-aktivierten Makrophagen,
- bakterielle Sekundärinfekte der Tumornekrosen, v. a. bei allgemeiner Resistenzschwäche.

✉ **Take-home-message**
B-Symptomatik (v. a. beobachtet bei Hodgkin-Lymphomen): Allgemeinbeschwerden in Form von Gewichtsverlust mit Fieber und Nachtschweiß → Prognoseverschlechterung.

16.3.5.5 Bradykardie
KPG-Auslösefaktoren Durch Nekrose entstanden:
- Bildung toxischer negativ-chronotroper Peptide durch Tumorzellen.
- Bildung von TNF-α durch tumor-AG-stimulierte Makrophagen.

Daraus resultiert eine bis zum Herzstillstand reichende Bradykardie (Tumortod).

16.3.5.6 Paraneoplastisches Syndrom
DEF Wenig häufige Gruppe krankhafter, systemischer Allgemeinerscheinungen, die an das Vorhandensein eines Tumors gebunden sind und sich nach seiner Entfernung wieder zurückbilden können.

KPG-Auslösefaktoren
- Zellzerstörung durch autoreaktive AK gegen Tumor-AG und Selbst-AG sowie Apoptose,
- Funktionsstörungen durch Synthese endokrin wirkender oder enzymatisch aktiver Tumorpeptide.

▪ Endokrine Paraneoplasien
Sie treten bei folgenden Neoplasiegruppen auf:
- Neuroendokriner Tumor mit ektoper Hormonbildung,
- Tumor mit Bildung eines hormonähnlichen Peptids.

Resultat: endokrine Allgemeinstörungen wie Cushing-Syndrom, Karzinoidsymptomatik, extrapankreatisches Hypoglykämiesyndrom, Hyperkalzämiesyndrom und SIADH-Syndrom (▶ Kap. 66.1).

▪ Neuromuskuläre Paraneoplasien
Sie gehen
- auf eine tumorbedingte Aktivierung latenter Viren,
- auf einen Autoaggressionsprozess oder

━ auf einen Verbrauch neural wichtiger Metabolite zurück.

Resultat: Zerstörung oder Funktionsstörung von Nervenzellen und/oder Muskelfasern.

■ Hämatologische Paraneoplasien

Sie beruhen auf folgenden Prozessen:

━ Tumor bildet zytotoxische Substanzen oder zytotoxische Antikörper gegen Zellen des blutbildenden Knochenmarks. Resultat: Anämie oder (Pan)-Zytopenie.

━ Tumor bildet Knochenmark stimulierende Peptide. Resultat: Polyglobulie oder leukämoide Reaktion.

━ Tumor bildet thromboplastische oder fibrinolytische Substanzen. Resultat nach Einschwemmung in die Blutbahn: Thrombose/Embolie oder disseminierte Intravasalgerinnung mit Verbrauchskoagulopathie (▶ Kap. 10.5.3.3).

■ Kutane Paraneoplasien.

Sie sind gegenüber den anderen Paraneoplasieformen äußerst selten. Sie lassen aber bei dermatologischer Kenntnis in Form einer Blickdiagnose einen Rückschluss auf den Primärtumor zu. Sie bestehen in

━ warzenähnlichen Läsionen,
━ abnormen symmetrischen oder systemischen Hautverhornungen,
━ makulösen täglich variablen Erythemen,
━ exzessivem Körperhaarwuchs.

16.4   Tumor-Klassifizierung

DEF International standardisierte Einteilung eines Tumors nach Maßgabe der WHO und der UICC hinsichtlich

━ geweblicher Herkunft (Typing),
━ Ausbreitung (Staging),
━ Malignitätsgrad (Grading).

16.4.1   Stadieneinteilung

DEF Kurzbezeichnung für das Stadium einer Tumorkrankheit nach 3 Kriterien, die zusammen das TNM-System ergeben:

━ **T:** (Primär-) **T**umor-Größe
━ **N:** (lympho-) **n**odaler Befall
━ **M:** (hämatogene Fern-) **M**etastasen.

16.4.2   Graduierung

DEF Bewertung des histologischen Übereinstimmungsgrades eines Tumor mit seinem Ursprungsgewebe und seiner Zellanaplasie

━ **G1:** hohe Differenzierung/Malignität
━ **G2:** mittelgradige Differenzierung/Malignität
━ **G3:** geringgradige Differenzierung/Malignität
━ **G4:** keine Differenzierung/sehr hohe Malignität, Entdifferenzierung (anaplastischer Tumor).

> **Klinik**
>
> **Prognose beeinflussende Faktoren**
> **Prinzip:** Je undifferenzierter ein Tumor, desto bösartiger, desto schneller wachsend, desto mitosereicher, desto strahlenempfindlicher, desto spontannekrosereicher.

16.5   Dysontogenetischer Tumor

DEF Sammelbegriff für teratogenetische, oft mit Fehlbildungen kombinierte Tumoren.

KPG-Auslösemechanismus In der Embryonalphase bleibt wegen einer Mutation von Differenzierungsgenen und von Genen, welche die räumliche Anordnung der Zellen zu Gewebsmustern kontrollieren, Keimzellen in einem »tumorpermissiven Mikroenvironment« zurück, sodass sich bei blockierter Weiterdifferenzierung Tumoren entwickeln.

FPG-Reaktionsfolge Die resultierenden Tumoren können sich von folgenden Zellen herleiten:

━ Totipotente, unbefruchtete Keimzellen. Dadurch Bildung von Mischgewebstumoren (▶ Kap. 16.5.1).
━ Undifferenzierte, multipotente Zellen einer Organanlage. Dadurch Bildung embryonaler Tumoren (▶ Kap. 16.5.2).
━ Nicht rückgebildete Zellen einer Organanlage. Dadurch Bildung embryonaler Restgewebstumoren (▶ Kap. 16.5.3).

16.5.1   Teratom

DEF Gruppenbezeichnung für variabel häufige, teratogenetische Tumoren charakterisiert durch ein ungeordnetes Nebeneinander von Differenzierungsprodukten aller 3 Keimblätter mit Manifestation im Kindes- und Erwachsenenalter.

Sie kommen meist in den Keimdrüsen vor, treten aber selten auch in der sog. Mittellinie von Mediastinum (Thymus), Retroperitoneum oder Gehirn (Epiphysenregion) auf. Je nach Ausreifungsgrad werden sie in reife und unreife Teratome untergliedert (▶ Kap. 62.4.4).

16.5.2 Embryonaler Tumor

DEF (Syn.: Blastome) Gruppenbezeichnung für seltene, hochmaligne Tumoren aus undifferenzierten Zellen einer Organanlage und somit aus der Gruppe der teratogenetischen Tumoren, meist mit intrauteriner Entstehung und Manifestation in den ersten Lebensjahren.

16.5.2.1 Neuroblastom
DEF Seltene Gruppe hochmaligner embryonaler Tumoren aus kleinen zytoplasmaarmen Zellen des sympathischen Nervensystems (◘ Abb. 16.14), oft assoziiert mit anderen Systemerkrankungen, mit der Potenz zu sekundärer Ausreifung und/oder Spontanremission und entsprechendem Dignitätswechsel (▶ Kap. 69.1.2), Manifestation im Kindesalter.

16.5.2.2 Nephroblastom
DEF Seltene Gruppe hochmaligner Tumor aus undifferenzierten, metanephrischen Blastzellen mit Manifestation im Kindesalter, oft assoziiert mit Nieren- und Urogenitalfehlbildungen, mit charakteristischer Ausbildung einer blastemischen und stromalen Komponente (▶ Kap. 49.6.3.1) nach »epithelio-mesenchymaler Transition« (▶ Kap. 15.2.3).

16.5.3 Embryonaler Restgewebstumor

DEF Gruppenbezeichnung für seltene, meist semimaligne Tumoren aus Resten nicht zurückgebildeten, embryonalen Gewebes. Manifestation meist im Erwachsenenalter.

16.5.3.1 Kraniopharyngeom
DEF Gruppenbezeichnung für seltene, semimaligne Tumoren mit plattenepithelial-retikulärem Gewebsmuster aus Resten der embryonalen Kiemengangsauskleidung und entsprechender Lokalisation am Boden des 3. Ventrikels oder des Chiasma opticum (◘ Abb. 67.2).

16.5.3.2 Mesodermaler Mischtumor
DEF (Syn.:Müller-Mischtumor) Gruppenbezeichnung für seltene, semimaligne Endometriumtumoren aus pluripotenten Resten der Müller-Gänge, von denen sich über eine »epithelio-mesenchymale Transition« (▶ Kap. 15.2.3) der Uterovaginalkanal herleitet, mit histologischem Aufbau aus epithelialen und mesodermalen Komponenten, die jede für sich variabel maligne entarten kann (▶ Kap. 59.5.3).

16.6 Nichtepithelialer Tumor

DEF Sammelbegriff für Tumoren ohne epitheliale Differenzierung, die nach ihrem Ursprungsgewebe benannt werden.

◘ **Abb. 16.14.** Embryonaler Tumor: Neuroblastom aus zytoplasmaarmen Zellen in rosettenförmiger Anordnung (Pfeil, Vergr. 50, HE)

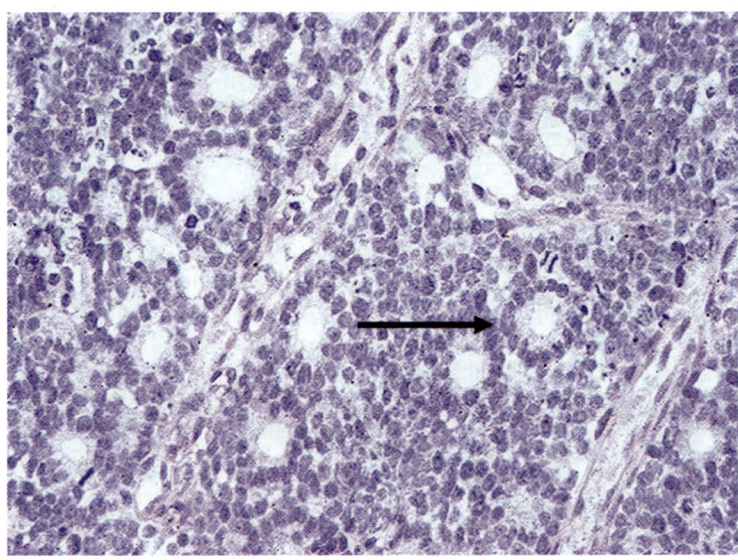

MAK Wachstumsmuster:

- **Uninodulär:** diffuser oder gut umschriebener Tumor (Cave: Fehleinschätzung als benigner Tumor!) in Form eines Einzelherdes.
- **Multinodulär:** aus mehreren, dicht zusammen liegenden Herden bestehender Tumor (◨ Abb. 3.2).
- **Lobuliert:** Tumor mit läppchenförmigem Aufbau, v. a. auf der Schnittfläche.
- **(Multi)-polypoid:** Tumor mit polypösem Wachstum (Extremfall: botryoides Rhabdomyosarkom, traubenartiger Tumoraufbau).
- **Mikrozystisch:** Tumor mit kleinzystischem Aufbau, v. a. auf der Schnittfläche (insbesondere bei Gefäßtumoren, ◨ Abb. 20.3a,b).

MIK Wachstumsmuster:

- **Solid:** Tumor ohne erkennbare Substrukturierung.
- **Lobuliert:** Tumor mit läppchenartiger Substrukturierung durch bindegewebige Septen.
- **Alveolär:** lobulierter Tumor mit Nachahmung von Alveolen durch zellulären Kohäsionsverlust in den Lobulizentren.
- **Epitheloid:** Tumorzellen liegen ohne nennenswerte Extrazellulärsubstanz epithelähnlich dicht beisammen.
- **Myxoid:** Sternförmig primitive Tumorzellen bilden mukopolysaccharidreiche Extrazellularsubstanz.
- **Faszikulär:** Tumorzellen wachsen in Form bindegewebig separierter Bündel.
- **Plexiform:** Tumorzellen bilden sich aufzweigende Bündel, die sich gegenseitig (senkrecht) durchdringen.
- **Storiform:** Tumorzellen bilden Bündel, die sich wagenradähnlich, resp. strohmattenförmig wirbelig durchflechten (storia, lat. = Strohmatte).
- **(Pseudo-)glandulär:** Tumorzellen bilden nach »mesenchymo-epithelialer Transition« vereinzelt Drüsen.
- **Palisadenbildend:** fischzugartig zusammengelagerte Tumorzellen mit reihenweise hintereinander liegenden Kernen (◨ Abb. 75.1).
- **Inflammatorisch:** Tumorzellen induzieren wegen Zytokinbildung ein entzündliches Infiltrat im Tumorstroma (◨ Abb. 79.1).
- **Klein-rundzellig:** Breiartiger Tumor ohne Zellkohäsion besteht aus undifferenzierten, kleinen rundkernigen Tumorzellen.
- **Pleomorph:** benigner oder maligner Tumor mit auffälliger Kerngrößenvariabilität bis hin zu Riesenzellen.

◼ Mesenchymaltumor

DEF Tumorgruppe aus Derivaten des Mesoderms und des Mesenchyms als pluripotent embryonalem Stützgewebe unter dem Bilde von Binde-, Stütz- und Muskelgewebstumoren mit mesenchymtypischem vimentinhaltigem Zytoskelett.

Die Zellen des hämato-/lymphopoetischen Systems sind zwar Mesodermabkömmlinge, bilden aber eine eigene Tumorgruppe (Leukämien, ▶ Kap. 26.4; Lymphome, ▶ Kap. 27.3).

◼ Weichteiltumor

DEF (Syn.: soft tissue tumor) Gruppenbezeichnung für nichtepitheliale Tumoren aus Zellen des extraskelettalen Gewebes oder des peripheren Nervengewebes.

◼ Benigner Nichtepithelialtumor

DEF Insgesamt sehr häufige Gruppe, langsam wachsender, nichtepithelialer Tumoren, die wegen ihrer großen histologischen Ähnlichkeit zu ihrem Ursprungsgewebe nach dem Muttergewebe mit der Endigung »-om« bezeichnet werden (z. B. Fettgewebstumor: Lipom).

✉ **Take-home-message**

Benigne Weichteiltumoren können wegen Symptomarmut und langsamen Wachstums sehr groß werden (Rucksack-Tumor!)

◼ Maligner Nichtepithelialtumor

DEF Insgesamt seltene Gruppe meist rasch destruktiv wachsender, nichtepithelialer Tumoren mit (meist) fischfleischartiger Schnittfläche, mit der entsprechenden Bezeichnung als Sarkome (sarkos, gr. = Fleisch) und Metastasierungsneigung.

16.6.1   Fibrozytentumor

16.6.1.1 Fibrom

DEF Sehr häufige Gruppe benigner, scharfbegrenzter Tumoren aus spindelförmigen Fibrozyten mit, je nach Kollagenfasergehalt, variabler Konsistenz (▶ Kap. 64.3.4.1).

16.6.1.2 Fibrosarkom

DEF Seltene Gruppe maligner, unscharf-begrenzter, metastasierender Tumoren aus spindelförmigen und polymorphen Tumorzellen mit (meist) histologischem Fischgrätenmuster (▶ Kap. 64.3.4.2).

16.6.2 Muskeltumor

16.6.2.1 Leiomyom

DEF Sehr häufige Gruppe, benigner, meist multipler Tumoren aus reifen Leiomyozyten in wirbeliger Anordnung mit regressiven Läsionen wie Hyalinisierung und Verkalkung, jedoch ohne Nekrosen. Sie machen oft durch eine Verdrängungssymptomatik und die Ausbildung von »Stenosemustern« (▶ Kap. 2.3.2) auf sich aufmerksam (◙ Abb. 60.1).

16.6.2.2 Leiomyosarkom

DEF Seltene Gruppe maligner Tumoren aus unreifen, mitotisch aktiven Leiomyozyten, mit Ausbildung regressiver Läsionen v. a. in Form von Nekrosen. Sie fallen oft durch Ausbildung von »Stenosemustern« auf (◙ Abb. 3.2).

16.6.2.3 Rhabdomyom

DEF Extrem seltene Gruppe benigner Tumoren aus reifen quergestreiften Muskelzellen in Form spinnenförmiger vakuolisierter Tumorzellen oft mit zytoplasmatischer Querstreifung (◙ Abb. 76.3).

16.6.2.4 Rhabdomyosarkom

DEF Seltene Gruppe hochmaligne Tumoren aus embryonalen, polymorphen (Skelett-)Muskelzellen mit nur selten nachweisbarer zytoplasmatischer Querstreifung, mit regressiven Läsionen in Form von Nekrosen (▶ Kap. 76.5.2).

16.6.3 Fettgewebstumor

16.6.3.1 Lipom

DEF Sehr häufige Gruppe benigner Tumoren aus reifen, monovakuolär Fett speichernden Zellen in Form sog. Adipozyten mit perfekter Fettgewebsnachahmung, aber ohne fettgewebstypische Lobulärgliederung (◙ Abb. 16.1).

16.6.3.2 Liposarkom

DEF Seltene Gruppe von Tumoren variablen Malignitätsgrades aus multivakuolär Fett speichernden Zellen in Form sog. Präadipozyten mit variablen regressiven Läsionen (◙ Abb. 16.15) in Form von Nekrosen und teils myxoider Stromaumwandlung (▶ Kap. 64.3.4.5).

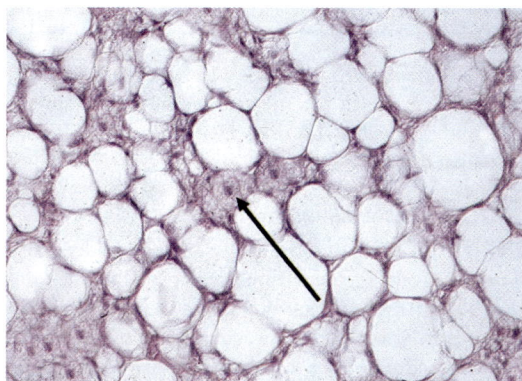

◙ **Abb. 16.15.** Hochdifferenziertes Liposarkom mit teilweise plurivakuolären Fettzellen (Pfeil, Vergr. 50, HE, Interferenzkontrast)

16.6.4 Knorpeltumor

16.6.4.1 Chondrom

DEF Seltene Gruppe langsam wachsender, benigner harter Tumoren aus reifen Chondrozyten mit perfekter Nachahmung hyalinen Knorpelgewebes (▶ Kap. 77.6.1).

16.6.4.2 Chondrosarkom

DEF Seltene Gruppe rasch wachsender, maligner Tumoren aus auffällig polymorphen Chondrozytenvorläuferzellen mit Partialimitation hyalinen Knorpelgewebes und mit regressiven Veränderungen (▶ Kap. 77.6.1).

16.6.5 Knochentumor

16.6.5.1 Osteom

DEF Wenig häufige Gruppe sehr langsam wachsender, benigner Tumoren aus Osteozyten mit perfekter Imitation spongiösen Knochengewebes mit Faser-/Fettmark. (▶ Kap. 77.6.2.1).

16.6.5.2 Osteosarkom

DEF Häufigste, hochmaligne Skelettumorgruppe aus pluripotenten Osteozytenvorstufen mit polymorphzellig-sarkomatösem Stroma sowie mit unverkalktem Tumorosteoid und wirrer Tumorspongiosa (◙ Abb. 77.6). Je nachdem, ob die Tumorzellen growth factors und/oder Zytokine produzieren, resultieren osteoplastische oder osteolytische Subtypen (▶ Kap. 77.6.2.3).

16.7 Semimaligner Tumor

DEF Sammelbegriff für destruktiv wachsende, rezidivierende, praktisch nie metastasierende, nichtepitheliale und epitheliale Tumoren. Der häufigste ist das Basalzellkarzinom.

16.7.1.1 Basalzellkarzinom

DEF Häufige Hauttumorgruppe aus basaloiden, zapfenartig angeordneten, wenig polymorphen Zellen mit palisadenartiger Ausrichtung der peripheren Tumorzellen zum Stroma. Meist wegen UV-Aktivierung des Signaltransduktionsweges in Stammzellen der basalen Hautschicht mit Differenzierungspotenz in histogenetischer Richtung des Haarfollikelapparates (◘ Abb. 63.4, ▶ Kap. 64.3.4.1).

16.8 Benigner Epitheltumor

> **Glossar**
>
> **Papille**: deskriptiver Begriff für warzenförmige Erhebung
> **aden-** (Wortteil, gr. = sattsam): Drüse

DEF Sammelbegriff für sehr häufige Tumoren der Oberflächen- oder Drüsenepithelien.

FPG Je nachdem, ob das Tumorepithel sich bäumchenartig- oder röhrenförmig faltet, entstehen Papillome oder Adenome.

16.8.1 Papillom

DEF (Syn.: Zottengeschwulst) Gruppenbezeichnung für breitbasige Oberflächentumoren mit Auffaltung des Tumorepithels über ein fingerförmig verästeltes, gefäßführendes Stroma mit folgenden Wuchsformen:
- **(Exophytisches) Papillom** (häufigste Form): Der Tumor wächst über das Oberflächenniveau des Ausgangsepithels hinaus.
- **Endophytisches Papillom** (seltene Form): Der Tumor wächst unter das Oberflächenniveau des Ausgangsepithels (invertiertes Papillom) und wird größtenteils von letzterem überdeckt. Resultat: glatte Tumoroberfläche, Vortäuschung einer Invasivität. (Cave: Rezidivneigung!).

Je nach Ausgangsepithel entstehen folgende Papillomformen, die, wenn in Hohlorganen entstanden, durch »Stenosemuster« (▶ Kap. 2.3.2) auffallen.

16.8.1.1 Basalzellpapillom

DEF (Syn.: Verruca seborrhoica, Alterswarze) Sehr häufige, kappenförmige, meist dunkelbraune Epidermiswucherung aus zapfenförmig abwärtswachsenden Stachelzellen (Akanthose) mit mikrofokalen Verhornungen unter dem Bilde von (Pseudo-)Hornzysten (▶ Kap. 64.3.1.2).

16.8.1.2 Schleimhautpapillom

DEF Gruppe sehr häufiger, bäumchenartig verzweigter Wucherungen von Zylinder- oder Plattenepithelien. Diese Tumoren kommen v. a. in Mundhöhle, Nase (dort z. T. als invertierte Form), Nasopharynx und Larynx vor (◘ Abb. 30.1).

16.8.1.3 (Drüsen-)Ausführgangpapillom

DEF Wenig häufige Gruppe von Tumoren exokriner Drüsen mit gleichem Wachstumsmuster wie ein Schleimhautpapillom.

16.8.1.4 Urothelpapillom

DEF Sehr häufige Gruppe, zottenförmig sich verzweigender Urothelwucherungen mit Urotheldicke <7 Zelllagen und gefäßreichem Stroma (oft multifokal) in den ableitenden Harnwegen. Potenzielle Präkanzerose!

FPG-Reaktionsfolge Das Tumorgewebe ist wegen seiner Exposition im Harnstrom leicht lädierbar und führt, diagnostisch nutzbar, über Stromamikroeinrisse zur Mikrohämaturie (▶ Kap. 50.5.1).

16.8.2 Adenom

DEF Gruppenbezeichnung für insgesamt sehr häufige Drüsentumoren in Form gewucherter Epithelfalten oder -schläuchen in oder auf einem Stroma. Sie sind bei entsprechender Sekretion gekammert.

Je nach Ausgangsgewebe entstehen folgende Formen.

16.8.2.1 Solides Adenom

DEF Gruppenbezeichnung für wenig häufige Tumoren aus drüsigen Epithelwucherungen in einem Stroma, mit Ausbildung einer fibrösen Tumorkapsel und entsprechend scharfer Abhebung vom umgebenden Muttergewebe (◘ Abb. 3.16, ◘ Abb. 16.16).

16.8.2.2 Tubuläres Adenom

DEF (Syn: Zottenpolyp) Gruppenbezeichnung für häufige, endoskopisch erkennbare, (meist) gestielte Schleimhauttumoren in einem Hohlorgan mit glatter Oberfläche aus knäuelförmigen Drüsenschläuchen

16

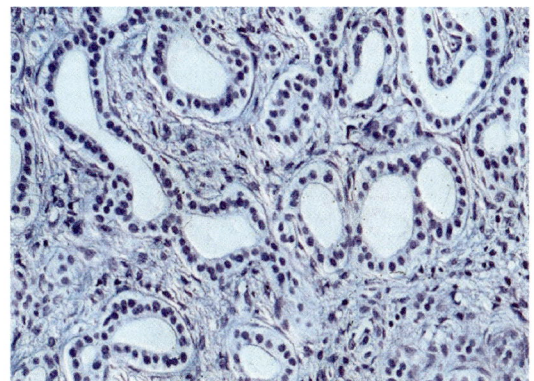

◘ **Abb. 16.16.** Solides Adenom aus gewucherten Drüsenschläuchen und reichlich peritubulärem Stroma (Vergr. 50, HE, Interferenzkontrast)

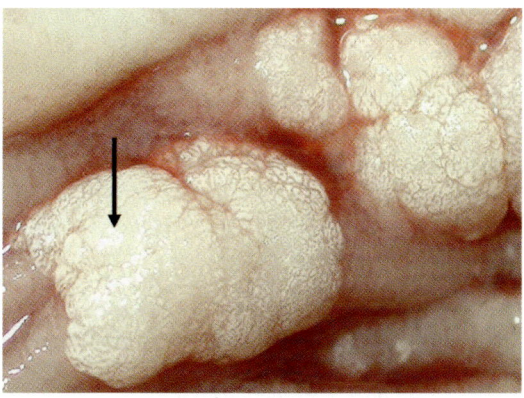

◘ **Abb. 16.17.** Tubuläre Adenome (Pfeil) der Kolonschleimhaut mit glatter Oberfläche

und variabler Muzinbildung (Schleimhautpolyp), mit geringer maligner Entartungspotenz (v. a. bei Tumormultiplizität). Der Tumor kann kongenital und multipel (familiäre adenomatöse Polypose, ◘ Abb. 42.9) vorkommen (► Kap. 42.6.1). Endoskopie: Polyp mit glatter Oberfläche (◘ Abb. 16.17), kaum Blutungsneigung.

16.8.2.3 Flaches Adenom

DEF (Syn.: flat adenoma) Gruppenbezeichnung für tubuläre Adenome des Dickdarms, die endoskopisch als flache Erhabenheit oder als eingesunkener Herd imponieren. Der Tumor findet sich v. a. bei chronisch-entzündlichen Darmerkrankungen und besitzt ein malignes Entartungspotenzial.

16.8.2.4 Villöses Adenom

DEF (Syn.: Warzenpolyp) Gruppenbezeichnung für häufige, meist breitbasig dem Hohlorgan aufsitzende Schleimhauttumoren aus zottenförmigen, atypischen Zylinderepithelverbänden und variabler Muzinbildung mit horizontalem Wachstumsgradienten und einem gefäßreichen Zottenstroma sowie malignem Entartungspotenzial (◘ Abb. 16.18). Endoskopie: zottige, leicht lädierbare, raue Oberfläche mit Blutungsneigung (► Kap. 42.6.1).

16.8.2.5 Zystadenom

DEF Gruppenbezeichnung für eher seltene Tumoren aus gewucherten Epithelien mit sekretstaubedingter Hohlraumbildung, mit glatter Oberfläche und z. T.

◘ **Abb. 16.18.** Villöses Adenom des Querkolon ohne Invasionszeichen der Stielregion (Pfeil, Vergr. 5, HE)

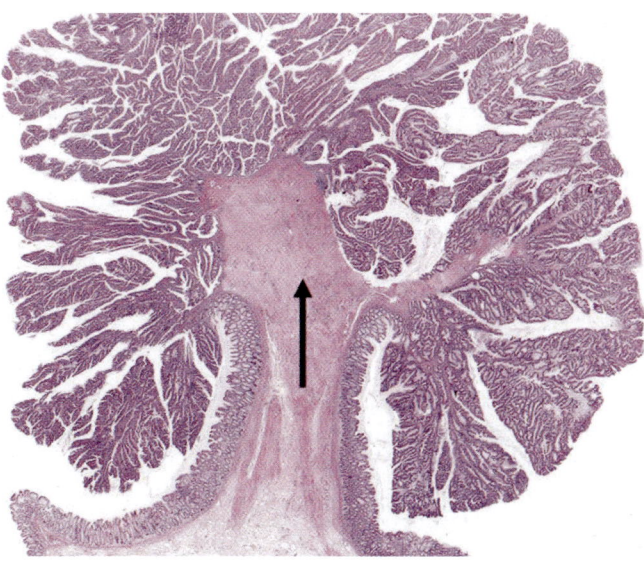

sehr dünner, transparenter Wandung (▶ Kap. 38.4.1.2, ▶ Kap. 62.1).

16.8.2.6 Fibroadenom/Adenofibrom

DEF Gruppenbezeichnung für häufige, bindegewebig abgekapselte Tumoren mit glatter Oberfläche aus Epithelschläuchen, die je nach Wucherung der Stromakomponente komprimiert und gefaltet werden (▶ Kap. 59.5.3, ▶ Kap. 65.4.1.2).

16.8.2.7 Onkozytom

DEF Gruppenbezeichnung für seltene, bindegewebig abgekapselte Tumoren (◘ Abb. 3.13) aus tubulär-trabekulären Verbänden mitochondrienreichen, deshalb eosinophil-feingranulären Epithelzellen, die wegen ihres hohen Zytochromgehaltes (▶ Kap. 3.6.1.1) eine braune Eigenfarbe erzeugen.

16.9 Maligner Epitheltumor

DEF Sammelbegriff für Karzinome mit variabler Wuchsform, Nekroseneigung und Stromabildung.

16.9.1 Plattenepithelkarzinom (PEC)

DEF Gruppenbezeichnung für sehr häufige Karzinome mit Nachahmung eines Plattenepithels aus Zellen mit strähnig-eosinophilem Zytoplasma, scharfen Zellgrenzen und variabler Verhornung.

KPG-Auslösefaktoren
- **Mikrobielle Noxen** wie Viren (HPV, HSV, HIV), Pilze (wie Candida albicans) und Parasiten (wie Schistosomen, Leberegel),
- **chemische Karzinogene** wie Benzpyrene, Anilin, Zigarettenkondensat,
- **physikalische Noxen** wie Asbeststäube, ionisierende Strahlen, Feinstaub,
- **alimentär**-bedingter Eisen- und/oder Vitamin-A-Mangel mit plattenepithelialer Differenzierungsstörung,
- **genetisch**-bedingte Differenzierungsstörung des Plattenepithels in Form hereditärer Verhornungsstörungen (sehr selten).

KPG-Auslösemechanismen Auslösung einer chronisch-persistierenden Entzündung im Rahmen folgender Karzinogenesewege:
- Plattenepitheldysplasie/In-situ-Karzinom → PEC.
- Plattenepithelmetaplasie des respiratorischen Epithels → Plattenepitheldysplasie/In-situ-Karzinom → PEC.
- Plattenepithelmetaplasie des Urothels → PEC.
- Plattenepithelhyperplasie → verruköses PEC.
- Plattenepithelatrophie → In-situ-Karzinom → PEC.

PEC-Untergruppen je nach **Wachstumsmuster**:
- **Solides PEC**: Tumor ohne Substrukturierung (◘ Abb. 36.2).
- **Polypöses PEC**: mit exophytischem Wachstum (oft in einem Lumen).
- **Papilläres PEC**: mit exophytischem Wachtum und papillärem Aufbau.
- **Verruköses PEC**: langsam wachsendes, hochdifferenziertes, warzenartig-konfiguriertes Karzinom mit destruktivem, jedoch exophytischem Wachstum und guter Prognose.
- **Lymphoepitheliales Karzinom**: undifferenziertes PEC mit Infiltration durch Lymphozyten wegen Homing-Rezeptoren für das Tumorepithel. Neigung zu Spontannekrosen, strahlensensibel (◘ Abb. 31.2).
- **Spindelzelliges Karzinom** (sarkomatoides, szirrhöses oder desmoplastisches Karzinom): Das histologische Bild des hochmalignen Tumors resultiert aus einer »epithelio-mesenchymalen Transition« ohne nachfolgender »mesenchymo-epithelialen Transition« (▶ Kap. 6.3). Dadurch wächst der Tumor diffus zytodiskohäsiv und bildet exzessiv Stroma unter dem Bilde einer sog. Desmoplasie. Schlechte Prognose. Differenzialdiagnose: Sarkom.
- **Basaloides PEC**: hochmaligner endophytisch wachsender Tumor mit schlechter Prognose. Ähnlichkeit mit einem Basalzellkarzinom der Haut.
- **Adenoides PEC**: Tumor mit drüsenartigem Aufbau wegen drüsenlumenartiger apoptotischer Zellauflösung in den Tumorzellzapfen.
- **Ulzeriertes PEC**: Wegen zentraler Tumornekrose entsteht ein Geschwürskrater (◘ Abb. 16.2).
- **Multizentrisches PEC**: Es resultiert aus einem gleichzeitig an mehreren Stellen des Ausgangsepithels sich entwickelndem Tumor (Feldkanzerisierung, ▶ Kap. 16.2.1.2).
- **Pluriformes Karzinom**: Tumor mit mehreren histologischen Differenzierungsmustern (plattenepithelial, drüsig, neuroendokrin).

PEC-Untergruppen je nach **Differenzierungsgrad**:
- **Hochdifferenzierte Formen**: zwiebelschalenförmige Schichtung des verhornenden Tumorepithels zu sog. Hornkugeln (◘ Abb. 16.19).
- **Undifferenzierte Formen**: polymorphzelliges, mitosenreiches Karzinom (meist) ohne Verhornung.

16

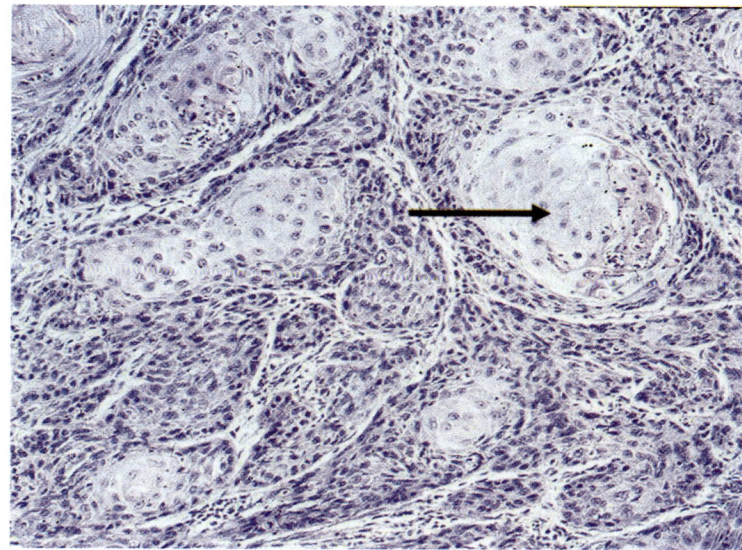

Abb. 16.19. Gering verhornendes Plattenepithelkarzinom mit beginnender Hornkugelbildung (Pfeil, Vergr. 50, HE, Interferenzkontrast)

16.9.2 Adenokarzinom

DEF Gruppenbezeichnung für sehr häufige Karzinome ausgehend von Schleimhaut- oder (exo-/endokrinen) Drüsenepithelien mit Lichtungsbildung in Zellkomplexen oder Einzelzellen.

KPG-Auslösefaktoren
- Chronischer Entzündungsreiz (z. B. Ösophagitis, Gastritis, Pankreatitis) mit der Folgereaktionskette: Drüsenatrophie → intestinale Metaplasie (■ Abb. 6.11) → Dysplasie → Adenokarzinom.
- Chronischer Entzündungsreiz (z. B. Colitis ulcerosa mit langem Verlauf). Dadurch Dysplasie → Adenokarzinom.
- Mutation. Dadurch Drüsenepithelhyperplasie → Adenom/Adenomatose → Adenokarzinom.

KPG-Auslösemechanismen (Oft kumulativ):
- Somatische Mutation oder Keimbahnmutation von Gatekeeper-/Caretakergenen,
- chronisch-persistierende Entzündung mit Deregulierung des »epithelio-stromalen Crosstalks«,
- endokrine Dysregulation.

Adenokarzinomuntergruppen je nach **Wachstumsmuster:**
- **Solides Karzinom**: endophytisch wachsender Tumor ohne Substrukturierung.
- **Polypöses Karzinom**: ähnlicher Aufbau wie gutartige Polypen, (meist) aber >2 cm (■ Abb. 42.11).

- **Zystisches Karzinom**: Es resultiert meist aus einer malignen Entartung eines Zystadenoms.
- **Papilläres Karzinom**: Anfänglich exophytisch an innerer oder äußerer Körperoberfläche wachsender Tumor mit ähnlichem Aufbau wie Papillome, aber mit gröberer Oberfläche (■ Abb. 16.20a,b, ■ Abb. 50.5).
- **Ulzeriertes Karzinom**: Wegen zentraler Tumornekrose entsteht ein Geschwürskrater mit ringförmigem Wall (Ringwallkarzinom) aus residualem Tumorgewebe (■ Abb. 42.10).
- **Desmoplastisches Karzinom** (szirrhöses Karzinom). Es entsteht über eine »epithelio-mesenchymale Transition« ohne nachfolgende »mesenchymo-epitheliale Transition« (■ Abb. 65.6a).
- **Paget-Karzinom**: intradermales, undifferenziertes Karzinom mit horizontalem Wachstumsmuster und disseminierter infiltrativer Durchsetzung der Epidermis in der Mamma, Vulva und Anogenitalregion (■ Abb. 43.10, ■ Abb. 65.2). Das Ausgangskarzinom kann dabei so klein sein, dass es klinisch gar nicht bemerkt wird.

Wissensvertiefung
Pagetoides Tumorwachstum
Intradermale Tumorzellausbreitung ohne nennenswertes Tiefenwachstum, z. B. superfiziell spreitendes Melanom.

Im Folgenden werden Adenokarzinomuntergruppen abhängig vom Differenzierungsgrad und/oder der Schleimbildung unterschieden.

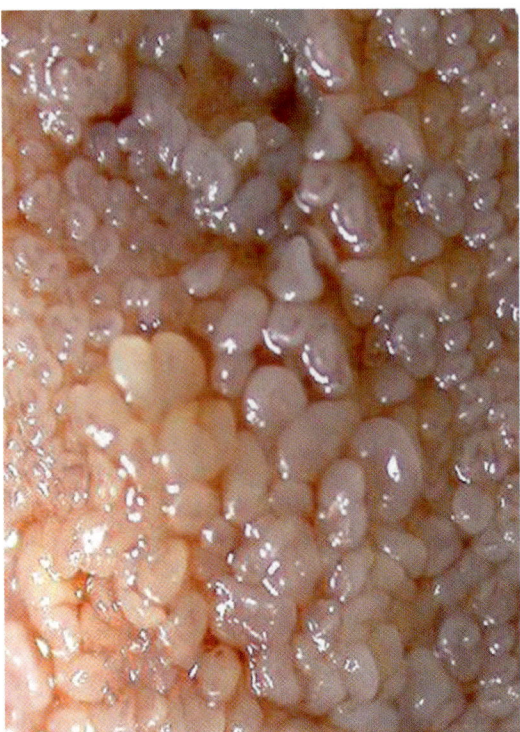
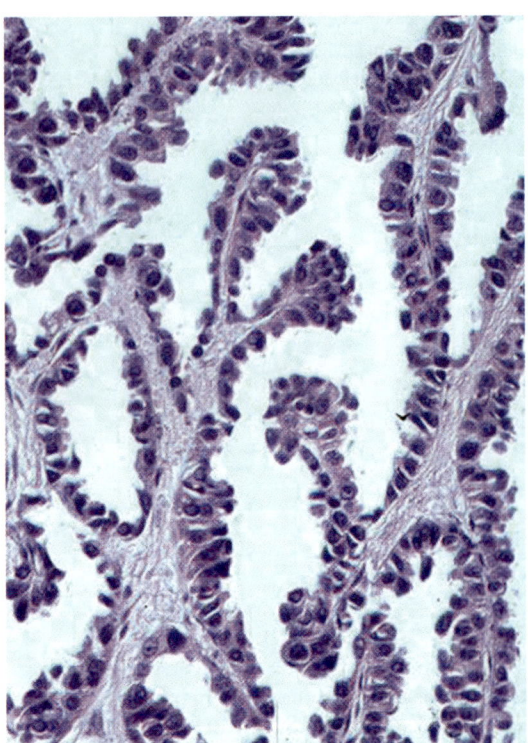

a

b

⬛ Abb. 16.20a,b. Papilläres Adenokarzinom **a** Harnblase, **b** Lunge mit neoplastischem Epithelüberzug eines fingerförmigen Stromas (Pfeil, Vergr. 25, HE)

16.9.2.1 Hochdifferenziertes Adenokarzinom

- **Azinär-glanduläres Karzinom**: Nachahmung drüsenaziniartiger Gewebsmuster mit »Rücken-an-Rücken«-Stellung dicht beisammen liegender neoplastischer Drüsenformationen ohne nennenswerte Faserbildung um die Tumordrüsen (⬛ Abb. 16.21, ⬛ Abb. 59.1).
- **Tubuläres/duktales Karzinom**: Nachahmung von schmalen, meist einschichtigen Drüsenschläuchen (⬛ Abb. 52.3a, ⬛ Abb. 65.5).
- **Comedokarzinom**: Im Gangsystem (v. a. der Mamma) wachsendes Adenokarzinom mit ausgedehnten apoptotischen Nekrosen, die sich wie Mitesser (lat. = comedo) auspressen lassen (⬛ Abb. 65.1).
- **Adenosquamöses Karzinom**: Glandulär aufgebaute Tumorabschnitte gehen in variabel verhornende, plattenepitheliale Tumorformationen über.

16.9.2.2 Mitteldifferenziertes Adenokarzinom

- **Mikrozystisches Karzinom**: Tumor wächst in Form dicht zusammengelagerter, kleiner Zysten.
- **Adenoidzystisches Karzinom**: Tumor bildet in gut differenzierten Abschnitten solide Epithelverbände mit lochsiebartiger Durchbrechung (⬛ Abb. 16.22)

in Form drüsenartiger Lichtungsbildungen (Schweizerkäsemuster). In schlecht differenzierten Abschnitten bildet er infiltrative puzzleförmige Epithelzapfen in einem faserdichten Stroma.

- **Kribriformes Karzinom** (cribrum, lat. = Lochsieb): Diese Tumoren bilden solide Formationen mit lochsiebförmigen Wachstumsmustern. Vorkommen: Tumoren der Speichel- und der tracheobronchialen Schleimdrüsen, der Prostata (⬛ Abb. 52.3b) und der Mamma.
- **Papilläres Karzinom**: Tumor mit Auffaltungen seines Epithels zu sog. Tumorpapillen (⬛ Abb. 16.20b).
- **Klarzelliges Karzinom**: Tumor aus auffällig glykogenreichen und deshalb hellzytoplasmatischen Zellen (⬛ Abb. 16.23).
- **Schleimbildendes Karzinom**

> **⊙ Diagnostik:** Schleimnachweis Rotpositive PAS-Reaktion.

Adenokarzinomformen je nach **Schleimmenge und -ablagerungsort:**

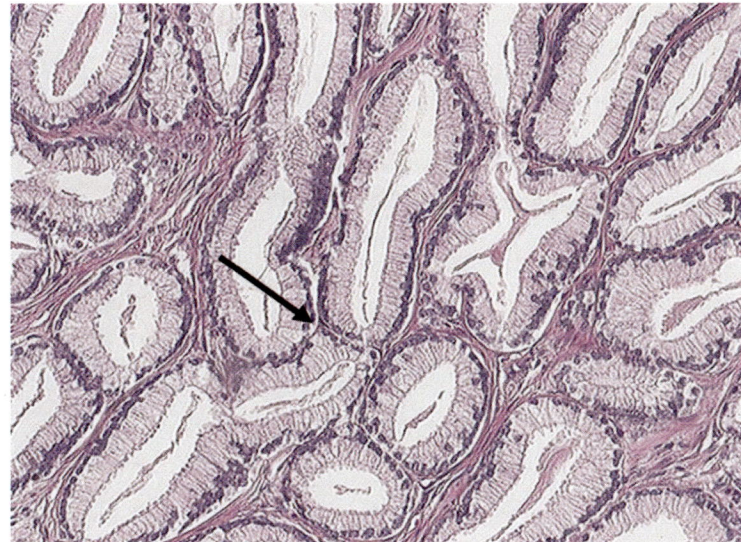

Abb. 16.21. Hochdifferenziertes Adenokarzinom (Prostata) mit Rücken-an-Rücken-Stellung (Pfeil) der Drüsen (Vergr. 50, HE)

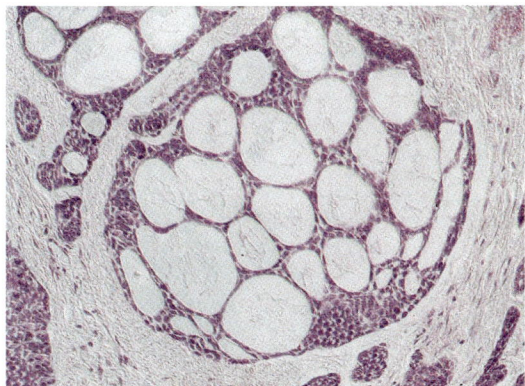

Abb. 16.22. Adenoid-zystisches Karzinom einer Speicheldrüse mit lochsiebartiger Tumorepithelanordnung (Pfeil, Vergr. 25, HE, Interferenzkontrast)

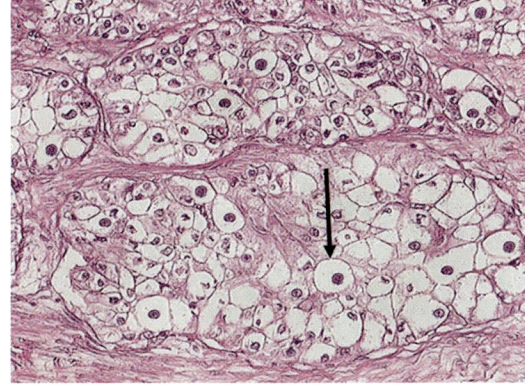

Abb. 16.23. Klarzelliges Karzinom mit Aufbau aus Zellen, die nach fixationsbedingter Glykogenherauslösung ein optisch leeres Zytoplasma aufweisen (Pfeil, Ovar, Vergr. 50, HE)

- **Tubuläres Karzinom**: etwas Schleim in tumorösen Drüsenlichtungen von Tumordrüsen mit meist mehrreihiger Epithelauskleidung (Abb. 16.24).
- **Zystadenokarzinom**: viel Schleim in zystischen Hohlräumen des Tumors (meist Mehrkammerigkeit).
- **Muzinöses Karzinom** (Syn.: Gallert-Karzinom): Exzessive Schleimbildung, sodass die Tumorazini platzen und der gebildete Schleim v. a. extrazellulär ablagert wird. Daraus resultiert ein gelblich-glasig-transparenter Schnittaspekt des Tumorgewebes (Abb. 16.25a,b). Bei hämatogen-metastatischer Schleimverschleppung besteht die Gefahr einer Thrombophilie.

- **Amphikrines Karzinom**: Tumor mit exkretorischer (z. B. Schleimbildung) und endokriner (Hormonbildung, Expression neuroendokriner Marker) Komponente.
- **Siegelringzellkarzinom**: Intravakuolärer Schleimstau in Zellen undifferenzierter Karzinome mit Auflösung in einzelne Zellen wegen zytodiskohäsiven Wachstums. Der intrazellulär angestaute Schleim (Abb. 16.26) deformiert die Zellkerne und drängt sie in die Peripherie ab (Siegelringaspekt der Zellkerne).
- **Solides Karzinom mit Einzelzellverschleimung**: wenig intravakuolärer Schleim in einzelnen Tumorzellen ohne Zelldeformierung eines ansonsten solid-undifferenzierten, zytokohäsiven Karzinoms.

◘ **Abb. 16.24.** Schleimbildendes, mittelhochdifferenziertes Adenokarzinom mit Schleimmaterial in Tumordrüsenlichtung (Pfeil, Kolon, Vergr. 50, HE)

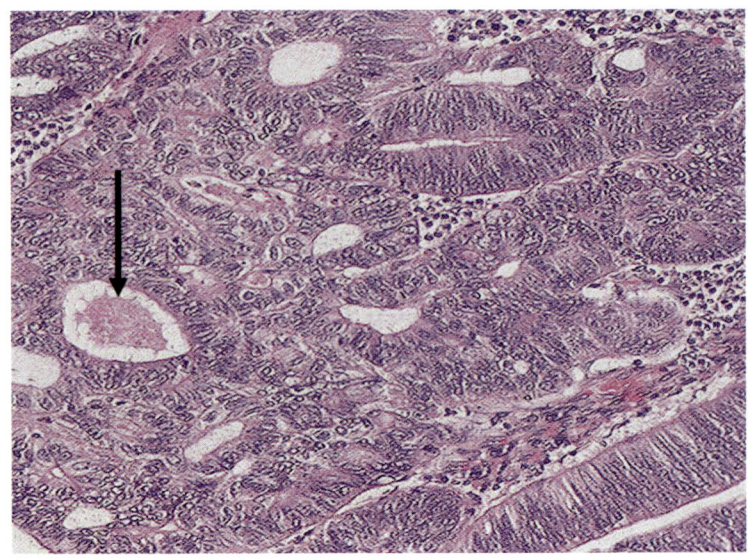

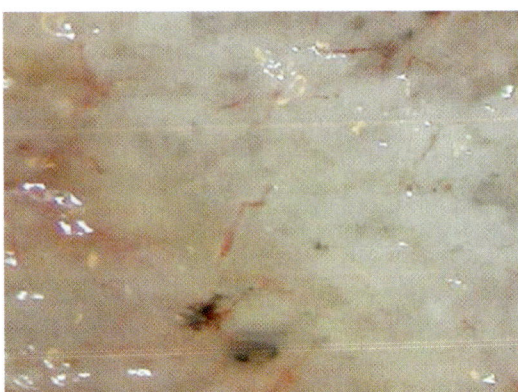
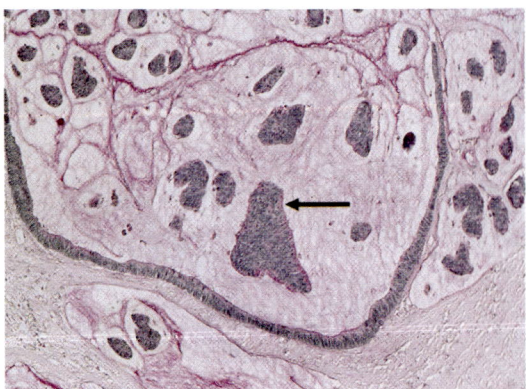

a   b

◘ **Abb. 16.25a,b.** Gallertkarzinom **a** glasig-transparente Schnittfläche, **b** Tumorepithelinseln (Pfeil) liegen in Schleimseen (Vergr. 25, PAS)

16

16.9.2.3 Wenig differenziertes Adenokarzinom

DEF Meist solides Karzinom mit rudimentärer drüsiger Restdifferenzierung in Form von intrazytoplasmatischen Sekretvakuolen.

FPG-Sonderformen
- **Desmoplastisches Karzinom** (szirrhöses Karzinom): Der hochmaligne, diffus wachsende Tumor resultiert wie das sarkomatoide PEC ebenfalls aus einer »epithelio-mesenchymalen Transition« (▶ Kap. 15.2.3) ohne anschließende »mesenchymo-epitheliale Transition« und imponiert wegen ausgeprägter kollagenfasriger Stromabildung, zytodiskohäsiven Wachstums mit Stromaumwucherung

der Tumorzellzapfen als derb-hartes Karzinom. Später Neigung zur narbigen Gewebskontraktur. Die frühere Ansicht, solche Karzinome seien in einer Narbe entstanden, ist ebenso obsolet wie ihre Bezeichnung als Narbenkarzinom.
- **Inflammatorisches Karzinom**: Wegen der Zytokinbildung (IL-6) werden diese soliden Karzinome von Neutrophilen entzündlich infiltriert (◘ Abb. 16.10).

16.9.3 Medulläres Karzinom

DEF Seltene Gruppe von undifferenzierten, soliden, stromaarmen, weichen Karzinomen.

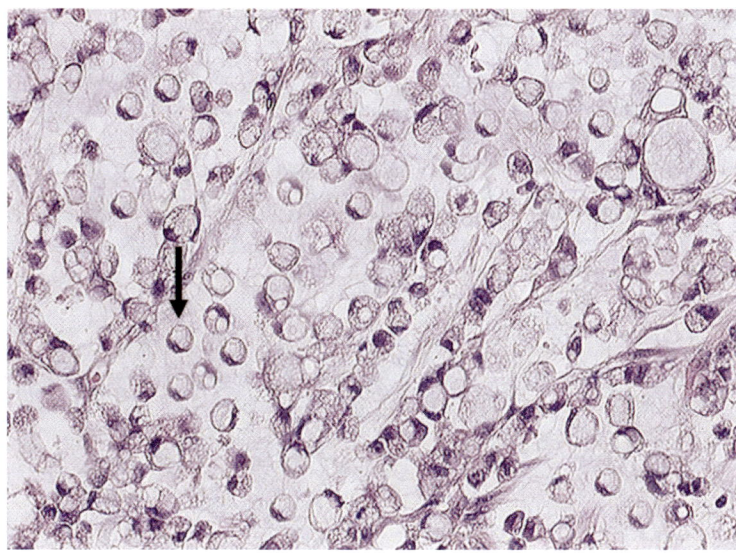

Abb. 16.26. Siegelringzellkarzinom mit siegelringförmiger Kerndeformierung (Pfeil) und zytodiskohäsivem Wachstum (Vergr. 75, HE, Interferenzkontrast)

KPG-Auslösemechanismus Oft der Caretaker-Weg der Karzinogenese mit defektem mismatch-repair (▶ Kap. 16.1.2.4).

FPG-Reaktionsfolge Bildung eines zytodiskohäsiven und deshalb markig-weichen Karzinoms (histologisch: Tumorzell-»Brei«). Es wird oft von folgenden immunologischen Reaktionen begleitet:
- AK-abhängige Komplementlyse des Karzinoms bei Plasmazellinfiltration.
- Zytotoxische Karzinomschädigung durch tumorinfiltrierende Lymphozyten (TIL).
Dieser Karzinomtyp findet sich bei Mammakarzinom, Magenkarzinom und hereditärem nonpolypösen Kolorektalkarzinom (HNPCC).

📖 **Wissensvertiefung**
Medulläres Schilddrüsenkarzinom
Ausnahmestellung, Kalzitonin bildendes C-Zell-Karzinom mit AE-Amyloidablagerung.

16.9.4   Biphasischer Tumor

DEF Gruppenbezeichnung für seltene, aus pluripotenten Stammzellen hervorgehende Tumoren mit adenoid-epithelialer und sarkomatoid mesenchymaler Komponente (Mesotheliom, ▶ Kap. 35.4.1; Müller-Mischtumor, ▶ Kap. 59.5.3; synoviales Sarkom, ▶ Kap. 79.4.4)

16.9.5   Endokriner Tumor

Glossar
Diffuses neuroendokrines System: Sammelbegriff für alle, nicht zu einem makroskopisch kompakten Organ zusammengefassten neuroendokrinen Zellen.

DEF Wenig häufige Gruppe variabel differenzierter Tumoren des diffusen neuroendokrinen Systems mit ultrastrukturell nachweisbaren neuroendokrinen Granula und immunhistochemisch nachweisbaren neuroendokrinen Markern oder Peptidhormonen, die als Einzeltumoren, bei familiärem Auftreten auch in mehreren Zellsystemen syn-/metachron auftreten können (▶ Kap. 72.1).

MIK Tumoraufbau aus isomorphen Tumorzellen, z. T. mit Pseudorosettenbildung, umhüllt von fibrösem, z. T. hyalinem Stroma (◻ Abb. 16.27). Die Tumorzellen bilden dadurch folgende Wachstumsmuster:
- **Solide Muster:** läppchenförmige Zellanordnung.
- **Trabekuläre Muster**: balkenförmige Zellanordnung (◻ Abb. 72.1).
- **Tubuläres Muster:** schlauchförmige Zellanordnung.
- **Undifferenziertes Muster**: keine Zellanordnung.

KPL Paraneoplastische Syndrome (▶ Kap. 16.3.5.6).

Abb. 16.27. Neuroendokrines Karzinom mit pseudorosettenartigem Wachstumsmuster (Pfeil, Vergr. 50, HE)

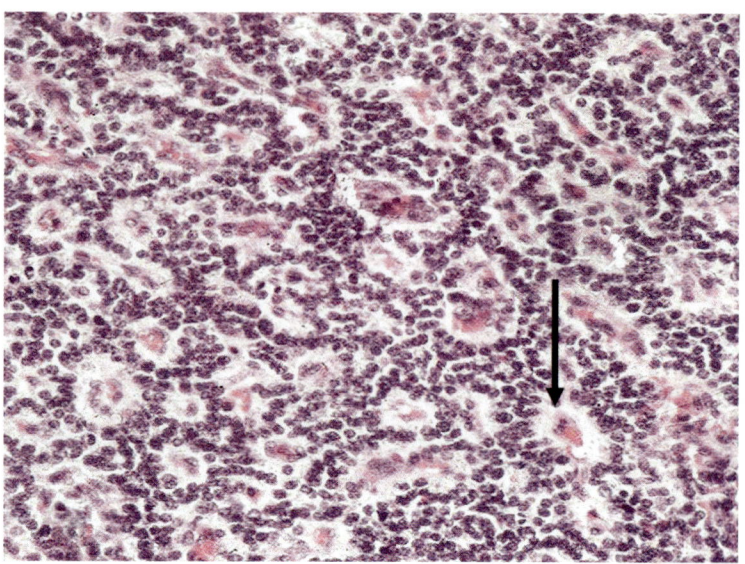

Wissensvertiefung

Klassifikation nach Dignität und Differenzierung

- Hoch-differenzierter Tumor (Karzinoid):
  Je nach Lokalisation, Gefäßinvasion, Größe und
  Funktion benigne oder maligne (▸ Abb. 72.1).
- Mittelhoch-differenzierter Tumor (atypisches Karzinoid): mit obligat malignem Potenzial.
- Undifferenzierter Tumor (kleinzellig-anaplastisches
  Karzinom): ohne Zellzusammenhalt (Zytodiskohäsivität) mit schwachem Zyto- und Kernskelett → Kernquetschungsartefakte (▸ Abb. 34.10).

Diagnostik: Zytologie
Kleinzellig-anaplastische Karzinome: Quetschungsartefakte der heterochromatischen Zellkerne bei starkem Ausstrichdruck, nuclear moulding (Zellen mit gegenseitiger Kerneindellung).

16.10   Cancer of Unknown Primary (CUP)

DEF Sammelbegriff für sehr seltene Tumoren, bei denen trotz sorgfältiger Untersuchung nur Metastasen, aber nicht deren Primärtumor entdeckt werden können.

KPG-Auslösemechanismen

- Der Primärtumor wird durch tumorimmunlogische Mechanismen verkleinert oder vernichtet, was offenbar bei seinen undifferenzierteren Metastasen nicht gelingt.
- Der Primärtumor geht auf die Entartung einer Heterotopie zurück, sodass es sich bei seinen vermeintlichen Metastasen in Wirklichkeit um den Primärtumor handelt.

Klinik

Primärtumorsuche: akribische Untersuchung der gesamten Haut, Gehörgang, Nase, Mundraum, Anus und gynäkologischer Organe. Sonographie aller inneren Organe. Endoskopie von Magen-Darm-Trakt, Lunge. Computertomographie und Magnetresonanztomografie.

16

Kreislauf: Leitungssystem

17 Arterien

U.N. Riede, N. Freudenberg

❯❯ Einleitung

Arterien gewährleisten die Gewebeversorgung mit Nährstoffen. Tödlich kann deshalb eine Arterienverkalkung immer dann enden, wenn eine wichtige Organarterie verstopft wird und ein Infarkt resultiert oder wenn eine Arterie platzt und der Patient verblutet.

> **Glossar**
>
> **Myozyt**: glatte Muskelzelle der Gefäßwand (Mediamyozyt) mit kontraktilem Zytoskelett und dem Potenzial sich in kollagenfaserbildende phänotypisch »fibroblastäre Zellen« umzuwandeln. Sie werden teilweise über eine »endothelio-mesenchymale Transition« (▶ Kap. 6.3) rekrutiert.
>
> **Kardiomyozyt**: unwillkürlich innervierte, quergestreifte, postmitotische Muskelzelle des Myokards.
>
> **Lipophagen** (Schaumzellen): histologischer Begriff für Histiozyten/Makrophagen mit lipidvakuolenreichem Zytoplasma nach Lipidphagozytose.

17.1   Fibrodestruktive Muster

17.1.1   Arteriosklerose

DEF Sammelbegriff für sehr häufige Arterienerkrankungen mit fibrösem Wandumbau, der über ein »fibrodestruktives Muster (▶ Kap. 2.4.2) zu einer Verdickung, Verhärtung und einem Elastizitätsverlust des betroffenen Gefäßes führt.

17.1.1.1 Atherosklerose

DEF Sehr häufiges von der Intima auf die Media übergreifendes Reaktionsmuster größerer und mittelgroßer Arterien vom elastischen/muskulären Typ, charakterisiert durch herdförmige Lipid- (Athero-) und diffuse Kollagenfaseranhäufung (Sklerose), in variablem Umfang begleitet von einer Entzündungsreaktion.

📖 Wissensvertiefung

WHO-Definition

Variable Kombination von Intimaveränderungen, bestehend aus herdförmigen Ansammlungen von Lipiden, komplexen Kohlenhydraten, Blut- und Blutbestandteilen, Bindegewebe und Kalziumablagerungen, verbunden mit Veränderungen der Arterienmedia.

KPG-Auslösefaktoren Die sog. Risikofaktoren sind endo- und/oder exogener Natur und beeinflussen sich gegenseitig additiv:

- **Alter:** Mit steigendem Lebensalter nimmt das Erkrankungsrisiko zu. Nach der Menopause fällt die gefäßprotektive Wirkung der weiblichen Sexualhormone weg und das Erkrankungsrisiko gleicht sich demjenigen des Mannes an.
- **Blutfette:** Bei primärer oder sekundärer Hyperlipoproteinämie ist das Erkrankungsrisiko drastisch erhöht.
- **Zigarettenrauch:** Er steigert das Erkrankungsrisiko
  - durch proatherosklerotische Effekte wie Blutcholesterinerhöhung und CO-bedingte Hypoxämie und
  - durch eine nikotinbedingte Gefäßverengung.
- **Hypertonie:** Risikoerhöhung nach der 5. Lebensdekade bei Blutdruckwerten >160/95 mmHg (▶ Kap. 10.1).
- **Diabetes mellitus:** Risikoerhöhung wegen sekundärer Hyperlipoproteinämie und Hypertriglyzeridämie (▶ Kap. 8.3.2).
- **Adipositas:** Risikoerhöhung u. a. wegen körperlicher Inaktivität und Begleithypertonie.
- **Homocystein** (bei genetisch bedingter Homocysteinurie, ▶ Kap. 8.6.4): Sie hebt die antithrombotische Funktion des Endothels auf und steigert dadurch das Erkrankungsrisiko.
- **Entzündung/Hämostase:** Eine Entzündung in Gefäßwand oder anderswo führt zur Freisetzung proinflammatorischer Zytokine und prokoagulatorischer Faktoren ins Blut und steigert dadurch das Erkrankungsrisiko. Dies erklärt die Risikosenkung des atherosklerotisch bedingten Herzinfarktes durch das nichtsteroidale Antiphlogistikum Acetylsalicylat (▶ Kap. 13).

FPG-Reaktionsfolge Eine Atherosklerose entwickelt sich schrittweise unter dem Bilde bestimmter Läsionstypen (◘ Tab. 17.1):

- **Typ-1-Läsion** (Endothelläsion): Sie beruht u. a. auf einer Hypercholesterinämie und/oder nikotinbedingten Zellschädigung und führt über eine gestörte endotheliale Barrierenfunktion zu einer LDL-Anreicherung in der Media.
- **Typ-2-Läsion** (fatty streaks): In der Media wird das LDL zu oxLDL oxidiert und zunehmend von Ma-

◻ **Tab. 17.1.** Läsionstypen der Atherosklerose in chronologischer Reihenfolge		
Läsionstyp	**Morphologie**	**manifest ab**
Typ 1: Initialläsion	Ansammlung von LDL und Makrophagen in Intima	10 Jahre
Typ 2: Fettstreifen	intrazelluläre Lipidanreicherung, Schaumzellansammlung und Myofibroblastenproliferation	
Typ 3: Lipidplaque	Typ 2 mit kleinen extrazellulären Lipidablagerungen	30 Jahre
Typ 4: Atherom	Typ 2 mit großen extrazellulären Lipidablagerungen	
Typ 5: Fibroatherom	Typ 3 mit fibröser (verkalkter), lumenseitiger Abdeckung	40 Jahre
Typ 6: Komplizierte Läsion	Typ-4/5-Plaque mit Oberflächendefekt → Plaquefissur → ▬ Plaqueblutung → Plaqueruptur → ▬ nonokklusiver Thrombus → ▬ Okklusionsthrombus	
Typ 7	zellarme Läsion mit Verkalkung	
Typ 8	zellarme Läsion mit Fibrosierung	

krophagen phagozytiert. Diese sammeln sich dort an und wandeln sich zu Lipophagen um. Daraus resultieren gelblich erhabene, streifenförmige Intimaherde (Fettstreifen; ◻ Abb. 17.1a, ◻ Abb. 17.2a,b).

▬ **Typ-3/4-Läsion** (Lipidplaque): Die mit Fett überladenen Lipophagen gehen zugrunde und ihr Fett wird herdförmig frei. Dieses besteht bei Körpertemperatur aus einem flüssigen Brei (gr. = athyre) mit Cholesterinkristallen (daher Bezeichnung Atherom). Folglich ist die Lipidplaque mechanisch instabil.

▬ **Typ-5-Läsion** (Fibroatherom): Lipophagen und Endothelien bilden proinflammatorische Zytokine und fibrogene growth factors. Sie lösen damit in der Gefäßwand ein »fibrodestruktives Muster« (▶ Kap. 2.4.2) aus. Daraus resultiert eine progrediente Gefäßwandfibrose mit regressiver Verkalkung.

▬ **Typ-6-Läsion** (Plaqueruptur): Mediamyozyten und Makrophagen bilden im Schädigungsgebiet Matrixmetallproteasen und weichen damit den fibrösen Plaquedeckels auf, bis er einbricht (◻ Abb. 17.1b). Dadurch entleert sich thrombogenes Plaquematerial ins Blut, sodass sich als Auftrakt einer arteriellen Verschlusskrankheit okklusive Thromben bilden (▶ Kap. 22.3).

▬ **Typ-7/8-Läsion** (stabile Plaque): Im Rahmen der Gefäßschädigung und Thrombusauflösung bilden

◻ **Abb. 17.1a,b.** Atherosklerose **a** fatty streaks (Pfeil), **b** Plaquerupturen (Pfeil)

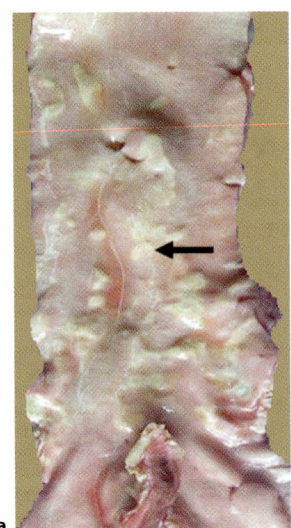

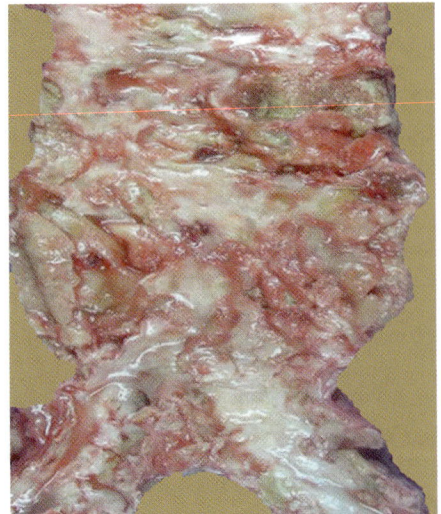

a

b

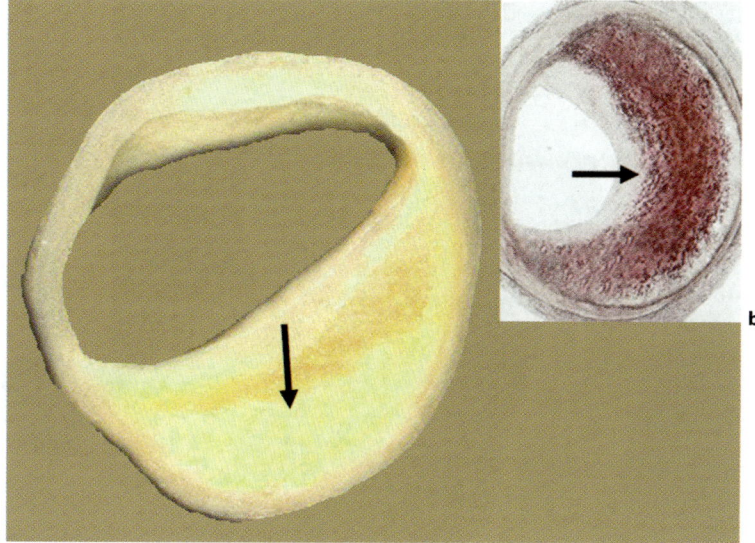

Abb. 17.2a,b. Atherosklerose mit Lipidplaque (Pfeile): **a** Desobliterationszylinder **b** Histologie (Vergr. 10, Ölrot). Plaquefarbe: xanthochrom-Gelb

die lädierten Zellen mitogene und fibrogene growth factors und lösen in der Gefäßwand über die Proliferation monoklonaler Myofibroblasten ein »Organisationsmusters« (▶ Kap. 5.5.4) aus. Daraus resultiert eine fibröse, zellarme Plaque. Sie ist zwar mechanisch stabil (stabile Plaques), stenosiert aber hochgradig das betroffene Gefäß (▶ Kap. 22.3.2.1) und erzwingt damit ein »Stenosemuster« (▶ Kap. 2.3.2).

> **Take-home-message**
> **Faustregel:** Risiko für Atherosklerose und KHK ist proportional zu LDL-Cholesterin- und umgekehrt proportional zum HDL-Cholesterin-Serumspiegel.

> **Take-home-message**
> **Protektive Wirkung von HDL-Cholesterin:**
> - Förderung von
> - Cholesterin-Mobilisierung aus atherosklerotischem Lipid,
> - Cholesterin-Abtransport in Leber,
> - Cholesterin-Ausscheidung via Galle.
> - Verhinderung von LDL-Oxidation. Dadurch keine Ablagerung von oxidiertem LDL in der Gefäßwand.

KPL
- Aorta/Gefäße vom elastischen Typ: Aortenaneurysma,
- Organarterien: relative/absolute Ischämie (Myokard-, Zerebralinfarkt),
- Extremitätenarterien: periphere arterielle Verschlusskrankheit,
- Thrombembolie/Cholesterinembolie wegen Plaqueruptur → Organinfarkt.

Klinik

Therapieprinzip: Fettarme Diät und Einnahme von Cholesterinsenkern → Konzentrationssenkung der atherogenen Blutlipide (vor allem LDL) → Verlangsamung der Atheromausdehnung, Plaquestabilisierung.

17.1.1.2 Mönckeberg-Mediaverkalkung

DEF Häufiges, primär nichtstenosierendes Reaktionsmuster der Arterien vom muskulären Typ in Form einer mediabetonten, spangenförmigen Degenerationsverkalkung (▶ Kap. 5.5.8.2).
Lokalisation: Bein-, Schilddrüsen-, Uterusarterien.

KPG-Auslösemechanismus Wenig bekannt. Im Tierversuch durch Hyperkalzämiesyndrom (▶ Kap. 7.2.2) auslösbar.

FPG-Reaktionsfolge Metabolisch und/oder funktionelle Fehlbelastung der Arterienwand mit Auslösung von Myozytenapoptosen. Die Apoptoseherde verkal-

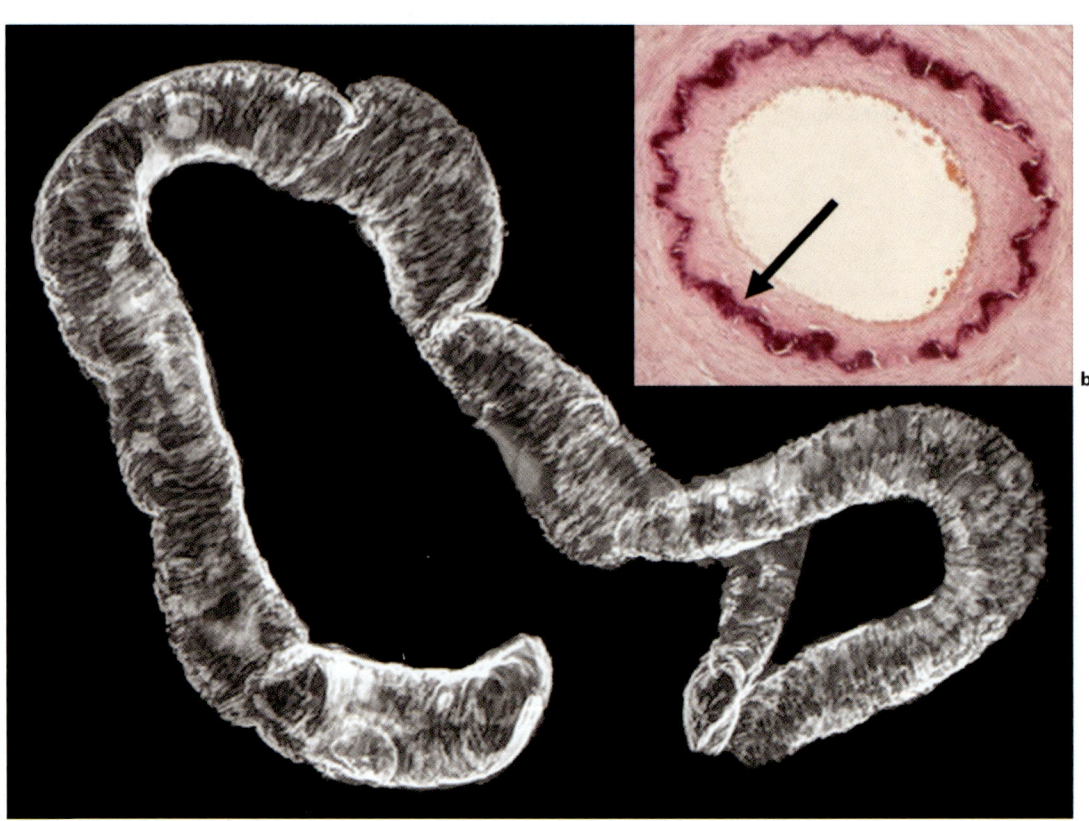

◘ Abb. 17.3a,b. Mediaverkalkung Typ Mönkeberg: **a** Nativröntgenbild einer Milzarterie mit spangenartigen Verkalkungen (Gänsegurgelarterie); **b** Mediaverkalkung (Pfeil) um Elastica interna herum (Vergr. 20, HE)

ken bei der Elastica interna beginnend auf die Media übergreifend. Später geht davon eine metaplastische Knochengewebsbildung unter dem Bilde von Knochenspangen aus. Die betroffene Arterie erhält dadurch einen gänsegurgelartigen Aspekt (◘ Abb. 17.3a,b).

17.1.1.3 Hypertone Arteriopathie

DEF Gruppenbezeichnung für hochdruckbedingtes, primär stenosierendes Reaktionsmuster der Arterien.

KPG-Auslösefaktor Arterielle Langzeithypertonie.

FPG-Reaktionsfolge
- **Organarterien:** Im Rahmen einer arteriellen Hypertonie (▸ Kap. 10.1) werden endotheliale und systemische Vasokonstriktoren freigesetzt sowie über mito- und motogene growth factors eine »endothelio-mesenchymale Transition« (▸ Kap. 6.3) in Gang gesetzt. Dadurch proliferieren subintimal beginnend die Myozyten. Bei Hochdruckpersistenz wird die Gefäßwand durch Myozytenapoptose aufgelok-

kert und mit Fibrin durchtränkt (Insudation). Sie kann dadurch einreißen und eine Rupturblutung nach sich führen. Gefürchtet ist die hypertone Gehirnmassenblutung (▸ Kap. 74.2.4.1). Diese Gefäßwandauflockerung bringt mit der Zeit ein reparatives »Obliterationsmusters« (▸ Kap. 2.3.4) auf Trab und führt zu einer langstreckig sklerosierenden Gefäßtenose unter dem Bilde einer hypertonen Arteriosklerose. Sie ist das Korrelat der histologischen Hochdruckfixierung v. a. in den Nieren (renale Hochdruckfixierung) und führt über eine Organminderdurchblutung zur atrophen Organschrumpfung (▸ Kap. 49.2.2) oder Infarzierung.
- **Arteriolen:** Eine arterielle Hypertonie führt zur Myozytenapoptose in den Arteriolen und als Reaktion darauf zur Abgelagerung von Extrazellulärmatrix in Form vaskulären Hyalins (▸ Kap. 6.3.6). Daraus resultiert eine hyaline Arteriolenwandverbreiterung unter dem Bild einer (hypertonen) Arteriolosklerose.

17.1.2　Reaktive Intimafibrose

DEF Häufige vaskuläre Anpassungsreaktion an eine von außen oder von innen auf die Gefäßwand einwirkende Noxe.

KPG-Auslösefaktoren
- Von außen einwirkende Noxen: Umgebungsentzündung, -bestrahlung oder Ligatur.
- Von innen einwirkende Noxe: entzündlich-toxische Intimaschädigung.

FPG-Reaktionsfolge Die fokale vaskuläre Schädigungsentzündung setzt über fibro- und motogene growth factors eine »endothelio-mesenchymale Transition« (▶ Kap. 6.3) in Gang. In ihrem Rahmen wandeln sich sukzessiv Endothelzellen in faserbildende Myofibroblasten um. Das Resultat ist eine fibrotische Intimaverdickung mit Gefäßwandverfestigung. Sie kann bei Noxenpersistenz über ein »fibrodestruktives Muster« (▶ Kap. 2.4.2) in ein »Obliterationsmuster« (▶ Kap. 2.3.4) einmünden.

17.2　Mukodegenerative Muster

17.2.1　Mukoid-zystische Medianekrose

DEF (Syn.: Morbus Erdheim-Gsell) Häufiges Reaktionsmuster der großen Arterien vom elastischen Typ mit Prädisposition zur Dissektion.

KPG-Auslösefaktoren
- (Meist) idopathisch,
- angeborene Bindegewebskrankheit (Marfan-Syndrom), Dysendokrinie (Hypothyreose, Hyperkortizismus), Homozystinurie Typ I,
- arterielle Langzeithypertonie.

FPG-Reaktionsfolge Noxenbedingte Auslösung multipler, fokaler Myozytenapoptosen (d. h. der Begriff Nekrose ist nicht korrekt). Dadurch entstehen multiple Lücken im elastischen Lamellengefüge der Media. Die Lücken werden mit Mucopolysacchariden ausgefüllt (d. h. der Begriff zystisch ist nicht korrekt). Die Gefäßwand reagiert mit einem »mukodegenerativen Muster« (▶ Kap. 6.3.8). Die Lücken schwächen die Gefäßwand. Sie reißt ein. Sie spaltet sich im Mediabereich (Dissektion) durch den Gefäßinnendruck auf. Es resultiert ein dissezierendes Aneurysma (▶ Kap. 17.3.1.3).

17.3　Dilatationsmuster

17.3.1　Aneurysma

DEF Sammelbegriff für häufige, wandschwächungsbedingte, abnorme, mehr oder weniger lokale Ausweitung einer Arterienwand.

MAK
- **Beerenförmiger Typ:** ballonförmige 2–5 cm große Gefäßaussackung.
- **Sackförmiger Typ:** ballonförmige 15–20 cm große Gefäßaussackung (◘ Abb. 17.4).
- **Spindelförmiger Typ:** axialsymmetrisch gleichförmig sich ausweitendes und verjüngende Gefäßausweitung.
- **Zylindrischer Typ:** abrupt walzenförmige Gefäßausweitung.
- **Kahnförmiger Typ:** einseitige Gefäßwandausweitung bei unverändertem gegenüberliegendem Wandabschnitt.
- **Geschlängelter Typ:** dicht aufeinander folgende, asymmetrische Gefäßausweitungen bewirken windungsartige Gefäßausbuchtungen.

FPG Aneurysmatypen
- **Echtes Aneurysma (A. verum):** Alle 3 Wandschichten in einem umschriebenen Bereich geschwächt. Resultat: beeren-, sack- oder spindelförmige Aneurysmen.

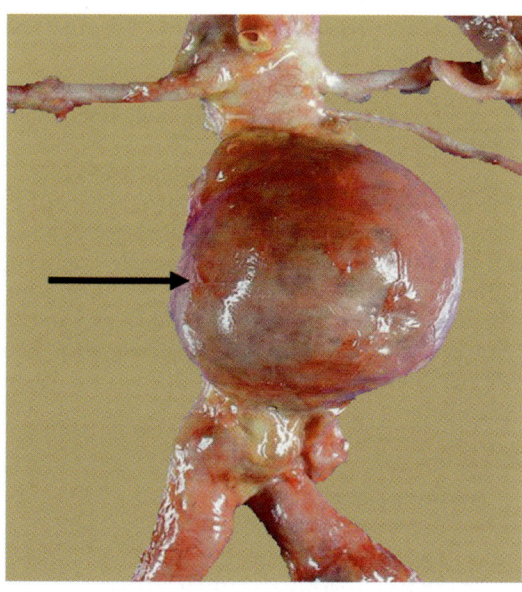

◘ **Abb. 17.4.** Sackförmiges Aneurysma der Aorta (Pfeil)

— **Unechtes Aneurysma (A. spurium):** Im Rahmen einer Gefäßverletzung bildet sich in ihrer Wandung ein Hämatom. Es wird organisiert und endothelialisiert.

— **Dissezierendes Aneurysma (A. dissecans):** Hier ist meist nur die Media betroffen. Durch gefäßdruckbedingte Scherkräfte entwickelt sich folgende Reaktionskette: 1. Intimaeinriss → Wühlblutung mit Bildung eines 2. Pseudogefäßlumens → 2. Intimaeinriss → Anschluss des Blutstroms ans ursprüngliche Gefäßlumen.

Entsprechend der Kausalpathogenese werden 5 Typen unterschieden.

17.3.1.1 Kongenitales Aneurysma

FPG Als Folge kongenitaler oder noch ungeklärter Defekte der Myozyten resultiert (meist) ein beerenförmiges Aneurysma v. a. im Bereich des Circulus arteriosus cerebri.

MIK Aneurysmawand besteht nur aus fibrösem Bindegewebe.

> **Klinik**
>
> Hirnbasisarterien-Aneurysma: Ruptur meist in der 5. Lebensdekade → Rhexisblutung.

17.3.1.2 Atherosklerotisches Aneurysma

FPG-Formen
— **Atherosklerotisches Aneurysma verum** wegen erloschener reparativ-proliferativer Kapazität der Myozyten.
— **Atherosklerotisches Aneurysma dissecans** wegen rupturbedingter Wühlblutung im Atherombereich.

FPG-Reaktionsfolge Die atherosklerotisch geschädigte Wand ist rupturgefährdet. Auf ihr lagert sich wegen der dilatationsbedingten Gefäßwandweitung ein Thrombus (Parietalthrombus) ab. Das Aneurysma komprimiert benachbarte Gefäße und Gewebsanteile (Druckatrophie). Es folgt die Ausbildung eines Abscheidungsthrombus (▶ Kap. 11.1.11).

> 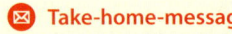 **Take-home-message**
>
> **Aneurysmalokalisation:**
> — Bauchaortenaneursyma meist atherosklerotischen Typs
> — Brustaortenaneurysma meist luischen Typs

> **Take-home-message**
>
> **Aneurysmagröße:** <5 cm → kaum Ruptur, >10 cm → Ruptur in 50% der Fälle.

17.3.1.3 Dissezierendes Aneurysma

KPG Sie ist uneinheitlich. Meist liegt eine zystische Medianekrose der großen Körperschlagadern zugrunde, wobei das mukodegenerative Reaktionsmuster (▶ Kap. 6.3.8) durch
— metabolische (Atherosklerose, Marfan-Syndrom),
— entzündliche (Lues),
— hypertone,
— traumatische (Stichverletzung) Faktoren angestoßen werden kann.

FPG-Reaktionsfolgen
— **Intramuralhämatom ohne Ausbreitungstendenz,** ohne Zweitdurchbruch (lumenwärts) nach Innen.
— **Intramuralhämatom mit distal fortschreitender Wanddissektion** ohne Zweitdurchbruch nach innen. Es engt allerdings die Gefäßabgänge im betroffenen Gefäßabschnitt ein und zieht Durchblutungsstörungen von Gehirn, Armen, Rückenmark (→ Paraplegie), Nieren (→ Urämie), Darm (→ Ileus) und Beinen (→ Claudicatio) nach sich.
— **Intramuralhämatom mit Ruptur nach außen** mit nachfolgender Herzbeuteltamponade, Hämatothorax, Retroperitonealhämatom, Hämaskos.
— **Intramuralhämatom mit distal fortschreitender Wanddissektion** und mit Zweitdurchbruch lumenwärts nach innen (klinisch sog. Spontanheilung).
— **Thrombotische Obliteration** der falschen Strombahn.
— **Verlegung der alten Strombahn** mit nachfolgend akuter Ischämie der unteren Körperhälfte.

> **Klinik**
>
> **Klassifizierung der Aortenaneurysmata**
> — **Typ I:** Ausdehnung über Aorta ascendens hinaus
> — **Typ II:** Beschränkung auf Aorta ascendens
> — **Typ III:** Beginn in Aorta descendens: Ausdehnung bis Diaphragma (Typ IIIa) oder darüber hinaus (Typ IIIb).

17.3.1.4 Entzündliches Aneurysma

DEF und KPG Prototyop: luisches Aortenaneurysma als Manifestation der tertiären Lues (kardiovaskuläre Lues) in der 5. Lebensdekade bei maximaler zellulärer Immunität.

17

FPG-Reaktionsfolge Folge der luischen Gefäßwandschwächung ist ein sackförmiges Aneurysma verum v. a. im Bereich der Aorta ascendens und des proximalem Aortenbogens.

> ✉ **Take-home-message**
> Vorkommen entzündlicher Aneurysmen:
> — Brustaorta bei Lues,
> — mittelgroße Organarterien bei Panarteriitis nodosa

17.3.1.5 Arteriovenöses Aneurysma

DEF Abnorme Verbindungen zwischen einer Arterie und ihrer Begleitvene (klinisch: Schwirrgeräusch) in Form einer arteriovenösen Fistel mit aneurysmatischer Ausweitung des betroffenen Venenstücks (Varix aneurysmaticus).

KPG-Auslösefaktoren
— Fehlbildung,
— Ruptur eines Aneurysmas in Nachbarvene,
— Stichverletzung,
— Entzündungsübergriff vom Nachbargefäß.

17.4 Entzündungsmuster

Klinisch sind neben den bakteriellen Arteriitiden solche mit Dominanz immunpathologischer Prozesse wichtig. Sie werden nach vorherrschender Formalpathogenese und Gefäßkalibern klassifiziert.

17.4.1 Nekrotisierende Arteriitis

DEF Sammelbegriff für systemische immunkomplexassoziierte Arteriitiden mit fibrinoider Nekrose (▶ Kap. 5.3).

17.4.1.1 Panarteriitis nodosa
DEF (Syn.: Periarteriitis nodosa, klassische Form) Seltenes, entzündliches Reaktionsmuster mittelgroßer und kleiner Arterien mit perlschnurartigen Gefäßverdickungen.

KPG-Auslösefaktoren Meist noch ungeklärt:
— **post-/parainfektiös:** (meist) HBV, HCV, Streptokokken-, oder Yersinieninfektion,
— **paraneoplastisch.**

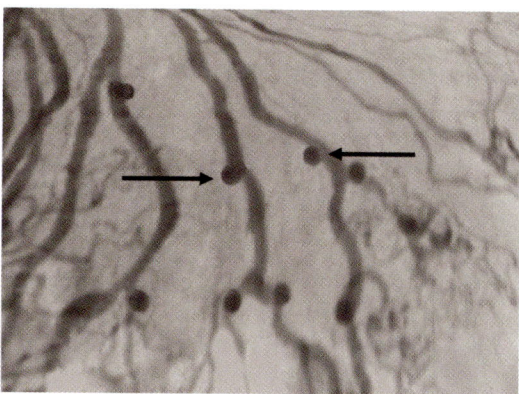

Abb. 17.5. Panarteriitis nodosa mit perlschnurartigen entzündlichen Aneurysmata. Sie fallen klinisch als linear noduläre Läsionen auf (Pfeile, Röntgenbild)

FPG-Reaktionsfolge Durch eines dieser kausalpathogenetisch wichtigen Antigene wird eine Überempfindlichkeitsreaktion Typ III angestoßen, was eine autoaggressive Entzündung nach sich zieht.

FPG-Reaktionsfolge
— **Nekrose-Stadium:** Die Immunkomplexe lösen eine sektorförmige fibrinoide Nekrose (▶ Kap. 5.3) aus. Sie greift von der Intima auf die Media und Adventitia über und wird durch Neutrophile demarkiert. Lumenseitig bildet sich über der Nekrose ein Thrombus.
— **Granulationsstadium:** Der Nekrosesektor dehnt sich transmural aus und schwächt die Gefäßwand. Dadurch entstehen angiographisch nachweisbare Aneurysmata (▶ Abb. 17.5). Es folgt ein »Dilatationsmusters« (▶ Kap. 2.3.3) mit Bildung eines okkludierenden Thrombus. Folgen davon sind fleckförmige und schmerzhafte Organinfarkte. Später geht von der Adventitia ein »Organisationsmuster« (▶ Kap. 5.5.4) aus. Dies demarkiert und organisiert die Gefäßwandnekrose mittels einer granulierenden Entzündung (Periarteriitis) unter dem Bilde tastbarer Knötchen (nodosa).
— **Narbenstadium:** Später wird in der Gefäßwand ein »Obliterationsmuster« (▶ Kap. 2.3.4) mit Umwandlung der Nekrose in obliterierendes Narbengewebe auf die Wege gebracht. Gelegentlich folgt eine Rekanalisierung.

Klinik

Therapieprinzip: Prednison, Cyclophosphamid.

17.4.1.2 Mikroskopische Panarteriitis

DEF (Syn.: Panarteriitis nodosa Typ Wohlwill, Überempfindlichkeitsvaskulitis) Seltene Panarteriitis in Form einer sog. small vessel disease.

KPG-Auslösefaktoren Die gleichen Antigene wie bei der klassischen Panarteriitis nodosa (außer HBs, ▶ Kap. 17.4.1.1).

FPG-Reaktionsfolge Auslösung einer Überempfindlichkeitsreaktion Typ III (▶ Kap. 14.1.39). Meist pANCA, kaum Immundepots in situ nachweisbar (daher Syn.: pauci-immune Vaskulitis).

MIK Fibrinoide Nekrose (▶ Kap. 5.3), v. a. in der Lungenendstrombahn und den Nierenglomeruli mit apoptotisch zerfallenden Neutrophilen.

> **Klinik**
>
> Resultat sind v. a. Lungenversagen mit Hämoptysen, Nierenversagen mit Hämaturie und Proteinurie. Keine angiographisch nachweisbare Knötchenbildung in einem linearen nodulären Muster wie bei der klassischen Form.

> **Klinik**
>
> **Therapieprinzip**: wie bei Morbus Wegener (▶ Kap. 17.4.1.4).

17.4.1.3 Churg-Strauss-Arteriitis

DEF Seltene granulomatöse, sog. small vessel disease im Gefolge eines allergischen Bronchialasthmas (▶ Kap. 33.3.5) mit Blut- und Gewebseosinophilie.

KPG-Auslösefaktoren Ungeklärt.

FPG-Reaktionsfolge Auslösung einer von TH2-Helferzellen dominierten allergischen Reaktionslage mit Überempfindlichkeitsreaktion Typ III und IV (▶ Kap. 14.1.3, ▶ Kap. 14.1.4). Oft finden sich zytoplasmatische Antikörper gegen lysosomale Neutrophilen-Protease-3 (anti-PR3) oder gegen Myeloperoxidase (MPO). Zusätzlich hohe Serum-IgE-Titer und IgE-haltige Immunkomplexe. Folge davon: granulomatöse Entzündung (▶ Kap. 13.2.2) mit Eosinophileninfiltraten.

> **Klinik**
>
> **Therapieprinzip**: Immunsuppression mit Kortikosteroiden oder in Kombination mit einem Antimetaboliten.

17.4.1.4 Wegener-Vaskulitis

> ─ **Glossar** ─
>
> **c-ANCA:** zytoplasmatische Anti-Neutrophilenzytoplasma-Auto-AK gegen neutrale, lysosomale Neutrophilen-Serumproteinase 3 (PR3)

DEF Seltene granulomatöse sog. small vessel disease im Rahmen einer rhinopulmonal und renal sich manifestierenden, als Wegener-Granulomatose bezeichneten Autoaggressionskrankheit.

KPG-Auslösemechanismus Bei einem Infekt werden proinflammatorische Zytokine gebildet, sodass auf der Neutrophilenoberfläche u. a. die Neutrophilen-Proteinase-3 auftaucht und als Auto-Antigen frei zugänglich wird. Dagegen werden c-ANCA gebildet (wie?) und es entstehen Immunkomplexe.

FPG-Reaktionsfolge Die Immunkomplexe aktivieren Neutrophile, sodass diese toxische Sauerstoffmetabolite bilden. Diese bewirken eine nekrotisierende Vaskulitis, bei welcher, wie bei der begleitenden, rapid progressiven Glomerulonephritis (▶ Kap. 49.4.1.5), kaum Immunkomplexe abgelagert werden (pauci-immune Glomerulonephritis). Daneben entstehen intramurale/perivaskuläre nekrotisierende Epitheloidzellgranulome (▶ Kap. 13.2.2.1). Der Entzündungsprozess löst über eine »endothelio-mesenchymale Transition« (▶ Kap. 6.3) ein »Obliterationsmuster« (▶ Kap. 2.3.4) aus. Es folgen multiple Gefäßverschlüsse und dadurch ulzeröse Veränderungen im oberen Respirationstrakt (v. a. in Nasennebenhöhlen) und Lungeninfarkte.

> **Klinik**
>
> **Diagnosesicherung,** wenn neben positivem cANCA-Befund mindestens 2 der folgenden Kriterien erfüllt sind:
> - Nasen-Mund-Rachen-Befall in Form hämorrhagisch-eitriger Entzündung,
> - Lungenbefall als antibiotikaresistente Infiltrate mit Kavernen nach Nekroseelimination (▶ Kap. 5.5.5),
> - Nierenbefall in Form einer rapid-progressiven Glomerulonephritis,
> - histologisch gesichertes nekrotisierendes Epitheloidzellgranulom oder granulomatöse Vaskulitis.

> **Klinik**
>
> **Therapieprinzip:** Cyclophosphamid und Steroide.

17

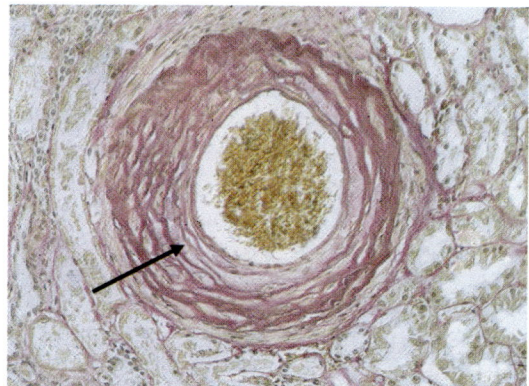

17.4.1.5 Lupusarteriitis

DEF Seltene sog. small vessel disease auf dem Boden
eines »fibrodestruktiven Musters« (► Kap. 2.4.2) im
Rahmen eines SLE (systemischen Lupus erythematodes, ► Kap. 14.2.1.1).

FPG-Reaktionsfolge Immunkomplexbedingte Endo-
thelzerstörung mit Thrombozytenverbrauch mit Zytokinbildung. Dadurch werden die Makrophagen aktiviert und sezernieren growth-factors. Diese lösen über
eine »endothelio-mesenchymale Transition« (► Kap. 6.3)
ein von subendothelial nach außen fortschreitendes
»Obliterationsmuster« (► Kap. 2.3.4) aus. Das Resultat
ist eine zwiebelschalenartige, konzentrisch fibröse Obliteration kleinerer Arterien (sog. Zwiebelschalenarteriopathie; ◾ Abb. 17.6.), jedoch ohne thrombotischen
Gefäßverschluss und ohne Aneurysmabildung.

17.4.2   Granulomatöse Arteriitis

17.4.2.1 Arteriitis temporalis

DEF (Syn.: Horton-Arteriitis) Häufigste, primär systemische Vaskulitis mit autoaggressiver riesenzelliger Entzündung unter Bevorzugung extrakranieller Karotisäste,
v. a. Temporalarterie (daher: Arteriitis temporalis).

KPG-Prädispositionsfaktoren HLA-DR4-Expres-
sion und aktinische Vorschädigung.

KPG-Auslösemechanismus Auslösung einer Überempfindlichkeitsreaktion Typ III und IV (wie, weshalb?). Dadurch werden Immunkomplexe auf Elastika-
trümmern abgelagert und Mediamyozyten gehen segmental zugrunde.

FPG-Reaktionsfolge Bei der klassischen Variante weist
das betroffene Gefäßsegment eine auf die Intima und Media begrenzte Myozytennekrose sowie eine Elastica-inter-
na-Fragmentierung mit daran angelagerten mehrkernigen Riesenzellen auf. Der Nekrosebezirk wird im Rahmen
eines »Organisationsmusters« (► Kap. 5.5.4) durch Granulationsgewebe demarkiert und auf der Lumenseite thrombotisch bedeckt. Daraus resultiert eine Temporalarterien-
stenose mit Erblindungsgefahr. Oft kommen noch histo-
zytäre Granulome (► Kap. 13.2.2.2) hinzu.

> ✉ **Take-home-message**
> Diagnostik-Merkwort **TABAK**:
> ▬ **T**emporalarterie: Verdickung, Pulsation oder
>   Druckschmerz.
> ▬ **A**rterien: Biopsiebefund (segmentaler Befall).
> ▬ **B**SG: Erhöhung >50 in der 1. h.
> ▬ **A**lter: > 50 Jahre;
> ▬ **K**opfschmerz.

> **Klinik**
>
> **Therapieprinzip:** sofortige Kortikoidbehandlung
> wegen Erblindungsgefahr!

17.4.2.2 Takayasu-Arteriitis

DEF (Syn.: pulseless disease) Seltene, granulomatöse
riesenzellige Entzündung, v. a. der Aorta/großen Arterien mit Pulsabschwächung bei jüngeren Frauen.

KPG-Auslösemechanismus Vermutlich immunpathologischer Prozess mit Nachweis von Immunkomplexen.

FPG-Reaktionsfolge Durch eine unspezifische Entzündung entlang der Adventitia-Media-Grenze werden
die elastischen Lamellen zerstört. In ihrer Nähe entstehen
nekrotisierende Epitheloidzellgranulome (► Kap. 13.2.2.1).
Danach erfasst die Entzündung die gesamte Gefäßwand
und bedingt später ein reparativ »fibrodestruktives Muster« (► Kap. 2.4.2) mit stenosierender Wandverdickung.
Das Gefäß wird thrombotisch verschlossen und ruft lokale Durchblutungsstörungen hervor.

> **Klinik**
>
> **Therapieprinzip:** Kortikosteroide.

17.4.2.3 Mesaortitis luica

DEF Seltene destruktiv-granulomatöse Brustaorten-
entzündung im Tertiärstadium der Lues mit Aneurysmabildung.

◩ **Abb. 17.7.** Thrombangiitis obliterans im Organisationsstadium: Gefäßobliteration durch ein kapillarreiches Mesenchym (EMT) als Folge einer »endothelio-mesenchymalen Transition« bei intakter Media (M, Vergr. 10, HE)

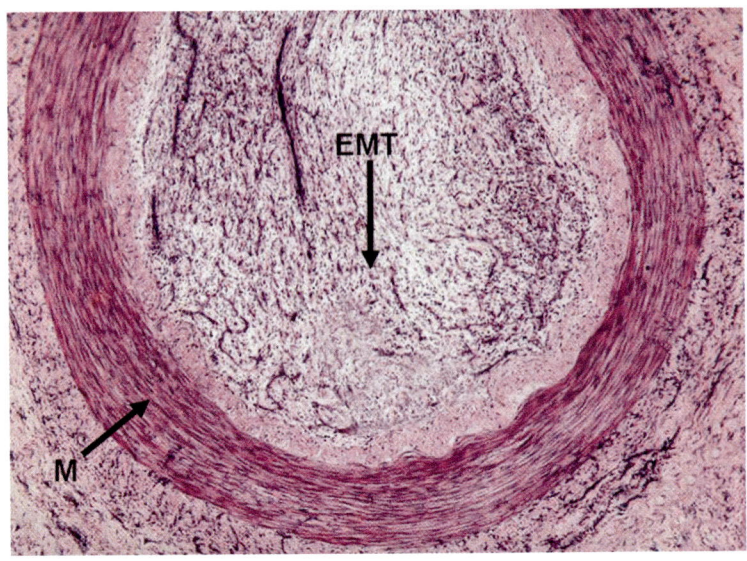

FPG-Reaktionsfolge je nach betroffenem Gefäßkaliber:

- **Endarteriitis obliterans** (Heubner Endarteriitis luica): Im Tertiärstadium der Lues nimmt die humorale Immunität ab, bevor die zelluläre Immunität effektiv wird. Dadurch wandern die Treponemen in die Aortenadventitia, durchdringen die Vasa-vasorum-Wände und lösen folgende Reaktionsschritte aus: Überempfindlichkeitsreaktion Typ IV (▶ Kap. 14.1.4) mit plasmazellulärer Gefäßinfiltration → entzündliche Media-Elastikazerstörung → Auslösung eines »Obliterationsmusters« (▶ Kap. 2.3.4) über eine »endothelio-mesenchymale Transition« (▶ Kap. 6.3). Daraus resultiert eine stenosierende Intimafibrose.
- **Mesaortitis luica:** Diese Endarteriitis obliterans bewirkt eine fokale ischämische Nekrose der Aortenmyozyten, sodass fokal die elastischen Lamellen zerstört werden und die Aortenwand unter dem Bild eines Aneurysmas geschwächt wird. Dies bedingt ein »Dilatationsmuster« (▶ Kap. 2.3.3) und führt über ein »Fibroplasiemuster« (▶ Kap. 6.3.6) mit »endothelio-mesenchymaler Transition« (▶ Kap. 6.3) zu einer reparativ vernarbenden Arteriosklerose, sodass die Aorteninnenfläche letztlich einen Baumrindenaspekt erweckt.

17.4.3   Proliferierende Arteriitis

Diese Arteriitisformen gehören nicht zu den systemischen Immunvaskulitiden. Klinisch wichtigster Vertreter ist die Thrombangiitis obliterans.

17.4.3.1   Thrombangiitis obliterans

DEF (Syn.: Morbus Winiwarter-Bürger) Zigarettenkonsumassoziierte, segmental thrombosierende, rezidivierende Entzündung mittelgroßer/kleiner Unterschenkel-/Unterarmarterien jüngerer Männer.

KPG-Prädispositionsfaktoren HLA-A9, -B5, Häufung in Israel, Japan, Indien.

KPG-Auslösemechanismus Überempfindlichkeitsreaktion gegen Zigarettenrauchen (wie, weshalb?).

FPG-Reaktionsfolge Die Erkrankung beginnt in Segmenten kleiner Arterien mit einer intimalen »fibrinoiden Nekrose« (▶ Kap. 5.3). Sie wird von Neutrophilen demarkiert und bedingt einen thrombotischen Verschluss. Später greift die Entzündung auf größere Arterien über. Über eine »endothelio-mesenchymale Transition« (▶ Kap. 6.3) wird ein »Organisationsmuster« (▶ Kap. 5.5.4) in Gang gesetzt. Dadurch wird die Gefäßthrombose rekanalisiert und die Gefäßwandnekrose in Form einer polsterförmigen Intima-Medianarbe repariert (◩ Abb. 17.7). Sie ist Ausgangsort für Rezidive. Oft pfropft sich noch eine Sekundäratherosklerose auf. Resultat ist eine arterielle Verschlusskrankheit vom peripheren Typ mit segmentalem Gefäßbefall. Sie wird oft von einer Phlebitis migrans (▶ Kap. 18.2.1) begleitet.

Klinik		
Ein kompromissloser Zigarettenverzicht bringt klinische Remission.		

17

18 Venen

U.N. Riede

 Einleitung

Venen dienen dem Blutrückstrom zum Herzen. Ihre häufigsten Erkrankungen sind die Varizen. Sie sind meist harmlos, führen aber bei Verlangsamung des venösen Rückstroms zur Thrombusbildung, was bei entsprechender Präposition des Patienten gelegentlich zur tödlichen Lungenembolie führt.

 Take-home-message
Venöse Blutrückstom-Mechanismen:
- Venenklappen → Unterteilung des hydrostatischen Druckes.
- Muskel-, Gelenkpumpen durch ins perivaskuläre Bindegewebe der tiefen Beinvenen einstrahlende Faserzüge von Ligamenten und Faszien → Ausweitung-Einengung bei jeder Bewegung.

18.1   Fibrodestruktive Muster

DEF Sammelbegriff für sehr häufige Venenerkrankungen mit fibrösem Wandumbau, der zu einer Verdickung, Verhärtung und Aussackung der Venenwand führt.

18.1.1   Varizen/Phlebosklerose

DEF Varizen sind knotig ausgeweitete, geschlängelt verlaufende Venen (Krampfadern) als Resultat eines »fibrodestruktiven Musters« (▶ Kap. 2.4.2).

KPG-Einteilung
Primäre Varizen: wegen
- erblicher Bindegewebsschwäche,
- stehendem, sitzendem Beruf,
- Mehrfachschwangerschaft,
- Adipositas.
Sekundäre Varizen: wegen Abflusshindernis.

FPG-Reaktionsfolge Erhöhung des Veneninnendrucks mit Venenerweiterung (Phlebektasie). Dadurch werden die Venenklappen insuffizient. Bei persistierend erhöhtem Veneninnendruck wird der Druck retrograd von den tiefen in die oberflächlichen Venen übertragen und veranlasst über ein »fibrodestruktives Muster« (▶ Kap. 2.4.2) eine Wandsklerosierung (Phlebosklerose) mit Wandschwächung, sodass die betroffenen Venen knotenförmig aussacken und sich schlängeln (krampa, got. = krumm). Die venöse Abflussstörung bewirkt v. a. nach längerem Sitzen und nachts Beinschmerzen und bringt über ein »Dilatationsmuster« (▶ Kap. 2.3.3) eine Thrombosierung (klinisch: Thrombophlebitis) der betroffenen Vene in Gang. Dies verstärkt die venöse Abflussstörung und damit die lokale Blutstauung. Daraus resultieren ekzematöse Hautveränderungen mit vermehrter Braunpigmentierung und kutaner Sklerose. Gesellt sich noch eine postthrombotische Ernährungsstörung hinzu, so geht das Gewebe lokal zugrunde und es entsteht ein sog. Ulcus cruris venosum im Knöchelbereich des Fußes.

18.2   Entzündungsmuster

18.2.1   Phlebitis

DEF (phlebs, gr. = Vene) Sammelbegriff für insgesamt sehr häufige Venenwandentzündung.

FPG-Reaktionsfolge je nach Entzündungsausbreitung:
- **Periphlebitis** wegen Übergriff einer bakteriell-eitrigen Entzündung auf Venenwand.
- **Endophlebitis** mit lumenseitigem Entzündungsbeginn wegen Septikopyämie, Thrombusorganisation, kontaminiertem Venenkatheter.
Als Folge davon erfasst die Entzündung das Endothel, sodass ein Thrombus entsteht (Thrombophlebitis).

KPG-Thrombusformen:
- **Bakteriell fortgeleitete Phlebitis**
- **Thrombophlebitis** wegen entzündlicher Organisation.

- **Phlebitis migrans**: rezidivierende, idiopathische, oberflächliche Form, sprunghaft von einer Körperregion auf andere übergreifend. Paraneoplastisch beim Pankreaskarzinom (▶ Kap. 48.3.2) oder in Begleitung einer Thrombangiitis obliterans (▶ Kap. 17.4.3.1).

- **Postthrombotisches Syndrom:** Zustand nach tiefer Beinvenenthrombose → Organisation mit Rekanalisation → Venenklappenzerstörung → chronisch venöse Stauung der unteren Extremitäten. Folgen davon: Schmerzen, Verdickung, Rötung und Schwellung der Haut, braun pigmentiertes Hautekzem, sog. Ulcus venosum postthromboticum.

18

19 Lymphgefäße

U.N. Riede

 **Einleitung**

Lymphgefäße dirigieren physiologischerweise den Saftstrom durch das Gewebe. Gelegentlich dienen sie als Verteilersystem für fremde Mikroorganismen oder fremd gewordene Zellen (Tumorzellen). Dies kann zu einer »tödlichen Mission« eskalieren.

Glossar

Lymphrückstrom: Täglich verlassen etwa 20 l Blutplasma die terminale Strombahn. Davon werden 18 l von den Venulen wieder aufgenommen und 2 l gehen via Lymphsystem wieder ins Blut.

19.1 Fehlbildungsmuster

Sie äußern sich meist schon im frühen Säuglingsalter in einem (primären) Lymphödem.

FPG-Typen
- **Lymphgefäßagenesie** → intrauteriner Fruchttod
- **Lymphangiodysplasie** → primäres Lymphödem
- **Lymphgefäßhyperplasien** (klinisch: Lymphangiektasien) → Lymphzysten (z. B. kongenitales zystisches Hygrom).

■ **Chylöser Reflux**
DEF Rückfluss von Dünndarmlymphe bei behindertem Abtransport chylushaltiger Lymphe.

19.2 Entzündungsmuster

19.2.1 Lymphangitis

DEF Recht häufige, akute Lymphgefäßentzündung.

KPG-Auslösemechanismus Infektion mit virulenten Keimen (meist β-hämolytische Streptokokken der Gruppe A).

FPG-Reaktionsfolge Die Lymphgefäße werden durch Neutrophile und Makrophagen in Form schmerzhaft subkutaner roter Streifen infiltriert, die zu den druckschmerzhaft vergrößerten Regionallymphknoten ziehen. Später können sich perilymphatische Abszesse bilden. Bei Überschwemmung des drainierenden Lymphknotens mit Bakterien resultiert eine Sepsis/ Septikopyämie (▶ Kap. 13.1.6.5).

20 Gefäßneoplasiemuster

U.N. Riede

 Einleitung

Tumoren des Gefäßsystems lassen sich so gut wie nie funktionell zum arteriellen, venösen oder lymphatischen System zu ordnen. Sie werden deshalb in einem Kapitel zusammen besprochen.

20.1 Hämangiome

DEF Gruppe sehr häufiger, gutartiger Tumoren aus gewucherten Blutgefäßen, meist schon bei Geburt erkennbar. Bei muliplem (z. T. systemischem) Auftreten in Form einer Hämangiomatose oft mit Fehlbildungssyndromen (► Kap. 15.3.1) assoziiert.

20.1.1 Kapilläres Hämangiom

DEF Gutartiger Tumor aus englumigen erythrozytenhaltigen Kapillaren, häufigste Hämangiomform.
Lokalisation: v. a. Haut (Kopf-, Halsbereich) und Schleimhaut.

FPG-Reaktionsfolge (Triphasisch): Nach einem Tumorwachstum in den ersten Lebensmonaten folgt eine stationäre Wachstumsphase im Kleinkindalter. Nach

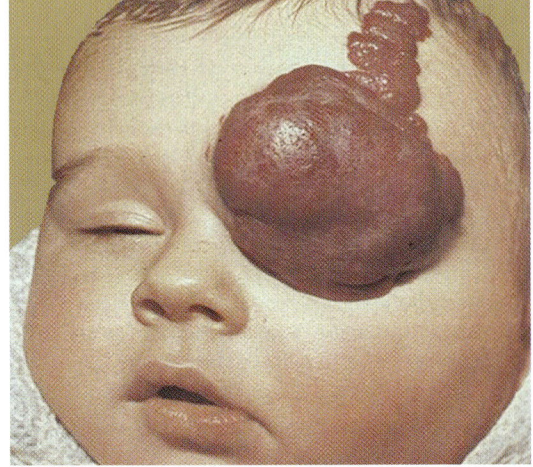

Abb. 20.1. Konnatales kavernöses Hämangiom der Orbita bei einem Kleinkind

dem 5. Lebensjahr kann sich der Tumor spontan zurückbilden oder in ein kavernöses Hämangiom (► Kap. 20.1.2) übergehen.

MAK und MIK Rötlicher, Millimeter bis mehrere Zentimeter großer Fleck aus gewucherten, dicht zusammen liegenden Kapillaren.

Abb. 20.2. Kavernöses Hämangiom der Leber (Vergr. 25, HE)

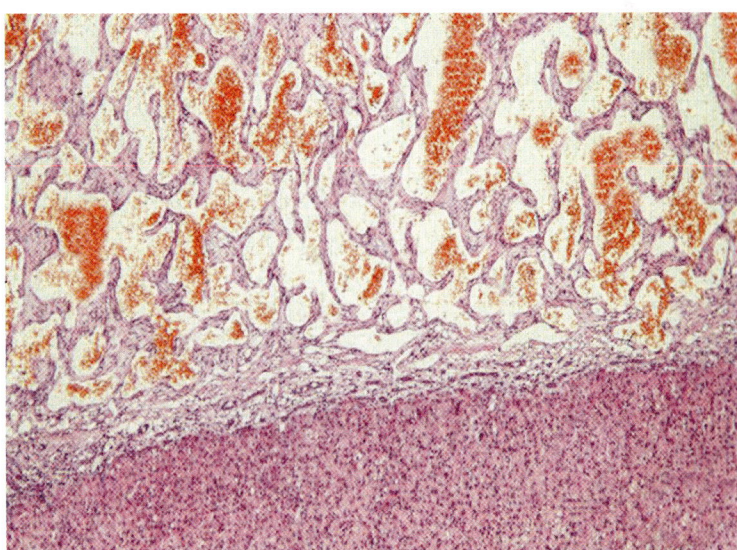

20.1.2 Kavernöses Hämangiom

DEF Gutartiger Tumor aus weiten erythrozytenhaltigen Gefäßräumen ohne Regressionsneigung mit teilweise bereits konnataler Manifestation im Kindesalter. Lokalisation: vorwiegend Haut, teil auch in Organen (◨ Abb. 20.1).

MIK Tumor aus gewucherten dilatierten Bluträumen, mit Endothelauskleidung, nur z. T. mit muskulärer Wandung (◨ Abb. 20.2).

20.2 Lymphangiom

DEF Seltener gutartiger, teils auch multipler Lymphgefäßtumor mit oft konnataler Manifestation. Lokalisation: Kopf-Hals, Axilla, Arm, Mediastinum, Thorax.

MIK Tumor aus Lymphgefäßen (◨ Abb. 20.3a,b), oft mit asymmetrischer Gefäßmuskulatur. Schwierige Abgrenzung gegenüber einem Blutgefäßtumor. Unterscheidungsmarker: VEGF-Rezeptor-3.

20.3 Glomustumor

DEF (Syn. Glomangiom) Seltener benigner Tumor der Haut und des submukösen Bindegewebes, der sich im Gegensatz zum Glomus-caroticum-Tumor (Paraganglion) von gewucherten arteriovenösen Kapillaranastomosen herleitet. Manifestationsalter: 3. Lebensdekade.
Lokalisation: Finger (Nagelbett), Mittelohr (Mittelohrpolyp).

MAK Blauroter, meist millimetergroßer Tumor mit typischen nächtlichen Paroxysmalschmerzen.

MIK Tumor aus gewucherten weiten, dickwandigen und endothelialisierten Bluträumen. Dazwischen breite Zellstränge mit aktinhaltigem Zytoplasma.

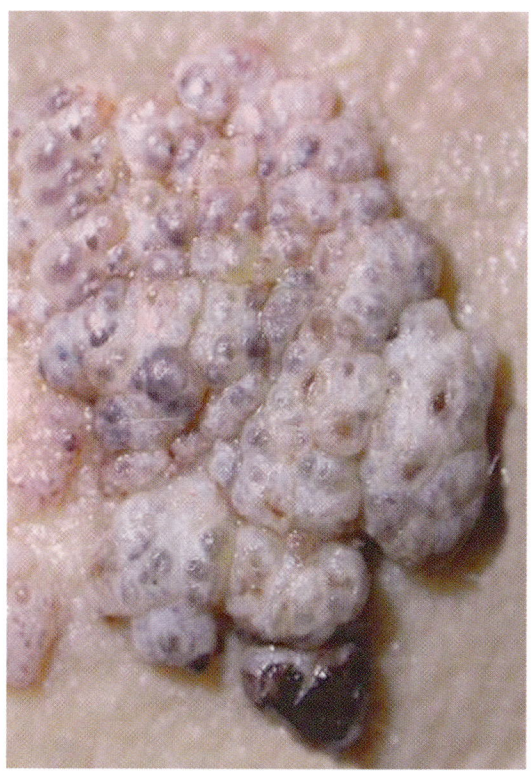

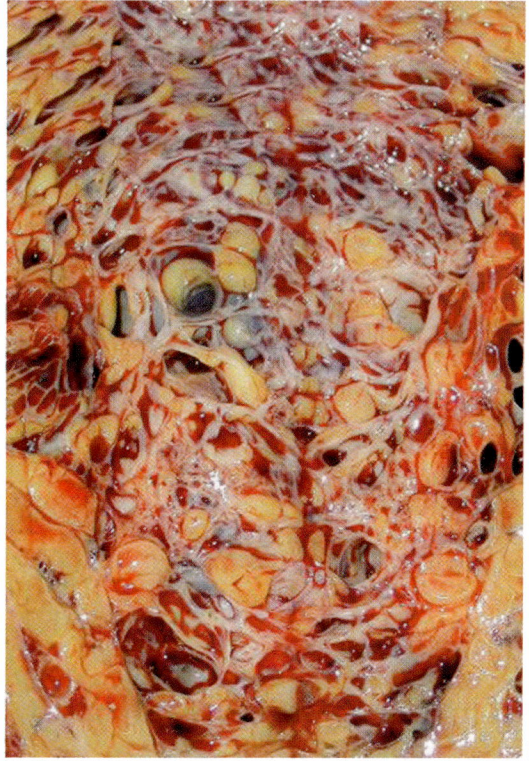

a

b

◨ **Abb. 20.3a,b.** Zystisches Lymphangiom der Haut **a** Ansicht **b** Schnittfläche; mikrozystisches Formmuster

20.4   Hämangioperizytom

DEF Seltener, meist benigner, zelldichter Tumor mit hirschgeweihförmigen sinusoidalen Gefäßen, der mit dem sog. solitär fibrösen Tumor eine histogenetische Gruppe bildet; Manifestation nach dem Kindesalter. Lokalisation: Retroperitoneum, proximale Extremitäten.

MAK Umschriebener, gelblich-blasser Tumor mit Hämorrhagien, aber keinen Nekrosen.

MIK Tumor aus spindelförmigen uniformen Zellen oft um ein zentrales sinusoidales, hirschgeweihförmig deformiertes Gefäß. Immunprofil: Tumorzellen exprimieren CD-34 und werden von einem Retikulumfasernetz umsponnen.

> ✉ **Take-home-message**
> Bei Nekrosen Malignitätsverdacht!

20.5   Kaposi-Sarkom

DEF Sehr seltener, lokal-aggressiver, virusassoziierter, multifokaler Endotheltumor mit vom jeweiligen Immunstatus abhängigem Verlauf.
Lokalisation: Haut, Schleimhäute, Lymphknoten, innere Organe.

KPG-Auslösemechanismus Infektion mit HHV-8 (humanes Herpesvirus 8). Die initiale Entzündungsreaktion ist durch T-Helferzellen und Makrophagen mit aufgehobener Proliferationsblockade und durch eine maligne Transformation der Endothelzellen geprägt. Danach Bildung entzündlicher Zytokine und autokrine Sekretion angiogenetischer growth factors mit Auslösung einer »endothelio-mesenchymalen Transition« (▶ Kap. 6.3) und entsprechender Dauerproliferation.

FPG-Reaktionsfolge In folgenden Stadien:
- **Makula-Stadium:** indolenter, rötlich-violetter Fleck,
- **Plaque-Stadium:** bräunlich-rote Hauterhabenheit,
- **Nodular-Stadium:** aggressiver, braun-roter Tumorknoten, oft mit Beteiligung der Lymphknoten und Eingeweide.

MIK
Früh: Manifestation von Hautläsionen ähnlich einem Granulationsgewebe.
Spät: zusätzliche Entwicklung eines Gewebsbildes wie beim kapillären Hämangiom aus gewucherten spindelförmigen Endothelzellen mit Ausbildung schlitzförmiger, erythrozytenhaltiger Spalten und Erythrozytenextravasaten. Sie werden mit der Zeit zu braunen Hämosiderinablagerungen umgewandelt (▶ Kap. 3.6.1.1).

20.6   Angiosarkom

DEF Gruppenbezeichnung für seltene, meist hochmaligne Tumoren mit endothelialer Differenzierung, ungeachtet, ob sich derartige Endothelien von Blut- oder Lymphgefäßen herleiten.

KPG-Auslösefaktoren (Mit Latenz von 10-20 Jahren):
- **Lymphödem** (Stewart-Treves-Syndrom) v. a. im Unterarmbereich nach Mastektomie mit Beseitigung der Axillarlymphknoten wegen Mammakarzinom (▶ Kap. 65.4.3),
- **Bestrahlung** wegen Karzinom (▶ Kap. 16.2.4.1),
- **syndromale Hämangiomatosen** (▶ Kap. 15.3.1),
- **Vinylchlorid-Exposition** (▶ Kap. 45.7.3),
- **Metallimplantation** (▶ Kap. 16.2.4.3)

MAK Oberflächliche Angiosarkome fallen als rötliche Plaque oder Knoten auf. Schnittfläche: unscharfe, hämorrhagische Läsion mit markig-weißlicher Komponente.

MIK Tumor aus gewucherten Gefäßspalten, die mit atypischen Endothelzellen austapeziert sind. Immunprofil: Gerinnungsfaktor VIII, von CD34 (Antigen hämatopoetischer Vorläuferzellen, Stammzellfaktor) und von CD31 (Plättchen-/Endothelädhäsionsmolekül).

Kreislauf: Pumpsystem (Herz)

21 Herzfehlbildungsmuster

U.N. Riede

  Einleitung

Die Morphologie eines Herzfehlers ist die Resultante aus Primärschäden und einem hämodynamisch bedingten adaptiven Muster. Für die Praxis genügt die Kenntnis nachstehend besprochener Herzfehler, die über 85% aller Herzvitien ausmachen.

DEF Fehlbildungen des Herzens (Vitia cordis congenita) und der herznahen Gefäße sind ein Sammelbegriff für seltene, angeborene, makroskopisch sichtbare Abweichungen von der Normalstruktur des Herzens und der großen Gefäße mit Manifestation im Kindesalter.

KPG-Auslösemechanismus Die lange Herzentwicklungsdauer macht das Herz für teratogene Noxen während der gesamten Embryogenese empfänglich. Ein wesentlicher morphogenetischer Mechanismus ist dabei die »epithelio-mesenchymale Transition« (▶ Kap. 6.3).

21.1 Vorhofseptumdefekte

DEF (Syn.: atrialer Septumdefekt, ASD) Gruppe arteriovenöser (Links-rechts-) Shunt-Vitien aufgrund offener Verbindungen zwischen den beiden Vorhöfen.

21.1.1 Offenes Foramen ovale

DEF Hämodynamisch klappenventilartige Lücke im Vorhofseptum (kein Defekt).

FPG-Reaktionsfolge Das Foramen ovale ist bei 25% der Erwachsenen noch offen, wegen höheren Drucks im linken Vorhof aber funktionell geschlossen. Bei einer Druckerhöhung im rechten Vorhof (z. B. Lungenembolie) wird das Foramen wieder eröffnet. Daraus resultiert ein Rechts-links-Shunt mit der Möglichkeit einer paradoxen Lungenembolie (▶ Kap. 34.1.1.3).

21.1.2 Ostium-secundum-Defekt

DEF (Syn.: Septum-secundum-Defekt, ASD II) Eröffnungen in der Fossa-ovalis-Region.

FPG-Reaktionsfolge Der atypische Einriss im oberen Anteil des Septum primum wird vom Septum secundum nicht gedeckt, sodass das Ostium secundum persistiert (◘ Abb. 21.1). Dadurch wird die Lunge vermehrt durchblutet. Der Druck im linken Vorhof steigt an und führt zu einem Links-rechts-Shunt mit rechtsventrikulärer Volumenbelastung. Daraus resultieren eine rechtsventrikuläre Hypertrophie und eine Pulmonalhypertonie. Mit zunehmendem pulmonalen Strömungswiderstand kommt noch ein Rechts-links-Shunt (Eisenmenger-Reaktion) hinzu.

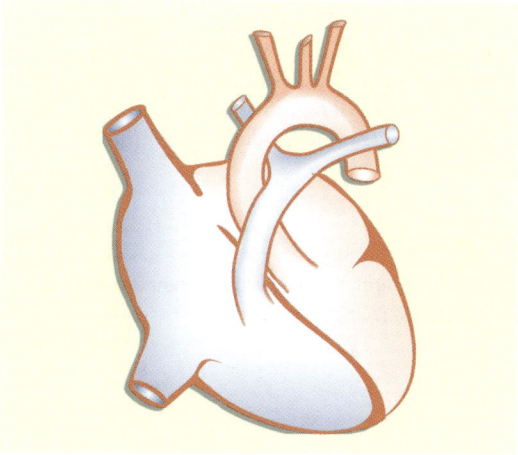

◘ **Abb. 21.1.** Vorhofdefekt (Ostium-secundum-Defekt)

Klinik

Die operative Korrektur sollte zwischen dem 5. und 10. Lebensjahr erfolgen. Auch operierte Patienten überleben das 40. Lebensjahr nicht.

21.1.3 Ostium-primum-Defekt

DEF (Syn.: ASD I) Arteriovenöses Shunt-Vitium mit fehlendem, unmittelbar über Klappenebene der Atrioventrikularklappen (AV) gelegenem Anteil des Vorhofseptums.

21

FPG-Reaktionsfolge Wachstumstörung des Septums, meist in Kombination mit insuffizienter Vereinigung der Endokardkissen der AV-Region wegen gestörter »epithelio-mesenchymaler Transition«. Folge davon ist ein inkompletter/kompletter persistierender AV-Kanal. Hämodynamik: rechtsventrikuläre Hypertrophie und Pulmonalhypertonie. Bei Kombination des ASD I mit Endokardkissendefekten kommt noch eine Insuffizienz der Mitral-/Trikuspidalklappe hinzu.

21.2 Ventrikelseptumdefekte

DEF (Syn.: VSD) Häufige arteriovenöse (Links-rechts-) Shunt-Vitien aufgrund eines Defektes im Bereich des Ventrikelseptums.

FPG-Reaktionsfolge Mangelhafte Vereinigung der Ventrikelseptumkomponenten mit variabel großer Defektbildung (■ Abb. 21.2) und größenentsprechendem Links-rechts-Shunt. Dadurch erhöht sich der pulmonale Widerstand. Das Resultat ist eine rechtsventrikuläre Volumenbelastung mit nachfolgender Pulmonalhypertonie und nachfolgender linksventrikulärer Volumenbelastung.

> ✉ **Take-home-message**
> Ventrikelseptumdefekte sind die häufigsten kongenitalen Herzvitien.

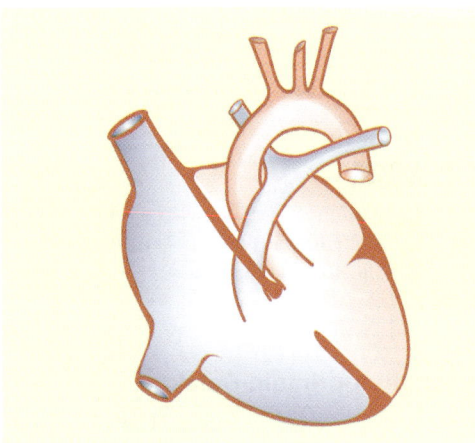

■ **Abb. 21.2.** Ventrikelseptumdefekt

21.3 Offener Ductus arteriosus

DEF (Syn.: offener Ductus Botalli) Seltenes AV-Shunt-Vitium mit funktionierender fetaler Gefäßverbindung zwischen Truncus pulmonalis oder linker Pulmonalarterie und Aorta. Gelegentlich kombiniert mit anderen Herzvitien.

FPG-Reaktionsfolge Aufgrund einer ausbleibenden Apoptose in der inneren Wandschicht und fehlender Muskelkontraktion obliteriert der Ductus postpartal nicht. Daraus resultiert folgende Reaktionskette:
Persistierender Ductus arteriosus → Links-rechts-Shunt → vermehrte Lungendurchströmung bei linksventrikulärer Volumenbelastung → vermehrte Druckbelastung des rechten Ventrikels → Pulmonalhypertonie → Shunt-Umkehr → Einstrom venösen Blutes in die Aorta descendens → Zyanose (► Kap. 3).

21.4 Transposition der großen Gefäße

DEF Seltene Rechts-links-Shunt-Vitien aufgrund vertauschter Lagebeziehung der A. pulmonalis und Aorta.

FPG-Reaktionsfolge Der kleine und große Kreislauf sind parallel geschaltet. Der Patient kann nur überleben, wenn zwischen den beiden Kreisläufen Shunts bestehen.
- **Typische komplette einfache Transposition**: Aorta ascendens entspringt aus rechtem Ventrikel. Truncus pulmonalis entspringt aus linkem Ventrikel. Beide AV-Klappen sind offen und normal. Prognose: schlecht.
- **Korrigierte Transposition:** In diesem Fall kann die Lageanomalie der großen Gefäße durch Transposition der Ventrikel und/oder Vorhöfe funktionell korrigiert sein. Prognose: gut.

21.5 Aortenisthmusstenose

DEF Seltenes Vitium mit isolierter, obstruktiver Aortenenge unmittelbar neben Ductus arteriosus. Mittlere Lebenserwartung: 35 Jahre.

FPG-Reaktionsfolge je nach Stenosetyp:
- **Infantiler Typ** mit präduktaler Stenose und meist offenem Ductus arteriosus. Als Folge staut sich das Blut vor dem offenen Ductus arteriosus via linke Herz in die Lunge zurück und bewirkt einen Rechts-links-Shunt mit Abfließen venösen Blutes aus dem rechten Ventrikel via Ductus arteriosus in die Aor-

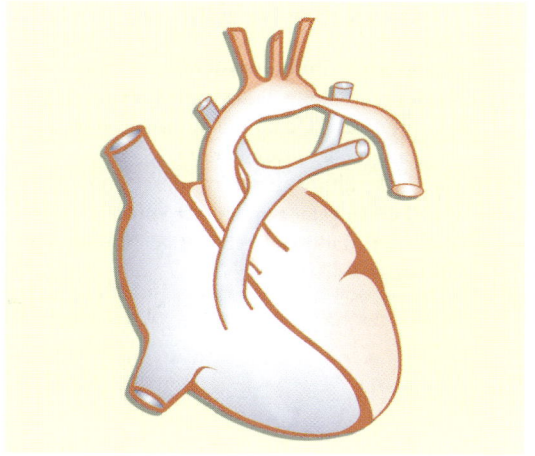

◘ Abb. 21.3. Präduktale Aortenisthmusstenose

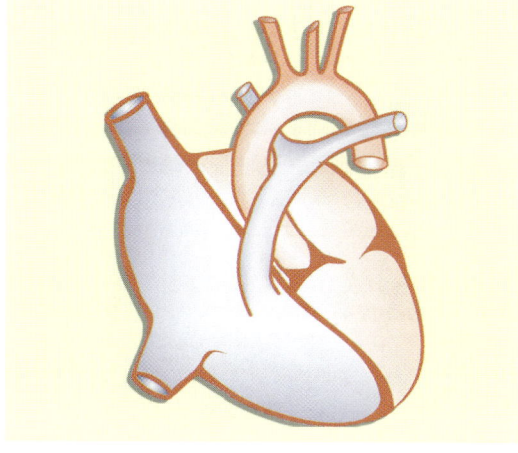

◘ Abb. 21.4. Aortenklappenatresie und Hypoplasie der Aorta ascendens

ta descendens (◘ Abb. 21.3). Daraus resultiert eine Zyanose (► Kap. 3) der unteren Körperhälfte. Tod im Säuglingsalter.

– **Adulter Typ** mit postduktaler Stenose und meist geschlossenem Ductus arteriosus. Dies bewirkt ein Druckgefälle zwischen Brust- und Bauchaorta. Trotz Ausbildung von Kollateralen ist der Femoralispuls schwach/fehlend und der Blutdruck in den oberen Extremitäten hoch, in den unteren Extremitäten niedrig. Dies hat eine linksventrikuläre Hypertrophie und eine frühzeitige Arteriosklerose zur Folge.

21.6 Proximale Aorten-/Pulmonalstenose

DEF Häufiges Vitium mit Stenose im Bereich des Ventrikelausganges.

FPG-Reaktionsfolge Asymmetrische Septierung des Ausflusstraktes (entweder aortal oder pulmonal) und nachfolgender Stenosierung auf valvulärer, supravalvulärer und subvalvulärer Ebene über eine gestörte »epithelio-mesenchymale Transition«. Je nach betroffenem Gefäß resultiert folgende Reaktionskette:

– **Aortenstenose** (◘ Abb. 21.4) → Hypertonie im linken Ventrikel → Erhöhung des enddiastolischen Druckes → linksventrikuläre Hypertrophie → Dekompensation → Blutrückstau → pulmonale Hypertonie. Ohne operative Korrektur Tod im 1. Lebensjahr.

– **Pulmonalstenose** (◘ Abb. 21.5) → verringerte Lungendurchblutung → rechtsventrikuläre Druckerhö-

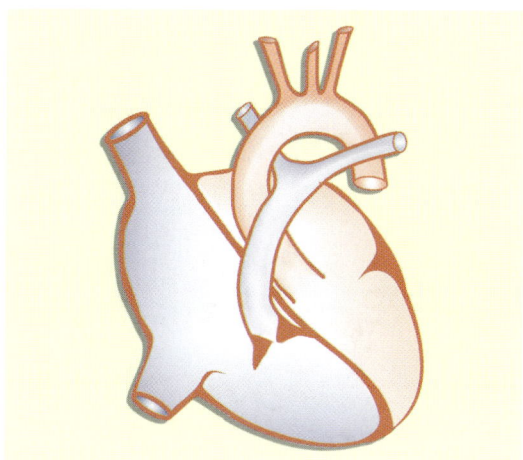

◘ Abb. 21.5. Pulmonalstenose

hung → Ventrikelhypertrophie. Mittlere Lebenserwartung: 20 Jahre.

21.7 Fallot-Tetralogie

DEF Seltene Kombination von Fehlbildungen und adaptiven Formveränderungen des Herzens mit Rechts-links-Shunt, charakterisiert durch folgende Komponenten (◘ Abb. 21.6):

– Stenose(n) im Bereich der pulmonalen Ausflussbahn,
– Ventrikelseptumdefekt mit
– darüber nach rechts überreitender Aorta,
– rechtsventrikuläre Hypertrophie.

21

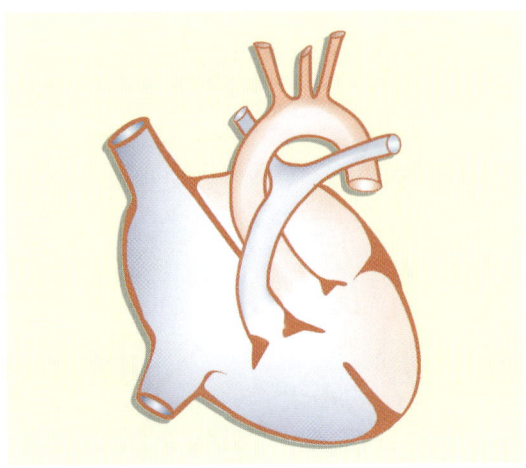

◘ Abb. 21.6. Fallot-Tetralogie

FPG-Reaktionsfolge je nach Pulmonalstenosenausmaß:

- **Geringgradige Pulmonalstenose**: Ausreichende Lungendurchblutung. Links-rechts-Shunt via Ventrikelseptumdefekt, dadurch nur geringe Zyanose.
- **Hochgradige Pulmonalstenose:** Frühzeitiger Rechts-links-Shunt bewirkt, dass Pulmonalisstamm, Lungengefäße und linker Vorhof hypoplastisch werden, dadurch hochgradige Zyanose. Mittlere Lebenserwartung: 12 Jahre.

22 Kardiales Adaptationsmuster

U.N. Riede

  Einleitung

Das Herz als Pumpsystem kann sich für eine bestimmte Zeit an Störungen der Klappenventile und der myokardialen Pumpe anpassen. Doch irgendwann ist das nicht mehr möglich und der Patient stirbt an den Folgen einer myogenen und/oder rhythmogenen Herzinsuffizienz. Eine Sonderstellung nimmt dabei der Herzinfarkt ein, weil hier das Leiden eines Patienten noch durch Embolien, Verblutung durch Herzwandruptur und kardiogenen Kreislaufschock abrupt beendet werden kann.

Glossar

Normales Herzgewicht: beim Mann 300–350 g, bei der Frau 250–300 g. Wandstärke rechter Ventrikel (gemessen 1 cm unterhalb der A. pulmonalis): 2–3 mm. Wandstärke linker Ventrikel (gemessen 1 cm unterhalb der Aortentaschenklappe): 1,2 cm. Faustregel: Herzgröße = Größe der Patientenfaust.
Kritisches Herzgewicht: 7–7,5 g/kg Körpergewicht, d. h. bei einem 90 kg schweren Ausdauersportler liegt das kritische Herzgewicht bei 650 g.

DEF Sehr häufige Krankheitsbilder
- wegen Missverhältnis zwischen Blutangebot und -nachfrage in der Gewebeperipherie und
- wegen Ineffektivität des kardialen Pumpsystems.

22.1 Überlastungshypertrophie

DEF Sammelbegriff für eine recht häufige Herzvergrößerung mit Vermehrung der Myokardmasse als Reaktion auf eine Langzeitbelastung.

KPG-Auslösefaktoren
- Kardialbehinderte Ventil-/Austreibungsfunktion,
- kardiale Dauerdruck- und/oder Dauervolumenbelastung.

KPG-Auslösemechanismen Das Myokard wird durch die Langzeitbelastung zur erhöhten Herzleistung gezwungen. Dies bringt im Myokard ein »anaboles Adaptationsmuster« (▶ Kap. 6.2) mit Leistungssteigerung auf Trab. Wird dabei das kritische Herzgewicht

überschritten, so folgt eine Leistungsminderung in Form einer Herzinsuffizienz.

FPG-Reaktionsfolge je nach Belastungsform:
- **Chronische Druckbelastung:** Sie bewirkt eine anhaltend erhöhte, systolische Wandspannung (Kraft pro Einheitsfläche Myokard). Dadurch bilden die Myokardiozyten geordnet zusätzliche Myofibrillen. Die Ventrikelwand wird allseitig ohne Vergrößerung des Ventrikelvolumens dicker (konzentrische Herzhypertrophie).
- **Chronische Volumenbelastung**: Sie bewirkt eine Volumenvergrößerung in Füllungsphase mit Erhöhung der initialen diastolischen Wandspannung. Dadurch bilden die Myokardiozyten ungeordnet zusätzliche Myofibrillen. Die Ventrikelwand wird mit Vergrößerung des Ventrikelvolumens dicker (exzentrische Herzhypertrophie). Resultat: ventrikulärer Füllungsdruck bleibt im Normbereich.

FPG-Reaktionsfolge je nach »Adaptationsmuster«:
- **Kompensatorische Hypertrophie:** Die hypertrophierten Herzmuskelzellen sind dicker, länger und verzweigter. Ihre Zellkerne sind polyploid und vergrößert. Die Kapillarnetzdichte wächst mit hypertrophiebedingtem Sauerstoffmehrbedarf. Bei der Druckbelastung bleibt im linken Ventrikel die größtenteils zirkuläre Anordnung der Muskelzellen in der Äquatorebene erhalten. Bei der Volumenbelastung werden die ventrikulären Muskelzellzüge entspiralisiert und die Lücken dazwischen mit Bindegewebe aufgefüllt.
- **Überlastungshyperplasie:** Ob bei einer chronischen Überlastung die Kardiomyozyten sich im Sinne einer Hyperplasie mitotisch vermehren können, ist noch unklar. Das Verhältnis zwischen Muskelzellen und Kapillardichte bleibt zwar erhalten, die Kapillarlänge pro Myokardmuskulatur sinkt jedoch ab.

22.2 Herzinsuffizienz

DEF Sammelbegriff für sehr häufige Endzustände, bei denen trotz genügendem venösen Blutangebot das Herz nicht mehr in der Lage ist, den gesamten Organismus bedarfsgemäß mit Blut zu versorgen. Das morphologische Korrelat der Herzinsuffizienz ist eine Herz-dilatation.

KPG-Auslösefaktoren

- **Mechanisch:**
  - Drucküberlastung wegen Hypertonie, Klappenstenose, Lungenembolie,
  - Volumenüberlastung wegen Klappeninsuffizienz, Shunt, Überinfusion,
  - Bewegungsbehinderung wegen Perikarditis, Herzbeuteltamponade,
  - reaktive Überlastung durch Muskelfaserverlust wegen Myokardinfarkt, Myokarditis, Myokardfibrose.
- **Biochemisch:** Elektrolytstörung (endokrin, renal).
- **Metabolisch:** v. a. wegen Ischämie, Hypoxie, Azidose.
- **Pharmakologisch:** Betarezeptorblocker, Diuretika.

FPG-Reaktionsfolge Bei unzureichender Förderleistung des Herzens wird die Perfusion der inneren Organe durch folgende Kompensationsmechanismen gewährleistet:
- **Kardiale Mechanismen:** Frank-Starling-Mechanismus, Katecholamine, myokardiale Hypertrophie.
- **Periphere Mechanismen:** Vaskonstriktion, v. a. durch Aktivierung des Renin-Angiotensin-Systems und des sympathischen Nervensystems.

Sowie diese Mechanismen nicht mehr ausreichen, kommt es über den Frank-Starling-Mechanismus zur Erhöhung des diastolischen Kammervolumens und -drucks. Die Herzleistung steigt. Daraus folgt bei einer Linksherzinsuffizienz eine systemische Blutstauung (congestive heart failure).

> **Klinik**
>
> **Diagnoseunsicherheit:** Anstelle der klinischen Diagnose congestive heart failure liegt oft eine Pneumonie vor.

22.2.1 Akute myogene Insuffizienz

DEF (Syn.: Mangelinsuffizienz): Herzinsuffizienz wegen Minderung energiereicher Phosphate.

FPG-Reaktionsfolge Akuter Mangel an energiereichen Substraten mit Störung der elektromechanischen Koppelung und Muskelkontraktion. Dadurch gleiten die Aktin-Myosin-Filamente sowie die Glanzstreifen

(Nexus) auseinander, die Myokardiozyten werden länger und dünner und die Ventrikelwand dünnt unter dem Bilde einer Herzdilatation aus. Das Resultat ist eine akute Herzinsuffizienz.

22.2.2 Chronische myogene Insuffizienz

> **Glossar**
>
> **LaPlace-Gesetz:** $T = (p \times r) \times 2h^{-1}$, wobei gilt T = Wandspannung, h = Ventrikeldicke, p = Druck, r = Radius

DEF (Syn.: Gefügeinsuffizienz) Herzinsuffizienz v. a. wegen mechanisch-bedingter Gefügedilatation des Myokards.

FPG-Reaktionsfolge Chronische Herzüberlastung mit adaptativer Hypertrophie aller Herzwandschichten. Dadurch wird die Kontraktionskraft des Myokards trotz ungeordnet zusätzlich gebildeter Myofibrillen nicht verbessert. Hinzu kommen noch folgende Verschlechterungsfaktoren:
- **Verschlechterte Ventrikelmechanik:** Nach dem LaPlace-Gesetz bewirkt die Ventrikeldilatation (Radiusvergrößerung) eine Mehrarbeit (erhöhte Wandspannung) des Myokards.
- **Verschlechterte Mikrozirkulation** wegen relativ verminderter Kapillardichte. Dadurch gehen Myokardiozyten apoptotisch zugrunde und werden über eine »epithelio-mesenchymale Transition« (► Kap. 6.3) fibrotisch ersetzt. Das Myokardgefüge wird so aufgelockert und ausgedünnt, der Ventrikel zusätzlich unter dem Bilde einer myogenen Gefügedilatation ausgeweitet. Als Folge muss das Herz in der isovolumetrischen Systolephase Arbeit aufbringen, nur um sein übergroßes Volumen zu verkleinern. Diese fehlt bei der eigentlichen Auswurfarbeit.
- **Abnorme Zug- und Druckbelastung** der Myokardiozyten. Dadurch gleiten diese auseinander, was die elektromechanische Koppelung behindert.

Morphologie der Herzinsuffizienz Charakteristikum: Herzdilatation mit Rückstauung.
- **Linksherzinsuffizienz:** Der normale linke Ventrikel zeigt normalerweise (nach Aufschneiden) die Kontur eines gotischen Bogens. Der insuffiziente (dilatierte) linke Ventrikel zeigt die Kontur eines romanischen Bogens mit druckbedingter Trabekelabflachung. Es folgt ein Rückstau in den kleinen Kreislauf.

■ **Rechtsherzinsuffizienz:** erhebliche Ausweitung des rechten Ventrikels (v. a. Conus pulmonalis). Es folgt ein Rückstau in den großen Kreislauf.

FPG-Reaktionsfolgen der Linksherzinsuffizienz

■ **Lunge:** Akute Insuffizienz → Blutrückstau in kleinen Kreislauf → intraalveoläres Lungenödem (auskultatorisch Rasselgeräusche) → lebensbedrohliche Atemnot. Chronische Insuffizienz: → adaptive Fibrosierung des Alveolarinterstitium (braune Stauungsinduration, ▶ Kap. 34.1.1.2).
■ **Bronchien:** Blutrückstau → Schleimhautödem bei vermehrter Schleimproduktion → Hustenreiz → Dyspnoe ohne Bronchialspasmus (Asthma cardiale).
■ **Nieren:** Linksherzinsuffizienz → renale Minderperfusion → Reninfreisetzung → angiotensinvermittelte periphere Vasokonstriktion → ADH- und Aldosteronausschüttung → Wasser- und Natriumretention → Erhöhung des zirkulierenden Blutvolumens → Anstieg des enddiastolischen Kammervolumens und -drucks → Ödeme v. a. in unteren Extremitäten. Bei Blutrückstau in linken Vorhof → Vorhofdilatation → ANP-Ausschüttung (atrialem natriuretischen Peptid) → Antagonisierung des Renin-Angiotensinsystems (▶ Kap. 10.1.1).
■ **Stauungsergüsse** (▶ Kap. 12.1.1).

FPG-Reaktionsfolgen der Rechtsherzinsuffizienz

■ **Leber:** Blutrückstau in Leber → Ausweitung der läppchenzentralen Sinus. Bei Druck auf die Leber füllen sich in halbsitzender Stellung dementsprechend die Jugularvenen (hepatojugulärer Reflux). Adaptive Fibrosierung des Lebergewebes (Cirrhose cardiaque, ▶ Kap. 45).
■ **Milz:** Blutrückstau in Milz → rechtskardiale Stauungsmilz mit Kapselhyalinose (▶ Kap. 28.2.2)
■ **Nieren:** Blutrückstau → generalisierte Ödeme. Nykturie (nächtlicher Harndrang) wegen verbessertem Blutrückfluss aus der Peripherie durch Extremitätenhochlagerung.

> **Klinik**
>
> **Therapieprinzip:**
> ■ Pumpfunktionsverbesserung mit positiv-inotropen Substanzen,
> ■ Diuretika, alimentäre Kochsalzrestriktion,
> ■ arterielle Vasodilatation → arterielle Blutdrucksenkung → Förderung des Schlagvolumens,
> ■ venöse Vasodilatation → Senkung des diastolischen Kammervolumens, -drucks → pulmonalvenöse Stauungsminderung (Luftnotreduktion),
> ■ Herztransplantation.

22.3 Koronare Herzkrankheit (KHK)

> **Glossar**
>
> **Ischämische Herzkrankheit:** Sammelbegriff für sehr häufige Krankheitsbilder wegen vaskulär, kardiogen, hämatogen oder funktionell bedingtem Missverhältnis zwischen Sauerstoffangebot (Blutversorgung) und -bedarf des Myokards.

DEF Sammelbegriff für sehr häufige Krankheitsbilder bei Sauerstoffminderversorgung des Myokards aufgrund stenosierender Herzkranzgefäßerkrankungen (Koronarinsuffizienz).

22.3.1 Koronarstenosen

KPG-Auslösefaktoren
■ **Atherosklerose** extramuraler Gefäße. Sie ist die häufigste Ursache der KHK. Sie bevorzugt Männer in der 5. Lebensdekade, Frauen 10 Jahre später.
■ **Arteriosklerose** intramuraler Koronaräste (sog. myokardiovaskuläre Wipfeldürre): v. a. bei Hypertonikern und Diabetikern unter dem Bilde einer stenosierenden Intimafibrose (▶ Kap. 17.1.2).
■ **Koronarspasmus, -konstriktion** v. a. im Bereich atherosklerotischer Plaques wegen Dysbalance zwischen vasodilatierenden Faktoren wie Stickstoffmonoxid (NO) und vasokonstringierenden Faktoren wie Endothelin, α-adrenergen und parasympathischen Faktoren.
■ **Embolische Koronarokklusion.**
■ **Aneurysmatische Koronarokklusion** bei Übergriff eines dissezierenden Aortenaneurysmas.
■ **Arteriitis** im Rahmen einer systemischen Vaskulitis (▶ Kap. 17.4).

22.3.2 Angina pectoris

DEF Sehr häufiges, spontan oder nach körperlicher Belastung auftretendes klinisches Syndrom, gekennzeichnet durch ischämiebedingten, paroxysmalen Retrosternalschmerz mit Ausstrahlung in linken Arm, Halsregion und Epigastrium.

22.3.2.1 Stabile Angina pectoris
DEF Seit Monaten konstante, nur bei größerer Anstrengung auftretende pektanginöse Beschwerden.

KPG-Auslösemechanismus Temporäre, akut-relative oder chronisch-relative Myokardischämie.

22

FPG-Reaktionsfolge Nach einer Ischämiedauer >20 min gehen Myokardiozyten vereinzelt oder in kleinen Gruppen (v. a. in Papillarmuskeln und linkem Ventrikel) zugrunde. Sie werden mit der Zeit über ein »Organisationsmuster« (▶ Kap. 5.5.4) durch Bindegewebe ersetzt; es resultieren disseminierte Myokardschwielen (◘ Abb. 11.6).

22.3.2.2 Instabile Angina pectoris

DEF Klinischer Sammelbegriff für häufige pektanginöse Beschwerden, die bei Belastung/Ruhe neu auftreten oder an Intensität und/oder Häufigkeit zunehmen.

KPG-Auslösemechanismus Ruptur einer atherosklerotischen Plaque (meist proximal in großer Koronararterie) mit passagerer Vasokonstriktion und nachfolgender Thrombusbildung. Der Thrombus wird meist größtenteils durch eine endogene Fibrinolyse aufgelöst; der Rest wird über eine »epithelio-mesenchymale Transition« (▶ Kap. 6.3) im Rahmen eines »Organisationsmusters« (▶ Kap. 5.5.4) in eine Gefäßstenose umgewandelt. Dieses erzwingt ein »Stenosemuster« (▶ Kap. 2.3.2) unter dem Bilde einer stabilen Angina pectoris mit nachfolgender Ischämie. Dadurch gehen disseminiert Myokardiozyten zugrunde. Sie werden nach Auslösung eines »reparativen Fibroplasiemusters« (▶ Kap. 2.3.6) in Form einer diffus-interstitiellen Fibrose ersetzt. Folge ist eine chronische Herzinsuffizienz mit Gefügedilatation. Diese Myokardschädigung ist noch reversibel.

22.3.2.3 Angina pectoris varians

DEF (Syn.: Prinzmetal-Angina) Klinischer Sammelbegriff für wenig häufige pektanginöse Beschwerden ohne erkennbare Ursache in Ruhe und nur selten bei Belastung. Bizarre ST-Hebungen wegen transmuraler Myokardischämie.

KPG-Auslösemechanismus Angiographisch nachweisbarer Koronararterienspasmus oft bei erheblichen Stenosen.

Klinik	
Therapieprinzip: Kalziumantagonisten/Nitroverbindungen → Muskelrelaxation in extramuralen Kranzgefäßen (trotz Atherosklerose) → Verbesserung der Koronardurchblutung.	

22.4   Herzinfarkt

DEF Sammelbegriff für sehr häufige Krankheitsbilder charakterisiert durch einen anämischen Infarkt meist linksventrikulärer Myokardbezirke wegen absoluter Koronarinsuffizienz im Versorgungsgebiet mindestens einer der 3 Koronarhauptstämme (◘ Tab. 22.1).

◘ **Tab. 22.1.** Herzinfarkt/Koronarinsuffizienz: Zusammenhang Gefäßverschluss mit Infarktlokalisation

Verschlossene Arterie	Infarktlokalisation
1. Anfangsteil des R. interventricularis anterior	großer Vorderwandspitzeninfarkt ventroapikal
2. Mittel- oder Endteil des R. interventricularis anterior	mittelgroßer Vorderwandinfarkt supraapikal, anteroseptal
3. R. circumflexus	Seitenwandinfarkt apikolateral, basolateral
4. A. coronaria dextra	Hinterwandinfarkt posteroapikal, posteroseptal, posterobasal
5. beide R. interventriculares und R. circumflexus (Dreigefäßerkrankung)	großer kombinierter Vorder-Hinterwand-Infarkt, großer Septuminfarkt

KPG-Auslösefaktoren ▶ Kap. 17.1.1.1.

22.4.1   Innenschichtinfarkt

DEF (Syn.: Mosaikinfarkt) Multiple, kleine subendokardiale Nekrosen in der linken Ventrikelwand.

KPG-Auslösemechanismus ▶ Kap. 22.3.1.

FPG-Reaktionsfolge Absolute temporäre Ischämie mit Ausbildung multipler, millimetergroßer, kaum sichtbarer Infarktnekroseherde. Nach 3 Tagen wird ein »Organisationsmuster« (▶ Kap. 5.5.4) ausgebildet. Nach 2 Wochen werden die Nekrosebezirke in weißliche Narbenherde umgewandelt (◘ Abb. 3.9). Bei KHK-Persistenz: Übergang in einen Transmuralinfarkt.

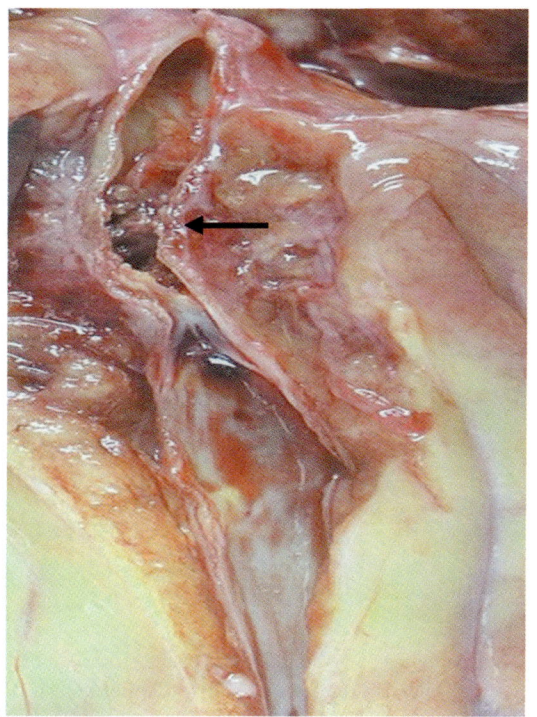 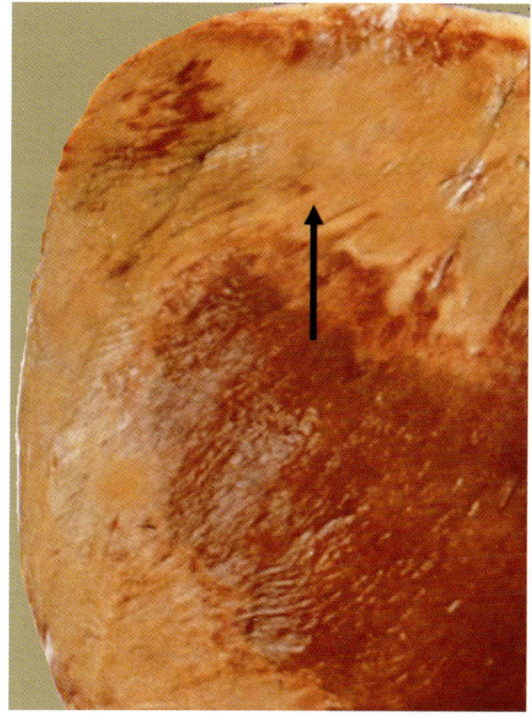

a

b

☐ Abb. 22.1a,b. a Thrombotischer Koronararterienverschluss nach Plaqueruptur, (Pfeil) **b** frische, lehmgelbe Myokardinfarkt-zone, Farbe: nekrochromes gelb,

22.4.2 Transmuralinfarkt

DEF Klassische Erscheinungsform des Herzinfarkts in Form einer zentimetergroßen Nekrose aller 3 Myokardschichten der linken Ventrikelwand.

KPG-Auslösemechanismus Absolute anhaltenden Ischämie wegen mindestens 1 der folgenden Prozesse:
- **Koronarthrombose**: meist wegen atherosklerotischer Plaqueruptur (► Kap. 17.1.1.1) extramuraler Koronargefäße (90% der Fälle). Deshalb Thrombolyse als Therapieprinzip (☐ Abb. 22.1a, b).
- **Gefäßspasmus** (► Kap. 22.2.3) mit sekundärer Thrombusauflagerung.
- **Myogene Herzinsuffizienz** wegen Stenosierung intramuraler Koronararterienäste.

FPG-Reaktionsfolge
- **Absolute anhaltende Ischämie** mit Schädigung des aktiven transmembranösen Transports, sodass Kalziumionen in die Myokardzellen einströmen und über eine Myofibrillenrelaxation eine hypoxische Herzdilatation auslösen. Danach bricht der Elektrolytgradient zusammen und bewirkt eine ST-Hebung im EKG (Verletzungsstrom). Die Membranfunktion erlischt und das Verletzungspotenzial bricht zusammen. Dadurch bildet sich die ST-Hebung zurück. Durch die Ischämie wird die Membranphospholipase aktiviert. Sie macht die Zellmembran durchlässig, sodass intrazytoplasmatische Enzyme wie Kreatinphosphokinase, Lactatdehydrogenase sowie Troponin I und Troponin-T austreten und im Serum auftauchen (Enzymdiagnostik!). Die ischämieaktivierte Membranphospholipase bildet überdies Entzündungsmediatoren (☐ Tab. 13.1), die neben einer »Nekroseentzündung« (alterativen Entzündung) febrile Temperaturen und eine Leukozytose nach sich ziehen.
- **Wiederdurchblutung des Ischämiebezirks**. Sie bringt ein »Organisationsmusters« (► Kap. 5.5.4) mit sich. Dadurch nimmt die Infarktgröße zu, die geschädigten Myokardzellen werden mit Kalziumionen überflutet und fallen in einen »Dauerkrampf«. Das histologische Korrelat davon sind Kontrakturbandnekrosen (☐ Abb. 22.2).

⬛ Abb. 22.2. Nicht ganz frischer Herzinfarkt mit Kontrakturband-nekrosen in den Myokardiozyten (Pfeil, Vergr. 25, Luxolfastblue)

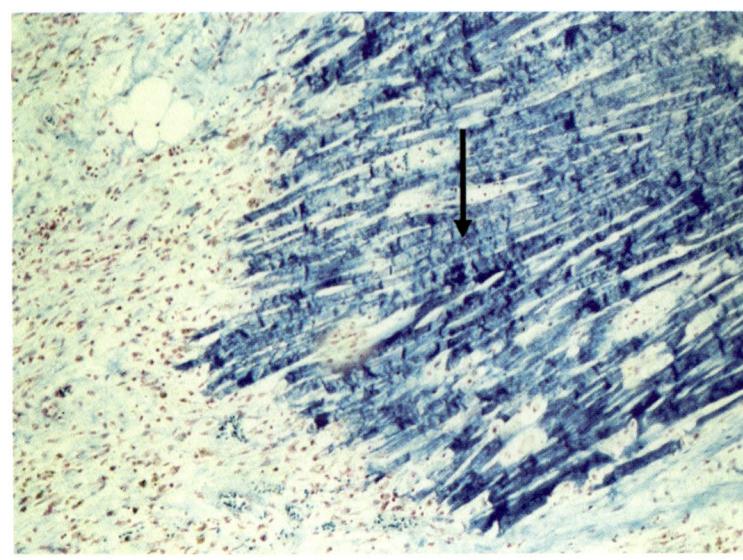

- **Thrombusbildung im stenosierten Gefäß** mit Entwicklung eines »Stagnationsthrombus« (▶ Kap. 11.1.1.2) stromaufwärts. Dadurch dehnt sich der Nekroseherd steppenbrandartig innerhalb von Stunden unter dem Bilde eines sog. Appositionsinfarktes aus.

FPG-Reaktionsfolge je nach Überlebensdauer:
- **Sekundenherztod** (Herzschlag): Gefäßverschluss mit Kammerflimmern und akuter Herzdilatation.
- **Akuter Herzinfarkt:**
  - Postinfarktzeit >5 h: Abblassung des Infarktgebiets.
  - Postinfarktzeit >12 h: lehmgelbes Infarktgebiet (⬛ Abb. 22.1a,b) mit verstärkt eosinophilen und kontraktionsunfähigen Myokardiozyten. Dadurch werden im Nekroserandbereich die Myokardiozyten bei der Herzkontraktion wellig gestaucht (wellige Muskelzelldeformation) und bilden sog. Kontrakturbandnekrosen aus.
  - Postinfarktzeit >3 Tage: Auslösung eines »Organisationsmusters«.
- **Subakuter Herzinfarkt**: Postinfarktzeit >2–4 Wochen: Nun setzt die proliferative Phase des »Organisationsmusters« (▶ Kap. 5.5.4) ein. Das gelbnekrotische Infarktzentrum wird durch Granulationsgewebe in Form eines hyperämisch-roten Randsaums umgeben. Wegen der entzündlich-proteolytischen Myokardaufweichung (Myomalazie) besteht die Gefahr der Herzwandruptur.
- **Alter Infarkt:** Postinfarktzeit >6 Wochen: Nun setzt die reparative Phase des »Organisationsmus-

ters« (▶ Kap. 5.5.4) ein. Das ehemalige Infarktgebiet imponiert als derb-weiße Narbe (⬛ Abb. 3.9).

KPL
- **Infarktrezidiv** wegen herzinsuffizienzbedingter arterieller Hypotonie.
- **Sekundenherztod** (Herzschlag) wegen ischämiebedingter Herzrhythmusstörung (Kammerflimmern).
- **Kardiogener Schock** wegen insuffizienter Auswurfleistung.
- **Pericarditis epistenocardica** wegen Mitreaktion des Epiperikards.
- **Parietale Endokardthrombose** wegen Mitreaktion des Endokards und lokaler Bewegungsstörungen der Herzwand (»Dilatationsmuster«, ▶ Kap. 2.3.3) → arterieller Embolie (▶ Kap. 11.2.1.2).
- **Herzwandaneurysma** wegen nekrose-und/oder narbenbedingter Myokardschwächung.
- **Herzwandruptur** wegen proteolytischer Nekroseaufweichung → Blutung in den Herzbeutel bis zur Blockierung der Herzaktion (Herzbeuteltamponade).
- **Mitralklappeninsuffizienz:**
  - akut: wegen Abriss des infarzierten Papillarmuskels,
  - relativ: wegen chronischem Herzwandaneurysma und Erweiterung des Anulus fibrosus oder wegen dilatativer Kardiomyopathie (▶ Kap. 24.1.1.2)

- **Herzrhythmusstörungen:**
  - früh: wegen elektrisch instabiler Zone im Infarkt (Kammerflimmern),
  - spät: in Infarktrandzone (ventrikuläre Extrasystolen),
  - wegen Versagen des linken Ventrikels/Vorhofes (supraventrikuläre Extrasystolen).
- **Chronische ischämische Kardiomypathie** in Form einer dilatativen Kardiomyopathie (▶ Kap. 24.1.2).

Klinik

Therapieprinzip: Verbesserung der koronaren Durchblutung
- medikamentös u. a. durch Nitrate, Calciumantagonisten oder
- chirurgisch.

Bekämpfung des Schmerzes, des kardiogenen Schockes und der Herzinsuffizienz. Frequenz-Rhythmus-Regulierung. Antikoagulation. Risikofaktor-Beseitigung.

23 Endokard

U.N. Riede

Einleitung

Das parietale Endokard kleidet die Herzhöhle aus. Seine Läsionen können für den Patienten durch Thromboemboli lebensgefährlich sein. Das valvuläre Endokard überzieht die Herzklappen. Wird es beschädigt, besteht für den Patienten überdies noch die Gefahr der plötzlich oder schleichend einsetzenden Klappeninsuffizienz, welche die Schlagkraft des Herzens überfordert.

> **Glossar**
> **Normale Klappenumfänge des Herzens:**
> - Mitralklappe: 9,0–11,0 cm,
> - Aortenklappe: 7,0–8,0 cm,
> - Pulmonalklappe: 6 cm,
> - Trikuspidalklappe: 11 cm.

23.1 Elastosemuster

23.1.1 Endokardfibrosen

DEF Sehr seltenes »Elastosemuster« des Endokards.

KPG-Auslösefaktoren
- **Unbekannt** (meist),
- **paraneoplastisch:** Serotoninsyndrom bei Karzinoid (Serotonin mit fibroproliferativem Effekt),
- **viral** (oft in EBV-Endemiegebieten),
- **alimentär:** Serotoninvorläufer in Bananen (daher Häufung in Zentralafrika),
- **autoaggressiv** (sehr selten).

FPG-Reaktionsfolge Auslösung eines »Elastosemusters« (▶ Kap. 6.3.7) über eine »endothelio-mesenchymale Transition« (▶ Kap. 6.3) mit fibroelastotischer Hyalinisierung und Verdickung des Endokards (◨ Abb. 3.1) unter dem Bilde eines Zuckergussendokards. Darauf pfropfen sich Parietalthromben mit Begleitperikarditis auf und führen über eine restriktive Kardiomyopathie (▶ Kap. 24.1.1.3) zur biventrikulären Herzinsuffizienz (▶ Kap. 22.1).

23.2 Verkalkungsmuster

23.2.1 Aortenklappenverkalkung

DEF Häufiges Reaktionsmuster mit isolierter, primärdegenerativer Aortenklappenverkalkung älterer Patienten.

KPG-Auslösemechanismus Vermutlich hämodynamische Fehlbelastung.

FPG-Reaktionsfolge Auslösung einer »Apoptoseverkalkung« (▶ Kap. 5.5.8.2) der Aortenklappen v. a. am Ansatzrand ohne Kommissurenverwachsung. Resultat: hämodynamisch wirksame Klappenstenose.

23.3 Mukodegenerative Muster

23.3.1 Mitralklappenprolaps

DEF (Syn.: Barlow-Syndrom) Häufiges Zurückschlagen des hinteren/beider Mitralklappensegel in den linken Vorhof während der Systole wegen Überdehnbarkeit.

KPG-Auslösemechanismus Ätiologisch ungeklärte, z. T. erbliche myxoide Klappendegeneration auf dem Boden eines »mukodegenerativen Musters« (▶ Kap. 6.3.8).

FPG-Reaktionsfolge Aus einer Verdickung der Klappen samt der Sehnenfäden mit fallschirmartiger Vergrößerung resultiert über ein systolisches Zurückklappen eine Mitralinsuffizienz.

> **Klinik**
> **Auskultation:** systolischer Klick

23.4 Entzündungsmuster

Endokarditis
DEF Dies ist ein Sammelbegriff für infektiös oder nichtinfektiös verursachte Endokardentzündungen an folgenden Manifestationsorten:
- **valvulär:** Klappenendokarditis am Schließungsrand,

- **chordal:** Sehnenfäden-Endokarditis,
- **parietal:** Herzwand-Endokarditis.

23.4.1 Infektiöse Endokarditis

DEF Gruppenbezeichnung für häufige, meist bakteriell erzeugte Endokarditis mit unbehandelt progredienter Klappenzerstörung.

KPG-Prädispositionsfaktoren
- **Allgemein:** Neutropenie, Immundefekte, Diabetes mellitus, Leberzirrhose, Klappenvorerkrankung.
- **Zahnstatus:** Patienten mit Gingivitis-Parodontitis, Zahnextraktion.
- **Intravenöse Drogenapplikation.**
- **Iatrogene Klappenläsion** (Herzkatheter, -klappenersatz).

KPG-Auslösemechanismus Bakteriämie, Sepsis (grampositive Kokken), Fungämie.

FPG-Reaktionsfolge Durch die Läsion der Herzklappen entstehen Strömungswirbel, sodass auf ihnen Endothelschäden und Plättchenthromben entstehen. Sie werden bevorzugt bakteriell/mykotisch besiedelt.

23.4.1.1 Akute infektiöse Endokarditis
DEF Endokarditis wegen Sepsis bei erheblich herabgesetzter Resistenz mit ulzeröser Klappenschädigung innerhalb 1 Monats ohne Klappenvorschädigung unter dem Bilde einer **Endocarditis ulcerosa**.

KPG-Auslösemechanismus (Meist) Strepto-, Staphylo-, Enterokokkenkokkeninfektion bei reduzierter Infektabwehr meist nur der Aorten- oder nur der Mitralklappe mit septischen Temperaturen und wiederholt positiven Blutkulturen.

FPG-Reaktionsfolge
- **Früh:** Klappenulzerationen mit neutrophiler Demarkation. Daraus resultieren Herzgeräusche (nur in 50% der Fälle!).
- **Spät:** Ulzerös »angefressene Klappe« mit Auslösung eines »Organisationsmuster« (▶ Kap. 5.5.4) und nachfolgender Demarkation durch ein Granulationsgewebe. Das entzündliche Klappenulkus wird durch einen bakteriell besiedelten Thrombus abgedeckt. Er verlegt die Klappenöffnung und ist eine bakteriell-embolische Streuquelle für eine Sepsis (Sepsisfokus, ▶ Kap. 13.1.6.5). So wie die entzündliche Klappendestruktion auf das chordale Endokard und die Papillarmuskeln übergreift, be-

steht die tödliche Gefahr einer akuten Klappeninsuffizienz.

23.4.1.2 Subakute infektiöse Endokarditis
DEF (Syn.: subakute bakterielle Endokarditis, Endocarditis lenta) Häufige, länger als 40 Tage dauernde, (sub-)febrile Endokarditis mit protrahiertem Verlauf (daher Synonym) bei Klappenvorschädigung unter dem Bilde einer **Endocarditis ulceropolyposa** (Endocarditis thromboulcerosa).

KPG-Prädestinationsfaktoren Chirurgische Eingriffe, v. a. im oralen, genitoanalen, dermato- und urologischen Bereich bei reduzierter Abwehrlage.

KPG-Auslösefaktoren Meist α-/γ-hämolysierende Streptokokken der Viridansgruppe als dextranbildende und somit oberflächenadhärente Mitglieder der oralen Flora. Wiederholt positive Blutkulturen.

FPG-Reaktionsfolge Aufgrund einer verzögerten, aber vorhandenen Infektabwehr vermehren sich die Erreger zwar nicht massiv, bilden aber Toxine. Hinzu kommt noch eine Immunkomplexbildung mit Auslösung einer Infektallergie (▶ Kap. 14.1.4.1). Dies hat folgende Konsequenz:
- **Systemische Gewebsschädigung** in Form einer Immunkomplexvaskulitis (▶ Kap. 17.4.1) und/oder Glomerulonephritis (▶ Kap. 49.4.1.1).
- **Lokale Gewebsschädigung** in Form einer progredient destruktiven Herzklappenulzeration. Dadurch besteht die tödliche Gefahr eines Sehnenfadenabriss mit akuter Klappeninsuffizienz. Mit der Zeit wird ein »Organisationsmuster« (▶ Kap. 5.5.4) mit Demarkation der ulzerösen Klappennekrose durch ein Granulationsgewebe hervorgerufen. Das entzündliche Klappenulkus wird durch zentimetergroße, bröckelige, polypöse sowie auch bakterienhaltige Thromben bedeckt. Solche Thromben sind bakteriell-embolische Streuquelle für eine Sepsis.

23.4.2 Nichtinfektiöse Endokarditis

DEF (Syn.: abakterielle Endokarditis) Gruppenbezeichnung für Endokarditis ohne Auslösung durch virulente Erreger mit sterilen Thrombusauflagerungen.

23.4.2.1 Endocarditis rheumatica
DEF Sehr seltene Zweiterkrankung nach vorausgegangenem Streptokokkeninfekt als Teilkomponente des rheumatischen Fiebers (akuter Gelenkrheumatismus).

23

KPG-Auslösemechanismus Bildung autoaggressiver Immunkomplexe (▶ Kap. 78.2.2.2).

FPG-Reaktionsfolge in folgenden 3 Stadien:
- **Endocarditis serosa:** Sie taucht 2 Wochen nach der Infektion mit Immunkomplexbildung und Komplementaktivierung am Klappenschließungsrand auf und hat eine serös-exsudative Entzündung mit Bildung fibrinoidnekrotischer Epitheloidzellgranulome (▶ Kap. 13.2.2.1) in Form sog. Aschoff-Knötchen zur Folge. Über den Entzündungsherden aggregieren jeweils Thrombozyten.
- **Endocarditis verrucosa:** Wochen später lagern sich wärzchenförmige Thromben am Klappenschließungsrand ab. Sie werden über ein »Organisationsmuster« (▶ Kap. 5.5.4) aufgelöst und die Entzündung klingt ab.
- **Narbenstadium:** Schließlich bewirkt ein reparatives »Fibroplasiemuster« (▶ Kap. 6.3.6) das die Klappenkommissuren mit Ausbildung knopflochartiger Stenosen v. a. im Bereich der Aorten- und/oder Mitralklappe narbig schrumpfen und verwachsen. Das Resultat ist ein rheumatisches Klappenvitium mit konsekutivem »Stenosemuster« (▶ Kap. 2.3.2). Es kann bei Reinfekt mit anderen Streptokokken als beim Primärinfekt innerhalb der ersten Jahre zu einer rezidivierenden Endokarditis führen oder ohne nachweisbaren weiteren Streptokokkeninfekt zu einer >6 Monate andauernden rheumatischen Herzentzündung unter dem Bilde einer chronisch rheumatischen (Pan-)Karditis führen.

23.4.2.2 Endocarditis verrucosa

DEF (Syn.: Endocarditis thrombotica) Gruppenbezeichnung für seltene nichtinfektiöse und nichtdestruierende Endokarditis mit steriler Thrombusauflagerung auf den Klappenschließungsrändern.

KPG-Auslösemechanismus Hyperkoagulabilität bei Tumorzerfallsprodukten (Endocarditis neoplastica), Kachexie (Endocarditis marantica), Endotoxinschock (Schockendokarditis).

FPG-Reaktionsfolge Als Folge der Hyperkoagulabilität bilden sich wärzchenförmige, meist millimetergroße Plättchenthromben auf Klappenschließungsrändern v. a. der linksventrikulären Klappen (▢ Abb. 23.1).

23.4.2.3 Endocarditis thrombotica Libman-Sacks

DEF Seltene Kollagenose Manifestation (v. a. SLE, ▶ Kap. 14.2.1.1).

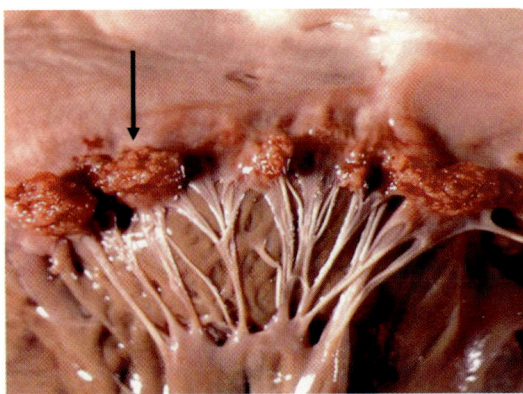

▢ Abb. 23.1. Verruköse Endokarditis der Mitralklappe mit wärzchenförmigen Fibrinauflagerungen (Pfeil). Prototyp einer Entzündung eines avaskulären Gewebes

FPG-Reaktionsfolge Ausbildung millimetergroßer, grobwarziger Thrombusablagerungen auf Klappenschließungsrand v. a. von Mitral-/Trikuspidalklappen. Sie sind eine Embolicquelle.

23.4.2.4 Endocarditis parietalis fibroplastica Löffler

DEF Sehr seltene Endo-Myokarditis v. a. im linksventrikulären Apex mit begleitender Bluteosinophilie, mit Bevorzugung des männlichen Geschlechts.

KPG-Auslösemechanismus Eosinophilenzerfallsprodukte (major basic protein) führen zu Endothelschäden und Endomyokardnekrosen.

FPG-Reaktionsfolge Nach Beginn mit eosinophiler Endo-, Myo- und Perikarditis und Ausbildung parietaler Thromben wird über eine »endothelio-mesenchymale Transition« (▶ Kap. 6.3) ein (sub)-endokardial vernarbendes »Elastosemuster« (▶ Kap. 6.3.7) eingeleitet. Daraus resultiert ein sehnig-weißlicher Aspekt in Form eines sog Zuckergussendokards. Das verdickte Endokard behindert die Aktion des linken Ventrikels v. a., wenn noch regressive Verkalkung in Form eines kaum beweglichen Panzerherzens hinzukommen (▶ Kap. 25.2.2).

23.5   Neoplasiemuster

23.5.1   Herzmyxom

DEF Seltener, polypös gestalteter, gallertiger Tumor pluripotenter, endokardialer Mesenchymzellen mit Rezidivneigung und Bevorzugung des linken Vorhofs mit sporadisch-solitärer oder familiär-multipler Manifestation.

MAK Kugelig-polypöser oder zottiger Tumor mit Neigung zur Klappenverstopfung (Emboliequelle!) und konsekutivem »Stenosemuster« (▶ Kap. 2.3.2). Seine Schnittfläche ist gallertig und enthält regressive Blutungen und Verkalkungen.

MIK Sternförmige, z. T. strangartig zusammengelagerte Mesenchymzellen in schleimiger Extrazellulärmatrix.

24 Myokard

U.N. Riede

  Einleitung

Das Myokard stellt den Motor und einen wesentlichen Teil des kardialen Pumpgehäuses dar. Störungen seiner Schlagfrequenz können sich ebenso tödlich auswirken, wie das Erlöschen seiner Schlagkraft oder Wandeinrisse.

24.1 Fibrodestruktive Muster

24.1.1 Primäre Kardiomyopathie (KMP)

DEF Sammelbegriff für seltene Dysfunktionszustände des Herzmuskels, die pathogenetisch keiner anderen Erkrankung zugeordnet werden können.

24.1.1.1 Hypertrophische Kardiomyopathie

DEF Gruppenbezeichnung für seltene Myokardhypertrophien meist wegen Mutation einer Proteinkomponente des kontraktilen Apparates ohne ventrikuläre Dilatation. Manifestation im 3. Lebensjahrzehnt.

KPG-Auslösemechanismus Gendefekt mit Fehlsynthese einer Komponente im kardialkontraktilen Apparat.

FPG-Reaktionsfolge Aufgrund einer Fehlsynthese werden die Myofibrillen nicht kontraktionsgerecht parallel angeordnet, sondern durchflechten sich gegenseitig (Texturstörung, ▣ Abb. 24.1). Daraus resultiert trotz frustran-kompensatorischer Myokardhypertrophie eine progrediente Herzinsuffizienz mit folgender pathogenetischer Reaktionskette: Vorhofflimmern → Parietalthromben → Embolie und/oder Sekundenherztod.

📖 **Wissensvertiefung**

Formvarianten der hypertrophischen KMP

- **Variante mit Obstruktion** (Syn.: idiopathische hypertrophe Subaortenstenose): Hypertrophie des Ventrikelseptums fokal unterhalb der Aortenklappe mit Einengung des aortalen Ausflusstrakts und Funktionsbehinderung der Mitralsegel.
- **Variante ohne Obstruktion:** symmetrische Hypertrophie der Ventrikelwand ohne Beeinträchtigung der systolischen Ausflussbahn.

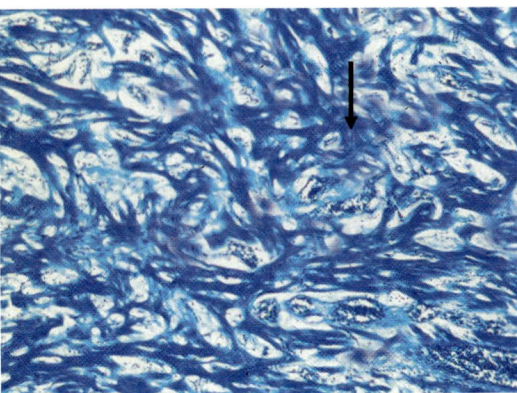

▣ **Abb. 24.1.** Hypertrophe Kardiomyopathie mit wirbelförmiger Texturstörung (Pfeil, Vergr. 15, Luxolfastblue)

24.1.1.2 Dilatative Kardiomyopathie

DEF (Syn.: kongestive KMP) Gruppenbezeichnung für häufigen Endzustand verschiedener Herzmuskelerkrankungen mit Auslösung eines »fibrodestruktiven Musters«, nachfolgender progressiv-kardialer Hypertrophie und Dilatation unter Verminderung der Auswurfleistung.

KPG-Auslösefaktoren

- **Idiopathisch** (häufig),
- **Mutation** des Dystrophin-Gens oder der mitochondrialen DNA,
- **Infektion** mit Coxsackie-B-, Enteroviren, HIV,
- **peripartal**, multifaktoriell ausgelöst (selten),
- **sekundär** wegen Alkohol, Hämochromatose, Doxorubicin.

FPG-Reaktionsfolge Durch die Auslösung einer »endothelio-mesenchymalen Transition« (▸ Kap. 6.3) mit Übergang in ein »fibrodestruktives Muster« (▸ Kap. 2.4.2) wird das Endomyokard fleckförmig fibrosiert. Es zeigt ein Nebeneinander atrophischer und hypertrophierter Myokardiozyten. Daraus resultiert eine hochgradige biventrikuläre Dilatation im Sinne einer exzentrischen Hypertrophie (▸ Kap. 22.1). Es folgt eine progressive Herzinsuffizienz/Arrhythmie mit Embolieneigung.

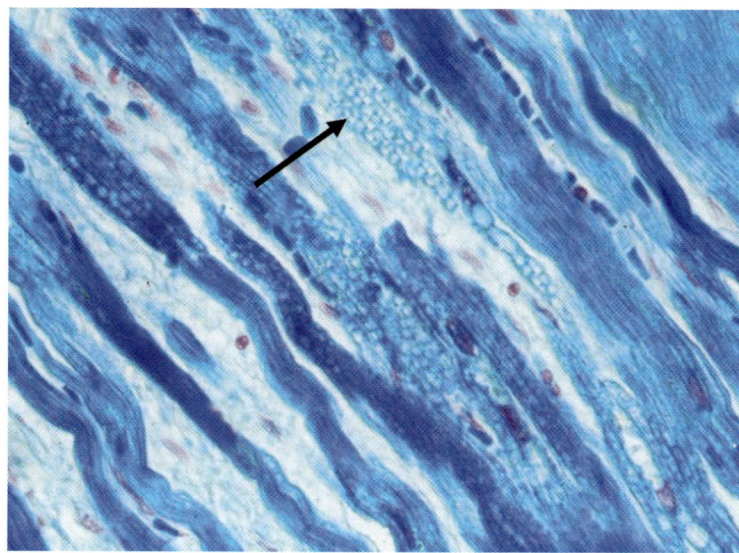

◘ Abb. 24.2. Anthrazyklin-Kardiomyopathie (nach Doxorubicintherapie) mit Sarkoplasmavesikulierung (Pfeil, Vergr. 75, Luxolfastblue)

24.1.1.3 Restriktive Kardiomyopathie

DEF (Syn.: obliterative KMP) Gruppenbezeichnung für sehr seltene KMP mit Auslösung eines »Elastosemusters« (► Kap. 6.3.7) und nachfolgend beeinträchtigter, systolischer Ventrikelfüllung und verminderter ventrikulärer Compliance.

24.1.2 Sekundäre Kardiomyopathie

DEF Sammelbegriff für KMP mit bekannter Ätiologie/bekannter Grundkrankheit.

24.1.2.1 Alkoholkardiomyopathie

DEF KMP bei chronischer Alkoholkrankheit.

KPG-Auslösemechanismen
- Alkoholtoxische Mitochondrienschädigung (► Kap. 8.2.2.4),
- B_1-Hypovitaminose und Magnesiummangel.

FPG-Folgereaktion »Fibrodestruktives Muster« (► Kap. 2.4.2).

MAK Exzentrische linksventrikuläre Hypertrophie des Myokards (► Kap. 22.1) mit Überschreiten des kritischen Herzgewichts.

MIK Feinfleckige Myokardfibrose mit Nebeneinander von hypertrophierten, atrophierten und verfetteten Myokardiozyten.

24.1.2.2 Medikamentenkardiomyopathie

KPG-Auslösefaktoren
- Kreislaufmittel wie Herzglykoside, Katecholamine,
- Wehenhemmer (Tokolytika),
- Zytostatika wie Doxorubicin, Daunorubicin (◘ Abb. 24.2), Psychopharmaka wie trizyklische Antidepressiva.

FPG-Reaktionsfolge Noxenbedingte Auslösung fokaler Myokardiozytolysen mit nachfolgender »epitheliomesenchymaler Transition« (► Kap. 6.3) mit Einmündung in ein »fibrodestruktives Muster« (► Kap. 2.4.2).

24.1.2.3 Metabolische Kardiomyopathie

KPG-Auslösemechanismen
- Glykogenose Typ II und III (► Kap. 8.1.1.3),
- Neugeborene diabetischer Mütter (► Kap. 15.6.1),
- Elektrolytstörung wie Hämochromatose, Hypokaliämie, Hyperkalzämie (► Kap. 7.2.2, ► Kap. 7.3.2.1),
- Dysendokrinie wie Hyperthyreose (► Kap. 70.3.1).

24.2 Entzündungsmuster

Myokarditis
DEF Dies ist ein Sammelbegriff für seltene Zustände mit entzündlicher Myokardinfiltration in Verbindung mit Nekrosen und/oder Degeneration der umgebenden Myokardiozyten, die für eine ischämische Myokardschädigung untypisch sind.

24

24.2.1   Virusmyokarditis

DEF Gruppenbezeichnung für durch kardiotrope Viren hervorgerufene, meist das Perikard mitbetreffende,
seltene Myokarditiden.

KPG-Auslösefaktoren Meist Coxsackie-A und -B-Vi-
ren, selten CMV-, HIV- und Influenzaviren.

KPG-Auslösemechanismus Das kardiotrope Virus
zerstört die Kardiomyozyten über einen zytopathischen
Effekt und/oder über eine T-Zell-vermittelte Zytotoxizität, die wegen molekularem Mimikry sowohl gegen
viral infizierte Zellen als auch nicht infizierte Herzmuskelzellen gerichtet ist.

FPG-Reaktionsfolge Auf einen Beginn mit serös-ex-
sudativer Entzündung (▶ Kap. 13.1.1), scholligem
Myokardiozytenzerfall und lymphohistiozytäres Infiltrat folgt die Auslösung einer »epithelio-mesenchymalen Transition« (▶ Kap. 6.3) und eines »fibrodestruktiven Musters« (▶ Kap. 2.4.2) mit Einmündung
in eine interstitielle Myokardfibrose. Das Resultat ist
eine kompensatorische Herzhypertrophie unter dem
Bilde einer kongestiven Kardiomyopathie (▶ Kap.
24.1.1.2).

24.2.2   Bakterienmyokarditis

DEF Gruppenbezeichnung für seltene, direkt bakte-
riell-erzeugte Myokarditiden.

KPG-Auslösemechanismen (Meist) Septikopyämie,
selten per continguitatem via Endo-/Perikarditis.

FPG-Reaktionsfolge Septikopyämie mit Ausbildung
stecknadelkopfgroßer, bakterienbesiedelter Abszesse
oder streifenförmiger Eiterstraßen meist mit hyperämischem Randsaum. Die Intramuralgefäßchen sind oft
thrombosiert.

24.2.2.1   Infekttoxische Myokarditis
DEF Gruppenbezeichnung für sehr seltene, indirekt
durch Bakterientoxine hervorgerufene Myokarditiden.

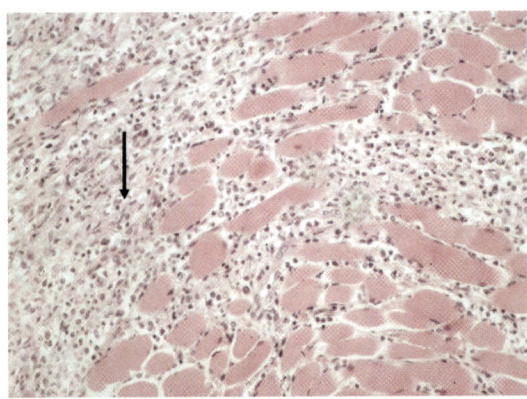

◘ Abb. 24.3. Bakteriell-toxische Myokarditis bei Scharlach mit
lymphohistiozytärem Entzündungsinfiltrat (Pfeil, Vergr. 25, HE)

KPG-Auslösemechanismus Ektotoxinbildende Bakterien, wie Corynebakterium diphtheriae, schädigen
toxisch die Myokardiozyten.

FPG-Reaktionsfolge Die Bakterientoxine lösen eine
serös-exsudative »Entzündungsreaktion« (▶ Kap. 3.1.1)
mit scholligem Myokardiozytenzerfall und toxisch
feinvakuoliger Verfettung der übrigen Myokardiozyten
(▶ Kap. 8.2.2.4) aus. Hinzu kommt noch eine v. a. lymphohistiozytäre Infiltration (◘ Abb. 24.3). Der nekrosebedingte Verlust des synzytialen Myozytenzusammen-
haltes bewirkt eine toxische Myokarddilatation und
stößt über eine »epithelio-mesenchymale Transition«
(▶ Kap. 6.3) ein »Fibroplasiemuster« (▶ Kap. 6.3.6) an.
Es resultiert eine diffuse Myokardfibrose.

24.2.2.2   Postinfektiöse Myokarditis

■ Rheumatische Myokarditis
KPG-Auslösemechanismus Noch unklar: Bei einigen Patienten mit rheumatischem Fieber kommt es zur
Immunkomplexablagerung im subendokardialen und
perivaskulären Bindegewebe und am kardiomyozytä-
ren Sarkolemm mit Komplementverbrauch.

FPG-Reaktionsfolge Auslösung einer granulomatösen Entzündung in folgenden 3 Phasen:
- »Fibrinoide Kollagenfasernekrose« (▶ Kap. 5.3),
- Bildung perivaskulärer rheumatischer Granulome
   unter dem Bild fibrinoidnekrotischer Epitheloidzellgranulome (▶ Kap. 13.2.2.2) v. a. in Bereich der
   linken Ventrikelwand zwischen Mitralklappenan-
   satz und Aortenursprung,
- Bildung spindelförmiger Perivaskulärnarben über
   ein reparatives »Fibroplasiemuster« (▶ Kap. 6.3.6).

Daraus resultiert eine feinfleckige interstitielle Myokardfibrose. Sie bedingen ektopische Foci mit nachfolgender Tachyarrhythmie oder Vorhofflimmern.

24.2.3 Überempfindlichkeitsmyokarditis

DEF Gruppenbezeichnung für sehr seltene Myokarditiden aufgrund einer medikamentös induzierten Überempfindlichkeitsreaktion Typ IV (▶ Kap. 14.1.4).

KPG:-Auslösemechanismus Arzneimittel aus der Gruppe der Antibiotika (Ampicillin, Chloramphenicol, Sulfonamide), Antiphlogistika (Phenylbutazon), Antiepileptika (Diphenylhydantoin).

FPG-Folgereaktion Bluteosinophilie, Urtikaria, Fieber mit Myokarditis v. a. in linker Kammer und Kammerseptum in Form eines lymphozytär-eosinophilen Interstitiuminfiltrats und einer begleitenden Überempfindlichkeitsvaskulitis (▶ Kap. 14.1.3). Spätfolgen: Herzvergrößerung, ST-Senkung, Reizleitungsstörung.

24.2.4 Akute Riesenzellmyokarditis

DEF (Syn.: idiopathische Fiedler-Myokarditis) Seltene, progredient verlaufende Myokarditis jüngerer Patienten ungeklärter Ätiologie mit riesenzelliger Komponente.

KPG-Auslösemechanismen
- **Viral** (?),
- **autoaggressiv** wegen Assoziation mit Autoimmunerkrankungen wie Hashimoto-Thyreoiditis (▶ Kap. 70.1.1).

FPG-Reaktionsfolge Herdförmiger Myokardiozytenzerfall mit resorptiv-lymphohistiozytärem Entzündungsinfiltrat, darin finden sich im Grenzbereich zum vitalen Myokard histiozytäre und/oder myogene Riesenzellen. Ausheilung über ein Fibroplasiemuster (▶ Kap. 6.3.6) mit diffuser Myokardfibrose.

24.3 Neoplasiemuster

24.3.1 Rhabdomyom

DEF Sehr seltener, benigner Herzwandtumor aus neoplastischen quergestreiften Muskelzellen. Meist bereits bei Geburt nachweisbar, meist multipel (▶ Kap. 76.5.1).

MIK Der meist ca. 3,5 cm große Tumor besteht aus polygonalen Zellen (◘ Abb. 76.3) mit Glykogenvakuolen (Spinnenzellen). Spontanregression möglich.

24.3.2 Metastasen

Wesentlich häufiger als die primären Herzwandtumoren. Sie finden sich v. a. bei hämatogener Metastasierung von malignen Melanomen, Mamma- und Bronchialkarzinomen.

25 Perikard

U.N. Riede

  Einleitung

Das Perikard umhüllt das Herz und gewährleistet seine reibungslose Eigenbeweglichkeit. Jede sofortige Prallfüllung des Herzbeutels (Herzbeuteltamponade) mit Flüssigkeit meist in Form von Blut blockiert die Herzaktion und ist somit tödlich.

25.1 Fehlzirkulationsmuster

25.1.1 Hydroperikard

DEF >150 ml seröser Flüssigkeit im Perikard.

KPG-Auslösefaktoren
- Erhöhter Venendruck bei Herzinsuffizienz,
- reduzierter onkotischer Druck bei Leberzirrhose oder Niereninsuffizienz.

FPG-Reaktionsfolgen Transsudatabpressung und Transsudatansammlung im Herzbeutel (Perikarderguss). Zur Herzbeuteltamponade kommt es nur bei rascher Transsudation.

25.1.2 Epikardpetechien

KPG Diapedeseblutung wegen Asphyxie (Erstickungstod), akuter Ischämie (Sekundenherztod) oder hämorrhagischer Diathese.

25.1.3 Hämatoperikard

KPG Rhexisblutung wegen
- traumatischer oder infarktbedingter Herzwandruptur,
- entzündlicher, traumatischer oder aneurysmatischer Aortenruptur oder
- Perikardkarzinose.
Gefahr der tödlichen Herzbeuteltamponade (Abb. 25.1).

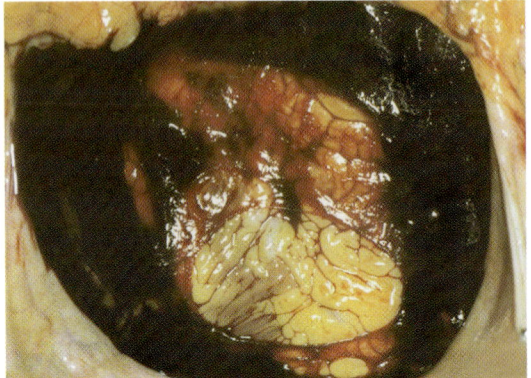

Abb. 25.1. Hämatoperikard in Form einer Perikardtamponade nach infarktbedingter Ventrikelruptur

25.2 Entzündungsmuster

Perikarditis
DEF Sammelbegriff für Herzbeutelentzündungen, selten als eigenständige Grundkrankheit, meist als Begleiterkrankung.

Klinik	
Die Perikarditis macht klinisch durch Retrosternalschmerz, Fieber und Perikardreiben auf sich aufmerksam.	

KPG-Auslösefaktoren
- Pathogene Keime → mikrobielle Perikarditis,
- toxische Metabolite → Ausscheidungsperikarditis,
- Umgebungstraumatisierung → reaktive Perikarditis.

FPG-Reaktionsfolge Beginn mit Auslösung einer serös-exsudativen Entzündungsreaktion (▶ Kap. 13.1.1). Bei der Exsudatresorption wird ein »fibrodestruktives Muster« (▶ Kap. 2.4.2) angestoßen, sodass die Herzbeutelblätter fibrosieren. Daraus resultiert eine Herzbeutelverschwielung.

25.2.1 Akute Perikarditis

25.2.1.1 Idiopathische Perikarditis

DEF (Syn.: primäre Perikarditis) Wenig häufige, akute, ätiologisch ungeklärte Perikarditis.

FPG-Reaktionsfolge Auslösung einer exsudativen Entzündungsreaktion mit lymphoplasmozytärer Infiltration. Dadurch entsteht ein serofibrinöser oder fibrinös-hämorrhagischer Erguss. Bei Ergussrezidivierung wird ein »fibrodestruktives Muster« (▶ Kap. 2.4.2) angestoßen. Es führt über eine Herzbeutelverschwielung zur konstriktiven Perikarditis.

25.2.1.2 Virusperikarditis

KPG-Auslösemechanismus V. a. Coxsackie-B-Viren.

FPG-Reaktionsfolge Virale Auslösung einer Perimyokarditis mit großer Ähnlichkeit zur idiopathischen Perikarditis, oft mit Gewebeverkalkungen unter dem Bilde einer verkalkten Pericarditis constrictiva (▶ Kap. 25.2.2.2).

25.2.1.3 Pericarditis purulenta

KPG Sehr selten meist nur bei Septikopyämie v. a. mit pyogenen Bakterien, selten Pilzen.

FPG-Reaktionsfolge Auslösung einer fibrinös-eitrigen Entzündungsreaktion mit Entwicklung eines Perikardempyems. Bei einem Entzündungsübergriff aufs Myokard bildet sich eine sog. Schalenmyokarditis aus.

25.2.1.4 Urämieperikarditis

DEF Perikarditis wegen chronischem Nierenversagen (▶ Kap. 49.5.2) bei Reststickstoffwerten >120 mg/100 ml unter dem Bilde einer sog. Ausscheidungsperikarditis.

FPG-Reaktionsfolge V. a. im Perikard, in der Magenschleimhaut und Lunge diffundieren die Urämiegifte durch die Wandung der Endstrombahn. Dies dient zwar der Entgiftung, schädigt aber die Kapillarwände und initiiert eine fibrinös-exsudative Entzündungsreaktion (▶ Kap. 13.1.2, ☐ Abb. 13.4). Dies hat folgende Konsequenzen:
- **Akute fibrinöse Perikarditis:** zottenartige Fibrinabscheidungen in Form eines retikulären Musters (▶ Kap. 2.1.3.3) quer zur Herzlängsachse mit schütterem Neutrophileninfiltrat.
- **Subakute fibrinöse Perikarditis:** Nach 5 Tagen wird ein »Organisationsmuster« (▶ Kap. 5.5.4) mit Granulationsgewebsbildung in Gang gesetzt und das Fibrin resorbiert.

- **Perikardschwiele:** Ohne Urämiebehandlung wird die Entzündung chronifiziert (▶ Kap. 25.2.2).

25.2.2 Chronische Perikarditis

DEF Gruppenbezeichnung für Perikarditiden mit einer Dauer >3 Monate in folgenden 2 Varianten.

25.2.2.1 Nichtkonstriktive Perikarditis

DEF Perikarditis mit vorherrschender Ergusspersistenz ohne Perikardverwachsung.

KPG-Auslösefaktoren V. a. Tuberkulose (▶ Kap. 34.3.3), Urämie (▶ Kap. 49.5.2), Kollagenosen (▶ Kap. 14.2.1).

FPG-Reaktionsfolge Meist keine Behinderung der Herzaktion wegen der Perikardanpassung an eine langsame Entwicklung des Perikardergusses.

25.2.2.2 Konstriktive Perikarditis

DEF Oft ätiologisch ungeklärte Perikarditis mit behinderter diastolischer Füllung durch Drucksteigerung im Herzbeutel, die durch Exsudation und Vernarbung mit/ohne Verkalkung erzeugt wird.

FPG-Reaktionsfolge
- **Concretio pericardii:** oft nach Tuberkulosetherapie. Narbige Obliteration (▶ Kap. 2.3.4) mit Verwachsung der Herzbeutelblätter ohne Kalkablagerung.
- **Panzerherz:** Chronische Entzündung mit Auslösung eines »fibrodestruktiven Musters« (▶ Kap. 2.4.2) und narbiger Verschwielung der Perikardblätter mit spangenartigen Verkalkungen (Zuckergussperikard). Dadurch: myokardiale Druckatrophie.

25.3 Neoplasiemuster

25.3.1 Perikardmesotheliom

DEF Sehr seltener, maligner Tumor des perikardialen Mesothels.

KPG-Auslösemechanismus Oft Asbestexposition.

MAK Knotige, grauweiß-markige Tumormassen in Perikardhöhle.

MIK wie Pleuramesotheliom (▶ Kap. 35.4.1, ☐ Abb. 35.1a,b).

25.3.2   Metastasen

DEF Seltene systemische Manifestation eines Tumor-leidens im Herzbeutel.

KPG-Auslösemechanismus Meist Bronchial-, Mammakarzinom mit lymphogener Metastasierung in Form knotiger und/oder plattenförmiger Tumormassen (Perikardkarzinose, -sarkomatose) und reaktiv-hämorrhagischer Begleitperikarditis.

> ⊙ **Diagnostik:** Zytologie
> Hämorrhagischer Erguss mit Tumorzellen.

Kreislauf: Hämato-/Lymphopoese

26 Knochenmark

U.N. Riede, J. Finke, M. Werner

 Einleitung

Im Knochenmark werden die Zellen für neues Blut gebildet. Das Zuwenig an roten Blutzellen macht dem Patienten durch die Anämie und der daraus folgenden hypoxischen Ischämie zu schaffen, während ein Zuviel in Form einer Polyglobulie die Gefahr einer Thrombembolie birgt. Durch eine Agranulozytose als ein Zuwenig an Leukozyten lahmt die mikrobielle Abwehr, wohingegen ein Zuviel an bestimmten Leukozyten entweder das Blut thrombophil eindickt oder die Erythro-/Thrombozytenbildung so verdrängt, dass die Anämie durch eine tödliche Blutung überholt wird.

Glossar

Hämatopoetische Stammzellen: Ausgleich des täglichen Blutzellverlustes durch Stammzellregeneration/-proliferation über folgende Entwicklungsreihe: multipotente Stammzelle → pluripotente Stammzellen → monoklonale Stammzellkolonien (colony forming unit, CFU). Davon leiten sich folgende Zelllinien her:
- Lymphatische Zelllinie (CFU-L),
- granulo-, erythro-, mono- und megakaryozytopoetische Zelllinien (CFU-GEMM) → determinierte Stammzellen für die 3 Zelllinien der Erythropoese, Megakaryozytopoese, der monozyto-/neutrophilen Granulozytopoese.

Wachstumsfaktoren: Proliferations- und Differenzierungssteuerung dieser Stammzellen mittels Wachstumsfaktoren wie colony-stimulating-faktor (CSF).

Stammzellisolation: Stammzellen/CFU exprimieren das Oberflächen-Antigen CD34. 0,01% aller kernhaltigen Zellen im Knochenmark exprimieren CD34, mittels CD34 sind sie aus dem Blut isolierbar → periphere Blutstammzell-Transplantation (PBSZT).

-poese: (medulläre) Neubildung von Blutzellen im Knochenmark
- Erythrozytopoese (Erythropoese) der Erythrozyten,
- Granulozytopoese (Granulopoese) der Granulozyten,
- Thrombozytopoese der Thrombozyten (Blutplättchen).

26.1   Hereditäre Zytopenie

DEF Sammelbegriff für sehr seltene, gendefektbedingte Krankheiten mit Mangel an bestimmten Blutzellen aufgrund folgender Läsionen:
- Defekte in mehreren Zelllinien → Panzytopenie,
- Defekt in einer Zelllinie → unilineäre Zytopenie.

26.1.1   Fanconi-Anämie

DEF Häufigste hereditäre Zytopeniegruppe wegen erblichen, chromosomalen Brüchigkeitssyndroms; insgesamt jedoch sehr selten.

KPG-Auslösemechanismus Caretaker-Gendefekt in Form von DNA-Reparatur-Genen (FANC-Gene). Dadurch werden v. a. durch UV-Strahlen hervorgerufene Dimerbildung von Pyrimidinen nicht repariert. Folge davon sind Leukämien (▶ Kap. 26.4) und/oder solide Tumoren.

FPG-Reaktionsfolge Knochenmarkaplasie mit Panzytopenie (Verkümmerung aller Zelllinien). Konstitutionelle Störungen wie Daumen- oder Radiushypoplasie, Minderwuchs, Hypogenitalismus, Mikrozephalie.

26.2   Erworbene Zytopenie

26.2.1   Erworbene Panzytopenie

DEF Sammelbegriff für häufige Zustände mit versiegender Erythro-, Granulo- und Thrombozytopoese.

KPG-Auslösefaktoren
- **Chemisch:** Zytostatika, Chloramphenicol, Phenylbutazon,
- **aktinisch:** ionisierende Strahlen.

KPG-Auslösemechanismus Noxenbedingte Läsion der Stammzellenproliferation im Knochenmark. Dadurch fehlen dort die Vorstufen aller 3 Zellreihen.

26

26.2.2 Erworbene Neutropenie

DEF Sammelbegriff für häufige Neutrophilenmangel-
zustände wegen gestörter Neubildung, beschleunigter
Elimination oder Verschiebung aus der Zirkulation.

KPG-Auslösemechanismen
- Bildung neutrophilotoxischer Metabolite wegen
  genetischen Enzymdefekts im Arzneimittelabbau,
- immunotoxische Neutrophilenschädigung wegen
  Arzneimittel-Haptenwirkung (Latenz: 2–3 Wochen),
- ionisierende Strahlen, Zytostatika (Latenz: 2–3 Tage).

26.2.3 Erworbene Thrombopenie

DEF Sammelbegriff für wenig häufige Zustände mit
verminderter Thrombozytenzahl wegen reduzierter
Thrombozytopoese oder verkürzter Thrombozytenle-
benszeit.

26.2.3.1 Immunthrombozytopene Purpura (ITP)

DEF (Syn.: Morbus Werlhof) Gruppenbezeichnung
für wenig häufige Purpuraformen wegen Bildung anti-
thrombozytärer Antikörper.

KPG-Auslösemechanismen
- **Akut-postviral:** v. a. beim Kind (meist reversibel).
- **Chronisch-autoimmun:** beim Erwachsenen mit
  IgG gegen thrombozytäres Oberflächenantigen
  (GP IIb/IIIa) mit Rückfall in Schwangerschaft, z. T.
  in Assoziation mit anderen Autoimmunkrankheiten (▶ Kap. 14.2).
- **Medikamentös** wegen Haptenwirkung (z. B. Chinin).
- **Heparininduzierte ITP** (HIT) wegen Antikörperbildung gegen Immunkomplex aus Plättchenfak-
  tor-4 (PF4) und hochmolekularem Heparin im
  Rahmen einer Thromboseprophylaxe. Folgen davon sind tiefe Beinvenenthrombosen und Arterien-
  verschlüsse.

- **Neonatal** wegen diaplazentarer Übertragung von
  antithrombozytärem IgG der Mutter → Zere-
  bralblutung.
- **Post-Transfusions-Purpura** wegen Sensibilisierung.

FPG-Reaktionsfolge Aufgrund einer Antikörperbe-
ladung der Thrombozyten kommt es wegen der Komplementaktivierung zur intravasalen Plättchendestruk-
tion und wegen der Antikörperbindung an den Fc-Rezeptoren von Makrophagen zur Plättchenphagozytose
in Leber und Milz. Dies zieht folgende Reaktionskette
nach sich:

Speicherung phagozytierter Membranlipide in
Milzmakrophagen → schaumzellige Transformation
der Milzmakrophagen → Vergrößerung der lienal-
lymphatischen Sekundärfollikel wegen gesteigerter
AK-Bildung. Im Knochenmark findet sich eine kom-
pensatorische Megakaryozyten-Hyperplasie und im
Blut treten Riesenplättchen als Folge der überstürzten
Thrombozytenneubildung auf.

26.2.4 Erworbene Anämie

Glossar

Anämie: Zustand mit zirkulierender Erythrozyten-
masse sowie Hb-Wert und/oder Hämatokrit unter
altersentsprechender und geschlechtsspezifischer
Norm.
RBC: red blood cells, Erythrozyten.
RBC-Formveränderungen bei Anämie:
- **Anisozytosen** (anisos, gr. = ungleich): patholo-
  gische Zellgrößen:
- **Mikrozyt:** zu kleine RBC.
- **Makrozyt:** zu große RBC.
▼

- **Megalozyt:** extrem große RBC.
- **Poikilozytosen:** pathologische Zellformen:
- **Akanthozyt:** RBC mit langen, dornförmigen Fortsätzen.
- **Anulozyt:** Abnorm dünne RBC, deren vermindertes Hb ringförmig auf die Zellperipherie verlagert ist.
- **Bite-Zellen:** RBC mit bissförmigem Randdefekt.
- **Burr-Zelle** (Echinozyt, gr. = Igelzelle): RBC mit stacheligen Fortsätzen.
- **Dakryozyt:** tränentropfenförmige RBC.
- **Drepanozyt:** sichelförmige RBC.
- **Elliptozyt:** elliptische RBC mit zentraler Abplattung.
- **Kodozyt:** glockenförmige RBC. Bei flacher Ausbreitung im Ausstrichpräparat: target cell (Schießscheibenzelle).
- **Schizozyt/Schistozyt** (Fragmentozyt): RBC-Fragment.
- **Sphärozyt:** kugelförmige RBC ohne zentrale Ausbildung.
- **Stomatozyt:** RBC mit schlitzförmiger Eindellung, danach Abkugelung.

Dyschromasie: pathologische Anfärbbarkeit:
- **Anisochromie:** variable Eosin-Anfärbbarkeit.
- **Hyperchromie:** erhöhter RBC-Hb-Gehalt.
- **Hypochromie:** erniedrigter RBC-Hb-Gehalt.
- **Polychromasie:** erhöhte RBC-Affinität für basische Farbstoffe aufgrund erhöhten RNA-Gehaltes.
- **Retikulozyt:** RBC mit netzartig basophiler Struktur.

Einschlusskörper in RBC:
- **Cabot-Ringe:** fragliche Kernmembranresiduen.
- **Heinz-Innenkörper:** meist membranassoziierte Einschlüsse (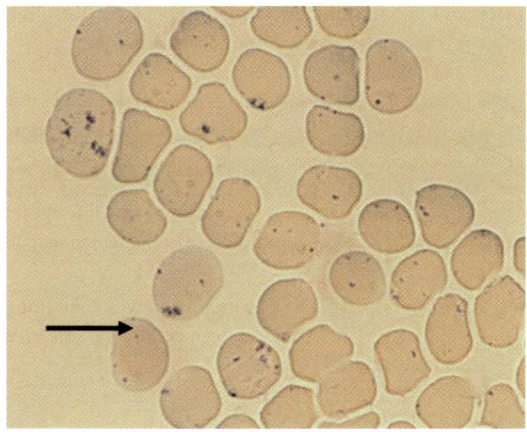 Abb. 26.1).
- **Howell-Jolly-Körper:** Kernreste.
- **Basophile Tüpfelung:** basophile Nukleotidaggregate

Abb. 26.1. Heinz-Innenkörper (Pfeil) in Erythrozyten (Vergr. 100, Giemsa)

FPG-Reaktionsfolge Entwicklung einer sog. Eisenmangelanämie (▶ Kap. 26.2.4.2) jedoch nur, wenn der Blutverlust nicht durch eine erhöhte Regenerationsleistung der Erythrozytopoesevorstufen ausgleichbar ist oder wenn die Eisenspeicher leer sind (Eisendepletion).

26.2.4.2 Eisenmangelanämie

> **Glossar**
>
> **Eiseneinbau:** v. a. in Flavoenzyme der Atmungskette, Hämo- und Myoglobin
> **Eisenspeicherformen:** Ferritin und Hämosiderin

DEF Häufigste Anämieform wegen negativ bilanzierten Eisenstoffwechsels oder erschöpfter Eisenreserven.

KPG-Auslösefaktoren
- **Mehrverbrauch:** Blutverlust wie Metro-/Menorrhagie (häufig),
- **Mehrbedarf:** Schwangerschaft, Stillen, Infekt,
- **Minderangebot:** Gastritis, Gastrektomie, Malabsorption,
- **Mangelernährung:** Vegetarier, Anorexie.

FPG-Reaktionsfolge Folge des Eisenmangels: Entleerung der Eisenspeicher in den Knochenmarkretikulumzellen. Dadurch wird das transferringebundene Serumeisen vermindert und die Bildung von Hämverbindungen gedrosselt.

MIK Knochenmark mit gesteigerter Erythrozytopoese, zytoplasmaarmen Normoblasten, Sideroblastenminderung, Eisendepletion in den Retikulumzellen. Erythro-

26.2.4.1 Blutungsanämie
DEF Häufige Anämiegruppe wegen eines Blutverlustes.

KPG-Auslösemechanismen
- **Akuter Blutverlust:** dadurch Erythrozytopoesestimulation mit vermehrter Retikulozytenausschwemmung.
- **Chronischer Blutverlust** wegen Magen-Darm- oder Genitalblutungen.

zyten zu klein und mit zu wenig Hb beladen. Resultat: mikrozytär-hypochrome Anämie mit Anulozyten.

KPL Gestörtes Proliferationsverhalten der Erneuerungsgewebe (Mausergewebe, ▶ Kap. 6.3) wegen Flavoenzymmangels:

- **Atrophie und Dyskeratose** des Epidermal- und Oropharyngealepithels → Zungenatrophie (Zungenbrennen) mit Mundwinkelrhagaden (rhagas, gr. = Riss, Schrunde).
- **Plummer-Vinson-Syndrom:** mikrozytäre Anämie, atrophische Glossitis, sideropene Dysphagie mit stenosierender Ösophagitis.

26.2.4.3 Tumor-/Infektanämie

DEF (Syn.: zytokinvermittelte Anämie) Häufigste erworbene Anämiegruppe wegen chronischer Entzündungs-, Infekt-, oder Tumorkrankheit mit meist normoblastischer Hypoplasie der Erythrozytopoese bei erhöhtem Ferritineisengehalt der Knochenmark-Retikulumzellen.

KPG-Auslösemechanismus Er ist geprägt durch Bildung proinflammatorischer Zytokine mit folgenden Effekten:

- Verkürzung der erythrozytären Lebenszeit,
- blockierte Eisenreutilisation durch Makrophagen-System,
- relativer Erythropoetinmangel mit nachfolgender Erythrozytopoesehemmung.

FPG-Reaktionsfolge

- **Blut:** normochrome und normozytäre Anämie bei erniedrigtem Serumeisen und erhöhtem Serumferritin.
- **Knochenmark:** normoblastäre Hypoplasie mit gesteigerter Ferritineisengehalt in den Knochenmark-Retikulumzellen.

> **Klinik**
>
> **Therapieprinzip:** rekombinantes Erythropoetin.

26.2.4.4 Makro-megaloblastäre Anämie

> **Glossar**
>
> **Vitamin B_{12} (Cobalamin):** kommt in Leber, Fisch und Eiern vor. Es bildet nach oraler Aufnahme mit R-Protein des Speichels einen säureresistenten Komplex → proteolytische R-Protein-Komplexspaltung im Dünndarm → Verbindung des entkoppelten Vitamins (extrinsic factor) mit Glykoprotein (in-
> ▼

> trinsic factor, IF) der Magenbelegzellen zu Cobalamin-IF-Komplex → Resorption im terminalen Ileum → Transport im Blut als Transcobalamin II in Leber und Knochenmark → Methylierung von Purinen und Pyrimidinen bei der DNA-Synthese. Cobalamin-Reserven reichen jahrelang.
>
> **Folsäure:** in rohem Gemüse, hitzeempfindlich. Resorption im Jejunum → Bindung an Trägerprotein → Beeinflussung der Thymin-Methylierung → DNA-Synthese. Lebenslange Vitamin-B_{12}-Substitution nach Gastrektomie oder Ileumresektion.

DEF Gruppenbezeichnung für seltene Anämien wegen Folsäure- oder Vitamin B_{12}-Mangels, charakterisiert durch abnorm große und abnorm Hb-reiche Erythroblasten im Knochenmark, die vermindert ebenso veränderte Erythrozyten bilden.

KPG-Auslösemechanismus Mangelbedingte DNA-Synthesedrosselung mit Proliferationsminderung der myeloischen Zellen bei ungestörter RNA-Synthese und nachfolgend ungestörter Hb-Bildung. Dadurch ist die Kernreifung gegenüber Zytoplasmadifferenzierung verzögert. Darauf folgt die Bildung

- von Megaloblasten mit großen Kernen, aufgelockertem Chromatin und überschüssig Hb-haltigem Zytoplasma,
- von Granulozyten mit hypersegmentierten Kernen und
- von Megakaryozyten mit sehr kleinen, hyperlobulierten Kernen.

Aus der verkürzter Lebenszeit der Blutzelle bei gedrosselter Proliferation resultiert eine Anämie.

■ Anaemia perniciosa

DEF Gruppe unbehandelt letal verlaufender megaloblastärer Anämien meist wegen IF-Defizienz bedingter Cobalaminresorptionsstörung.

KPG-Auslösemechanismen Selten genetisch bedingter, meist erworbener Cobalaminmangel aufgrund folgender Faktoren:

- **Primärer IF-Mangel** meist wegen Autoimmungastritis (▶ Kap. 40.3.1), (meist) mit Antikörper-Bildung gegen IF oder Magenbelegzellen, selten wegen Gastrektomie,
- **Mangelernährung** (Extremvegetarier),
- **intestinale Malabsorption** wegen Ileumresektion, chronischer Ileitis (Morbus Crohn, ▶ Kap. 41.5.5.1),
- **Blind-Loop-Syndrom** mit kompetitiver Cobalaminbindung an eine pathologische Darmflora,

- **parasitärer Verbrauch** durch Fischbandwurm (Diphyllobothrium latum) nach entsprechender Infestation.

FPG-Reaktionsfolge Folgen des Cobalaminmangels:
- **Beeinträchtigung der DNA-Synthese** mit Hemmung des hochproliferativen Regenerationspools der Erythro- und Granulozytopoese sowie des Verdauungstraktes. Folgen davon:
  - **Knochenmark:** Megaloblasten z. T. mit Megalozytenbildung (◘ Abb. 26.2).
  - **Blut:** megaloblastäre Anämie, d. h. megalozytäre, hyperchrome, anisopoikilozytotische Anämie mit Leukopenie und hypersegmentierten Leukozyten, geringgradiger Thrombozytopenie.
  - **Verdauungstrakt:**
    - Glossitis atrophicans Typ Möller-Hunter mit glatt-geröteter, brennender Zunge.
    - Zottenatrophie der Dünndarmschleimhaut mit nachfolgender Malabsorption.
    - Chronisch atrophische Magenkorpusgastritis (▶ Kap. 40.3.1) mit nachfolgender histaminrefraktärer Achlorhydrie. Sie prädestiniert in Verbindung mit einer Intestinalmetaplasie zur Entwicklung von Magenkarzinomen (▶ Kap. 40.6.3).
- **Beeinträchtigung des Fettsäureabbaus** mit Bildungsstörung neuraler Lipide und nachfolgender irreversibler ZNS-Demyelinisierung. Daraus resultiert bei 75% der unbehandelten Patienten eine funikuläre Myelose (▶ Kap. 74.6.2.1).

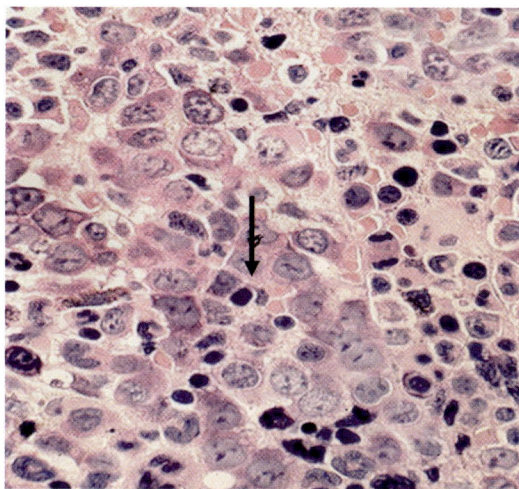

◘ **Abb. 26.2.** Knochenmark bei perniziöser Anämie mit megaloblastären Erythrozytopoeseherden (Pfeil, Vergr. 75, Giemsa))

KPG-Auslösefaktoren Ursachen des Folsäuremangels:
- **Aufnahmeverminderung** wegen Mangel-/Fehlernährung (Alkoholkrankheit), Malabsorption wie Sprue (▶ Kap. 41.5.4.1).
- **Mehrbedarf** wegen Gravidität (Cave: Folsäureprophylaxe zur Vermeidung von Neuralrohrdefekten, ▶ Kap. 74.1.3).
- **Tumortherapie** mit Folsäureantagonisten (Methotrexat).

MIK Ähnlich wie bei der perniziösen Anämie.

Klinik		

Therapieprinzip: Steroide, Vitaminsubstitution, Splenektomie.

26.2.4.5 Erworbene hämolytische Anämie
DEF (Syn.: extrakorpuskulär-hämolytische Anämie) Wenig häufige Anämiegruppe wegen exogen induzierter Hämolyse normal strukturierter Erythrozyten.
Ausnahme: paroxysmale nächtliche Hämoglobinurie: Sie ist eine korpuskuläre hämolytische Anämie.

KPG-Auslösefaktoren
- **Parasitär** (Malaria),
- **toxisch** (Medikamente, Bakterientoxine),
- **mechanisch** (Herzklappenersatz),
- **immunologisch** (Fremd-, Autoantikörper).

Klinik		

Symptomensextett:
1. Megaloblastäre Anämie
2. Vitamin-B$_{12}$-Mangel im Blut, keine Resorption bei oraler Vitamin-B$_{12}$-Applikation (negativer Schilling-Test)
3. Serum-Antikörper gegen IF
4. Hämolytischer Subikterus mit indirekter Hyperbilirubinämie (▶ Kap. 45.2.1.1) wegen Lebenszeitverkürzung der Megalozyten, -blasten.
5. Histaminrefraktäre Achlorhydrie.
6. Funikuläre Myelose (▶ Kap. 74.6.2.1).

■ Folsäuremangelanämie
DEF Recht häufige Gruppe makroblastärer Anämien wegen Folsäuremangels, aber ohne neurologische Symptomatik.

MIK Gemeinsamkeiten aller hämolytischer Anämien:
- Abnormer Erythrozytenabbau mit verkürzter Erythrozytenlebenszeit,
- Anhäufung von Hb-Abbauprodukten wie Bilirubin,
- Erythrozytopoesesteigerung mit Retikulozytose.

■ Isoimmunhämolytische Anämie

DEF Seltene Anämiegruppe wegen Isoimmun-Antikörpern gegen arteigene, aber individuumsfremde Blutgruppenantigene.

Morbus haemolyticus neonatorum

DEF (Syn.: fetale Erythroblastose) Immunhämolytische Anämie bei Feten oder Neugeborenen wegen plazentagängiger, antierythrozytärer Antikörper der Mutter.

KPG-Auslösemechanismus Er besteht in einer Blutgruppenunverträglichkeit zwischen Mutter und Kind (leichte Fälle: AB0-Inkompatibilität; schwere Fälle: Rhesus-Inkompatibilität). Vorausgegangen ist jeweils eine Sensibilisierung (Abort, Bluttransfusion), sodass die Mutter bei erneutem Antigenkontakt (Nachfolgeschwangerschaft, Bluttransfusion) plazentagängige IgG-Isoantikörper bildet. Diese treten in den Fetalkreislauf über und komplexieren mit den Erythrozyten. Daraus resultiert eine Komplementaktivierung mit Komplementlyse der fetalen Erythrozyten unter dem Bilde einer Hämolyse.

KPL je nach Schweregrad:
- **Neugeborenenanämie** (leichtester Grad),
- **Icterus gravis neonatorum** mit unbehandelt tödlicher Hyperbilirubinämie (mittlerer Schweregrad),
- **Hydrops universalis congenitus** (höchster Schweregrad) mit tödlichem Verlauf wegen hypoxämischer Organschädigung.
- **Bilirubin-Enzephalopathie** wegen Unvermögen der kindlichen Leber Bilirubin zu konjugieren und wegen bilirubindurchlässiger fetaler Blut-Hirn-Schranke. Folgen davon: unkonjugiertes (zytotoxisches!) Bilirubin dringt ins Gehirngewebe → Bilirubinbindung an Ganglienzellen → Gelbfärbung der ganglienzelldichten Stammganglien in Form eines Kernikterus (► Kap. 3.4.1.3, ► Kap. 74.4).

■ Autoimmunhämolytische Anämie

DEF Sehr seltene Anämiegruppe wegen zirkulierender Antikörper gegen körpereigene Erythrozyten.

KPG-Auslösefaktoren
- **Idiopathisch** (selten),
- **sekundär** (meist) im Rahmen einer Grundkrankheit wie lymphoproliferative Erkrankung, Paraneoplasie, Autoimmunkrankheit, Infektion, Medikamentenexposition wie Penicillin, Cephalosporine, Chinin.

FPG–Reaktionsfolge je nach Antikörper-Typ:
- IgG-Antikörper sind zu klein zur Distanzüberbrückung zwischen 2 Erythrozyten. Sie bewirken keine Erythrozytenagglutination, deshalb lienaler Erythrozytenabbau mit Hämolyse.
- IgM-Antikörper sind groß genug zur Distanzüberbrückung zwischen 2 Erythrozyten. Sie bewirken eine Erythrozytenagglutination, deshalb intravasale erythrozytäre Komplementlyse unter dem Bild einer Hämolyse.

FPG-Verlaufsformen
- **Wärmeauto-AK-Anämien** wegen IgG-Autoantikörpern → Erythrozytenbindung bei Körpertemperatur. Folgen davon:
  - Reaktion mit Fc-Rezeptoren der Makrophagen → Phagozytose.
  - Erythrozyten-Membranschädigung → Symptomentrias: chronische Anämie, Stomato-/Sphärozytose, Splenomegalie.
- **Kälteauto-AK-Anämien** wegen IgM-Autoantikörpern (Kälteagglutinin) → Erythrozytenbindung bei niedrigen Temperaturen (v. a. in Akren!) → Erythrozytenagglutination → intravasale Hämolyse → Symptomentrias: chronische Anämie, Akrozyanose, Raynaud-Phänomen (► Kap. 14.2.1.2).
- **Kältehämolysin-Anämien** (paroxysmale Kältehämoglobinurie) wegen IgG-Antikörpern gegen Blutgruppe-P (Kältehämolysin) → Erythrozytenbindung bei niedrigen Temperaturen → Komplementaktivierung erst nach Erwärmung → intravasale Hämolyse → Symptomenduett: kälteinduzierte hämolytische Attacken, Hämoglobinurie.

> **Klinik**
>
> **Therapieprinzip:** Steroide, Cyclophosphamid, Rituximab

■ Mechanisch-hämolytische Anämie

DEF Seltene Anämiegruppe wegen übermäßiger Scherkraftexposition der Erythrozyten.

KPG-Auslösefaktoren Künstliche Herzklappen oder Mikroangiopathien.

Mikroangiopathisch-hämolytische Anämie (MAHA)

DEF Anämie wegen mechanischer Erythrozytenschädigung in stenosierter Endstrombahn.

KPG-Auslösemechanismen Disseminierte Intravasalgerinnung (▶ Kap. 10.5.3.4), hämolytisch-urämisches Syndrom (▶ Kap. 10.5.3.1), ITP (▶ Kap. 26.2.3.1) oder disseminierte Haemangiosis carcinomatosa (▶ Kap. 16.1.4.2).

FPG-Reaktionsfolge In diesen Fällen treten in der Endstrombahn feine Fibrinnetze auf, welche die daran aufprallenden Erythrozyten wie Eierschneider zu Fragmentozyten (Schistozyten) zerschneiden. Die Folge ist eine Hämolyse.

> **Klinik**
>
> **Therapieprinzip:** Plasmapherese.

Paroxysmale nächtliche Hämoglobinurie

DEF (Syn.: Marchiafava-Micheli-Anämie) Sehr seltene Anämie mit Intravasalhämolyse wegen erworbenen Defekts eines Transmembranmoleküls.

KPG-Auslösemechanismus Erworbene somatische Mutation des transmembranösen Verankerungsmoleküls Phosphatidylinositol-Glykan-A in einer pluripotenten Knochenmarkstammzelle. Als Folgen davon fehlen auf der Oberfläche der Erythrozyten (aber auch Leuko- und Thrombozyten) Proteine mit Ausschaltwirkung für den alternativen Aktivierungsweg des Komplementsystems, die physiologischerweise an dem Verankerungsmolekül gebunden sind. Sie werden z. T. empfindlich für Aktivierungsprodukte des Komplementsystems, sodass die physiologischerweise nachts erhöhte, enterale Endotoxinresorption eine hämolytische Krise auslösen kann.

KPL Bei 25% der Patienten nächtliche Hämolysen mit morgendlicher Hämoglobinurie,. Thromboseneigung. Bei 5% der Patienten → Übergänge in AML (▶ Kap. 26.4.1). Mittlere Überlebenszeit: 10 Jahre.

> **Klinik**
>
> **Therapieprinzip:** monoklonale Antikörper gegen Komplement C5. Steroide.

26.3 Hereditäre Fehlfunktion

26.3.1 Hereditär-hämolytische Anämie

> **Glossar**
>
> **Erythrozytäres Zytoskelett:** submembranöses hexagonales Netzwerk aus Hauptprotein Spektrin mit folgenden Verankerungen:
> - vertikal über das Protein Ankyrin mit anderen Strukturproteinen,
> - seitlich mit F-Aktin und Tropomyosin.
>
> **Erythrozytäre Form und Formstabilität:** Resultante aus Zytoskelett und Cholesterin-, Sphingomyelingehalt der Außenmembran.

DEF (Syn.: hereditäre korpuskulär-hämolytische Anämie) Sammelbegriff für insgesamt wenig häufige Anämie mit vorzeitigem Erythrozytenabbau wegen genetisch bedingter intraerythrozytärer Ursache.

26.3.1.1 Membranopathische Anämie

DEF Gruppenbezeichnung für Anämien wegen hereditärer/erworbener Veränderungen des Membranskeletts oder der äußeren Zellmembran, die zu Formanomalien der Erythrozyten führen.

■ Hereditäre Sphärozytose

DEF (Syn.: Kugelzellanämie) Häufige Anämiegruppe mit lebenslanger Erythrozytenabkugelung wegen mutationsbedingten Defekts eines membranassoziierten Erythrozytenproteins.

KPG-Auslösemechanismus (Meist autosomal-dominant vererbt) Trotz fehlerhaftem Zytoskelett verlassen normal konfigurierte Erythrozyten (Diskozyten) das Knochenmark. Bei der physiologischen zirkulationsbedingten Deformierung wird ihr Zytoskelett aus seiner Verankerung gerissen, sodass ihre Oberfläche abnimmt. Sie kugeln sich erst einseitig (Stomatozyt ▶ Abb. 26.3), danach beidseitig (Sphärozyt) ab und werden unverformbar. Daraus resultiert eine mechanische Hämolyse und eine verminderte osmotische Resistenz, sodass die Kugelzellen während ihrer Milzpassage in den Marksträngen stecken bleiben und vermehrt durch Milzmakrophagen abgebaut werden. Die Folge davon ist ein Hypersplenismus (▶ Kap. 28.5.1).

FPG-Reaktionsfolge
- **Blut:** mikrozytäre, anisozytotische und normo- bis hyperchromatische Anämie mit Retikulozytose. Kugelförmige Erythrozyten ohne zentrale Aufhellung im Blutausstrich (Sphärozyten, Kugelzellen).

26

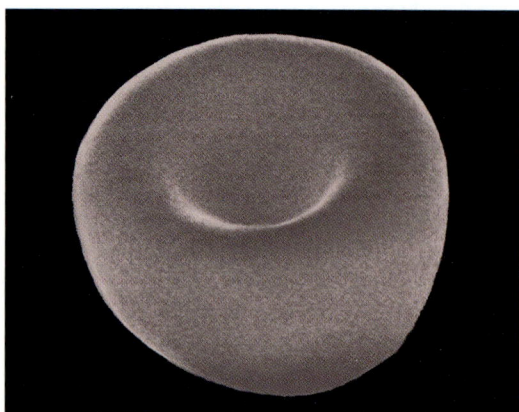

Abb. 26.3. Stomatozyt bei Sphärozytose (Vergr. 5000, REM)

- **Knochenmark:** hochgradige Erythrozytopoese bei normaler Granulozyto- und Thrombozytopoese.
- **Milz:** Splenomegalie mit Gewichten bis 2000 g. Rote Pulpa mit erythrozytengefüllten Marksträngen bei leeren Milzsinus. Erythrozytenphagozytose.
- **Konstitutionsanomalien** (fakultativ) wie Turmschädel.

KPL
- Hämolytische Krise mit indirekter Hyperbilirubinämie (Ikterus, ▶ Kap. 45.2.1.1) bei sonst stabilem Verlauf wegen infektbedingten gesteigerten lienalen Erythrozytenabbaus.
- Aplastische, nichthämolytische Krisen durch Parvovirus-B19-Infektion.
- Cholelithiasis mit Pigmentsteinen (▶ Kap. 47.2.2).

Klinik		

Therapieprinzip: Splenektomie, aber Gefahr des OPSI-Syndroms (▶ Kap. 28.5.2), deshalb Pneumokokkenvakzinierung.

26.3.1.2 Enzymopathische Anämie
Glossar

Erythrozyten-Stoffwechsel:
- Glykolyse mit ATP-Bildung für Membranintegrität, mit NADH-Bildung für Reduktion von Met-Hb zu Hb.
- Pentosephosphat-Shunt mit Glukose-6-Phosphat-Dehydrogenase-vermittelter NADPH-Bildung für die Reduktion oxidierten Glutathions.
▼

Elimination toxischer Sauerstoffradikale: Superoxiddismutase-vermittelte Umwandlung toxischer Superoxidradikale in $H_2O_2 \rightarrow H_2O_2$-Elimination mittels Glutathionperoxidase unter Verbrauch reduzierten Glutathions und Bildung oxidierten Glutathions.

DEF Anämiegruppe wegen qualitativer und/oder quantitativer Enzymdefizienz.

■ Glukose-6-Phosphat-Dehydrogenase-Mangel
DEF (Abkürzung: G-6-PD-Mangel) Sehr häufige Anämie wegen vererbten Glukose-6-Phosphat-Dehydrogenase-Mangels mit expositionsbedingter Hämolyse und bevorzugter Manifestation bei der schwarzafrikanischen (moderater Verlauf), mediterranen (schwerer Verlauf) und südostasiatischen Bevölkerung und erhöhter Resistenz gegenüber Malaria tropica.

KPG-Auslösefaktoren Ursachen eines G-6-PD-Defekts:
- Medikamente wie Primaquin, Adriamycin, Acetylsalicylat, Doxorubicin, Sulfacetamid,
- Vicia faba: mediterran verbreitete Bohnenpflanze → Bohnenverzehr → Favismus (Hämolyse).
- Burst-Reaktion der Neutrophilen im Rahmen einer Entzündung (▶ Kap. 13, ▶ Kap. 26.3.2).

KPG-Auslösemechanismus Der G-6-PD-Defekt verursacht wegen des resultierenden NADPH-Mangels eine mangelhafte Reduktion oxidierten Glutathions. Dadurch können die bei der Verstoffwechslung der Auslösesubstanzen anfallenden, toxischen Sauerstoffmetabolite nicht eliminiert werden.

FPG-Reaktionsfolge Oxidative Erythrozytenschädigung wegen folgender Mechanismen:
- Hb-Präzipitation in Form sog. Heinz-Innenkörper. Sie werden während Milzpassage herausgelöst und hinterlassen Erythrozytendefekte unter dem Bilde sog. Bite-cells.
- Oxidative Zytoskelettvernetzung, dadurch Erythrozytenabkugelung (Sphärozytose) mit vorzeitigem Erythrozytenabbau.

MIK
- **Blut:** Bite-Zellen mit Heinz-Innenkörpern während Erythrozytenschädigungsphase.
- **Knochenmark:** hyperplastische Erythrozytopoese, Retikulozytose.

■ Pyruvatkinase-Mangel-Anämie

DEF Häufige, vererbte Anämie wegen erythrozytärer Enzymopathie der anaeroben Glykolyse.

KPG-Auslösemechanismus Pyruvatkinasemangel, dadurch: erythrozytärer ATP-Mangel mit nachfolgender Hämolyse.

26.3.1.3 Hämoglobinopathische Anämie

> **Glossar**
>
> **Hb-Aufbau**: Tetramer aus je 2 Paaren unterschiedlicher Ketten. Beim Erwachsenen findet man v. a. HbA1 (ααββ), wenig HbA2 (ααδδ), kaum fetales HBF (ααγγ).

DEF Sammelbegriff für seltene Anämieformen wegen qualitativer/quantitativer Hämoglobinsynthesestörung.

■ Sichelzellenanämie

DEF (Syn.: Drepanozytose) Häufigste, v. a. bei der schwarzen Bevölkerung vorkommende Hämoglobinopathie wegen vererbter Bildung von Hb-S.

KPG-Auslösemechanismus Punktmutation des β-Globingens mit Bildung von Sichelzell-Hb (HbS). Das HbS polymerisiert bei niederem pO_2 und/oder pH zu parakristallin-spiralförmigen Strängen entlang der Zellmembran. Dadurch verformen sich die Erythrozyten starr-sichelförmig (Sichelzellen).

MIK
- **Blut:** Sichelzellen (■ Abb. 26.4).
- **Knochenmark:** hyperplastische Erythrozytopoese.

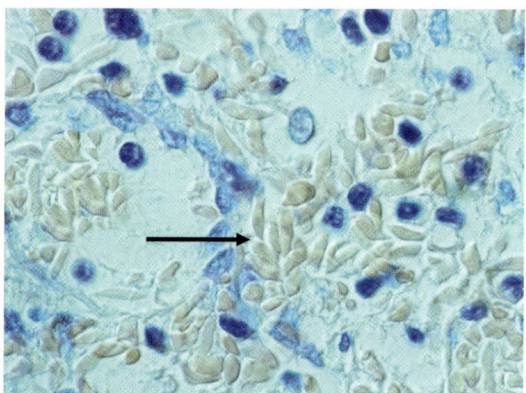

■ **Abb. 26.4.** Sichelzellanämie mit Sichelung der Erythrozyten (Pfeil) in Milzsinus (Vergr. 50, HE, Interferenzkontrast)

KPL je nach Zygotiestatus:
- Heterozygotie: erhöhte Resistenz gegen Plasmodium falciparum.
- Homozygotie:
    - Vasookklusionen → multiple, schmerzhafte Organinfarkte. Rezidivierende multiple Milzinfarkte führen zur Milzatrophie und letztlich zur Autosplenektomie → OPSI-Syndrom (▶ Kap. 28.5.2).
    - Hämolytische Krisen.

■ Thalassämie

DEF Gruppenbezeichnung für häufige, vererbte, v. a. im Mittelmeerraum (Thalassa, gr. = Mittelmeer) und bei schwarzer Bevölkerung auftretende Anämien wegen beeinträchtigter Synthese der Hb-Globinketten mit relativer Malariaresistenz der Merkmalsträger.

β-Thalassämie

DEF Gruppe von Anämien wegen Punktmutation des β-Globingens bei intakter α-Ketten-Synthese.

KPG Mutationsfolgen: entweder keine Genproduktbildung ($β^0$), oder minimale Genproduktbildung ($β^+$). Ersatzweise Persistenz des HBF in Erwachsenen-Erythrozyten.

Thalassaemia major

DEF (Syn. Cooley-Anämie) Schwere Verlaufsform mit transfusionsbedürftiger hypochromer Anämie und geringer Lebenserwartung wegen homozygoten, (sub-) kompletten β-Globin-Bildungsdefekts. Anämienentwicklung im Kindesalter wegen postnatal fortschreitendem Schwund des fetalen HbF ohne Ersatz durch adultes HbA_1.

MIK
- **Blut:** hochgradige hypochrome mikrozytäre, anisopoikilozytäre Anämie mit Kodozyten (im Ausstrich Schießscheibenzellen). Da die normal gebildete Erythrozytenmembran ein gemindertes Zellvolumen umschließt, zeigen Kodozyten instabile α-Globin-Präzipitate (Heinz-Innenkörper).
- **Knochenmark:** kompensatorisch gesteigerte Erythrozytopoese.
- **Skelett:** Bürstenschädel, charakteristische Vorwölbung der Frontalschädel- und Maxillarregion.

Thalassaemia minor

DEF Geringgradige β-Thalassämie wegen heterozygoter β-Globin-Kettensituation. Tendenziell hypochrome Anämie. Normale Lebenserwartung.

α-Thalassämie

DEF Gruppe von Anämien wegen (sub-)kompletter Deletion von α-Globinkettengenen.

KPG α-Globin ist am Aufbau des embryonalen und fetalen Hb beteiligt. Eine homozygot total defekte α-Globinkettenbildung ist bereits vor Geburt erkennbar. Folge davon je nach Zygotie schwere Hämolyse (mit Hydrops fetalis bis asymptomatisch).

26.3.2   Hereditärer Neutrophilendefekt

> **Glossar**
>
> **Respiratory Burst Reaction:** Neutrophilenadhärenz an Mikroorganismen → gesteigerter Sauerstoffverbrauch → mehrschrittige NADPH-Bildung und -Aktivierung → Bildung von Superoxidanion (O_2^-) → O_2^--Umwandlung mittels Superoxiddismutase in H_2O_2 → Halidradikalbildung aus H_2O_2 und Cl zu Hypochlorid (bakteri-, fungizides Radikal) in Neutrophilen-Heterophagievakuole.

DEF Sammelbegriff für sehr seltene Krankheiten wegen genetischen Defekts einer bestimmten Neutrophilenfunktion.

26.3.2.1 Progressive infantile septische Granulomatose

DEF (Syn.: chronic granulomatous disease) Seltene frühkindliche Erbkrankheit mit chronisch-rezidivierenden Infekten wegen defizienter oxidativer Bakterizidie durch Neutrophile.

KPG-Auslösemechanismus Aufgrund eines erblichen NADPH-Oxidase-Defekts mit nachfolgend ineffektiver Zerstörung von Eitererregern durch Neutrophile entsteht eine Lücke in der first line of defense (▶ Kap. 13) und die Eitererreger persistieren. Dadurch rezidivieren trotz Leukozytose die Infekte und es bilden sich disseminiert Abszesse (u. a. in Haut, Gehirn, Lymphknoten, perianal). Nun decken Makrophagen die Lücke in der first line of defense und die anfänglich eitrige Entzündungsreaktion wird unter Bildung histiozytärer Granulome (▶ Kap. 13.2.2.2) in eine chronische granulomatöse Entzündung umgewandelt. Schließlich kommt es zu Sepsis (▶ Kap. 13.1.6.5) und Tod im Kleinkindalter.

26.4   Neoplasiemuster

Leukämie

> **Glossar**
>
> **Akute Leukämie:** (unbehandelt) rascher, wochen- bis monatelanger Verlauf wegen hoher Proliferationsrate, geringer Differenzierung.
> **Chronische Leukämie:** (unbehandelt) langsamer, jahrelanger Verlauf wegen geringer Proliferationsrate immortalisierter Tumorzellen, guter Differenzierung.
> **Einteilung nach Ausgangszelle:**
> - **Myeloproliferative Erkrankungen:** Neoplasien multipotenter, blutzellbildender (myeloider) Knochenmarkstammzellen. Dazu gehören:
>   - **Chronisch-myeloische Leukämie** mit leukämischer Neoplasie v. a. der Granulozytopoese.
>   - **Essentielle Thrombozythämie** mit leukämisch-neoplastischer Megakaryozytopoese.
>   - **Polycythaemia vera** mit neoplastischer Erythro-, Granulo-, Megakaryozytopoese.
>   - **Primäre Osteomyelofibrose** mit leukämisch-neoplastischer Myelopoese und growth-factor-Produktion → Auslösung eines fibrodestruktiven Musters (▶ Kap. 2.4.2) mit Einmündung in eine fibröse Knochenmarksverödung.
> - **Lymphoproliferative Erkrankung:** Neoplasien von Stammzellen der B- und der T-Zellreihe. Dazu gehört die chronisch lymphatische Leukämie (CLL).

DEF Sammelbegriff für systemisch-autonome Proliferation hämato-/lymphopoetischer Stammzellen mit unterschiedlichem Differenzierungspotential mit/ohne Ausschwemmung ins periphere Blut (leukämische/aleukämische Verlaufsform).

> ⊗ **Take-home-message**
> Leukämien sind die siebthäufigsten tödlichen Krebserkrankungen bei der Frau, die neunthäufigsten beim Mann.

KPG-Auslösefaktoren
- Genetische Faktoren wie Trisomie 21 (▶ Kap. 74.1.2.21),
- ionisierende Strahlen (▶ Kap. 16.2.4.1),
- leukämogene Chemikalien wie Benzol, Alkylanzien, Topoisomerase-II-Inhibitoren (▶ Kap. 16.2.1.1),
- onkogene Viren wie HTLV-1 in Japan (▶ Kap. 16.2.2.2).

KPG-Auslösemechanismus Aufgrund eines Chromosomenbruchs an einem Gen, das bei der Zelldifferenzierung einer somatischen Rekombination unterliegt (v. a. Loci für Ig-Leicht-/Schwerketten und T-Zellrezeptor) wird genetisches Material an Orte von Proliferations- oder Differenzierungsgenen transloziert und das betroffene Gen dereguliert. In der Folge entsteht ein leukämischer Zellklon. Er verdrängt die physiologische Hämatopoese. Daraus resultiert eine Anämie, Leukopenie mit Infektneigung sowie Thrombopenie mit Blutungsneigung.

Glossar

WHO-Einteilung hämatopoetischer prä-, neoplastischer Prozesse:
- akute myeloische Leukämien,
- chronisch myeloproliferative Erkrankungen,
- myelodysplastische Syndrome (MDS),
- myelodysplastisch-myeloproliferative Erkrankungen.

26.4.1 Akute myeloische Leukämie (AML)

DEF Sammelbegriff für Erkrankung eines oder mehrerer Stammzellklone mit proliferativer Autonomie und Differenzierungsblock (Tab. 26.1, Tab. 26.2).

Wissensvertiefung

WHO-Klassifikation der AML
Sie bezieht zytomorphologische, zytogenetische und tumorigene Kriterien wie leukämogene Pharmaka mit ein. (Tab. 26.1)

FAB-Klassifikation
Die Klassifikation der French-American-British Cooperative Group basiert auf dem Prinzip, dass die verschiedene AML-Typen zytomorphologisch und zytochemisch frühe Entwicklungsstufen der Granulo-, Mono-, Erythrozytopoese, der megakaryozytären Zelllinie oder übergeordnete Stammzellentwicklungen nachahmen. Sie werden mit den Kürzeln M0 bis M7 bezeichnet (Tab. 26.2).

Tab. 26.1. WHO-Klassifikation der AML

AML mit stereotypen genetischen Anomalien
- AML: t(8;21)(q22;q22)
- AML: inv(16)(p13q22) oder t(16;16)(p13;q22)
- Akute Promyelozyten-Leukämie: t(15;17)(q22;q12)
- AML mit Aberrationen von Chromosom 11q23
- spontan bei Kindern
- nach DNA-Topoisomerase-II-Inhibitor-Gabe

AML mit multilinearer Dysplasie
- AML mit Dysplasie ≥2 myeloischer Zelllinien
- Entstehung de novo/aus MDS
- Knochenmark: Dysgranulopoese

AML und MDS therapieinduziert
- AML und MDS als Chemotherapiefolge
- Therapie: Alkylanzien, DNA-Topoisomerase-II-Inhibitoren, Bestrahlung

AML ohne anderweitige Kategorisierungskriterien
- Minimal differenzierte AML: <3% Blasten Myeloperoxidase-positiv
- AML, myeloblastisch ohne Reifungstendenz: Myeloblasten >90% aller nichterythropoetischer Zellen, >3% Blasten Myeloperoxidase-positiv
- AML mit Reifungstendenz: Blasten (>20% im Blut/Knochenmark) mit Neutrophile-Ausreifungstendenz
- Akute myelomonozytäre Leukämie: Knochenmark: >20% Blasten, >20% neutrophile und monozytäre Vorläuferzellen
- Akute monoblastisch/monozytäre Leukämie: Knochenmark: >80% Monoblasten, Promonozyten, Monozyten
- Akute erythroide Leukämien
- Akute Megakaryoblasten-Leukämie: Knochenmark: >50% Blasten/Vorläuferzellen mit megakaryozytärer Ausreifung
- Akute Basophilen-Leukämie
- Akute Panmyelose mit Myelofibrose
- Myelosarkom – (extramedulläres) granulozytäres Sarkom

Akute Leukämien mit unbestimmter Linienzugehörigkeit
- Undifferenzierte akute Leukämie: Blasten ohne lymphatische/myeloische Markexpression
- Bilineare akute Leukämie: Minimaldifferenzierung mit myeloischen und lymphatischen Blasten
- Biphänotypische akute Leukämie: Blasten ohne Koexpression myeloischer und lymphatischer Marker

26

◨ **Tab. 26.2.** FAB-Klassifikation der AML	
AML-Typ	**AML-Zytologie**
M0	AML mit minimaler myeloischer Differenzierung ◉ Auer-Stäbchen: kristalloide myeloperoxidasehaltige Primärgranula
M1	Myeloblastenleukämie ohne Ausreifung ◉ Auer-Stäbchen: kristalloide myeloperoxidasehaltige Primärgranula
M2	Myeloblastenleukämie mit transpromyelozytärer Ausreifungstendenz ◉ Auer-Stäbchen: kristalloide myeloperoxidasehaltige Primärgranula ⊠ z. T. mit stereotyper genetischer Anomalie: t(8;21) → leukämogenes Onkogen
M3	Akute Promyelozytenleukämie ◉ Auer-Stäbchen: kristalloide myeloperoxidasehaltige Primärgranula ⊠ z. T. mit stereotyper genetischer Anomalie: t(15;17) → Fusion des Retinsäure-Rezeptors mit Leukämiegen
M4	Akute myelomonozytäre Leukämie ◉ Neutrophile-Vorläufer und esterasepositive Monozyten (-vorläufer) ⊠ z. T. medikamentös induziert, z. T. genetische Läsion des mixed-lineage leucemia gene (11q23)
M5	Akute Monozytenleukämie ◉ nur esterasepositive Monozyten (-vorläufer)
M5a	Monoblastenleukämie
M5b	Monoblastenleukämie
M6	Akute erythrämische Leukämien ◉ Erythroblasten, keine Erythrozyten
M6a	Erythroleukämie
M6b	erythrämische Myelose
M7	Megakaryoblastenleukämie ◉ Plättchenglykoprotein CD61-Expression ⊠ Varianten mit growth-factor-Hyperexpression → fibrotische Knochenmark-Verödung

KPG-Auslösefaktoren De-novo-Entstehung oder Entstehung aus Myelodysplasie-Syndrom (zytopen verlaufende Vorläuferläsionen) wegen verschiedenartiger Gentranslokationen, -umlagerungen, -aberrationen, sowie Alkylanzien-, Bestrahlungstherapie. Dies führt zur Neoplasie einer oder mehrerer der folgenden Zellelemente unter dem Bilde einer AML:
- **Myeloblasten:** peroxidase- und chlorazetatesterasehaltiges Zytoplasma (◨ Abb. 26.5a,b) und/oder
- **Monozytopoeseelemente:** α-naphthylacetatesterasehaltiges Zytoplasma und/oder
- **Erythrozytopoeseelementen.**

Die jeweils resultierende AML wird jeweils nach Differenzierung, Reifegrad und/oder Gendefekt der Leukämiezellen unterteilt (◨ Tab. 26.1; ◨ Tab. 26.2).

FPG-Reaktionsfolge
- **Blutbild:** Hiatus leucaemicus, deskriptiver Begriff für das Nebeneinander von unreifen Zellen des neoplastischen Stammzellklons und residualen, reifen nichtneoplastischen Stammzellen wegen des Differenzierungsblocks.
- **Knochenmark:** dunkelrot mit unscharf-grauweißen Leukämieherden. Sie verdrängen alle 3 Hämatopoeselinien.
- **Leber:** geringe Vergrößerung mit grauweißer Schnittfläche (◨ Abb. 3.3) wegen diffuser lebertrabekelverdrängender Tumorzellinfiltrate.
- **Milz:** mäßige Vergrößerung wegen diffuser, follikelverdrängender Tumorzellinfiltrate.
- **Lymphknoten:** kaum befallen.

KPL Zum letalen Ausgang können führen:
- **Blastäre hyperleukozytotische Syndrome:** Blastenausschwemmungen >50.000 Zellen/μl → vaskuläre Leukookklusion/Blastostase. Folgen davon:
  - ZNS-Zirkulationsstörungen mit Sehstörungen, Ataxie, Delirium.
  - Alveolokapillärer Block mit Blastenverstopfung der Lungenkapillaren und allmählicher Erstickung (◨ Abb. 26.6).

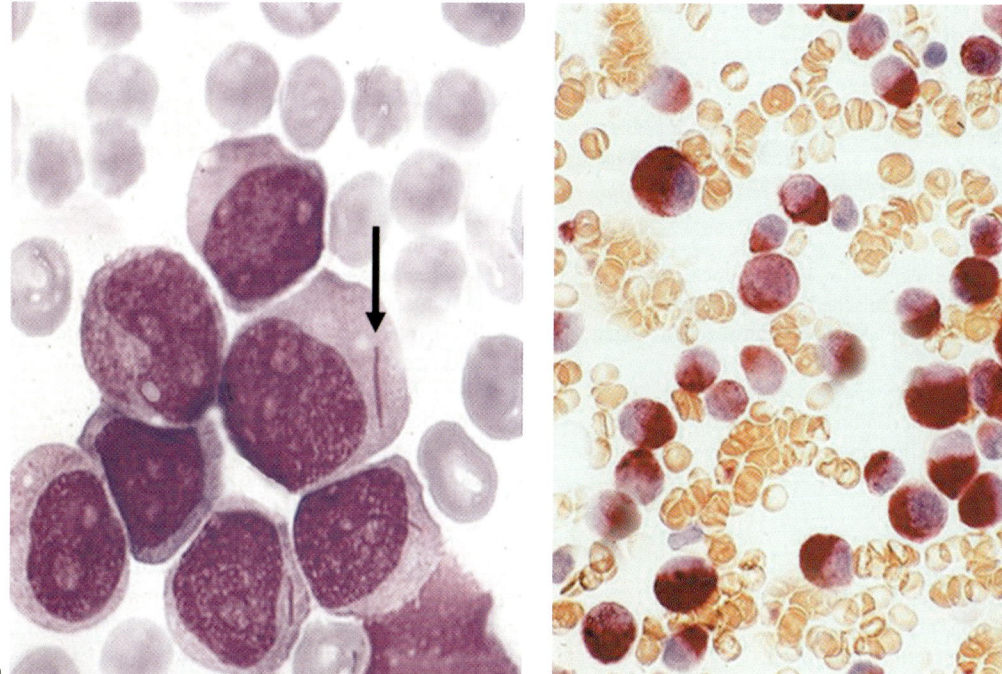

a

b

Abb. 26.5a,b. Akute myeloische Leukämie FAB M3 **a** mit Auer-Stäbchen (Pfeil, Vergr. 200, Pappenheim), **b** (Vergr. 100, Chlor-azetatesterasereaktion zur histochemischen Darstellung der myeloischen Differenzierung)

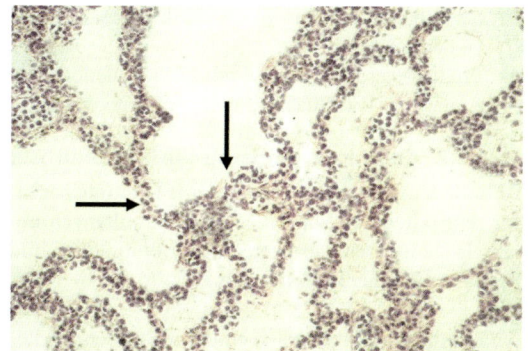

Abb. 26.6. AML mit Verstopfung der Lungenkapillaren (Pfeile) durch Leukämiezellen in Form eines alveolokapillären Blocks (Vergr. 50, HE)

Infiltrate im Initialstadium einer AML bezeichnet, die gelegentlich tumorbildend sind.
− **Meningeosis leucaemica:** Da die Zytostatika die Blut-Hirnschranke nicht überwinden können, entziehen sich leukämischen Zellen in den Meningen ihrem Zugriff; deshalb intrathekale Applikation von Zytostatika und/oder eine ZNS-Bestrahlung.

Klinik	

Therapieprinzip: Tyrosinkinasehemmer (Imatinib).

Klinik	

Prognose beeinflussende Faktoren
Günstig:
− t (15;17)
− t (8;21)

Schlecht:
− komplexer aberranter Karyotyp,
− hohe LDH-Werte,
− t (9;22),
− del5,
− del7.

− **Extramedulläre leukämische Infiltrate**
  − Organvergrößerungen (Megalien).
  − Hyperplastische Gingivitis (reaktiv-proliferative Fibroblastenläsion, ▶ Kap. 6.3.9.2).
  − Papulomakulöse Hautinfiltrate (▶ Kap. 64).
  − Myeloblastome (granulozytopoetisches Sarkome, Chlorome). Damit werden diejenigen

26.4.2 Chronic myeloproliferative diseases (CMPD)

> **Glossar**
>
> **JAK-Kinase** (Janus-Kinase): Nonrezeptor-assoziierte Tyrosinkinase u. a. mit zytokin- und growth-factor-aktivierender Wirkung.

DEF Sammelbegriff für Hämatopoeseprozesse mit mehrjährigem chronischem Verlauf aufgrund klonaler Proliferation neoplastischer Stammzellen. Dazu gehören:
- Polycythaemia vera (▶ Kap. 26.4.2.1),
- essentielle Thrombozythämie und
- chronisch idiopathische Myelofibrose (▶ Kap. 26.4.2.2).

KPG-Auslösemechanismen Wie bei AML, aber mit folgenden genetischen Aberrationen:
- JAK2-Mutation (Diagnostik!),
- Bildung erythropoetischer Kolonien in einem erythropoietinfreien Milieu,
- Expression des Polycythaemia-vera-Gens (PRV1) in den reifen Neutrophilen.

In der Folge werden pluri-/multipotente hämatopoetische Stammzellen neoplastisch transformiert. Es folgt eine trilineare, vorwiegend granulozytäre oder megakaryozytäre Proliferation.

FPG-Reaktionsfolge Aus einer autonomen Proliferation hämatopoetischer Zellen resultieren unreife Vorstufen und funktionsfähige reife Granulo-, Thrombo- und/oder Erythrozyten. Nach jahrelangem Verlauf wandelt sich wegen weiterer genetischer Läsionen die Gestalt und damit die Prognose der CMPD in Form einer sog. CML-Transformationsphase. Die nichtneoplastischen Knochenmarksfibroblasten werden zur Sekretion fibrogener Zytokine und growth factors angeregt. Dadurch wird ein »fibrodestruktives Muster« (▶ Kap. 2.4.2) solange in Gang gesetzt, bis das Knochenmark fibrotisch verödet ist (terminale Osteosklerose/Myelofibrose). Die neoplastischen Blutzellen hingegen bestehen nur noch aus unreif-blastären Zellen (blastäre Konversion). Daraus resultiert eine progrediente Anämie und Zytopenie.

26.4.2.1 Polycythaemia vera

DEF Seltene CMPD-Entität mit trilinear-neoplastischer Hämatopoese (Erythro-, Granulo-, Thrombozytose) und biphasisch chronischem Verlauf.

KPG-Auslösemechanismus Neoplastische Transformation multipotenter erythropoetischer Stammzellen.

FPG-Reaktionsfolge (Biphasisch):
- **Polyzythämische Phase:** Im Knochenmark langer Röhrenknochen dehnt sich die Hämatopoese maximal aus. Hinzu kommt noch eine extramedulläre Blutbildung v. a. in Leber und Milz. Daraus resultiert einerseits eine Polyglobulie, Thrombozytose und Neutrozytose, andererseits eine Splenomegalie und mit gesteigertem Erythrozytenabbau.
- **Transformationsphase:** Das dabei angestoßene »fibrodestruktive Muster« (▶ Kap. 2.4.2) führt zur sekundären Knochenmarkfibrose (Myelofibrose) und behindert dadurch die Blutbildung. Daraus resultiert eine Anämie und Zytopenie. In 5% der Fälle kommt es zur akut-leukämischen Transformation.

KPL Lebenserwartung bei Aderlass und palliativer Therapie >10 Jahre. Wichtigste Symptome wegen erhöhten Blutvolumens und Bluthyperviskosität:
- Plethora in Form einer zyanotisch-roten Gesichtsfarbe wegen viskositätsbedingter schlechter Blutoxygenierung (Polycythaemia rubra vera).
- Thrombophilie wegen Thrombozytose und Bluthyperviskosität.
- Hämorrhagie wegen Thrombozytendefekts.
- Sekundärgicht wegen vermehrtem Zellkernabbaus (▶ Kap. 8.5.1.2).
- Progressiver Eisenmangel mit Eisendepletion.
- Aquagener Pruritus nach Warmwasserexposition.

26.4.2.2 Chronisch idiopathische Myelofibrose

DEF (Syn.: Osteomyelofibrose, OMF) Sammelbegriff für sehr seltene myeloproliferative Erkrankungen mit jahrelangem Verlauf, extramedullärer Blutbildung und primärer Knochenmarksfibrose.

FPG-Reaktionsfolge Nach einem schleichenden Beginn mit hyperzellulärem Knochenmark (präfibrotische Phase) wird frühzeitig ein »fibrodestruktives Muster« (▶ Kap. 2.4.2) in Gang gesetzt (fibrotische Phase) und die Blutbildung in die Leber und Milz ausgelagert (extramedulläre Blutbildung). Folgen davon sind:
- **Milz:** Hypersplenismus wegen Splenohepatomegalie.
- **Knochenmark:** Punctio sicca!
- **Blut:** Dominanz von Erythroblasten und granulozytären Vorstufen (Myelozyten) mit Verdrängung der übrigen Blutbildungselemente. Daraus resultiert ein leukoerythroblastisches Blutbild mit trilinearem Blutzellmangel.

Folgen des trilinearen Zellmangels: Anämie, Gerinnungsstörung, Infekte.
Extreme Splenomegalie: Splenogigantie mit Verdrängungssymptomatik und schmerzhaften Milzinfarkten.

Therapieprinzip: Stammzelltransplantation.

26.4.3 Chronisch myeloische Leukämie (CML)

Glossar

c-abl-Funktion: Tyrosinkinase mit Wachstumsregulation pluripotenter hämatopoetischer Knochenmark-Stammzellen.
bcr-Gen-Produkt (breakpoint cluster region): GTPase-Aktivierungsprotein mit Signaltransduktionsverstärkung.

DEF Sammelbegriff für vorwiegend granulozytopoetische Proliferationen wegen leukämogener Mutation auf Stammzellniveau mit Bildung eines sog. Philadelphia-Chromosoms (ohne JAK-2-Mutation).

KPG-Auslösemechansmus In der chronischen CML-Phase tritt obligat eine Transformation t(9;22)(q34;q11) mit Entwicklung eines Philadelphia-Chromosoms. Nach längerem Verlauf kommt es zur (Transformationsphase). Sie äußert sich in folgenden 2 Formen:
- **Akzelerationsphase:** vermehrtes Auftreten von Blasten in Blut und Knochenmark.
- **Blastenkrise:** CML-Übergang in eine akute blastäre Leukämie.

Wissensvertiefung
Philadelphia-Translokation
Am Langarm des Chromosom 22 bricht eine Segment ab und wird auf das Chromosom 9 unmittelbar neben das c-ABL (auf 9q34) verlagert (Translokation). Durch diese Translokation wird c-ABL mit dem bcr-Onkogen (auf 22q11) zum bcr-abl-Fusionsgen verschmolzen. Dieses transkribiert eine bcr-abl-RNA, sodass ein Fusions-Onkoprotein mit Tryrosinkinase-Daueraktivität synthetisiert wird. Dadurch wird folgende Reaktionskette in Gang gesetzt: Dauerproliferation → CML → zusätzliche ▼

Chromosomenaberrationen mit nachfolgender Onkogenaktivierung und Tumorsuppressorgen-Defekten → Auslösung einer Transformationsphase mit vermehrter Blastenbildung und -ausschwemmung.

FPG-Reaktionsfolge
- **Blutbild:** leukämisch, buntes Spektrum von reifen segmentkernigen Neutrophilen (mit kaum alkalischer Phosphatase), Metamyelo-, Myelo- und wenigen Promyelozyten. Nur selten Blasten (◘ Abb. 26.7a,b).
- **Knochenmark:** dunkelrot mit grau-weißen, millimetergroßen Leukoseherden. Diese verdrängen die Erythrozytopoese samt Fettmark (◘ Abb. 26.7a,b).
- **Leber:** ausgeprägte Vergrößerung (Hepatomegalie) wegen diffusen CML-Infiltrats.
- **Milz:** ausgeprägte Vergrößerung (Splenomegalie) wegen diffusen CML-Infiltrats und wegen extramedullärer Blutbildung. Anämische Milzinfarkte wegen Gefäßstenosierung durch Leukosezellen.
- **Lymphknoten:** Vergrößerung (Lymphadenie) wegen CML-Infiltrats zwischen den Follikeln.

Therapieprinzip: spezifische Tyrosinkinasehemmung (gegen ATP-Bindungsstelle der brc/abl-Kinase, Imatinib). Bei Versagen: allogene Stammzelltransplantation.

Prognose beeinflussende Faktoren: Ein Prognose-Score für die CML errechnet sich aus Alter, Milzgröße, Blastenzahl, Eosino-, Basophilenzahl und Thrombozytenzahl.
Prinzip: Je älter der Patient, je größer die Milz, je höher die Blastenzahl, desto schlechter die Prognose.

26.4.4 Myelodysplastische Syndrome (MDS)

DEF (Syn: Präleukämie) Sammelbegriff für zytopene klonale Erkrankungen der Hämatopoese bei normozellulärem oder hyperplastischem Knochenmark.

KPG-Auslösefaktoren Ähnlich wie bei AML (▶ Kap. 26.4.1).

FPG-Reaktionsfolge Nach jahrelangem Verlauf ist ein Übergang in eine AML möglich mit folgenden

26

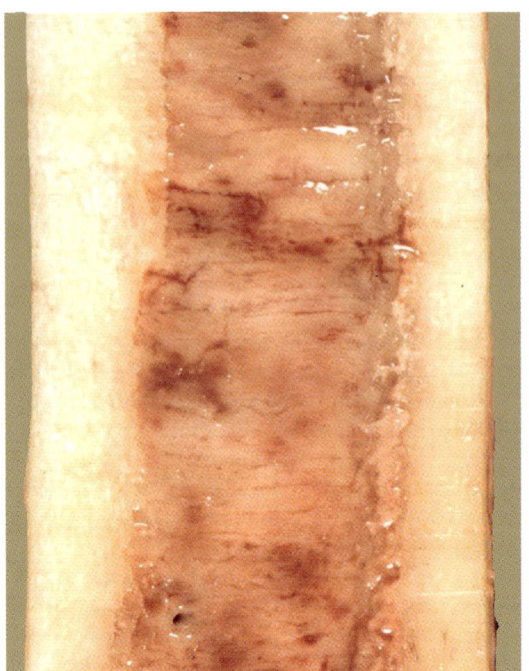
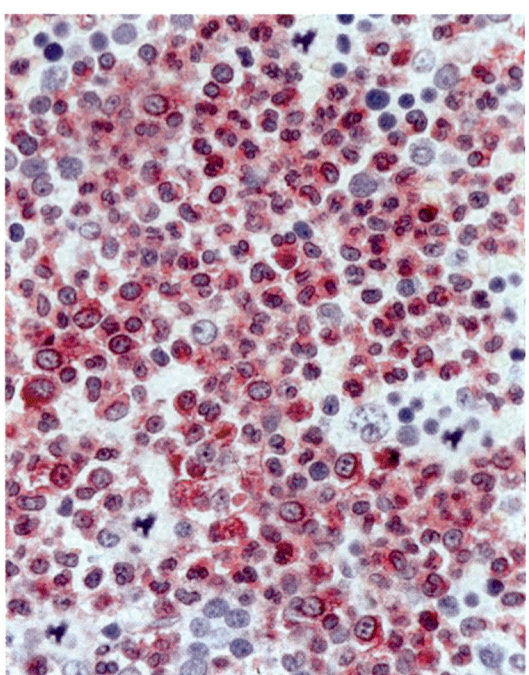

a b

▣ **Abb. 26.7a, b.** Knochenmark bei chronisch myeloischer Leukämie. **a** graues Leukosezellinfiltrat. Farbe: markiges Tumorweiß, **b** chlorazetatesteraserote Granulozytenvorstufen (Vergr. 100, Histochemie)

Komplikationen: Granulozytopenie → Infekt, Thrombozytopenie → hämorrhagische Diathese (▶ Kap. 10.5.3) und Anämie.

> **Klinik**
>
> **Therapieprinzip:** allogene Stammzelltransplantation.

> **Klinik**
>
> **Prognose beeinflussende Faktoren**
> **Günstig:**
> — normaler Karyotyp
> — 5q-minus (5q-)
>
> **Schlecht:**
> — Anomalien des Chromosom 7
> — hoher Blastenanteil (>10%)
> — Bi- oder Panzytopenie

26.4.4.1 Refraktäre Anämie (RA)

DEF Sammelbegriff für MDS mit unilinearer, erythrozytopoesebetreffender Läsion bei normal verteilter oder hyperplastischer Erythrozytopoese.

MIK Makroblastose, Erythroblasten mit Doppelkernen und unregelmäßiger Kernform.

> **Klinik**
>
> RA ist eine Ausschlussdiagnose bei Minimalbeobachtungszeit von 6 Monaten.

📖 **Wissensvertiefung**
RA-Sonderform: 5q-minus-Syndrom
RA mit Thrombozytose durch kugelkernige Megakaryozyten. Therapie mit Lenalidomid (Thalidomidabkömmling).

26.4.4.2 RA mit Ringsideroblasten (RARS)

DEF (Syn.: sideroblastische Anämie, sideroachrestische Anämie) MDS mit abnormer Eisenanreicherung in der mitochondrialen Matrix zahlreicher Erythroblasten.

FPG Pathognomonisch sind die Ringsideroblasten (mindestens 15% aller Knochenmark-Erythroblasten müssen Ringsideroblasten sein).

MIK Knochenmark mit ineffektiver Erythrozytopoese und resultierender Anämie. Anisochromasie mit teils normochromen, teils hypochromen Erythrozyten wegen eines Nebeneinanders myelodysplastischer und normaler Erythroblastenklone.

26.4.4.3 RA mit multilinearer Dysplasie (RCMD)

DEF MDS mit Bi- oder Panzytopenie mit dysplastischer Veränderungen von mindestens 10% der Zellen zweier oder aller myeloischer Zelllinien ohne Blastenexpansion.

MIK Die Dysplasie kann jede hämatopoetische Zelllinie betreffen:
- **Erythrozytopoese:** Erythrozytenvorstufen mit irregulärer Kernform.
- **Granulozytopoese:** Neutrophile ohne Kernsegmentierung.
- **Megakaryozytopoese:** Vorstufen mit hypolobulierten Kernen.

26.4.4.4 RA mit Blastenexzess (RAEB)

DEF MDS mit Myeloblastenanteil im Knochenmark. In 5<20% mit hohem Risiko zur akut leukämischen Transformation.

MIK RCMD-typische Dysplasiezeichen mit vermehrtem Myeloblastenanteil, z. T. mit Ausbildung sog. Auer-Stäbchen im granulafreien Zytoplasma. Inobligater Nachweis von CD34 (Stammzellfaktor).

27 Lymphknoten

U.N. Riede, J. Finke, M. Werner

  Einleitung

Lymphknoten sind Filterstationen des Gewebewassers in Form der Lymphe und gehören zum Immunsystem. Folglich reagieren sie bei einem Erregereintritt ins Gewebe lokal, bei einem Erregerübertritt ins Blut systemisch mit einem oft erregertypischen Entzündungsmuster, bei dem alle zellulären Akteure der Immunität mitspielen. Lebensdeterminierend sind bei den Erkrankungen der am Aufbau der Lymphknoten beteiligten Zellen lediglich die neoplastischen Läsionen in Form der Lymphome und der Immundefekte.

Reaktionsmuster der B-Zellen
Reaktive follikuläre Hyperplasie

DEF Elementarmuster des B-Zellkompartiments der Lymphknoten wegen immunologischer Stimulation mit T-Zell-abhängigem Antigen.

MIK Die Lymphknotenrinde enthält zahlreiche hyperplastische Lymphfollikel mit Keimzentren und breiter Mantelzone. Die Follikel sind anfänglich zentroblastenreich. Tage später entwickelt sich ein sog. Sternhimmelbild des Keimzentrums mit Makrophagen, die apoptotische Kerntrümmer phagozytieren (Kerntrümmermakrophagen). Wochen später tritt eine »regressive Transformation« ein, sodass die zentrozytenreichen Keimzentren ausgebrannt sind. Die Follikelreaktion ist meist mit einer Plasmazellvermehrung verbunden.

Reaktionsmuster der T-Zellen
Reaktive Hyperplasie der Parakortikalzone

DEF Elementarmuster des T-Zellkompartiments der Lymphknoten wegen Immunstimulation.

KPG-Auslösemechanismen
- Infekte mit lymphotropen Viren, Bakterien, Protozoen,
- Zustände mit verzögerter Immunität.

MIK Verbreiterung der Parakortikalzone mit Vermehrung der T-Zellen, der epitheloiden Venulen und interdigitierenden Retikulumzellen, daneben einzelne Blasten.

Bunte Pulpahyperplasie

DEF Elementarmuster des T-Zellkompartiments der Lymphknoten wegen starker Aktivierung mit Vermehrung kleiner Lymphozyten und mit zahlreichen Blasten (T-Zell-, Plasmazellvorläufer).

Dermatopathische Lymphadenitis

DEF Elementarmuster des T-Zellkompartiments der Lymphknoten im Abflussgebiet juckender Hauterkrankungen wie Neurodermitis oder Ekzem (▶ Kap. 64.1.1).

MIK In der Parakortikalzone finden sich sog. Tertiärknötchen v. a. aus aktivierten interdigitierenden Retikulumzellen und Langerhans-Zellen mit Melanin- und Lipofuszin-speichernden Makrophagen (▶ Kap. 3.6.1.1).

Sinusreaktionen

Die erste immunologische Reaktion der Lymphknoten mit einem Fremdantigen spielt sich in seinen Rand- und Intermediärsinus ab. Darin vermehren sich die Sinusendothelien, Makrophagen und Lymphozyten (monozytoiden B-Zellen).

27.1 Entzündungsmuster

> **Glossar**
> - Lymphknoten, lat. Lymphonodus (LNN)
> - Lymphdrüse = veralteter Begriff für LNN
> - Lymphadenie = Lymphdrüsenschwellung
> - Lymphadenitits = Lymphdrüsenentzündung
> - Lymphadenose = systemische LNN-Schwellung

Lymphadenitis
DEF ist ein häufiges Lymphknoten-Reaktionsmuster auf verschiedene exo-/endogene Noxen mit quantitativ abnormem Ablauf der oben beschriebenen Elementarmuster.

FPG-Reaktionsfolge Entzündliche Parenchymvermehrung mit Dehnung der sensibel innervierten Kapsel. Sie bewirkt eine schmerzhafte Lymphknotenvergrößerung (klinisch: Lymphadenie!).

27.1.1 Eitrige Lymphadenitis

DEF Gruppenbezeichnung für Lymphknotenentzündungen durch Fortleitung aus dem Zuflussgebiet eines bakteriellen Entzündungsherdes, v. a. bei Kindern oder Jugendlichen.

KPG-Auslösefaktoren (Meist) Strepto-, Staphylokokken.

FPG-Reaktionsfolge Follikuläre Hyperplasie mit Ausbildung einer eitrigen Entzündungsreaktion (▶ Kap. 13.1.3), mit Ansammlung von Neutrophilen in den Lymphknotensinus und in der perisinusoidalen Pulpa. Dadurch entstehen Mikroabszesse (▢ Abb. 27.1). Meist dehnt sich die Entzündung über die Lymphknotenkapsel hinaus (Perilymphadenitis). Das Resultat ist eine unilaterale, schmerzhafte Lymphknotenvergrößerung.

27.1.2 Granulomatöse Lymphadenitis

DEF Gruppenbezeichnung für Lymphknotenentzündungen, die durch Auslösung einer granulomatösen Entzündungsreaktion bei heterogener Ätiologie gekennzeichnet sind.

MIK Bei den einzelnen Erkrankungen handelt es sich um Epitheloidzellgranulome (▶ Kap. 13.2.2.1) oder um Mischzellgranulome (▶ Kap. 13.2.2.2, ▢ Tab. 27.1, ▢ Tab. 27.2).

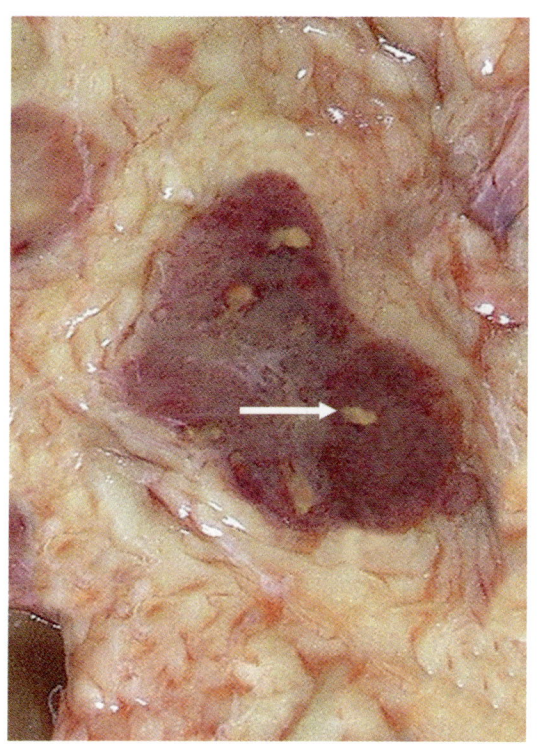

▢ Abb. 27.1. Abszedierende Lymphadenitis mit gelblichen Mikroabszessen (Pfeil)

▢ Tab. 27.1. Lymphadenitisformen mit Epitheloidzellgranulomen

Krankheit	Erreger	typische Lymphknotenstation	MIK-Besonderheiten
Toxoplasmose	Toxoplasma gondii	zervikal, nuchal	kleine Granulome, Perilymphadenitis
Sarkoid-like lesion	Tumor-Detritus	Tumorumgebung	kleine Granulome
Sarkoidose	Propioni-Bakterien (?)	bilateral hilär	große Granulome, Perigranulomfibrose
Tuberkulose	Mycobacterium tuberculosis		nekrotisierende Epitheloidzellgranulome
atypische Mykobakteriose	MOTT: mycobacteria other than M. tuberculosis	zervikal	nekrotisierende Epitheloidzellgranulome
Lues	Spirochaeta pallida	Primärlues: meist inguinal Sekundärlues: meist generalisiert	Epitheloidzellgranulome und Plasmazellinfiltrat
Lepra	Mycobacterium leprae	variabel	nekrotisierende Epitheloidzellgranulome
M. Crohn	(?)	mesenterial	z. T. Epitheloidzellgranulome

■ **Tab. 27.2.** Lymphadenitisformen mit abszedierenden Mischzellgranulomen

Krankheit	Erreger	typische Lymphknoten-stationen	Klinik
Pseudotuberkulöse Lymphadenitis	Yersinia pseudotuberculosis	mesenterial, iliozökal	v. a. Knaben, Appendizitis
Katzenkratzkrankheit	Bartonella henselae	Regionallymphknoten	schmerzhafte Lymphknoten-Schwellung, Katzenfreunde
Lymphogranuloma venereum	Chlamydia lymphogranulomatis	Inguinallymphknoten	sog. 4. Geschlechtskrankheit, schmerzhafte Lymphknoten-schwellung
mykotische Lymphadenitis	z. B. Aspergillus ssp.	Regionallymphknoten	schmerzhafte Lymphknoten-Schwellung

27

27.1.3 Viruslymphadenitis

DEF Gruppenbezeichnung für Lymphknotenentzündungen wegen Infektion mit lymphotropen Viren und charakteristischer sog. bunter Pulpahyperplasie (► Kap. 27).

KPG-Auslösemechanismen Infektion mit Herpesviren wie HSV, CMV oder EBV sowie postvakzinäre Lymphadenopathie.

MIK Viruseinschlusskörper (meist bei schweren Verlaufsformen) sind indikativ für eine virale Ätiologie (Charakteristik einer viralen Entzündung, ► Kap. 13.3.3.1).

27.1.3.1 Infektiöse Mononukleose

DEF (Syn.: Pfeiffer-Drüsenfieber) Recht häufige durch Epstein-Barr-Virus (EBV) hervorgerufene, fieberhafte Allgemeinerkrankung mit Lymphadenitis (daher Name: Drüsenfieber), Blutlymphozytose und Bildung heterophiler Antikörper (Paul-Bunnel-Test).

FPG-Reaktionsfolge EBV-Infektion mit Ausbildung einer spezifischen, gegen die infizierten B-Lymphozyten gerichteten Immunreaktion in Form zytotoxischer T-Zellen und durch Maximalaktivierung abartig-blastärer (monozytenartiger) T-Zellen. Dies hat folgende Konsequenzen:
- Ausschwemmung monozytenähnlicher T-Lymphozyten (daher Syn.: infektiöse Mononukleose).
- (Zervikale) Lymphadenitis und nekrotisierende Tonsillitis mit bunter Pulpahyperplasie und Elimination Virus replizierender B-Zellen.
- Entzündliche Splenomegalie (Rupturgefahr!).
- Virale Begleithepatitis, selten Meningoenzephalitis (■ Tab. 74.3).

27.1.3.2 Rötelnlymphadenitis

DEF Wenig häufige, durch Rubellaviren erzeugte Lymphadenitis als Teilerscheinung einer systemischen, exanthematösen Infektionskrankheit (daher Name: Röteln).

MIK Bunte Pulpahyperplasie mit Follikelvergrößerung, v. a. in nuchalen Lymphknoten (► Kap. 15.5.2.4).

27.1.3.3 Masernlymphadenitis

DEF Wenig häufige, durch Masernviren verursachte Lymphadenitis als Teilerscheinung einer systemischen, exanthematösen Infektionskrankheit in Form einer Hautmaserung (daher Name: Masern).

FPG-Reaktionsfolge Virusausbreitung im lymphatischen Gewebe vor dem Exanthemausbruch. Dadurch fusionieren die Keimzentrumszellen und die follikulären dendritischen Zellen zu sog. Warthin-Finkeldey-Riesenzellen. Diese verschwinden nach dem Exanthemausbruch wegen antikörpervermittelter und zytotoxischer Immunreaktion gegen das Virusantigen. Dadurch gehen passager Lymphozyten verloren, sodass vorübergehend eine immunologische Anergie resultiert.

27.1.3.4 HIV-Lymphadenopathie
DEF und KPG ► Kap. 14.3.4.2.

27.2 Tumorartige Muster

27.2.1 Morbus Castleman

DEF Seltene Gruppe, nichtreaktiver tumorartiger, generalisierter oder lokalisierter Lymphknotenvergrößerungen (am häufigsten zervikal oder mediastinal).

FPG-Reaktionsfolge je nach Typ
- **Hyalin-vaskulärer Typ** (häufiger): Auf eine primär klonale Proliferation follikulär dendritischer Zellen folgt eine Follikelhyalinisierung mit zwiebelschalenartigem Umbau und Venulenproliferation (daher Syn. angiofollikuläre Lymphknotenhyperplasie). Dazu kommt noch eine Pulpahyperplasie. Resultat: Lymphadenie mit bis zu 15 cm großen Lymphknoten.
- **Plasmazellulärer Typ** (seltener): Auf eine idiopathische oder HHV-8-induzierte Überproduktion eines plasmazellstimulierenden Zytokins (IL-6) in den Lymphknoten folgt ein zwiebelschalenartiger Follikelumbau mit Ansammlung polyklonaler Plasmazellen.

> **Klinik**
>
> **Therapieprinzip:** Rituximab.

27.3 Neoplasiemuster

Lymphom
DEF Dies ist ein Sammelbegriff für seltene maligne Primärneoplasien aus Zellelementen der lymphatischen Entwicklungsreihe.

Sie werden eingeteilt in Hodgkin-Lymphome und Non-Hodgkin-Lymphome und nach ihrem Malignitätsgrad in niedrigmaligne und hochmaligne Formen.

27.3.1 Hodgkin-Lymphome

DEF (Syn.: Lymphogranulomatose, Morbus Hodgkin) Gruppenbezeichnung für heterogene Neoplasien mit meist wenigen Tumorzellen in einem dominierenden tumorinduzierten Entzündungsinfiltrat aus Lymphozyten, Neutrophilen, Eosinophilen, Makrophagen und Fibroblasten und mit einer insgesamt recht guten Prognose.

KPG-Auslösefaktoren Meist ungeklärt; etwa 50% der Fälle sind EBV-assoziiert.

KPG-Auslösemechanismus Bei EBV-Infektion (▶ Kap. 16.2.2.1): Aufgrund einer Immortalisierung der Zielzellen durch ein virales Protein werden bestimmte Zytokine und growth factors überexprimiert. Sie bewirken eine Proliferation von Entzündungszellen in Form eines entzündlichen Infiltrates. Dieses dominiert histologisch über die Tumorzellen.

FPG-Reaktionsfolge Bei den Tumorzellen handelt es sich um folgende blastäre, diagnostisch entscheidende Elemente (◘ Abb. 27.2):
- **Sternberg-Reed Zelle:** multinukleäre Riesenzellen (2–5 Kerne) mit prominentem Nukleolus (Eulenaugenaspekt) und breitem Zytoplasma. Immunprofil: CD30-, CD15-Expression. Dazu kommen noch folgende Tumorzellvarianten:
- **Hodgkin-Zelle:** mononukleäre Variante der Sternberg-Reed-Zelle mit CD30-, CD15-Expression.

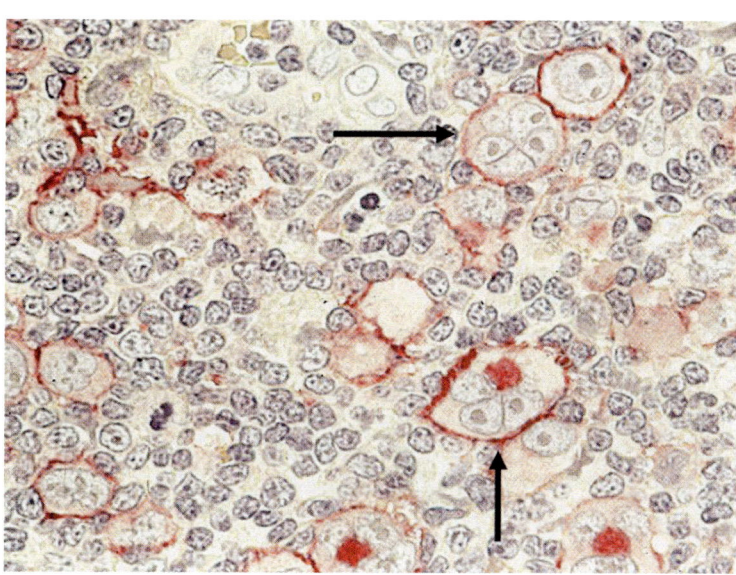

◘ **Abb. 27.2.** Hodgkin-Lymphom mit zahlreichen, CD-30 exprimierenden, mehrkernigen Sternberg-Reed-Zellen (Pfeile, Vergr. 100, Immunhistochemie)

27

- **Lakunarzelle:** multinukleäre Variante der Sternberg-Reed-Zellen mit bei Formalinfixation schrumpfendem Zytoplasma, sodass die Zelle gewissermaßen in einer Lücke (lat. = lacuna) liegt. Sie ist typisch für die nodulär-sklerosierende Hodgkin-Variante.
- **L-&H-Zellen** (lymphocytic and histiocytic cells): großzellige Variante mit meist 1 popkornförmigem Zellkern (daher Syn.: Popcorn-Zelle). Sie ist typisch für die noduläre lymphozytenprädominante Hodgkin-Variante.

27.3.1.1 Klassischer Hodgkin-Typ

FPG Bei den Tumorzellen handelt es sich um postfolliculäre B-Zellen mit somatisch hypermutiertem Ig-Gen ohne Fähigkeit zur Antikörperbildung. In 20% der Fälle EBV-Assoziation.

- **Nodulär sklerosierende Form:** 60% aller Hodgkin-Lymphome. Befallen sind v. a. mediastinale und supraklavikuläre Lymphknoten. Diese sind durch Skleroseareale so zergliedert, dass sie eine knotige, fischfleischartige Schnittfläche z. T. mit Nekrosen aufweisen. Tumorzellen sind: Hodgkin-, Sternberg-Reed-Zellen. Prognose: gut.
- **Lymphozytenreiche (klassische) Form:** 5% aller Hodgkin-Lymphome. Es sind zunächst nur einzelne Lymphknoten befallen. Tumorzellen sind: Popcorn-Zellen. Prognose: sehr gut.
- **Mischtyp/gemischte Zellularität:** 25% aller Hodgkin-Lymphome. Es ist ein Befall aller Lymphknotenstationen möglich, meist auch Milzbefall in Form bis zu 2 cm großen Knoten unter dem Bild einer grobgriebigen Wurst (Bauernwurstmilz). Prognose: stadienabhängig.
- **Lymphozytenarme Form** (Syn.: Hodgkin-Sarkom): <5% aller Hodgkin-Lymphome. Es stellt oft das Endstadium einer gemischtzelligen Form dar. Die Lymphknoten sind diffus fibrosiert und enthalten viele, teils atypische Hodgkin-Zellen. Prognose: schlechter.

27.3.1.2 Lymphozyten-prädominanter Hodgkin-Typ

DEF (Syn.: Paragranulom) Tumorzellen sind blastären B-Lymphozyten der Keimzentrumsreaktion mit somatisch hypermutierten Ig-Genen mit der Fähigkeit zur Antikörperbildung. Immunprofil: keine CD30-, CD15-Expression. Expression von B-Zell-Antigen CD20, Ig und epithelialem Membranantigen (EMA).

> **Klinik**
>
> **A-Symptomatik:** keine Allgemeinbeschwerden.
> **B-Symptomatik:** Allgemeinbeschwerden in Form von Gewichtsverlust, Fieber und Nachtschweiß
> → Prognoseverschlechterung.

> **Klinik**
>
> **Therapieprinzip:** Polychemotherapie mit/ohne Bestrahlung. 5-Jahres-Überlebenszeit: 75–99%.

> **Take-home-message**
>
> **Ann-Arbor-Klassifikation** der klinischen Stadien (entscheidend für Prognose und Therapie; LNN = Lymphknoten):
> **Stadium I:** Befall einer LNN-Region oder einer extralymphatischen Lokalisation,
> **Stadium II:** Befall von 2 benachbarten LNN-Regionen auf einer Zwerchfellseite und Befall 1 extralymphatischen Lokalisation,
> **Stadium III:** Befall von LNN-Regionen oder extralymphatischen Lokalisationen ober- bzw. unterhalb des Zwerchfells,
> **Stadium IV:** disseminierter extralymphatischer Befall mit/ohne LNN-Befall.

> **Klinik**
>
> **Prognose beeinflussende Faktoren**
> **Prinzip:** Männliches Geschlecht, Patientenalter <45 Jahre, Hypalbuminämie (>4 g/dl), niedriger Hämoglobinwert (<10,5 g/dl), Lymphozytopenie und Leukozytose (>15.000 µl) korrelieren mit einem schlechten Ansprechen auf eine Hochdosis-Chemotherapie und autologe Stammzelltransplantation.

27.3.2 Non-Hodgkin-Lymphome (NHL)

DEF Sammelbegriff für wenig häufige Neoplasien des lymphatischen Gewebes, die meist von den B-Zellen, gelegentlich auch von den T- oder NK-Zellen (natürliche Killerzellen) ausgehen.

> **Take-home-message**
>
> NHL sind 8. häufigste tödliche Krebserkrankung bei der Frau und die 11. häufigste beim Mann.

NHL-Manifestationsformen: nodal (75% der Fälle) in Lymphknoten und/oder extranodal in Magen, Knochenmark und Haut. NHL können sich klinisch leukämisch oder subleukämisch verhalten, die Unterscheidung zwischen Leukämie und Lymphom ist deshalb nur deskriptiv!

Klinik

Prognose beeinflussende Faktoren aller NHL
Schlecht:
- Alter >60 Jahre
- Ann-Arbor-Stadium III/IV
- Lymphommanifestation in >1 LNN-Station oder Extranodalmanifestation
- Sozialstatus: benötigt Hilfe
- erhöhte LHD-Serumspiegel

Klinik

Prognose beeinflussende Faktoren
Prinzip: Je höher das Patientenalter, je höher der Blastenanteil, je größer die Zahl der befallenen Lymphknotenstationen, desto schlechter die Prognose.

Die folgende Einteilung entspricht der WHO-Klassifikation.

27.3.2.1 Lymphoblastische Lymphome

DEF (Syn.: Precursor lymphoblastisches Lymphom, akute lymphoblastische Leukämie, ALL) Gruppenbezeichnung für wenig häufige, unbehandelt hochmaligne Neoplasien aus frühesten Vorstufen der B-/T-Lymphozyten, meist mit leukämischer Ausschwemmung.

KPG Manifestationsalter je nach neoplastischem Zelltyp:
- **T-Zell-Typ:** v. a. bei Kindern in Thymus und/oder Mediastinum mit Umlagerung der β- und γ-Kettengene des T-Zellrezeptors.
- **B-Zell-Typ:** v. a. bei Jungadulten in Knochenmark, Blut, Lymphknoten mit Umlagerung der Ig-Schwerkettengene.

MIK Vergrößerte Lymphknoten (Lymphadenie) mit diffusem Infiltrat aus hochproliferativen Blasten. Diese weisen immunhistochemisch Marker unreifer Lymphozyten auf. Knochenmark mit grauweißen Lymphominfiltraten und nachfolgender Verdrängungssymptomatik. Hepatomegalie wegen nichtdestruktiven Portalfeldinfiltrats. Splenomegalie wegen diffus-follikelverdrängenden Infiltrats. Diffuse Hirnhautinfiltrate unter

dem Bilde einer Meningeosis leucaemica sind eine Rezidivquelle nach der Chemotherapie.

Klinik

Erwachsenenalter ohne Behandlung rasch tödlicher Verlauf.
Kindesalter mit Polychemotherapie → Vollremissionen mit völliger Knochenmarknormalisierung (Heilung!).

Klinik

Prognose beeinflussende Faktoren
Günstig:
- t (12;21)

Schlecht:
- t (1;19)
- t (4;11)
- t (9;22)
- außerdem hohe LDH-Werte, hohe Leukozytenzahl, prä-T-Phänotyp

---

27.3.2.2 Periphere B-Zell-Lymphome

■ Chronisch-lymphatische Leukämie vom B-Typ

DEF (Syn.: B-CLL, kleinzelliges B-Zell-Lymphom) Wenig häufige, unbehandelt geringmaligne Neoplasie nichtaktivierbarer, reif erscheinender Lymphozyten mit meist leukämischer Ausschwemmung, nur selten tumorbildend.

KPG-Auslösemechanismus Oft somatische Mutationen in postfollikulären Gedächtniszellen.

FPG-Reaktionsfolge Das NHL beginnt in Lymphknoten mit mikronodulär grauroten Infiltraten aus pseudofollikulär organisierten, kleinzellig-lymphoiden Zellen zwischen den Follikeln bei niedriger Proliferationsrate. Später entwickelt sich eine generalisierte Lymphadenie (◘ Abb. 27.3a,b) mit Ersatz des Lymphknoten- und Knochenmarkparenchyms durch CLL-Infiltrate. Meist werden die neoplastischen B-Lymphozyten unter dem Bild einer Blutlymphozytose leukämisch ausgeschwemmt. Sie fallen im Blutausstrich wegen ihres schwachen Nukleoskeletts und der daraus resultierenden mechanischen Verletzlichkeit unter dem Bild zerquetschter Kernreste (Gumprecht-Kernschatten) auf. Im Falle einer CLL-Progression findet sich eine erhebliche Hepatomegalie wegen portaler CLL-Infiltrate sowie eine Splenomegalie mit diffusem, teils mikronodulärem CLL-Infiltrat. Immunprofil: Expression von CD5, CD20, CD23.

27

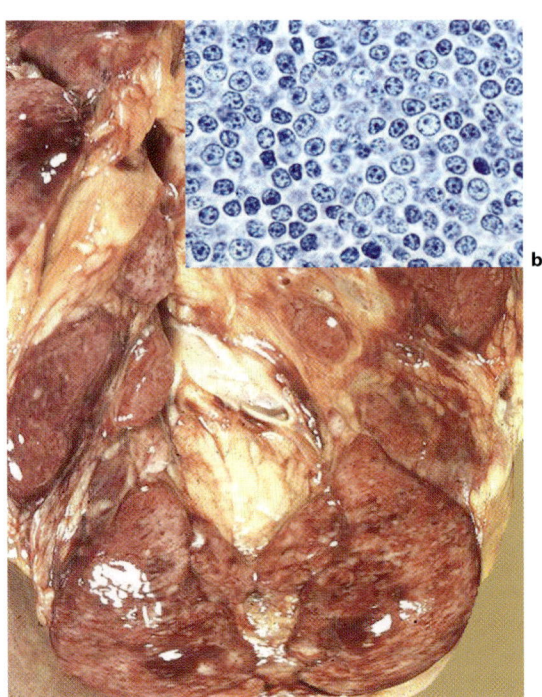

a

b

▫ **Abb. 27.3a, b.** Chronisch-lymphatische Leukämie vom B-CLL-Typ mit riesig-vergrößerten mesenterialen Lymphomen (Vergr. 100, Giemsa)

KPL
- **Anämie:** wegen Erythrozytopoeseverdrängung und/oder Autoimmunhämolyse,
- **hämorrhagische Diathese** wegen Megakaryozytopoeseverdrängung,
- **Infektanfälligkeit** wegen Verdrängung der immunkompetenten B-/T-Zellen.

Klinik		

Prognose: Lebenserwartung stadienabhängig. Niedriges Stadium: wie altersentsprechende Bevölkerung. Höheres Stadium: 3 Jahre.

Klinik		

Prognose beeinflussende Faktoren
Günstig:
- Normaler Karyotyp
- IgV$_H$ (ohne somatische Mutation)
- del(13q) (als einzige Anomalie)
- geringe CD38-Expression
▼

- geringe ZAP-70-Expression (Zeta-chain-associated protein kinase 70. Sie ist ein Mitglied der Protein-tyrosine-kinase Familie und wird normalerweise in T-Zelle und natural killer cells exprimiert).

Schlecht:
- del(11q)
- del(17p)

■ Follikuläre Lymphome

DEF Häufige NHL-Gruppe aus B-Zellen der Keimzentren mit follikulärem Wachstumsmuster.

KPG-Auslösemechanismus Durch eine Translokation zwischen Chromosomen 14, 18 kommt das apoptosehemmende BCL-2-Gen unter die Kontrolle des Ig-Schwerketten-Promoters und wird überexprimiert. Die klonalen nichtproliferativen Zellen werden apoptoseresistent, häufen sich an und ahmen Keimzentren nach.

FPG-Reaktionsfolge Das NHL zerstört die Lymphknoten-Histoarchitektur durch neoplastische Follikel (follikuläres Wachstumsmuster). Diese enthalten weder Keimzentren noch Kerntrümmermakrophagen, sind unscharf begrenzt und bestehen v. a. aus Zentrozyten. Sie enthalten bei niedriger Malignität kaum Zentroblasten.

Klinik		

- **Nodale Manifestation** v. a. retroperitoneale Lymphadenopathie. Bei ≤20% der Fälle Progression zu diffusem großzelligem B-Zell-Lymphom.
- **Extranodale Manifestation** in Haut und Duodenum. Keine Progression.

Mittlere Überlebenszeit: 5–10 Jahre.

Klinik		

Prognose beeinflussende Faktoren
Schlecht:
- Alter >60 Jahre
- Ann-Arbor-Stadium III/IV
- Hämoglobinspiegel <12 g/dl
- >4 LNN-Stationen befallen
- erhöhte LDH-Serumspiegel

■ Mantelzelllymphom

DEF Wenig häufiges, intermediär malignes NHL aus naiven B-Zellen der Mantelzone follikulärer Keimzentren.

KPG-Auslösemechanismus Translokation t(11;14). Dadurch gerät der Zellzyklusregulator (Cyclin-D1) unter Kontrolle des Ig-Promoters, sodass dieser überexprimiert wird und eine Dauerproliferation herbeiführt (■ Abb. 16.3).

FPG-Reaktionsfolge Das NHL enthält charakteristische neoplastische B-Lymphozyten mit Kerneinkerbungen und Entwicklung diffuser oder nodulärer Infiltrationsmuster. Immunprofil: Expression von B-Zell-Markern und Cyclin-D1 (■ Abb. 27.4).

Klinik		
Anfänglich (häufig) Infiltration des Waldeyer-Rachenrings, später z. T. generalisierte Lymphadenopathie. Mittlere Überlebenszeit: 1,5–3 Jahre.		

■ Marginalzonen-B-Zell-Lymphome

DEF Seltene, niedrigmaligne NHL-Gruppe mit Bevorzugung der perifollikulären Marginalzone in Form folgender Entitäten:
- Nodales Marginalzonen-Lymphom,
- splenisches Marginalzonen-Lymphom,
- extranodales Marginalzonen-Lymphom vom MALT-Typ.

Extranodales Marginalzonen-Lymphom vom MALT-Typ

KPG-Auslösemechanismus Ansiedelung lymphatischen Gewebes in primär lymphozytenfreien Geweben bei chronischen Entzündungen wie Helicobacter-Gastritis (► Kap. 16.2.3, ► Kap. 40.3.2) oder Autoimmunerkrankungen. Bei einer Helicobacter-pylori-Infektion kommt es zunächst zu einer T-Zell-regulierten Entzündungszellinfiltration des Gewebes. Bei Entzündungspersistenz folgt eine klonale Proliferation aus B-Zellen mit postfollikulärer Differenzierung unter dem Bild eines Marginalzonen-Lymphoms, später Lymphomprogression mit Transformation in ein großzellig aggressives NHL.

MIK Das NHL besteht aus kleinen, unregelmäßig gestalteten Lymphozyten mit rundlichen Kernen. Diese wandern in gastrale Drüsenepithelien ein und zerstören sie (lymphoepitheliale Läsion).

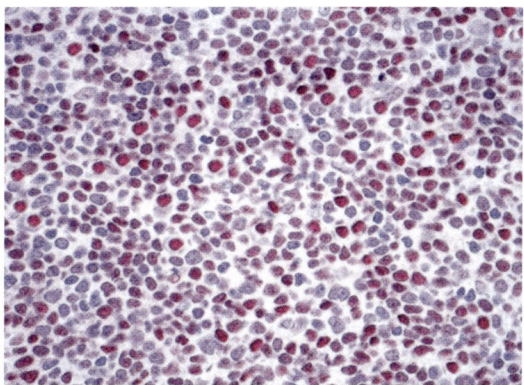

■ **Abb. 27.4.** Mantelzelllymphom aus neoplastischen Zellen mit gekerbten Zellkernen und Cyclin-D1-Expression (Vergr. 100, Immunhistochemie)

■ Diffuses großzelliges B-Zell-Lymphom

DEF Häufigste, hochmaligne NHL-Gruppe aus großzelligen Tumorelementen.

KPG-Auslösemechanismus Das NHL entsteht entweder de novo oder aus einem vorbestehenden niedrigmalignen NHL wegen sekundärer Chromosomenaberrationen.

MIK Das NHL besteht aus großen Tumorzellen in Form blastärer Keimzentrumszellen (Zentroblasten) und aus postfollikulären Plasmazellvorläufern (Immunoblasten, Plasmoblasten). Es entwickelt ein diffus-destruktives Wachstumsmuster.

■ Burkitt-Lymphom

DEF Hochmalignes B-Zell-NHL aus Zentroblasten der Keimzentrumsreaktion mit folgenden Varianten:
- **Endemische Variante:** häufig bei äquatorialafrikanischen Kindern mit Kiefer-, Schädelskelettbefall. Häufige Assoziation mit Malaria-/EBV-Infektion und nachfolgender T-Zell-Suppression.
- **Sporadische Variante:** selten in Europa, keine EBV-Assoziation.
- **AIDS-assoziierte Variante:** z. T. EBV-Assoziation.

KPG-Auslösemechanismus Entscheidend ist eine Translokation t(8;14), t(2;8); t(8;22). Dadurch gerät das c-myc unter die Kontrolle von Ig-Schwer- oder Leichtkettengenen und wird überexprimiert. Dies bedingt eine Dauerproliferation und Differenzierungshemmung der B-Lymphozyten mit einer Proliferationsrate von nahezu 100%.

27

MIK Das NHL besteht aus einem Infiltrat kleiner Zentroblasten der Keimzentrumsreaktion mit sehr vielen Mitosen und gleichzeitig auch Apoptosen. Diese werden z. T. von Makrophagen vertilgt, die dann als sog. Kerntrümmer-Makrophagen imponieren.

27.3.2.3 Periphere T-Zell-Lymphome

DEF Lediglich in Asien häufige, von T-Zellen und natürlichen Killerzellen (NK-Zellen) ausgehende NHL-Gruppe mit meist aggressiverem Wachstum als entsprechende B-NHL bei meist extranodulärer Primärmanifestation.

FPG-Reaktionsfolge Meist Beginn der T-Zellwucherung in den T-Zonen des Parakortex. Dazu kommt eine Venulenproliferation und wegen der Interleukin-Produktion noch eine Überlagerung durch ein Entzündungsinfiltrat.

■ **Mycosis fungoides**

DEF Seltenes peripheres T-Zell-NHL alter Patienten mit ausgeprägtem Epidermotropismus.

KPG-Auslösemechanismus Dieses NHL besteht aus Helferzellen mit charakteristischen hirnrindenartig gelappten Kernen (zerebriforme Kerne). Immunprofil: CD3+, CD4+, CD30-. Die Tumorzellen sind um CD1a-

exprimierende interdigitierende Retikulumzellen (Langerhans-Zellen) gruppiert und infiltrieren wegen ihrer epidermotropen Homing-Rezeptoren überwiegend die Haut.

FPG-Reaktionsfolge in stadienhaftem Ablauf:
- **Stadium I:** ekzematoides Stadium. Dermatitis mit perivaskulärem Entzündungsinfiltrat (Lympho-, Histiozyten, vereinzelte Neutrophile) im oberen Koriumdrittel.
- **Stadium II:** Plaque-Stadium. Plattenartige Hauterhebungen mit mikrofokalen Ansammlungen neoplastischer Lymphozyten in Form sog. Pautrier-Abszesse.
- **Stadium III:** Tumorstadium mit tomatenförmigen, oft ulzerierenden Hauttumoren.
- **Stadium IV:** mit Hauttumor und dermatopathischer Lymphadenitis (▶ Kap. 27) ohne neoplastische Lymphknotenbeteiligung.
- **Stadium V:** mit neoplastischer Lymphknotenbeteiligung. Neoplastisches lymphozytäres Infiltrat mit Begleitentzündung (◘ Abb. 27.5).

■ **Sézary-Syndrom**

DEF Seltene (vermutlich) Verlaufsvariante der Mycosis fungoides mit Erythrodermie, Lymphadenopathie und zirkulierenden neoplastischen T-Lymphozyten.

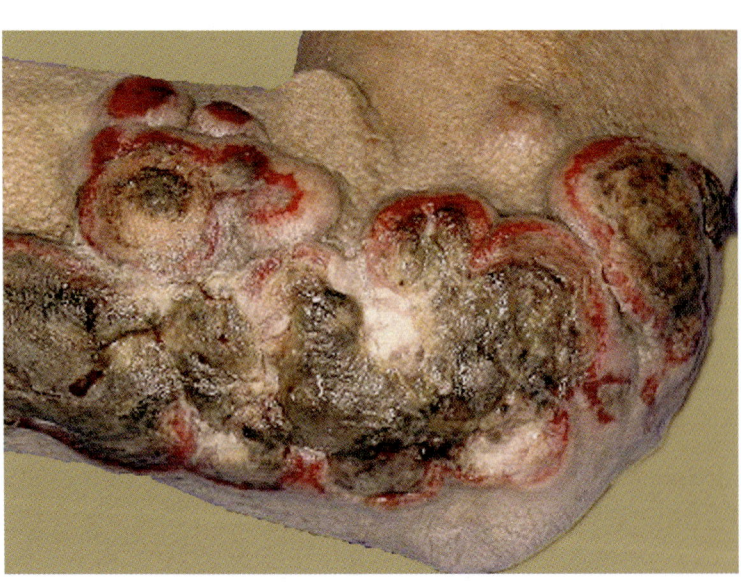

◘ **Abb. 27.5.** Mycosis fungoides mit tumorförmigen Hautinfiltraten (Tumorstadium III)

FPG-Reaktionsfolge Primär leukämisch verlaufende (ähnlich einer CLL) T-Helfer-Zellneoplasie wie Mycosis fungoides (Sézary-Zellen). Das Knochenmark und die Lymphknoten sind kaum infiltriert. Die Haut ist jedoch diffus durch neoplastische Lymphozyten infiltriert. Dies erzeugt ein quälend erythematöses Exanthem.

■ Angioimmunoblastisches T-Zell-Lymphom

DEF (Syn.: angioimmunoblastische Lymphadenopathie, AILT) Seltenes, niedrigmalignes NHL aus CD4$^+$-T-Lymphozyten mit reaktiv-entzündlicher Lymphknotenveränderung.

KPG-Auslösemechanismus Oft T-Zellrezeptor-Umlagerung.

FPG-Reaktionsfolge Systemische Erkrankung mit Lymphknotenzerstörung und Knochenmarkbefall durch Infiltrat aus abnormen follikulären dendritischen Zellen um proliferierende Venulen. Dazu kommen:
- exanthematische Hautläsionen,
- polyklonale Gammopathie (Ig-Vermehrung im Serum),
- autoimmunhämolytische Anämie,
- zirkulierende Immunkomplexe,
- autoreaktive Antikörper,
- Infektneigung wegen paraneoplastischen Immundefekts.

> **Klinik**
>
> **Therapieprinzip:** intensive Polychemotherapie.

■ Großzellig anaplastisches T-Zell-Lymphom

DEF Seltene, unbehandelt hochmaligne Gruppe de novo entstandener, peripherer T-Zell-NHL aus großen, CD30-exprimierenden, nicht reaktiven T-Lymphozyten.

KPG-Auslösemechanismus Das NHL besteht aus T-Zellen und Nullzellen. Häufig findet sich eine Translokation t(2;5)(p23;q35). Dadurch wird die ALK-Kinase (Tyrosinkinaserezeptor) dereguliert und eine Dauerproliferation in Gang gesetzt.

FPG-Reaktionsfolge Lymphknotenzerstörung durch großzelliges Infiltrat, z. T. mit zytokohäsivem, karzinomähnlichen Wachstumsmuster. Immunprofil: CD30-Expression.

> **Klinik**
>
> **Therapieprinzip:** Komplettremission durch aggressive Chemotherapie möglich. Bessere Prognose bei ALK-positiven Fällen.

> **Klinik**
>
> **Diagnoseunsicherheit:** Maligne Lymphome werden klinisch oft als Lymphadenie (Lymphadenitis) fehlgedeutet.

27.3.3   Histiozytische-Proliferationen

> **Glossar**
>
> **Dendritische Zellen des T-Zell-Systems:** Herkunft: pluripotente Stammzellen → Vorläuferzellen für Blutmonozyten → Zellen des Makrophagensystems, u. a. auch Langerhans-Zellen der Epidermis.
> **Langerhans-Zellen:** Zellen zwischen Keratinozyten von Epidermis/Schleimhäuten mit charakteristischen membranassoziierten, pentalaminären Organellen (Birbeck-Granula) und Expression von S-100-AG, CD1a. Funktion: Fremdantigen-Aufnahme → Verlassen des Epidermiszellverbands → Einwanderung in Lymphknoten → Umwandlung zu interdigitierenden/dendritischen Zellen → Antigen-Präsentation mittels MHC-Klasse-II-Molekülen.

27.3.3.1 Langerhans-Zell-Histiozytose

DEF (Syn.: Histiozytosis X, eosinophiles Granulom, Hand-Schüller-Christian Erkrankung, Letterer-Siwe Erkrankung) Gruppenbezeichnung für seltene klonale Proliferation der dendritischen Zellen des T-Zellsystems.

KPG-Prädispositionsfaktoren Weitgehend ungeklärt: Neonatalinfekt, keine Impfungen während Kindheit.

KPG-Auslösefaktoren
- **Primärhistiozytose** unter dem Bilde einer pulmonalen Langerhans-Zellhistiozytose durch Lösungsmittelexposition, Zigarettenrauchexposition.
- **Sekundärhistiozytose** bei NHL, ALL.

FPG-Reaktionsfolge Um die proliferierten neoplastischen Langerhans-Zellen mit dudelsackartig gebuchteten Zellkernen und breitem Zytoplasma häufen sich

z. T. abszessdicht Eosinophile und reaktive, z. T. osteo-
klastenartig-mehrkernige Makrophagen an. Immunprofil: Expression von S-100-AG, CD1a.

> ⊙ **Diagnostik:** Elektronenmikroskopie
> Nachweis tennisschlägerförmiger Birbeck-Granula.

Klinik

Formen:
- **Solitäres eosinophiles Granulom:** unifokale Läsion v. a. des Skelettsystems in Form ausgestanzt wirkender Osteolyseherde. Vorkommen: v. a. ältere Kinder und Erwachsene.
- **Morbus Hand-Schüller-Christian:** multifokale Einzelsystem-Läsion mit multiplen Herden in 1 Organsystem in Form granulomartiger Destruktionsherde v. a. im Schädelknochen (Land-
▼

kartenschädel) → Ausdehnung auf Orbita (Exophthalmus), Hypophyse (Diabetes insipidus). Vorkommen: v. a. jüngere Kinder.
- **Morbus Letterer-Siwe:** sehr seltene, febrile multifokale Multisystem-Läsion innerhalb mehrerer Organsysteme. Vorkommen: Kinder.
- **Pulmonale Langerhans-Zell-Histiozytose** (pulmonale Histiozytose X): multifokale Einzelsystem-Läsion im alveolären Lungeninterstitium. Vorkommen: zigarettenrauchende Erwachsene. Rückbildung nach Zigarettenabstinenz.

Klinik

Prognose beeinflussende Faktoren
Prinzip: Histologie korreliert nicht mit dem klinischen Verlauf. Dieser korreliert umgekehrt proportional mit der Anzahl der zum Zeitpunkt der Diagnose befallenen Organsysteme.

28 Milz

U.N. Riede

›› › Einleitung

Die Milz ist ein sekundäres Immunorgan und bestückt mit Zellen des Makrophagensystems. In ihr werden die alten Blutzellen herausgefiltert und zerstört. Je größer die Milz, desto größer die Blutmauserung. Funktionell ist die Milz grundsätzlich zwar entbehrlich. Wenn sie jedoch fehlt, lahmt die Abwehr von Erregern wie Pneumo- und Meningokokken. Dies kann ebenso tödlich sein, wie die Ruptur einer entzündungsbedingt geschwollenen Milz.

> ✉ **Take-home-message**
> Milz: Normalgewicht (Adult) 150 g.

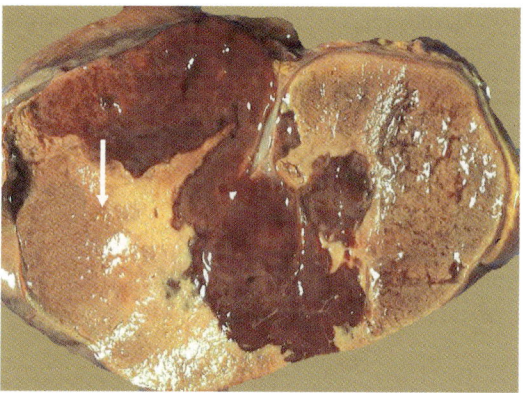

◘ **Abb. 28.1.** Ältere anämische Milzinfarkte in Form nekrochrom-gelblicher krümeliger Areale (Pfeil)

28.1 Fehlbildungsmuster

■ Nebenmilz

DEF Häufig! Einzelne oder multiple, oft nur kirschgroße Milzen v. a. im Bereiche des Lig. gastrolienale oder des Pankreasschwanzes.

KPG-Mechanismen Anlagebedingte oder traumatische Versprengung von Milzgewebe.

> **Klinik**
>
> Bei familiärer Sphärozytose (▶ Kap. 26.3.1.1), thrombozytopener Purpura (ITP, ▶ Kap. 26.2.3.1) oder Hypersplenismus (▶ Kap. 28.5.1) gefährdet eine intraoperativ übersehene Nebenmilz den Therapieerfolg einer Milzexstirpation.

28.2 Fehlzirkulationsmuster

28.2.1 Milzinfarkte

KPG-Varianten

- **Anämischer Milzinfarkt:** (häufig!), wegen thrombembolischen Verschlusses oder perivaskulärleukämischer Einengung eines Milzarterienastes. Folge: Durchblutungsstopp.
- **Hämorrhagischer Milzinfarkt:** (Rarität!), wegen Milzstieldrehung oder Milzvenenthrombose.

- **Multiinfarkte:** syn-/metachrone kleine Infarkte wegen Milzarterienentzündung wie Panarteriitis nodosa (▶ Kap. 17.4.1.1), intravasaler Mikrothrombenbildung bei sog. disseminierter Intravasalgerinnung (▶ Kap. 10.5.3.4), Erythrozytenverklumpung bei Sichelzellenanämie (▶ Kap. 26.3.1.3).

MAK

- **Dreiecksinfarkt:** dreieckiges, anfänglich dunkelrot verfestigtes, später (mehrere Tage) nekrochrom schwefelgelbes Areal mit hyperämisch-rotem Randsaum. Abheilung mit trichterförmiger Einziehung (◘ Abb. 28.1).
- **Multiinfarkte** in Form kleiner Flecken unter dem Bilde einer sog. Fleckmilz. Abheilung unter fortschreitender Parenchymvernarbung bis zur kompletten Milzatrophie. Dies entspricht einer Autosplenektomie (▶ Kap. 28.5.2).

28.2.2 Kardiale Stauungsmilz

DEF (Syn.: kongestive Stauungsmilz) Häufige Milzvergrößerung bei Rechtsherzinsuffizienz.

KPG-Auslösemechanismus Versagen des rechten Herzventrikels mit Rückstau venösen Blutes ins Hohlvenensystem. Dies bedingt die Auslösung eines »Speicherungsmusters« (▶ Kap. 2.4.1.1) mit der Bildung zyanotischer Blutspeicherorgane (Leber, Milz).

28

FPG-Reaktionsfolge je nach zeitlichem Stadium:
- **Akute Stauungsmilz** mit Blutüberfüllung der Milzsinus ohne Sinushyperplasie, dadurch Anspannung der unnachgiebigen Milzkapsel.
- **Chronische Stauungsmilz:** Der stauungsbedingt erhöhte Innendruck verursacht Mikroeinrisse und Mikroblutungen im Kapselbereich. Dies bewirkt über ein »Fibroplasiemuster« (▶ Kap. 6.3.6) eine reaktive Verdichtung des Retikulinfasernetzes (Kollagen Typ III) in der roten Pulpa unter dem Bild einer sog. zyanotischen Milzinduration sowie eine hyalin knorpelartige Kapselverfestigung unter dem Bild einer sog. Zuckergussmilz [Perisplenitis (pseudo)-cartilaginea]. Spätresultat: Milzatrophie.

KPL Keine reaktive Auslösung eines Hypersplenismus (▶ Kap. 28.5.1)!

28.2.3   Portale Stauungsmilz

DEF (Syn.: kongestive Splenomegalie) Häufige, hochgradige Milzvergrößerung wegen chronischen Rückstaus intestinalen Venenbluts v. a. bei Leberzirrhose.

KPG-Auslösefaktoren V. a. (alkoholtoxische) Leberzirrhose, selten Milzvenenthrombose, sehr selten extrahepatische Pfortaderthrombose (▶ Kap. 45).

FPG-Reaktionsfolgen Eine Portalhypertonie mit Rückstau des venösen Bluts in die Milz bedingt eine Milzsinushyperplasie und über ein »Fibroplasiemuster« eine druckreaktive Parenchymfibrose, sodass die Milz stark vergrößert wird (Milzgewicht bis 1000 g). Durch die Hyperplasie der Sinusendothelien entsteht ein drüsenartiger Aspekt (Fibroadenie). Durch mikrofokale, druckbedingte Parenchymblutungen entstehen stecknadelkopfgroße, verkalkte und hämosiderinhaltige Narbenknötchen unter dem Bild sog. Gandy-Gamna-Knötchen. Dazu kommt noch ein druckbedingtes »Fibroplasiemuster« (▶ Kap. 6.3.6) unter dem Bild einer Perisplenitis cartilaginea.

KPL Hypersplenismus (▶ Kap. 28.5.1).

28.3   Entzündungsmuster

28.3.1   Unspezifische Splenitis

DEF Gruppe häufiger, diffuser Milzentzündungen ohne histologische Rückschlussmöglichkeit auf deren Ursache.

KPG-Auslösemechanismus Bei Infektionen spielt sich die Entzündungsreaktion im »langsamen Milzkompartiment« (▶ Kap. 28.5) ab. Dies zieht eine exsudative Entzündungsreaktion in Sinus und Mantelplexus der roten Pulpa nach sich. Das Exsudat besteht aus Neutrophilen, Makrophagen, Fibrin und Immunglobulinen. Als Folge der proteolytischen Aktivität der Neutrophilen, v. a. bei Bakterieninfektionen, oder der Lymphozytenanhäufung im Rahmen der viral inszenierten bunten Pulpahyperplasie (▶ Kap. 27) ist die Milzpulpa aufgeweicht.

Sowie die Entzündungserreger über längere Zeit im Organismus weilen (z. B. Sepsis lenta, Malaria), überwiegen die proliferativen Prozesse: Die Milzfollikel sind vergrößert, die Plasmazellen und Makrophagen vermehrt und das Milzparenchym fibrös verfestigt.

FPG-Reaktionsfolgen Nach zeitlichem Verlauf:
- **Akute, entzündliche spodogene Milzschwellung** (spodos, gr. = aschgrau): Vergrößerte Milz mit Kapselspannung, z. T. mit Fibrinbedeckung (Perisplenitis fibrinosa). Die Milzschnittfläche ist grau-rot und aufgeweicht, sodass sich von der Schnittfläche reichlich Pulpabrei abstreichen lässt. Es besteht die Gefahr einer (spontanen) Milzruptur.
- **Chronische entzündliche Milzschwellung:** Vergrößerte Milz mit wenig von der fibrös-verfestigten Schnittfläche abstreichbarer Pulpa und mit Perisplenitis (pseudo)cartilaginea (▶ Kap. 28.2.2).

> ✉ **Take-home-message**
> Zustände mit fehlender akut-entzündlicher Milzschwellung:
> - **Diffuse Peritonitis:** weil Peritonealmesothelien Makrophagenfunktion übernehmen.
> - **Akute Sepsis:** Bei massiver Resistenzschwäche kann Milzschwellung fehlen.

28.3.1.1 Granulomatöse Splenitis
DEF Gruppenbezeichnung für Milzentzündungen, die durch Auslösung einer granulomatösen Entzündungsreaktion bei heterogener Ätiologie gekennzeichnet sind.

KPG-Auslösemechanismen
- **Systeminfektionen:** wie (Miliar-)Tuberkulose (▶ Kap. 34.3.3), atypische Mykobakterien, Spirochätosen, Brucellose, Yersiniose, Typhus abdominalis (▶ Kap. 41.5.2.2), Listeriose (▶ Kap. 15.6.3), Katzenkratzkrankheit.

- **Speicherkrankheiten:** wie Morbus Gaucher (► Kap. 8.4.1), Morbus Niemann-Pick (► Kap. 8.4.2).
- **Granulozytendefekt:** chronische septische infantile Granulomatose (► Kap. 26.3.2.1).
- **Sarkoidose** (► Kap. 34.3.4).

MAK (Meist) Splenomegalie mit weißlichen Körnchen (Granulome) auf der Schnittfläche (► Kap. 2.1.1.3).

28.4 Stoffwechselstörungsmuster

DEF Splenomegaliezustände wegen zellulärer oder interstitieller Speicherung und/oder Ablagerung von Stoffwechselprodukten.

KPG-Auslösemechanismen
- Splenomegalie mit massenhaft Speichermakrophagen (Schaumzellen) wegen Fettstoffwechselstörungen wie Sphingolipidosen (Morbus Gaucher, Morbus Niemann-Pick) oder Hyperlipoproteinämien (► Kap. 8.3.2).
- Splenomegalie wegen Amyloidose (► Kap. 9.3.2) mit β-Fibrillen-Ablagerung entweder diffus im Extrazellularraum der roten Pulpa (Schinkenmilz) oder im Follikelinterstitium der weißen Pulpa (Sagomilz ◘ Abb. 9.7a).

28.5 Fehlfunktionsmuster

Glossar
Funktionskompartimente der Milz
- **Langsames Kompartiment:** Das Milzblut gelangt v. a. in die Mantelplexus der roten Pulpa. Wegen enger Durchtrittsschlitze der Milzsinus wird die Erythrozytenpassage zeitlich verzögert, was der Ausmerzung überalterter Blutzellen (v. a. Erythrozyten) dient. Deshalb führt jede Verlängerung der Milzpassage (Hypersplenismus) zu einem vermehrten Erythrozytenabbau.
- **Schnelles Kompartiment:** Nur ein kleiner Teil des Milzblutes passiert die Milzsinus direkt, um die Milz über die Milzvene wieder zu verlassen.

28.5.1 Hypersplenismus

DEF Klinischer Begriff für jedwede Splenomegalie gekennzeichnet durch einen Mangel aller 3 Zelllinien im peripheren Blut und durch eine Knochenmarkshyperplasie.

KPG-Auslösemechanismus Folge jeder Milzvergrößerung ist eine Vergrößerung des langsamen Kompartiments mit Hyperplasie der roten Pulpa samt Sinusendothelien. Dadurch werden die Blutzellen zeitweilig im »langsamen Kompartiment« gehamstert und vermehrt abgebaut.

Klinik
Therapieprinzip: Splenektomie.

28.5.2 Asplenie

DEF Zustand mit Totalverlust des Milzparenchyms.

KPG-Auslösemechanismen Splenektomie, medikamentöse Milzatrophie durch Kortikosteroide oder Bestrahlung sowie Auslöschung der Milzfunktion durch multiple Milzinfarkte und Sichelzellanämie (► Kap. 26.3.1.3) in Form einer »Autosplenektomie«.

KPL OPSI-Syndrome (Overwhelming postsplenectomy infection).

■ OPSI-Syndrom (Overwhelming postsplenectomy infection)

DEF Fulminantes, z. T. tödlich verlaufendes Syndrom nach Splenektomie mit Septikopyämie, Meningitis und/oder Pneumonie.

KPG Erhöhte Infektanfälligkeit (v. a. für Pneumo-, Meningokokken, E. coli, Haemophilus influenzae und Staphylokokken) wegen gestörter Makrophagenfunktion und wegen Properdinmangels mit mangelhafter Aktivierung des Komplementsystems. Daher Pneumokokkenvakzinierung vor Splenektomie.

28.6 Tumorartige Muster

■ Milzzysten

DEF Seltene, nichtparasitäre zystische Milzläsionen.

FPG
- **Epitheliale Zysten**: 10%, echte dünnwandige Zysten mit Auskleidung durch ehemals versprengtes Zölomepithel, mit serösem Inhalt.
- **Nichtepitheliale Zysten**: 90%, falsche Zysten mit fibrotisch-verdickter Wandung und nekrotisch-hämorrhagischem Inhalt sowie mit resorptiver Umgebungsentzündung wegen Milzblutung. Rupturgefahr.

28.7 Neoplasiemuster

■ Systemische Neoplasien

Wie Leukämien und maligne Lymphome mit Manifestation, häufig!.
- **Myeloische Leukämien** mit diffuser Tumorzellansammlung in der roten Pulpa,
- **lymphatische Leukämien/maligne Lymphome** mit diffuser/ fokaler Tumorzellansammlung in der weißen Pulpa.

■ Primäre Milztumoren

Rarität!

■ Sekundäre Milztumoren

Metastasen. Sie kommen bei 5% aller metastasierenden Karzinome vor, am meisten bei undifferenzierten Magen-, Mamma- und Lungenkarzinomen, aber auch bei malignen Melanomen.

29 Thymus

U.N. Riede, J. Finke

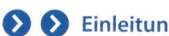 **Einleitung**

Der Thymus ist ein primäres lymphatisches Organ und das Schulungszentrum für reifende T-Lymphozyten. Wird der Thymus nicht oder fehlerhaft angelegt, resultieren lebensgefährliche Immundefekte. Genau so tödlich können aber auch die seltenen Thymustumoren in Form der Thymome sein.

29.1   Fehlbildungsmuster

29.1.1   Thymusaplasie

DEF Sehr seltene Entwicklungsstörung der 3. und 4. Schlundtasche mit fehlender Thymusanlage.

FPG Die Thymusaplasie ist häufig mit einer Nebenschilddrüsenaplasie kombiniert (DiGeorge-Syndrom).

29.1.2   Thymusdysplasie

DEF Seltene Fehlbildung einer regelhaften, mediastinalen Thymusanlage mit folgenden Charakteristiken:
- Thymusverkleinerung,
- fehlende kortikomedulläre Gliederung,
- Reduktion lymphoider Zellen,
- meist fehlende Hassall-Körperchen.

FPG-Reaktionsfolge Thymusdysplasien sind immer mit schweren kombinierten Immundefekten in Form primärer Störungen in der T-Zellentwicklung (gestörter Crosstalk zwischen Lymphozyten und Thymusepithelzellen) assoziiert.

29.1.3   Thymusektopie

DEF Sehr seltene Fehlbildung mit atypischer Thymuslokalisation in Kombination mit orthotopem Thymusgewebe.

FPG-Reaktionsfolge Versprengtes Thymusgewebe im Hals- und/oder Thoraxbereich zwischen Schädelbasis und Zwerchfell, meist in der Nähe von Schild- und Submandibulardrüse. Resultat: schwerer Immundefekt.

29.2   Entzündungsmuster

29.2.1   Lymphofolliculäre Thymitis

DEF (Syn.: lymphofollikuläre Thymushyperplasie) Seltene, ätiologisch unklare Entzündungsreaktion des Thymus mit Lymphfollikelbildung im Thymusmark.

FPG-Reaktionsfolge Lymphfollikelbildung im Thymusgewebe, ohne Vermehrung des Thymusepithels und des kortikalen T-Zell-Kompartiments.
Vorkommen bei:
- **Myasthenia gravis** (▶ Kap. 76.3.1): Therapieoption: Thymektomie,
- **Autoimmunerkrankungen:** wie systemischer Lupus erythematodes (▶ Kap. 14.2.1.1), rheumatoide Arthritis (▶ Kap. 78.2.2.2), Morbus Basedow (▶ Kap. 70.2.3), Morbus Addison (▶ Kap. 68.5.2),
- **aplastische Anämien.**

29.3   Tumorartige Muster

29.3.1   Kongenitale Thymuszysten

DEF Meist einkammerige und dünnwandige Zysten mit serösem Inhalt in ektoper Lage des Halsbereichs.

29.3.2   Erworbene Thymuszysten

DEF Meist mehrkammerige und dickwandige Zysten mit hämorrhagischem oder nekrotischem Inhalt bei Entzündungsprozessen oder Lymphominfiltraten.

29.4   Neoplasiemuster

29.4.1   Thymome

DEF Gruppenbezeichnung für sehr seltene, oft benigne Thymusepithel-Neoplasien begleitet von einer variablen Zahl reaktiver Lymphozyten.

KPG-Auslösemechanismus Charakteristisch ist eine genetische Aberration, v. a. auf Langarm von Chromosom 6. Die Häufung der genetischen Veränderungen korreliert jeweils mit dem biologischen Aggressivitäts-grad.

MAK Bis zu 20 cm große, lobulär gegliederte Tumoren mit grau-weißer Schnittfläche und folgenden Digni-tätskriterien:

- **Gutartige Thymome** mit intakter Bindegewebs-kapsel.
- **Maligne Thymome** mit infiltrativem Kapseldurch-bruch, Infiltration in Nachbarorgane und Metasta-sierung.

KPL nach langem Intervall
- Nachbarorgan-Kompression,
- obere Einflussstauung,
- Belastungsdyspnoe,
- Dysphagie wegen Nervus-phrenicus-Infiltration,
- Assoziation mit folgenden paraneoplastischen Syn-dromen:
  - Autoimmunerkrankungen, v. a. Myasthenia gravis,
  - hämatologische Erkrankungen, wie aplastische Anämie, Hypergammaglobulinämie.

MIK Benigne und maligne Thymome der Kategorie I (▶ Kap. 29.4.1.3) enthalten neben neoplastischen Epi-thelzellen eine variable Anzahl nichtneoplastischer, CD1a-positiver unreifer T-Lymphozyten. Thymome können unreife Stammzellen aufnehmen und deren Differenzierung zu reifen T-Lymphozyten fördern. Die Tumorzellen gleichen histologisch und funktionell den verschiedenen normalen Thymusepithelzellen im Kortex.

Zur histogenetischen Thymomeinteilung, ◻ Tab. 29.1.

29.4.1.1 Medulläre Thymome (WHO Typ A)

DEF und MIK Benigner Tumor aus uniform-spindeli-gen Epithelzellen in oft wirbeliger, rosetten- und/oder drüsenartiger Anordnung. Wenige (meist reife) Lym-phozyten.

29.4.1.2 Gemischte Thymome (WHO Typ AB)

DEF und MIK Benigner Tumor aus folgenden Kompo-nenten:

- **Epithelreiche Areale** mit spindelförmigen Epithel-zellen in wirbelig-/zugförmiger Anordnung und einzelnen Lymphozyten,
- **lymphozytenreiche Knoten** mit einzelnen Epithel-zellen.

29.4.1.3 Maligne Thymome der Kategorie I

DEF und MIK Niedrig- (WHO-Typ B1) bis mäßigma-ligne (WHO-Typ B3) Tumoren mit wenigen Zellatypien. Häufig Lokalrezidive und Metastasen.

■ **Prädominant kortikale Thymome (WHO-Typ B1)**

DEF und MIK (Syn.: organoide Thymome) Meist gro-ße Tumoren mit histologischer Nachahmung von Thy-muskortex und Medullainseln, mit lobulärer Gliede-rung und folgenden Komponenten:

- **Kortikale,** lymphozytenreiche Abschnitte mit Epi-thelzellen und Kerntrümmermakrophagen,
- **medulläre** Inseln mit lockeren Lymphozytenrasen und Hassall-Körperchen.

■ **Kortikale Thymome (WHO-Typ B2)**

DEF und MIK Breite, bindegewebig abgegrenzte Epithel-zellformationen mit Ähnlichkeit zum äußeren Thymus-kortex, dazwischen viele unreif-lymphoide CD1a⁺-Zellen.

◻ **Tab. 29.1.** Klinisch-pathologische Thymom-Klassifikation

Kategorie	Histologischer Typ	WHO-Typ
Benigne Thymome	medulläres Thymom gemischtes Thymom	A AB
Maligne Thymome Kategorie I	prädominant kortikales Thymom kortikales Thymom hochdifferenziertes Thymuskarzinom	B1 B2 B3
Maligne Thymome Kategorie II	Plattenepithelkarzinom lymphoepitheliomähnliches Karzinom Basalzellkarzinom Mukoepidermoidkarzinom Adenokarzinom sarkomatoides Karzinom anaplastisches Karzinom	C

■ Hochdifferenzierte Thymuskarzinome (WHO-Typ B3)

DEF und MIK Dominanz mittelgroßer Epithelzellen in palisadenartiger Anordnung zu Bindegewebssepten, dazwischen wenige unreif-lymphoide CD1a-exprimierende Zellen.

29.4.1.4 Maligne Thymome der Kategorie II (WHO-Typ C)

DEF und MIK Keine organotypischen Thymustumoren! Hochmaligne Tumoren aus anaplastischen Zellen ohne morphologische und funktionelle Ähnlichkeit zu normalen Epithelzellen des Thymuskortex oder der -medulla. Keine CD1a-exprimierenden Zellen. Keine Assoziation zur Myasthenia gravis. Typisierung wie irgendein Karzinom (z. B. Plattenepithelkarzinom) anderer Lokalisation.

KPL Nach langem Intervall
- Nachbarorgan-Kompression,
- obere Einflussstauung,
- Belastungsdyspnoe,
- Dysphagie wegen Nervus-phrenicus-Infiltration,
- Assoziation mit folgenden paraneoplastischen Syndromen:
  - Autoimmunerkrankungen wie Myasthenia gravis,
  - hämatologische Erkrankungen, wie aplastische Anämie, Hypergammaglobulinämie.

Atmungsorgane

30 Nase, Nasennebenhöhlen

U.N. Riede

 Einleitung

Die Nasen und die Nasennebenhöhlen sind der Anfangsteil des Luftleitungssystems innerhalb des Respirationstraktes. Ihre Aufgaben sind Reinigung, Anwärmung und Anfeuchtung der Einatmungsluft. Dementsprechend reagieren sie auf Umweltfaktoren häufig mit einer Entzündung, selten aber auch mit einem Karzinom.

30.1 Entzündungsmuster

30.1.1 Akute Rhinitis

DEF Sammelbegriff für häufige, akute Entzündungen der Nasenschleimhaut mit nachfolgender Verstopfung der oberen Atemwege in der klinischen Form eines Schnupfens.

KPG-Auslösefaktoren Entzündungsformen (▶ Kap. 13.1):
- **viral** → serös-katarrhalische Entzündung,
- **bakteriell** → mukopurulente Entzündung,
- **allergisch** → serös-katarrhalische Entzündung.

30.1.1.1 Vasomotorische Rhinitis
KPG-Auslösemechanismen Überempfindlichkeit der Nasenschleimhaut gegenüber Temperaturwechsel, Luftfeuchtigkeitsänderung, Alkohol, Staub, seelischer Belastung und hormoneller Dysbalance.

30.1.1.2 Allergische Rhinitis
KPG-Auslösefaktoren Exposition mit Allergenen wie Blütenpollen und Umweltstäube.

KPG-Auslösemechanismus Überempfindlichkeitsreaktion Typ I (anaphylaktische Reaktion, ▶ Kap. 14.1.1).

FPG-Reaktionsfolge Allergenbindung an IgE mit anschließender Histaminfreisetzung aus Mastzellen/Basophilen. Dadurch kommt eine serös-katarrhalische Entzündungsreaktion (▶ Kap. 13.1.1) in der Nasenschleimhaut und Konjunktiva in Gang. Das Nasenschleimhautstroma schwillt ödematös an und wird durch Eosinophile, Lymphozyten und Plasmazellen infiltriert. Außerdem sind die Becherzellen vermehrt und die ortsständigen Schleimdrüsen hyperplasiert.

Dies verursacht zusätzlich eine vermehrte Schleimsekretion.

30.1.2 Chronische Rhinitis

DEF Sammelbegriff für wenig häufige, mit Hypertrophie, Atrophie oder Nekrose einhergehende Nasenschleimhautentzündungen.

KPG-Auslösemechanismen Langandauernde oder rezidivierende Exposition mit Allergenen, Schadstoffen, Nasenfehlbelüftung wie Septumdeviation, Infektion mit spezifischen Erregern oder Autoaggressionskrankheit.

30.1.2.1 Chronisch hyperplastische (polypöse) Rhinitis
DEF Häufige, mit Nasenschleimhautpolypen einhergehende Rhinitis-/Sinusitisgruppe.

KPG-Auslösemechanismus Meist ungeklärt, nur 0,5% der Fälle sind Atopiker.

FPG-Reaktionsfolge Die Nasenschleimhaut schwillt mit der Zeit durch hyperämische Gefäße, lymphoplasmozytäre Infiltration sowie Hyperplasie der Schleimdrüsen und Becherzellen polypös an. Bei Allergenexposition dominiert ein Eosinophileninfiltrat. Als Folgen der Chronifizierung ist das respiratorische Zylinderepithel plattenepithelial metaplasiert (▶ Kap. 6.3.4.1) und das Schleimhautstroma sklerosiert. Dadurch wird in den oberen Atemwegen ein »Stenosemuster« (▶ Kap. 2.3.2) ausgelöst. Es folgt eine Behinderung der Nasenatmung und der Nasennebenhöhlenbelüftung.

30.1.2.2 Chronisch atrophische Rhinitis
DEF Seltene, mit Schleimhautatrophie einhergehende Rhinitisgruppe.

KPG-Auslösefaktoren Staubig-trockene Luft, Sicca-Syndrom (▶ Kap. 14.2.1.4), Infektion mit Klebsiella pneumoniae (ssp. ozaenae).

FPG-Reaktionsfolge Fortschreitende Schleimhautatrophie mit Plattenepithelmetaplasie (▶ Kap. 6.3.4.1) und Verödung der Mikrozirkulation. Bei Sekretbesiedlung mit Fäulniskeimen resultiert eine sog. Stinknase mit süßlich-fauligem Geruch (Diagnostik!).

30.1.2.3 Granulomatöse Rhinitis

DEF Seltene Gruppe chronisch granulomatöser Nasenschleimhautentzündungen im Rahmen spezifischer Infektionskrankheiten wie Tuberkulose, Lepra, Lues oder im Rahmen einer Wegener-Granulomatose.

▪ Wegener-Granulomatose

DEF Seltene, systemische Autoimmunkrankheit mit Bildung diagnostisch wegweisender c-ANCA.

KPG-Auslösemechanismus ▶ Kap. 17.4.1.4.

FPG-Reaktionsfolge Im Rahmen der Autoaggressionskrankheit resultiert eine segmental-nekrotisierende Vaskulitis (▶ Kap. 17.4.1.4), die im entsprechenden Versorgungsgebiet über eine Okklusion zu infarktoiden Nekrosen führt. Dadurch zerfällt im Rahmen der lokoregionären Rhinosinusitis (Diagnose: Schleimhaut-Biopsie!) der Nasenknorpel samt Schleimhautüberzug ulzerös. Es folgt eine Nasendeformation unter dem Bilde einer sog. Sattelnase. Später breitet sich der Entzündungsprozess auch auf die Lungen aus.

> ◉ **Diagnostik:** Serologie c-ANCA.

> **Klinik**
> **Therapieprinzip:** Glukokortikoide, Immunsuppressiva.

30.1.2.4 Sinusitis (paranasalis)

DEF Gruppe häufiger, akuter oder chronischer Entzündungen der Nasennebenhöhlen.

KPG-Auslösemechanismen
- **Rhinogen** bei primärer Rhinitis,
- **sinogen** bei Entzündungsübergriff von einer Nasennebenhöhle auf die andere,
- **odontogen** bei Primärentzündung der Zahnwurzel,
- **hämatogen** bei Allgemeininfektion.

FPG-Reaktionsfolge Zur FPG, ▶ Kap. 30.1.1. Eine Chronifizierung des Prozesses wird durch Sekretabflussstörung, allergische Rhinitis oder durch eine besondere Erregervirulenz begünstigt.

KPL der eitrigen Sinusitis:
- **Sinusempyem**, Osteomyelitis → Abszedierung/Fistelung,
- **Orbitalphlegmone**/-abszess,
- **Sub-/epidurale Abszesse**, Leptomeningitis → Hirnabszesse,
- **Mukozelenbildung** wegen Ostienverschlusses → Sekretstau,
- **Pilzbesiedelung** (z. B. Aspergillus ssp) → (nicht invasive) Höhlenaspergillose.

> **Klinik**
> Antibiotikaprophylaxe einer bakteriellen Infektion vor chirurgischem Eingriff.

30.2 Neoplasiemuster

30.2.1 Plattenepithelpapillom

DEF Recht häufiger, benigner Tumor v. a. des Nasenvestibulums, z. T. auch des Nasenrachens.

MIK Papillom aus geschichtetem, nicht verhornendem Plattenepithel (▶ Kap. 16.8.1).

30.2.2 Übergangsepithelpapillom

DEF (Syn.: Papillom der Schneider-Membran, Transitorialzellpapillom) Wenig häufiger, vom respiratorischen Epithel ausgehender, oft benigner Tumor der Nasenhöhle.

KPG-Auslösemechanismus (Vermutlich!) Chronische Entzündung wegen Staubexposition und Virusinfektion.

FPG-Reaktionsfolge Meist in Nasenhöhle solitär oder multipel beginnender, polypöser, leicht blutender Tumor (▶ Kap. 16.8.1.2) mit grauweißer Schnittfläche in folgenden 2 Wachstumsmustern (▶ Kap. 18.8.1):
- **Exophytischer Typ:** pilzförmig das Mukosaniveau überragender Polyp mit rauher Oberfläche und Plattenepithelmetaplasien (▶ Kap. 6.3.4.1), z. T. regressive Veränderungen. Benigner Tumor (◨ Abb. 30.1).
- **Invertierter Typ:** endophytisch unter dem Mukosaniveau wachsender Tumor mit glatter Oberfläche. Potenziell maligne mit Plattenepitheldysplasien, Zellatypien sowie hoher Rezidivquote. Bei 3% der Fälle Übergang in ein sog. Übergangsepithelkarzinom mit gleicher Histologie wie urotheliales Übergangszellkarzinom (▶ Kap. 50.5.1.3).

30

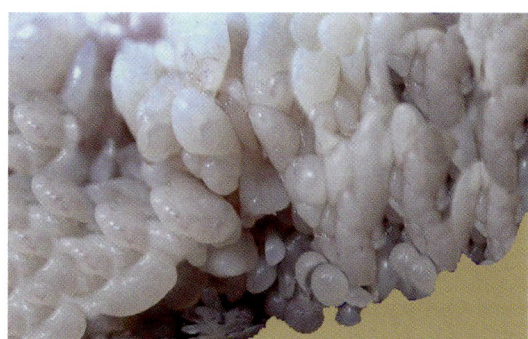

◨ **Abb. 30.1.** Nasenschleimhautpapillom

30.2.3   Nasenkarzinome

DEF Seltene, v. a. Plattenepithelkarziome der Nasen-schleimhaut.

KPG-Auslösemechanismus Oft (berufliche) Exposi-tion mit Nickel- und Holzstaub.

FPG-Reaktionsfolge Auslösung einer chronischen Rhinitis (▶ Kap. 30.1.2) mit Plattenepithelmetaplasien (▶ Kap. 6.3.4.1), später mit Plattenepitheldysplasien und Übergang in ein Plattenepithelkarzinom (▶ Kap. 16.9.1). Der Tumor wächst zunächst lokal infiltrativ und metas-tasiert später v. a. lymphogen und nur selten hämatogen (◨ Tab. 30.1).

◨ **Tab. 30.1.** Pathologische TNM-Klassifikation der Nasen-nebenhöhlentumoren

TNM	
pT1	Tumor auf Antrummukosa begrenzt, ohne Knochenarrosion
pT2	Tumor infiltriert Infrastruktur, harter Gaumen, mittlerer Nasengang
pT3	Tumor infiltriert Kieferhöhlenknochen Subkutangewebe, Orbitaboden, -wand, Fossa pterygoidea, Sinus ethmoidalis
pT4	Tumor infiltriert Orbitainhalt und benachbarte Strukturen
pN1	ipsilaterale, solitäre LNN-Metastase ≤3 cm
pN2	ipsilaterale, solitäre/multiple LNN-Metastase >3 cm ≤6 cm
pN3	LNN-Metastase >6 cm
LNN = Lymphknoten	

⊗ **Take-home-message**
Exposition mit Eichen-/Buchenholzstaub → Adeno-karzinom.

31 Rachen

U.N. Riede

 Einleitung

Der in 3 Etagen unterteilte Rachen (Pharynx) ist wegen seiner besonderen Lage an der Kreuzung Atem-Verdauungstrakt reichlich mit mukosaassoziiertem lymphatischem Gewebe bestückt. Dementsprechend häufig reagiert diese Region mit heftigen Entzündungsmustern, die aber nur selten tödlich stenosieren. Ebenso gefürchtet sind hier die zwar seltenen Karzinome, die aber lange unbemerkt im Versteck des Nasenrachens heranwachsen.

Glossar

Embryologische Pharynxentwicklung: aus dem Kiemendarm in verschiedenen Stadien mit Umwandlung und Rückbildung der Kiemenbögen und der Kiementaschen (Schlundtaschen).

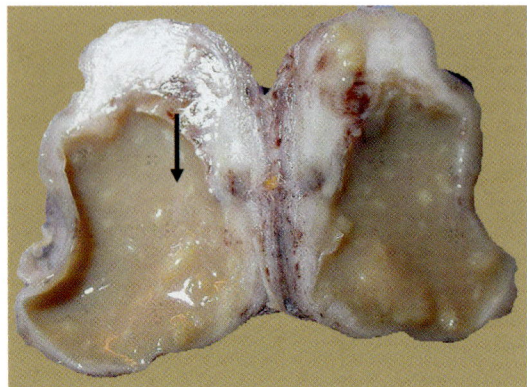

Abb. 31.1. Laterale Halszyste mit kolliquationsnekrotischem xanthochrom-gelbem flüssigem Inhalt (Pfeil)

31.1 Fehlbildungsmuster

31.1.1 Laterale Halsfistel

DEF Wenig häufige, angeborene Fistelbildung wegen Kiemengangpersistenz.
Lokalisation: Fistelmündung über dem Vorderrand des M. sternocleidomastoideus mit Fistelgang bis ins Tonsillenbett.

MIK Platten-/Zylinderepithelauskleidung.

Klinik	
Postoperatives Rezidiv in 10% der Fälle.	

31.1.2 Laterale Halszyste

DEF Seltene, angeborene Zystenbildung von Residuen des Kiemenbogenapparates.
Lokalisation: v. a. im Bereich des Sternokleidomastoideus-Vorderrandes.

MIK Zystenauskleidung mit respiratorischem Flimmerepithel, z. T. mit Plattenepithelmetaplasie (▶ Kap. 6.3.4.1). Dadurch Hornschuppen-Ansammlung in Zystenflüssigkeit (▣ Abb. 31.1). Das Zystenepithel wird durch tonsillenartig organisiertes lymphatisches Gewebe umsäumt.

Klinik	
Postoperatives Rezidiv in 1% der Fälle.	

 Diagnostik: Punktionszytologie
Detritus, Hornschuppen, Makrophagen.

31.1.3 Mediane Halszyste

DEF Seltene, angeborene Zyste aus Resten eines nicht obliterierten Ductus thyreoglossus.
Lokalisation: in der Halsmitte, vom Zungenbein bis zum Jugulum reichend.

MIK Zystenauskleidung mit Zylinderepithel, z. T. Schilddrüsengewebe in der Zystenwand.

Diagnostik: Punktionszytologie
Detritus, Hornschuppen, Makrophagen.

31.2 Entzündungsmuster

31.2.1 Pharyngitis

DEF Sammelbegriff für Entzündungen der Rachenschleimhaut mit folgenden Verlaufsmustern:
- **Akute Pharyngitis** meist wegen Virusinfektion. Sie betrifft nur oberflächliche Schleimhautpartien.
- **Chronische Pharyngitis** meist wegen chronischer Schleimhautreizung durch Allergene/physikalisch-chemische Faktoren (z. B. Zigarettenrauch), die auch tiefere Gewebeschichten miteinbeziehen.

31.2.2 Tonsillenhyperplasie

DEF (Syn.: adenoide Vegetationen, Adenoide) Häufige Rachen-/Gaumenmandelvergrößerung im Kindesalter mit Behinderung der Nasenatmung.

KPG-Auslösemechanismus Ausgeprägte immunologische Reaktionsbereitschaft der kindlichen Tonsillen.

FPG-Reaktionsfolge Hochgradige Vergrößerung der Tonsillen mit follikulärer Hyperplasie des lymphatischen Gewebes (▶ Kap. 27) unter Entwicklung florider Sekundärfollikel. Dies erzwingt über ein »Stenosemuster« (▶ Kap. 2.3.2) eine Mundatmung mit folgenden Konsequenzen: Rhinopharyngobronchitis, Karies, Sprachbehinderung, Gaumendeformation, Tubenventilationsstörung mit Hörbehinderung wegen Seromukotympanons und chronisch-rezidivierender Otitis media.

31.2.3 Akute Tonsillitis

DEF Sammelbegriff für rasch auftretende Tonsillenentzündungen jedweder Ätiologie.

KPG-Auslösemechanismen Bei Infektion reagiert der gesamte lymphatische Rachenring wegen seiner anatomischen Exposition und seines einheitlichen Aufbaus als Ganzes mit einer entzündlichen Schwellung. Dies bewirkt eine schmerzhafte Schlundeinengung v. a. beim Schlucken unter dem Bild einer Angina (angina, lat. = Enge).

31.2.3.1 Angina catarrhalis
DEF Häufige Frühform einer bakteriell-induzierten Tonsillitis.

KPG-Auslösemechanismus Aerogen oder durch Schleimhautkontakt (z. B. Küssen) werden (meist) hämolysierende Streptokokken (Streptokokkenangina) übertragen. Ihre Toxine schädigen das Gewebe.

FPG-Reaktionsfolge Auslösung einer serös-leukozytären Entzündungsreaktion (▶ Kap. 13.1.1) mit Rötung (wegen Hyperämie) und Schwellung (wegen hyperplastischer Lymphfollikel). Sie geht später meist in eine eitrige Angina über.

31.2.3.2 Angina lacunaris
DEF Häufige, eitrige von einer katarrhalischen Entzündung sich herleitende Tonsillitisform.

FPG-Reaktionsfolge Auslösung einer fibrinös-eitrigen Entzündungsreaktion (▶ Kap. 13.1.3) in Form gelblich-weißer Stippchen auf der geröteten Tonsillenoberfläche. Diese Stippchen stecken in den Tonsillarkrypten und entsprechen bakterienhaltigen Eiterpfröpfen. Sie haben für den Organismus folgende Konsequenzen:
- **Tonsillogene Sepsis** (▶ Kap. 13.1.6.5) nach Weiterentwicklung der Entzündung zu einem intra-, peri- oder retrotonsillären Abszess/Phlegmone.
- **Infektallergische Reaktion** 2 Wochen nach einer Infektion mit β-hämolysierenden Streptokokken unter dem Bild eines rheumatischen Fiebers (▶ Kap. 78.2.2.2).

31.2.4 Chronische Tonsillitis

DEF Sammelbegriff für allmählich entstehende Tonsillenentzündungen mit Entwicklung lokaler und/oder allgemeiner Erkrankungserscheinungen innerhalb von Jahren.

FPG-Reaktionsfolge Durch chronisch-rezidivierende Entzündungsschübe werden die Tonsillen narbig zergliedert, sodass sich Kryptenzysten bilden. In ihnen sammeln sich Zelldetritus und virulenten Keime an. Sie sind Ausgangspunkt für einen Fokalinfekt (▶ Kap. 13), von dem sich Entzündungsrezidive und/oder postinfektiöse Zweiterkrankungen herleiten.

KPL Zweiterkrankungen: Streptokokken sind schwache Antikörperbildner → keine Immunitätserzeugung, aber Organismussensibilisierung → Induktion einer infektallergischen Zweiterkrankung wie Poststreptokokken-Glomerulonephritis (▶ Kap. 49.4.1.1), rheumatisches Fieber (▶ Kap. 78.2.2.2).

31.2.5   Nekrotisierende Tonsillitis

31.2.5.1   Angina Plaut-Vincent

DEF Sehr seltene, nekrotisierende Anginaform wegen Infektion mit endogenen Anaerobiern.

KPG-Auslösemechanismus Infektion mit endogenen Anaerobiern in Form von Treponema vincenti, fusiforme Bakterien und Mundflora. Sie werden nur bei nekrosebedingter Durchblutungsstörung wie Gingivitis (► Kap. 37.1.3) oder Zahnextraktion aktiv.

FPG-Reaktionsfolge Auslösung einer nekrotisierenden Entzündungsreaktion (► Kap. 15.1.5.1). Beginn als schmierig belegtes Ulkus meist an einem oberen Tonsillenpol, das nach Wochen auf Gegentonsille übergreift.

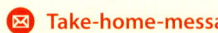
⊠ **Take-home-message**
Cave: Verwechslung mit Tonsillenkarzinom!

31.2.5.2   Monozytenangina

DEF Wenig häufige EBV-induzierte nekrotisierende Angina.

KPG ► Kap. 27.1.3.1 (EBV-Lymphadenitis).

FPG-Reaktionsfolge Auslösung einer pseudomembranös-nekrotisierenden Angina (► Kap. 13.1.2.3) begleitet von einer Schwellung der Lymphknoten (Pfeiffer-Drüsenfieber), Tonsillen, Leber und Milz.

31.2.5.3   Masernangina

DEF Seltene nekrotisierende Anginaform bei Masern.

KPG ► Kap. 27.1.3.3 (Masern-Lymphadenitis).

FPG-Reaktionsfolge Auslösung einer beidseitigen nekrotisierenden Tonsillitis meist als Auftakt der Masern.

31.3   Neoplasiemuster

31.3.1   Juveniles Angiofibrom

DEF Seltener, benigner Rachentumor v. a. bei jungen Männern bis zum Alter von 25 Jahren mit Rezidivneigung und postpubertärer Spontanregression.

KPG-Auslösefaktoren Vermutlich dyshormonelle, von Myofibroblasten ausgehende Gefäßneubildung.

MAK Breitbasig von der hinteren Rachenwand zur Schädelbasis vorwachsender Tumor mit weißlich-rötlicher Schnittfläche ohne Bindegewebskapsel.

MIK Tumor aus gewucherten Blutgefäßen mit fibröser Umscheidung sowie einem respiratorischen Epithelüberzug, z. T. Plattenepithelmetaplasien (► Kap. 6.3.4.1).

31.3.2   Nasopharyngealkarzinom

DEF Gruppenbezeichnung für seltene, heterogene Karzinome des Nasopharyngealepithels (◘ Tab. 31.1) mit Häufung in Afrika (überwiegend bei Kindern) und Südchina (überwiegend bei Erwachsenen).

KPG-Auslösefaktoren Ethnische Prädisposition und EBV-Infektion.

◘ **Tab. 31.1.** Pathologische TNM-Klassifikation der Nasopharyngealtumoren

TNM	
pT1	Tumor auf Nasopharynx begrenzt
pT2	Tumor breitet sich auf Oropharynx und/oder Nasenhöhle aus
pT3	Tumor infiltriert Knochenstrukturen und/oder Nasennebenhöhlen
pT4	Tumor mit intrakranieller Ausbreitung und/oder Hirnnerv(en)befall, Ausdehnung auf Fossa intratemporalis, Hypopharynx, Orbita, Spatium masticatorium
pN1	unilaterale LNN-Metastasen ≤6 cm, über Supraklavikulargrube
pN2	bilaterale LNN-Metastasen ≤6 cm, über Supraklavikulargrube
pN3	LNN-Metastasen ≥6 cm oder in Supraklavikulargrube
LNN: Lymphknoten	

Abb. 31.2. Lymphoepitheliales (anaplastisches) Nasenrachenkarzinom aus lymphozytär infiltrierten Tumorepithelinseln (Pfeile, Vergr. 50, HE)

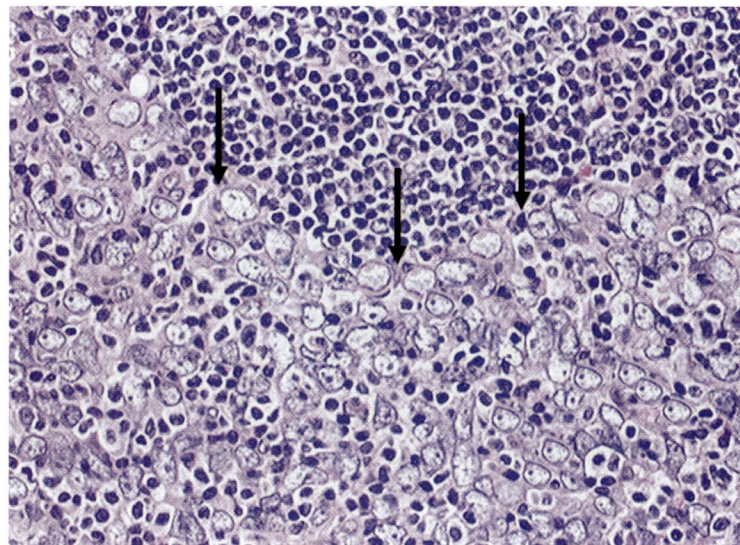

FPG-Reaktionsfolge Strahlensensibles Karzinom des pharyngealen Plattenepithels mit unterschiedlich dichtem lymphozytärem Begleitinfiltrat mit Hauptsitz im Nasopharynxdach (Recessus pharyngeus, Rosenmüller-Grube). Es folgt ein »Stenosemuster« (▶ Kap. 2.3.2) mit Behinderung der Nasenatmung und rasch eine lymphogene Metastasierung in Regionallymphknoten.

MIK Varianten (▶ Kap. 16.9.1):
- **Verhornendes Plattenepithelkarzinom** (◘ Abb. 16.19)
- **Nichtverhornendes Plattenepithelkarzinom**
- **Anaplastisches Karzinom** (Syn.: lymphoepitheliales Karzinom): Es geht vom tonsillären Kryptenepithel aus, besteht aus einem synzytialen Zellver-

band (◘ Abb. 31.2) und wird dicht von Lymphozyten mit entsprechenden Homing-Rezeptoren als Immunreaktion auf ein (virales?) Antigen infiltriert. Es ist strahlensensibel.

Klinik

Prognose beeinflussende Faktoren
Prinzip: Je älter der Patient, je größer die Tumorausdehnung und je höher das TNM-abhängige Tumorstadium und bei Fernmetastasierung, je höher eine offenbar EBV-induzierte VEGF-Expression (▶ Kap. 16.2.7), desto schlechter die Prognose. Je undifferenzierter der Tumor, desto besser der therapeutische Erfolg mit Radiochemotherapie.

32 Kehlkopf

U.N. Riede

  Einleitung

Der Kehlkopf (Larynx) ist der kranialste Teil der Luftröhre. Seine schwellfähige Schleimhaut garantiert seinen einwandfreien Verschluss beim Schluckakt. Spielt sich jedoch im Larynxbereich eine akute seröse Entzündung ab, so kann dies über eine plötzlich einsetzende Schleimhautschwellung zum Erstickungstod führen. Demgegenüber sind Larynxkarzinome als unerwünschte Begleiter von Alkohol- und Nikotingenuss erst in fortgeschrittenen Stadien tödlich.

32.1 Entzündungsmuster

32.1.1 Larynxödem

DEF Ödem mit rasch fortschreitender Erstickungssymptomatik wegen besonderer Schwellfähigkeit der Schleimhaut im Bereich des Kehlkopfeingangs.

32.1.1.1 Entzündlich-toxisches Ödem
KPG-Auslösefaktoren
- **Infekttoxisch** wegen Scharlach-/Diphtherietoxinen,
- **physikalisch** wegen Hitze, Schwelbrandrauch,
- **chemisch** wegen ätzender Gase, Insektengifte,
- **allergisch** wegen Arzneimitteleinnahme.

FPG Auslösung einer serösen Entzündungsreaktion (▶ Kap. 13.1.1).

32.1.1.2 Angioneurotisches Ödem
DEF (Syn.: Quincke-Ödem) Aus völligem Wohlempfinden spontan auftretende, 2–3 Tage anhaltende, über Jahre rezidivierende Weichteilschwellung.
Lokalisation: Gesicht, oberer Respirationstrakt (Erstickung!), Intestinaltrakt (Aszites).

KPG-Auslösemechanismen
- Überempfindlichkeitsreaktion Typ I (▶ Kap. 14.1.1),
- kongenitaler Defekt des C1-Inhibitors (Esterasehemmer des Komplementsystems) mit episodenhafter C-Kinin-Generierung (Komplementfaktor).

FPG-Reaktionsfolge Permeabilitätssteigerung mit Auslösung einer serösen Entzündungsreaktion. Folge davon ist ein Ödem in Submukosa und tiefer Koriumschicht unter dem Bild einer unscharfen Hautschwellung im Bereich der Augenlider, Lippen und Hals, daneben Schleimhautschwellung von Larynx, Epiglottis, Trachea und Bronchien → »Stenosemuster« (▶ Kap. 2.3.2).

32.1.2 Akute Laryngitis

KPG-Auslösefaktoren Meist Infekte, seltener Rauch-, Abgas- und Staubexposition.

FPG-Reaktionsfolge Auslösung meist einer serösschleimigen, eitrig-katarrhalischen, oder fibrinös-eitrigen Entzündungsreaktion → »Stenosemuster« (▶ Kap. 2.3.2).

32.1.2.1 Krupp
DEF (Syn.: Laryngitis diphtheriae) Sehr seltene Corynebacterium-diphtheriae-induzierte Rachenentzündung mit bellend-heiserem Husten, meist bei Kindern.

FPG-Reaktionsfolge Ausbildung einer pseudomembranösen Entzündungsreaktion (▶ Kap. 13.1.2.3, ◨ Abb. 13.5). Dadurch wird der Rachen mit weißlich-gelblichen Pseudomembranen (▶ Kap. 2.2.1.2) austapeziert.

32.1.2.2 Pseudokrupp
DEF (Syn.: spasmodischer Krupp) Häufige Schleimhautentzündung im Subglottisraum (Laryngitis hypoglottica) oder Kehlkopfeingang (Laryngitis epiglottica), v. a. bei Kleinkindern.

KPG-Auslösefaktoren Luftverschmutzungen und/oder virale Infekte (Parainfluenza).

FPG-Reaktionsfolge Bellender Husten, inspiratorischer Stridor und Erstickungsanfälle.

32.1.3 Chronisch-unspezifische Laryngitis

KPG-Auslösemechanismus Langzeitentzündung wegen unzureichender Behandlung oder Noxenpersistenz (z. B. Nikotinexposition).

32.1.3.1 Chronisch-katarrhalische Laryngitis

FPG-Reaktionsfolge Auslösung einer serösen Entzündungsreaktion mit lymphozytärer Infiltration (▶ Kap. 13.1.5.2), dadurch werden die Stimmlippen walzenförmig verdickt.

32.1.3.2 Chronisch-hyperplastische Laryngitis

FPG-Reaktionsfolge Auslösung einer subepithelialen, serösen Entzündungsreaktion (Reinke-Ödem) mit Stromafibrosierung und reaktiver Epithelverhornung unter dem Bild einer Leukoplakie (▶ Kap. 3.1.1.4, ◘ Abb. 36.1). Dadurch wird die Schleimhaut der Stimm- oder Taschenfalten polypenartig verdickt und ruft einen Reizhusten und Heiserkeit hervor.

> ✉ **Take-home-message**
> Bei jeder Heiserkeit >4 Wochen: Tumorverdacht!

📖 **Wissensvertiefung**

Laryngitis-Sonderformen

- **Stimmlippenpolyp** mit fibrös-teleangiektatischem oder gelatinösem Aufbau (Sängerknötchen).
- **Stimmlippenknötchen** bei Überbeanspruchung mit Fibrosierung (sog. Hühnerauge der Stimmlippe).
- **Laryngitis tuberculosa:** Sehr seltene, meist sputogene Laryngitis mit tumorähnlichen Gewebswucherungen wegen überschießender Granulationsgewebsbildung (▶ Kap. 6.3.9.1) im Rahmen der Schleimhautulzerationen.

32.2 Neoplasiemuster

32.2.1 Larynxpapillom

DEF Gruppenbezeichnung für seltene, breitbasig oder gestielte Schleimhautwucherung des Larynx mit altersabhängigem pathobiologischem Verhalten und früher Symptomatik in Form von Heiserkeit und Husten.

32.2.1.1 Juveniles Larynxpapillom

DEF Sehr seltener, im Kleinkindalter meist multipel auftretender Tumor (Papillomatose) mit hoher Rezidivrate, Spontanregressionsneigung, aber fast immer ohne Entartungsneigung.

KPG-Auslösefaktoren Assoziation mit HPV Typ 6, 11.

FPG-Reaktionsfolge Nichtverhornende Plattenepithelpapillome (▶ Kap. 16.8.1.2) mit diffuser Ausdehnung auf die Stimmbänder und übrige Kehlkopf-

schleimhaut. Selten Ausdehnung auf den Tracheobronchialbaum, noch seltener mit aerogener Metastasierung.

32.2.1.2 Adultes Larynxpapillom

DEF Wenig häufiger, im Erwachsenenalter meist solitär auftretender Tumor mit Entartungsneigung (klinisch: Präkanzerose!)

KPG-Auslösefaktor Assoziation mit HPV.

FPG-Reaktionsfolge Meist solitäres, breitbasiges und verhornendes Plattenepithelpapillom (▶ Kap. 16.8.1.2) im Bereich der Stimmbänder.

> ✉ **Take-home-message**
> Malignitätsverdacht bei Zellatypien
> (▶ Kap. 16.3.1.1, ▶ Kap. 16.3.1.2) und/oder Rezidiv.

32.2.2 Larynxkarzinom

📖 **Wissensvertiefung**

Feldkanzerisierung

Im Larynx kreuzen sich Atem- und Verdauungstrakt. Folge davon: Schädigung des gesamten »Feldes« bei entsprechender Karzinogenexposition (▶ Kap. 16.2.1.2).

DEF Wenig häufig, meist in Form von Plattenepithelkarzinomen, meist im Bereich der Stimmbänder vorwiegend älterer Männer (◘ Tab. 32.1).

> ✉ **Take-home-message**
> Das Larynxkarzinom ist das 14. häufigste Karzinom beim Mann und das 18. häufigste bei der Frau.

KPG-Auslösefaktoren Zustände mit chronisch-hyperplastischer Laryngitis mit Leukoplakie meist in Kombination mit exzessivem Zigarettenkonsum und Alkoholkrankheit lösen im Larynx eine »Feldkanzerisierung« aus, über die syn-/metachron Karzinome im Larynx sowie auch im Ösophagus (▶ Kap. 39.5.2) entstehen.

MAK Wachstumsmuster: (meist) ulzerös-endophytisch (◘ Abb. 32.1), (selten) verrukös-exophytisch (◘ Abb. 39.1a).

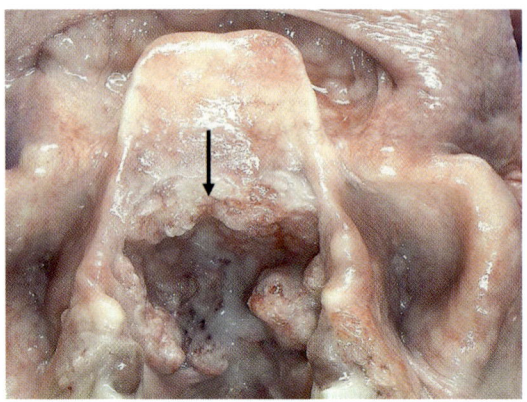

■ **Abb. 32.1.** Ulzerierendes Larynxkarzinom mit ulzerös-endo-phytischem Wachstum

MIK

- **Verhornendes Plattenepithelkarzinom:** 98% der Fälle (■ Abb. 16.19).
- **Verruköses Karzinom:** 1,5% der Fälle, niedrigmaligne, gute Prognose.
- **Spindelzelliges Plattenepithelkarzinom:** 0,5% der Fälle, hochmaligne, schlechte Prognose (▶ Kap. 16.9.1).

MAK Lokalisation

- **Supraglottiskarzinom:** Spätsymptomatik (Heiserkeit) erst bei Stimmbandbeteiligung. Lymphogene Metastasierung meist bereits bei Diagnosestellung.
- **Glottiskarzinom** (Stimmbandkarzinom): Frühsymptomatik (Heiserkeit) und eine geringe Lymphdrainage bewirken, dass das Karzinom vor der lymphogenen Metastasierung entdeckt wird.
- **Subglottiskarzinom:** Symptomatik wie Glottiskarzinom.
- **Hypopharynxkarzinom:** Spätsymptomatik (Dysphagie, Fremdkörpergefühl) und gute Lymphdrainage haben zur Folge, dass das Karzinom erst nach der lymphogenen Metastasierung (v. a. im Kieferwinkel) entdeckt wird.

Klinik		

Prognose beeinflussende Faktoren
Prinzip: Je größer die Tumorausdehnung und je höher das TNM-abhängige Tumorstadium, je höher der Apoptoseindex (Apoptosezellzahl/1.000 Tumorzellen) der Tumorzellen und bei Supraglottislokalisation des Tumors, desto schlechter die Prognose.

■ **Tab. 32.1.** Pathologische TNM-Klassifikation

TNM	
Supraglottiskarzinom	
pT1	Tumor infiltriert einen Unterbezirk, Stimmlippen beweglich
pT2	Tumorausdehnung auf mehrere Unterbezirke oder Areal außerhalb Supraglottis
pT3	Tumor auf Larynx begrenzt oder Infiltration präepiglottischen Gewebes, Stimmlippenfixation
pT4	Tumor überschreitet Larynxregion
Glottiskarzinom	
pT1a	einseitiger Stimmlippenbefall, beweglich
pT1b	beidseitiger Stimmlippenbefall, beweglich
pT2	Tumorausdehnung auf Supra- und Subglottis oder tumorbedingte Stimmlippenunbeweglichkeit
pT3	Tumor auf Larynx begrenzt mit Stimmlippenfixation oder Infiltration präepiglottischen Gewebes
pT4	Tumor überschreitet Larynxregion
Subglottiskarzinom	
pT1	Tumor begrenzt auf Subglottis, Stimmlippen beweglich
pT2	Tumorausdehnung auf noch bewegliche Stimmlippe(n)
pT3	Tumor auf Larynx begrenzt, Stimmbandfixation
pT4	Tumor überschreitet Larynxregion
Hypopharynxkarzinom	
pT1	Tumor auf Hypopharynxunterbezirk begrenzt, ≤2 cm
pT2	Tumorausdehnung auf mehrere Unterbezirke, ohne Hemilarynxfixation, >2 cm–4 cm
pT3	Tumorausdehnung auf mehrere Unterbezirke, mit Hemilarynxfixation, >4 cm
pT4	Tumor überschreitet Hypopharynxregion in Nachbarschaft
N-Kategorien für alle Larynx- und Hypopharynxkarzinome	
pN1	ipsilaterale, solitäre LNN-Metastase ≤3 cm
pN2	ipsilaterale, solitäre oder multiple (bilateral, kontralateral) LNN-Metastase >3 cm und ≤6 cm
pN3	LNN-Metastase >6 cm
LNN: Lymphknoten	

33 Tracheobronchialsystem

U.N. Riede, H. Matthys

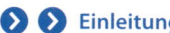 **Einleitung**

Im Folgenden wird nur derjenige Teil des Tracheobronchialsystems besprochen, der im Dienste der Luftleitung steht. Dementsprechend sind alle entwicklungsbedingten, entzündlichen und tumorösen Läsionen, die zu einer Einengung dieses Systems führen lebensbedrohlich.

33.1   Stenosemuster

Bronchusstenosen

DEF Sammelbegriff für recht häufige Tracheobronchialerkrankungen aufgrund Auslösung eines »Stenosemusters«, mit Intubationsbehinderung bei der Narkoseeinleitung.

33.1.1   Kompressionsstenosen

DEF Häufigste Stenosegruppe wegen von außen einwirkender Druckkräfte.

KPG-Auslösemechanismen
- **Juvenil:** v. a. vergrößerte Hilus-Lymphknoten bei tuberkulösem Primäraffekt (▶ Kap. 34.3.3.1).
- **Adult:** Knotenstruma (▶ Kap. 70.2), Mediastinaltumor (▶ Kap. 29.4), paratracheale Lymphknotenmetastasen.

FPG-Reaktionsfolge Kompression der Trachea und/oder Bronchien auf ein sichelförmiges Restlumen. Bei Druckpersistenz entstehen Drucknekrosen mit proteolytischer Aufweichung des knorpeligen Stützgerüsts (Tracheomalazie). Dies führt zu einer (partiellen) sog. Säbelscheidentrachea.

33.1.2   Deformationsstenosen

DEF Wenig häufige Gruppe mit funktioneller Stenose wegen Wanddeformierung, die durch ein »fibrodestruktives Muster« (▶ Kap. 2.4.2) bedingt ist und bei der Intubationsnarkose hinderlich sein kann.

33.1.2.1   Totale Säbelscheidentrachea

DEF Seltene Trachealstenose mit auf Querschnitt hufeisenförmig gestauchter Trachea bei ausgeweiteter Pars membranacea, v. a. im höheren Lebensalter.

FPG-Reaktionsfolge Arthroseähnliche Degeneration (▶ Kap. 78.1.1) im Trachealknorpel mit Verkalkung und Knochenbildung.

33.1.2.2   Bronchitis deformans

DEF Seltene entzündliche Trachealstenose.

KPG-Auslösemechanismen Entzündungsübergriff von tuberkulotisch oder silikotisch veränderten Bronchiallymphknoten auf die Trachea oder entzündlichnarbige Abheilung einer Tracheotomiewunde.

FPG-Reaktionsfolge Bronchialwandverformung.

33.1.2.3   Tracheobronchopathia osteoplastica

DEF Häufige Trachealstenose wegen Verknöcherungsherden zwischen den Knorpelspangen.

KPG Ungeklärt.

33.1.3   Obturationsstenosen

DEF Wenig häufige Trachealstenosen wegen Verstopfung.

KPG-Auslösemechanismen Fremdkörperaspiration (bei Kindern, Bewusstlosen) oder intrabronchial wachsender Tumor.

FPG-Reaktionsfolge:
- Verschluss in Inspirationsphase, dadurch Lungenminderbelüftung mit Herdatelektase (▶ Kap. 34.2.1.1),
- Verschluss in Exspirationsphase, dadurch Lungenüberblähung mit Herdemphysem (▶ Kap. 34.2.3).

33.2   Dilatationsmuster

Bronchiektasen

DEF Sammelbegriff für wenig häufige, ätiologisch heterogene Erkrankungen der Bronchusendstrecke mit abnormer, irreversibler Bronchienausweitung und nachfolgender Auslösung eines »Dilatationsmusters« mit Sekretstau.

KPG-Mechanismen
- Oft nur 1 Lungenlappen (oder 1 Segment) betroffen,
- kein Übergriff auf andere Lungenbezirke,
- Manifestation meist im Kindesalter,
- oft mit anderen Krankheiten assoziiert.

FPG-Reaktionsfolge Durch die zugrunde liegende Bronchialwandschwäche kommt ein »Dilatationsmuster« (▶ Kap. 2.3.3) in Gang. Der Bronchialbaum verjüngt sich nicht mehr gegen die Peripherie hin, sodass der Hustenstoß ineffektiv wird und sich darin Sekret zurückstaut. Dadurch werden die Bronchien allmählich zu dünnwandigen Hohlräumen ausgeweitet. Darin bleiben eitrige Schleimmassen liegen, die morgens eine faulig riechende, sog. maulvolle Expektoration hervorrufen. Bei Infektion mit pyogenen Keimen resultieren rezidivierende Bronchopneumonien (▶ Kap. 34.3.2.1), Lungen-, Hirnabszesse oder Sepsis. Bei Besiedelung mit dem Schimmelpilz Aspergillus resultiert eine Höhlenaspergillose (▶ Kap. 30.1.2.4). Schließlich bewirken die reparativ-fibrösen Prozesse in der Bronchialumgebung eine obstruktive respiratorische Insuffizienz mit Cor pulmonale (▶ Kap. 10.2) und die rezidivierenden Entzündungen gelegentlich eine sekundäre Amyloidose (▶ Kap. 9.3.2).

Gemäß bronchographischem Befund werden makroskopisch sackförmige und zylindrische Bronchiektasen unterschieden.

33.2.1   Sackförmige Bronchiektasen

DEF Seltenere Bronchiektasegruppe in Form nie pleuraerreichender, blind endender Gruppen blasigzystischer, tracheobronchialer Hohlräume.

KPG-Auslösemechanismen
- Angeborene Bronchusfehlbildungen (bronchiale Verzweigungsstörung), bronchiale Bindegewebsschwäche,
- visköse Schleimproduktion bei Mukoviszidose (▶ Kap. 9.2.1.1),
- frühkindliche (Virus-)Bronchopneumonie.

FPG Bei gelegentlicher Prädisposition primärer, fokaler Sekretstau mit nachfolgendem »Dilatationsmuster« (▶ Kap. 2.3.3).

33.2.2   Zylindrische Bronchiektasen

DEF Gruppenbezeichnung für häufigere Bronchiektasen in Form bis unter die Pleura verfolgbarer, langstreckiger Bronchialausweitung ohne nennenswerte Lichtungsverjüngung.
Lokalisation: meist nur in einzelnen bronchopulmonalen Segmenten eines Lungenlappens.

KPG-Auslösemechanismen
- Bronchusobstruktion (v. a. durch Tumor),
- defiziente Mukoziliarclearance (immotile Zilien wegen mutierten Zilienbewegungsproteins),
- »fibrodestrukives Muster« (▶ Kap. 2.4.2) im Rahmen einer interstitiellen Lungenfibrose (▶ Kap. 34.4.1) oder frühkindlich viraler Bronchopneumonien.

FPG Primäre Auslösung eines »Stenosemusters« (▶ Kap. 2.3.2) bei gelegentlicher genetischer Prädisposition, mit nachfolgendem Sekretstau, poststenotischer Bronchusdilatation (resp. Ektasie) und Atelektasen → Auslösung eines »Dilatationsmusters« (▶ Kap. 2.3.3).

33.3   Entzündungsmuster

33.3.1   Akute Tracheobronchitis

DEF Gruppenbezeichnung für häufige, rasch einsetzende Tracheobronchialentzündungen meist im Rahmen einer Erkältungskrankheit (▶ Kap. 30.1.1).

KPG-Auslösemechanismen
- Meist viraler Infekt (Myxo-, Adeno-, Rhinoviren) v. a. bei Resistenzschwäche (Säuglinge, Greise) und bei kaltfeuchter Witterung (sog. Grippewetter).
- Selten Exposition mit chemischen Schadstoffen aus Umwelt und Beruf. Meist Komplikation durch bakterielle Superinfektion.

FPG-Reaktionsfolge Sie beginnt bei der Virustracheobronchitis mit einer durch einen viralen Infekt ausgelösten lymphozytären interstitiellen Entzündung (▶ Kap. 13.1.5.2), die von einer pseudomembranös nekrotisierenden Tracheobronchitis (▶ Kap. 13.1.2.3) ausgelöst wird. Sie kann über eine Bronchiolitis in eine Lungenparenchymentzündung (Pneumonie) übergehen.

33.3.2　Akute Bronchitis

DEF　Häufige, rasch einsetzende Bronchialentzündung unterschiedlicher Ätiologie.

KPG und FPG　◘ Tab. 33.1.

◘ Tab. 33.1.　Ätiologie der akuten Brochitisformen	
Bronchitisform	**Ätiologie**
Serös-schleimig	Reizgase, Bordetella pertussis, Grippeviren
Eitrig-schleimig	pyogene Keime
Fribrinös-pseudo-membranös	toxische Gase, Influenza-, Para-influenzaviren, Corynebakterium diphtheriae, Scharlach

33.3.3　Chronische Bronchitis

DEF　(Klinischer) Sammelbegriff für häufige Atemwegserkrankung aus dem Formenkreis der obstruktiven Lungenerkrankungen mit persistierendem oder immer wieder auftretendem Husten und Auswurf an den meisten Tagen von mindestens 3 aufeinanderfolgenden Monaten während mindestens 2 aufeinanderfolgender Jahre.

KPG-Prädispositionsfaktoren　Mukoviszidose (▶ Kap. 9.2.1.1), IgA-Mangel (▶ Kap. 14.3.1.2), Kinoziliendysplasie.

KPG-Auslösefaktoren　Zigarettenrauch (Raucherhusten), Industrieabgase, berufliche Hitzeexposition, feucht-kaltes Klima und/oder Infektion mit Haemophilus influenzae oder Streptococcus pneumoniae.

FPG-Reaktionsfolge　Beginn als Erkrankung der kleinen Atemwege (chronische Bronchiolitis) mit Becherzellmetaplasie (▶ Kap. 6.3.4). Dies bewirkt eine Hypersekretion viskösen Schleims (Dyskrinie), der die Bronchiolen verstopft; denn die sog. sputogene Reflexzone beginnt erst in den Bronchien. Dazu kommt noch eine Störung der bronchialen Mukoziliarclearance. Sie setzt eine neutrophilenreiche, rezidivierende Entzündungsreaktion in Gang. In ihrem Verlauf werden Proteasen ins Bronchialsekret freigesetzt und die Balancen des Proteasen-Antiproteasen-Gleichgewichts zugunsten der Proteasen verschoben. Folge davon ist wegen der proteolytischen Alveolarwandaufweichung ein zentroazinäres Lungenemphysem (▶ Kap. 34.2.2.1), das dadurch verstärkt wird, dass durch die entzündlich-fibro-

tische Bronchiolenobstruktion ein exspiratorisch wirksamer Ventilmechanismus entsteht→ »Stenosemuster« (▶ Kap. 2.3.2).

Folgende morphologische Formen treten in zeitlicher Reihung auf.

33.3.3.1　Chronisch-katarrhalische Bronchitis

DEF　Häufigste Form mit Ausrichtung der gesamten Bronchialschleimhaut auf Schleimabsonderung.

FPG-Reaktionsfolge　Infolge eines chronischen Entzündungsreizes kommt es zur Becherzellhyperplasie mit Hyperplasie der seromukösen Bronchialwanddrüsen und mit Plattenepithelmetaplasie (▶ Kap. 6.3.4). Dadurch wird die Mukoziliarclearance beeinträchtigt. Dies begünstigt die Keimbesiedlung und bedingt eine katarrhalisch-eitrige Bronchitis (▶ Kap. 33.3.3.2). Deren Entzündungsinfiltrat besteht aus $CD8^+$-Lymphozyten und Neutrophilen (z. T. auch Eosinophilen). Durch den chronischen Husten ist die Bronchialmuskulatur reaktiv-hyperplastisch (hyperplastische Bronchitis).

33.3.3.2　Chronisch-atrophische Bronchitis

DEF　Seltenere Form mit Auslösung eines »fibrodestruktiven Musters« (▶ Kap. 2.4.2).

FPG-Reaktionsfolge　Im Rahmen der rezidivierenden katarrhalisch-eitrigen Entzündung aufgrund pathogener Keimbesiedlungen wird die gesamte Bronchialwand zunehmend fibrodestruktiv mit reaktiver Plattenepithelmetaplasie (▶ Kap. 6.3.4) lädiert. Eine Hyperplasie der Bronchialwandmuskulatur findet sich nur bei asthmoiden Formen (▶ Kap. 33.3.5).

> 　**Take-home-message**
> Merkspruch zu Alters- und Geschlechtsprädisposition: »Der einzige Reiz, den alte Männer haben, ist der Hustenreiz«.

33.3.4　Bronchiolitis

DEF　Wenig häufiges, ätiologisch heterogenes Reaktionsmuster des Lungenparenchyms mit Konzentration des Entzündungsprozesses auf die kleinen Atemwege.

33.3.4.1　Konstriktive Bronchiolitis

DEF　(Syn.: obliterative Bronchiolitis) Seltenes, prognostisch ungünstiges Reaktionsmuster mit progressiv, narbig-stenosierender reiner Bronchiolenentzündung.

KPG-Auslösefaktoren
- Transplantationsassoziierte Immunreaktionen wie bei Graft-versus-Host-Krankheit, Lungentransplantat-Abstoßung,
- autoaggressive Entzündung wie bei Kollagenosen,
- Arzneimittel-Überempfindlichkeitsreaktion,
- Infektionen (Viren, Mykoplasmen),
- inhalative Noxen,
- idiopathisch.

FPG-Reaktionsfolge Die Erkrankung beginnt mit einer Bronchialepithelnekrose und einem Entzündungsinfiltrat. Dadurch wird in den Bronchiolen über eine »epithelio-mesenchymale Transition« (▶ Kap. 6.3) ein fokal-segmentales »fibrodestruktives Muster« (▶ Kap. 2.4.2) ausgelöst, das die Bronchialwand progredienter konzentrisch stenosiert und später narbig obliteriert. Daraus resultiert ein Ventilmechanismus mit entsprechendem »Stenosemuster« (▶ Kap. 2.3.2) unter dem Bilde eines Emphysems (▶ Kap. 34.2.2) in den distal davon gelegenen Lungenabschnitten. Folgen davon sind eine progrediente Dyspnoe, Husten und eine radiologische Lungenaufhellung.

33.3.4.2 Kryptogen organisierende Pneumonie (KOP)

DEF (Syn.: Bronchiolitis-obliterans-organisierende-Pneumonie-Syndrom, BOOP) Wenig häufiges, polyätiologisch ausgelöstes Reaktionsmuster mit Bildung eines pfropfartigen Granulationsgewebes in den Bronchiolen (erster Namensteil: Bronchiolitis obliterans) und nachfolgender chronischer Pneumonie (zweiter Namensteil: organisierende Pneumonie).

KPG-Auslösefaktoren
- Vermutlich Infektionen mit Adeno-, RSV, Masern-, Influenzaviren, Bordetella pertussis,
- Giftgasexposition,
- Autoaggressionskrankheit.

Meist akuter Beginn mit Dyspnoe und Husten.

FPG-Reaktionsfolge Die fokale Bronchiolarepithelzerstörung löst eine pfropfartige, fibrinös-eitrige Entzündungsreaktion aus. Dies zieht ein »Organisationsmuster« (▶ Kap. 5.4.5) nach sich. Dabei entstehen in den Bronchiolen Granulationsgewebspfröpfe (◻ Abb. 33.1), die partiell epithelialisiert werden. Diese Pröpfe verlegen allmählich die peripheren Atemwege und erzwingen mittels eines fokalen »Stenosemusters« (▶ Kap. 2.3.2) eine chronische Pneumonie (▶ Kap. 34.3.2.3) in Form radiologisch multipler Verschattungsherde (sog. Popcorn-Lunge).

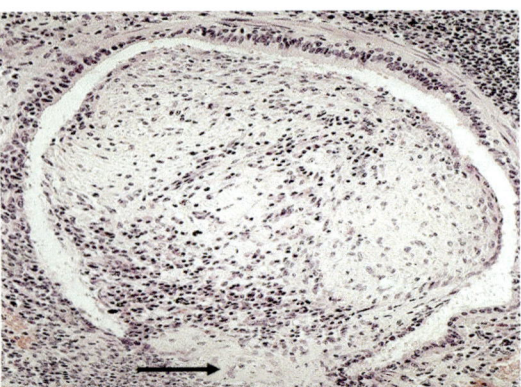

◻ **Abb. 33.1.** Kryptogen organisierte Bronchiolitis mit obliterierendem Granulationsgewebspfropf (Pfeil, Vergr. 20, HE)

33.3.5 Asthma bronchiale

DEF Häufiges Reaktionsmuster in Form einer Atemwegshyperreagibilität mit (reversibler), sich wiederholender Dyspnoe wegen generalisierter, entzündlicher Bronchialobstruktion.

KPG-Reaktionsfolge Bei allen Bronchialasthmaformen ungeklärte Auslösung einer Hyperreagibilität der Atemwege durch Primärmediatoren in Form von Histamin, Leukotrienen und Prostaglandinen (▶ Kap. 13) und durch Sekundärmediatoren in Form von Eosinophilen-Anlockstoffen.

FPG-Reaktionsfolge Die Bronchialschleimhaut wird durch die Mediatoreinwirkung samt Bronchialmuskulatur und Bronchialdrüsen entzündlich irritiert, sodass die Bronchialasthma-Trias in Form von Bronchospasmus-Schleimhautödem-Dyskrinie resultiert.

MAK Schleimpfröpfe in Bronchien, kein destruktives Lungenemphysem trotz radiologischer Lungenüberblähung.

MIK Zeichen des Bronchialasthmas:
- **Bronchospasmus** mit hypertropher Muskulatur.
- **Dyskrinie:** Curschmann-Spiralen in Form angestauten Schleims aus hyperplastischen Bronchialwanddrüsen und Becherzellen wegen eosinopheninduzierter mukoziliärer Dyskinesie.

- **Gewebseosinophilie** mit wetzsteinförmigen Charcot-Leyden-Kristallen apoptotischer Eosinophiler,
- **Endourtikaria** mit serös-exsudativem Submukosaödem und Aufquellung der epithelialen Basalmembran.

Man unterscheidet folgende kausalpathogenetischen Asthmaformen.

33.3.5.1 Exogen allergisches Asthma

DEF (Syn.: extrinsic asthma).

KPG-Auslösefaktoren Bei familiärer Prädisposition (Atopiker!) wird diese Asthmaform meist bereits in Kindheit durch folgende Faktoren anfallsweise ausgelöst: exogene, inhalative, alimentäre, parasitäre Antigene.

FPG-Reaktionsfolge Wie bei Überempfindlichkeitsreaktion Typ I (▶ Kap. 14.1.1).

33.3.5.2 Endogenes Asthma

DEF (Syn.: intrinsic asthma).

KPG-Auslösefaktoren Ohne allergische Genese wird diese Asthmaform meist im Erwachsenenalter (v. a. bei Frauen) durch folgende Faktoren anfallsweise ausgelöst:

- Medikamente wie Acetylsalicylat,
- physikalisch-inhalative Reize wie Kälte, Nebel (irritative-toxic Asthma),
- körperliche Anstrengung (exercise asthma),
- Atemwegsinfekte,
- psychischer Stress.

FPG-Reaktionsfolge Keine IgE-vermittelte Bronchialobstruktion.

> **Klinik**
>
> **Therapieprinzip:** Allergenkarenz (wenn möglich), Hyposensibilisierung, bronchodilatatorische und antiinflammatorische Medikation.

33.4   Neoplasiemuster

Die Trachea ist selten Sitz eines Primärtumors:
- Gutartige Mesenchymaltumoren, v. a. Fibrome,
- gutartige Epitheltumoren, v. a. Adenome,
- maligne Epitheltumoren, v. a. Plattenepithelkarzinome.

34 Lunge

U.N. Riede, G. Kayser, N. Freudenberg, H. Matthys

❯ ❯ Einleitung

Die Lunge gewährleistet über die alveolokapilläre Membran den Gasaustausch zwischen Atemluft und Blut. Wird er gestört, liegt eine respiratorische Insuffizienz in Form einer alveolären Hypoventilation, Verteilungsstörung oder Diffusionsstörung vor. Außerdem kann auch die Blutperfusion der Lunge gestört sein. Jede dieser Störungen führt, wenn sie nicht behoben werden kann, zum Tode des Patienten.

> **Glossar**
>
> **Normalgewicht** (bei Verkehrsunfalltoten): linke Lunge: 230 g, rechte Lunge 280 g

34.1 Fehlzirkulationsmuster

34.1.1 Pulmonalhypertonie

DEF Zustände mit Hochdruck im kleinen Kreislauf (Lungenkreislauf).

KPG Zur KPG, ▶ Kap. 10.2.

FPG Folgen der Pulmonalhypertonie sind die hypertone Pulmonalvaskulopathie, das Lungenödem und der Lungeninfarkt.

34.1.1.1 Hypertone Pulmonalvaskulopathie
FPG Muskuläre Lungengefäße werden früher geschädigt als elastische.

■ Muskuläre Lungenarterien

FPG-Reaktionsfolge Eine Pulmonalhypertonie verursacht ein »Obliterationsmuster« (▶ Kap. 2.3.4). Dieses beginnt mit einer »endothelio-mesenchymalen Transition« (▶ Kap. 6.3), die zunächst zur Mediahyperplasie, später zur Intimafibrose und schließlich zu einer intimaokkludierenden Kapillarwucherung (plexiforme Läsion) (◲ Abb. 6.6) führt. Dazu gesellen sich noch nekrotisierende Entzündungsherde.

■ Elastische Lungenarterien

FPG-Reaktionsfolge Eine Pulmonalhypertonie verursacht ein »Obliterationsmuster«. Dieses beginnt ebenfalls mit einer Mediahyperplasie, zu der mit der

Zeit über eine »endothelio-mesenchymale Transition« noch eine Intimafibrose sowie atherosklerotische Läsionen in Form von Verkalkungen hinzukommen (Pulmonalsklerose). Selten pfropft sich noch ein »mukodegeneratives Muster« (▶ Kap. 6.3.8) unter Bild eines Aneurysmas auf.

34.1.1.2 Lungenödem
DEF Sammelbegriff für Formen der Flüssigkeitsansammlung in der Lunge, die je nach Lokalisation als interstitielles oder intraalveoläres Ödem bezeichnet wird.

KPG-Auslösefaktoren
- Erhöhung des hydrostatischen, osmotischen oder onkotischen Drucks,
- Permeabilitätsstörung der Alveolokapillarmembran,
- Transportkapazitätsüberlastung der Lymphgefäße.

FPG-Reaktionsfolge Alle Ödeme beginnen mit Exsudation/Transudation und münden nach Chronifizierung in ein »fibrodestruktives Muster« (▶ Kap. 2.4.2).

■ Kardiales Lungenödem

> **Glossar**
>
> **Herzfehlerzellen**: eisenpositive Makrophagen mit gelb-bräunlichem Hämosiderin als Zeichen des Erythrozytenabbaus. Zytodiagnostik nach Aushusten im Sputum!

DEF Häufiges, hydrostatisch bedingtes Lungenödem wegen linksventrikulärer Insuffizienz.

KPG-Auslösemechanismus Insuffizienz des linken Ventrikels mit erschwertem Blutrückfluss zum linken Herzen.

FPG-Reaktionsfolge Das Blut staut sich in die Lungen bis in die Alveolarkapillaren zurück und der intrapulmonale Blutdruck steigt an. Dadurch wird ein Transsudat ins Alveolarlumen und von dort aus ins Tracheobronchialsystem hinein abgepresst (◲ Abb. 34.1). Es imponiert in den Bronchien und Alveolen als schaumige Flüssigkeit (intraalveoläres Ödem), verursacht auskultatorisch ein brodelndes Geräusch und ist noch

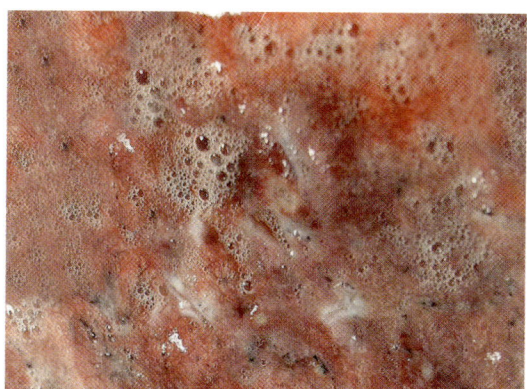

reversibel (akute Stauungslunge, rote Stauungsinduration). Bleibt die Blutrückstauung in die Lunge bestehen, so bringt dies ein »Fibroplasiemuster« (▶ Kap. 6.3.6) in Gang und die Alveolarwand wird wegen der Hämosiderinablagerung und der Herzfehlerzellen irreversibel braunrot-fibrös verfestigt (chronische Stauungslunge, braune Stauungsinduration, ▶ Kap. 3.6.1.1). Dadurch wird die Diffusion für Sauerstoff erschwert.

Klinik	

Diagnoseunsicherheit: Anstelle einer klinisch festgestellten kardialen Stauungslunge liegt oft eine Pneumonie vor.

■ **Nichtkardiales Lungenödem**

Zum nichtkardialen Lungenödem, ▶ Kap. 34.3.1 (diffuses Alveolarschadensyndrom).

34.1.1.3 Lungeninfarkt

> **Glossar**
>
> **Pulmonale Gefäßversorgung:** doppelt, Pulmonalarterienversorgung durch rechtes Herz, Bronchialarterienastversorgung durch linkes Herz.

DEF Häufiges Krankheitsbild wegen embolischer Verstopfung eines Pulmonalarterienastes nach den formalpathogenetischen Prinzipien eines sog. hämorrhagischen Infarkts (▶ Kap. 11.4.1.2).

KPG-Auslösefaktoren ▶ Kap. 11.2.1.

KPG-Auslösemechanismus Auf eine Lungenembolie folgt bei insuffizientem Kollateralkreislauf der doppelten Lungengefäßversorgung eine absolut-anhaltende Lungengewebsischämie, wobei über die bronchopulmonalen Gefäßanastomosen eine geringe Restdurchblutung bestehen bleibt. Dadurch sickert Blut aus den Kapillaren absterbender Alveolarwände in die Alveolarlichtungen.

FPG-Reaktionsfolge in zeitlicher Reihung:
- **Akuter Infarkt:** dunkelrot-leberfester, keilförmiger Bezirk mit Basis zur Pleura, mit Spitze zum Hilus. Begleitpleuritis mit hämorrhagischem Erguss.
- **Chronischer Infarkt:** Verlauf je nach Infarktgröße:
  - **Kleiner Infarktbezirk** in Form einer graugelben Verfärbung (▶ Kap. 3.4.1.4). Nach 2 Wochen folgt ein »Organisationsmuster« (▶ Kap. 5.5.4), sodass der ehemalige Infarktbezirk in eine bräunliche Infarktnarbe (wegen Hämosiderinablagerung) umgewandelt wird.
  - **Großer Infarktbezirk:** Nach Auslösung des »Organisationsmusters« wird der Infarktbezirk durch eine Neutrophileninfiltration proteolytisch aufgeweicht und in einen Lungenabszess umgewandelt. Es folgt ein »Abszessreinigungsmuster« (▶ Kap. 5.5.5), sodass eine Infarktkaverne zurückbleibt.

34.1.2 Lungenembolie

DEF Häufiges Krankheitsbild wegen Verschleppung und Steckenbleiben hämodynamisch ungeeigneten Materials im arteriellen Schenkel der Lungengefäße.

KPG und FPG ▶ Kap. 11.2.1.1.

Klinik	

Symptomentrias: Dyspnoe, Thoraxschmerz, Schock (wie bei Herzinfarkt). Anamnestisch Beinvenenthrombose. Verlauf mit Hämoptoe und Pleurareiben.

Klinik	

Diagnoseunsicherheit: Lungenembolien werden in der Klinik recht oft fehlgedeutet oder nicht erkannt.

34.2   Fehlfunktionsmuster

> **Glossar**
>
> **Surfactant** (surface active agent, antiatelektatischer Faktor): durch Alveozyten Typ II gebildetes Dipalmitoyl-Lecithin. Er wirkt wie ein Spülmittel: Herabsetzung der Oberflächenspannung zwischen Luft und Alveolenwand → Alveolenentfaltung → Verkleinerung der Atemarbeit.

34.2.1   Atelektase

> **Glossar**
>
> **Lungenentfaltung**: im Thorax durch negativen Pleuradruck.

DEF Sammelbegriff für häufige, kurzfristige oder andauernde Belüftungsstörungen der Lungen mit reduziertem/fehlendem oder vermindertem Luftgehalt in Lungenteilen oder in der Gesamtlunge (ateles, gr. = unentfaltet).

34.2.1.1   Angeborene Atelektase

KPG-Auslösemechanismen
- **Mechanisch:** Verstopfung der Atemwege durch Fruchtwasseraspiration,
- **zentralnervös:** Schädigung der Medulla oblongata mit nachfolgendem mangelhaften Atemantrieb
- **metabolisch:** gestörte Surfactantsynthese wegen Lungenunreife.

FPG-Reaktionsfolge Die Lungen bleiben postnatal unentfaltet und gehen bei Schwimmprobe unter.

■ Hyaline Membrankrankheit

DEF (Syn.: Atemnotsyndrom des Neugeborenen, neonatal respiratory distress syndrome, RDS) Wenig häufige Zustände mit respiratorischer Insuffizienz wegen defekter Surfactantsynthese.

KPG-Auslösemechanismen Die defekte Surfactantsynthese beruht auf Frühgeburt, Lungenunreife, Asphyxie, mütterlichem Diabetes mellitus, Hypothyreose (v. a. wegen Radiojodspeicherung bei Kernreaktorunfall während der Schwangerschaft).

FPG-Reaktionsfolge Es resultiert eine diffuse Atelektase beider Lungen mit kollabierten Alveolen. Die Alveolargänge und die respiratorischen Bronchiolen werden durch erforderliche maschinelle Beatmung mit sog. hyalinen Membranen aus zellschutthaltigen Fibrinablagerungen austapeziert. Nach 2 Tagen wird ein »Nekroseresorptionsmuster« (▶ Kap. 5.5.3) ausgelöst. Die Läsion heilt ab.

> **Klinik**
>
> **Prognose:** Tod in 30% der Fälle innerhalb der ersten 3 Tage.

34.2.1.2   Erworbene Atelektase

DEF (Syn.: sekundäre Atelektasen) Häufiger Zustand mit restriktiver Ventilationsstörung wegen defizienter Lungenentfaltung mit verminderter Blutoxigenierung.

KPG-Auslösemechanismen
- **Kollapsatelektasen:** Zusammenschnurren der Lungen wegen thorakalen Lufteintritts.
- **Kompressionsatelektasen:** Lungenkompression wegen Pleuraergüssen, raumfordernder intrathorakaler Prozesse oder Zwerchfellhochstands.
- **Resorptionsatelektasen:** Bronchusokklusion mit Luftzufuhrstopp und Luftresorption im poststenotischen Lungengewebe und nachfolgendem Alveolarkollaps.

FPG-Reaktionsfolge Akute Atelektasen sind reversibel; chronische Atelektasen gehen in eine atelektatische Lungeninduration über.

34.2.2   Emphysem

> **Glossar**
>
> **Proteasen-Antiproteasensystem:** Neutrophile und Makrophagen enthalten Proteasen, v. a. mit Elastaseaktivität. Proteasenüberschuss wird im (Lungen-)Gewebe durch das Antiproteasensystem ($\alpha 1$-Antitrypsin, $\alpha 1$-AT) verhindert. Die molekulare Aktivitätstasche des $\alpha 1$-AT ist oxidanziensensibel.

DEF Sammelbegriff für häufige, chronisch-obstruktive Lungenerkrankungen mit abnormer, durch Destruktion induzierter Erweiterung des respiratorischen Anteils der Lunge distal des terminalen Bronchiolus (Lungenazinus). Davon abzugrenzen sind reversible Überblähungen.

KPG-Auslösemechanismen
- **Molekular:** kongenitale oder erworbene $\alpha 1$-AT-Ineffektivität (▶ Kap. 9.1.2.1, ▶ Kap. 9.1.2.2),

34

- **enzymatisch:** Proteasenüberschuss,
- **metabolisch:** kongenitale Bindegewebsschwäche (Marfan-Syndrom, ► Kap. 9.3.1).

FPG-Reaktionsfolge Aufweichung des elastinfaser-haltigen Alveolenstützgerüstes mit Alveolarausweitung, Verlust der Lungenelastizität und Störung des Gasaustausches. Es resultiert eine obstruktive respiratorische Insuffizienz mit Cor pulmonale und begleitender rechtskardialer Stauungsgastropathie, was bei 20% der Patienten ein peptisches Ulkus (► Kap. 40.4) mit sich bringt.
Im Folgenden werden die kausalpathogenetischen Emphysemformen besprochen.

34.2.2.1 Zentroazinäres Emphysem

DEF Wenig häufiger Emphysemtyp wegen destruktiver Ausweitung lediglich des proximalen Azinusteils in Gestalt der respiratorischen Bronchiolen.
Lokalisation: v. a. Lungenoberlappen. Meist Männer in 6. Lebensdekade.

KPG-Auslösemechanismus Ventilmechanismus wegen chronisch-destruktiver Bronchiolitis (small airway disease) mit Luftrückhaltung beim Ausatmen.

■ Emphysem mit Staubeinlagerung

(Syn.: Bronchitisemphysem).

FPG-Reaktionsfolge Inhalierte Staubpartikel bleiben in den terminalen Bronchiolen liegen und werden durch Alveolarmakrophagen phagozytiert. Diese setzen dabei Proteasen frei und stoßen eine chronische Bronchiolitis an.

■ Emphysem ohne Staubeinlagerung

(Syn.: Oxidanzienemphysem).

FPG-Reaktionsfolge Durch eine Inhalanzienexposition wie Zigarettenrauch werden Neutrophile und Makrophagen angelockt. Diese setzen Elastase frei und generieren reaktive Sauerstoffmetabolite. Durch den Zigarettenrauch wird die Aktivitätstasche des α1-AT inaktiviert und die Proteasewirkung so intensiviert, dass die Alveolenwand aufgeweicht wird. Daraus resultieren eine fokale Ausweitung der respiratorischen Bronchiolen und eine chronische Peribronchiolitis.

34.2.2.2 Panazinäres Emphysem

DEF (Syn.: Proteinaseinhibitor-Emphysem) Seltener Emphysemtyp wegen destruktiver Ausweitung aller Azinusanteile.

Lokalisation: v. a. Lungenunterlappen, v. a. Frauen in der 4. Lebensdekade.

KPG-Auslösefaktoren

- **Molekular:** homozygoter α1-AT-Mangel, v. a. in Kombination mit Zigarettenrauchen. Kein Emphysemrisiko bei heterozygotem α1-AT (► Kap. 9.1.2.1),
- **Metabolisch:** Marfan-Syndrom (► Kap. 9.3.1).

FPG-Reaktionsfolge Nachdem die benachbarten Alveolen eingerissen sind, entstehen voluminöse Lungen mit abnorm vergrößerten Alveolarräumen, dies gilt besonders für subpleurale Lungenbezirke, wo das Emphysem bis zur Ausbildung von Emphysemblasen (Bullae) fortschreitet (◘ Abb. 34.2a,b). Die hauchdünne Wand der Bullae reißt mit der Zeit ein und bewirkt einen Pneumothorax (► Kap. 35.1.2). Später werden die residualen Alveolarwände über ein »Fibroplasiemuster« (► Kap. 6.3.6) reaktiv-fibrotisch verdickt und es entwickelt sich eine sog. Emphysemsklerose. Entzündungsinfiltrate fehlen.

34.2.2.3 Periazinäres Emphysem

DEF (Syn.: paraseptales Emphysem) Wenig häufiger Emphysemtyp wegen destruktiver Ausweitung der distalen, an pleurales/interlobärseptales Bindegewebe angrenzenden Azinusanteile.
Lokalisation: Vorder-/Rückseite der Oberlappen, z. T. Rückseite der Unterlappen. Oft vergesellschaftet mit anderen Emphysemtypen.

KPG-Auslösemechanismus Ruckartige Hustenstöße v. a. bei chronischer Bronchitis führen zum Einriss der schwachen Alveolenverankerung im septalen Bindegewebe. Es resultiert eine Alveolendestruktion.

34.2.2.4 Narbenemphysem

DEF (Syn. irreguläres Emphysem) Häufiger Emphysemtyp ohne anatomische Abhängigkeit zum Lungenazinus im Bereich pulmonaler Narbenprozessen.

34.2.3 Emphysematöse Läsionen

DEF Häufige Zustandsbilder mit Lungenüberblähung oder pulmonaler Luftansammlung ohne destruktive Komponente, ohne chronisch-obstruktive Symptomatik.

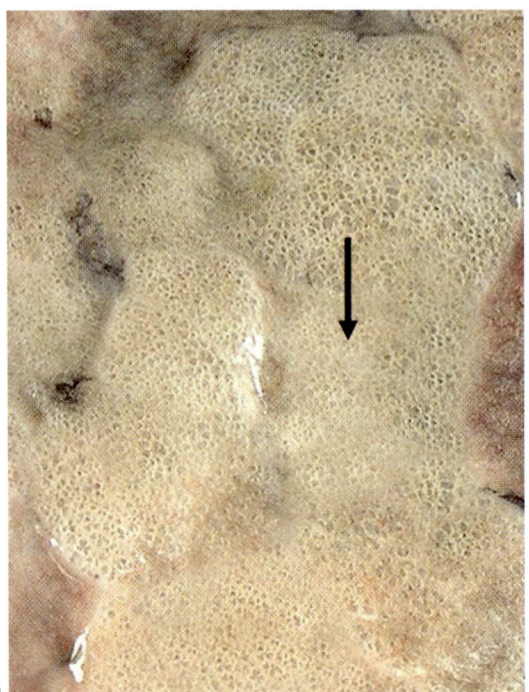
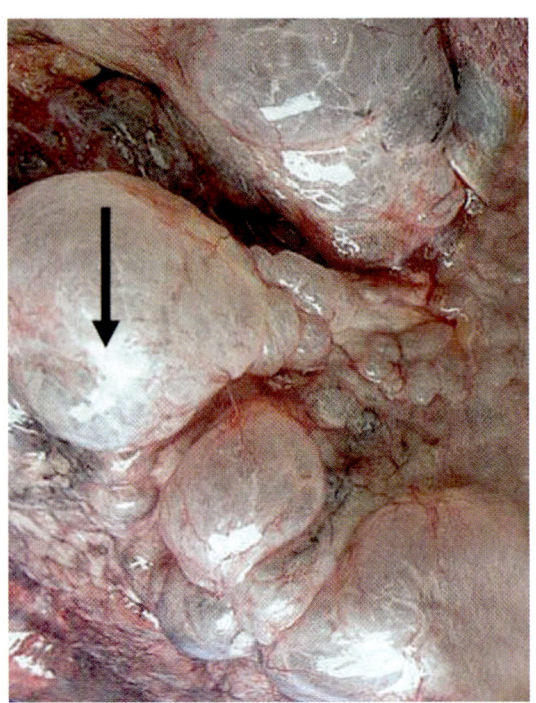

▫ Abb. 34.2a,b. Destruktives Lungenemphysem: **a** panazinärer Typ, **b** bullöser Typ (Pfeile)

KPG-Auslösemechanismen
- **Obstruktives Überblähungsemphysem** wegen ventilartiger Verlegung der Luftwege unter dem Bild eines akuten Emphysems.
- **Kompensatorisches Emphysem** in der Restlunge nach Pneumektomie.
- **Altersemphysem** (Syn.: primär atrophisches Emphysem, chronisch substanzielles Emphysem) wegen altersbedingter, alveolärer Gefügedilatation.
- **Interstitielles Emphysem** wegen Lufteinpressung ins Lungeninterstitium mit Luftansammlung im septalen Bindegewebe nach einem Lungeneinriss im Rahmen einer Überdruckbeatmung.

34.3   Entzündungsmuster

34.3.1   Diffuses Alveolarschaden-Syndrom (DAS)

DEF (Syn.: nichtkardiales Lungenödem) Häufiges alveoläres Reaktionsmuster mit biphasischem Verlauf; klinisches Korrelat eines Adult Respiratory Distress Syndroms (ARDS).

KPG-Auslösefaktoren Sauerstoffbeatmung, inhalative Noxen, Zytostatika wie Busulfan, Virusinfekt, Bakterienendotoxine, Kreislaufschock, Pneumoniefolge (parapneumonisches DAS).

FPG-Reaktionsfolge Durch eine aerogene/hämatogene Schädigung der Alveolokapillarmembran wird ein biphasisches Reaktionsmuster in Gang gesetzt:
- **Akutphase** (Dauer: 1 Woche): Durch die Noxeneinwirkung wird über eine Mediatorfreisetzung eine serofibrinöse Entzündungsreaktion in Form einer exsudativen Alveolitis mit progredienter Schädigung der alveolären Kapillarendothelien und/oder Epithelien hervorgerufen. Es entstehen hyaline Membranen (▫ Abb. 34.3) und das Lungengewicht steigt durch das Ödem >750 g.
- **Spätphase:** Durch die Persistenz der Entzündungsreaktion werden die gasaustauschenden Alveolarepithelien und damit die Surfactantsynthese geschädigt. Dadurch kollabieren die Alveolen multifokal in Form von Mikroatelektasen. Im Rahmen der Entzündung werden fibrogene und motogene growth factors gebildet. Sie setzen eine »epithelialmesenchymale Transition« (▶ Kap. 6.3) in Gang, bei der sich die Alveolarwandzellen in proliferierende Myofibroblasten umwandeln. Dies ist der Auftakt

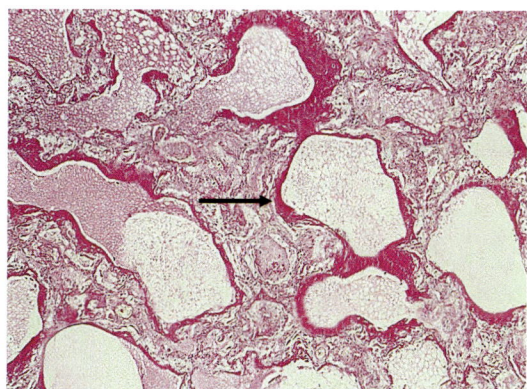

Abb. 34.3. Hyaline Membran (Pfeil) beim diffusen Alveo-larschadensyndrom (Vergr. 10, PAS)

zu einem »fibrodestruktiven Muster« (▶ Kap. 2.4.2) unter dem Bild einer sklerosierenden Alveolitis. Sie bewirkt eine verödende »Kollapsfibrose« des Lungenparenchyms und letztlich eine respiratorische Insuffizienz mit Blutverteilungsstörung und Diffusionsstörung für Sauerstoff.

Klinik

Diagnoseunsicherheit: Das DAS wird in der Frühphase oft als Pneumonie verkannt.

34.3.2 Pneumonie

Glossar

Pneumonie: mikrobiell induzierte Entzündung
Pneumonitis: physikalisch-chemisch induzierte Entzündung
Alveolitis: allergisch/toxisch induzierte Entzündung
Primäre Pneumonie: Entzündung ohne Lungenvorschädigung
Sekundäre Pneumonie: Entzündung nach Lungenvorschädigung
Alveoläre Pneumonien (typische Pneumonie): mit exsudativer Entzündungsreaktion im Alveolarlumen.
Interstitielle Pneumonie (atypische Pneumonie) mit Entzündungsreaktion im alveolären/extraalveolären Interstitium.

DEF Syn.: Lungenentzündung) Sammelbegriff für sehr häufige Entzündungen des am Gasaustausch beteiligten Lungenparenchyms.

Pneumonieausbreitungstypen
- **Lobärpneumonie:** schlagartige Entzündungsausbreitung in einem (oder mehreren) Lungenlappen.
- **Herdpneumonie:** Entzündung bleibt auf die Lobuli beschränkt, betrifft aber mehrere Lungenlappen (❑ Tab. 34.1).
  - **Bronchopneumonie:** bei aerogenem Infektionsmodus und endobronchialer Erregerausbreitung,
  - **konfluierte Herdpneumonie:** mit Konfluenz der bronchopneumonischen Entzündungsherde,
  - **peribronchiale Herdpneumonie:** Entzündung im peribronchialen Bindegewebe bei aerogenem Infektionsmodus nach Bronchialwanddurchwanderung ohne endobronchiale Ausbreitung,
  - **septikopyämische Herdpneumonie:** subpleurale Sepsisausscheidungsherde bei hämatogenem Infektionsmodus.
  - **interstitielle Pneumonie:** Entzündungsausbreitung im Interstitium

---

✉ **Take-home-message**
Todesursachen einer Pneumonie:
- restriktiv-respiratorische Insuffizienz mit Oxygenierungsstörung → Rechtsherzinsuffizienz wegen vermehrter Atemarbeit,
- septisch-toxischer Kreislaufschock wegen Endotoxinämie.

Klinik

Diagnoseunsicherheit: Anstatt einer klinisch festgestellten kardialen Stauungslunge liegt oft eine Pneumonie vor. Die klinische Diagnose Pneumonie ist oft falsch.

34.3.2.1 Alveoläre Pneumonien
■ **Pneumokokkenpneumonie**
DEF Recht häufige, plötzlich einsetzende Infektion mit Pneumokokken (Streptococcus pneumoniae), die schlagartig einen ganzen oder mehrere Lungenlappen befällt (Lobärpneumonie) und unbehandelt stadienartig abläuft. Hohe Letalität.

KPG-Prädispositionsfaktoren Eiweißreiches Lungenödem (Herzinsuffizienz!), Abwehrschwäche (Alkoholkranke).

KPG-Auslösemechanismen
- **Erregerüberrumpelung:** Erreger schädigt mit seiner IgA1-Protease und C5a-Protease den immun-

Tab. 34.1. Bakterielle, alveoläre Pneumonieformen		
Erreger	**Pneumonieformen (P)**	**Besonderheiten**
Pneumokokken	**Lobär-P** als Primär-P	unbehandelt stadienartiger Ablauf
Staphylococcus aureus	**eitrige Herd-P** als Primär-P	meist antibiotikaresistente Krankenhauskeime
	hämorrhagische Broncho-P als Sekundär-P	toxinbedingte Alveolarwandnekrose und Blutung
Haemophilus influenzae	**eitrige Broncho-P** als Sekundär-P	meist Sekundär-P nach vorheriger viraler hämorrhagischer P
Klebsiella pneumoniae	**Lobär-/Herd-P** als Primär-P	toxinbedingte eitrige Nekrose → Kavernisierung Empyem → Erregerschleimbildung → fadenziehendes Sputum
Pseudomonas aeruginosus	**infarktoide Herd-P** als Primär-P	enzymatisch-toxische Nekrose mit thrombosierender Vaskulitis
	eitrige Broncho-P als Primär-P	ohne Vaskulitis

inkompetenten Patienten und gibt Toxine wie Pneumolysin ab. Der Patient entwickelt schlagartig hohes Fieber mit Schüttelfrost. Die Toxine lädieren die Mikrozirkulation und stoßen in den Alveolen eine »serös-exsudative Entzündungsreaktion« (► Kap. 13.1.1) an. Außerdem schädigen die Toxine die Alveolarepithelien, sodass diese kein Surfactant mehr produzieren und die sog. Kohn-Poren zwischen den benachbarten Alveolen frei werden. Dadurch breitet sich die Entzündung rasant in 1 Lungenlappen aus.

- **Erregerbekämpfung:** Die massive Toxineinwirkung auf die Mikrozirkulation bewirkt eine »fibrinös-exsudative Entzündungsreaktion« (► Kap. 13.1.2), dadurch werden die Erreger in Fibrin eingebunden.
- **Erregerüberwindung:** Mittlerweile ist der Patient gegen Pneumokokken immunkompetent. Er bildet typenspezifische Antikörper gegen Pneumokokken, sodass diese opsoniert werden und von den Makrophagen phagozytiert werden können. Diese bilden Chemotaxine für Neutrophile und bewirken eine »eitrig-exsudative Entzündungsreaktion« (► Kap. 13.1.3), mittels derer die Erreger zerstört und das Exsudat aufgelöst wird.

FPG Stadien der Lobärpneumonie (ohne Therapie!)
- **Anschoppungsstadium** (1.–2. Tag): Alveolarwandhyperämie mit serösem Exsudat im Alveolarlumen, kaum Neutrophile. Dadurch imponiert die Lungenschnittfläche dunkelrot und weich.
- **Stadium der roten Hepatisation** (3. Tag): Alveolarwandhyperämie mit Blutaustritt in Alveolen und serös-fibrinösem Exsudat (Auskultation: Knisterras-

seln, Crepitatio indux). Die Lungenschnittfläche ist zyanotisch, leberartig (Hepatisation) verfestigt (Perkussion: Dämpfung); zusätzlich findet sich eine fibrinöse Begleitpleuritis (Auskultation: Lederreiben).
- **Stadium der grauen Hepatisation** (4.–6. Tag): Fibrinausfüllung des Alveolarlumens im Gefolge einer fibrinösen Exsudation, bis das Fibrin durch die offen gewordenen intraalveolären Kohn-Poren in die Nachbaralveolen überläuft. Nun tauchen Makrophagen und Neutrophile im Entzündungsgebiet auf. Die Lungenschnittfläche ist weißlich-grau gekörnt (► Kap. 3.2.1.6) und leberartig verfestigt.
- **Stadium der gelben Hepatisation:** (7. Tag): Jetzt wandern massenhaft Neutrophile ins Entzündungsgebiet. Es entwickelt sich eine eitrige Entzündung, durch die das entzündete Gewebe samt Zellen proteolytisch zerstört wird (Abb. 34.4). Allmählich

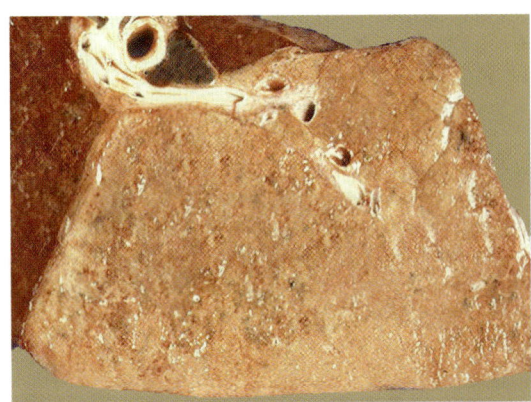

Abb. 34.4. Lobärpneumonie im Stadium der gelben Hepatisation als eitrige Entzündung; Farbe: xanthochrom-gelb

◻ Tab. 34.2. Atypische Pneumonie

Erreger	Pneumonie-Besonderheit	klinisch/diagnostische Besonderheit
Mykoplasma pneumoniae	**Interstitielle Pneumonie** geringe chronische Entzündung	erregerbedingte T-Zellsuppression, B-Zellineffektivität
Zytomegalovirus	**Interstitielle Pneumonie** alveoläre Begleithämorrhagie	v. a. bei Immunsuppression, Diagnostik: Eulenaugen-zellen (Riesenzellen mit viralen Einschlusskörpern)
Masernviren	**Interstitielle Pneumonie** riesenzellige Pneumonie	virale Alveozytennekrosen mit Alveozytenfusion, Riesenzellen mit viralen Einschlusskörpern
Influenzaviren	**Bunte Pneumonie** ▬ grau wegen Fibrinexsudation ▬ rot wegen Hämorrhagie ▬ gelb wegen eitriger Nekrose	früh: ▬ virale Alveozytennekrose → Alveolarkollaps und hyaline Membranen ▬ virale Endothelnekrose → Alveolarhämorrhagie spät: Haemophilus pneumonie-Superinfektion → eitrige Entzündung
Pneumozystis jiiroveci	**Interstitielle Pneumonie** ▬ Säugling: plasmazelluläre Entzündung ▬ AIDS: lymphozytäre Entzündung	v. a. bei Immunineffizienz, Immundefekt, schaumige, »fungale Zysten« in Alveolarlichtung (◻ Abb. 34.5)
Pilze ssp	**Infarktoide Herdpneumonie**	meist opportunistische Infektion bei Abwehrdefekt, myzetal-thrombosierende Vaskulitis → infarktoide Nekrose

kommt die Mikrozirkulation in den Alveolarwänden wieder in Gang. Die Lungenschnittfläche ist nekrochrom schmutzig-gelb (► Kap. 3.4.1.1) und immer noch leberartig verfestigt.
▬ **Lysestadium:** (7.– 9.Tag): Das Exsudat wird durch die Makrophagen und Neutrophilen proteolytisch-fibrinolytisch verflüssigt, sodass es als rostbraunes Sputum ausgehustet werden kann. Jetzt entfalten sich die Alveolen wieder (Auskultation: Entfaltungsknistern, Crepitatio redux). Die vollständige Exsudatresorption dauert 4–8 Wochen.

KPL
▬ **Chronische Pneumonie:** Exsudat ist nicht auflösbar → Auslösung eines »Organisationsmusters« (► Kap. 5.5.4) mit Übergang in ein »fibrodestruktives Muster« (► Kap. 2.4.2). Resultat: karnifizierende Pneumonie mit fleischartig fester Schnittfläche.
▬ **Lungenabszess:** Dominanz des Entzündungsprozesses durch Nekrose und Proteolyse → Abszessbildung → Auslösung eines »Abszessreinigungsmusters« (► Kap. 5.5.5) →
▬ **Pleuraempyem** (meist gekammert) nach Abszessdurchbruch mit fibrinöser Begleitpleuritis (schmerzhaftes Pleurareiben).

34.3.2.2 Interstitielle Pneumonie
DEF (Syn.: atypische Pneumonie) Gruppenbezeichnung für primäre Pneumonien, die von der klassischen, bakteriellen Pneumonie wegen folgender Charakteristiken abweichen:
▬ Klinisch wegen akuter respiratorischer Insuffizienz,
▬ radiologisch wegen fleckförmig-retikulärer Infiltrate,
▬ pathologisch wegen einer von der Lobärpneumonie abweichenden Pneumonieform (◻ Tab. 34.2).

KPG-Prädispositionsfaktoren V. a. Immundefekte.

■ Viruspneumonien
DEF Meist als pulmonale Komplikation systemischer Virusinfektionen.

KPG Oft Immundefekt, Immunsuppression.

FPG Meist Gewebsnekrose wegen viralem zytopathischem Effekt mit Auslösung einer hämorrhagischen Entzündung (◻ Tab. 34.2, ► Kap. 13.1.4).

■ Pilzpneumonien
DEF Wenig häufige atypische Pneumonien meist wegen Infekts mit opportunistischen Keimen.

KPG-Prädispositionsfaktoren Immundefekte, Neutropenie, Neutrophilen-Dysfunktion.

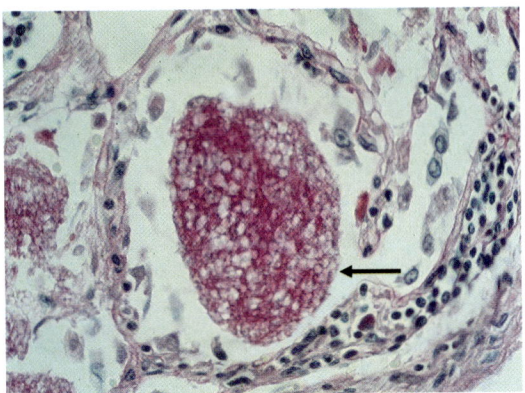

◘ Abb. 34.5. Lunge mit intraalveolären Pneumozysten (Pfeil) bei Pneumozystose eines AIDS-Patienten (Vergr. 50, PAS)

Nichtinvasive (allergische) Aspergillose

KPG-Auslösefaktoren Meist Käse-/Getreideschimmel in Form von Aspergillus fumigatus (lat. = rauchgrau/Aspergillus clavatus, clava, lat. = Keule).

KPG-Auslösemechanismus Eine (berufliche) Pilzexposition führt zur Bildung von IgE- oder IgM-Antikörpern und initiiert eine Überempfindlichkeitsreaktion Typ I/III (▶ Kap. 14.1.1, ▶ Kap. 14.1.3).

FPG-Reaktionsfolge Auslösung einer eosinophilen Herdpneumonie mit Asthma bronchiale und exogenallergischer Alveolitis (▶ Kap. 34.3.5.2).

Invasive (nekrotisierende) Aspergilluspneumonie

KPG-Auslösemechanismus Immundefekt mit Agranulozytose (Kortikoidtherapie!).

FPG-Reaktionsfolge Je nach Anergie und Gewebsvorschädigung: Bei schwerer Anergie kommt es zur transbronchialen Pilzinvasion und danach zur mykotoxischen Lungenschädigung mit myzetal-thrombotischer Vaskulitis. Daraus resultiert eine infarktoide Lungennekrose unter dem Bild sog. target lesions (◘ Abb. 13.17). Nach erfolgreicher antimykotischer Therapie und/oder Erholung der T-Zellfunktion und Neutrophilenzahl werden die Pilzmyzelien in Form von Epitheloidzellgranulomen umsäumt.

■ Soorpneumonie

KPG-Prädestinationsfaktoren Hospitalisierte Patienten mit zerstörter Bronchoepithelialbarriere wegen Entzündung, Trauma oder Verbrennung.

KPG-Auslösefaktoren Hefepilz meist Candida albicans als physiologischer Schleimhautparasit.

FPG-Reaktionsfolge je nach Anergie: Auslösung einer abszedierenden, peribronchialen Herdpneumonie. Bei schwerer Anergie breiten sich die Erreger hämatogen unter dem Bild einer miliaren Herdpneumonie (milium, lat. = Hirsekorn) mit target lesions (▶ Kap. 13.3.3.3) aus. Darin findet sich ein Kandidamyzel aus unseptierten und unverzweigten Hyphen.

34.3.2.3 Sekundärpneumonien

DEF Häufige Pneumoniegruppe im Anschluss an eine primäre Lungenvorschädigung meist in Form einer Herdpneumonie. Klinisch besonders wichtig ist die Aspirationspneumonie.

■ Aspirationspneumonie

DEF Häufige Pneumoniegruppe wegen Einatmung (Aspiration) von (erbrochenem) Fremdmaterial, v. a. bei Patienten mit Zerebralinsult und bei Bewusstlosen.

KPG-Auslösemechanismus je nach zeitlichem Verlauf:
- **Akute Aspirationspneumonie** (Syn. : Mendelson-Syndrom): Magensaft- oder Süß-/Meerwasser-Aspiration mit Auslösung eines diffusen Alveolarschadensyndroms (▶ Kap. 34.3.1). Das geschädigte Lungengewebe wird bakteriell besiedelt, es entsteht ein Lungenabszess/-gangrän.
- **Chronische Aspirationspneumonie:** Aspiration nicht reizender Fremdkörper wie Erbsen oder Spielsachen mit Auslösung eines exspiratorisch wirksamen Ventilmechanismus (»Stenosemuster«, ▶ Kap. 2.3.2). Dadurch wird die Lunge atelektatisch. Dies bewirkt die Auslösung eines »Organisationsmusters« (▶ Kap. 5.5.4) mit Einmündung in eine chronisch organisierende Pneumonie.

34.3.3 Lungentuberkulose

DEF (Syn.: Tuberkulose, TBC) Gruppenbezeichnung für akute oder chronisch-granulomatös verlaufende Lungenentzündungen wegen meist inhalativer, selten oraler Infektion mit Mycobacterium tuberculosis Typus humanus oder bovis, selten africanus als Resultante aus Infektimmunität und bakteriellen Resistenz- und Virulenzfaktoren.

KPG Auslösefaktoren des Erregers:
- **Wachshülle** (Resistenzfaktor). Dadurch sind die Erreger resistent

34

− bei der Anfärbung gegenüber HCl-Alkohol (Säureresistenz),

− gegenüber einer Austrocknung (deshalb Infektion durch erregerhaltigen Staub) und

− gegenüber Lysosomenenzymen (deshalb Zellparasitismus in Makrophagen).

− **Cord-Faktor** (Trehalose-6,6'-Dimycolat). Dies ist ein Virulenzfaktor. Er blockiert die Chemotaxis für Entzündungszellen (▶ Kap. 13).

KPG-Reaktionsformen je nach Abwehrlage:

− **Exsudativ-käsige Reaktion:** Erreger-Wirt-Konstellation: Keine/geringe Infektimmunität. Dadurch ungebremste Erregervermehrung und hohe Erregervirulenz. Als Folge davon dominiert die erregerbedingte Gewebstoxizität. Es entstehen multiple Infektionsherde mit fibrinös-exsudativer Entzündungsreaktion. Die entsprechenden Folgereaktionen richten sich nach Immunitätslage:

− Fehlende Überempfindlichkeitsreaktion Typ IV (▶ Kap. 14.1.4). Dadurch rascher Lungenparenchymschwund mit Bronchusarrosion (galoppierende Schwindsucht). Es folgt ein »Abszessreinigungsmuster« (▶ Kap. 5.5.5) mit bronchogener Nekroseentleerung. Dies führt zu einer tuberkulösen Kaverne. Sie wird zur bronchogenen Erregerstreuquelle.

− Vorhandene Überempfindlichkeitsreaktion Typ IV. Dadurch verkäsende Gewebsnekrose mit granulomatöser Entzündungsreaktion, sie kann zur TBC-Abheilung führen.

− **Granulomatöse Reaktion** Erreger-Wirt-Konstellation: Infektabwehr adäquat zu Infektionsfortschrittt. Als Folge davon dominiert die entzündliche Infektabwehr in Form einer chronisch-granulomatösen Entzündung mit Bildung nekrotisierender Epitheloidzellgranulome (▶ Kap. 13.2.2.1).

− **Proliferativ-produktive Reaktion** Erreger-Wirt-Konstellation: gut entwickelte zellgebundene Immunität mit gebremste Erregervermehrung. Als Folge davon dominiert die zellgebundene Immunität mit narbiger Reparation der infekt-nekrotischen Gewebsbezirke. Es folgt ein »fibrodestruktives Muster« (▶ Kap. 2.4.2).

Der klinische Verlauf gliedert sich in nachfolgende Stadien.

34.3.3.1 Primäraffekttuberkulose

DEF (Syn.: Primärstadium) Erstreaktion des normergen Organismus auf TBC-Erreger mit hoher Virulenz in Form einer exsudativen Entzündungsreaktion.

FPG-Reaktionsfolge je nach zeitlichem Ablauf:

− **Subpleuraler Primärherd** (Ghon-Herd): exsudativer Bronchopneumonieherd im Lungenmittelgeschoss mit serofibrinöser Pleuritis. Es folgt ein lymphogener Erregerabtransport zu den regionären Hiluslymphknoten mit Auslösung einer Lymphangitis →

− **käsig-nekrotische Hiluslymphadenitis**.

Knollige Lymphknotenvergrößerung mit Bronchuseinengung und Auslösung eines »Stenosemusters« (▶ Kap. 2.3.2) in Form einer prästenotischen Bronchiektasie und einer poststenotischen Atelektase v. a. im Mittellappenbereich unter dem Bild eines sog. Mittellappensyndroms.

> ⊗ **Take-home-message**
>
> TBC-Primärkomplex ist die Summe aus
> − subpleuralem Primärherd (Lungenpol),
> − Lymphangitis und
> − Hiluslymphadenitis (lymphonoduläre Hilus-TBC, Lymphknotenpol).

34.3.3.2 Hämatogene Generalisation

DEF (Syn.: Sekundärstadium) Exsudativ-entzündliche Folgereaktion eines Organismus auf hämatogene Streuung hochvirulenter TBC-Erreger in den Gesamtorganismus.

KPG Auslösefaktoren der Erregerstreuung : (meist) Gefäßarrosion wegen benachbarter Hiluslymphknoten-TBC oder Organ-TBC.

FPG-Verlaufsformen

− **Lokalisierte Herdbildung** Erreger-Wirt-Konstellation: Geringe Erregeraussaat wegen guter Infektimmunität (Hyperergie). Als Folge davon siedeln sich wegen hohen Sauerstoffpartialdrucks bei relativ geringer Durchblutung die Erreger v. a. in den Lungenspitzen (apikaler Reinfekt, Simon-Spitzenherde) in Form millimetergroßer Herde ab. Dazu kommt noch eine Begleitpleuritis. Die Erreger werden durch eine proliferativ-produktive Entzündungsreaktion bekämpft.

− **Disseminierte Herdbildung** Erreger-Wirt-Konstellation: Erregeraussaat in Form einer Septikopyämie wegen geringer Infektimmunität bei TH2-Zelldominanz. Als Folge davon kommt es zu einer sog. miliaren Streuung in wenige Organe mit Ausbildung einer Miliar-TBC (u. a. miliare Lungen-TBC) in Form multipler 1–2 mm großer Milien (lat. mi-

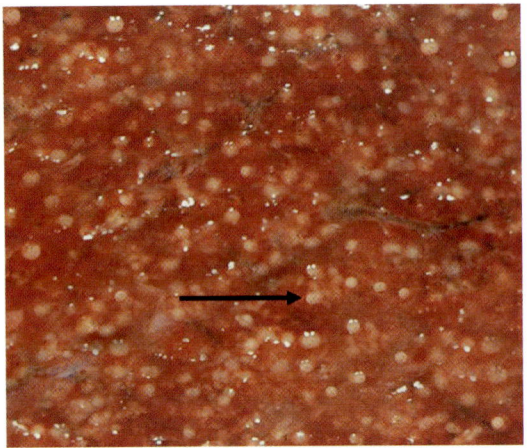

◙ Abb. 34.6. Miliare Lungentuberkulose mit zahlreichen mikronodulären Entzündungsinfiltraten in Form von Granulomen (Pfeil) → mikronoduläres Muster

lium = Hirsekorn). Dazu gesellt sich eine Begleitpleuritis. Die Milien entsprechen nekrotisierenden Epitheloidzellgranulomen (◙ Abb. 34.6).
- **Landouzy-Sepsis** (perakute Tuberkulosepsis) Erreger-Wirt-Konstellation: hohe Erregervirulenz, keine Infektimmunität. Folge davon ist eine perakute Erregeraussaat mit septisch-toxischer Gewebszerstörung ohne zelluläre Gegenwehr, jedoch mit typhusähnlicher febriler Symptomatik.

34.3.3.3 Postprimäre Lungentuberkulose
DEF (Syn.: chronische Streu-TBC, Tertiärstadium) TBC-Azerbationszustände bei nachlassender Infektimmunität und TH1-Zelldominanz wegen Reaktivierung alter Streuherde oder Reinfektion nach abgelaufener TBC.

FPG-Verlaufsformen
- **Infraklavikuläres Frühinfiltrat** (Assmann-Infiltrat): infraklavikuläre Frühmanifestation einer postprimären Lungen-TBC. Auslösemechanismen: aerogen wegen exogenen Reinfekts oder bronchogen wegen Herdreaktivierung. Es entsteht ein 2–3 cm großer Herd im Lungenobergeschoss (im Röntgenbild meist infraklavikulär). Danach narbig-verkalkende Abheilung bei erfolgreicher Therapie oder Frühkavernisierung bei Therapieresistenz.
- **Kavernöse Lungentuberkulose** (offene Lungentuberkulose): Manifestation einer postprimären Lungen-TBC mit Höhlenbildung im Lungengewebe nach Ablauf des »Nekroseeliminationsmusters« (► Kap. 5.5). Der weitere Verlauf wird durch folgende Prozesse kompliziert:

- **Aerogene Infektion** von Mitmenschen wegen Erregervermischung mit der Atemluft. Dadurch Erregerausschleuderung durch den Hustenstoß.
- **Bluthusten** (Hämoptyse) wegen tuberkulöser Gefäßarrosion.
- **Kavernenoffenhaltung:** Bei guter Infektimmunität heilen die Streuherde zunehmend über ein »fibrodestruktives Muster« (► Kap. 2.4.2) ab, sodass eine fibrös-verfestigte, zirrhotische Lungen-TBC entsteht. Dabei wird die Kaverne durch die schiefergrau-vernarbende Ummauerung offen gehalten (offene Kaverne), sie wird zum TBC-Streuherd.
- **Entzündliches Aneurysma** (► Kap. 17.3.1.4) wegen Entzündungsübergriff auf eine Arterie, sodass bei einem Husten das Aneurysma einreißen (Aneurysmaruptur) und einen tödlichen sog. Blutsturz (Hämoptyse) provozieren kann.
- **Azinös-nodöse Lungentuberkulose:** kleeblattförmige, bronchogene TBC-Streuherde. Im weiteren Verlauf wird bei guter Infektimmunität eine Kaverne gebildet. Von ihr aus werden die Erreger bronchogen gestreut. Es bilden sich TBC-Granulome, die sich in Form millimetergroßer, kleeblattförmiger, grauer Lungenherde entlang der Bronchien zusammenlagern.

KPL
- **Narbenemphysem** in der Umgebung von »fibrodestruktiven Mustern«,
- **Karzinom** meist im Bereich chronischer Kavernen,
- **Cor pulmonale** wegen restriktiv-obstruktiver Ventilationsstörung,
- **Aspergillom** (Höhlenaspergillose) wegen Pilzbesiedlung nekrotischen Kavernenmaterials,
- **entzündliches Aneurysma** (wegen Begleitvaskulitis),
- **Pleuraempyem** (◙ Abb. 13.6) wegen bronchopulmonaler Fistelung,
- **sekundäre Amyloidose** (► Kap. 9.3.2) wegen chronischer Entzündung,
- **tuberkulöse Lungenzerstörung** (destroyed lung) wegen »fibrodestruktiven Musters« (► Kap. 2.4.2).

Klinik

Diagnoseunsicherheit: Eine Lungentuberkulose wird in der Klinik oft als Tumorinfiltrate oder Metastasen fehldeutet.

34.3.4 Sarkoidose

DEF (Syn.: Morbus Boeck; sprich: Bohk) Wenig häufige, mehr oder minder generalisierte, Propionibakterien-assoziierte Krankheit mit charakteristischer granulomatöser Entzündungsreaktion v. a. in Lunge und Lymphknoten, v. a. bei jungen Frauen.

KPG-Auslösemechanismus Propionibakterien-assoziierte, T-Helferzell-Lymphozytose in den befallenen Organen bei abgeschwächter zellulärer Immunität im peripheren Blut (verminderte Anzahl zirkulierender T-Lymphozyten) und negativer Hauttests (kutane Anergie) und bei gesteigerter B-Zell-Aktivität.

FPG-Reaktionsfolge Regelmäßiger, unbehandelt stadienartiger Befall von Hiluslymphknoten und Lungen in folgenden Stadien:
- **Initialstadium:** (reversible) Alveolitis.
- **Granulomatöses Entzündungsstadium:** Es bilden sich nicht nekrotisierende Epitheloidzellgranulome (▶ Kap. 13.2.2.1). Sie konfluieren v. a. in Bronchialschleimhaut, Lungenparenchym und Lymphknoten und erwecken dadurch einen fleischigen Aspekt (daher Name: Sarkoidose, sarkos, gr. = Fleisch).
- **Vernarbungsstadium:** Reparative zentripetale Fibrosierung des ehemaligen Granulombezirks unter Auslösung eines »fibrodestruktiven Musters« (▶ Kap. 2.4.2). Danach geht die Entzündung in eine progrediente interstitielle Lungenfibrose mit Perifokalemphysem über und endet in einer restriktiven respiratorischen Insuffizienz.

Klinik

Thoraxradiologische Manifestationen (ohne Behandlung):
- Bihiläre Lymphadenopathie,
- bihiläre Lymphadenopathie mit Lungenherden,
- nur Lungenherde → Übergang in Lungenfibrose,
- (schrumpfende) Lungenfibrose.

Prognose:
- Akute Sarkoidoseform (Löfgren-Syndrom) mit Hiluslymphomen, Fieber, Erythema nodosum und Arthralgien. Meist Spontanrückbildung.
- Chronisch oligosymptomatische Verlaufsform: ungünstiger Verlauf.

Klinik

Therapieprinzip: Kortikoide.

34.3.5 Staublungenkrankheiten

📖 **Wissensvertiefung**
Muköziliarclearance
Abfangung der inhalierten Staubpartikel in den oberen Atemwegen, Abtransport mittels Muköziliarapparat. Nur Staubpartikel <5 μm gelangen via terminale Bronchiolen in die Alveolen.

34.3.5.1 Pneumokoniosen

DEF (Syn.: Staublungenkrankheit; pneuma, gr. = Luft, Lunge; konios, gr. = Staub) Sammelbegriff für recht häufige, durch inhalierte anorganische Stäube ausgelöste Lungenerkrankungen.

KPG-Auslösefaktoren Meist beruflich inhalierter, kristalliner, meist Quarz- (SiO_2) oder Silikat-haltiger (Me_x-SiO_4) Staub.

FPG-Reaktionsfolge Staubpartikelinhalation mit Staubphagozytose durch Alveolarmakrophagen. Sie werden dadurch zu Koniophagen (konios, gr. = Staub → Staubfresszellen). Diese wandern zu den Lymphgefäßen im peribronchovaskulären Bindegewebe. Sie werden durch die vertilgten Kristalle geschädigt und generieren Entzündungsmediatoren und fibrogene growth factors. Diese leiten eine chronische granulomatöse Entzündung mit Bildung von Fremdkörpergranulomen (▶ Kap. 13.2.2.2) ein und initiieren zudem ein »fibrodestruktives Reaktionsmuster« (▶ Kap. 2.4.2). Dadurch werden die Staubpartikel zwar narbig eingemauert, kommen aber immer wieder frei. Als Folge davon vergrößern sich die Granulome schichtweise, die Entzündung perpetuiert und endet in einer interstitiellen Lungenfibrose mit zentroazinärem Lungenemphysem (▶ Kap. 34.2.2.1).

■ Silikose

DEF Häufige, chronisch fortschreitende Lungenfibrose wegen Inhalation quarzhaltiger Stäube.

KPG-Auslösemechanismus Inhalation von Quarzstaub (Siliziumdioxid) oder quarzhaltige Mischstäube. Silikosemanifestation nach einer Expositionszeit zwischen 18 Monaten–30 Jahren.

FPG-Reaktionsfolge Staubinhalation mit Auslösung einer chronisch granulomatösen Entzündungsreaktion mit Bildung von Fremdkörpergranulomen (▶ Kap. 13.2.2.2) sowie eines »fibrodestruktiven Musters« (▶ Kap. 2.4.2) im Lungeninterstitium. Die Silikosegranulome häufen sich im Lungenmittelgeschoss und in Hiluslymphknoten. Sie weisen um ein hyalinisiertes

Zentrum eine kollagenfaserreiche Mantelzone mit Koniophagen auf. Die chronische Entzündung führt zur Zusammenballung der Lymphknoten und mündet in eine progressive interstitielle Lungenfibrose ein. Das umliegende Lungenparenchym wird unter dem Bild eines Narben- und/oder zentroazinären Lungenemphysems (▶ Kap. 34.2.2.1) geschädigt. Daraus resultiert eine restriktive und obstruktive Ventilationsstörung mit nachfolgendem Cor pulmonale. (Assoziation mit TBC: Silikotuberkulose).

Klinik

Schweregrade (radiologisch):
- **Grad I:** vergrößerte Hiluslymphknoten und feinretikuläre Zeichnung der Lungenperipherie,
- **Grad II:** knötchenförmige Mittelfeldverschattungen (Schneegestöberlung),
- **Grad III:** Granulomverschmelzung: Ballungen.

■ Silikatose

DEF In den letzten Jahren häufig gewordene, progressive Lungenfibrose wegen Inhalation von Silikaten (Siliziumtetroxid, SiO).

KPG-Auslösefaktoren Industrie- und Umweltstäube v. a. in Form inhalierter hydratisierter Silikate (Asbest).

FPG-Reaktionsfolge Asbestbedingte Auslösung einer chronische Entzündung der Bronchial- und Alveolarepithelien sowie der Pleuramesothelien. Sie beginnt als interstitielle Pneumonie v. a. in Mittel- und Unterfeldern und stößt ein »fibrodestruktives Muster« (▶ Kap. 2.4.2) unter dem Bild einer interstiellen Lungenfibrose an. Sie wird von einer (diagnostisch wichtigen) fibrotischen Verdickung der viszeralen Pleura begleitet. Diagnostisch beweisend sind die Asbestkörperchen in Form 20 μm langer Korpuskel mit keulenförmigem und eisenhaltigem Mantel. Dieser Prozess wird immer durch ein Cor pulmonale, meist durch ein malignes Mesotheliom (▶ Kap. 35.4.1) der Pleura (und des Peritoneums) und gelegentlich durch ein Adenokarzinom im Unterlappenbereich (▶ Kap. 34.5.2.3) kompliziert.

Kohlenstaubpneumokoniose

DEF Lungenerkrankung bei Kohlenbergarbeitern nach 10-jähriger Exposition.

KPG-Auslösemechanismus Inhalierter Kohlestaub bildet mit Serumproteinen Staub-Protein-Komplexe mit antigenen Eigenschaften. Daraus resultiert (in einigen Fällen) eine Pneumokoniose mit begleitender rheumatoider Arthritis unter dem Bild eines sog. Caplan-Syndroms (▶ Kap. 78.2.2.2).

FPG-Verlaufsformen
- **Einfache Kohlenstaubpneumokoniose** (reine Anthrakose) wegen Kohlenstaubablagerung in den Alveolen und um respiratorische Bronchiolen. Sie führt zu einem zentroazinären Lungenemphysem (▶ Kap. 34.2.2.1). Kohlestaubspeicherung in Hiluslymphknoten.
- **Progressiv-massive Fibrose** (Anthrakosilikose) wegen erheblicher Kohlenstaubexposition in Kombination mit Silikaten. Sie provoziert ein zentroazinäres Lungenemphysem mit Auslösung eines »fibrodestruktiven Musters« (▶ Kap. 2.4.2). Kohlestaubspeicherung in den Hiluslymphknoten.

34.3.5.2 Exogen-allergische Alveolitis

DEF (Syn.: Überempfindlichkeitspneumonie) Wenig häufiges Reaktionsmuster des Lungenparenchyms wegen Inhalation organischer Stäube mit allergenen Eigenschaften.

KPG-Auslösefaktoren Thermophile Aktinomyzeten, Schimmelpilze und Vogelproteine.

KPG-Auslösemechanismus (Vermutlich):
- **Überempfindlichkeitsreaktion Typ III** (▶ Kap. 14.1.3) mit immunkomplexvermittelter Gewebeschädigung mit Bildung von IgG-Antikörpern (Präzipitine) im Serum gegen Inhalationsantigene,
- **Überempfindlichkeitsreaktion Typ IV** (▶ Kap. 14.1.4) mit zellvermittelter Reaktion mit Bildung nicht nekrotischer Epitheloidzellgranulome (Überempfindlichkeitsgranulome, 13.2.2).

FPG-Reaktionsfolge Beginn als lymphoplasmozytärer Entzündung im peripheren Lungeninterstitium mit Ausbildung miliarer Epitheloidzellgranulome (▶ Kap. 13.2.2.1). Durch eine chronische Allergenexposition wird schließlich ein »fibrodestruktives Muster« (▶ Kap. 2.4.2) ausgelöst. Dieses mündet in einen zystisch-fibrotischen Lungenparenchymumbau ein und bewirkt eine restriktive Ventilations- und Diffusionsstörung.

34

34.4 Fibrodestruktive Muster

34.4.1 Interstitielle Lungenfibrose

DEF Sammelbegriff für wenig häufige Lungenerkrankungen, die aus einer im Lungeninterstitium sich abspielenden, chronisch verlaufenden Lungenentzündung hervorgehen.

KPG Auslösefaktoren einer interstitiellen Pneumonie: Inhalanzien wie anorganische/organische Stäube (▶ Kap. 34.3.5.1), Viren, Medikamente wie Zytostatika, Bestrahlung, Systemerkrankungen wie Kollagenosen (▶ Kap. 6.3.6) und Sarkoidose (▶ Kap. 34.3.4) oder idiopathisch.

34.4.1.1 Idiopathische Pulmonalfibrose (IPF)

DEF Gruppenbezeichnung für wenig häufige, chronisch fibrosierende interstitielle Pneumonien ohne bekannte Ätiologie und ohne anderweitige Organmanifestation.

KPG-Auslösemechanismus (Noch hypothetisch): Alveolenschädigung (wegen Immunkomplexen?) mit

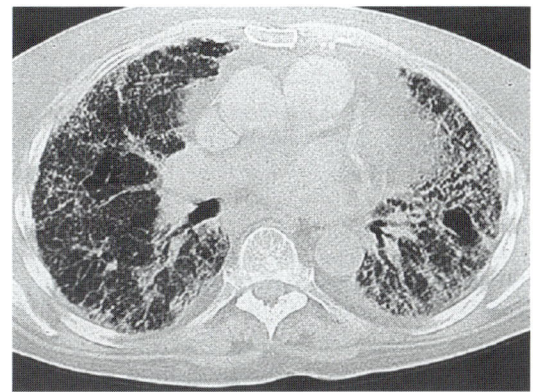

■ **Abb. 34.7.** Lungenfibrose vom UIP-Typ (Usual Interstitial Pneumonia) mit retikulärem Muster (Thorax-CT) als Bildgebungskorrelat eines »fibrodestruktiven Musters«

Aktivierung der Alveolarmakrophagen. Diese sezernieren Entzündungsmediatoren, locken damit Neutrophile an und aktivieren sie, sodass diese toxische Sauerstoffmetabolite bilden. Dadurch werden die Alveolarepithelien geschädigt. Sie bilden keinen Sur-

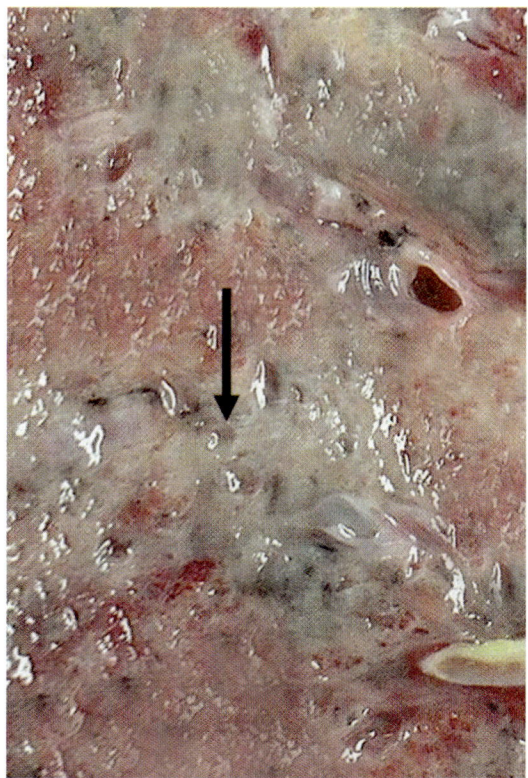

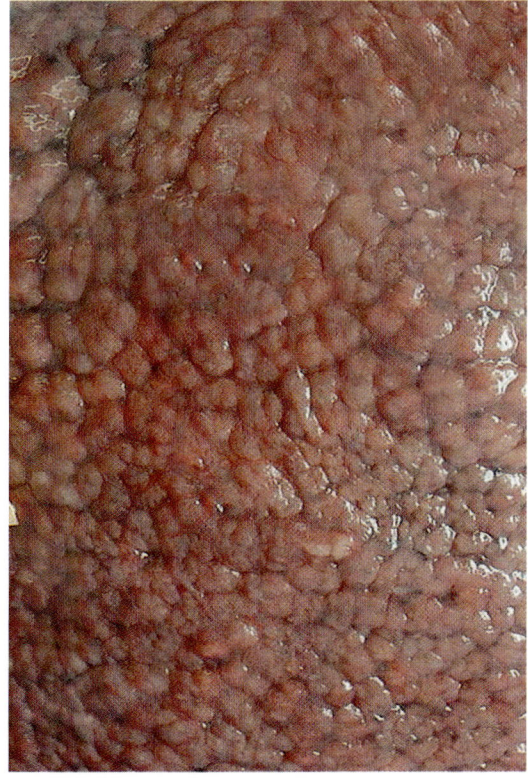

■ **Abb. 34.8a,b.** Interstitielle idiopathische Lungenfibrose: **a** diffuse graue Parenchymfibrose als Ausdruck eines »fibrodestruktiven Musters« (Pfeil), **b** muskuläre Lungenzirrhose in der pleuralen Aufsicht

factant mehr, sodass die Alveolen kollabieren. Damit werden auch die Alveolarendothelien geschädigt und es entsteht eine exsudative (interstitielle) Alveolitis. Danach bilden die Makrophagen in der Nähe fibromotogene growth factors und Zytokine und lösen eine »epithelio-mesenchymale Transition« aus (▶ Kap. 6.3). Dabei wandeln sich die Alveozyten in proliferierende Myofibroblasten um und leiten so ein »fibrodestruktives Muster« (▶ Kap. 2.4.2) ein, dem die pulmonale Histoarchitektur unter dem Bild einer sog. muskulären Lungenzirrhose erliegt. Bildmorphologisch entstehen dadurch streifig-retikuläre Formmuster (▶ Kap. 2.1.3.2, ◩ Abb. 34.7), klinisch eine restriktive respiratorische Insuffizienz.

MIK Als Prototyp einer interstitiellen Pneumonie gilt die sog. **Usual Interstitial Pneumonia** (UIP): Fleckförmig ausgeprägte Lungenfibrose im Wechsel mit unveränderten Lungenarealen (sog. Patchwork-Fibrose). Zusätzlich findet sich eine lymphoplasmazelluläre Entzündung sowie eine Fibrosierung v. a. im Lungeninterstitium (◩ Abb. 34.8a,b).

Klinik		

Therapieprinzip: Druckbeatmung → zystische Überblähung der noch belüftbaren, meist bronchiolären Parenchymabschnitte. Endresultat: Ausbildung eines mikrozystischen Formmusters (▶ Kap. 2.2.3.3) unter dem Bilde eines mikrozystischen Honigwaben-Aspekts der Lunge (Wabenlunge) → Lungentransplantation.

34

34.5 Neoplasiemuster

34.5.1 Benigne Tumoren

34.5.1.1 Hamartochondrom

DEF Recht häufiger gutartiger Tumor aus der Gruppe der hamartomatösen Fehlbildungen (▶ Kap. 15.3.1).

MAK Peripher gelegener Rundherd mit Pseudokapsel aus atelektatischem Lungengewebe.

MIK Tumor aus Knorpelgewebe, das hirschgeweihartig Bronchialepithelspalten mit anhaftendem fibroadipösem Gewebe umwuchert.

34.5.2 Lungenkarzinome

DEF Sammelbegriff für hochmaligne Lungentumoren meist wegen Zigarettenstaubexposition.

⊗ **Take-home-message**
Eines der häufigsten Malignome bei beiden Geschlechtern (◩ Tab. 34.3).

KPG-Auslösefaktoren (Meist) Zigarettenrauchen, (seltener) silikathaltige Stäube (Asbest), (noch seltener) radioaktive Stäube (Uranbergbau) oder Metalldämpfe (Nickel, Chrom).

KPG-Auslösemechanismus Histogenetisch leiten sich die Lungenkarzinome von einer multipotenten entodermalen Stammzelle her, die eine »epithelio-mesenchymale Transition« (▶ Kap. 6.3) durchläuft. Sie können deshalb plattenepithelial, drüsig, und/oder neuroendokrin differenziert sein und gehören deshalb grundsätzlich zur Gruppe der pluriformen Karzinome (▶ Kap. 16.9.1).

Topographische Lungenkarzinom-Typen:
- **Zentrales Karzinom:** Karzinom des Lungenhilus, häufigster Typ. Bronchoskopie: leicht zugänglich wegen Bezugs zum Bronchus (◩ Abb. 34.9). Radiologie: schwer fassbar wegen Überlagerung durch »Stenosemuster« (▶ Kap. 2.3.2). Histologie: v. a. neuroendokrines Karzinom.
- **Peripheres Karzinom:** Karzinom des Lungenmantels, zweithäufigster Typ. Bronchoskopie: unzugänglich wegen fehlenden Bronchusbezugs. Radiologie: Rundherd. Histologie: v. a. Adenokarzinom.
- **Diffuses Karzinom:** pneumonieförmiges Karzinom, seltener Typ. Bronchoskopie: unzugänglich wegen fehlenden Bezugs zum Bronchus. Radiologie: pneumonieartige, therapieresistente Verschattung. Histologie: bronchioloalveoläres Karzinom.
- **Pancoast-Tumor** (Ausbrecherkrebs, apikaler Sulkustumor): Karzinom der Lungenspitze, sehr seltener Typ. Symptomatik wegen Brachialplexus-Infiltration → Armschwäche und wegen Halssympa-

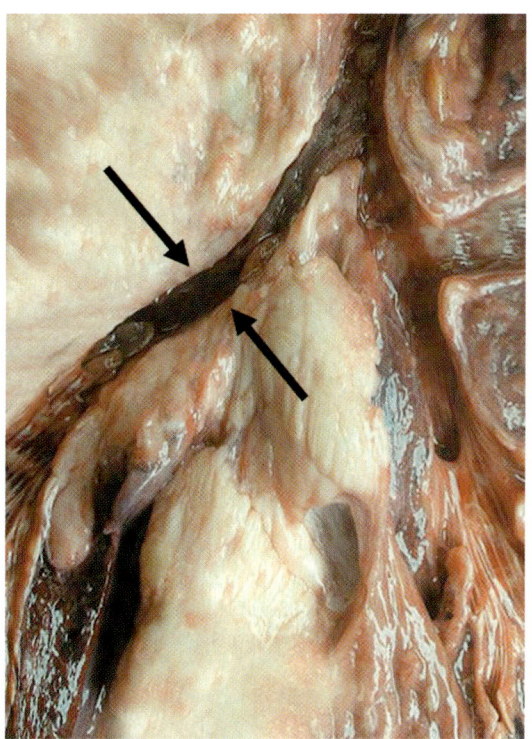

Abb. 34.9. Zentrales stenosierendes Lungenkarzinom (Pfeile: Trachealstenose)

thikus-Infiltration → Miosis, Lidptose, Enophthalmus (Horner-Syndrom).

FPG-Reaktionsfolgen und KPL:
- **Lokale Invasionsfolgen:** (meist spät): Husten, Dyspnoe, Nachtschweiß, Bluthusten, Thoraxschmerz, obstruktive Pneumonie, Pleuraerguss.
- **Mediastinale Invasionsfolgen:**
  - Nerveninvasionssyndrom mit Heiserkeit wegen Recurrensläsion und mit Zwerchfelllähmung wegen Phrenicusläsion.
  - Oberes-Hohlvenen-Syndrom wegen Cava-Obstruktion.
  - Perikarderguss, Herzarrhythmie wegen Herzinvasion.
  - Dysphagie wegen Ösophagusinvasion.
- **Paraneoplastische Syndrome:** v. a. wegen Bildung hormonell aktiver Polypeptide (ektope Bildung von ACTH, ADH, Calcitonin).

34.5.2.1 Plattenepithelkarzinom

DEF Gruppenbezeichnung für häufige, mittelhochmaligne Lungenkarzinome auf dem Boden irritativer Plattenepithelmeta- und später -dysplasien der Schleim-

hautepithelien an den Bronchusaufzweigungen (Zigarettenrauchexposition!).

FPG-Wachstumsmuster Anfänglich exophytisch-ulzerös mit Frühsymptomatik wegen Auslösung eines »Stenosemusters« (► Kap. 2.3.2) unter dem Bilde einer Bronchialobstruktion und wegen Tumorzellabschilferung ins Sputum (Sputumzytologie!). Später infiltrativ mit Spätmetastasierung in Hiluslymphknoten.

MAK Grauweiß-markiger Tumor, oft mit regressiven Veränderungen (Nekrosen, Blutungen).

MIK Plattenepithelkarzinom oft vom pluriformen Typ (► Abb. 16.19).

> **Klinik**
>
> **Therapieprinzip:** »Stahl und Strahl« (Totalexstirpation und Nachbestrahlung).
> Mittlere Überlebenszeit ohne Behandlung: 7 Monate.

34.5.2.2 Kleinzelliges Karzinom

DEF Gruppenbezeichnung für häufige, hochmaligne, rasch wachsende Lungenkarzinomform aus anaplastischen, zytoplasmaarmen Zellen mit neuroendokriner Differenzierung, in zentralen Abschnitten des Bronchialbaums (Zigarettenrauchexposition!, ► Tab. 34.4).

FPG-Wachstumsmuster Frühzeitig
- Bronchuseinbruch → Sputumzytologie,
- fingerförmige Ausbreitung ins peribronchovaskuläre Bindegewebe sowie Metastasierung lymphogen in Hiluslymphknoten und hämatogen nach dem Lungentyp (► Kap. 16.1.4.1).

MAK Grauweiß-markiger Tumor mit (Spontan-) Nekrosen (► Abb. 16.12).

MIK Karzinom aus kleinen Zellen in einem zytodiskohäsiven Zellverband (oft »Zellbrei«) mit heterochromatindichten Kernen ohne erkennbare Nukleolen und Zellgrenzen (► Abb. 34.10). Immunprofil: Expression neuroendokriner Marker (Synaptophysin, NSE). Gelegentlich: endokrine paraneoplastische Syndrome (► Kap. 16.3.8.5).

> **Klinik**
>
> **Therapieprinzip:** erst »Chemikal«, dann »Strahl«. Bei frühen Tumorstadien (limited disease) zuerst »Chemikal« zur Tumorverkleinerung, dann »Strahl« (Hirnschädelbestrahlung zur Metastasenprophylaxe).
> Mittlere Überlebenszeit ohne Behandlung: 2 Monate
> ► Tab. 34.4.

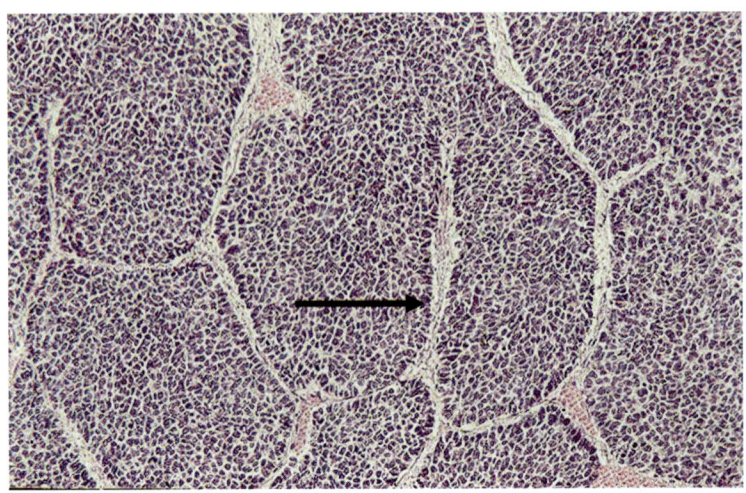

■ **Abb. 34.10.** Kleinzelliges (anaplastisches) Lungenkarzinom mit Ausdehnung in den Alveolen (Pfeil: Alveolenwand, Vergr. 50, PAS)

34.5.2.3 Adenokarzinom

DEF Gruppenbezeichnung für häufigste mittelhochmaligne Lungenkarzinome mit drüsiger Differenzierung und Bevorzugung der Lungenperipherie. Häufigste Karzinomform der tief inhalierenden Raucher (Frauen mit sog. Slim-Zigaretten).

■ FPG-Wachstumsmuster

Solides Adenokarzinom (▶ Kap. 16.9.2): Karzinomzellen neigen wegen verzögerter »mesenchymo-epithelialer Transition« (▶ Kap. 6.3) zu einem zirrhotischen Wachstumsmuster (daher frühere, obsolete Bezeichnung als Narbenkarzinom). Daraus resultiert ein gelbweißliches Karzinom mit je nach gebildeter Schleimmenge glasiger Transparenz (■ Abb. 16.25a). Frühzeitige kavitäre Metastasierung unter dem Bilde einer Pleurakarzinose (■ Abb. 16.8) wegen Pleurainvasion. Frühzeitige lymphogene und hämatogene Metastasierung nach dem Lungentyp (▶ Kap. 16.1.4.2).

> **Klinik**
>
> Frühsymptomatik oft wegen Hirnmetastasen, malignen Pleuraregusses.
> **Therapieprinzip:** »Stahl und Strahl«.

■ Bronchioloalveoläres Karzinom

Multifokale Tumorentstehung mit diffusem Wachstum. Dadurch phänokopiert der Tumor eine Pneumonie, wobei schleimbildende Karzinomformen große Sputummengen produzieren (■ Abb. 34.11). Die Karzinomzellen wachsen entlang vorbestehender Alveolarsepten und sitzen darauf so locker, dass sie frühzeitig aerogen in beide Lungen metastasieren (▶ Kap. 16.1.4.3).

> **Klinik**
>
> **Therapieprinzip:** Beidseitige Lungentransplantation. Beste Prognose der unbehandelten Adenokarzinome.
> Mittlere Überlebenszeit ohne Behandlung:
> 8 Monate.

34.5.2.4 Großzelliges Karzinom

DEF Gruppenbezeichnung für wenig häufige, undifferenzierte Lungenkarzinome ohne zytologische Kriterien eines kleinzelligen Karzinoms.

FPG Wachstumsmuster wie Adenokarzinom mit früher hämatogener Metastasierung nach dem Lungentyp (▶ Kap. 16.1.4.2).

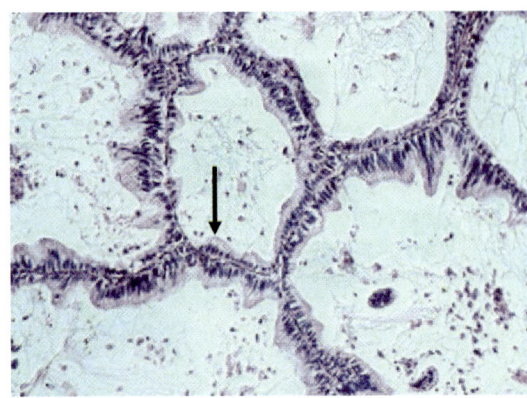

■ **Abb. 34.11.** Bronchioloalveoläres Karzinom mit Alveolen auskleidenden Tumorzellen (Pfeil, Vergr. 50, Interferenzkontrast)

MAK Rundliches Karzinom v. a. in der Lungenperipherie mit weiß-grauer Schnittfläche.

MIK Karzinom aus großen zytoplasmareichen Zellen mit plumpen Nukleolen und deutlichen Zellgrenzen, z. T. mit neuroendokriner Differenzierung.

> **Klinik**
>
> **Therapieprinzip:** wie bei Plattenepithelkarzinomen.
> Mittlere Überlebenszeit ohne Behandlung: 4 Monate.

> **Klinik**
>
> **Diagnoseunsicherheit:** Lungenkarzinome werden von Hausärzten oft als Pneumonie fehlgedeutet.

> **Klinik**
>
> **Prognose beeinflussende Faktoren der Lungenkarzinome**
> **Prinzip:** Je undifferenzierter (kleinzelliger Subtyp!), je höher die mitotische Aktivität der Tumorzellen, je fortgeschrittener das TNM-Tumorstadium (Ausnahme: kleinzelliger Subtyp), je schlechter der Allgemeinzustand des Patienten (rascher Gewichtsverlust), je älter der Patient, desto schlechter die Prognose (◘ Tab. 34.3).

34.5.2.5 Bronchuskarzinoid

DEF Gruppenbezeichnung für wenig häufige, niedrigmaligne, teils endokrin aktive Tumoren des diffusen neuroendokrinen Systems (► Kap. 72.1.1).

KPG Keine Beziehung zum Zigarettenrauchen. Biologie wie gastrointestinale Karzinoide (► Kap. 41.7.2).

FPG-Wachstumsmuster Langsames sanduhrförmiges Tumorwachstum mit Auslösung eines »Stenosemusters« (► Kap. 2.3.2) wegen zapfenförmigen intrabronchialen Tumoranteils, kaum Metastasierung.

MAK Meist hilusnaher, scharf begrenzter, rundlicher Tumor mit weiß-rosa Schnittfläche, mit endobronchialem, intramuralem und extrabronchialem Anteil, oft mit intaktem Schleimhautüberzug (dadurch negative Sputumzytologie!).

MIK ► Kap. 72.1.1, ◘ Abb. 16.27, ◘ Abb. 72.1. Immunprofil: Expression von NSE, Chromogranin und Synaptophysin; teilweise Serotonin.

◘ **Tab. 34.3.** Pathologische TNM-Klassifikation der Lungentumoren

TNM	
pT1	Tumor ≤3 cm, auf Lunge begrenzt (Hauptbronchus und Pleura frei)
pT2	Tumor <3 cm, (≤2 cm von der Karina entfernt), Befall von Hauptbronchus und viszeraler Pleura, subtotale Atelektase oder Obstruktionspneumonie
pT3	Tumor jeglicher Größe (<2 cm von der Karina entfernt) mit Infiltration in Brustwand, Zwerchfell, mediastinale Pleura und parietales Perikard, totale Atelektase oder Obstruktionspneumonie
pT4	Tumor jeglicher Größe mit Infiltration in Mediastinum, Herz, große Gefäße, Trachea, Karina, Ösophagus, Wirbelkörper, getrennte Tumorherde im gleichen Lappen oder Pleuritis carcinomatosa
pN1	ipsilaterale peribronchiale und/oder hiläre, intrapulmonale LNN-Metastasen
pN2	ipsilaterale mediastinale und/oder subkarinale LNN-Metastasen
pN3	kontralaterale LNN-Metastasen sowie ipsi- oder kontralaterale Metastasen in Skalenus- oder Supraklavikular-LNN

LNN: Lymphknoten

◘ **Tab. 34.4.** Klinische Stadieneinteilung der kleinzelligen Lungenkarzinome

Stadium	
very limited disease	Der Tumor ist auf einen Hemithorax begrenzt
limited disease	Der Tumor ist auf den Thorax begrenzt ▬ mit oder ohne ipsilaterale oder kontralaterale mediastinale oder supraklavikuläre LNN-Metastasen ▬ mit/ohne ipsilateralen Pleuraerguss unabhängig von der Zytologie.
extensive disease	Jede Ausbreitung über das Stadium der limited disease hinaus

> **Klinik**
>
> 5-Jahres-Überlebenszeit: 90%.

> **Klinik**
>
> **Prognose beeinflussende Faktoren** bei nicht-
> kleinzelligen Lungenkarzinomen (NSCLC)
> **Prognose-irrelevant:**
> - histologischer Subtyp
>
> **Schlecht:**
> - Haemangiosis carcinomatosa,
> - immunhistochemisches Expressionsmuster:
> - Plattenepithelkarzinome: c-myc, K-ras,
> - Adenokarzinome: c-erb-B1, c-erb-B2

34.5.2.6 Metastasen

Nahezu die Hälfte aller Malignome metastasiert in die Lunge. Einzelmetastasen sind chirurgisch resezierbar.

- **Lymphogene Metastasen** v. a. von Magen- und Mammakarzinom.
- **Hämatogene Metastasen** nach dem Cavatyp (▶ Kap. 16.1.4.2) v. a. von Nierenzell- und Kolorektalkarzinom.
- **Aspirationsmetastasen/aerogene Metastasen** v. a. bei entarteter Larynxpapillomatose (▶ Kap. 32.2.1.1), bronchioloalveolärem Karzinom (▶ Kap. 34.5.2.3).

34

35 Pleura

U.N. Riede, N. Freudenberg, H. Matthys

❯ ❯ Einleitung

Die Pleura bildet mit ihrem parietalen und viszeralen Blatt einen Hohlraum mit negativem Druck. Dadurch gewährleistet sie die optimale Entfaltung und eine reibungsarme Beweglichkeit der Lunge. Sowie der pleurale Unterdruck wegfällt oder sich der Pleuraraum mit Flüssigkeit oder Tumormassen anfüllt, wird die Atemtätigkeit ineffektiv. Dies kann lebensbedrohlich sein.

35.1 Fehlfunktionsmuster

35.1.1 Pneumothorax

DEF (Syn.: Gasbrust) Häufiger Zustand mit Gasansammlung im Pleuraraum.

KPG-Formen
- **Traumatischer Pneumothorax** (Stichverletzung!).
- **Spontanpneumothorax**: wegen geplatzter Emphysemblase (▶ Kap. 34.2.2.2) begleitet von einer reaktiv eosinophilen Pleuritis.

35.1.2 Hydrothorax

DEF (Syn.: Pleuraerguss) Sehr häufiger Zustand mit seröser Flüssigkeitsansammlung im Pleuraraum.

35.1.2.1 Nichtentzündliche Ergüsse
KPG-Auslösemechanismen
- **Linksherzinsuffizienz:** Flüssigkeitsabpressung aus Lungenkapillaren wegen Drucksteigerung vor dem linken Herzen.
- **Rechtsherzinsuffizienz:** venöser Rückstau vor rechtem Herzen. Folgen: Drucksteigerung im venösen Kapillarschenkel sowie Abflussbehinderung der pleuralen Lymphdrainage.
- **Adiuretinfehlregulation** mit Wasserretention wegen paraneoplastischem Schwartz-Bartter-Syndrom (▶ Kap. 66.1.1) und wegen Pneumonie.
- **Lymphabflussstörung** wegen Lymphangiosis carcinomatosa (▶ Kap. 16.1.4.1).
- **Onkotischer Minderdruck** wegen Dysproteinämie.

35.1.2.2 Entzündliche Ergüsse
KPG Exsudative Entzündungsreaktion. Je nach Exsudatmenge unterscheidet man eine trockene von einer feuchten Pleuritis.

35.1.3 Hämatoserothorax

DEF Wenig häufiger Zustand mit blutiger Flüssigkeitsansammlung im Pleuraraum.

KPG-Auslösemechanismen (Meist) Tumor, (seltener) Trauma, Asbestpleuritis oder (sehr selten) Lungen-TBC (▶ Kap. 34.3.3).

35.1.4 Chylothorax

DEF Sehr seltener Zustand mit milchig-fettiger Flüssigkeitsansammlung im Pleuraraum.

KPG-Auslösemechanismen Tumorbedingte Ductus-thoracicus-Stenose, Ductus–thoracicus-Verletzung, Klappeninsuffizienz pulmo-mediastinaler Lymphgefäße oder linksseitige Subclavia-Thrombose.

35.2 Entzündungsmuster

35.2.1 Pleuritis sicca

DEF Gruppe häufiger, rein fibrinöser Pleuraentzündungen.

FPG-Reaktionsfolge Toxischer Kapillarschaden mit Auslösung einer entzündlichen Fibrinexsudation auf den Pleurablättern. Das Fibrin wird in einem retikulären Formmuster (▶ Kap. 2.1.3.3) auf den Pleurablättern abgelagert (◻ Abb. 13.4) und provoziert schmerzhafte Atembewegungen und ein auskultatorisch fassbares Lederreiben. Später wird das Fibrinnetz durch die Atembewegungen unter dem Bild einer Zottenpleura zu einem zottenförmigen Pleurabelag zusammengeschoben. Bei einem chronischen Verlauf bilden sich über ein »Fibroplasiemuster« (▶ Kap. 6.3.6) Pleuraschwarten (▶ Kap. 35.3.1).

35.2.2 Pleuritis exsudativa

DEF Sehr häufige Pleuritisgruppe mit entzündlichem Pleuraerguss.

KPG-Auslösemechanismus je nach Ergussqualität:
- **Serofibrinös** bei Pneumonie, Tuberkulose (▶ Kap. 34.3.3), Urämie (▶ Kap. 49.5.2) und Lungeninfarkt,
- **eitrig** bei bakterieller Infektion,
- **hämorrhagisch** bei Tumorleiden.

FPG-Reaktionsfolge Die entzündeten Pleurablätter bleiben durch den Erguss voneinander getrennt, sodass respiratorisch keine Pleuraschmerzen und auskultatorisch kein Pleurareiben (allerdings abgeschwächtes Atemgeräusch) entstehen.

KPL
- **Pleuraempyem** wegen purulenter Pleuritis bei bakterieller Pneumonie mit verzögerter Resorption des Ergusses mit Abkapselung durch Pleuraverwachsung.
- **Mediastinitis** wegen Empyemdurchbruch (▶ Kap. 35.2.3).

35.2.3 Mediastinitis

DEF Sammelbegriff für sehr seltene, lebensbedrohliche Entzündungen meist im oberen Mediastinum.

KPG-Auslösefaktoren
- Absteigende Entzündung via Mundhöhle (Mundbodenphlegmone, ▶ Kap. 36.2.3), Oropharynx (Retrotonsillarabszess).
- Perforation: spontan, endoskopisch, tumorbedingt.
- Hämatogen/lymphogen von Nachbarschaft.

FPG-Reaktionsfolge (Hauptformen):
- **Akute phlegmonös-eitrige Form** (selten), prognostisch ungünstig wegen rascher Ausbreitung und Begleitthrombophlebitis (▶ Kap. 18.2.1).
- **Chronisch-abszedierende Form** prognostisch günstig wegen lokaler Entzündungsbeschränkung.

35.3 Fibrodestruktive Muster

35.3.1 Pleuraschwarte

DEF Häufiger Spätzustand einer Pleuritis in Form einer breitflächigen Verwachsung der Pleurablätter.

FPG-Reaktionsfolge Bei chronischem Verlauf einer Pleuritis wird ein »fibrodestruktives Muster« (▶ Kap. 2.4.2) ausgelöst. Die geschädigten Pleurablätter verwachsen in Form derb fibroelastotischer Narbenplatten mit Zuckergussaspekt und korsettartiger Behinderung der Atemexkursion. Sie haben sog. periphere Rundatelektasen zur Folge.

35.3.2 Pleuraplaques

DEF Recht häufige, fokal-narbige Verdickungen der Parietalpleura.

KPG-Auslösemechanismus Meist Asbestexposition.

FPG-Folgereaktion Beidseitige schwartige Veränderung immer des Diaphragmas, meist auch der lateralen Brustwand, nie des kostophrenischen Winkels. Größenzunahme innerhalb von 5 Jahren.

35.4 Neoplasiemuster

35.4.1 Malignes Mesotheliom

DEF Sammelbegriff für maligne Tumoren der serösen Häute aus der Gruppe der biphasischen Tumoren (▶ Kap. 16.9.4, ▢ Tab. 35.1), mit zunehmender Inzidenz. Lokalisation: Pleura (70%), Peritoneum (30%), extrem selten in Perikard, Tunica vaginalis testis, Ovar.

KPG-Auslösefaktoren Meist berufliche und/oder umweltbedingte Exposition mit (meist) Asbest- oder (seltener) Glasfaserstäuben.

FPG-Reaktionsfolge Nach maligner Transformation und nachfolgender »epithelio-mesenchymaler Transition« (▶ Kap. 6.3) entsteht ein (meist) diffus in die Pleurablätter einwachsender grauweißer, oft Knötchen bildender Tumor. Er wird von einem hämorrhagischen Pleuraerguss (Zytodiagnostik!) begleitet. Der Tumor metastasiert selten lymphogen in Regionallymphknoten und/oder Kontralateralpleura oder hämatogen nach dem Lungentyp (▶ Kap. 16.1.4.2).

MIK Plumpe Tumorepithelienformationen mit angedeuteter Hohlraumbildung in einem mesenchymalen Stroma. Das Mesotheliom wird je nach Modulation der »mesenchymo-epihelialen Transition« (▶ Kap. 6.3) und entsprechend der vorherrschenden Gewebskomponente in fibröse, epitheliale und biphasische Mesotheliome subtipisiert (▢ Abb. 35.1a,b).

35

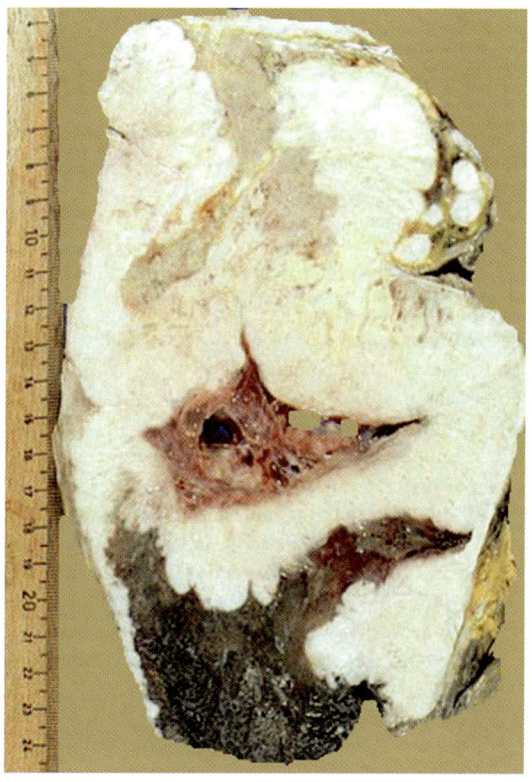
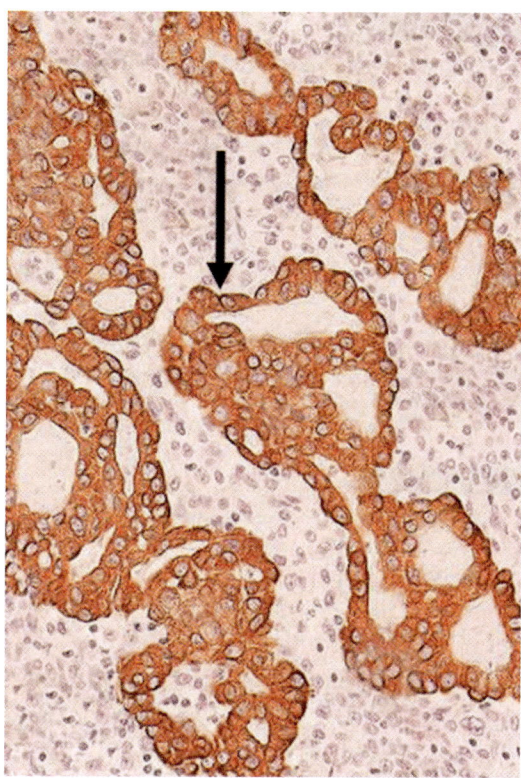

Abb. 35.1a,b. Pleuramesotheliom: **a** weißlich-markiger Tumor in und entlang der Pleura, **b** aus gangimitierenden Tumor-komplexen (Pfeil, Vergr. 50, Calretinin-Immunhistochemie)

Tab. 35.1. Pathologische TNM-Klassifikation der Pleuratumoren

TNM	
pT1	Tumorbefall der ipsilateralen parietalen und/oder viszeralen Pleura
pT2	Tumorinfiltration in Ipsilateralpleura sowie konfluierender Tumor in Viszeralpleura oder Zwerchfell- oder Lungenparenchyminfiltration
pT3	Tumorinfiltration in Ipsilateralpleura sowie in Endothorakalfaszie und/oder Mediastinalfettgewebe und/oder Thoraxwand und/oder nichttransmural in Perikard
pT4	Tumorinfiltration in Ipsilateralpleura sowie in Thoraxwand und/oder Rippe und/oder Zwerchfell und/oder Mediastinalorgane und/oder Kontralateralpleura und/oder Wirbelsäule und/oder Perikard und/oder maligner Pleuraerguss.
pN1	ipsilaterale bronchopulmonale und/oder hiläre LNN
pN2	Subkarinal-LNN und/oder Ipsilateral-LNN entlang der A. mammaria interna oder in Mediastinal-LNN
pN3	kontralaterale mediastinale, hiläre LNN und/oder ipsi- oder kontralaterale Skalenus- oder Supraklavikular-LNN.
LNN: Lymphknoten	

Klinik

Dyspnoe, Husten, Thoraxschmerzen, Mediastinalverschiebung.
Prognose: mittlere Lebensdauer nach Diagnosestellung
- epithelialer Typ: 17 Monate,
- fibröser Typ: 7 Monate.

> **✉ Take-home-message**
> Nadelbiopsie-Stelle muss zur Vermeidung einer Impfmetastase (▶ Kap. 16.1.4.6) bei Mesotheliomresektion mitentfernt werden.

Klinik

Prognose beeinflussende Faktoren
TNM-Stadium
Günstig:
- Alter <60 Jahre,
- weibliches Geschlecht.
▼

Schlecht:
- nonepithelialer Subtyp,
- Symptom Thoraxschmerz,
- Blutanalyse: niedriges Hb, Thrombo-, Leukozytose, LDH-Erhöhung.

35.4.2 Metastasen

- **Lymphogene Pleurametastasen** v. a. bei Lungen-, Magen-, Mammakarzinom meist als Lymphangiosis carcinomatosa.
- **Hämatogene Pleurametastasen** v. a. bei extrathorakalen Primärtumoren mit knötchenförmiger Tumorausstreuung über die Pleura (Pleurakarzinose, ◘ Abb. 16.8) in Form eines nodulären Oberflächen-Zuwachsmusters (▶ Kap. 2.2.2.3) und hämorrhagischer Ergussbildung wegen (Mikro-)Invasion der Tumorzellen in Gefäße (▶ Kap. 35.1.3). Durch Abschilferung von der Oberfläche gelangen die Tumorzellen in die Ergussflüssigkeit und ermöglichen eine Zytodiagnostik.

35

Verdauungsorgane: Kopfdarm

36 Mundhöhle

U.N. Riede, N. Weyer

❯ ❯ Einleitung

Die Mundhöhle bildet den Eingang zum Verdauungstrakt und geht im Zungengrundbereich in den Mundrachen über. Das auskleidende Oralepithel wird im Rahmen der Nahrungs- und Genussmittelaufnahme mechanisch und physikalisch-chemisch außerordentlich strapaziert. Dementsprechend sind maligne Tumoren in diesem Bereich vor allem bei alkoholkranken Rauchern recht häufig und können tödlich sein. Das Gleiche gilt für die seltenen Mundbodenphlegmone als Komplikation einer an sich harmlosen Mundhöhlenentzündung.

36.1 Fehlbildungsmuster

36.1.1 Gesichts-, Mundhöhlenspalten

DEF Häufige Fehlbildungen unter dem Bild von Spaltbildungen im Gesichts-Mund-Bereich.

KPG-Auslösefaktoren Rötelnvirusinfektion im 1. Trimenon, Alkoholkrankheit, Diabetes mellitus, Vitamin-A-Mangel, selten erblich bedingt.

FPG-Mechanismus Störung in den Fusionszonen (▶ Kap. 15.3) der embryonalen Gesichtswülste mit dem Oberkiefer.

36.1.1.1 Lippen-Kiefer-Spalten

FPG-Reaktionsfolge Störungen bei der Verschmelzung von einem medialen Nasenwulst und dem Oberkieferwulst (Tractus nasopalatinus) in der 5.–6. Embryonalwoche. Dadurch (un)vollständige paramediane Spaltbildungen der Oberlippe (Cheiloschisis, sog. Hasenscharte) z. T. bis in den Oberkiefer (Gnathoschisis).

Klinik		
Therapieprinzip: Verschluss der Lippe nach dem 4.–6. Lebensmonat, Verschluss des Kiefers im 8.–11. Lebensjahr.		

36.1.1.2 Gaumenspalten

FPG-Reaktionsfolge Störungen bei der Aufrichtung und Verschmelzung der Gaumenplatten (in der 7.– 11. Embryonalwoche). Dadurch Spaltbildungen im

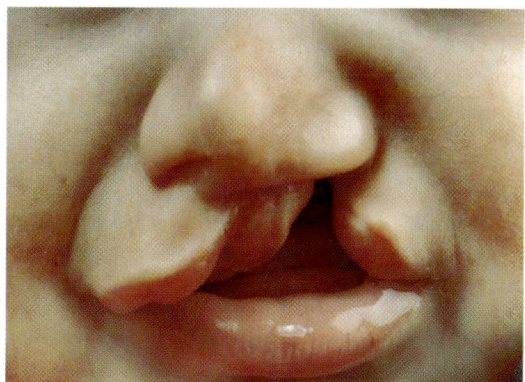

◼ **Abb. 36.1.** Lippen-Kiefer-Gaumenspalte

Gaumen (Palatoschisis) mit Beeinträchtigung des Saug- und Schluckaktes → Aspirationsgefahr (◼ Abb. 36.1).

Klinik		
Therapieprinzip: Verschluss des Gaumens nach dem 9.–11. Lebensmonat.		

36.2 Entzündungsmuster

Entzündungen der Mundschleimhaut (Stomatitis) können sich auf die Lippen (Cheilitis), Zunge (Glossitis) oder auf das Zahnfleisch (Gingivitis) beschränken oder selten sich zu einer Mundbodenphlegmone weiterentwickeln. Nachstehend werden sie nach dem klinischen Erscheinungsbild eingeteilt.

36.2.1 Katarrhalische Stomatitis

DEF Sehr häufige, meist akute, mit schwellender Rötung einhergehende Mundschleimhautentzündung.

KPG-Auslösefaktoren Chemische, physikalische Reize, Infektionskrankheiten (Scharlach, Masern).

FPG-Reaktionsfolge Auslösung einer entzündlichen Rötung (Hyperämie) und Schwellung (Ödem) der Mundschleimhaut oft zusammen mit einem verstärkten Sekretfluss (Nasen-Rachen-Katarrh). Bei Scharlach resultiert eine sog. Himbeerzunge.

Klinik

Therapieprinzip: symptomatisch.

36.2.2   Aphthöse Stomatitis

DEF Sehr häufige, einzelne oder multiple, schmerzhafte Mundschleimhautulzerationen, meist 0,1–0,5 cm messend, die von einem schmalen geröteten Randsaum umgeben sind (▶ Kap. 2.2.1.1, ▶ Kap. 13.1.1) und rezidivieren. Sie liegen v. a. in Wangen-, Lippen- und Zungenschleimhaut.

KPG-Auslösemechanismus (Noch hypothetisch!):
- **Immunregulationsstörung:** Assoziationen mit HLA-B12, -B51 und Veränderungen in Subpopulationen der T-Lymphozyten, gehäuft bei Stress.
- **Mukosale Barrierestörung** wegen Folsäure-, Vitamin B_{12}- oder Eisenmangels, Menstruationszyklus.
- **Antigenbelastung:** bakteriell/virale Antigene mit Initiierung einer zellvermittelten zytotoxischen Reaktion.

Klinik

Therapieprinzip: symptomatisch.

36.2.3   Nekrotisierende Stomatitis

DEF Seltene, schwere, meist von der Gingiva ausgehende Verlaufsform einer ulzerösen Stomatitis.

KPG-Auslösemechanismen Agranulozytose, mangelernährte Kleinkinder, schwere Infekte, Zytostase, AIDS (▶ Kap. 14.3.4.2).

FPG-Reaktionsfolge Eine unzureichend behandelte ulzerös-nekrotisierende Stomatitis (Gingivitis) kann in eine phlegmonöse Entzündung umschlagen und sich zu einer Mundbodenphlegmone weiterentwickeln. Diese äußert sich in brettharter, schmerzhafter Infiltration, Schluckschmerzen, Mundsperre, Sprachbehinderung und septischen Allgemeinsymptomen. Gefahr der eitrigen Einschmelzung und Mediastinitis (▶ Kap. 35.2).

Klinik

Therapieprinzip: chirurgische Nekrosenentfernung, Antibiotika.

36.2.4   Soorstomatitis

DEF (Syn.: muköse Candidiasis) Häufige Mundschleimhautentzündung wegen infektiöser Besiedelung durch den Hefepilz Candida albicans.

FPG-Reaktionsfolge Die Pilze infiltrieren das intakte oder bereits ulzerierte Oberflächenepithel und bewirken eine pseudomembranöse Entzündung vom nekrotisierenden Typ (▶ Kap. 13.1.2.3), sodass weißliche, kaum abwischbare Beläge aus Zelldetritus und Pseudomyzelien gebildet werden (DD: Leukoplakie, ▶ Kap. 36.4.1).

Klinik

Therapieprinzip: Antimykotika.

36.2.5   Herpesstomatitis

DEF Sehr häufige vesikuläre Mundschleimhautentzündung wegen Infektion mit HSV-1.

FPG-Reaktionsfolge Der HSV-induzierte zytopathische Effekt am Plattenepithel führt zur Bildung zahlreicher Bläschen (▶ Kap. 2.2.2.2) an Lippen (Herpes labialis), Zahnfleisch (Gingivitis herpetica) oder Mundschleimhaut (Stomatitis herpetica). Die Bläschen platzen auf, sodass schneckenspurförmige erosive Schleimhautdefekte mit einem Belag aus gelblichem Fibrinexsudat entstehen (▶ Kap. 2.2.1.1) und zur Konfluenz neigen (◻ Abb. 5.13).

MIK Zeichen des zytopathischen Effekts (▶ Kap. 13.3.3.1):
- Virale Einschlüsse in ballonierten Epithelzellkernen,
- Bildung fusionsbedingter mehrkerniger Riesenzellen,
- Auflösung des Plattenepithelverbandes.

Klinik

Therapieprinzip: Virostatika.

36.2.6   Lichen ruber planus

DEF und FPG ▶ Kap. 64.1.3.
   Die Läsion prädestiniert selten zur Bildung von Mundhöhlenkarzinomen (▶ Kap. 36.5.3).

MIK (Wie bei Hautmanifestation): Verbreiterung (Akanthose) und Verhornung des Plattenepithels unter dem Bilde makroskopisch sichtbarer weißlicher Streifen (Wickham-Streifen, ▶ Kap. 31.1.4) in einem retikulären Muster (▶ Kap. 2.1.3.3).

> **Klinik**
>
> **Therapieprinzip:** Kortikosteroide, Tacrolimus, Isoretinoin.

36.3 Hyperplasiemuster

36.3.1 Gingivahyperplasie

DEF Sammelbegriff für wenig häufige, diffuse reaktivproliferative Fibroblastenläsion (▶ Kap. 6.3.9.2) in Form einer tumorartigen Zahnfleischwucherung ohne Malignitätsrisiko.

KPG-Auslösemechanismus Exposition mit folgenden Faktoren: Schwangerschaft, Antiepileptikatherapie mit Hydantoin, Immunsuppression mit Cyclosporin A oder Kalziumantagonismus mit Nifedipin.

> **Klinik**
>
> **Therapieprinzip:** Exzision, Absetzen des Medikamentes.

36.3.2 Irritationsfibrom

DEF Recht häufige, lokale reaktiv-proliferative Fibroblastenläsion (▶ Kap. 6.3.9.2) in der Submukosa (Pseudofibrom) ohne Malignitätsrisiko.

KPG-Auslösemechanismus Persistierender Lokalreiz in Form scharfkantiger Zähne oder Zahnprothesen (Prothesenreizfibrom) mit Rezidivneigung bei Reizpersistenz.

MIK Breitbasige, gestielte oder gelappte erhabene Läsion mit verdichteter kollagenfaseriger Submukosa, oft leukoplakische Verdickung (▶ Kap. 3.1.1.4) des ansonsten intakten Schleimhautüberzuges.

> **Klinik**
>
> **Therapieprinzip:** Exzision.

36.3.3 Granuloma pyogenicum

DEF Sehr häufige Läsion aus dem Formenkreis der »reparativen Pseudotumoren« (▶ Kap. 6.3.9) in Form einer überschüssigen Bildung von Granulationsgewebe.

KPG-Auslösemechanismus Verletzung der Mundschleimhaut, oft rasch wachsend.

MIK Meist kugelige Läsion mit glatter, fibrinbelegter Oberfläche. Neigung zur Spontan-/Kontaktblutung wegen des Gefäßreichtums.

> **Klinik**
>
> **Therapieprinzip:** Exzision.

36.3.4 Sublinguale Sialozele

DEF (Syn.: Ranula) Wenig häufige Speichelgangzyste der Glandula sublingualis wegen behindertem Sekretabfluss.

MAK Zystische Läsion (▶ Kap. 2.2.3.2) in Form einer kugeligen Vorwölbung am Mundboden von bis zu mehreren Zentimetern Größe.

> **Klinik**
>
> **Therapieprinzip:** Marsupialisation.

> **Take-home-message**
>
> Ranula (rana, lat. = Frosch): Bezeichnung wegen Ähnlichkeit mit der Schallblase am Mundboden des Laubfrosches.

36.4 Präneoplasiemuster

36.4.1 Leukoplakie

DEF Deskriptiver Sammelbegriff für weißliche fleckförmige Schleimhautläsionen, die nicht wegwischbar sind (▶ Kap. 3.1.1.4).

> **Take-home-message**
>
> **WHO-Definition:** Weißliche fleckförmige Schleimhautläsion, die nicht lokal reaktiv ist oder anderweitig kategorisiert werden kann (d. h. deskriptive Ausschlussdiagnose).

KPG Auslösefaktoren mit lokaler Einwirkung:
- **Tabak:** geraucht oder gekaut.
- **Alkohol** bewirkt synergistisch mit Tabakrauchen eine Feldkanzerisierung (► Kap. 16.2.1.2) im oberen Aerodigestivtrakt.
- **Papillomviren** v. a. HPV 16 und 18 (► Kap. 16.2.2.1).
- **Endogene Faktoren** wie Unterernährung, Vitamin-A- und/oder Eisenmangel.
- **UV-Strahlung** v. a. Unterlippe (► Kap. 16.2.4.2).

MAK-Formen:
- **Homogene Leukoplakie:** flache Läsion mit ebener Oberfläche, meist keine Dysplasien. Malignitätsrisiko: gering. Prognose: günstig (◘ Abb. 36.2).
- **Inhomogene Leukoplakie:** erhabene Läsion mit warziger Oberfläche (verruköse Leukoplakie), oft mit Dysplasien. Malignitätsrisiko: erhöht. Prognose: weniger günstig.

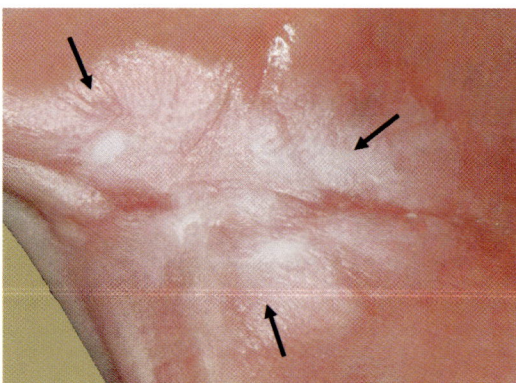

◘ **Abb. 36.2.** Leukoplakie (Pfeile) bei einem langjährigen Zigarettenraucher als keratinbedingtes Weiß-Muster

MIK Gemeinsamkeiten der Leukoplakien:
- **Plattenepithelverdickung** (Akanthose),
- **Plattenepithelverhornung,** meist als Hyperortho-, seltener als Hyperparakeratose, mit Erzeugung eines »weißen Farbmusters« (► Kap. 3.1.1.4),
- **lymphozytäres Infiltrat** fakultativ,
- **Dysplasien** (► Kap. 16.3.1.1) werden nach ihrem Schweregrad graduiert.

> **Klinik**
>
> **Therapieprinzip:** Exzision und histologische Abklärung der Dignität. Nachkontrolle.

36.5 Neoplasiemuster

36.5.1 Papillom

DEF Häufiger, gutartiger Plattenepitheltumor. Lokalisation: v. a. Gaumen, Wange und Zunge.

KPG-Auslösemechanismus Oft HPV 6 und HPV 11 (► Kap. 16.2.2.1) mit unbekanntem Infektionsweg und kurzer Inkubationszeit.

MIK Exophytischer meist bis 0,5 cm großer Tumor unter dem Bilde eines Papilloms (► Kap. 16.8.1).

> **Klinik**
>
> **Therapieprinzip:** Exzision.

36.5.2 Granularzelltumor

DEF Wenig häufiger, gutartiger, nichtepithelialer Zungentumor aus Zellen mit feingranuliertem Zytoplasma und Differenzierungsmerkmalen neuroglialer Zellen.

MAK Meist 1–3 cm großer Tumor im Zungenkörper mit weißlich verdickter, vorgewölbter Zungenoberfläche.

MIK Tumor aus großen Zellen mit zahlreichen myelinhaltigen Granula im Zytoplasma. Immunprofil: Expression von S-100-Protein.

> **Klinik**
>
> **Therapieprinzip:** Exzision.

36.5.3 Orales Plattenepithelkarzinom

DEF Gruppenbezeichnung für recht häufige, maligne plattenepitheliale Tumoren der Mundschleimhaut, weniger häufig auch in Pharynx oder Larynx (◘ Tab. 36.1).

> ⊗ **Take-home-message**
> Das Mundhöhlenkarzinom ist das 7. häufigste Karzinom beim Mann, das 15. häufigste bei der Frau.

KPG ► Kap. 36.4.1.

FPG-Wachstumsmuster Diese Oralkarzinome wachsen anfänglich als flache Leukoplakie und im fortge-

36

Tab. 36.1. Pathologische TNM-Klassifikation der Oralkarzinome

TNM	
pT1	Tumor ≤2,0 cm
pT2	Tumor >2,0≤4,0 cm
pT3	Tumor >4,0 cm
pT4	Tumor infiltriert Nachbarstrukturen wie Knochen, Zunge, Kieferhöhle, Gesichtshaut
pN0	keine LNN-Metastasen
pN1	solitäre ipsilaterale LNN-Metastase (≤3,0 cm)
pN2	solitäre ipsilaterale LNN-Metastase (>3,0≤6,0 cm) multiple ipsilaterale LNN-Metastasen; bilaterale oder kontralaterale LNN-Metastasen (≤6,0 cm)
pN3	jede regionäre LNN-Metastase >6,0 cm
pM1	Fernmetastasen
LNN: Lymphknoten	

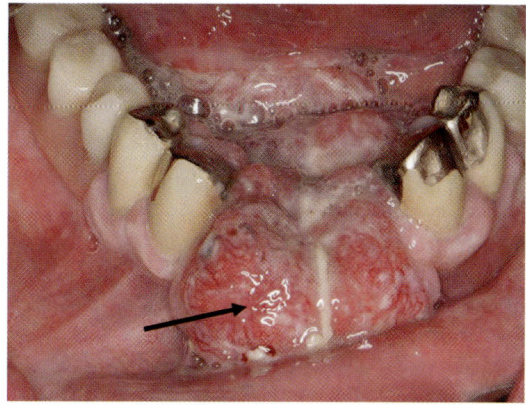

Abb. 36.3. Mundhöhlenkarzinom im Mundbodenbereich mit Zerstörung der Frontzähne und exophytisch polypösem Wachstumsmuster

schrittenen Stadium exophytisch-polypös (■ Abb. 36.3, ■ Abb. 16.19) oder endophytisch und ulzerieren mit der Zeit wegen zentraler Tumornekrosen unter dem Bild eines schmerzlosen Ulkus mit derbem Randsaum. Sie erfahren eine »epithelio-mesenchymale Transition« (▶ Kap. 6.3) infiltrieren aggressiv und metastasieren lymphogen meist in die ipsilateralen, oft auch bilateralen Regionallymphknoten und hämatogen v. a. nach dem Cavatyp (▶ Kap. 16.1.4.2).

MIK Prognoserelevante Graduierung der Oralkarzinome nach dem histologischen Differenzierungsgrad.

Klinik

Therapieprinzip: Radikalexzision, Nachkontrolle.

Klinik

Prognose beeinflussende Faktoren
Günstig:
- Ernährungsfaktoren: Fisch-Früchte-Verzehr
- Lokalisation: Lippe
- Histologie: verruköser Typ

Schlecht:
- Ethnische Gruppe, v. a. Südostasien
- Ernährungsfaktoren: Betelnusskauen
- Geschlecht: männlich
- Alter >70 Jahre
- Lokalisation: Zunge (hinteres Drittel), Mund
- Immunhistochemie: VEGF-Expression
(▶ Kap. 16.2.7)

37 Kauapparat

U.N. Riede, N. Weyer

❯❯ Einleitung

Der Kauapparat umfasst die Zähne, Kieferknochen und Kaumuskulatur. Die am weitesten verbreitete Zahnerkrankung ist die Karies und die Entzündung des sog. Zahnfleisches in Form einer Gingivitis-Parodontitis. Sie können zwar sehr schmerzhaft sein, schreiten aber selten zur lebensbedrohenden Mundbodenphlegmone fort. Ebenso selten sind die Tumoren der Kieferknochen und deren tödlicher Ausgang.

37.1 Entzündungsmuster

37.1.1 Zahnkaries

DEF Häufigste Zahnerkrankung in Form eines bakteriell ausgelösten, fortschreitenden Abbaus der Zahnhartsubstanz (caries, lat. = Fäulnis).

KPG-Prädilektionsstellen Fissuren und Grübchen auf Zahnoberfläche, Kontaktflächen benachbarter Zähne und Zahnhals.

KPG Auslösemechanismen und Reaktionsfolge:
- **Zahnbelagsbildung** aus Speichelglykoproteinen durch bakteriell-enzymatische Einwirkung →
- **Plaquebakterien** wie Streptococcus mutans bilden aus Dextranen eine Haftmatrix (Plaque) für andere Bakterien →
- **Säurebildung** durch Plaquebakterien aus Nahrungskohlenhydraten →
- **Apatitauflösung** durch Säuren bei Dysbalance mit Remineralisierungsprozessen (Fluor) → Zahnschmelzaufweichung →
- **Dentinzerstörung**: Dabei erreicht die Infektion die Pulpahöhle und bewirkt über eine Pulpitis letztlich einen Zahnverlust.

MAK
- Kreidigweiße Flecken wegen Entkalkung oder
- dunkel-graue Flecken wegen bakterieller Aldehydbildung.

37.1.2 Pulpitis

DEF Häufiges, akutes oder chronisches, sehr schmerzhaftes Entzündungsmuster des Zahnmarks.

KPG-Auslösefaktoren
- **Bakteriell** wegen penetrierender Karies (häufig),
- **chemisch-toxisch** durch Zahnfüllmaterial,
- **thermisch** durch iatrogenes Überhitzen,
- **mechanisch** durch Zähneknirschen (Bruxismus; brygmos, gr. = knirschen).

FPG-Reaktionsfolge je nach Verlauf:
- **Akut:** Auslösung einer serösen Entzündungsreaktion (▸ Kap. 13.1.1) mit akuter Pulpitis und periapikaler Ostitis. Dies kann über eine Abszedierung zur eitrigen Osteomyelitis (▸ Kap. 77.4) und/oder (Mundboden-)Phlegmone (▸ Kap. 36.2.3) führen.
- **Chronisch:** Auslösung eines »Organisationsmusters« (▸ Kap. 5.5.4) mit Bildung eines polypösen Granulationsgewebes in der Pulpahöhle (Pulpapolyp).

Aus beiden Verläufen resultiert letztlich eine Pulpanekrose (toter Zahn). Die Zahnschmerzen hören auf (Totenstille).

> **Klinik**
>
> **Therapieprinzip:** Wurzelkanalbehandlung. Antibiotikaprophylaxe einer bakteriellen Endokarditis vor Zahnextraktion.

37.1.3 Gingivitis

DEF Gruppe reaktiver, auf das Zahnfleisch (Gingiva) beschränkter Entzündungen.

KPG-Auslösefaktoren
- **Plaquebakterien** wegen insuffizienter Mundhygiene,
- **Zahnstein** aus sialogenem Kalziumkarbonat am Zahnhals,
- **lokales Mikrotrauma** wegen überstehender Zahnfüllung.

MIK Exsudativ-leukozytäre Entzündungsreaktion des marginalen Zahnfleisches (marginale Gingivitis) mit Spontan-/Kontaktblutung (Zahnfleischbluten) wegen Hyperämie. Bei Entzündungspersistenz atrophiert lokal die Gingiva (Zahnfleischschwund) und es bildet sich eine Zahnfleischtasche mit Parodontitis (▶ Kap. 37.1.4).

> **Klinik**
>
> **Therapieprinzip:** Mundhygiene. Sei nett zu Deinen Zähnen, dann bleiben sie bei Dir!

37.1.4 Parodontitis

DEF (Syn.: Paradontose, obsolet!) Sammelbegriff für unterschiedlich lokalisierte, destruktive Entzündungsprozesse des Zahnhalteapparates.

FPG-Reaktionsfolge Gingivitis mit Ausbildung einer Zahnfleischtasche. Die Mundflorabakterien darin unterhalten eine chronische Entzündung (Parodontitis marginalis). Dadurch wird der Zahnhalteapparat samt zahnumgebendem Knochen (Parodontitis profunda) abgebaut. Resultat ist eine Zahnlockerung und letztlich ein Zahnverlust.

37.2 Tumorartige Muster

37.2.1 Epulis

DEF Sammelbegriff für knötchenförmige Zahnfleischverdickungen (epi oulon, gr. = auf dem Kiefer).

> **Klinik**
>
> **Therapieprinzip:** Exzision.

37.2.1.1 Granulomatöse Epulis
DEF (Syn.: Granuloma pyogenicum) Recht häufiger granulationsgewebiger Pseudotumor (▶ Kap. 6.3.9) ohne epitheliale Überhäutung.

KPG-Auslösemechanismus Entzündlicher Periostreiz und Hormoneinflüsse (Schwangerschaft).

37.2.1.2 Peripheres Riesenzellgranulom
DEF (Syn.: Epulis gigantocellularis, Riesenzellepulis) Recht häufiger granulationsgewebiger Pseudotumor mit epithelialer Überhäutung und histiozytären Riesenzellen.

KPG-Auslösemechanismus Vermutlich lokale Reizung.

MIK Extraossäres, tumorartiges Granulationsgewebe (Granulom, ☐ Abb. 6.12) an der Gingiva mit zahlreichen mehrkernigen Riesenzellen und bläulich-bräunlicher Farbe wegen Blutungen (▶ Kap. 3.6.1.1).

37.2.2 Odontom

DEF Gruppe seltener, tumorartiger Fehlbildungen (Hamartom, ▶ Kap. 15.3) aus differenziertem, epithelialem und mesenchymalem Zahngewebe.

MIK Gemisch aus allen am Aufbau des Zahnes beteiligten Gewebetypen (Schmelz, Dentin, Zement, Pulpa). Wachstum nur während der Zahnbildungsphase, danach bleibt kaum Epithel zurück.

> **Klinik**
>
> **Therapieprinzip:** Enukleation.

37.2.3 Odontogene Kieferzysten

> **Glossar**
>
> **Malassez-Epithelinseln:** odontogenes Epithel, d. h. Reste der embryonalen Zahnleiste, Zahnanlage oder embryonalen Wurzelscheide.

DEF Sammelbegriff für häufige Hohlräume im Ober- oder Unterkiefer, die von odontogenem Epithel ausgekleidet werden.

> **Klinik**
>
> **Therapieprinzip:** Exkochleation.

37.2.3.1 Radikuläre Zyste
DEF Zyste im Bereich der Zahnwurzel, häufig (radix, lat. = Wurzel).

FPG-Reaktionsfolge Aufgrund einer chronisch granulierenden Periapikalentzündung (meist an Zähnen des bleibenden Gebisses) nach Pulpanekrose mit nekrotisch-zystischem Zerfall proliferieren die ortsständigen Malassez-Epithelinseln. Sie wachsen in die Zerfallshöhle ein und kleiden sie aus. Dadurch entsteht eine einkammerige Zyste (▶ Kap. 2.2.3.2). Diese vergrößert sich osmotisch bedingt und führt so zum Abbau und damit zur Druckatrophie (▶ Kap. 6.1.1.2) des umgebenden Kieferknochens.

MIK Zyste mit flacher oder mehrschichtiger Auskleidung durch ein unverhorntes Epithel und einer Wandung aus Granulationsgewebe, die an Knochengewebe angrenzt.

37.2.3.2 Follikuläre Zyste

FPG-Reaktionsfolge Entstehung aus den Zahnfächern eines retinierten Zahns mit inflammatorischem Proliferationsreiz auf das Epithel. Im Zahnfollikel sammeln sich Flüssigkeit und Detritus an, sodass eine einkammerige Kieferzyste (▶ Kap. 2.2.3.2) entsteht. Vom Zystenepithel können Tumoren ausgehen (▶ Kap. 37.3.2).

MIK Zystenauskleidung durch ein schmales, wenig ausdifferenziertes Epithel mit entzündungsfreier Bindegewebswand.

37.3 Neoplasiemuster

Eine pathologische TNM-Klassifikation der odontogenen Tumoren ist noch nicht etabliert.

37.3.1 Odontogene Keratozyste

DEF Wenig häufiger, zystischer Kiefertumor aus der Gruppe der benignen odontogenen Tumoren.

KPG-Auslösefaktoren
- Unbekannt (meist),
- genetisch (selten) beim Basalzellnävussyndrom.

FPG-Reaktionsfolge Primär entsteht eine einkammerige Zyste (▶ Kap. 2.2.3.2) mit dünner, verhornend plattenepithelialer Auskleidung ohne direkten Bezug zu einem Zahn (zahnlose Zyste). Später proliferiert das Epithel und faltet sich unter Bildung von Tochterzysten ab. Dies bewirkt eine sekundäre Mehrkammerigkeit mit postoperativer Rezidivneigung.

> **Klinik**
>
> **Therapieprinzip:** Enukleation und Kürettage. Nachkontrolle.

37.3.2 Ameloblastom

DEF Gruppe seltener, semimaligner, lokal invasiv wachsender Tumoren des ontogenen (ameloblastischen) Epithels.

KPG Tumorentstehung oft aus follikulärer Kieferzyste mit »epithelio-mesenchymaler Transition« (▶ Kap. 6.3).

FPG-Reaktionsfolge Nach anfänglich solidem Wachstum entsteht ein schmerzloser Tumor mit mikrozystischem Formmuster (▶ Kap. 2.2.3.3, Röntgenbild: Seifenblasen-Aspekt) ohne scharfe Begrenzung mit Lockerung benachbarter Zähne.

▫ Abb. 37.1. Ameloblastom: palisadenartig angeordnete Zylinderepithelien (P) mit Übergang in ein retikuläres Gewebsmuster aus vielzipfligen Tumorzellen (R) (Vergr. 50, HE)

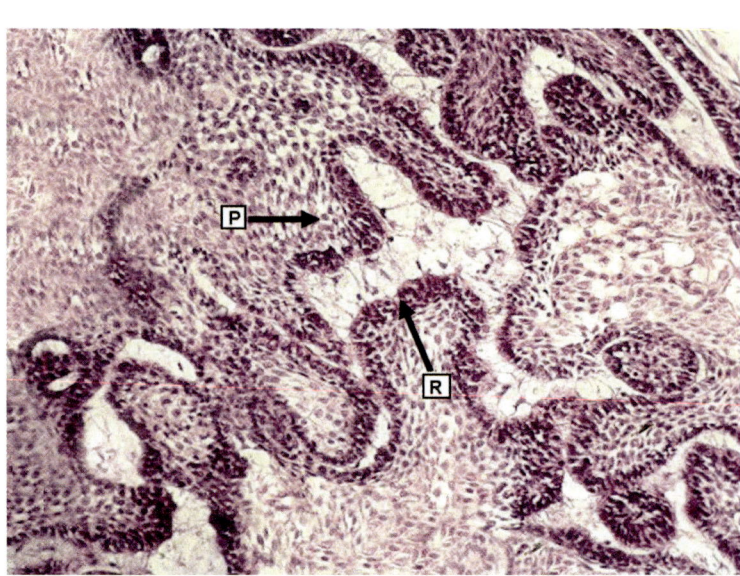

MIK Außenzone: Nester aus Zylinderepithelzellen. Zentrum: Komplexe sternförmiger Zellen. Mit der Zeit bilden sich in den Tumorzellnestern mikrozystische Spalten (◨ Abb. 37.1). Rezidivneigung in 25% der Fälle.

Klinik		
Therapieprinzip: Resektion.		

38 Speicheldrüsen

U.N. Riede, N. Weyer

❯❯ ❯ Einleitung

Die Speicheldrüsen feuchten mit ihrem Sekret die aufgenommene Nahrung an und hemmen durch dessen Spüleffekt das Überwuchern der Mundflora mit unerwünschten Keimen und der damit verbundenen Desequilibrierung der Mundflora. Fällt diese Hemmwirkung aus, kann dies ohne Behandlung wegen einer Sepsis lebensbedrohend sein. Das Gleiche gilt für die malignen Speicheldrüsentumoren.

38.1 Fehlfunktionsmuster

Glossar

Sialorrhö: vermehrte Speichelabsonderung bei Parasympathikusstimulation, Schwangerschaft, zahnendem Kleinkind, Mundhöhlenentzündung, fehlendem Mundschluss bei Zerebralparetikern.
Hyposialie: verminderte Speichelabsonderung bei Speichelsteinen, Exsikkose, Sympathikotonus, Drüsenparenchymverlust (Sicca-Syndrom, ▶ Kap. 14.2.4.1).
Dyschylie: qualitativ anormale Speichelbildung wegen Medikamenten, Nikotinexposition, Mangelernährung, Mukoviszidose.

38.1.1 Sialadenose

DEF Seltene, nicht entzündliche, schmerzlose, beidseitige Parotiserkrankung mit Stoffwechsel- und Sekretionsstörungen.

KPG-Auslösefaktoren
- Störung des autonomen Nervensystems (?),
- endokrine Störungen wie Diabetes mellitus,
- Mangelernährung wie Eiweiß-, Vitaminmangel, Alkoholkrankheit,
- Medikamente wie Hypertensiva, Psychopharmaka.

Klinik		
Schmerzlose Schwellung der großen Speicheldrüsen mit Dyschylie und Hyposialie.		

MIK Die Drüsenazini sind doppel so groß wie normal, das Azinuszellzytoplasma ist mit Granula vollgestopft.

38.1.2 Sialolithiasis

DEF Wenig häufiges Leiden wegen Speichelsteinbildung.

KPG Aufgrund einer Dyschylie mit erhöhter Viskosität komplexieren die sialogenen Mukoglykoproteine und präzipitieren v. a. als Kalziumphosphat und -karbonat in Form von Speichelsteinen. Werden diese im Gangsystem eingeklemmt, lösen sie kolikartige Schmerzattacken sowie ein »Stenosemuster« mit nachfolgender Entzündung aus (▶ Kap. 2.3.2).

38.2 Entzündungsmuster

38.2.1 Obstruktive Sialadenitis

DEF Wenig häufiges, entzündliches »Stenosemuster« der Speicheldrüse wegen behinderten Speichelabflusses.

KPG-Auslösefaktoren
- **Mechanische Gangobstruktion** (meist) durch Speichelsteine, Strikturen oder Kompression.
- **Speicheleindickung** wegen Dyschylie.

MIK Die ektatischen Speichelgänge enthalten eingedicktes, scholliges Sekret und sind samt umgebenden Drüsenazini leukozytär infiltriert. Dabei ist ein Übergang in eine bakteriell-eitrige Sialadenitis möglich. Bei Chronifizierung atrophiert des Gangepithel und setzt ein »fibrodestruktives Muster« (▶ Kap. 2.4.2) in Gang, sodass das Drüsengewebe fibrotisch verödet.

38.2.2 Bakteriensialadenitis

DEF Eher seltenes, bakteriell ausgelöstes Entzündungsmuster der Speicheldrüsen.

KPG-Auslösemechanismus Aufgrund einer Hyposialie mit retrograd-duktogener Speichelgangbesiedelung (meist) durch Streptokokken der Gruppe A und/oder Staphylococcus aureus via Mundhöhle kommt eine eitrig-exsudative Gangentzündung zustande. Sie greift nach eitriger Gangzerstörung auf das Drüsenparenchym unter dem Bild einer eitrigen Sialadenitis über.

38.2.3 Virussialadenitis

38.2.3.1 Parotitis epidemica

DEF Häufige Parotisbeteiligung im Rahmen der durch Mumpsviren ausgelösten Kinderkrankheit.

FPG-Reaktionsfolge Auf eine Tröpfcheninfektion mit Virusaufnahme über Mund- und/oder Nasenhöhle und nachfolgender lokaler Virusvermehrung folgt eine Virämie. Die Parotis wird durch den viral-zytopathischen Effekt geschädigt.

MIK Aus einer viral ausgelösten serös-exsudativen Entzündungsreaktion (▶ Kap. 13.1.1) mit lymphoplasmazellulärer Infiltration und Nekrose der Azinuszellen resultiert eine beidseitige Parotisschwellung (Hamsterbacken). Die Entzündung manifestiert sich oft auch in anderen Organen wie Gehirn, Hoden, Ovarien und Pankreas. Gefürchtete Spätfolge ist die Infertilität (▶ Kap. 54.4.1.2).

CMV-Sialadenitis

DEF Wenig häufige Speicheldrüseninfektion mit dem Zytomegalovirus (CMV).

KPG-Prädestinationsfaktoren V. a. Intrauterininfektion beim Neugeborenen, Immunschwäche beim Erwachsenen.

MIK Speicheldrüsen mit stark vergrößerten Epithelzellen (Zytomegalie) und markanten Kerneinschlusskörperchen in den Speichelgängen (Eulenaugenaspekt). Je nach Immunitätslage findet sich noch ein lymphozytär-interstitielles Infiltrat.

38.2.4 Autoimmunsialadenitis

DEF (Syn.: Sjögren-Syndrom, Sicca-Syndrom) Seltene Speicheldrüsenentzündung im Rahmen einer systemischen Autoimmunkrankheit, betroffen sind meist postmenopausale Frauen.

KPG und FPG ▶ Kap. 14.2.1.4.

MIK Nach einer frühen Drüsenschwellung wegen lymphozytärer Infiltration werden allmählich autoaggressiv die Gangepithelien (Schaltstücke, Streifenstücke) mit Aussparung der basalen Myoepithelzellen zerstört. Letztere können reaktiv proliferieren und bilden zusammen mit der follikulären, klonalen B-Zellwucherung die sog. lymphoepitheliale Sialadenitis. Im Spätstadium wird über ein »fibrodestruktives Muster« (▶ Kap. 2.4.2) nahezu der ganze Drüsenkörper fibrösatrophisch verödet.

> ⊙ **Diagnostik:** Biopsie
> Lippenbiopsie der kleinen Speicheldrüsen.

38.3 Tumorartige Muster

38.3.1 Mukozele

DEF Häufige, zystische Vergrößerung der kleinen Mundspeicheldrüsen.

MAK Meist etwa 1 cm große Zysten mit kugeliger Mundschleimhautvorwölbung.

MIK und KPG-Typen

- **Retentionstyp:** Auslösung eines »Stenosemusters« (▶ Kap. 2.3.2) durch Gangobstruktion. Dadurch Sekretstau mit Gangausweitung ohne Epithelruptur bis hin zur Zystenbildung.
- **Extravasationstyp:** Auslösung eines »Organisationsmusters« (▶ Kap. 5.5.4) durch eine traumatische/iatrogene Epithelruptur im Gangsystem, sodass Speichelschleim ins Interstitium (Extravasation) gelangt. Er wird durch ein makrophagenhaltiges Granulationsgewebe (Schleimgranulom) unter Bildung einer Pseudozyste (▶ Kap. 5.5.6) resorbiert.

> **Klinik**
> **Therapieprinzip:** Marsupialisation.

38.4 Neoplasiemuster

38.4.1 Adenom

38.4.1.1 Mischtumor

DEF (Syn.: pleomorphes Adenom) Häufigster, benigner Speicheldrüsentumor mit vielgestaltigem (deshalb Bezeichnung pleomorph) Stroma aus einem Gemisch epithelialer und modifizierter myoepithelialer Zellen.

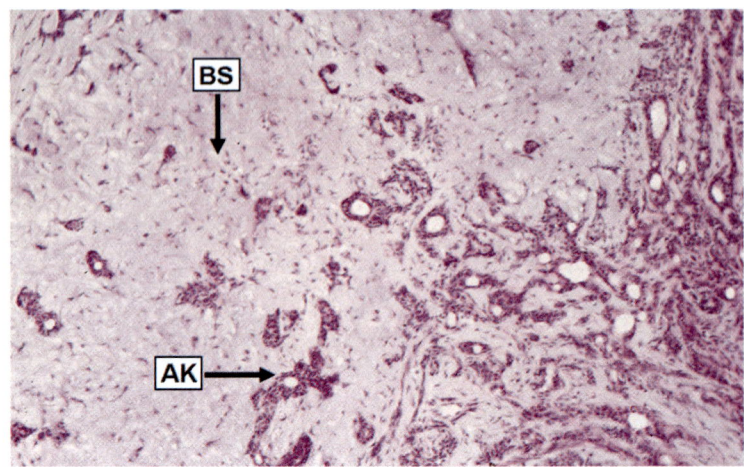

■ **Abb. 38.1.** Parotismischtumor mit adenoiden Komplexen (AK) und bienenschwarmartig eingestreuten Zellen (BS) in einem sog. pleomorphen Stroma (Vergr. 25, HE)

FPG Auslösung einer »epithelio-mesenchymalen Transition« (▶ Kap. 6.3) in den duktalen Basalzellen. Lokalisation: Häufigster Speicheldrüsentumor v. a. der Parotisdrüsen (daher Name Parotismischtumor).

MAK Schmerzloser verschieblicher, langsam-wachsender, knotiger Tumor mit variabler, vom Aufbau der Extrazellulärmatrix abhängigen Konsistenz und inhomogener Bindegewebskapsel (deshalb Rezidivneigung!). Gelegentlich ummauert er den Fazialisnerven. Dies birgt die Gefahr einer postoperativen Fazialislähmung.

MIK Epitheliale Tumoranteile bilden strang- und gangförmige Verbände und sind teilweise bienenschwarmähnlich verteilt. Das Tumorstroma ist pleomorph und dementsprechend fibrös, mukoid, myxoid und/oder chondroid (■ Abb. 38.1).

> **Klinik**
>
> **Therapieprinzip:** Enukleation und Nachkontrolle.

38.4.1.2 Warthin-Tumor

DEF (Obsoletes Syn.: Zystadenolymphom) Zweithäufigster, benigner Speicheldrüsentumor (v. a. in Parotis) aus papillär-zystischen Epithelverbänden in einem lymphatischen Stroma.

KPG Vermutlich Tumorentwicklung in dystopen Ausführungsgängen im lymphatischen Gewebes der Parotis.

MAK Schmerzloser, gut abgekapselter, verschieblicher Tumor, oft (wegen zystischem Aufbau) mit fluktuierendem Tastbefund (▶ Kap. 2.2.3.2).

MIK Das papillär-zystisch konfigurierte Zylinderepithel zeigt wegen seines Mitochondrienreichtums ein feingranulär-eosinophiles Zytoplasma. Es wird von einem Stroma aus lymphatischem Gewebe mit Lymphfollikeln umgeben (■ Abb. 38.2).

> **Klinik**
>
> **Therapieprinzip:** Enukleation.

38.4.2 Karzinom

Zur pathologischen TNM-Klassifikation, ■ Tab. 38.1.

38.4.2.1 Mukoepidermoides Karzinom

DEF Häufigste Gruppe mischdifferenzierter Speicheldrüsenkarzinome.

KPG-Risikofaktor Strahlenbelastung (Krebstherapie, Atombombenopfer).

MAK Teilabgekapselter Tumor mit soliden und kleinzystischen Abschnitten. Das (meist) lokal infiltrierende Tumorwachstum bewirkt Schmerzen und Dysphagie. Oft Lokalrezidive, selten Metastasierung.

MIK Mischbild aus schleimbildenden Epthelien und plattenepithelialer (epidermoider) Komponente. Je geringer die Schleimbildung, desto geringer die Tumordifferenzierung, desto schlechter die Prognose.

> **Klinik**
>
> **Therapieprinzip:** Resektion und Nachkontrollen.

38

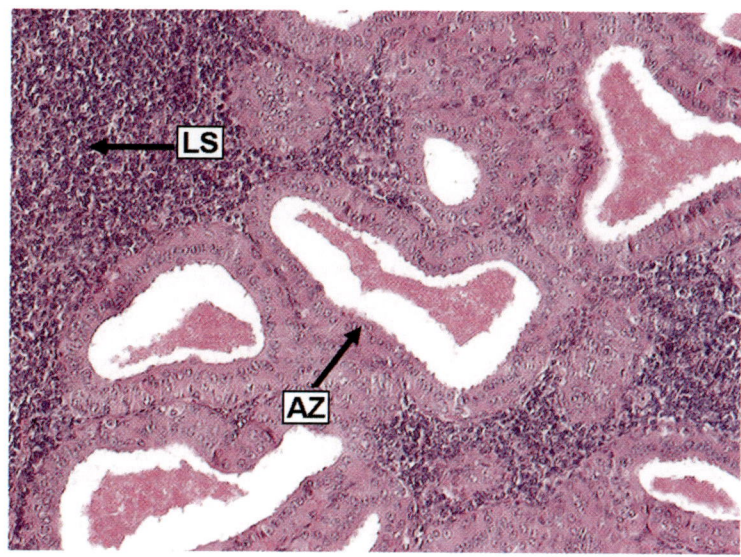

■ **Abb. 38.2.** Warthin-Tumor: adenoide Zellkomplexe (AZ) mit mitochondrienreichem, deshalb eosinophilem (rotem) Zytoplasma in einem lymphoiden Stroma (LS)

■ **Tab. 38.1.** Pathologische TNM-Klassifikation der Kopfspeicheldrüsen

TNM	
pT1	Tumor ≤2,0 cm ohne extraparenchymale Ausdehnung
pT2	Tumor >2,0 cm ≤4,0 cm ohne extraparenchymale Ausdehnung
pT3	Tumor >4,0 cm und/oder Tumor mit extraparenchymaler Ausdehnung
pT4a	Tumorinfiltration von Haut, Unterkiefer, innerem Gehörgang oder N. facialis
pT4b	Tumorinfiltration von Schädelbasis oder Processus pterygoideus oder Umwachsung der A. carotis
pN1	solitäre, ipsilaterale LNN-Metastase ≤3,0 cm
pN2	solitäre ipsilaterale LNN-Metastase >3,0 cm ≤6,0 cm oder multiple ipsilaterale LNN-Metastasen ≤6,0 cm oder bilaterale oder kontralaterale LNN-Metastasen, keine >6,0 cm
pN3	LNN-Metastase >6,0 cm, solitär oder multiple

LNN = Lymphknoten

38.4.2.2 Adenoid-zystisches Karzinom

DEF Wenig häufiges Speicheldrüsenkarzinom mit kribriformem Wachstumsmuster.

MAK Nicht abgekapselter und deshalb unverschieblicher Tumor mit aggressiv-lokalem Wachstum und hoher Rezidivrate. Metastasierung v. a. in Regionallymph-

knoten, selten späte hämatogene Metastasierung nach dem Cavatyp in die Lunge (▶ Kap. 16.1.4.2).

MIK Die überwiegend myoepithelial differenzierten Tumorzellen entwickeln solide Strukturen mit dazwischen liegenden zylindrischen Räumen (Schweizerkäse-Muster) in Form eines kribriformen Wachstumsmusters (▶ Kap. 16.9.2.2). Typisch ist die Infiltration der Nervenscheiden (Neurotropismus) und des Perivaskulargewebes.

> **Klinik**
> **Therapieprinzip:** Resektion und Nachkontrollen.

> **Klinik**
> **Therapieprinzip:** Radikalexzision, Nachkontrolle.

> **Klinik**
> **Prognose beeinflussende Faktoren:**
> **Prinzip:** Das anhand der TNM-Klassifikation ermittelte klinische Stadium hat einen höheren prognostischen Wert als der histologische Tumortyp und der Malignitätsgrad. Stärkster negativer prognostischer Faktor ist eine hohe Proliferationsaktivität (Ki-67 >30%).

Fallquiz Allgemeine und spezielle Pathologie

Liebe Leserin, lieber Leser,

wollen Sie wissen, was sich im Berufsleben des Autors so alles tat, so lesen Sie die nachfolgenden Fallberichte.

Fall 1–20 Storyfälle. Dies sind ganz besondere oder ausnehmend exemplarische Fälle. Jeder von ihnen soll Sie direkt ansprechen und – ich gebe es zu – auch dazu verleiten, sich über die gestellten Fragen mit ihm zu beschäftigen. Die Fälle wollen aber auch verständlich machen,
- dass der Organismus auf eine Schädigung nur mit einer begrenzten Zahl an Gewebsveränderungen reagiert, die sich als Reaktionsmuster apostrophieren lassen,
- dass dem Leiden eines Einzelnen mehrere pathogenetische Prozesse zugrunde liegen, die sich gegenseitig bedingen und zeitliche Spielregeln einhalten,
- dass das Zurückführen eines Krankheitsprozesses auf bestimmte Reaktionsmuster zum einen Übersicht verschafft und zum anderen das Lernen vereinfacht.

Fall 21–30 Makrofälle: Sie stammen v. a. aus dem Obduktionssaal. Hier konfrontiere ich Sie mit einem makroskopischen Bild und will Ihnen anhand gezielter Fragen zeigen, wie man mit bloßem Auge über die Ermittlung des zugrunde liegenden formalpathogenetischen Musters zur richtigen Diagnose kommt.

Fall 31–40 Histofälle: Sie rekrutieren sich aus dem Einsendungsgut eines Pathologen. Mit gezielten Fragen dazu will ich Ihnen verständlich machen, wie man durch mikroskopische Analyse des formalpathogenetisch entscheidenden Reaktionsmusters zur Diagnose kommt.

Fall 41–45 Zytofälle: Sie entspringen aus dem Routinealltag des Zytopathologen. Sie sollen verdeutlichen, dass ein Untersuchungsgut aus wenigen Zellen genügt, um eine therapeutisch relevante Diagnose zu stellen.

Fall 46–47 Molekularfälle: Sie kommen aus dem Einsendungsgut eines Molekularpathologen und demonstrieren, welche Überlegungen er bei der Diagnostik anstellt.

Lösungen und **Wissensvertiefung** finden Sie auf den letzten Seiten des Quiz.

Wir wünschen viel Spaß und Erfolg!

Ursus-Nikolaus Riede
unter Mitarbeit von
Prof. Dr. N. Freudenberg, Prof. Dr. P. Fisch und Dr. V. Leuzinger-Nabholz.

Fall 1   Warum eine Lehrerin ihr Gesicht verliert

Dieser Fall gelangte durch die Vermittlung eines praktischen Arztes zu mir. In der Folge rief mich der Ehemann einer Patientin an.

Seine Frau klage über einen spürbaren »Gesichtsschwund«, ob sie mich zusammen aufsuchen dürften? Er stellte sich dann zusammen mit seiner 37-jährigen Frau vor. Sie war Grundschullehrerin und überdies vermögend. Sie klagte, dass sie seit einiger Zeit beobachte, wie sich ihr Gesicht verändere. Das Wangenfett sei schon, wie sie sagte, weggeschmolzen und jetzt drohten auch noch die Lippen zu verschwinden. Ich bat sie, mir zuliebe das Lippenrouge neu aufzulegen. Nachdem ihr das hervorragend geglückt war, machte ich ihr klar, dass dies nicht möglich gewesen wäre, wenn die Lippen nicht mehr da gewesen wären. Sie bestand aber darauf, dass ich sie untersuche, zumal sie in der Umgebung des Mundes ein Brennen und Kribbeln verspüre. Sie gestand auch, dass sie zuvor bei mehreren hochrangigen Arztkollegen an mehreren deutschen Universitätskliniken gewesen sei, diese hätten ihr Fettzellen injiziert. Sie zeigte mir die entsprechenden Arztberichte und ich bekam dabei mit, wie »fett« die Behandlungsrechnungen waren.

Ich sagte ihr, es gäbe zwar gewisse Haut- und Bindegewebserkrankungen, die mit einem Fettgewebsschwund einhergingen bzw. die zu einem tabaksbeutelartig geschrumpften Mund führten (◨ Abb. 14.6). Deshalb bat ich sie, was zuvor nicht veranlasst worden war, um bestimmte Blutuntersuchungen. Einige Tage später legte sie mir diese Daten vor, sie waren im Normbereich. Gleichwohl war die Patientin äußerst beunruhigt. Sie wollte, dass ich von ihrer Haut Biopsien entnehme und diese untersuche, am Geld solle es nicht liegen. Ich bemühte mich, ihr im Beisein ihres Ehemannes klar zu machen, dass sie ihren Körper aufgrund eines »seelischen Leidens« pathologisch wahrnehme, und dass ich dafür nicht der geeignete Facharzt sei. Der Ehemann hatte die Situation erkannt und stimmte mir zu. Zum Schluss wollte sie, dass ich ihr meine Honoraransprüche mitteile, damit sie sie sofort begleichen könne. Ich erklärte ihr, sie sei körperlich gesund. Würde ich ihr eine Rechnung stellen, so attestierte ich ihr damit gewissermaßen auch, dass sie ein körperliches Leiden habe, und genau dies müsste ich entschieden ablehnen.

Einige Wochen später rief mich der Ehemann der Patientin erneut an. Seine Frau habe auf einer Autoschnellstraße einen Suizidversuch unternommen und sei frontal auf einen LKW aufgefahren. Sie liege mit mehrfachen Frakturen und Wunden in einer Klinik. Ob ich nicht etwas unternehmen könne. Ich rief sofort den dortigen diensthabenden Oberarzt an und bat ihn, jetzt, wo die Patientin ans Bett gefesselt sei, einen Psychiater beizuziehen. Doch der Oberarzt verbat mir am Telefon vehement, mich in seine Behandlung einzumischen, zumal ich doch Pathologe sei. Die Patientin sei zwar polytraumatisiert, aber nicht meschugge.

Wieder einige Wochen später erhielt ich nochmals einen Telefonanruf vom Ehemann. Seine Frau habe diesmal einen erfolgreichen Suizidversuch durchgeführt.

Frage 1: Welche der genannten Krankheiten induziert unmittelbar **keinen** subkutanen Gewebsschwund?

a) progressiv systemische Sklerose
b) Anorexia nervosa
c) Tumorkachexie
d) akute Pankreatitis

Frage 2: Welches der genannten klinischen Symptome begleitet eine autoaggressive Subkutisentzündung **nie**?

a) sklerosierende Atrophie der Epidermis und der Hautanhangsgebilde
b) dysphagische Schluckbeschwerden
c) interstitielle Lungenfibrose
d) Bluteosinophilie

Frage 3: Welcher der genannten klinischen Parameter dient der Abklärung einer progressiv systemischen Sklerose?

a) Bestimmung des CD4-/CD8-Zellquotienten
b) Bestimmung von antinukleären Antikörpern gegen doppelsträngige DNA
c) Bestimmung von antinukleären Antikörpern gegen Topoisomerase-1
d) Bestimmung der Serumwerte für Lipase

Frage 4: Welche der genannten Veränderungen gehört **nicht** zum CREST-Syndrom?

a) Raynaud-Syndrom (■ Abb. 14.7)
b) Sklerodaktylie
c) Ösophagusvarizen
d) Teleangiektasien

Fall 2   Warum ein Chirurg über ein Überbein stolpert

In diesem Fall empfahl der behandelnde Orthopäde dem Patienten, sich direkt an mich zu wenden. So kam es, dass dieser mich kurz bevor ich abends nach Hause gehen wollte, aus der Klinik anrief.

Ich hätte gestern bei einer Gewebebiopsie ein amelanotisches Melanom an seiner Wade diagnostiziert. Ob man ihm deshalb tatsächlich den ganzen Unterschenkel abnehmen müsse. Ich erklärte ihm, es handle sich hier um einen heimtückischen Tumor, der zudem schon tief in die Unterschenkelmuskulatur eingedrungen sei. Der Entscheid des behandelnden Arztes sei gerechtfertigt, nun gehe es ums Überleben.

Ich fragte ihn bei dieser Gelegenheit, wie lange er den Tumor denn schon mit sich herumtrage, er sei doch immerhin schon mehrere Zentimeter groß. Vor etwa einem Jahr, antwortete der Patient, sei ihm ein etwa pfefferkorngroßes Knötchen an der Ferse aufgefallen. Dieses habe ihn beim Gehen gestört. Er sei dann vom konsultierten Hausarzt zu einem Chirurgen geschickt worden, welcher das Knötchen entfernt habe. Da dies aber nur ein sog. Überbein (Ganglion) gewesen sei, habe man das Gewebe histologisch nicht weiter untersucht, sondern als Abfall entsorgt.

Ein halbes Jahr später rief mich die Ehefrau des Patienten an. Sie wollte mir mitteilen, dass ihr Mann an den Folgen des fulminant metastasierenden Mela-noms gestorben sei. Er war Zimmermann und hinterließ eine Frau und 3 kleine Kinder. Keine Rente, keine Lebensversicherung! Ich ermunterte sie, beim vorbehandelnden Chirurgen nachzufragen, warum er das vermeintliche Überbein histologisch nicht habe untersuchen lassen. Der reagierte unwirsch auf die Anfrage, er wisse, was er in solchen Fällen zu tun habe.

Daraufhin nahm sich die Witwe einen Rechtsanwalt, welcher den Chirurgen wegen eines Kunstfehlers anklagte. Vor Gericht sagte der Chirurg aus, er habe als Arzt die Verpflichtung, bei einem reserzierten Material festzustellen, ob es benigne oder maligne sei. Er sei aber nicht verpflichtet, das Gewebe histologisch analysieren zu lassen. Für die Überprüfung der Dignität eines Tumors könnten auch andere Methoden als die Histologie herangezogen werden. Er habe sich der Diaphanoskopie bedient, das heißt, das betreffende Gewebe mit einer Taschenlampe durchleuchtet: Handle es sich um eine mit Flüssigkeit gefüllte Zyste, so lasse das Gewebe das Licht merklich durchscheinen. Dies sei bei dem von ihm diagnostizierten Ganglion auch der Fall gewesen (Offensichtlich war der Tumor zentral regressiv-zystisch verändert!).

Schließlich bekam die Witwe Recht: Der Chirurg wurde vom Gericht regresspflichtig gemacht, die Witwe erhielt eine kleine Rente.

Frage 1: Mit Hilfe welchem der genannten Verfahren lässt sich die Dignität eines Tumors einwandfrei dokumentieren?

a) Computertomographie
b) Ultraschall
c) Histologie
d) Kernspinmagnetresonanz-Tomographie

Frage 2: Welche der genannten Gewebsveränderungen kommt im Fersenbereich vor?

a) Insertionstendopathie
b) Palmarfibromatose
c) Sehnenscheiden-Ganglion
d) degenerative Sehnenruptur

Frage 3: Welche der genannten Gewebsveränderungen sind für einen malignen Tumor **nicht** typisch?

a) Koagulationsnekrosen
b) lipolytische Nekrosen
c) apoptotische Schrumpfnekrosen
d) Kolliquationsnekrosen

Frage 4: Welche der genannten Lokalisationen ist **keine** Prädilektionsstelle für ein malignes Melanom?

a) Wadenregion bei Frauen
b) Fußsohle bei Weißen
c) Rückenregion beim Mann
d) Handteller bei Schwarzen

Frage 5: Welches der genannten Kriterien spricht bei einem pigmentierten Hauttumor für Malignität?

a) Durchmesser des Tumors bereits größer als 4 mm
b) symmetrische Konfiguration des Tumors
c) gleichmäßige Begrenzung des Tumors
d) unregelmäßige Pigmentierung des Tumors

Fall 3   Warum ein Musiker wegen Herzschmerzen ausrastet

Welche Rolle das Vertrauen eines Patienten ins diagnostische Bemühen eines Arztes um seine Krankheit spielt, verdeutlicht der nachstehend geschilderte Fall.

Das Leiden des 61 Jahre alt gewordenen Querflötisten begann vor 24 Jahren damit, dass er immer wieder Schmerzen und eine andauernde Verspannung im linksseitigen Nackenbereich spürte. Die behandelnden Ärzte führten dies zunächst auf berufsbedingte Haltungsstörungen zurück. Sie injizierten ihm Analgetika und verschrieben eine Physiotherapie. Auf Anraten seiner gewieften Ehefrau wurde schließlich vor 22 Jahren aus dem verhärteten Nackengewebe eine Biopsie entnommen, an der zunächst die Diagnose eines Adenokarzinoms gestellt wurde, allerdings ohne dass sich in der weiterführenden Bildgebung ein entsprechender Primärtumor eruieren ließ. Als ich bei einer Folgebiopsie in die Diagnostik involviert wurde, stellte ich in Kombination mit der Immunhistochemie und dem molekularbiologischen Untersuchungsresultat die Diagnose eines synovialen Sarkoms. Die Ehefrau des Musikers machte ihm Mut: »Das packen wir«. Sie ermunterte ihn, eine Musikprofessur anzunehmen und erkannte frühzeitig durch aufmerksame Palpation der Nackenregion alle der insgesamt 7 Rezidive, welche die Diagnose bestätigten. Mit der Zeit stellte sich heraus, dass der Patient auch an einer Hypercholesterinämie und Hypertonie litt. Zwei Wochen vor seinem Tode klagte der Patient erneut über heftige Nackenschmerzen, die in die linke Schulter ausstrahlten. Die medizinisch mittlerweile erfahrene Ehefrau befürchtete einen Herzinfarkt und führte ihren Mann zu einem renomierten Kardiologen. Dieser untersuchte ihn, schloss ohne zu zögern einen Herzinfarkt aus und führte die Schmerzen auf ein erneutes Tumorrezidiv zurück. Er schickte den Musiker mit aufmunternden Worten und Schmerzmedikamenten nach Hause. Dort klagte jener unentwegt bis zu seinem Tode über die Schmerzen: »Die bringen mich um«. Er verstarb.

Die Ehefrau und seine beiden Kinder baten mich, den Verstorbenen zu obduzieren, sie wollten Gewissheit haben, woran dieser gestorben sei.

Bei der **Obduktion** ließen sich folgende Befunde erheben:

Das synoviale Sarkom war nur noch als Residuum in einer 3 cm großen paravertebralen Narbenplatte vorhanden. Metastasen waren nicht erkennbar. Hingegen fanden sich multiple langstreckige atherosklerotische Stenosen beider Koronargefäße und frische Myokardinfarkte (5×2 cm groß in der Vorderwand, 6×2 cm groß in der Seitenwand) in einem biventrikulär exzentrisch hypertrophierten Herzen mit ischämischer Kardiomyopathie. Ich bestätigte der Wittwe, dass sie dem Verstorbenen eine wundervolle Ehefrau war, dass sie alles getan hatte, um sein Leben zu verlängern und dass sie sein Leiden besser als der bekannte Kardiologe einzuschätzen wusste. Damit entlastete ich sie, bei der Umsorgung ihres geliebten Mannes versagt zu haben.

❓ Frage 1: Welches der genannten Merkmale ist für ein Synovialsarkom **untypisch**?

❗ a) Tumor aus epithelialen Drüsenelementen und sarkomatöser Spindelzellkomponente
   b) Vimentin-Keratin-Doppelexpression (auch) in der sarkomatösen Tumorkomponente
   c) molekularbiologischer Nachweis der Fusionsgene SYT-SSX1 resp. SYT-SSX2
   d) Tumor mit histogenetischer Herleitung aus Synovialisdeckzellen

❓ Frage 2: Welche der genannten Aussagen ist **nicht** zutreffend?

❗ a) Sarkome metastasieren hauptsächlich hämatogen.
   b) Sarkome metastasieren hauptsächlich lymphogen.
   c) Sarkome exprimieren gelegentlich Keratin.
   d) Sarkome exprimieren Vimentin.

❓ Frage 3: Welche der genannten Aussagen ist zutreffend?

❗ a) Ein Schistosomenbefall ist mit der Entstehung urovesikaler Adenokarzinome assoziiert.
   b) HPV-Viren sind mit der Entstehung von Weichteilsarkomen assoziiert.
   c) Ein Paget-Karzinom ist in der Mamma, Anus- und Vulva-Region anzutreffen.
   d) Ein Synovialsarkom gehört zur Gruppe der epidermalen Mischtumoren.

❓ Frage 4: Welches der genannten Symptome ist für einen Herzinfarkt **untypisch**?

❗ a) plötzlich auftretende, starke, drückende oder brennende Schmerzen im vorderen linken Brustbereich
   b) plötzlich auftretende Übelkeit mit Bluterbrechen
   c) plötzlich auftretende Schmerzen im Oberbauch, Rücken oder Kiefer
   d) plötzlich auftretende Schmerzen mit Ausstrahlung in den linken Arm

❓ Frage 5: Welche der genannten Aussagen ist zutreffend?

❗ a) Die primäre Kardiomyopathie ist bei entsprechender Sensibilisierung medikamentös-toxisch bedingt.
   b) Die ischämische Kardiomyopathie beruht auf einer genetisch bedingten Empfindlichkeit gegenüber Sauerstoffmangel.
   c) Die restriktive Kardiomyopathie geht mit einer Verminderung der systolischen Ventrikelfüllung und ventrikulären Compliance einher.
   d) Die hypertrophische Kardiomyopathie geht nie mit einer Ventrikelpartialobstruktion einher.

Fall 4 Warum Kopfschmerzen eine Tänzerin aus dem Takt bringen

Es gibt glücklicherweise Hausärzte, die sich über den Tod hinaus Gedanken um ihre Patienten machen. So auch in diesem Fall, bei dem der unerwartete Tod seiner 29-jährigen Patientin ihren Hausarzt bewog, sie obduzieren zu lassen. Die Krankheitsgeschichte schilderte er so:

Die Patientin hatte sich zusammen mit ihrem Ehemann beim samstäglichen Besuch einer Diskothek tüchtig verausgabt. So richtig »geschwoft« hätten sie. Unvermittelt sei ihr aber schwindelig geworden und es hätten sich heftigste Kopfschmerzen gemeldet. Diese seien so rasant gekommen und so massiv geworden, dass sie das Gefühl bekommen habe, »der Schädel platze aus allen Nähten.« Sie verließ das Tanzlokal und wandte sich in ihrer Verzweiflung noch in derselben Nacht über die Notleitstelle an den diensthabenden Notarzt. Diesem trug sie ihr Anliegen vor, was auf der anderen Seite der Leitung mit folgendem beschwichtigenden Rat quittiert wurde: »Gute Frau, was tut man in einem solchen Fall? – Man nimmt eine Schmerztablette.« Sagt's und legte auf. Diesen Griff zur Tablette hatte die Patientin jedoch schon längst getan, aber keine Linderung erfahren. So rief sie in ihrer Verzweiflung nach einer weiteren qualvollen Stunde nochmals den Notarzt an.

Wiederum erhielt die Ratsuchende wenig Hilfe: »Haben Sie eine Schmerztablette genommen?« lautete seine Frage. Sie bejahte. »Gut, dann nehmen Sie nochmals eine.« Und wiederum legte er den Hörer auf. Im Anschluss an dieses kurze Gespräch erteilte derselbe Notarzt der Telefonistin die Anweisung, ihn fortan nicht mehr mit solchen Bagatellen zu belästigen und schlich sich damit aus der Verantwortung gegenüber dieser Patientin.

Vier Stunden später verstarb die Patientin. Sie hinterließ drei kleine Kinder und einen Ehemann.

Bei der **Obduktion** ließen sich folgende Befunde erheben:

Im Bereiche der linken Nebenniere fand sich ein 3,5 cm großer, bräunlicher Tumor, der keine Beziehung zur Nebennierenrinde aufwies (◘ Abb. 69.1). Das Myokard war durch zahlreiche Kontrakturbandnekrosen der Myokardiozyten durchsetzt (◘ Abb. 22.1). In der Leber waren die periportalen Läppchenareale durch frische Nekrosen der läppchenzentralen Bezirke (◘ Abb. 4.2) gewissermaßen skelettiert. Die beiden Lungen waren wegen eines diffusen Alveorlarschadensyndroms flüssigkeitsreich und schwer (links 995 g/rechts 1014 g). Außerdem war die Patientin im 2. Monat schwanger.

❓ Frage 1: Welcher der genannten Prozesse liegt dem vorliegenden Falle zugrunde?

❗ a) Nebennierenmetastase
    b) Phäochromozytom
    c) Nebennierenkarzinom
    d) Nebennierenapoplex

❓ Frage 2: Welcher der genannten Prozesse löste den Tod der Patientin aus?

❗ a) anaphylaktischer Schock
    b) septischer Schock
    c) hämorrhagischer Schock
    d) endokriner Schock

❓ Frage 3: Welche der genannten Aussagen über die myokardiozytäre Kontrakturbandnekrosen ist zutreffend?

❗ a) Sie repräsentieren wenige Stunden alte ischämische Läsionen.
    b) Sie sind an einer lehmgelben Myokardfärbung erkennbar.
    c) Sie sind Teil eines zellulären Absterbeprogramms im Myokard.
    d) Sie bilden ein spongiöses Parenchymmuster.

❓ Frage 4: Welche der genannten Aussagen über die läppchenzentralen Lebernekrosen ist zutreffend?

❗ a) Sie beruhen auf einem metabolischem Entzündungsmuster.
    b) Sie sind Ausdruck einer chronischen Systemhypoxie.
    c) Sie beruhen auf einem Versagen der Kreislaufperipherie.
    d) Sie charakterisieren eine Hepatitis mit Brückennekrosen.

❓ Frage 5: Welchen der genannten Fehler konnte der Staatsanwalt dem Arzt des Notfalldienstes **nicht** anlasten?

❗ a) unterlassene Hilfeleistung
    b) Fehlbehandlung
    c) Fehldiagnose
    d) menschliches Versagen

❓ Frage 6: Über welche der genannten Schmerzformen klagte die Patientin?

❗ a) spastischer Schmerz
    b) Spannungsschmerz
    c) dumpf brennender Schmerz
    d) psychosomatischer Schmerz

Fall 5   Warum man leicht etwas in den falschen Hals bekommt

Manchmal ist man als Pathologe auch gefordert Behandlungsfehler zu analysieren. So auch in diesem Fall. Es gehe um eine 84-jährige Patientin, berichtete mir ein Oberarzt, die seit Jahren an Hypertonie und Diabetes leide, woraus sich folgende Krankengeschichte ableite:

Vor sieben Tagen hatte die Frau eine Hirnmassenblutung mit einer oberflächennahen, rechtsseitigen temporobasalen raumfordernden Blutung (◨ Abb. 74.3) erlitten. So drängte sich eine sog. Entlastungstrepanation auf, was eine Drainage der Blutung ermöglichen sollte. Der Eingriff glückte denn auch problemlos und die Vigilanz der Patientin verbesserte sich zunehmend. Allerdings hatte die Patientin Schluckbeschwerden, sodass man ihr eine Magensonde legen musste. Nachdem die Sonde eingeführt war, wurde ihre Lage radiologisch überprüft (Die entsprechenden Röntgenbilder sind allerdings nicht mehr auffindbar!). Bis auf einen lästigen Hustenreiz schien alles zu stimmen, die Patientin konnte parenteral ernährt werden. Zwei Tage später stieg ihre Fieberkurve an. Hinzu kamen schlechte Blutgaswerte, sodass die Patientin intubiert und maschinell beatmet werden musste. Bei der hierzu erforderlichen Laryngoskopie stellte sich heraus, dass sich die »Magensonde« statt in der Speise- in der Luftröhre befand. Radiologisch wurde nun erkannt, dass die Magensonde via Luftröhre durch die viszerale Pleura in den Pleuraraum vorgestoßen worden war. Nun entwickelte die Patientin eine bakterielle Pleuritis und Pneumonie, denen mit Antibiotika nicht mehr beizukommen war. Es setzte ein septisches, therapieresistentes Multiorganversagen ein, welches der Patientin das Leben kostete.

Der Oberarzt und die Tochter der Verstorbenen entschieden sich, eine Obduktion vornehmen zu lassen.

Bei der **Obduktion** ließen sich u. a. folgende Befunde erheben:

1. Als Zeichen eines Diabetes mellitus fand sich eine Pankreaslipomatose, allgemeine Atherosklerose und eine Glomerulosklerose.
2. Neuropathologisch lag eine raumfordernde intrakranielle Blutung rechts temporobasal vor.
3. Die rechte Pleurahöhle war durch eine fibrinös-eitrige Pleuritis gekennzeichnet. Im Bereich beider Lungen imponierte eine eitrig-konfluierende Herdpneumonie.
4. Als Zeichen der Sepsis war die Milz zerfließlich und aufgeweicht. Die Lungen waren wegen eines septisch ausgelösten »diffusen Alveolarschadensyndroms« flüssigkeitsreich und zeigten in der Endstrombahn zahlreiche hyaline Mikrothromben (◨ Abb. 10.4).

❓ Frage 1: Aufgrund welcher der genannten Gründe ist dem Oberarzt letztlich keine mangelnde Sorgfaltspflicht vorzuwerfen?

❗ a) Anforderung einer Obduktion durch den Therapeuten selbst
    b) radiologische Kontrolle der Sondenlage durch Therapeuten
    c) sofortige Einleitung einer antibiotischen Therapie
    d) sofortige Einleitung einer Schocktherapie

❓ Frage 2: Welche der genannten Aussagen über eine Dysphagie ist **nicht** zutreffend?

❗ a) Eine Dysphagia lusoria ist ein luisches Teilphänomen.
    b) Die refluxbedingte Dysphagie entsteht im Rahmen einer Kardiainsuffizienz.
    c) Eine Dysphagie kann Ausdruck eines sog. Stenosemusters sein.
    d) Eine Dysphagie ist meist Folgeerscheinung eines Schlaganfalls.

❓ Frage 3: Welche der genannten Aussagen über eine Glomerulosklerose ist zutreffend?

❗ a) Sie ist Folge einer metabolisch-resorptiven Entzündung.
    b) Sie ist Folge eines sog. Hyperperfusionsschadens.
    c) Sie geht mit einer Sklerosierung der glomerulären Basalmembran einher.
    d) Sie findet sich auch bei einer tubulointerstitiellen Nephritis.

❓ Frage 4: Welche der genannten Aussagen über eine Intrakranialblutung ist zutreffend?

❗ a) Ein Hydrocephalus internus ist Folge einer Subduralblutung.
    b) Eine Subarachnoidalblutung gehört zur Gruppe der Intrakranialblutungen.
    c) Eine hypertone Massenblutung betrifft nie die Brückenregion.
    d) Eine Subduralblutung stellt eine Blutansammlung zwischen Dura mater und Arachnoidea dar.

❓ Frage 5: Welcher der genannten Befunde spricht **nicht** für ein septisches Schockgeschehen?

❗ a) zerfließliches Milzparenchym (Milzerweichung)
    b) diffuses Alveolarschadensyndrom
    c) hyaline Mikroemboli in der Lungenendstrombahn
    d) Pleuritis mit Pneumonie

❓ Frage 6: Welcher der genannten Befunde ist direkte Folge einer arteriellen Hypertonie?

❗ a) linksventrikuläre Hypertrophie
    b) hämorrhagischer Hirninfarkt
    c) Stammganglienblutung
    d) Mönckeberg'sche Mediaverkalkung

❓ Frage 7: Welche der genannten Komplikationen ist **nicht** für einen Diabetes mellitus typisch?

❗ a) Retinopathie
    b) Katarakt
    c) Embryo-/Fetopathie
    d) β-Lipoproteinämie

❓ Frage 8: Welchen formalpathogenetischen Entzündungstyp erwarten Sie im vorliegenden Falle bei der Pleuritis?

❗ a) riesenzellige Pleuritis
    b) granulomatöse Pleuritis
    c) granulierende Pleuritis
    d) eitrige Pleuritis

Fall 6   Warum ein Schüler Opfer seines Gemächts wird

Dieser Fall basiert auf der fruchtbaren Zusammenarbeit mit den Gerichtsmedizinern.

Bei dem 18 Jahre alt gewordenen Gymnasiasten waren in der Vorgeschichte außer den üblichen Kinderkrankheiten keine Vorerkrankungen bekannt. Seine Eltern berichteten, dass er in den letzten Wochen immer müde gewesen sei und sich schlapp gefühlt habe, selbst das Treppensteigen habe ihm große Mühe gemacht. Der deswegen konsultierte Hausarzt führte dies auf einen grippalen Infekt zurück und war der Meinung »das werde schon wieder«.

Ihr Mitschüler sei schüchtern, verschlossen und introvertiert gewesen, wussten seine Schulkameraden zu berichten, man sei nie so richtig an ihn heran gekommen. An seinem Todestag auf dem Nachhauseweg von der Schule habe er sich mit einem Schlag so unwohl gefühlt, dass er sich auf der Straße hinsetzen musste. Dann habe er sich an den Hals gefasst und sei kurz darauf leblos zusammengesunken. Die Schulkameraden alarmierten daraufhin den Rettungsdienst. Der Notarzt wies ihn sofort ins nahe gelegene Krankenhaus ein und bemühte sich noch während des Transportes, ihn zu reanimieren. Sowie er jedoch dort angekommen war, blieb den untersuchenden Ärzten nur noch, den Tod des jungen Patienten festzustellen.

Bei der **Obduktion** fanden sich folgende Hauptveränderungen:

1. Das Myokard im Bereich der Hinterwand war in einem Bezirk von 4 × 5 cm lehmgelb abgeblasst. Im übrigen Myokard fanden sich mehrere bis zu 0,5 cm große grau-weiße Bezirke.

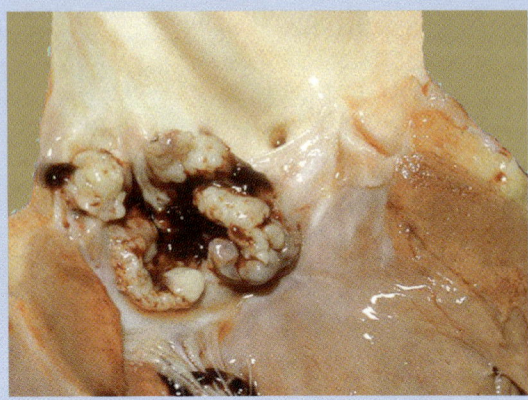

◨ Abb. F 6

2. Das Herz war insgesamt schlaff. Die Ränder der Aortenklappen waren ulzeriert und mit mehreren Millimeter großen, polypös-glasigen und weißlichen Gebilden belegt.
3. Auf der Oberfläche beider Nieren fielen stecknadelkopfgroße gelbliche Herde auf, die sich auf der Schnittfläche keilförmig in die Nierenrinde verfolgen ließen.
4. Die gesamte Vorhaut war perlmuttartig weißlich und so fibrös verdickt, dass sich die Glans penis nicht entblößen ließ und die Urethraöffnung eingte. Die Prostata war kastaniengroß und die Uretheren frei durchgängig.
5. Die Harnblasenwand war diffus verdickt (◨ Abb. F 6), ihr inneres Relief srangförmig vergröbert, aber nicht gerötet.

❓ Frage 1: Um welchen Prozess handelt es sich bei der Myokardläsion?

❗ a) um eine angeborene Kardiomyopathie (deshalb die Leistungsminderung)
   b) um einen frischen anämischen Myokardinfarkt (deshalb die in den Hals ausstrahlenden Schmerzen)
   c) um eine Glykogenspeicherkrankheit Typ I (deshalb die Gelbfärbung des Myokards)
   d) um eine floride virale Myokarditis (deshalb die fleckförmig weißlichen Herde)

❓ Frage 2: Um welchen Prozess handelt es sich bei der Endokardläsion?

❗ a) um eine ulzeropolypöse Endokarditis (deshalb die glasig polypösen Herde)
   b) um eine Endokardfibroelastose (deshalb die weißlichen Veränderungen)
   c) um ein Myxom des linken Ventrikels (deshalb die glasig polypösen Herde)
   d) um eine angeborene Klappendeformierung (deshalb der an sich blande Verlauf)

❓ Frage 3: Um welchen Prozess handelt es sich bei der Nierenläsion?

❗ a) um disseminierte Metastasen eines unbekannten Tumors im Sinne eines CUP-Syndroms
   b) um septikopyämische Ausscheidungsherde in der Nierenrinde
   c) um eine angeborene Nierenrindenadenomatose
   d) um eine chronische bakterielle destruierende interstitielle Nephritis

❓ Frage 4: Um welchen Prozess handelt es sich bei der Penisläsion?

❗ a) um eine Epispadie
   b) um eine Induratio penis plastica
   c) um einen Lichen sclerosus
   d) um eine Leukoplakie der Vorhaut

❓ Frage 5: Um welchen Prozess handelt es sich bei der Harnblasenläsion?

❗ a) um eine Ekstrophia vesicae
   b) um eine Balkenharnblase
   c) um eine Urocystitis cystica
   d) um eine interstitielle Urozystitis

❓ Frage 6: Über welche pathogenetische Reaktionskette bedingen sich die Obduktionsbefunde 1–5 gegenseitig?

❗ a) $4 \rightarrow 5 \rightarrow 2 \rightarrow 3 \rightarrow 1$
   b) $1 \rightarrow 2 \rightarrow 4 \rightarrow 5 \rightarrow 3$
   c) $3 \rightarrow 5 \rightarrow 2 \rightarrow 1 \rightarrow 4$
   d) $2 \rightarrow 3 \rightarrow 5 \rightarrow 4 \rightarrow 1$

❓ Frage 7: Wer ordnete in diesem Fall die Obduktion an?

❗ a) die Unfallversicherung,
   b) die Eltern,
   c) der Notarzt,
   d) der Staatsanwalt

Fall 7   Warum ein Dachdecker seine Ziegel nicht mehr erkennt

Dieser Fall zeigt die Vernetzung der Pathologie mit der Versicherungsmedizin. Bei dem 82 Jahre alt gewordenen Verstorbenen handelte es sich um den Seniorchef einer großen Dachdeckerfirma. Sein Schwiegersohn, selbst Internist, berichtete mir von ihm Folgendes:

Sein Schwiegervater sei passionierter Raucher gewesen und habe es auf einen Gesamtzigarettenkonsum von 60 pack-years gebracht. Er habe unter arteriellem Hochdruck gelitten und lange Zeit Medikamente gegen eine Hypercholesterinämie eingenommen. Vor etwa 4 Jahren sei bei ihm eine Lungenfibrose diagnostiziert worden, die eine progrediente Kurzatmigkeit zur Folge gehabt habe. Die letzten Jahre seines Lebens habe man ihn wegen einer ungeklärten Demenz in einem Pflegeheim untergebracht. Es läge nahe, bei ihm als langjährigem Dachdecker, der in den Fünfzigerjahren viel mit Asbestbedachung zu tun gehabt habe, das Lungenleiden auf eine Asbestbelastung zurückzuführen.

Der Schwiegersohn des Dachdeckers beantragte deshalb bei der entsprechenden Berufsgenossenschaft eine Gutachtensektion, um für die hinterbliebene Witwe eine entsprechende Rente zu sichern.

Bei der **Obduktion** konnten wir u. a. folgende Befunde ermitteln:

1. allgemeine Atherosklerose mit infrarenalem Bauchaortenaneurysma
2. Koronarsklerose mit multiplen, langstreckigen hochgradigen Stenosen
3. diffuse, linksventrikuläre Myokardfibrose
4. biventrikuläre exzentrische Herzhypertrophie
5. vaskuläre Amyloidose der intramuralen Myokardarterienäste
6. zentroazinäres, teils bullöses Lungenemphysem
7. pleurale Anthrakose (◨ Abb. 3.19)
8. basal-bilateral betonte, fokal-heterogene, interstitielle Lungenfibrose
9. chronische Bronchitis
10. Arteriolosklerose der Niere mit roter Granularatrophie
11. ausgeprägte Osteoporose, nachgewiesen in Wirbelkörpern und Femurknochen
12. subakute Blutstauung der mäßiggradig verfetteten Leber
13. chronisch-vernarbende Cholezystitis wegen Cholelithiasis mit multipeln facettierten Cholesterinsteinen
14. vaskuläre Amyloidose der Milz
15. hyperplastische Erythropoese im Knochenmark
16. intrazerebrale Gefäßamyloidose
17. kleinere kortikale Kugelblutungen
18. Kortexatrophie mit Gyriverschmälerung und Sulciverbreiterung des Großhirns

❓ Frage 1: Welcher der genannten Befunde würde für eine versicherungspflichtige Asbestose sprechen?

❗ a) diffus-interstitielle Lungenfibrose
b) Pleuraplaques
c) vaskuläre Amyloidose der inneren Organe
d) renale, rote Granularatrophie

❓ Frage 2: Welche der genannten pathogenetischen Abfolgen trifft für das Grundleiden des Patienten **nicht** zu?

❗ a) Hyperlipoproteinämie → Atherosklerose → ischämische Kardiomyopathie → biventrikuläre exzentrische Herzhypertrophie
b) Hyperlipoproteinämie → Cholezystolithiasis
c) Nikotinkrankheit → pleurale Anthrakose und Lungenemphysem → Polyglobulie und Osteoporose
d) Asbestexposition → COPD (chronische Bronchitis, Lungenemphysem) → Lungenfibrose → System-amyloidose.

❓ Frage 3: Welcher der genannten Obduktionsbefunde geht **nicht** auf die Hyperlipoproteinämie zurück?

❗ a) stenosierende Koronarsklerose
b) Aortenaneurysma
c) Systemamyloidose
d) Cholelithiasis in Form von Cholesterinsteinen

❓ Frage 4: Welcher der genannten Befunde ist Folge der Systemamyloidose?

❗ a) zerebrokortikale Kugelblutungen
b) Osteoporose
c) renale, rote Granularatrophie
d) biventrikulär exzentrische Herzhypertrophie

❓ Frage 5: Welche der genannten Aussagen trifft für die Cholelithiasis **nicht** zu?

❗ a) Braune Pigmentsteine beruhen auf einer Entzündung und/oder Obstruktion der Gallenwege.
b) Schwarze Pigment-Kalksteine beruhen auf einer verminderten Gallensäureexkretion.
c) Gelbe Gallensteine beruhen auf einer Obstruktion der Gallenwege.
d) Gelbe Gallensteine können auf einer terminalen Ileumerkrankung beruhen.

Fall 8   Warum eine Schwerkranke aufs Abstellgleis gerät

Bei diesem Fall spielt der Chefarzt eines großen Krankenhauses eine wesentliche Rolle, der unbeirrbar die Meinung vertritt: »Ich weiß, wie es in meinen Patienten aussieht, ich brauche dazu keine Obduktion«.

Der Fall handelt von einer 36-jährigen Frau. Sie litt seit einigen Jahren an einem systemischen Lupus erythematodes sowie an einem IgA-Mangelsyndrom und wurde krankheitsgerecht immunsuppressiv und somit auch mit Kortison behandelt. Allerdings nahm sie die Medikamente nicht zuverlässig ein. Eine Woche vor ihrem Tode zwang ein grippaler Infekt mit hohem Fieber und rasenden Kopfschmerzen die zweifache Mutter schulpflichtiger Kinder zur Bettruhe. Ihr zugezogener Hausarzt behandelte sie symptomatisch. Am Morgen des 3. Tages vor ihrem Tod kam noch ein heftiger Brechdurchfall mit Bauchschmerzen hinzu, sodass sich ihr Hausarzt nun doch entschied, sie in ein großes Krankenhaus einzuweisen. Dort wurde sie zunächst vom diensthabenden Gynäkologen untersucht, der aber ebenso wie der konsiliarisch zugezogene Chirurg und später der Chefarzt der Chirurgie aus der Befundkonstellation keine Indikation zu einer chirurgischen Intervention ableiten konnte. Also blieb die Patientin zunächst in einem Nebenraum der Aufnahmestation und wurde dann gegen Abend unter der Diagnose Gastroenteritis auf die chirurgische Abteilung verlegt. Gegen Abend verschlechterte sich der Zustand der Patientin dramatisch. Sie wurde somnolent. Hinzu kamen eine Hautrötung über den Jochbögen (◘ Abb. 14.5) und eine Akrozyanose. Gleichwohl sahen die Chirurgen darin keinen Grund, bei der Patientin eine weiterfüh-

rende Diagnostik zu veranlassen. Sie warteten ab. Am Morgen des 2. Tages vor ihrem Tode war ihr gesamtes Integument mit einem Mal mit rötlichen Punkten übersät. Die Patientin wurde so kurzatmig, dass sich die behandelnden Ärzte nun doch entschlossen, sie an die Universitätsklinik zu überweisen. Dort stellte man am Tag vor ihrem Tode neben einer septischen Konstellation der Laborparameter eine Pneumokokkensepsis, eine disseminierte Intravasalgerinnung und eine Nackensteifigkeit fest. Die Patientin wurde unverzüglich intubiert und erregergerecht antibiotisch behandelt. Trotz massiver Katecholamingaben ließen sich ihre Kreislaufparameter nicht mehr halten. Sie wurde anurisch und verstarb schließlich im kombinierten Herz-Kreislaufversagen.

Bei der **Obduktion** konnten wir u. a. folgende Befunde ermitteln:

1. vollständige Follikelatrophie der Milz,
2. histiolymphogranulozytäre Meningoenzephalitis,
3. histiolymphogranulozytäre Endokarditis,
4. disseminierte histiolymphogranulozytäre Pyelonephritis,
5. disseminierte histiolymphogranulozytäre Myokarditis,
6. Zwiebelschalenarteriopathie in der Niere,
7. disseminierte Purpurablutungen auf der gesamten Haut,
8. Akrozyanose,
9. Fragmentozyten im peripheren Blutausstrich,
10. disseminierte hyaline Mikrothromben nachgewiesen in Glomerulusschlingen (◘ Abb. 10.4) und Lungenendstrombahn.

Frage 1: Welcher der genannten Befunde gehört **nicht** zum SLE?

a) Akrozyanose
b) Zwiebelschalenarteriopathie
c) Fragmentozyten
d) Gesichtserythem

Frage 2: Welcher der genannten Befunde ist **nicht** auf eine Pneumokokkeninfektion zurückzuführen?

a) Endokarditis
b) Akrozyanose
c) Meningitis
d) gastroenterische Beschwerden

Frage 3: Welcher der genannten Prozesse hat die Pneumokokkensepsis **nicht** mitverursacht?

a) OPSI-Syndrom wegen funktioneller Asplenie
b) Kortisontherapie
c) IgA-Mangelsyndrom
d) Fragmentozyten

Frage 4: Welche der genannten Aussagen über ein angeborenes Immunmangelsyndrom trifft **nicht** zu?

a) Eine Thymusdysplasie ist mit einem Antikörpermangelsyndrom assoziiert.
b) Patienten mit isoliertem IgA-Mangel neigen zur Atopie.
c) CVID-Patienten bilden kaum Immunglobuline.
d) SCID-Patienten erreichen nie das Erwachsenenalter.

Frage 5: Die Obduktionsbefunde 7.–10. gehören zu welchem klinischen Syndrom?

a) systemischer Lupus erythematodes
b) hämolytisch urämisches Syndrom
c) Purpura Schoenlein-Henoch
d) systemische »small vessel disease«

Frage 6: Welcher der genannten Prozesse ist **nicht** in die Pathogenese von Fragmentozyten involviert?

a) neuraminidasebedingte Freisetzung von Krypthämagglutininen
b) multimerkomplexierender von-Willebrand-Faktor
c) Erythrozytenzerschneidung durch intravasale Fibrinnetze
d) proteolytische Erythrozytenteilzerstörung

Frage 7: Wie lange besteht der bakterielle Entzündungsprozess in den inneren Organen bei der Patientin?

a) 3 Tage wegen der am 3. Tage vor dem Tode festgestellten Sepsis
b) über eine Woche wegen der histiozytären Entzündungskomponente
c) 4 Tage wegen des Fiebers
d) 2 Tage wegen der Purpurablutung

Fall 9 Warum ein Solariumgast in sich selbst ertrinkt

In einigen Fällen ist der behandelnde Arzt gezwungen auf Bitten des verzweifelten Patienten auch riskante Behandlungsschemata anzuwenden, die gelegentlich nebenwirkungstypische Krankheitsbilder auslösen.

So auch in diesem Falle einer 49-jährigen Frau, einer richtigen Sonnenanbeterin. Bei der Patientin wurde 2 Jahre vor ihrem Tod in der linken Subskapularegion ein malignes Melanom (Stadium pT4a pN1) festgestellt (◘ Abb. 3.15) und weiträumig im Gesunden exzidiert. Es folgte eine Chemotherapie. Einen Monat vor ihrem Tode rezidivierte das Melanom und metastasierte geradezu explosiv in die innneren Organe (vor allem in die Leber, ◘ Abb. 3.18). Man entschloss sich aufgrund des ausgesprochenen Therapiewillens der Patientin zu einer Hochdosis-Polychemotherapie plus Interleukin-2 plus Alpha-Interferon. Mit der Zeit entwickelte sich wegen der chemotherapeutisch erzwungenen Neutropenie eine septische Konstellation mit erhöhten Procalcitonin- und CRP-Werten sowie eine Staphylokokkenpneumonie (Staphylococcus aureus). Allmählich machte sich bei der Patientin ein generalisiertes bräunliches Hautkolorit bemerkbar. Es folgte ein septischer Kreislaufschock mit ausgeprägter Anasarka. Die Patientin wurde anurisch und verstarb schließlich im Multiorganversagen.

Bei der **Obduktion** konnten wir u. a. folgende Befunde ermitteln:

1. Melanose der Haut (◘ Abb. F 9.1) und inneren Organe
2. lymphogene Melanommetastasen paraaortal, paratracheal, inguinal und axillär
3. hämatogene Melanommetastasen in alle Lungenlappen mit Pleurasarkomatose, Ausbildung einer braunschwarzen Metastasenleber (◘ Abb. 3.18), singuläre Metastasen im linken Vorhof, multiple Metastasen in beiden Nieren, Knochen (Schädelkalotte, Wirbelsäule, Rippen) und Haut
4. ausgeprägte Anasarka der Haut und inneren Organe mit Ausbildung eines diffusen Alveolarschadensyndroms, Aszites und Pleuraergüssen (Nach dem Einschneiden der Prätibialhaut floss so reichlich seröse Flüssigkeit ab, dass sich die Melanose in kaudokranialer Richtung wieder zurückbildete, ◘ Abb. F 9.2)
5. ausgedehnte Suggillationen im Bereiche der Schleimhäute, Harnblase, Uterus; ausgedehnte Subarachnoidalblutung
6. ausgedehnte frische, vorwiegend zentrolobuläre Leberzellnekrosen
7. renale Markzyanose und Rindenablassung mit Glomeruluskollaps
8. frische disseminierte intraparenchymatöse Fettgewebsnekrosen im Pankreas

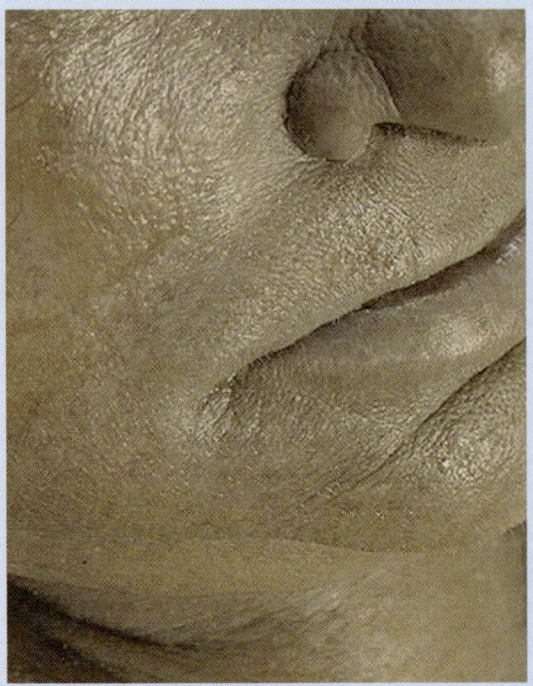

◘ **Abb. F 9.1.** Gesichtshautmelanose vor der Obduktion

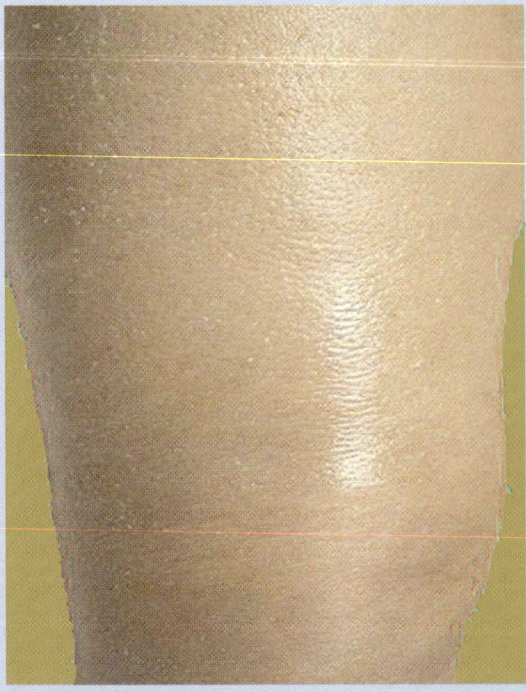

◘ **Abb. F 9.2.** Oberschenkelhaut nach der Obduktion und Ödem-/Melaninabfluss

❓ Frage 1: Auf welchem der genannten Mechanismen beruht die Anasarka?

❗ a) disseminierte Intravasalgerinnung
b) capillary leakage syndrome
c) verminderte hepatische Proteinsynthese wegen Leberzellnekrose
d) Störung des onkotischen Drucks wegen Anurie

❓ Frage 2: Durch welchen der genannten Faktoren wurde die Anasarka vorwiegend ausgelöst?

❗ a) Leberversagen
b) diffuses Alveolarschadensyndrom
c) Interleukin-2-Therapie
d) akute Pankreatitis

❓ Frage 3: Für welchen der genannten Prozesse spricht die beobachtete Blutung?

❗ a) Mangel an Gerinnungsfaktoren wegen Leberversagen
b) hypovolämischer Kreislaufschock
c) proteolytische Fibrinolyseentgleisung wegen Pankreatitis
d) paraneoplastische Gerinnungsstörung

❓ Frage 4: Welche der genannten Aussagen trifft für die akute Niereninsuffizienz zu?

❗ a) Sie ist an einem glomerulären Kollaps erkennbar.
b) Sie ist grundsätzlich irreversibel.
c) Sie kann auch durch einen gestörten Harnabfluss erzeugt werden.
d) Sie macht klinisch durch eine Urämie auf sich aufmerksam.

❓ Frage 5: Welche der genannten pathogenetischen Kausalketten ist für diesen Fall zutreffend?

❗ a) metastasierendes Melanom → Chemotherapie → Pankreatitis → Schock → hämorrhagische Diathese → Anurie
b) metastasierendes Melanom → Chemotherapie → Schock → capillary leakage syndrome → Pankreatitis → Anurie
c) metastasierendes Melanom → Chemotherapie → Pankreatitis → capillary leakage syndrome → hämorrhagische Diathese → Anurie
d) metastasierendes Melanom → Chemotherapie → Staphylokokkensepsis → capillary leakage syndrome → Anurie

Fall 10   Warum die Therapie einen Diabetiker reinlegt

Dieser Fall zeigt eine klassische, gegenseitig sich bedingende Abfolge pathologischer Prozesse. Er ist gewissermaßen ein Standardfall.

Der 59 Jahre alt gewordene, adipöse Diabetiker, um den es sich handelt, hatte wegen einer diabetischen Glomerulosklerose eine eingeschränkte Nierenfunktion. Die stenosierende Koronarsklerose war mit einem Bypass suffizient versorgt. Aktuell litt er an einem endophytisch wachsenden, wenig differenzierten Plattenepithelkarzinom des Analkanals (pT3, pN1), das ausgedehnt ins kleine Becken metastasiert war. Zunächst wurde bei dem Patienten zur Tumorverkleinerung eine Chemotherapie und danach eine Bestrah-

lung des kleinen Beckens durchgeführt. Fünf Monate nach dem letzten therapeutischen Eingriff trat bei ihm ein 3 cm großes Lokalrezidiv auf. Dies machte eine perineale Rektumexstirpation notwendig. In den darauffolgenden Wochen stellte sich der Patient wiederholt wegen »Entzündungsepisoden« im Bereich der tiefen Bein- und Beckenvenen vor und klagte auch über »schmerzhaftes Lungenstechen«. Schließlich entwickelte sich bei dem Patienten eine respiratorische, kardiale und renale Insuffizienz, der Patient verstarb.

Bei der **Obduktion** konnten wir u. a. folgende Befunde ermitteln (◻ Abb. F 10.1, ◻ Abb. F 10.2, ◻ Abb. F 10.3, ◻ Abb. F 10.4):

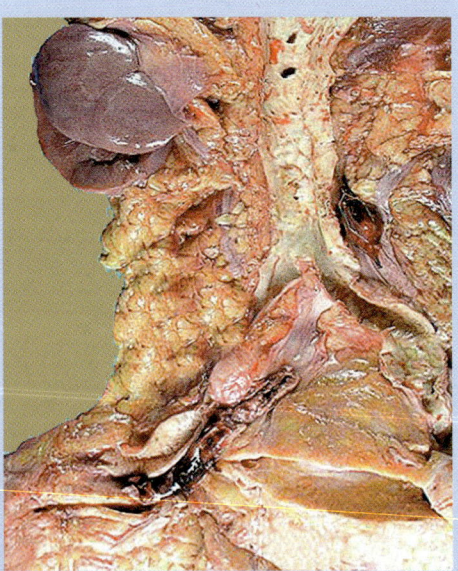

◻ **Abb. F 10.1**

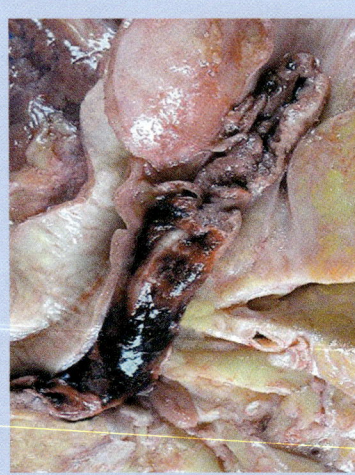

◻ **Abb. F 10.2**

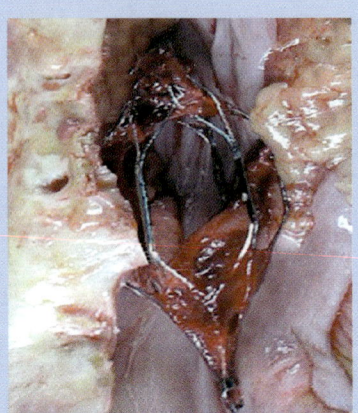

◻ **Abb. F 10.3**

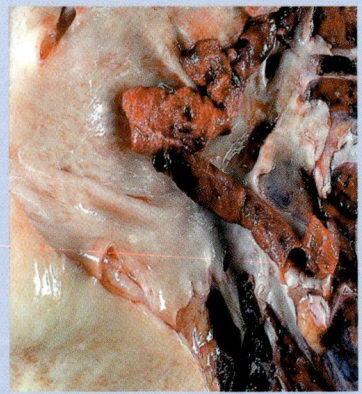

◻ **Abb. F 10.4**

Frage 1: Welcher der genannten Prozesse trifft für die Läsion in der Iliakalgabel nicht zu (Abb. F 10.1)?

a) Postirradiationsfibrose
b) Liposarkom
c) Retroperitonealfibrose
d) postoperative Vernarbung

Frage 2: Welcher der genannten Prozesse trifft für die Läsion in der Femoralvene zu (Abb. F 10.2)?

a) postoperatives perivenöses Hämatom
b) Phlebothrombose wegen fibrotischer Umgebungsstenose
c) Dissektion der Iliakalarterie
d) postoperative Pilzinfektion

Frage 3: Welcher der genannten Prozesse trifft für das Implantat in der unteren Hohlvene zu (Abb. F 10.3)?

a) postoperatives perivenöses Hämatom
b) Cavaschirm zur Prophylaxe einer pulmonalen Thrombembolie
c) Stentimplantat durch Behandlung einer postradiativen Kavastenose
d) abgebrochene und steckengebliebene Katheterspitze

Frage 4: Welcher der genannten Prozesse trifft für die Läsion in den Pulmonalarterien zu (Abb. F 10.4)?

a) Schrapnellschussembolie der Lunge
b) periphere Thrombembolie der Lunge
c) reitender Embolus der Lunge
d) organisierter Parietalthrombus der Lunge

Frage 5: Durch welchen der genannten Prozesse wurde in diesem Falle die Thrombophilie **nicht** gefördert?

a) chirurgischer Eingriff mit Gewebstraumatisierung
b) fibrosierungsbedingte Venenabknickung
c) chemotherapiebedingte Gefäßschädigung
d) respiratorische Insuffizienz

Frage 6: Welche der genannten Aussagen trifft für anale Neoplasien zu?

a) Analrandkarzinome haben eine bessere Prognose als Analkanalkarzinome.
b) Das kloakogene Karzinom ist ein Analrandkarzinom.
c) Analkanalkarzinome entwickeln sich aus polypösen Präneoplasien.
d) Analrandkarzinome machen durch ein Stenosemuster auf sich aufmerksam.

Fall 11   Warum sich ein Rauchopfer verflüchtigt

Auch diese Patientengeschichte schildert einen Standardfall, bei dem eine einzelne Ursache eine typische Krankheitskaskade auslöst. Es handelt sich um das Zigarettenrauchen, das wegen der Suchtkomponente dem Staat als sichere Steuereinnahmequelle dient, dessen Folgen die Solidargemeinschaft der Krankenkassenbeitragszahler trägt und das dem Patienten letztlich das Leben kostet.

Der 48 Jahre alt gewordene, adipöse Patient schaffte einen Zigarettenkonsum von 27 pack-years und trank täglich seine 2 Flaschen Bier. Vor 6 Monaten machte sich bei ihm eine grippeähnliche Symptomatik mit Husten, Abgeschlagenheit und Gewichtsverlust bemerkbar. 2 Monate vor seinem Tod wurde der Patient dyspnoisch und bemerkte bei sich subfebrile Temperaturen. Daraufhin konsultierte der Patient seinen Hausarzt. Dieser stellte bei ihm eine konfluierte Herdpneumonie im rechten Mittel- und Unterlappenbereich fest und behandelte dies wochenlang mit einem Breitbandantibiotikum. Doch trotz keimgerechter Antibiose nach Keimbestimmung aus dem Sputum verbesserte sich der Zustand des Patienten nicht. Im Gegenteil, es kamen noch rezidivierende Perikard- und Pleuraergüsse und Rückenschmerzen hinzu. Der Hausarzt punktierte hilfsbereit die Ergüsse und verschrieb gegen die Rückenschmerzen Wärmetherapie mittels Fangopackungen. Dies nützte jedoch alles nichts. Der Patient wurde zunehmend kachektisch, seine Dyspnoe verstärkte sich und er verstarb in der kardiorespiratorischen Insuffizienz.

Bei der **Obduktion** konnten wir u. a. folgende Befunde ermitteln (◘ Abb. F 11.1, ◘ Abb. F 11.2, ◘ Abb. F 11.3):

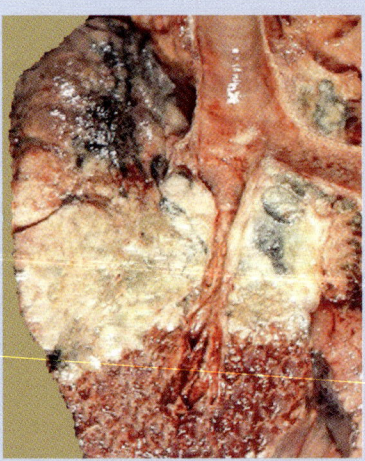

◘ **Abb. F 11.1**

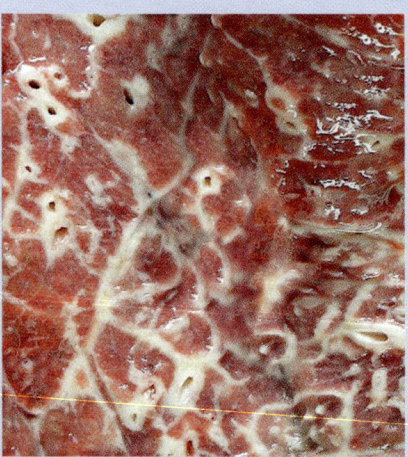

◘ **Abb. F 11.3**

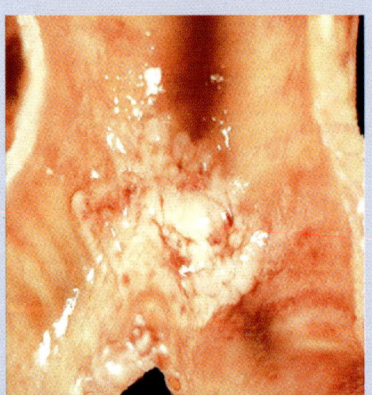

◘ **Abb. F 11.2**

Frage 1: Welche pathogenetische Reihenfolge trifft für die Läsionen in den Abbildungen zu (◼ Abb. F 11.1, ◼ Abb. F 11.2, ◼ Abb. F 11.3)?

a) Abb. F 11.1 → Abb. F 11.3 → Abb. F 11.2
b) Abb. F 11.2 → Abb. F 11.1 → Abb. F 11.3
c) Abb. F 11.3 → Abb. F 11.2 → Abb. F 11.1
d) Abb. F 11.1 → Abb. F 11.2 → Abb. F 11.3

Frage 2: Welcher der genannten Prozesse trifft für die Läsion in der Trachealbifurkation zu (◼ Abb. F 11.1)?

a) stenosierendes Lungenkarzinom
b) bilobäre Herdpneumonie
c) anämischer Lungeninfarkt
d) hiläres Liposarkom

Frage 3: Welches der genannten formalpathogenetischen Muster trifft für die Läsion in der Trachealbifurkation zu (◼ Abb. F 11.1)?

a) tracheales Dilatationsmuster
b) tracheales Stenosemuster
c) Obliterationsmuster
d) fibrodestruktives Muster

Frage 4: Welches der genannten formalpathogenetischen Muster trifft für die Läsion in der Trachealbifurkation zu (◼ Abb. F 11.2)?

a) diffus-papilläre Läsion
b) fokal-noduläre Läsion
c) diffus-plaqueförmige Läsion
d) fokal-pseudomembranöse Läsion

Frage 5: Welcher der genannten Prozesse trifft für die Läsion in der Trachealbifurkation zu (◼ Abb. F 11.2)?

a) getüpfelte Schleimhautleukoplakie
b) plattenepitheliales Carcinoma in situ
c) hochgradige Plattenepitheldysplasie
d) tracheale Schleimdrüsenhyperplasie

Frage 6: Welches der genannten formalpathogenetischen Muster trifft für die Läsion im Lungenparenchym zu (◼ Abb. F 11.3)?

a) diffus-pseudomembranöse Läsion
b) retikuläre Läsion
c) spongiöse Läsion
d) fissurale Läsion

Frage 7: Welcher der genannten Prozesse trifft für die Läsion im Lungenparenchym zu (◼ Abb. F 11.3)?

a) Lymphangiosis carcinomatosa
b) sklerosierende Phlebothrombose
c) eitrige Lymphangitis
d) vernarbende Phlebitis

Fall 12   Warum Zigaretten einen Domino-day haben

Noch ein ungewöhnlicher Fall zum vielschichtigen Thema »Rauchen«.

Der 48 Jahre alt gewordene Patient war seit seiner Jugend ein leidenschaftlicher Kettenraucher und erreichte einen Zigarettenkonsum von 70 pack-years. Der Patient litt seit 14 Jahren vor seinem Tode wegen einer glomerulonephritischen Schrumpfniere an einer terminalen Niereninsuffizienz und unterzog sich deshalb einer regelmäßige Hämodialyse, wobei immer wieder Zustände mit einer Hypokaliämie auftraten. 6 Jahre vor seinem Tode wurde zunächst auf der rechten Seite, 3 Monate später auf der linken Seite ein hellzelliges Nierenkarzinom (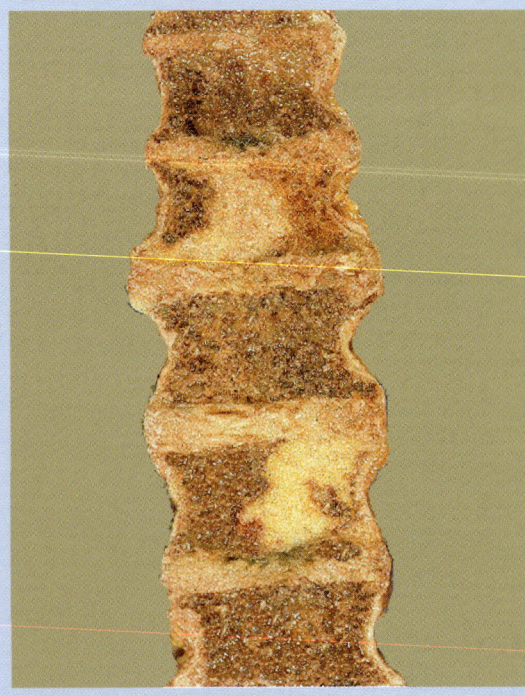 Abb. 49.16) festgestellt und jeweils durch Nephrektomie kuriert. 4 Jahre vor seinem Tode erhielt er eine Spenderniere, die aber ihre Funktion wegen einer interstitiellen Abstoßungsreaktion nicht ausreichend aufnahm, sodass der Patient wieder zur Hämodialyse musste. Mittlerweile machte sich bei ihm eine symmetrische Sensibilitätsstörung im Sinne einer urämischen Polyneuropathie sowie eine periphere arterielle Verschlusskrankheit bemerkbar. Letztere zwang zur Amputation des linken Fußes und des rechten Unterschenkeldrittels. Zur gleichen Zeit schritt auch die Koronarsklerose fort. 5 Wochen vor seinem Tode erlitt der Patient einen Non-ST-Elevation-Myokardinfarkt. Die verengten Koronargefäße wurden durch drei entsprechende Stents rekanalisiert. 2 Wochen vor seinem Tode verschlechterte sich sein Allgemeinzustand. Er wurde wegen Diarrhö, zunehmender Belastungsdyspnoe, Nachtschweiß und rapidem Gewichtsverlust stationär in die Klinik eingewiesen. Nach wenigen Tagen verstarb er dort wegen akuten Herzversagens.

Bei der **Obduktion** konnten wir u. a. folgende Befunde ermitteln:

1. hochgradige allgemeine Atherosklerose mit Typ 5-, 6- und 7-Läsionen der Aorta und großen Körperarterien wie der Carotis interna (mit 75%iger Stenose)
2. rezidivierende Thrombangiitis obliterans, nachgewiesen in den Femoral- und Poplitealgefäßen mit hochgradiger Stenosierung und nicht ganz frischem Thrombus in der linken Femoralarterie (13 cm)
3. hochgradige Koronarsklerose mit 90%iger Stenose des RIVA, RCX und RCA mit Stentimplantaten, frische thrombotische Restenose der RCA

4. Hinterwandinfarkt (3 × 5 cm) mit frischem Reinfarkt (3 × 6 cm) auf das Kammerseptum übergreifend
5. biventrikuläre exzentrische Herzhypertrophie mit beidseitiger Vorhofdilatation mit chronischer Blutstauung in den inneren Organen
6. thrombosierter, arteriovenöser Unterarmshunt
7. Transplantatniere im Beckenbereich mit chronisch-rezidivierender, vaskulärer und tubulointerstitieller Abstoßung (wegen beidseitigen Nierenkarzinoms)
8. konzentrische Intimafibrose der renalen Arterienäste
9. ausgeprägtes, teils zentroazinäres, teils panazinäres Lungenemphysem
10. rarefizierte Wirbelspongiosa mit Kompaktaverdichtung im Deckplattenbereich
11. nicht ganz frische Osteonekrosen (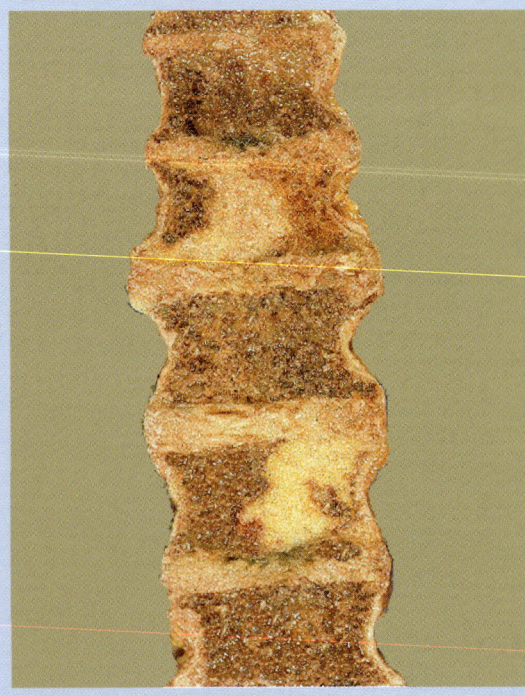 Abb. F 12.1), nachgewiesen in der linken Femurkopfspongiosa
12. multiple, nicht ganz frische Milzinfarkte (bis 1 cm)
13. Epithelkörperchenhyperplasie

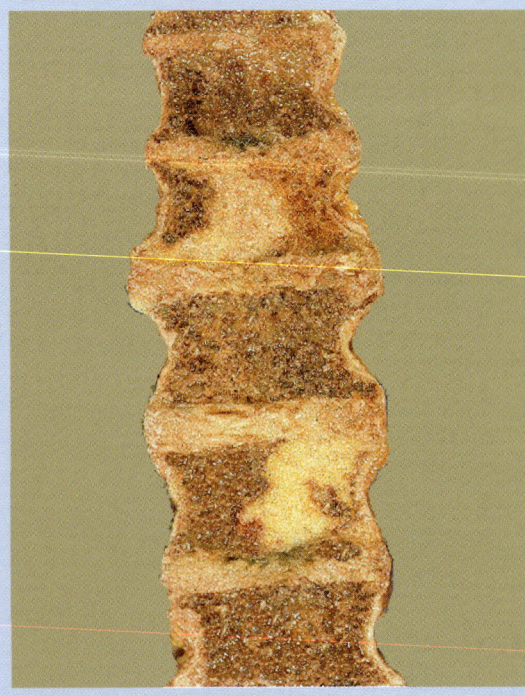

▫ Abb. F 12.1

❓ Frage 1: Welche der genannten Befunde sind **nicht** unmittelbarer Teil einer Nikotinkrankheit?

❗ a) Obduktionbefunde 1, 2 und 3
  b) Obduktionsbefunde 11 und 12
  c) Obduktionsbefunde 7, 9 und 10
  d) Obduktionsbefund 14

❓ Frage 2: Auf welchem der genannten Prozesse beruhen die Wirbelveränderungen hauptsächlich (◲ Abb. F 12.1)?

❗ a) Kortison-bedingte Osteoporose
  b) kardial-ischämisch bedingte, hypertrophe Osteopathie
  c) Nikotin-bedingte Osteopenie
  d) sekundärer renaler Hyperparathyroidismus

❓ Frage 3: Auf welchem der genannten Prozesse beruht die aseptische Osteonekrose **nicht**?

❗ a) periphere arterielle Verschlusskrankheit (PAVK)
  b) embolische Streuung bei Vorhofflimmern mit entsprechender Infarzierung (wie bei der Milz)
  c) thrombotische Gefäßentzündung
  d) Kortisontherapie

❓ Frage 4: Welche der genannten pathogenetischen Abfolgen ist **nicht** korrekt?

❗ a) Nikotinkonsum → Atherosklerose und Morbus Bürger → PAVK → Fußamputation
  b) Nikotinkonsum → Nierenzellkarzinome → Hämodialyse → renale Hypertonie → Koronarinsuffizienz
  c) Nikotinkonsum → Lungenemphysem → Rechtsherzinsuffizienz → chronische Blutstauung in die inneren Organe
  d) Nikotinkonsum → Nierenzellkarzinome → Hämodialyse → Hyperparathyreoidismus → Osteonekrose

❓ Frage 5: Welche der genannten Aussagen trifft für den Morbus Bürger **nicht** zu?

❗ a) Er beruht auf einer vaskulären Autoimmunkrankheit.
  b) Er verliert bei Nikotinabstinenz seine Progredienz.
  c) Er spricht auf Kortisongaben an.
  d) Er ist im Frühstadium durch eine Medianekrose charakterisiert.

❓ Frage 6: Welche der genannten Aussagen trifft für das Nierenzellkarzinom **nicht** zu?

❗ a) Es ist mit einem hohen regelmäßigen Nikotinkonsum assoziiert.
  b) Es ist mit einer Langzeiturämie assoziiert.
  c) Es ist mit einer Mutation des VHL-Gens assoziiert.
  d) Es ist mit einem Hyperparathyreoidismus assoziiert

Fall 13   Warum sich im Schwarzwald schwarze Flecken verbreiten

Manchmal wird man im beruflichen Alltag auch mal vom Mantel der Geschichte gestreift, sodass man Land und Leute ganz anders erlebt. Dies verdeutlicht der vorliegende Fall.

Der 71 Jahre alt gewordene Schwarzwaldbauer litt seit Jahren an einer Kox- und Gonarthrose, sodass bei ihm eine beidseitige Hüft-TEP durchgeführt werden musste. Außerdem machte sich bei ihm seit über 10 Jahren ein Aortenvitium bemerkbar, das eine globale Herzinsuffizienz mit sich brachte. Er wurde kurzatmig. Dazu kam noch eine COPD und eine kompensierte Niereninsuffizienz. Seit 1 Jahr vor seinem Tod traten Symptome einer zerebrovaskulären Insuffizienz in Form mehrerer transitorisch ischämischer Attacken auf und der Patient war vor allem nachts verwirrt, sodass er sich nicht mehr selbst versorgen konnte. Er wurde deshalb von seinen Angehörigen in ein Altenheim gebracht. Den Pflegekräften fielen schwarze Flecken in der Leibwäsche und auf dem Laken auf. 3 Wochen nach der stationären Aufnahme wurde der Patient tot vor dem Bett liegend aufgefunden.

Ich ging der Sache mit den »schwarzen Flecken« nach und suchte die Familie des Verstorbenen auf. Denn ich wollte wissen, ob diese Besonderheit noch bei anderen Familienmitgliedern vorkam und vorkommt. Bei meinen Recherchen verwies man mich an einen Sägereiangestellten, einen Onkel, denn dieser wisse über die ganze Familie des Verstorbenen Bescheid. In der Tat kannte dieser einfach erscheinende Mann alle Verwandten und alle Verschwandtschaftesgrade dieser Sippschaft in jenem Schwarzwaldtal und wusste auch, wo diese mittlerweile daheim waren. Überdies hatte er viele Daten aus den Kirchenbüchern zusammengetragen. Mit seiner Hilfe und der Indikatorläsion »schwarze Flecken in der Unterwäsche« fand ich noch weitere 3 lebende Sippenmitglieder und einen Urgroßvater, der ebenfalls darunter gelitten haben soll. Jedoch keines seiner 5 Geschwister zeigte diese Läsion. Bei der Stammbaumanalyse, sie umfasste schließlich 10 Generationen, fiel mir außerdem noch auf, dass offenbar zur Erhaltung des Hofes recht oft innerhalb der Verwandschaft geheiratet wurde. Im Übrigen stammte der besagte Urgroßvater aus der gleichen Sippe, bei welcher Dr. G. Embden eine bestimmte Stoffwechselkrankheit anhand von Urinproben nachwies, die er kannenweise per Bahn in die Freiburger Universitätsklinik schleppte. Diese Daten dieser Schwarzwaldsippe veranlassten Sir G. A. Gorrod 1909 das Konzept der »inborn errors of metabolism« aufzustellen. Prof. Dr. G. Embden wurde später als Jude aus dem Nazideutschland vertrie-

ben. Er erhielt für die Erforschung der Glykolyse zusammen mit Prof. Dr. O. Meyerhof 1922 den Nobelpreis.

Bei der **Obduktion** des Patienten konnten wir u. a. folgende Befunde ermitteln:

1. beidseitige Hüft-TEP
   - ausgeprägte Koxarthrose mit schwarzblauer Verfärbung des Gelenkknorpels,
   - Schwarzfärbung von Sehnenansätzen, Dura, Ohrknorpel, Larynx-, Trachea- und Bronchialknorpel, Rippenknorpel, Bandscheiben (◘ Abb. F 13),
   - Schwarzfärbung der artherosklerotischen Plaques, v. a. in der Aorta und der Aortenklappe
2. mittelgradige stenosierende Verkalkung der Aortenklappe
3. hochgradige, biventrikulär-exzentrische Myokardhypertrophie
4. hochgradige, proximal betont stenosierende Koronarsklerose
5. rezidivierende Myokardinfarkte (Hinterwand 4 × 2 cm, Septum 3 × 1 cm)
6. mittelgradiges, zentrolobuläres Lungenemphysem
   - mittelgradige Pulmonalsklerose (Zeichen der Pulmonalhypertonie)
7. Zeichen der Rechtsherzinsuffizienz:
   - mittelgradige Pulmonalsklerose
   - 600 ml seröser Pleuraerguss beidseits
   - chronische Blutstauung in die inneren Organe (Leber, Milz, Niere)
8. Zeichen der Linksherzinsuffizienz:
   - hochgradiges intraalveoläres Lungenödem
9. rote Granularatrophie beider Nieren bei hochgradiger Arteriolosklerose
10. Prostatolithiasis (mehrere bis zu 3 mm große Steine, solitärer 14 mm großer Stein) mit ausgeprägter chronisch rezidivierender Prostatitis

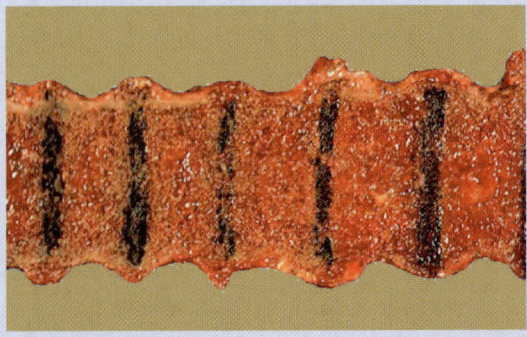

◘ **Abb. F 13**

? **Frage 1:** Um welche der genannten Stoffwechselkrankheiten handelt es sich?

! a) Phenylketonurie
    b) Black-foot-disease
    c) Ochronose
    d) Ehlers-Danlos-Syndrom

? **Frage 2:** Auf welchem der genannten Erbgänge beruht die Erkrankung?

! a) autosomal-dominant
    b) autosomal-rezessiv
    c) X-chromosomal-rezessiv
    d) X-chromososmal-dominant

? **Frage 3:** Welche der genannten Läsionen ist Folge der festgestellten Erbkrankheit?

! a) Aortenklappeninsuffizienz
    b) Prostatolithiasis
    c) Lungenemphysem
    d) Herzinfarkt

? **Frage 4:** Auf welchem der genannten kausalpathogenetischen Mechanismen beruht die Schwarzfärbung des Gewebes in Abb. F13?

! a) Porphyrin-Polymerisate
    b) Hämatin-Polymerisate
    c) Homogentisinsäure-Polymerisate
    d) melanoide Phenol-Polymerisate

? **Frage 5:** Welcher der genannten formalpathogenetischen Mechanismen spielt im vorliegenden Falle eine Rolle?

! a) Auslösung eines Verfettungsmusters
    b) Auslösung eines metabolisch-toxischen Entzündungsmusters
    c) Auslösung eines metabolisch-resorptiven Entzündungsmusters
    d) Auslösung einer numerischen Atrophie

? **Frage 6:** Welche der genannten Aussagen zur Schwarzfärbung eines Gewebes ist zutreffend?

! a) Eine Anthrakose beruht auf einer Quecksilberablagerung.
    b) Eine Kolonmelanose bedeutet eine Schwarzfärbung der Dickdarmschleimhaut.
    c) Ein Saturnismus beruht auf einer Bleiablagerung im Zahnfleisch bei einer Gingivitis.
    d) Melanoide beruhen auf einer Kohlestaubablagerung.

Fall 14   Warum man trotz richtigen Handelns falsch behandeln kann

In Notfallsituationen wird oft das Richtige getan und wie in diesem Fall das Falsche erreicht.

Die 70-jährige adipöse, blonde, mehrfache Großmutter wurde 2 Tage vor ihrem Tode vom Hausarzt wegen einer rapiden Verschlechterung ihres Allgemeinzustandes sowie wegen Blutdruckabfalls, Tachy-/Dyspnoe, Rückenschmerzen und klopfempfindlichem Abdomen notfallmäßig in die Klinik eingewiesen. Sie wurde sofort auf die Intensivstation verlegt. Dort sah man die Ursache für ihren Zustand v. a. in der radiologisch festgestellten, ausgedehnten Pneumonie. 5 Stunden vor ihrem Tod kam es bei ihr zu einem Herzstillstand, sodass sie wiederholt reanimiert werden musste. Als sie wieder ansprechbar war, klagte sie über extreme Rückenschmerzen. In der Folge sank ihr Blutdruck trotz hoher Katecholamingaben drastisch ab und sie entwickelte eine antibiotisch nicht beherrschbare, fulminante Sepsis mit hohem Fieber, was die Internisten auf eine Sepsis zurückführten, die von der Lungenentzündung ausgegangen war. Schließlich verstarb die Patientin trotz intensivmedizinischer Bemühungen durch ein nierengeführtes Multiorganversagen.

Bei der **Obduktion** konnten wir u. a. folgende Befunde ermitteln:

1. Asthma bronchiale mit intrabronchialer Mukostase, bronchialen Schleimhautherniationen und Hyperplasie der Bronchialwanddrüsen
   - geringgradige Pulmonararteriensklerose als Zeichen der Pulmonalhypertonie
2. eitrige Herdpneumonie im rechten Mittel- und Unterlappen und im linken Unterlappen
3. biventrikulär exzentrische Herzhypertrophie (Zeichen des globalen Herzversagen)
4. fibrinös-eitrige Vierquadrantenperitonitis
5. Zeichen der Sepsis:
   - spodogene Milz mit proteolytischer Pulpaauflockerung
   - disseminierte petechiale Hautblutungen
   - diffuses Alveolarschadensyndrom (Lungengewichte: links 950 g, rechts 1080 g)
   - Zeichen des akuten Nierenversagens (Rindenabblassung, Markzyanose, Glomeruluskollaps)
   - Anasarka
6. Cholezystolithiasis mit multipeln braunen Pigmentsteinen (bis zu 1,5 cm) und rezidivierender Cholezystitis
   - nicht ganz frische Gallenblasenperforation (1 × 1 cm) mit Steindurchtritt in die freie Bauchhöhle

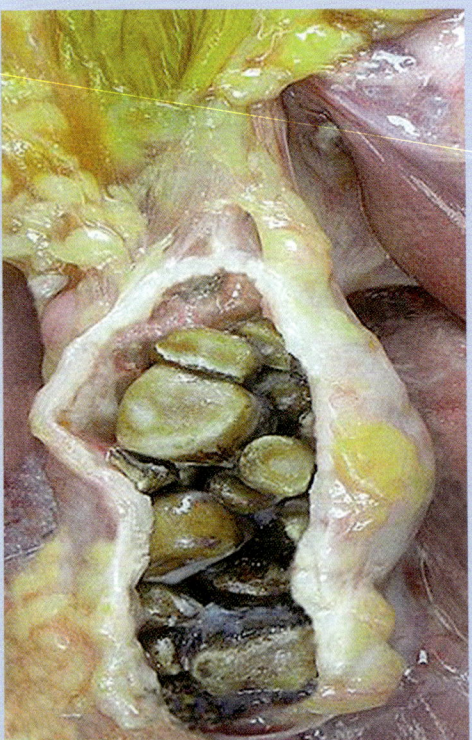

◻ Abb. F 14.1

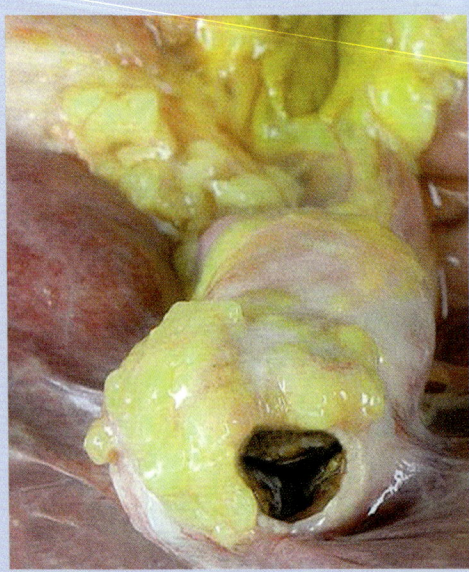

◻ Abb. F 14.2

❓ Frage 1: Welche der genannten pathogenetischen Abfolgen ist **nicht** korrekt (◘ Abb. F 14.1)?

❗ a) Cholezystolithiasis → Gallenblasenspontanperforation → Peritonitis → Schock
     b) Pneumonie → Sepsis → Schock → nekrotisierende Cholezystitis → Peritonitis
     c) Cholezystitis → Reanimation → druckbedingte Perforation der entzündeten Gallenblase→ Peritonitis
     d) Asthma bronchiale → Hustenattacke → Gallenblasenperforation → Peritonitis

❓ Frage 2: Welche der genannten Konstellationen prädestiniert **nicht** zu einem Gallensteinleiden?

❗ a) Adipositas und Postmenopausenalter
     b) weibliche Patientin und Adipositas
     c) mehrere Schwangerschaften und höheres Lebensalter
     d) Adipositas und Asthma bronchiale mit Kortisontherapie

❓ Frage 3: Welcher der genannten Prozesse ist **nicht** an der Gallensteinbildung beteiligt?

❗ a) Übersättigung der Galle mit präzipitierenden Substanzen
     b) Malabsorption der Gallensäuren
     c) Hyperbilirubinämie
     d) Sekretionsminderung unkonjugierten Bilirubins

❓ Frage 4: Welche der genannten Aussagen trifft zu?

❗ a) Cholesterinsteine sind röntgen-positiv.
     b) Schwarze Pigment-Kalk-Steine entstehen bei Bilirubin-Gallensäuremangel.
     c) Cholesterinpigmentsteine finden sich bei Hämolysen.
     d) Braune Pigmentsteine finden sich bei Stoffwechselstörungen.

❓ Frage 5: Welche der genannten Aussagen trifft zu (◘ Abb. F 14.1)?

❗ a) Es handelt sich um reine Cholesterinsteine.
     b) Es handelt sich um Pigment-Kalk-Steine.
     c) Es handelt sich um braune Pigmentsteine.
     d) Es handelt sich um Cholesterinpigmentsteine.

❓ Frage 6: Welche der genannten Aussagen trifft zu (◘ Abb. F 14.2)?

❗ a) Es liegt ein akute gangränose Cholezystitis vor.
     b) Es handelt sich um eine höchstens stundenalte Gallenblasenperforation.
     c) Die Gallenblasenperforation liegt mehrere Tage zurück.
     d) Es besteht gleichzeitig eine gangräneszierende Gallenblasenentzündung.

Fall 15   Warum sich eine Schwangere um ihre Sorglosigkeit sorgt

Dass ein und dieselbe Erkrankung die Mutter gewissermaßen streift, ihr ungeborenes Kind aber treffen kann, zeigt dieser Fall.

Bei der 18-jährigen Erstgravida war im Rahmen der Schwangerschaftsvorsorge eine positive Serologie für einen bestimmten Keim (s.u.) jedoch ohne entsprechende Hinweise auf Aktivität gefunden worden, sodass auf eine spezifische antibiotische Therapie verzichtet werden konnte. In der 30. SSW bemerkte sie, dass ihr Kind aufgehört hatte, sich zu bewegen. Dies beunruhigte sie, sodass sie nach einigen Tagen ihre Frauenärztin konsultierte. Diese stellte fest, dass die Frucht intrauterin abgestorben war. Sie wies die Patientin in die Klinik ein, wo man unverzüglich die Geburt einleitete. Die Frau gebar einen ausgeprägt mazerierten weiblichen Feten, dessen lange Röhrenknochen eine auffällig mazerationsbeständige Epiphysenfugenverbreiterung mit gitterartiger Verkalkung aufwiesen.

Bei der **Obduktion** konnten wir u. a. folgende Befunde feststellen:

1. generalisierter Hydrops (Aszites, Pleuraergüsse)
2. Hepatosplenomegalie mit graubraun verfestigter Leber
3. zahllose mikronoduläre weißliche Herde auf der Schnittfläche mehrerer Organe, darin lymphohistiozytäre Granulome mit versilberbaren fadenartigen Erregern (nachgewiesen in Leber, Milz, Niere, Nebenniere, Knochenmark)
4. granulomatöse Osteochondritis und Osteomyelitis mit Periostitis ossificans
   - verbreiterte Epiphysenfugen mit gitterartigen Verkalkungen der epiphysealen Knorpelbälkchen
5. Pneumonia alba mit interstitiell-lymphozytärem Entzündungsinfiltrat ohne Belüftungszeichen
6. spezifische Leptomeningitis
7. normgewichtige, fokal reifungsverzögerte Plazenta mit nicht ganz frischem Retroplazentarhämatom und intervillösem Thrombus
   - mit mikroskopischem Erregernachweis
   - Chorioamnionitis, Omphalovaskulitis und Nabelschnurentzündung

Frage 1: Um welche der genannten Fetopathien handelt es sich im vorliegenden Falle?

a) Rötelnfetopathie
b) Listerienfetopathie
c) Luesfetopathie
d) Toxoplasmenfetopathie

Frage 2: Welche der genannten Aussagen über die fetale Entzündung trifft zu?

a) Der Fet verfügt nur über eine humorale Abwehr.
b) Der Fet verfügt nur über eine zelluläre Abwehr.
c) Sie führt zur Ausbildung spezifischer Epitheloidzellgranulome.
d) Sie führt zur Ausbildung fibrinoid-nekrotischer Granulome.

Frage 3: Welche der genannten Läsionen ist für eine luische Epiphysenfuge **nicht** typisch?

a) Kalkgitterbildung
b) Granulationsgewebsbildung
c) Mazerationsbeständigkeit
d) ineffektive Knorpelresorption

Frage 4: Welcher der genannten Erreger lässt sich nach Versilberung histologisch nachweisen?

a) Spirochaeten
b) Toxoplasmen
c) Trichinen
d) Amoeben

Frage 5: Durch welchen der genannten Faktoren wird ein Spontanabort **nicht** ausgelöst?

a) mitochondriale DNA-Läsion
b) hypertone Vaskulopathie
c) Leiomyom
d) Retroplazentarhämatom in der 25. SSW

Fall 16   Warum winzige Keime einen Asylanten zu Tode hetzen

Einen großen Baum verpflanzt man nicht. Dieses Sprichwort gilt vielfach auch für Menschen aus uns fremden Kulturen; denn manche Erkrankungen entwickeln sich nicht selten im Rahmen ihrer sozialen Entwurzelung. Dies trifft auch im vorliegenden Fall zu.

Der 42 Jahre alt gewordenen Schwarzafrikaner aus einem bedeutenden ghanesischen Klan heiratete 16 Jahre vor seinem Tod eine deutsche Frau. Er fand jedoch in der deutschen Gesellschaft keinen sozialen Rückhalt, wie er ihn von seiner afrikanischen Großfamilie gewohnt war. Er suchte und fand Zuflucht im Alkohol, sodass seine Ehe nach 10 Jahren scheiterte. Er wurde alkoholkrank und vereinsamte nun erst recht. 15 Jahre vor seinem Tode wurde bei ihm erstmals eine Lungentuberkulose diagnostiziert, sie wurde mit einer spezifischen Therapie angeblich erfolgreich behandelt. 1 Jahr vor seinem Tod führte ihn ein chronischer Husten und ein progredienter Gewichtsverlust zu einem Lungenfacharzt. Dieser stellte eine aktive offene Lungentuberkulose mit Mycobacterium tuberculosis typus africanum fest. Nun wurde der Patient hospitalisiert und während 3 Monaten tuberkulostatisch so behandelt, dass er wieder entlassen werden konnte. Nach 2 Monaten reaktivierte sich die Tuberkulose erneut. Er wurde wieder stationär aufgenommen und spezfisch behandelt, allerdings musste die Therapie nach wenigen Behandlungswochen wegen einer INH-induzierten Polyneuropathie komplett abgebrochen werden. Sein Allgemeinzustand verschlechterte sich rapid begleitet von einem negativen Lebenswillen. Er wurde deshalb 1 Woche vor seinem Tode in die Universitätsklinik eingewiesen. Dort stellte man eine respiratorische Partialinsuffizienz und globale Herzinsuffizienz fest. Schließlich wurde er eines morgens von einer Pflegerin tot im Bett aufgefunden.

Bei der **Obduktion** konnten wir eine fortgeschrittene Lungentuberkulose mit folgenden Befunden bestätigen:

1. Tuberkulom im rechten Mittellappen
2. azinös-nodöse Tuberkulosestreuherde im linken Mittelfeld
3. ulzerös-käsige Bronchopneumonie im linken Oberlappen
4. tuberkulöse Kaverne im Bereich des linken Ober- und Unterlappens (3 cm, 2 cm),
5. gelatinöse Herdpneumonie (bis zu 3 cm) im linke Unterlappen und vereinzelt auch im rechten Oberlappen
6. lymphonoduläre Hilustuberkulose
7. perifokales, bullöses Narbenemphysem

? **Frage 1:** Welche pathogenetische Reihung der genannten Obduktionsbefunde ist zeitlich **nicht** korrekt?

! a) 5 → 6 → 1
b) 3 → 2 → 4
c) 1 → 5 → 2
d) 1 → 3 → 7

? **Frage 2:** Welcher der genannten Obduktionsbefunde ist das Korrelat einer offenen Lungentuberkulose?

! a) 5
b) 4
c) 1
d) 6

? **Frage 3:** Welche der genannten Läsionen ist **keine** typische Komplikation einer Lungentuberkulose?

! a) Narbenemphysem
b) Cor pulmonale
c) Aspergillom
d) Arthritis

? **Frage 4:** Welche der genannten Läsionen gehört **nicht** zum tuberkulösen Primärkomplex?

! a) subpleurale gelatinöse Herdpneumonie
b) käsige hiläre Lymphadenitis
c) lymphonoduläre Hilustuberkulose mit Mittellappensyndrom
d) intrapulmonale Lymphangiitis

? **Frage 5:** Welche der genannten histologischen Läsionen ist für eine Tuberkulose **nicht** typisch?

! a) nichtnekrotische Epitheloidzellgranulome
b) zentralnekrotische Epitheloidzellgranulome
c) abszedierende Mischzellgranulome
d) fibrinoidnekrotische Granulome

? **Frage 6:** Welche der genannten Formen peripherer Neuropathien trifft für den vorliegenden Fall zu?

! a) demyelinisierende Polyneuropathie
b) neuronopathische Polyneuropathie
c) axonale Polyneuropathie
d) interstitielle Polyneuropathie

Fall 17 Warum ein Tumor eine Frau erwürgt

Dieser Standardfall illustriert eine typische, durch den Tumor ausgelöste Sequenz an pathologischen Reaktionsmustern.

Bei der 59 Jahre alt gewordene Patientin wurde 16 Jahre vor ihrem Tod ein präpylorisches Neurofibrom exstirpiert und anschließend eine Pyloroplastik durchgeführt. Etwa 4 Monate vor ihrem Tode begann die Patientin über Nachtschweiß und Muskelschmerzen zu klagen, eine Gewichtsabnahme von 10 kg trat hinzu. 3 Wochen vor ihrem Tode wurde die Patientin wegen Erbrechen und Schluckbeschwerden stationär in der chirurgische Universitätsklinik aufgenommen. Endosonographisch und computertomographisch ließ sich bei ihr ein ausgedehnter, nicht mehr resezierbarer Tumorherd im Bereiche des ösophagogastralen Übergangs und im Bereich zwischen Magen und Leber in Höhe der Gallenblase feststellen. Durch eine ultraschallgesteuerte Nadelbiopsie entpuppte er sich als undifferenziertes Liposarkom. Da die Patientin zunehmend an Schluckbeschwerden litt und sich immer wieder verschluckte, wurde bei ihr ein Ultraflex-Stent in den Ösophagus eingelegt und mit der Bestrahlung des Tumorfeldes begonnen. Durch das progrediente Tumorwachstum kam es dennoch immer wieder zu Stenosen. In der Nacht wurde die Patientin von einem Pfleger tot im Bett aufgefunden.

Bei der **Obduktion** konnten wir u. a. folgende Befunde ermitteln:

1. bifokal gewachsenes Liposarkom mit partieller, therapiebedingter Regression und ausgeprägter Perifokalfibrose
   - im Bereich des distalen Ösophagus (5 cm × 3 cm) mit Infiltration bis in die Pleura des rechten Lungenunterlappens
   - im Bereich zwischen kleiner Magenkurvatur und Leber (8,5 cm × 6 cm)
   - regelrecht liegender, teilweise tumorkomprimierter Stent im distalen Ösophagus
   - 3 bis zu 2 cm große Metastasen im linken Ober- und rechten Mittellappen (keine Lymphknotenmetastasen!).
2. rezidivierte aspirationsbedingte Herdpneumonie im rechten Lungenunterlappen und in der gesamten linken Lunge mit aspiriertem
   - hämatinisiertem Blut, histiozytären Granulomen um aspirierte Plattenepithelschuppen
   - diffuses Alveolarschadensyndrom im exsudativen Stadium
   - seröse Pleuraergüsse (rechts 50 ml, links 100 ml) mit basalen Atelektasen.
3. unregelmäßig entwickeltes panazinäres Lungenemphysem
4. geringgradige allgemeine Koronarsklerose, v. a. des RIVA
   - mäßiggradige exzentrische, biventrikuläre Myokardhypertrophie (Wanddicke rechts: 16 mm).

❓ Frage 1: Welche der genannten Aussagen zum Liposarkom trifft zu?

❗ a) Liposarkome sind durchweg hochmaligne.
b) Liposarkome bevorzugen die Subkutanregion.
c) Liposarkome gehen teilweise aus kaum aggressiven Vorläufern hervor.
d) Liposarkome des Retroperitoneums haben durchweg eine gute Prognose.

❓ Frage 2: Welcher der genannten Obduktionsbefunde hat letztlich den Tod der Patientin herbeigeführt?

❗ a) Herdpneumonie
b) Lungenemphysem
c) Lungenatelektasen
d) diffuses Alveolarschadensyndrom

❓ Frage 3: Für welchen der genannten Prozesse spricht hämatinisiertes Blut in den Lungenalveolen?

❗ a) Blutung aus entzündlich geschädigten Lungenkapillaren
b) ältere, stauungsbedingte Hämorrhagie
c) Magensaftaspiration in Verbindung mit Rhexisblutung
d) pneumonietypische Blutungsform

❓ Frage 4: Welche der genannten Aussagen trifft für Sarkome **nicht** zu?

❗ a) Sarkome metastasieren vorwiegend hämatogen.
b) Sarkome metastasieren vorwiegend lymphogen.
c) Hochmaligne Sarkome entwickeln sich oft aus weniger malignen Vorstufen.
d) Für Sarkome ist eine fischfleischartige, weißliche Schnittfläche typisch.

❓ Frage 5: Welche der genannten Aussagen trifft für Fibrosarkome **nicht** zu?

❗ a) Die Zellen von Fibrosarkomen bilden fischgrätenartige Wachstumsmuster.
b) Die Zellen von Fibrosarkomen bilden retikuläre Wachstumsmuster.
c) Fibrosarkome finden sich oft im Gefolge von Bestrahlungen und Vernarbungen.
d) Fibrosarkome finden sich nur im Subkutangewebe.

Fall 18   Warum eine Joggerin vergeblich um ihr Leben rennt

Der Tumorbefall eines bestimmten Organs macht gelegentlich deutlich, wie groß seine funktionelle Reserve gewissermaßen von Natur aus angelegt ist und welche Minimalstrukturen noch für eine sog. Vita minima ausreichen.

Die 35 Jahre alt gewordene, leidenschaftliche Joggerin stellte sich 11 Monate vor ihrem Tode wegen zunehmender Atembeschwerden dem Hausarzt vor. Dieser stellte Pleura- und Perikardergüsse fest und fand tumoröse Veränderungen im Mediastinum, Nieren und Leber. Die Zytologie der Ergüsse ergab das Zellbild »maligner lymphoider Zellen«, eine Knochenmarkshistologie ein T-lymphoblastisches Lymphom (T-ALL, bcr-abl-neg.). Trotz Chemotherapie und der prophylaktischen Schädelbestrahlung trat bereits 4 Monate später das erste Rezidiv mit Haut- und Knocheninfiltrationen (nachgewiesen in Sakrum und Sternum) auf. Dies machte eine allogene periphere Blutstammzelltransplantation nach entsprechender Ganzkörperbestrahlung und hochdosierter Endoxantherapie erforderlich. Im weiteren Verlauf erhielt die Patientin MTX/ARA-Chemotherapie. Dennoch trat bereits 1 Monat später das zweite Rezidiv mit Hirninfiltraten auf. 2 Wochen vor ihrem Tod war die Patientin immer noch weitgehend mobil und konnte, wenn auch eingeschränkt, sogar noch etwas joggen. Sie musste aber schließlich wegen zunehmender Ruhedyspnoe, Fieber und erhöhter Entzündungsparameter stationär aufgenommen werden, wobei im Computertomogramm eine noduläre und streifige Lungeninfiltration und beidseitige Pleuraergüsse imponierten. Die Patientin musste intubiert und intensivmedizinisch betreut werden. 1 Tag vor ihrem Tode wurden echokardiographisch ein Perikarderguss und eine reduzierte linksventrikuläre Ejektionsfraktion von 20% festgestellt, sodass man von einer ungeklärten Kardiomyopathie ausging. Trotz entsprechenden intensivmedizinischen Maßnahmen und Ergusspunktion verstarb die Patientin kardial in einer elektromechanischen Entkopplung.

Bei der **Obduktion** der Thoraxorgane konnten wir u. a. folgende Befunde ermitteln:
1. hyperplastisches, rotes Wirbelkörpermark mit hochgradig hypoplastischer Erythro- und Megakaryozytopoese bei geringgradiger Retikulumzellsiderose
2. Zerstörung von etwa 80% des gesamten Myokards durch Leukosezellinfiltrate (◻ Abb. F 18.1 und F 18.2)
   - leukosebedingte hochgradige Kompression aller drei Koronararterien
   - breitflächige, dorsal betonte, Leukosezellinfiltration des Perikards (4×5 cm) (◻ Abb. F18.1)
   - lymphoblastäre Leukostase mit Ausbildung zahlreicher frischer peripherer pulmonaler und kardialer Leukosezellemboli
   - alveolokapillärer Block in beiden Lungen
3. nicht ganz frischer Myokardinfarkt im Bereich der Ventrikelhinterwand (3 × 2 cm)
   - biventrikulär exzentrische Herzhypertrophie (Wanddicke: rechts 7 mm, links: 23 mm).
   - Zeichen der biventrikulären Herzinsuffizienz: intraalveoläres Lungenödem, Blutstauung der Lunge, seröse Pleuraergüsse
4. akute, fibrinös-exudative Herdpneumonie im rechten Ober- und Mittellappen und linken Oberlappen, ausgeprägtes parapneumonisches diffuses Alveolarschadensyndrom
5. Zeichen der hämorrhagischen Diathese:
   - multiple nicht ganz frische Alveolarhämorrhagien
   - multiple Ekchymose in Perikard und Pleura

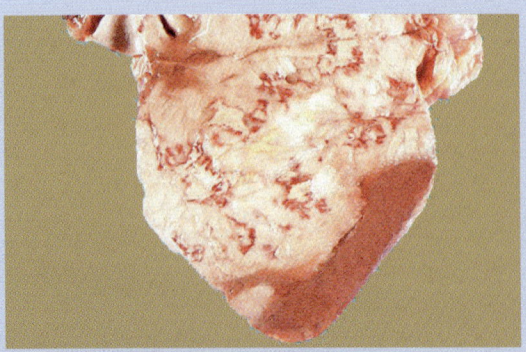

◻ **Abb. F 18.1**

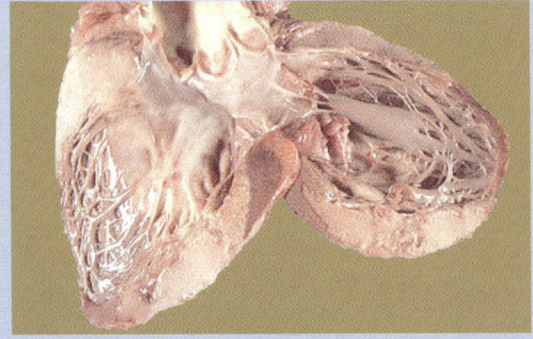

◻ **Abb. F 18.2**

❓ Frage 1: Auf welchen der genannten Mechanismen ist die nahezu ausschließlich kardiale Manifestation der ALL zurückzuführen?

❗ a) Ein Myokardinfarkt lockt Leukosezellen an.
b) Die Myokardinfiltration wird durch alveolokapillären Block begünstigt.
c) Die Myokardinfiltration wird durch die hämorrhagische Diathese begünstigt.
d) Die Myokardinfiltration wird durch Homing-Rezeptoren der Leukosezellen begünstigt.

❓ Frage 2: Welche der genannten Aussagen trifft zu?

❗ a) Ein alveolokapillärer Block findet sich bei reifzelligen Leukämien.
b) Ein alveolokapillärer Block findet sich bei blastärer Überschwemmung der Kreislaufperipherie.
c) Ein alveolokapillärer Block findet sich bei Mikrothrombosierung der Endstrombahn.
d) Ein alveolokapillärer Block findet sich bei septischer Streuung.

❓ Frage 3: Auf welchen der genannten Prozesse ist die klinisch beobachtete Kardiomyopathie zurückzuführen?

❗ a) idiopathische Faktoren im Myokard
b) Myoglobinketten-Mutationen im Myokard
c) isolierte tumorartige Leukosezellinfiltration des Myokards
d) medikamentös-toxische Myokardschädigung

❓ Frage 4: Welche der genannten Schlüsse lässt die geringe Symptomatik der beobachteten, ausgedehnten Myokardinfiltration zu?

❗ a) Der Herzstillstand bei einem ischämischen Myokardinfarkt ist inflammatorisch bedingt.
b) Der Herzstillstand bei einem ischämischen Myokardinfarkt ist elektromechanisch bedingt.
c) Der Herzstillstand tritt erst ab einer Infarktgröße >5 cm auf.
d) Der Herzstillstand wird bei einem Myokardinfarkt durch eine hämorrhagische Diathese verhindert.

Fall 19   Warum uns die Sektsteuer zum Wohl gereicht

Der vorliegende Standardfall veranschaulicht die Ambivalenz der Gesellschaft gegenüber bestimmter Stoffe aus dem Grenzbereich der Nahrungs- und Genussmittel wie dem Alkohol. Er dient dem Staat als Steuereinnahmequelle (Wussten Sie, dass die Sektsteuer 1902 ursprünglich zur Finanzierung der kaiserlichen Kriegsflotte eingeführt, danach aber nicht mehr abgeschafft wurde?), seine Folgen trägt die Solidargemeinschaft der Krankenkassenbeitragszahler und der Patient wird sozial als »Säufer« abgestempelt.

Bei dem 64 Jahre alt gewordenen Patienten war seit 12 Jahren eine Alkohlkrankheit manifest. Seit 2 Jahren war bei ihm eine alkoholtoxische Leberzirrhose bekannt. In Kenntnis seiner Prognose unterzog sich er sich seriös einer Entziehung und war seither alkoholabstinent. Ein wiederholtes Bluterbrechen wegen Ösophagusvarizenblutungen versuchte man durch Injektion von Varizenverödungsmitteln zu lindern. 5 Tage vor seinem Tode wurde der Patient stationär aufgenommen und auf eine Lebertransplantation vorbereitet. Er musste sich aber zwischenzeitlich wegen Bluterbrechen und therapierefraktärem Aszites der Implantation eines Transjugular Intrahepatic Portosystemic Shunts (TIPS) unterziehen. Gleich-

wohl wurde sein Zustand rasch sehr ernst. Seine Leberfunktion verschlechterte sich samt Gerinnungsparametern. Hand in Hand damit entwickelte sich bei ihm eine ausgeprägte hepatische Enzephalopathie. Schließlich wurde er vom Pflegepersonal mit Schnappatmung und entrundeten Pupillen am Boden liegend inmitten einer Blutlache aufgefunden.

Bei der **Obduktion** konnten wir u. a. folgende Befunde ermitteln:

1. ethyltoxische, feinknotige Leberzirrhose mit akut dystrophem Schub (950 g)
2. ausgeprägte, teil verkalkte und sklerosierte Ösophagusvarizen (◼ Abb. 10.3), v. a. im Magenfundusgebiet
3. portale Stauungsmilz (350 g) mit Kapselhyalinose
4. gelblicher Aszites (9 l)
5. TIPS mit korrekter Lage in der Pfortader
6. beidseitiger seröser Pleuraerguss (rechts: 3,5 l, links: 0,5 l)
7. hepatozelluläres Karzinom im rechten Leberlappen (2,5 cm, ◼ Abb. 45.8)
8. Zeichen des hypovolämischen Kreislaufschocks mit Multiorganversagen

❓ Frage 1: Welcher der genannten Mechanismen trifft pathogenetisch für eine Leberzirrhose **nicht** zu?

❗ a) Eine feinknotige Zirrhose ist für eine alkoholische Lebererkrankung typisch.
b) Eine grobknotige Zirhose ist für eine nicht alkoholische Fettleberhepatitis typisch.
c) Eine Leberzirrhose entspricht formalpathogenetisch einem fibrodestruktiven Muster.
d) Eine grobknotige Zirrhose geht auf Regenerationsschübe zurück.

❓ Frage 2: Welche der genannten Aussagen trifft zu?

❗ a) Ein Leberzellkarzinom tritt in nicht zirrhotisch veränderten Lebern auf.
b) Ein Leberzellkarzinom tritt nie bei Glykogenosen auf.
c) Ein Leberzellkarzinom ist oft HBV-assoziiert.
d) Ein Leberzellkarzinom fällt klinisch durch erniedrigte AFP-Werte auf.

❓ Frage 3: Welche der genannten Läsionen ist **nicht** Folge einer Portalhypertonie?

❗ a) Ösophagusvarizen
b) Perisplenitis cartilaginea
c) Magenblutung
d) Aszites

❓ Frage 4: Welcher der genannten HCC-Typen hat klinisch die beste Prognose?

❗ a) pseudoglandulärer Typ
b) szirrhöser Typ
c) trabekulärer Typ
d) fibrolamellärer Typ

Fall 20   Warum eine Mutter froh wird, ihr totes Kind zu beweinen

Und schließlich noch ein Fall zum Thema »Eugenetik«, das unablässig die Politik und die Kirche beschäftigt. Denn ihre Vertreter glauben, durch gesetzliche Verordnungen und/oder moralische Vorschriften die Sache in den Griff zu bekommen. Doch man kann sich leicht vorstellen, was übrigbleibt, wenn alle Unmissliebigkeiten aus einer Gesellschaft entfernt werden. Dies zeigt ein Auszug aus dem Gedicht von Erich Fried »Die Maßnahme«:

> *Die Hässlichen werden geschlachtet,*
> *die Welt wird schön.*
> *Die Kranken werden geschlachtet,*
> *die Welt wird gesund.*
> *Die Traurigen werden geschlachtet,*
> *die Welt wird lustig.*
> *Die Alten werden geschlachtet,*
> *die Welt wird jung.*
> *Die Bösen werden geschlachtet,*
> *die Welt wird gut.*

Zurück zum Fall: Bei der 25 Jahre alten schwangeren Frau waren nach einer Ultraschalluntersuchung in der 18. SSW und erhöhtem AFP-Serumwert mehrfache Fehlbildungen wie zystische Erweiterung des 4. Hirnventrikels, auffällige Kardiomegalie, Klumpfüße, Lippen-Spalte und ein linksseitiger Hydrothorax festgestellt worden. Beim Vater der Patientin war ein Poland-Syndrom (einseitige Amastie, Pektoralisaplasie, kutane Handsyndaktylie) bekannt. Vorsorglich wurde bei der Mutter eine Chorionzotten-biopsie durchgeführt und das chromosomale Material mittels FISH untersucht. Sie ergab für den Feten eine Triploidie mit 2 väterlichen Chromosomensätzen. Nach reiflichem Überlegen entschloss sich die Frau die Schwangerschaft abzubrechen. Der Obduktionsbericht machte ihr den Verlust ihres Kindes verständlich und half ihr bei der Trauerbewältigung.

Bei der **Obduktion** des Feten konnten wir u. a. folgende Befunde ermitteln:

Hypertropher, unreifer, weiblicher Fet aus der 18. SSW

1. **Herz:**
   - Dextroposition der ektatischen Aorta
   - hochsitzender Ventrikelseptumdefekt (1,5 mm × 1,5 mm)
   - infundibuläre, muskuläre Pulmonalstenose
   - offener Ductus arteriosus Botalli
   - Persistenz der linken oberen Kardinalvene mit Einmündung in einen dilatatierten Sinus coronarius
2. Hypolobulierung der linken Lungen mit nur einem Lappen bei allgemeiner Lungenunreife
3. fehlende Gallenblase
4. Syndaktylie der Finger III–IV
5. **Gehirn**:
   - fehlender Kleinhirnwurm
   - zystische Erweiterung des 4. Ventrikels
   - nicht kommunizierender Hydrozephalus internus
6. **Plazenta:** Zottenbildungsstörung in Form reifungsretardierter und hydropischer Zotten

Frage 1: Zu welcher der genannten Herzfehlbildungen gehören die festgestellten Herzläsionen?

a) Fallot-Tetralogie
b) Ventrikelseptumdefekt
c) Eisenmenger-Komplex
d) Fallot-Pentalogie

Frage 2: Für welchen der genannten Gehirnfehlbildungen sprechen die festgestellten Läsionen?

a) Arnold-Chiari-Syndrom
b) Dandy-Walker-Syndrom
c) Patau-Syndrom
d) Edwards-Syndrom

Frage 3: Auf welchem der genannten Mechanismen beruht die beobachtete Syndaktylie?

a) Störung der interdigitalen Apoptosezonen
b) Fusion der Fingeranlagen
c) Choristie der Fingeranlagen
d) Hamartie der Fingeranlagen

Frage 4: Welche der genannten Läsionen sind für eine Triploidie nicht typisch?

a) blasige Zottenhypoplasie
b) Syndaktylie der Finger III–IV
c) Frühabort
d) Doppelfehlbildungen

Fall 21   Was verrät ein gelber Leberfleck

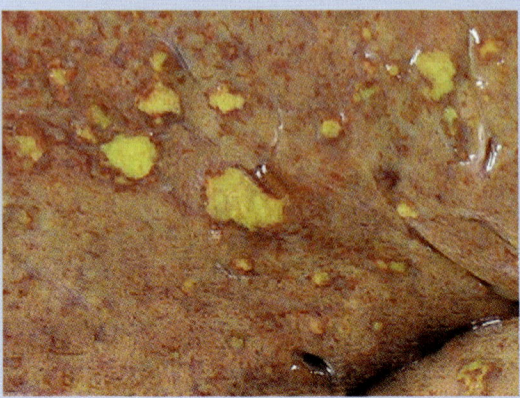

◻ **Abb. F 21.** Leberschnittfläche

❓ **Frage 1:** Um welches der genannten Grundmuster handelt es sich (◻ Abb. F 21)?

❗ a)   multipel, makrofokales, scharfkonturiertes 2D-Muster
b)   multipel, mikrofokales, diffuses 2D-Muster
c)   multipel, makrofokales, zystisches 2D-Muster
d)   retikuläres, scharfkonturiertes 2D-Muster

❓ **Frage 2:** Welcher der genannten Rückschlüsse ist **nicht** zutreffend?

❗ a)   Ein scharfkonturiertes 2D-Muster beruht entweder auf einem Zelluntergang oder einer Zellvermehrung.
b)   Ein retikuläres 2D-Muster beruht auf einer gerichteten Strukturverdichtung im Gewebe.
c)   Ein multipel zystisches 2D-Muster beruht auf einer Sekretretention und/oder Tumorwachstum.
d)   Ein mikrofokales diffuses 2D-Muster muss biopsiert werden.

❓ **Frage 3:** Um welches der genannten Farbmuster handelt es sich?

❗ a)   lipochrom-gelbes Muster, also Verfettung
b)   xanthochrom-gelbes Muster, also Cholesterinanhäufung
c)   ikterogen-gelbes Muster, also Bilirubinanhäufung
d)   nekrochrom-gelbes Muster, also Nekrose

❓ **Frage 4:** Auf welchem der genannten Prozesse beruhen die roten Randsäume um die gelben Herde?

❗ a)   entzündungsbedingte Hyperämie
b)   nekrosebedingte Blutung
c)   kreislaufbedingte Blutstauung
d)   tumorbedingte Blutgefäßwucherung

❓ **Frage 5:** Auf welchen der genannten Prozesse gehen die multiplen Leberveränderung zurück?

❗ a)   »multipel« wegen einer primären entzündlichen Streuquelle
b)   »multipel« wegen einer primären tumorösen Streuquelle (Metastasierung)
c)   »multipel« wegen einer primären anatomischen Fehlbildung
d)   »multipel« wegen primär systemischen Durchblutungsstörung (Embolisierung)

Fall 22   Was verrät eine schwarze Wirbelsäule

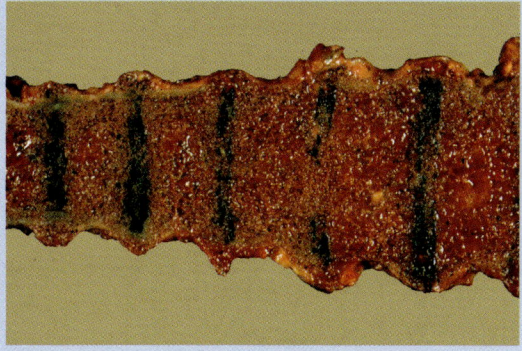

■ **Abb. F 22.** Schnittfläche einer Wirbelsäule

❓ **Frage 1:** Um welches der genannten Farbmuster handelt es sich (■ Abb. F 22)?

❗ a)   lokale Schwarzbraunablagerung, d. h. alte Blutung in Kontakt mit HCl
   b)   diffuse Schwarzbraunablagerung, d. h. Tumormelanose
   c)   lokale Kaffeebraunablagerung, d. h. malignes Melanom
   d)   lokale Schwarzbraunablagerung, d. h. Ochronose

❓ **Frage 2:** In welchen der genannten Strukturen ist das Pigment abgelagert?

❗ a)   Deckplatten der Wirbelkörper
   b)   Spongiosa der Wirbelkörper
   c)   Kompakta der Wirbelkörper
   d)   Intervertebraldisci

❓ **Frage 3:** Auf welchem der genannten Prozesse beruht das Farbmuster in der Wirbelsäule?

❗ a)   nekroseassoziierte Gewebsschädigung
   b)   kreislaufbedingte Blutstauung
   c)   entzündungsbedingte Gewebsschädigung
   d)   entzündungsfreie Metabolitablagerung

❓ **Frage 4:** Welches der genannten klinischen Symptome wird durch die Wirbelsäulenläsion hervorgerufen?

❗ a)   Bewegungsschmerz
   b)   Erhöhung der Entzündungsparameter
   c)   Erhöhung des Kalziumspiegels im Serum
   d)   Erhöhung des Kalziumspiegels im Urin

❓ **Frage 5:** Welcher der genannten Rückschlüsse ist **nicht** zutreffend?

❗ a)   Eine schwarz-grünliche Gewebsverfärbung ist bei entsprechender Symptomatik für eine Anaerobier-
      infektion verdächtig.
   b)   Melanoide sind schwarzbraun und gehen auf einen fehlgeleiteten Tyrosinstoffwechsel zurück.
   c)   Eine purpurrote Urinverfärbung ist für eine Porphyrie typisch.
   d)   Schwarze gingivale Säume finden sich nur bei chronischer Bleivergiftung und vorbestehender Gingivitis.

Fall 23   Was verrät ein weißer Mundfleck

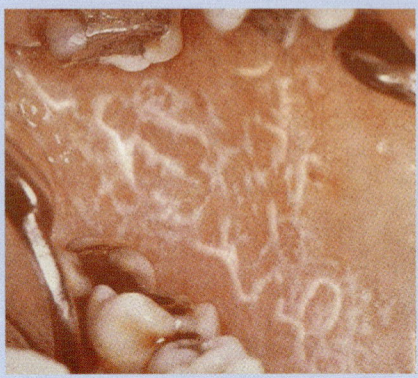

▫ **Abb. F 23.** Innenansicht der Wangenschleimhaut

❓ **Frage 1:** Um welches der genannten Farbmuster handelt es sich (▫ Abb. F 23)?

❗ a) lokale Weißfärbung, d. h. verstärkte Verhornung (Hyperkeratose)
  b) lokale Weißfärbung, d. h. koagulationsbedingtes Weiß
  c) diffuse Weißfärbung, d. h. Fibrinexsudation
  d) diffuse Weißfärbung, d. h. Fibrose

❓ **Frage 2:** Welchem der genannten Formmuster ist die Läsion zuzuordnen?

❗ a) spongiöses Muster
  b) retikuläres Muster
  c) streifig-strähniges Muster
  d) scharf-konturierte Muster

❓ **Frage 3:** Welcher der genannten Rückschlüsse ist **nicht** zutreffend?

❗ a) Ein spongiöses Muster bedeutet eine schwammartiger Umstrukturierung eines Gewebes durch multiple
     Hohlraumbildung.
  b) Ein retikuläres Muster bedeutet eine funktionell gerichtete Strukturverdichtung eines Gewebes.
  c) Ein streifig-strähniges Muster bedeutet eine funktionell gerichtete Strukturverdichtung eines Gewebes.
  d) Zellinfiltrate können scharf und unscharf konturierte Läsionen erzeugen.

❓ **Frage 4:** Um welche der genannten Erkrankungen handelt es sich?

❗ a) Lichen ruber planus
  b) Stomatititis aphthosa
  c) Epithelregeneration nach chronischem Wangenbeißen
  d) Epithelregeneration bei Lues im Stadium II

Fall 24   Was verrät ein weißer Herzfleck

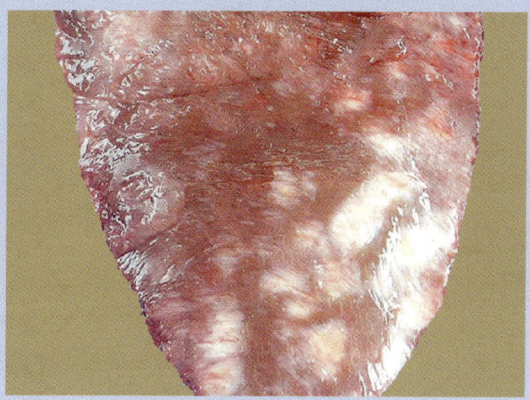

■ **Abb. F 24.** Schnittfläche des linken Ventrikels

Frage 1: Welches der genannten 2D-Formmuster spielt pathogenetisch eine Rolle (■ Abb. F 24)?

a) ein diffuses Muster
b) ein kleinherdiges Muster
c) ein multifokales Muster
d) ein scharf konturiertes Muster

Frage 2: Welcher der genannten Rückschlüsse ist **nicht** zutreffend?

a) Ein diffuses Muster beruht auf der Einlagerung von Stoffen und/oder Zellen ins Gewebe.
b) Ein kleinherdiges Muster ist eine Indikation für eine Nadelbiopsie.
c) Ein multifokales Muster kommt durch eine metachrone Herdbildung zustande.
d) Ein synchroner Zelluntergang bewirkt meist ein scharf konturiertes Läsionsmuster.

Frage 3: Welches der genannten Farbmuster spielt pathogenetisch eine Rolle?

a) multifokale Weißfärbung infolge neoplastischer Zelllvermehrung
b) multifokale Weißfärbung infolge Vernarbung
c) multifokale Weißfärbung infolge Verhornung
d) multifokale Weißfärbung infolge entzündlicher Eiweißkoagulation

Frage 4: Um welche der genannten Erkrankungen handelt es sich?

a) ischämische Infarktnarben
b) mykotische Perikarditis
c) Perikarditis carcinomatosa
d) myokardiale CLL-Manifestation

Fall 25   Was verrät eine Geschwulst als Erbstück

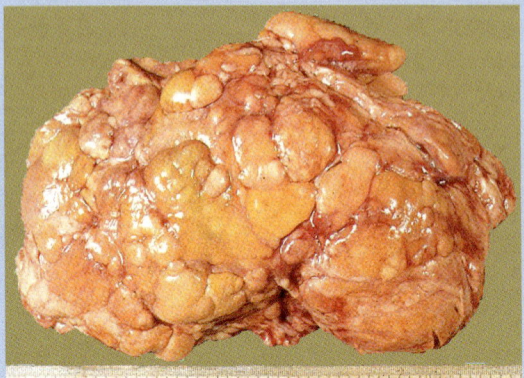

◘ **Abb. F 25.** Rechte Niere eines 34-jährigen Mannes bei beidseitigem Befall und familiärer Vorbelastung

❓ Frage 1: Um welches der genannten Formmuster handelt es sich (◘ Abb. F 25)?

❗ a)   makronoduläres Muster
   b)   erosives Muster
   c)   ulzeröses Muster
   d)   fistelndes Muster

❓ Frage 2: Welcher der genannten Rückschlüsse ist zutreffend?

❗ a)   Ein makronoduläres Muster ist keine Biopsieindikation.
   b)   Ein erosives Muster beruht auf einer Gewebsverletzung weit ins Subepithelialgewebe.
   c)   Ein ulzeröses Muster in einem Hohlorgan kann auf einen Tumor oder eine Entzündung zurückgehen.
   d)   Ein fistelndes Muster bedeutet eine pathologische spaltförmige Verbindung meist zwischen 2 Organ-/ Strukturoberflächen.

❓ Frage 3: Welches der genannten Farbmuster spielt pathogenetisch eine Rolle?

❗ a)   oxyhämoglobin-rote Läsion
   b)   desoxyhämoglobin-rote Läsion
   c)   lipochrom-gelbe Läsion
   d)   nekrochrom-gelbe Läsion

❓ Frage 4: Welcher der genannten Rückschlüsse ist **nicht** zutreffend?

❗ a)   Eine oxyhämoglobin-rote Läsion bedeutet eine entzündlich induzierte Mikrozirkulationsdilatation.
   b)   Eine desoxyhämoglobin-rote Läsion bedeutet eine fehlende Blutoxygenierung.
   c)   Eine lipochrom-gelbe Läsion bedeutet Gewebsverfettung.
   d)   Eine nekrochrom-gelbe Läsion bedeutet vermehrter Gehalt des Gewebes an braunen Atmungsfermenten.

❓ Frage 5: Für welchen der genannten Prozesse spricht der beidseitige Befall und das frühe Manifestationsalter?

❗ a)   septisch-eitrige Entzündung
   b)   Stoffwechselstörung
   c)   Kreislaufstörung
   d)   familiäres Tumorsyndrom

❓ Frage 6: Um welche der genannten Krankheitsbilder handelt es sich?

❗ a)   multiple Angiomyolipome bei tuberöser Sklerose
   b)   multiple Adenomatose der Nieren
   c)   multifokales Nierenzellkarzinom
   d)   Karzinoidmetastasen

Fall 26 Was verrät eine Schwammniere

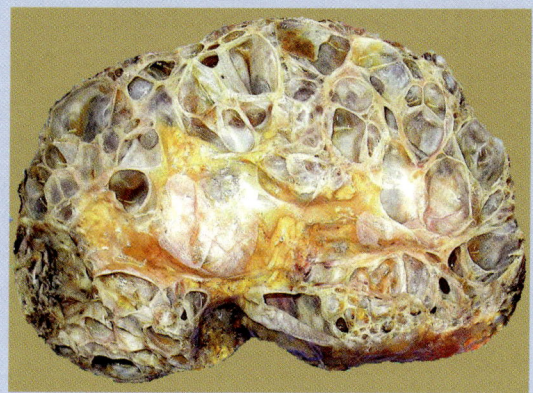

◻ **Abb. F 26.** Schnittfläche eines Nierentumors eines 47-jäh-
rigen Mannes (nach Formaldehydfixation)

❓ **Frage 1:** Welches der genannten Parenchymmuster spielt eine formalpathogenetische Rolle (◻ Abb. F 26)?

❗ a) abszedierendes Parenchymmuster
b) granuläres Parenchymmuster
c) diffuses Parenchymmuster
d) papillomatöses Parenchymmuster

❓ **Frage 2:** Welches der genannten Formmuster spielt pathogenetisch eine Rolle?

❗ a) mikronoduläres Muster
b) vesikuläres Muster
c) spongiotisches Muster
d) mikrozystisches Muster

❓ **Frage3:** Welcher der genannten Rückschlüsse ist **nicht** zutreffend?

❗ a) Ein mikronoduläres Muster bedeutet multiple Erhabenheiten auf Organoberfläche/-schnittfläche durch Zellvermehrung.
b) Ein vesikuläres Muster bedeutet kleine flüssigkeitsgefüllte Hohlräume auf der Oberschnittfläche.
c) Ein spongiotisches Muster beruht auf einer Zellinfiltration in untereinander verbundenen Hohlräumen.
d) Ein mikrozystisches Muster beruht auf der Bildung kleiner, voneinander getrennter Hohlräume in einem Gewebe.

❓ **Frage 4:** Um welche der genannten Erkrankungen handelt es sich?

❗ a) adulte polyzystische Nephropathie
b) medulläre zystische Nierenerkrankung
c) Karzinommetastasen
d) zystisches Teratom

❓ **Frage 5:** Welche der genannten Erkrankungen kommt makroskopisch als Differenzialdiagnose zur Läsion in Betracht?

❗ a) polyzystische Ovarialkrankheit
b) adenoid-zystisches Speicheldrüsenkarzinom
c) mikrozystisches Pankreasadenom
d) Urocystitis cystica

Fall 27   Was verrät ein rote Herzklappe

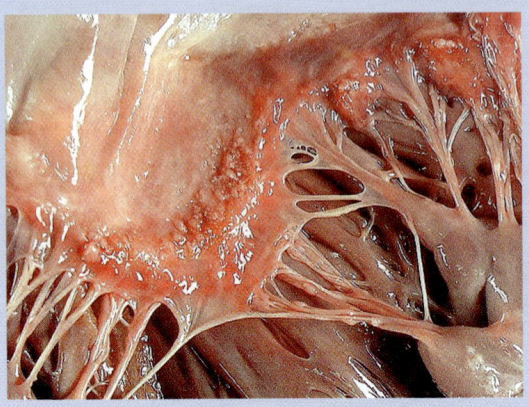

◨ **Abb. F 27.** Aufsicht auf die Mitralklappenregion eines
64-jährigen Mannes

❓ **Frage 1:** Welches der genannten Oberflächenmuster spielt eine formalpathogenetische Rolle (◨ Abb. F 27)?

❗ a) diffuse Läsion
   b) erosive Läsion
   c) ulzeröse Läsion
   d) flächige Läsion

❓ **Frage 2:** Welches der genannten Farbmuster spielt eine pathogenetische Rolle?

❗ a) grauweißes Muster
   b) gelbrotes Muster
   c) purpurrotes Muster
   d) zyanotisches Muster

❓ **Frage 3:** Welcher der genannten Rückschlüsse ist **nicht** zutreffend?

❗ a) Ein gelbrotes Muster beruht auf einer Melanoidablagerung.
   b) Ein oxyhämoglobin-rotes Muster kann auf einer neoplastischen Gefäßvermehrung beruhen.
   c) Eine purpurrote Läsion beruht auf einer Porphyrinstoffwechselstörung.
   d) Eine zyanotische Läsion beruht auf einer fehlenden Blutoxygenierung im Gewebe.

❓ **Frage 4:** Um welche der genannten pathogenetischen Basisprozesse handelt es sich?

❗ a) nekrotisierende Entzündung
   b) eitrige Entzündung
   c) fibrinöse Entzündung
   d) hämorrhagische Entzündung

❓ **Frage 5:** Um welches der genannten Krankheitsbilder handelt es sich?

❗ a) Endokarditis parietalis
   b) Endocarditis chordalis
   c) Endocarditis ulcerosa
   d) Endocarditis valvularis

Fall 28   Was verrät eine gelbe Leber

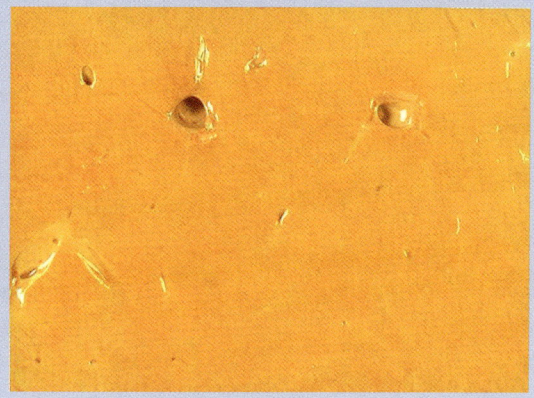

🔲 **Abb. F 28.** Leberschnittfläche bei einer 51-jährigen Frau

❓ **Frage 1:** Welches der genannten Parenchymmuster spielt eine formalpathogenetische Rolle (🔲 Abb. F 28)?

❗ a) diffuses Parenchymmuster
   b) abszedierendes Parenchymmuster
   c) granuläres Parenchymmuster
   d) noduläres Parenchymmuster

❓ **Frage 2:** Welches der genannten Farbmuster spielt pathogenetisch eine Rolle?

❗ a) lipochrom-gelbes Farbmuster, d. h. Verfettung
   b) ikterogen-gelbes Farbmuster, d. h. Bilirubinspeicherung
   c) xanthochrom Farbmuster, d. h. Cholesterinspeicherung
   d) nekrochrom-gelbes Farbmuster, d. h. Nekrose

❓ **Frage 3:** Welche der genannten Erkrankungen kommen für die Läsion **nicht** in Betracht?

❗ a) Virushepatitis
   b) hämolytische Erkrankungen
   c) toxische Hepatopathie
   d) Leberzirrhose

Fall 29   Was verrät eine Niere ganz in Weiß

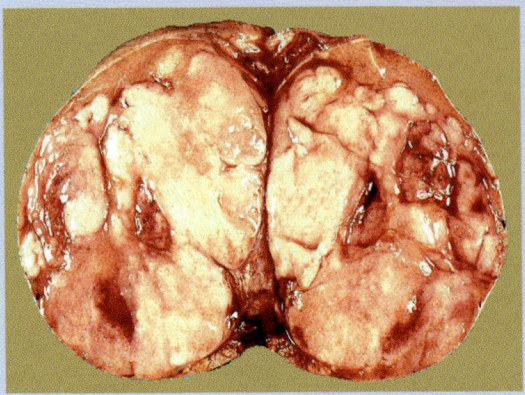

◘ **Abb. F 29.** Nierenschnittfläche eines 3-jährigen Kindes

❓ **Frage 1:** Um welches der genannten Parenchymgrundmuster handelt es sich (◘ Abb. F 29)?

❗ a)   mikronoduläres Muster
b)   mikrozystisches Muster
c)   makronoduläres Muster
d)   retikuläres Muster

❓ **Frage 2:** Um welches der genannten Farbmuster handelt es sich?

❗ a)   koagulationsbedingtes Weißmuster
b)   fibrinbedingtes Weißgraumuster
c)   entzündungszellbedingtes Weißmuster
d)   tumorzellbedingtes Weißmuster

❓ **Frage 3:** Auf welchem der genannten Prozesse beruhen die weißen Nierenherde?

❗ a)   multiple Niereninfarkte
b)   tumorartige Nierentuberkulose
c)   primärer Nierentumor
d)   metastatischer Nierentumor

❓ **Frage 4:** Um welche der genannten Krankheiten handelt es sich?

❗ a)   Nephroblastom
b)   Nierenzellkarzinom
c)   Nierenadenomatose
d)   Urothelkarzinom.

Fall 30 Was verrät ein Hintern mit mehreren Löchern

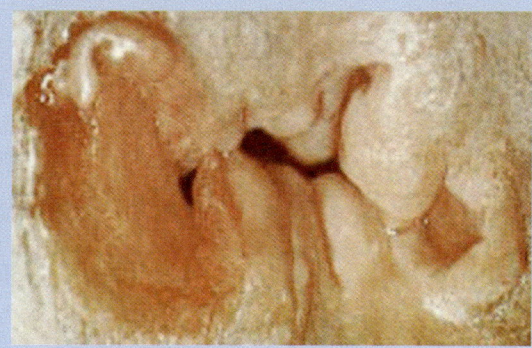

■ **Abb. F 30.** Chronische perianale Läsion eines 58-jährigen Mannes

Frage 1: Um welches der genannten Formmuster handelt es sich (■ Abb. F 30)?

a) makronoduläres Muster
b) erosives Muster
c) ulzeröses Muster
d) fistelndes Muster

Frage 2: Welches der genannten Farbmuster spielt pathogenetisch eine Rolle?

a) hellrote Läsion, d. h. Mikrozirkulationsdilation durch Entzündung
b) hellrote Läsion, d. h. Mikrozirkulationsvermehrung durch Tumor
c) purpurrote Läsion, d. h. Porphyrinablagerung durch Stoffwechselerkrankung
d) dunkelrote Läsion, d. h. fehlende Blutoxygenierung

Frage 3: Um welche der genannten pathogenetischen Basisprozesse handelt es sich?

a) granulierende Entzündung
b) eitrige Entzündung
c) fibrinöse Entzündung
d) hämorrhagische Entzündung

Frage 4: Um welche der genannten Krankheitsbilder handelt es sich?

a) iatrogene Kolitis
b) Amöben-Kolitis
c) Colitis ulcerosa
d) Crohn-Kolitis

Fall 31   Ein Lymphknoten als Exil

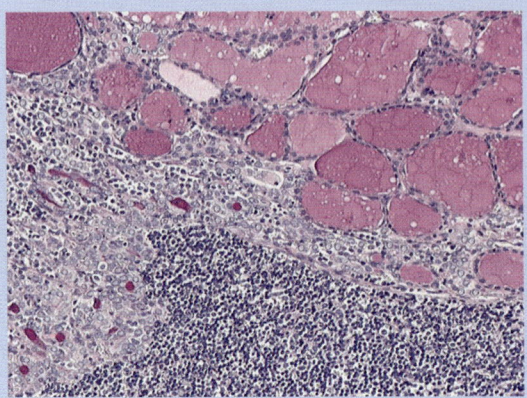

◘ **Abb. F 31.** Histologie eines Halslymphknotens einer
47-jährigen Frau (Vergr. 100, PAS)

? **Frage 1:** Zu welcher der genannten Kategorien gehört die Läsion (◘ Abb. F 31)?

! a) Entzündung, wegen der zahlreichen Lymphozyten
  b) Fehlbildung mit Hamartie drüsigen Gewebes
  c) Tumor mit Absiedelung in einen Lymphknoten
  d) Regeneration einer teilresezierten Drüse

? **Frage 2:** Welches der genannten Formmuster dominiert?

! a) drüsige Proliferation mit Schleimbildung
  b) drüsige Proliferation mit Konkrementbildung
  c) follikuläre Proliferation mit Kolloidbildung
  d) trabekuläre Proliferation mit Kolloidbildung

? **Frage 3:** Um welche der genannten Erkrankungen handelt es sich

! a) Lymphknotenmetastase eines follikulären Schilddrüsenkarzinoms
  b) Lymphknotenmetastase eines muzinösen Adenokarzinoms
  c) heterotopes Schilddrüsengewebe mit lymphozytärer Thyreoiditis
  d) heterotopes Speicheldrüsengewebe in einem Lymphknoten

Fall 32   Ein Dünndarm mit Fettaugen

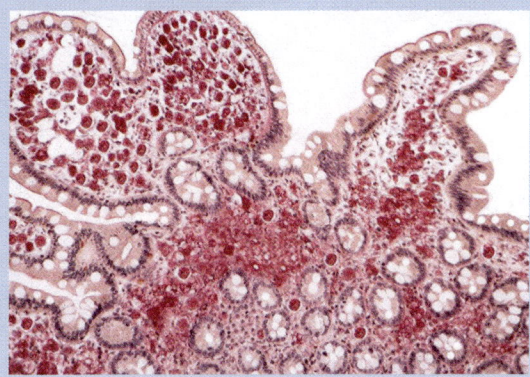

■ **Abb. F 32.** Dünndarmschleimhautbiopsie eines 27-jährigen Mannes (Vergr. 100, saure Phosphatasedarstellung in Makrophagen)

Frage 1: Welcher der genannten formalpathogenetischen Prozesse dominiert die Läsion (■ Abb. F 32)?

a) Entzündung wegen der zahlreichen Makrophagen
b) Fehlbildung der intestinalen Schleimhautfalten
c) Tumor mit histiozytärer Umgebungsreaktion
d) Regeneration der vorgeschädigten Mukosa

Frage 2: Welcher der genannten kausalpathogenetischen Prozesse trifft **nicht** zu?

a) Proliferation der Kryptenepithelien
b) bakterielle Infektion
c) Chylusabflussstörung
d) histiozytäre Lipidspeicherung

Frage 3: Um welche der genannten Erkrankungen handelt es sich?

a) Morbus Whipple
b) Morbus Hand-Schüller-Christian
c) Darmmanifestation einer Mukopolysaccharidose
d) Strahlenmukositis

Fall 33   Ein Herz mit Leerlauf

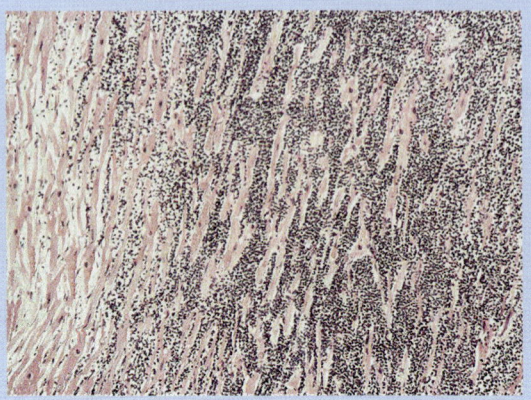

Abb. F 33. Myokardhistologie einer grauweiß-diffusen Läsion aus dem Herzen der Patientin aus Fall 18 (▶ Abb. F 18.1 und ▶ Abb. F 18.2 (Vergr. 25x, HE)

Frage 1: Welches der genannten Strukturelemente ist der Läsion zuzuordnen (▶ Abb. F 33)?

 a) streifig-strähniges Muster
 b) retikuläres Muster
 c) spongiöses Muster
 d) diffuses Muster

Frage 2: Welcher der genannten Rückschlüsse ist für die Läsion zutreffend (▶ Abb. F 33)?

 a) Zellinfiltration mit Richtungsbevorzugung durch vorbestehende Myokardiozyten
 b) Zellinfiltration mit Gewebseinschmelzung
 c) Zellinfiltration mit schwammartiger Umstrukturierung des Gewebes
 d) Zellinfiltration mit granulärer Umstrukturierung des Gewebes

Frage 3: Welcher der genannten kausalpathogenetischen Prozesse kommt **nicht** in Betracht?

 a) Infiltration durch isomorphe neoplastische Zellen
 b) Infiltration durch heteromorphe Entzündungszellen
 c) bakterielle Besiedelung
 d) entzündliche Nekrosedemarkation

Frage 4: Um welche der genannten Erkrankungen handelt es sich?

 a) Riesenzellmyokarditis
 b) extranodale CLL-Manifestation
 c) lymphozytäre Myokarditis
 d) nicht ganz frischer Myokardinfarkt

Fall 34   Eine Leber aus Knoten

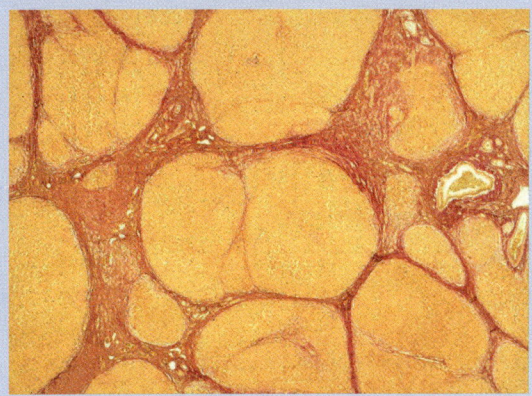

Abb. F 34. Leberhistologie eines intraoperativen Keilexzidates (Vergr. 15x; EvG)

Frage 1: Welche der genannten formalpathogenetichen Prozesse dominiert die Läsion?

a) granulomatöses Entzündungsmuster
b) multifokales Metastasierungsmuster
c) fibrodestruktives Muster
d) regenerative Revaskularisierung

Frage 2: Welcher der genannten kausalpathogenetischen Prozesse kommt **nicht** in Betracht?

a) Gallengangsneoplasie
b) Gallengangsregeneration
c) Leberstoffwechselstörung
d) venookklusive Läsion

Frage 3: Um welche der genannten Erkrankungen handelt es sich?

a) Morbus Pompe
b) Hämochromatose
c) Hämangiom
d) Leberzirrhose

Fall 35   Ein Kropf mit Schmerzen

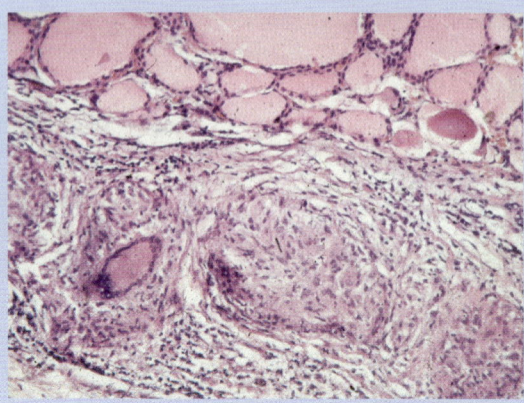

Abb. F 35. Histologie einer druckdolenten Schilddrüse (Vergr. 100x, HE)

Frage 1: Welches der genannten Strukturelemente ist der Läsion zuzuordnen (Abb. F 35)?

a) streifig-strähniges Muster mit Richtungsbevorzugung
b) retikuläres Muster ohne Richtungsbevorzugung
c) spongiöses Muster mit schwammartiger Umstrukturierung
d) noduläres Muster mit Zellinfiltration

Frage 2: Welchem der genannten kausalpathogenetischen Prozesse ist die Läsion zuzuordnen?

a) Infiltration durch heteromorphe Tumorzellen
b) Infiltration durch heteromorphe Entzündungszellen
c) überschießende Schilddrüsenregeneration
d) Fremdkörperentzündung nach Schilddrüsenbiopsie

Frage 3: Um welche der genannten Erkrankungen handelt es sich?

a) riesenzellige Thyreoiditis
b) riesenzellige Vaskulitis in Schilddrüse
c) riesenzelliges Schildrüsenkarzinom
d) Angiosarkom der Schilddrüse

Fall 36   Eine Frucht im Eierstock

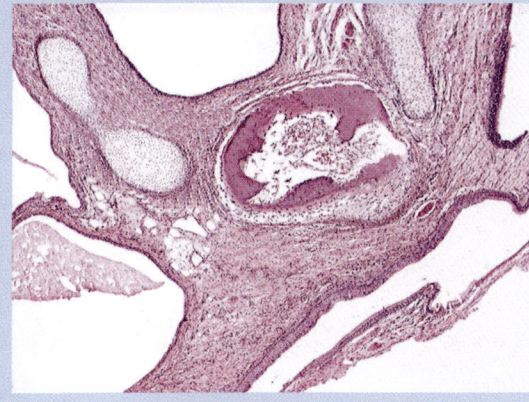

⯈ Abb. F 36. Histologie aus einem Ovarialtumor (Vergr. 100x, HE)

❓ Frage 1: Welche der genannten histologischen Strukturelemente sind **nicht** vertreten (⯈ Abb. F 36)?

❗ a) Knorpelgewebe
 b) Knochengewebe
 c) mehrreihiges Zylinderepithel
 d) Nervengewebe

❓ Frage 2: Welchem der genannten kausalpathogenetischen Prozesse ist die Läsion zuzuordnen?

❗ a) Hamartie
 b) Heterotopie
 c) Metaplasie
 d) Teratogenese

❓ Frage 3: Um welche der genannten Erkrankungen handelt es sich?

❗ a) embryonales Teratom
 b) adultes Teratom
 c) monophasisches Teratom
 d) Ovarialgravidität

Fall 37   Eine Lunge mit Grab

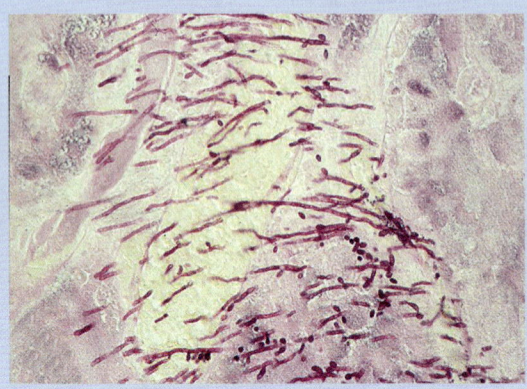

◼ **Abb. F 37.** Lungenhistologie aus tumorverdächtigem Herd (Vergr. 200, PAS)

❓ **Frage 1:** Welches der genannten histologischen Strukturelemente ist in der Läsion vertreten (◼ Abb. F 37)?

❗ a) Knorpelgewebe
   b) Venulen
   c) Fettgewebe
   d) Nervengewebe

❓ **Frage 2:** Welchem der genannten kausalpathogenetischen Prozesse ist die Läsion **nicht** zuzuordnen?

❗ a) Nekrose
   b) Entzündung
   c) Infektion
   d) Tumor

❓ **Frage 3:** Um welche der genannten Erkrankungen handelt es sich?

❗ a) Pilzinfektion
   b) Bakterieninfektion
   c) aseptische Nekrose
   d) Sklerosierung

Fall 38 Eine Niere mit Startup-Menu

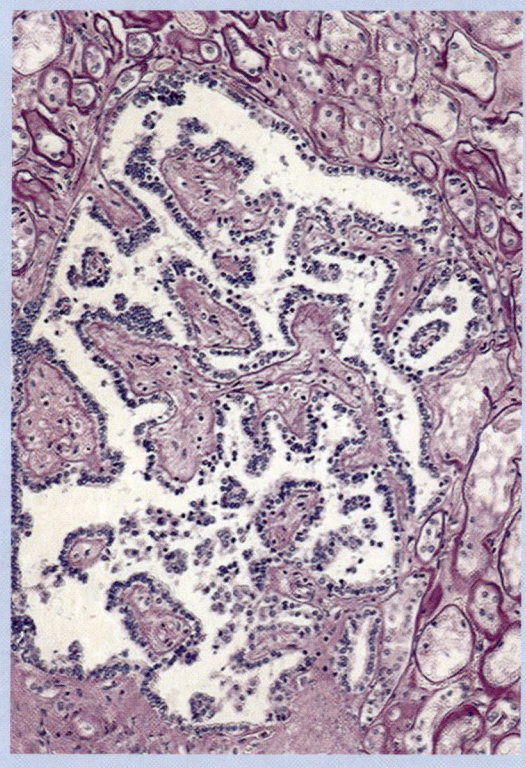

■ **Abb. F 38.** Histologie eines grau-weißen Nierenrinden-
herdes (Vergr. 150, PAS)

? **Frage 1:** Welches der genannten Strukturelemente ist der Läsion zuzuordnen (■ Abb. F 38)?
! a) streifig-strähniges Muster
    b) retikuläres Muster
    c) spongiöses Muster
    d) papilläres Muster

? **Frage 2:** Welchem der genannten kausalpathogenetischen Prozesse ist die Läsion zuzuordnen?
! a) toxische Tubulopathie
    b) tubuläre Fehlfunktion
    c) tubuläre Regeneration
    d) tubuläre Neoplasie

? **Frage 3:** Um welche der genannten Erkrankungen handelt es sich?
! a) papilläres Urothelkarzinom
    b) papilläres Nierenzellkarzinom
    c) papilläres Adenom
    d) Metastase eines papillären Ovarialkarzinoms

? **Frage 4:** Welche der genannten Erkrankungen imitiert ein vergleichbares Gewebsmuster
! a) invertiertes Papillom
    b) Kraniopharnygeom
    c) Basalzellkarzinom
    d) Hypophysenadenom

Fall 39   Eine Leber in Grün

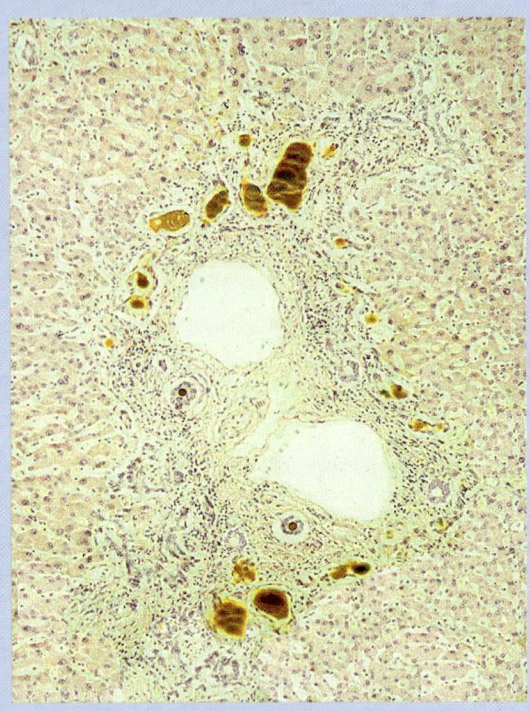

◘ **Abb. F 39.** Leberhistologie (Vergr. 150, PAS)

❓ **Frage 1:** Welches der genannten Hohlorganmuster ist der Läsion zuzuordnen (◘ Abb. F 39)?

❗ a) Oberflächenmuster
   b) Obliterationsmuster
   c) Dilatationsmuster
   d) Stenosemuster

❓ **Frage 2:** Welchem der genannten kausalpathogenetischen Prozesse ist die Läsion zuzuordnen?

❗ a) Entzündung
   b) Zirkulationsstörung
   c) Transportstörung
   d) Stoffwechselstörung

❓ **Frage 3:** Um welche der genannten Erkrankung handelt es sich?

❗ a) Gallengangshamartom
   b) Gallengangsadenom
   c) cholestatische Hepatitis
   d) intraduktale Cholestase

Fall 40   Eine Lunge in Hülle und Fülle

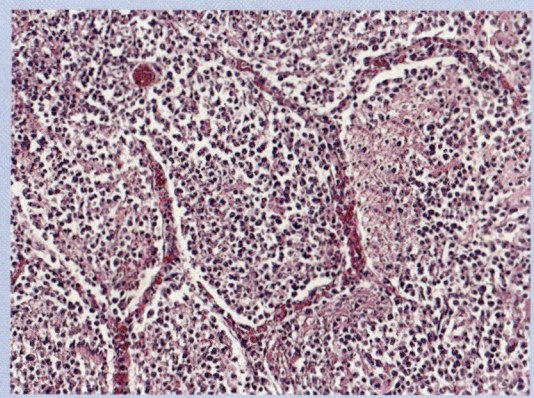

■ **Abb. F 40.** Lungenhistologie aus verdächtigem Herd
(Vergr. 200, PAS)

Frage 1: Welches der genannten histologischen Strukturelemente ist vertreten (■ Abb. F 40)?

a) Knorpelgewebe
b) Venen
c) Arterien
d) Alveolarwände

Frage 2: Welchem der genannten kausalpathogenetischen Prozesse ist die Läsion zuzuordnen?

a) lymphozytäre Entzündung
b) eitrige Entzündung
c) lymphozytäre Neoplasie
d) extramedulläre Blutbildung

Frage 3: Welches makroskopische Farbmuster läßt sich der histologischen Läsion zuordnen?

a) zyanotisches Farbmuster wegen der Gewebsminderoxygenierung
b) xanthochrom-gelbes Farbmuster wegen der nekrosebedingten Cholesterinfreisetzung
c) kirschrotes Farbmuster wegen der reaktiven Kapillarneubildung
d) nekrochrom-gelbes Farbmuster wegen der Parenchymnekrose

Frage 4: Um welche der genannten Erkrankungen handelt es sich?

a) alveoläre Pneumonie
b) interstitielle Pneumonie
c) kleinzelliges Lungenkarzinom
d) pulmonale Lymphommanifestation

Fall 41   Wahrsagen aus dem Wasser

Wegen zunehmend schmerzhafter Atemnot wird ein 60-jähriger Automechaniker stationär in die Klinik aufgenommen. Bei der auskultatorischen Untersuchung ist das Atemgeräusch auf der rechten Seite abgeschwächt, auf der linken Seite ist es vesikulär unauffällig. Bei der computertomographischen Thoraxuntersuchung stellt sich im rechten Lungenunterfeld ein gekammerter Erguss dar. Hier ist auch die Pleura fokal verdickt. Das übrige Lungenparenchym weist beidseitig eine interstitielle retikuläre Zeichnung auf. Der Erguss wird punktiert und zytologisch untersucht. Dabei fallen Zellkomplexe auf, die immunzytochemisch nur mit dem Antikörper gegen Calretinin (kalziumbindendes Protein, Marker für Mesothelzellen), aber nicht mit den Antikörpern gegen CEA (Carcinoembryonales Antigen, Marker v. a. für Intestinalzellen) oder TTF1 (Thyroid Transcription Factor 1, Marker v. a. für Lungenparenchymzellen) reagieren (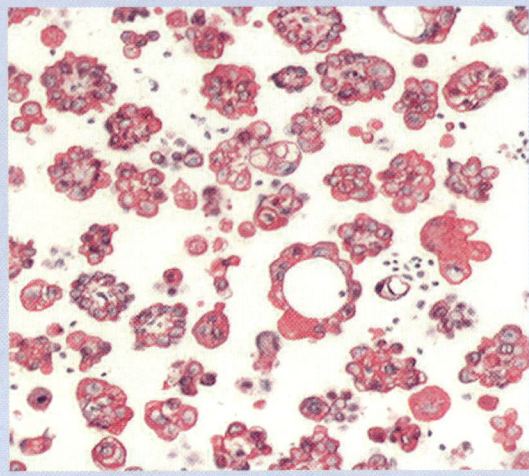 Abb. F 41).

■ Abb. F 41. Ergusszytologie (Pleuraerguss, immunzytochemische Reaktion mit anti-Calretinin-Antikörper, H-Gegenfärbung, Vergr. 100)

❓ Frage 1: Welches Strukturmuster zeigen die mit Antikörpern rot markierten Zellen (■ Abb. F 41)?

- a) dissoziiertes Einzelzellmuster
- b) papillär-azinäres Wachstumsmuster
- c) inflammatorisches Muster
- d) Siegelringzellmuster

❓ Frage 2: Wie lautet die zytopathologische Diagnose?

- a) eitrige Pleuro-Perikarditis mit parapneumonischem Erguss
- b) Pleurakarzinose eines Adenokarzinoms, am ehesten pulmonalen Ursprungs
- c) chronisch-unspezifische, rezidivierende Pleuritis
- d) Pleuramesotheliom

❓ Frage 3: Welche Ursache liegt der Erkrankung zugrunde?

- a) granulomatöse Pleuritis bei Lungentuberkulose
- b) Zigarettenkonsum >10 py
- c) langjährige Asbestexposition
- d) langjährige Quarzexposition

❓ Frage 4: Welche der genannten Läsionen erklärt das interstitielle retikuläre Lungenparenchymmuster?

- a) linkskardiale Stauungsfibrose
- b) Lymphangiosis carcinomatosa
- c) idiopathische Pulmonalfibrose
- d) Pneumokoniose

❓ Frage 5: Welche der genannten Läsionen gehen mit einem mesotheliomartigen Wachstumsmuster einher?

- a) multilokuläres Ovarialzystadenom
- b) glandulär-papilläre Zervixektopie,
- c) Plexuspapillom
- d) Adenomatoidtumor des Nebenhodens

Fall 42   Wahrsagen aus der Nadel

Eine 50-jährige Frau bemerkt bei sich im Halsbereich einen solitären Knoten, der innerhalb der letzten 3 Monate an Größe zugenommen hat. Sie konsultiert deswegen ihren Hausarzt. Dieser palpiert am unteren Pol des rechten Schilddrüsenlappens einen solitären schmerzlosen Knoten, der sich schlecht gegenüber der Unterlage verschieben lässt. Der Knoten ist in der Ultraschalluntersuchung 2,5 cm im Durchmesser groß, echoarm und gekapselt. Der Hausarzt überweist sie in die nuklearmedizinische Ambulanz, wo nach Radiojodgabe szintigraphisch ein sog. kalter Knoten festgestellt wird, der kein Jod speichert. Der Knoten wird mit einer Feinnadel punktiert. Die anschließende Punktionszytologie zeigt das Zellbild von ◘ Abb. F 42.

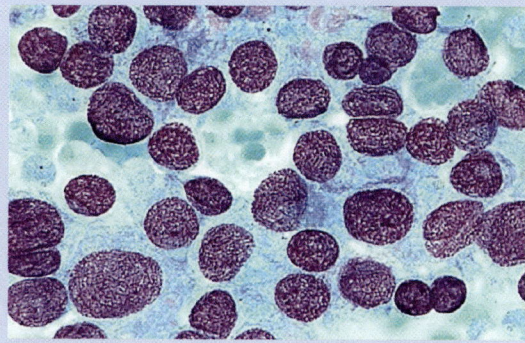

◘ **Abb. F 42.** Punktionszytologie (Feinnadelpunktion des kalten Knotens, May-Grünwald-Giemsa-Färbung, Vergr. 400)

Frage 1: Welches der genannten zytologischen Kriterien trifft für das Zellbild zu (◘ Abb. F 42)?

a) neoplastisches Zellbild
b) entzündliches Zellbild
c) nekrotisches Zellbild
d) regeneratorisches Zellbild

Frage 2: Welches der genannten zytologischen Wachstumsmuster trifft zu?

a) solides Muster
b) zytodiskohäsives Muster
c) follikuläres Muster
d) papilläres Muster

Frage 3: Welche der genannten Läsionen kommen für die knotige Halsläsion **nicht** in Betracht?

a) aberrierende Struma
b) Epithelkörperchenhyperplasie
c) Parathyreoidaladenom
d) Schilddrüsenadenom

Frage 4: Was bedeutet der Begriff follikuläre Neoplasie der Schilddrüse?

a) follikuläre Hyperplasie
b) follikuläres Karzinom
c) follikuläres Adenom
d) keine zytologische Dignitätsbestimmung möglich

Frage 5: Welche klinische Konsequenz hat die zytologische Diagnose einer follikulären Neoplasie der Schilddrüse?

a) totale Thyreoidektomie mit Neck-dissection
b) Probeexzision aus dem verdächtigen Knoten mit anschließender Schnellschnittuntersuchung
c) Hemithyreoidektomie mit stufenweiser histologischer Untersuchung
d) Zuwarten und erneute zytologische Untersuchung nach einem Jahr

Fall 43 Wahrsagen aus der Schmiere

Eine 25-jährige Frau geht zur Vorsorgeuntersuchung. Der sog. Krebsabstrich ihrer Ektozervix 2 cm vom äußeren Muttermund entfernt ergibt das erste Mal den Befund einer zytologischen Gruppe IIID nach der gültigen Münchner Nomenklatur II (◘ Abb. F 43). Der behandelnde Frauenarzt bespricht mit ihr diesen Befund und bittet sie, nach 3 Monaten wiederzukommen, um einen Kontrollabstrich durchzuführen. Die Patientin ist über den Befund beunruhigt und bittet darum, dass sie unverzüglich behandelt wird.

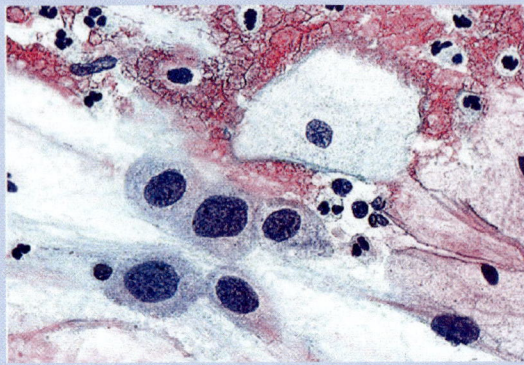

◘ Abb. F 43. PAP-smear mit der zytologischen Gruppe IIID nach der Münchner Nomenklatur II (Primärvergrößerung 400)

❓ Frage 1: Um welches der genannten Zelllagerungsmuster handelt es sich bei den abnormen Zellen (◘ Abb. F 43)?

❗ a) papilläres Muster
b) azinäres Muster
c) follikuläres Muster
d) Monolayer mit geringer Kohärenz

❓ Frage 2: Welche Zellveränderungen sind diagnostisch für die o. g. zytologische Gruppe IIID?

❗ a) Intermediärzelldyskaryosen
b) Superfizialzelldyskaryosen
c) dysplastisches zervikales Zylinderepithel
d) Carcinoma in situ-Zellen

❓ Frage 3: Wie wird die zytologische Veränderung in der internationalen Nomenklatur graduiert?

❗ a) CIN I
b) CIN II
c) CIN III
d) invasives Karzinom Grad 1

❓ Frage 4: Welcher Eingriff ist bei der erkennbaren Läsion angemessen?

❗ a) Hysterektomie
b) Wertheim-Operation
c) Laserbehandlung
d) Konisation

Fall 44   Wahrsagen aus der Spucke

Eine 60-jährige Raucherin (42 pack-years mit sog. Slim-Zigaretten) leidet seit 4 Monaten an einem therapieresistenten Husten. Sie konsultiert ihren Hausarzt. Dieser stuft sie nach gründlicher körperlicher Untersuchung als normgewichtig und körperlich leistungsfähig ein und vermutet als Ursache des Hustens einen nicht vollständig ausgeheilten grippalen Infekt, den die Patientin nach eigenen Angaben vor 4 Monaten durchgemacht hat. Der Arzt veranlasst gleichwohl eine Sputumabnahme für eine mikrobiologische und eine zytologische Untersuchung. Der Keimnachweis ist negativ, jedoch stellt sich in der Sputumzytologie der diagnoseweisende Befund dar (◘ Abb. F 44). Daraufhin wird die Patientin computertomographisch untersucht. Dabei imponiert im rechten Lungenmittellappen ein solitärer 1 cm im Durchmesser großer Rundherd. Eine bronchoskopische Abklärung zeigt eine endoluminale Raumforderung. Sie wird biopsiert. Die regionären Hals- und Mediastinallymphknoten sind unauffällig.

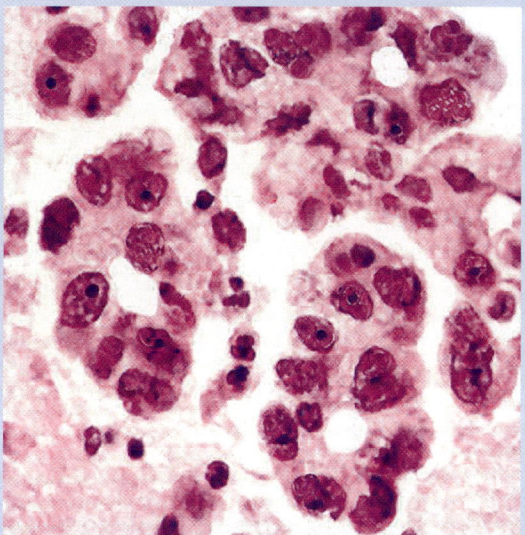

◘ **Abb. F 44.** Zytologisches Bild eines Morgensputums (Vergr. 400, HE)

❓ Frage 1: Welches der genannten Kriterien trifft für die Beschreibung des Zellbilds zu (◘ Abb. F 44)?

❗ a) fortgeschrittene Zytodiskohäsivität (Dissoziation)
     b) starke Kohärenz der Zellen
     c) Siegelringzellaspekt
     d) azinäres Zellmuster

❓ Frage 2: Wie lautet die zytologische Diagnose?

❗ a) entzündliches Zellbild mit mehrkernigen Riesenzellen
     b) Zellbild wie bei Plattenepithelkarzinom
     c) Zellbild wie bei azinärem Adenokarzinom
     d) Zellbild wie bei kleinzellig-anaplastischem Karzinom

❓ Frage 3: Da die Kerne der atypischen Zellen fast ausnahmslos mit dem Marker TTF-1 (Thyroid Transscription Fakor 1) reagieren, ergibt sich in der Gesamtschau aller Befunde welcher der genannten Primärsitze des Tumors?

❗ a) Adenokarzinom der Lunge
     b) follikuläres Schilddrüsenkarzinom
     c) Metastase eines Larynxkarzinoms
     d) Karzinoidtumor

❓ Frage 4: Welche Behandlung wäre bei einem Stagingergebnis des Tumors von T1N0Mx primär angemessen?

❗ a) endobronchiale Laserbehandlung
     b) chirurgische Tumorentfernung mit Segmentresektion und lokaler Lymphadenektomie
     c) Lappenresektion mit lokaler Lymphadenektomie
     d) Chemotherapie

Fall 45   Wahrsagen aus dem Urin

In der Abbildung (◨ Abb. F 45) ist eine aus dem Urin durch Zentrifugation gewonnene Urothelzelle (Urinzytologie) unter Anwendung der FISH-Technik dargestellt. Hierbei imponiert die DNA des Zellkerns mit Hilfe einer Spezialfärbung (DAPI-Färbung) blau, das Zytoplasma durch unspezifische Fluoreszenz gelb. Im Zellkern werden mit Hybridisierungssonden 3 Zentromerenregionen (Chromosom 17: blau, Chromosom 3: rot und Chromosom 7: grün) dargestellt. Diese Untersuchung dient zur Auffindung bösartiger Tumorzellen anhand ihres genetischen Musters.

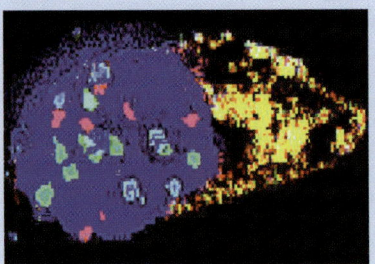

◨ **Abb. F 45.** FISH-Untersuchung an einer Urothelzelle aus dem Urin (Vergr. 3000)

❓ **Frage 1:** Wie bezeichnet man das Ploidiemuster dieser Zelle?

❗ a) haploid
    b) diploid
    c) tetraploid
    d) polyploid-aneuploid

❓ **Frage 2:** Was bedeutet das hier erkennbare Ploidiemuster?

❗ a) Zellaktivierung
    b) Zelldegeneration
    c) atypische Mitose
    d) Malignität

❓ **Frage 3:** Welche zusätzliche zytomorphologische Information ergibt sich aus der Abbildung?

❗ a) Kernteilung
    b) Kerndegeneration
    c) Nukleolenvermehrung
    d) Kernpolymorphie

Fall 46   Abschreiben mit Platzwechsel

Eine 60-jährige Frau leidet nach einer Grippe vor 5 Wochen an Nachtschweiß und Müdigkeit. Sie konsultiert ihren Hausarzt. Der palpiert bei ihr im Halsbereich weiche vergrößerte Lymphknoten und stellt sonographisch eine kaum vergrößerte Milz und Leber fest. Er ordnet ein Differenzialblutbild an. Dieses zeigt eine leichte Leukozytose (9800/µl) mit 50% Lymphozyten. Der Hausarzt führt dies auf die Virusinfektion zurück und behandelt sie entsprechend symptomatisch. Ein Jahr später sucht die Patientin erneut ihren Hausarzt auf, weil sich die Symptome nicht verbessert haben. Wiederum lässt er ein Differenzialblutbild anfertigen. Es zeigt nun neben einer leichten Anämie (Hb 12,8 g/dl) eine Leukozytose (16.000/µl) mit 80% kleinen Lymphozyten und zahlreichen Kernschatten. Jetzt schließt auch er für das Leiden der Patientin einen grippalen Infekt aus und überweist sie zum Hämatologen. Dieser will wissen, ob der Lymphozytose eine klonale Neoplasie zugrunde liegt und sendet (EDTA-)Blut zur molekularpathologischen Klonalitätsanalyse ein. Aus dem (EDTA-)Blut wird DNA isoliert und mittels PCR auf eine etwaige Umlagerung der schweren Immunglobulinkette (IgH) untersucht. Diese Untersuchung ergibt folgendes Bild (◘ Abb. F 46).

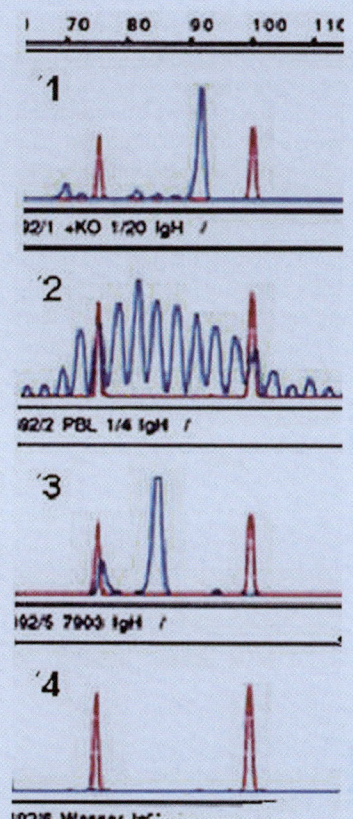

◘ **Abb. F 46.** PCR-Amplifikation von IgH
Spur 1: Kontroll-DNA mit einer bekannten klonalen Umlagerung von IgH,
Spur 2: Kontroll-DNA normaler Lymphozyten,
Spur 3: DNA der Patientin
Spur 4: Wasser als Kontrolle
(blau: Signal der PCR-Amplifikation, rot: Molekulargewichtsmarker)

❓ **Frage 1:** Welcher der genannten molekularpathologischen Befunde trifft zu?

❗ a) polyklonale DNA für IgH in Spur 1
   b) monoklonale DNA für IgH in Spur 2
   c) monoklonale DNA für IgH in Spur 3
   d) oligoklonale DNA für IgH in Spur 4

❓ **Frage 2:** Mit welcher der genannten Erkrankungen ist der Befund in ◘ Abb. F 46 am ehesten vereinbar?

❗ a) chronische myeloische Leukämie
   b) chronische lymphatische Leukämie
   c) Sézary-Syndrom
   d) akute myeloische Leukämie

❓ **Frage 3:** Welcher der genannten Befunde würde **nicht** zur wahrscheinlichen Diagnose passen?

❗ a) Hepatosplenomegalie
   b) eine klonale Umlagerung der schweren Immunglobulin Kette (IgH) in peripheren Blutlymphozyten
   c) vergrößerte Paraaortallymphknoten bei der sonographischen Abdomenuntersuchung
   d) eine histologische Knochenmarkinfiltration durch T-Lymphoblasten

Fall 47   Abschreiben mit Kuddelmuddel

Ein 48-jähriger Mann geht bei völligem Wohlbefinden
zu einer Vorsorgeuntersuchung. Die Ärztin tastet bei
ihm keine vergrößerten Lymphknoten. Sie stellt lediglich fest, dass die Milz leicht vergrößert ist. Außerdem
fallen ihr eine Leukozytose von 16.000/µl und eine
Thrombozytose von 700.000/µl auf. Sie ordnet ein Differenzialblutbild an. Dieses zeigt 77% segmentkernige
Neutrophile, 6% stabkernige Neutrophile, 2% Myelozyten, 6% Lymphozyten, 6% Basophile und 3% Eosinophile. Sie sendet (EDTA-)Blut zur molekularpathologischen Untersuchung ein. Daraus wird RNA isoliert
und mittels reverser Transkription in cDNA umge-
schrieben. Bei der anschließenden RT-PCR stellt sich
folgender Befund (◘ Abb. F 47) dar.

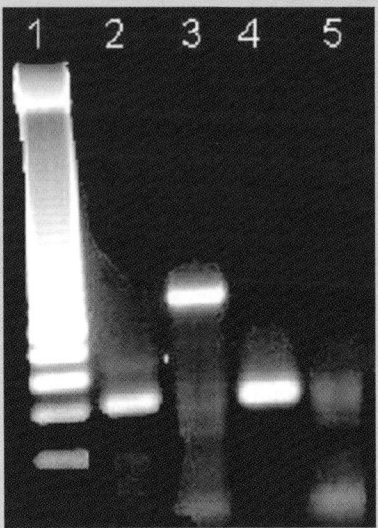

◘ **Abb. F 47.** RT-PCR-Analyse der RNA aus dem Patienten-
Blut
Spur 1: Moleklargewichtsmarker in Form der sog. 50bp-Leiter
Spur 2: RT-PCR für das normale ABL-Allel des Patienten
Spur 3: RT-PCR für ein mögliches BCR-ABL-Fusionsgen des Pa-
tienten
Spur 4: Kontroll RT-PCR für das normale ABL-Allel eines nor-
malen Spenders
Spur 5: RT-PCR für ein BCR-ABL-Fusionsgen eines normalen
Spenders (negative Kontrolle)

❓ Frage 1: Für welche der genannten Krankheiten spricht das molekularpathologische Untersuchungsresultat
(◘ Abb. F 47)?

❗ a)   chronisch idiopathische Myelofibrose
   b)   Polycythaemia vera
   c)   chronisch lymphatische Leukämie
   d)   chronisch myeloische Leukämie

❓ Frage 2: Welche der genannten Aussagen trifft für die vorliegenden molekularpathologischen Veränderungen
nicht zu?

❗ a)   Die chromosomale Translokation führt im vorliegenden Falle zu einer Genfusion.
   b)   Die Translokation führt zu einem abnormen mit RT-PCR nachweisbaren BCR-ABL-Transkript.
   c)   Für diese Untersuchung ist zuerst eine reverse Transkription der RNA in cDNA unabdingbar.
   d)   Mittels der RT-PCR gelingt hier der Nachweis einer Punktmutation.

❓ Frage 3: Mit welcher der genannten Untersuchungen könnte im vorliegenden Falle alternativ zur RT-PCR die
Diagnose ermittelt werden?

❗ a)   FISH (Fluoreszenz in situ Hybridisierung)
   b)   Bestimmung der JAK-2-Mutation
   c)   Untersuchung der Mikrosatelliten-Instabilität
   d)   Bestimmung einer klonalen T-Zellrezeptor-Umlagerung

Lösungsteil

Fall 1

❗ Lösungen: 1d, 2d, 3c, 4c
📖 **Wissensvertiefung zu Frage 1**   ▶ Kap. 14.2, ▶ Kap. 16.3.8, ▶ Kap. 48.2
📖 **Wissensvertiefung zu Frage 2**   ▶ Kap. 14.2
📖 **Wissensvertiefung zu Frage 3**   ▶ Kap. 14.2, ▶ Kap. 48.2
📖 **Wissensvertiefung zu Frage 4**   ▶ Kap. 14.2, ▶ Kap. 10.3

Fall 2

❗ Lösungen: 1c, 2d, 3b, 4d, 5d
📖 **Wissensvertiefung zu Frage 1**   ▶ Kap. 11.1, ▶ Kap. 16.3
📖 **Wissensvertiefung zu Frage 2**   ▶ Kap. 79.1, ▶ Kap. 79.2
📖 **Wissensvertiefung zu Frage 3**   ▶ Kap. 5.3, ▶ Kap. 10.1.5.1, ▶ Kap. 5.2, ▶ Kap. 5.4, ▶ Kap. 16.3.7.2
📖 **Wissensvertiefung zu Frage 4**   ▶ Kap. 64.3.3
📖 **Wissensvertiefung zu Frage 5**   ▶ Kap. 64.3.3

Fall 3

❗ Lösungen: 1d, 2b, 3c, 4b, 5c
📖 **Wissensvertiefung zu Frage 1**   ▶ Kap. 79.4.4
📖 **Wissensvertiefung zu Frage 2**   ▶ Kap. 16.1.4, ▶ Kap. 16.6
📖 **Wissensvertiefung zu Frage 3**   ▶ Kap. 16.9.1, ▶ Kap. 16.9.2.1, ▶ Kap. 55.4.2, ▶ Kap. 59.5.3,
                                       ▶ Kap. 65.4.3.1, ▶ Kap. 43.5.2, ▶ Kap. 16.5.2.2
📖 **Wissensvertiefung zu Frage 4**   ▶ Kap. 22.3, ▶ Kap. 22.4
📖 **Wissensvertiefung zu Frage 5**   ▶ Kap. 24.1.1, ▶ Kap. 24.1.2

Fall 4

❗ Lösungen: 1b, 2d, 3a, 4c, 5b, 6b
📖 **Wissensvertiefung zu Frage 1**   ▶ Kap. 68.4.4, ▶ Kap. 68.4.3, ▶ Kap. 68.1, ▶ Kap. 69.1.1
📖 **Wissensvertiefung zu Frage 2**   ▶ Kap. 10.4
📖 **Wissensvertiefung zu Frage 3**   ▶ Kap. 22.4.2, ▶ Kap. 11.4.1.1, ▶ Kap. 3.4.1.3, ▶ Kap. 4.1, ▶ Kap. 2.2.3.3
📖 **Wissensvertiefung zu Frage 4**   ▶ Kap. 7, ▶ Kap. 7.1.1, ▶ Kap. 45.3.1.1, ▶ Kap. 45.4.1.2
📖 **Wissensvertiefung zu Frage 5**   ▶ Kap. 1.8
📖 **Wissensvertiefung zu Frage 6**   ▶ Kap. 13

Fall 5

❗ Lösungen: 1a, 2a, 3b, 4d, 5d, 6c, 7d, 8d

💬 Wissensvertiefung zu Frage 1 ▶ Kap. 1.8

💬 Wissensvertiefung zu Frage 2 ▶ Kap. 39.2.1.3, ▶ Kap. 39.4.1, ▶ Kap. 2.3.2, ▶ Kap. 39.5, ▶ Kap. 74.2.1.1

💬 Wissensvertiefung zu Frage 3 ▶ Kap. 49.4.1, ▶ Kap. 49.4.1.7, ▶ Kap. 49.4.2, ▶ Kap. 49.4.1.8,
▶ Kap. 74.1.5.2, ▶ Kap. 74.2.4.1, ▶ Kap. 74.2.4.2, ▶ Kap. 74.2.4.3

💬 Wissensvertiefung zu Frage 4 ▶ Kap. 28.3.1, ▶ Kap. 10.4, ▶ Kap. 34.3.1, ▶ Kap. 10.5.3, ▶ Kap. 35.2.2

💬 Wissensvertiefung zu Frage 5 ▶ Kap. 10.1, ▶ Kap. 22.1, ▶ Kap. 74.2.4.1, ▶ Kap. 17.1.1.2

💬 Wissensvertiefung zu Frage 6 ▶ Kap. 8.1.2.3, ▶ Kap. 8.3.1, ▶ Kap. 15.6.1

💬 Wissensvertiefung zu Frage 7 ▶ Kap. 73.1.1.2, ▶ Kap. 35.2.1, ▶ Kap. 35.2.2, ▶ Kap. 13.1.3

Fall 6

❗ Lösungen: 1b, 2a, 3b, 4c, 5b, 6a, 7d

💬 Wissensvertiefung zu Frage 1 ▶ Kap. 24.1.1, ▶ Kap. 22.4.2, ▶ Kap. 8.1.1, ▶ Kap. 24.2.1

💬 Wissensvertiefung zu Frage 2 ▶ Kap. 23.4.1, ▶ Kap. 23.1.1, ▶ Kap. 23.5.1, ▶ Kap. 21

💬 Wissensvertiefung zu Frage 3 ▶ Kap. 16.10, ▶ Kap. 13.1.6.5, ▶ Kap. 49.7.2.1, ▶ Kap. 49.6.2.1,
▶ Kap. 49.4.2.1

💬 Wissensvertiefung zu Frage 4 ▶ Kap. 51.1.2, ▶ Kap. 51.2.3, ▶ Kap. 51.3.1, ▶ Kap. 51.4.1

💬 Wissensvertiefung zu Frage 5 ▶ Kap. 51.3.3, ▶ Kap. 6.1.2, ▶ Kap. 50.3.3, ▶ Kap. 50.4.4

💬 Wissensvertiefung zu Frage 6 ▶ Kap. 13.1.6.5

💬 Wissensvertiefung zu Frage 7 ▶ Kap. 1.8

Fall 7

❗ Lösungen: 1b, 2d, 3c, 4a, 5c

💬 Wissensvertiefung zu Frage 1 ▶ Kap. 34.1.1, ▶ Kap. 35.3.2, ▶ Kap. 9.3.2, ▶ Kap. 49.2.1

💬 Wissensvertiefung zu Frage 2 ▶ Kap. 17.1.1, ▶ Kap. 47.2.2, ▶ Kap. 34.2.2, ▶ Kap. 7.1.3, ▶ Kap. 77.2.1.1

💬 Wissensvertiefung zu Frage 3 ▶ Kap. 17.1.1.1, ▶ Kap. 22.3.2, ▶ Kap. 17.3.1, ▶ Kap. 9.3.2, ▶ Kap. 47.2.2

💬 Wissensvertiefung zu Frage 4 ▶ Kap. 74.2.4.1, ▶ Kap. 77.2.1.2, ▶ Kap. 49.2.1, ▶ Kap. 22.1

💬 Wissensvertiefung zu Frage 5 ▶ Kap. 46.2.1, ▶ Kap. 46.4.3, ▶ Kap. 47.4.1, ▶ Kap. 47.2.2,
▶ Kap. 41.5.5.1, ▶ Kap. 8.2.1.1, ▶ Kap. 8.2.1.2, ▶ Kap. 8.3.2

Fall 8

❗ Lösungen: 1c, 2b, 3d, 4a, 5a, 6d, 7b

💬 Wissensvertiefung zu Frage 1 ▶ Kap. 14.2.1.1, ▶ Kap. 17.4.1.4, ▶ Kap. 15.3.1, ▶ Kap. 14.2.1.1

💬 Wissensvertiefung zu Frage 2 ▶ Kap. 23.4.2, ▶ Kap. 14.2.1.2, ▶ Kap. 74.9.4.1, ▶ Kap. 41.5.1, ▶ Kap. 40.3.2

💬 Wissensvertiefung zu Frage 3 ▶ Kap. 28.5.2, ▶ Kap. 14.3.1, ▶ Kap. 14.3.4.2, ▶ Kap. 15.3.1

💬 Wissensvertiefung zu Frage 4 ▶ Kap. 29.1.1, ▶ Kap. 29.1.2, ▶ Kap. 14.3.1.2, ▶ Kap. 14.3.1.3, ▶ Kap. 14.3.3

💬 Wissensvertiefung zu Frage 5 ▶ Kap. 14.2.1.1, ▶ Kap. 10.5.3, ▶ Kap. 17.4.1.2, ▶ Kap. 14.2.1.5

💬 Wissensvertiefung zu Frage 6 ▶ Kap. 10.5.2

💬 Wissensvertiefung zu Frage 7 ▶ Kap. 13.1.3, ▶ Kap. 13.2.1

Fall 9

❶ Lösungen:	1b, 2c, 3a, 4a, 5d
📖 **Wissensvertiefung zu Frage 1**	► Kap. 10.5.3.4, ► Kap. 12.3, ► Kap. 45, ► Kap. 12.2
📖 **Wissensvertiefung zu Frage 2**	► Kap. 34.3.1, ► Kap. 12.3, ► Kap. 48.2
📖 **Wissensvertiefung zu Frage 3**	► Kap. 10.4, ► Kap. 48.2, ► Kap. 16.3.8.5
📖 **Wissensvertiefung zu Frage 4**	► Kap. 49.5.1, ► Kap. 49.5.2
📖 **Wissensvertiefung zu Frage 5**	► Kap. 64.3.3.3, ► Kap. 49.5.1

Fall 10

❶ Lösungen:	1a, 2b, 3b, 4c, 5d, 6a
📖 **Wissensvertiefung zu Frage 1**	► Kap. 13.3.2.2, ► Kap. 6.3.6, ► Kap. 64.3.4.5, ► Kap. 79.4.2, ► Kap. 6.3.2.1
📖 **Wissensvertiefung zu Frage 2**	► Kap. 10.5, ► Kap. 11.1.2.1, ► Kap. 17.3.1.3, ► Kap. 13.3.3.2
📖 **Wissensvertiefung zu Frage 3**	► Kap. 13.3.2.2, ► Kap. 11.2.1
📖 **Wissensvertiefung zu Frage 4**	► Kap. 11.2.1, ► Kap. 34.1.3.3
📖 **Wissensvertiefung zu Frage 5**	► Kap. 11.2
📖 **Wissensvertiefung zu Frage 6**	► Kap. 43.5.1, ► Kap. 43.5.2, ► Kap. 2.3.2

Fall 11

❶ Lösungen:	1b, 2a, 3b, 4b, 5d, 6b, 7a
📖 **Wissensvertiefung zu Frage 1**	► Kap. 2.3.2, ► Kap. 2.2.1, ► Kap. 2.1.3.3
📖 **Wissensvertiefung zu Frage 2**	► Kap. 34.5.2, ► Kap. 34.3.2, ► Kap. 34.1.1.4, ► Kap. 64.3.4.5
📖 **Wissensvertiefung zu Frage 3**	► Kap. 2.3.2, ► Kap. 2.3.3, ► Kap. 2.3.4, ► Kap. 2.4.2
📖 **Wissensvertiefung zu Frage 4**	► Kap. 2.2.2.3, ► Kap. 2.2.2.4, ► Kap. 2.2.2.1, ► Kap. 2.2.1.2
📖 **Wissensvertiefung zu Frage 5**	► Kap. 3.1.1.4, ► Kap. 16.3.1, ► Kap. 16.3.1.1, ► Kap. 16.3.1.2
📖 **Wissensvertiefung zu Frage 6**	► Kap. 2.2.1.2, ► Kap. 2.1.3.3, ► Kap. 2.2.3.3, ► Kap. 2.2.1.5
📖 **Wissensvertiefung zu Frage 7**	► Kap. 16.1.4.1, ► Kap. 11.1.2, ► Kap. 18.2.1, ► Kap. 19.2.1

Fall 12

❶ Lösungen:	1b, 2d, 3d, 4d, 5b, 6d
📖 **Wissensvertiefung zu Frage 1**	► Kap. 17.4.3.1, ► Kap. 2.4.2, ► Kap. 77.3.2, ► Kap. 28.2.1, ► Kap. 14.1.4.2, ► Kap. 34.2.2
📖 **Wissensvertiefung zu Frage 2**	► Kap. 77.2.1.2, ► Kap. 77.2.3
📖 **Wissensvertiefung zu Frage 3**	► Kap. 77.3.2
📖 **Wissensvertiefung zu Frage 4**	► Kap. 17.4.3.1, ► Kap. 49.6.2.2
📖 **Wissensvertiefung zu Frage 5**	► Kap. 17.4.3.1, ► Kap. 17.2.1, ► Kap. 6.3.8
📖 **Wissensvertiefung zu Frage 6**	► Kap. 49.5.2, ► Kap. 16.1.2, ► Kap. 49.6.2.2

Fall 13

❗	Lösungen:	1a, 2b, 3a, 4c, 5d, 6d
⊕	**Wissensvertiefung zu Frage 1**	► Kap. 8.6.1, ► Kap. 8.6.2, ► Kap. 9.1.1.1
⊕	**Wissensvertiefung zu Frage 2**	► Kap. 8.6.2
⊕	**Wissensvertiefung zu Frage 3**	► Kap. 23.2.1, ► Kap. 52.1, ► Kap. 52.1.3, ► Kap. 34.2.2, ► Kap. 22.4.2
⊕	**Wissensvertiefung zu Frage 4**	► Kap. 3.6.1
⊕	**Wissensvertiefung zu Frage 5**	► Kap. 8.2.2.3, ► Kap. 7, ► Kap. 6.1.1.2
⊕	**Wissensvertiefung zu Frage 6**	► Kap. 3.6, ► Kap. 3.7

Fall 14

❗	Lösungen:	1c, 2a, 3d, 4b, 5d, 6b
⊕	**Wissensvertiefung zu Frage 1**	► Kap. 47.2.2, ► Kap. 44.3, ► Kap. 47.3.1, ► Kap. 33.3.5
⊕	**Wissensvertiefung zu Frage 2**	► Kap. 8.2.3
⊕	**Wissensvertiefung zu Frage 3**	► Kap. 47.2.2
⊕	**Wissensvertiefung zu Frage 4**	► Kap. 47.2.2
⊕	**Wissensvertiefung zu Frage 5**	► Kap. 47.2.2
⊕	**Wissensvertiefung zu Frage 6**	► Kap. 13.1.3, ► Kap. 13.1.5.1

Fall 15

❗	Lösungen:	1c, 2b, 3b, 4a, 5a
⊕	**Wissensvertiefung zu Frage 1**	► Kap. 15.6
⊕	**Wissensvertiefung zu Frage 2**	► Kap. 15.6, ► Kap. 13.2.2
⊕	**Wissensvertiefung zu Frage 3**	► Kap. 15.6.5, ► Kap. 77.1.3, ► Kap. 6.3, ► Kap. 5.5.4
⊕	**Wissensvertiefung zu Frage 4**	► Kap. 55.1.2.1, ► Kap. 16.6.4, ► Kap. 76.4.2.3, ► Kap. 45.4.6
⊕	**Wissensvertiefung zu Frage 5**	► Kap. 60.1.1, ► Kap. 63.2.2

Fall 16

❗	Lösungen:	1a, 2b, 3d, 4c, 5b, 6a
⊕	**Wissensvertiefung zu Frage 1**	► Kap. 32.1.1.2, ► Kap. 34.3.3., ► Kap. 34.3.3.1, ► Kap. 34.3.3.2, ► Kap. 34.3.3.3
⊕	**Wissensvertiefung zu Frage 2**	► Kap. 34.3.3, ► Kap. 34.3.3.1, ► Kap. 34.3.3.2, ► Kap. 34.3.3
⊕	**Wissensvertiefung zu Frage 3**	► Kap. 34.2.2.4, ► Kap. 34.3.3.3, ► Kap. 10.2.2.3, ► Kap. 34.3.3.3, ► Kap. 78.2.2.2
⊕	**Wissensvertiefung zu Frage 4**	► Kap. 34.3.3.1, ► Kap. 34.3.3.2, ► Kap. 34.3.3.3
⊕	**Wissensvertiefung zu Frage 5**	► Kap. 13.2.2.1, ► Kap. 13.2.2.2
⊕	**Wissensvertiefung zu Frage 6**	► Kap. 75.1.1.3, ► Kap. 75.1.1.1, ► Kap. 75.1.1.2, ► Kap. 75.1.1.3

Fall 17

❗	Lösungen:	1c, 2d, 3c, 4a, 5b
⊕	**Wissensvertiefung zu Frage 1**	► Kap. 64.3.4.5
⊕	**Wissensvertiefung zu Frage 2**	► Kap. 34.3.2, ► Kap. 34.3.2.3, ► Kap. 34.2.2, ► Kap. 34.2.1, ► Kap. 34.3.1
⊕	**Wissensvertiefung zu Frage 3**	► Kap. 34.3.2.1, ► Kap. 10.1.5.1, ► Kap. 34.3.2.3
⊕	**Wissensvertiefung zu Frage 4**	► Kap. 16.1.4, ► Kap. 16.3, ► Kap. 16.6
⊕	**Wissensvertiefung zu Frage 5**	► Kap. 64.3.4.3, ► Kap. 2.1.3.3, ► Kap. 16.2.4.1, ► Kap. 64.3.4.3

Fall 18

❶ Lösungen:		1d, 2b, 3c, 4b
💿 **Wissensvertiefung zu Frage 1**	► Kap. 27.3.2, ► Kap. 22.4.1, ► Kap. 26.4.1, ► Kap. 10.5.3	
💿 **Wissensvertiefung zu Frage 2**	► Kap. 13.1.6.5	
💿 **Wissensvertiefung zu Frage 3**	► Kap. 24.1.1.1, ► Kap. 24.1.2.2	
💿 **Wissensvertiefung zu Frage 4**	► Kap. 22.4.1, ► Kap. 10.5.3	

Fall 19

❶ Lösungen:		1a, 2c, 3c, 4d
💿 **Wissensvertiefung zu Frage 1**	► Kap. 45.5.1.3, ► Kap. 2.4.2, ► Kap. 6.3	
💿 **Wissensvertiefung zu Frage 2**	► Kap. 45, ► Kap. 8.1.1, ► Kap. 45.7.5, ► Kap. 16.2.2.1	
💿 **Wissensvertiefung zu Frage 3**	► Kap. 10.3, ► Kap. 40.2.2	
💿 **Wissensvertiefung zu Frage 4**	► Kap. 45.7.5	

Fall 20

❶ Lösungen:		1a, 2b, 3a, 4d
💿 **Wissensvertiefung zu Frage 1**	► Kap. 21.7, ► Kap. 21.2, ► Kap. 21.1.2	
💿 **Wissensvertiefung zu Frage 2**	► Kap. 74.1.4.1, ► Kap. 74.1.4.3, ► Kap. 74.1.2.3, ► Kap. 74.1.2.2	
💿 **Wissensvertiefung zu Frage 3**	► Kap. 15.2.5, ► Kap. 15.2.7, ► Kap. 15.3.1	
💿 **Wissensvertiefung zu Frage 4**	► Kap. 63.5.2.1, ► Kap. 15.2.5, ► Kap. 63.2.2.1	

Fall 21

❶ Lösungen:		1a, 2d, 3d, 4a, 5a
💿 **Wissensvertiefung zu Frage 1**	► Kap. 2.1.3, ► Kap. 2.1.3.3, ► Kap. 22.2.3.2	
💿 **Wissensvertiefung zu Frage 2**	► Kap. 3.4.1	
💿 **Wissensvertiefung zuFrage 3**	► Kap. 3.4.1, ► Kap. 2, ► Kap. 2.2.3.4, ► Kap. 3.4.1, ► Kap. 5.5.5, ► Kap. 13.1.3, ► Kap. 31.2.3.2, ► Kap. 34.3.2, ► Kap. 56.2.1	
💿 **Wissensvertiefung zu Frage 4**	► Kap. 5.3, ► Kap. 5.5.4, ► Kap. 22.2.2, ► Kap. 13, ► Kap. 16.2.7	
💿 **Wissensvertiefung zu Frage 5**	► Kap. 13.1.6.5, ► Kap. 16.1.4, ► Kap. 11.2	

Fall 22

❶ Lösungen:		1d, 2d, 3d, 4a, 5b
💿 **Wissensvertiefung zu Frage 1**	► Kap. 3.6.1.1, ► Kap. 3.6.1.4, ► Kap. 3.7.1	
💿 **Wissensvertiefung zu Frage 2**	► Kap. 8.6.2, ► Kap. 78.1.1	
💿 **Wissensvertiefung zu Frage 3**	► Kap. 5.3, ► Kap. 5.5.4, ► Kap. 22.2.2, ► Kap. 13, ► Kap. 7	
💿 **Wissensvertiefung zu Frage 4**	► Kap. 78.1.1, ► Kap. 7.2.2, ► Kap. 71.4.1.1, ► Kap. 71.4.1.2	
💿 **Wissensvertiefung zu Frage 5**	► Kap. 3.3.1.3, ► Kap. 3.6.1.4, ► Kap. 3.5.1.1, ► Kap. 3.7.1, ► Kap. 37.1.3	

Fall 23

⊕	Lösungen:	1a, 2b, 3b, 4a
⊕	**Wissensvertiefung zu Frage 1**	▶ Kap. 3.1.1
⊕	**Wissensvertiefung zu Frage 2**	▶ Kap. 22.2.3.3, ▶ Kap. 2.1.3.3, ▶ Kap. 2.1.3.2, ▶ Kap. 2.1.2.2
⊕	**Wissensvertiefung zu Frage 3**	▶ Kap. 2.1.3.3, ▶ Kap. 2.1.3.2, ▶ Kap. 2.1.2.2
⊕	**Wissensvertiefung zu Frage 4**	▶ Kap. 36.2.6, ▶ Kap. 36.2.2, ▶ Kap. 6.3.4.1

Fall 24

⊕	Lösungen:	1c, 2b, 3b, 4a
⊕	**Wissensvertiefung zu Frage 1**	▶ Kap. 3.6.1.1, ▶ Kap. 3.6.1.4, ▶ Kap. 3.7.1
⊕	**Wissensvertiefung zu Frage 2**	▶ Kap. 3.6.1.1, ▶ Kap. 3.6.1.4, ▶ Kap. 3.7.1
⊕	**Wissensvertiefung zu Frage 3**	▶ Kap. 3.1.1.7, ▶ Kap. 3.1.1.2, ▶ Kap. 3.1.1.4, ▶ Kap. 3.1.1.1
⊕	**Wissensvertiefung zu Frage 4**	▶ Kap. 3.1.1.1, ▶ Kap. 22.4.2, ▶ Kap. 25.2.1, ▶ Kap. 25.2.2

Fall 25

⊕	Lösungen:	1a, 2c, 3c, 4c, 5d, 6a
⊕	**Wissensvertiefung zu Frage 1**	▶ Kap. 2.2.2.3, ▶ Kap. 2.2.1.1, ▶ Kap. 2.2.1.3, ▶ Kap. 22.2.1.6
⊕	**Wissensvertiefung zu Frage 2**	▶ Kap. 2.2.2.3, ▶ Kap. 2.2.1.1, ▶ Kap. 2.2.1.3, ▶ Kap. 13.2.1, ▶ Kap. 16.3.7.2, ▶ Kap. 2.2.1.6
⊕	**Wissensvertiefung zu Frage 3**	▶ Kap. 3.5.1.2, ▶ Kap. 3.5.1.4, ▶ Kap. 3.4.1.2, ▶ Kap. 3.4.1.3
⊕	**Wissensvertiefung zu Frage 4**	▶ Kap. 3.5.1.2, ▶ Kap. 3.5.1.4, ▶ Kap. 3.4.1.2, ▶ Kap. 3.4.1.3
⊕	**Wissensvertiefung zu Frage 5**	▶ Kap. 13.1.6.5, ▶ Kap. 8.5.1, ▶ Kap. 8.6.3, ▶ Kap. 8.6.5, ▶ Kap. 49.4.4, ▶ Kap. 49.2.2, ▶ Kap. 49.2.5, ▶ Kap. 16.1.2.3
⊕	**Wissensvertiefung zu Frage 6**	▶ Kap. 49.6.1.2, ▶ Kap. 49.6.2.1, ▶ Kap. 49.6.2.2, ▶ Kap. 72.1.1

Fall 26

⊕	Lösungen:	1c, 2d, 3c, 4a, 5c
⊕	**Wissensvertiefung zu Frage 1**	▶ Kap. 2.2.3.4, ▶ Kap. 2.2.4.3, ▶ Kap. 2.2.3.1, ▶ Kap. 2.2.2.4, ▶ Kap. 30.2.1, ▶ Kap. 30.2.2, ▶ Kap. 32.2.1, ▶ Kap. 42.6.1, ▶ Kap. 50.5.1.2, ▶ Kap. 50.5.1.3, ▶ Kap. 58.2.1, ▶ Kap. 74.10.1.4
⊕	**Wissensvertiefung zu Frage 2**	▶ Kap. 2.2.4.2, ▶ Kap. 2.2.2.2, ▶ Kap. 2.2.3.3, ▶ Kap. 7, ▶ Kap. 7.4.2, ▶ Kap. 8.6.1, ▶ Kap. 8.7, ▶ Kap. 74.6.1.9, ▶ Kap. 74.9.6
⊕	**Wissensvertiefung zu Frage 3**	▶ Kap. 2.2.4.2, ▶ Kap. 2.2.2.2, ▶ Kap. 2.2.3.3, ▶ Kap. 7, ▶ Kap. 7.4.2, ▶ Kap. 8.6.1, ▶ Kap. 8.7, ▶ Kap. 74.6.1.9, ▶ Kap. 74.9.6, ▶ Kap. 37.3.1
⊕	**Wissensvertiefung zu Frage 4**	▶ Kap. 49.1.3.1, ▶ Kap. 49.6.2.2, ▶ Kap. 62.4.4.1, ▶ Kap. 54.6.1.2
⊕	**Wissensvertiefung zu Frage 5**	▶ Kap. 62.3.2, ▶ Kap. 48.3.1.2, ▶ Kap. 38.4.2.2, ▶ Kap. 50.3.3

Fall 27

⊕	Lösungen:	1b, 2a, 3a, 4c, 5d
⊕	**Wissensvertiefung zu Frage 1**	▶ Kap. 2.1.1.1, ▶ Kap. 2.2.1.1, ▶ Kap. 2.2.1.3, ▶ Kap. 2.2.2.1
⊕	**Wissensvertiefung zu Frage 2**	▶ Kap. 3.5.1.1, ▶ Kap. 20.1.1, ▶ Kap. 3.5.1.3, ▶ Kap. 3.5.1.4
⊕	**Wissensvertiefung zu Frage 3**	▶ Kap. 3.5.1.1, ▶ Kap. 20.1.1, ▶ Kap. 3.5.1.3, ▶ Kap. 3.5.1.4
⊕	**Wissensvertiefung zu Frage 4**	▶ Kap. 13.1.5.1, ▶ Kap. 13.1.3, ▶ Kap. 13.1.2.2, ▶ Kap. 13.1.4
⊕	**Wissensvertiefung zu Frage 5**	▶ Kap. 23.4.1, ▶ Kap. 23.4.2

Fall 28

❶ Lösungen:	1a, 2b, 3a
💬 **Wissensvertiefung zu Frage 1**	▶ Kap. 2.1.1.1, ▶ Kap. 2.2.3.4, ▶ Kap. 2.2.4.3, ▶ Kap. 2.2.4.2
💬 **Wissensvertiefung zu Frage 2**	▶ Kap. 3.4.1.2, ▶ Kap. 3.4.1.3, ▶ Kap. 3.4.1.1, ▶ Kap. 3.4.1.3
💬 **Wissensvertiefung zu Frage 3**	▶ Kap. 45.4.1, ▶ Kap. 45.4.4.1, ▶ Kap. 26.2.4.5, ▶ Kap. 26.3.5, ▶ Kap. 45.5, ▶ Kap. 45.5.1.3, ▶ Kap. 45

Fall 29

❶ Lösungen:	1c, 2d, 3c, 4a
💬 **Wissensvertiefung zu Frage 1**	▶ Kap. 2.2.2.3, ▶ Kap. 2.2.1.1, ▶ Kap. 2.1.3.3
💬 **Wissensvertiefung zu Frage 2**	▶ Kap. 31.1.1.1, ▶ Kap. 3.1.1.3, ▶ Kap. 3.1.2.6, ▶ Kap. 3.2.1.7
💬 **Wissensvertiefung zu Frage 3**	▶ Kap. 49.2.5.1, ▶ Kap. 49.4.2.1, ▶ Kap. 50.4.3.2
💬 **Wissensvertiefung zu Frage 4**	▶ Kap. 49.6.3.1, ▶ Kap. 49.6.2.2, ▶ Kap. 49.6.2.1, ▶ Kap. 50.5.1

Fall 30

❶ Lösungen:	1d, 2a, 3a, 4d
💬 **Wissensvertiefung zu Frage 1**	▶ Kap. 2.2.2.3, ▶ Kap. 2.2.1.1, ▶ Kap. 2.2.1.3
💬 **Wissensvertiefung zu Frage 2**	▶ Kap. 3.5.1.1, ▶ Kap. 20.4, ▶ Kap. 3.5.1.3, ▶ Kap. 3.5.1.4
💬 **Wissensvertiefung zu Frage 3**	▶ Kap. 13.2.1, ▶ Kap. 13.1.3, ▶ Kap. 13.1.2, ▶ Kap. 13.1.4
💬 **Wissensvertiefung zu Frage 4**	▶ Kap. 42.4.4.1, ▶ Kap. 42.4.3.1, ▶ Kap. 42.4.5.2, ▶ Kap. 42.4.5.1, ▶ Kap. 41.5.5.1, ▶ Kap. 43.3.3

Fall 31

❶ Lösungen:	1c, 2c, 3a
💬 **Wissensvertiefung zu Frage 1**	▶ Kap. 13.1.5.2, ▶ Kap. 15.3.1, ▶ Kap. 16.1.4.1, ▶ Kap. 6.3.2, ▶ Kap. 6.3.4.1
💬 **Wissensvertiefung zu Frage 2**	▶ Kap. 6.3, ▶ Kap. 70.4
💬 **Wissensvertiefung zu Frage 3**	▶ Kap. 70.3.3.2, ▶ Kap. 16.9.2.2, ▶ Kap. 70.1.1, ▶ Kap. 6.3.5

Fall 32

❶ Lösungen:	1a, 2a, 3a
💬 **Wissensvertiefung zu Frage 1**	▶ Kap. 13.2.2, ▶ Kap. 41.1, ▶ Kap. 16.2.6.2, ▶ Kap. 6.3.4
💬 **Wissensvertiefung zu Frage 2**	▶ Kap. 6.3.4, ▶ Kap. 41.5.2.3, ▶ Kap. 12.4, ▶ Kap. 8.2.1
💬 **Wissensvertiefung zu Frage 3**	▶ Kap. 41.5.2.3, ▶ Kap. 27.3.3.1, ▶ Kap. 9.2.2, ▶ Kap. 13.3.2.2, ▶ Kap. 41, ▶ Kap. 42

Fall 33

❶ Lösungen:	1a, 2a, 3a, 4b
💬 **Wissensvertiefung zu Frage 1**	▶ Kap. 2.1.3.2, ▶ Kap. 2.1.3.3, ▶ Kap. 2.2.3.3, ▶ Kap. 2.1.1.1
💬 **Wissensvertiefung zu Frage 2**	▶ Kap. 2.1.3.1, ▶ Kap. 2.2.3.4, ▶ Kap. 2.2.3.3, ▶ Kap. 2.2.4.3
💬 **Wissensvertiefung zu Frage 3**	▶ Kap. 13, ▶ Kap. 16.1, ▶ Kap. 13.2.1
💬 **Wissensvertiefung zu Frage 4**	▶ Kap. 24.2.4, ▶ Kap. 27.3.2.2, ▶ Kap. 24.2.1, ▶ Kap. 22.4.1

Fall 34

❗	Lösungen:	1c, 2a, 3d
📖	**Wissensvertiefung zu Frage 1**	▶ Kap. 13.2.2, ▶ Kap. 16.2.8.1, ▶ Kap. 2.4.2, ▶ Kap. 6.3.6, ▶ Kap. 45, ▶ Kap. 5.5.4
📖	**Wissensvertiefung zu Frage 2**	▶ Kap. 46.3.1, ▶ Kap. 46.2.2, ▶ Kap. 45.4.2, ▶ Kap. 45.2, ▶ Kap. 45.3.2.1
📖	**Wissensvertiefung zu Frage 3**	▶ Kap. 8.1.1.2, ▶ Kap. 7.3.2.1, ▶ Kap. 45.2.2, ▶ Kap. 46.7.1, ▶ Kap. 45.7.3, ▶ Kap. 45

Fall 35

❗	Lösungen:	1d, 2b, 3a
📖	**Wissensvertiefung zu Frage 1**	▶ Kap. 2.1.3.2, ▶ Kap. 2.1.3.3, ▶ Kap. 2.2.3.3, ▶ Kap. 2.2.4.2, ▶ Kap. 2.2.2.3
📖	**Wissensvertiefung zu Frage 2**	▶ Kap. 16.1.3, ▶ Kap. 13, ▶ Kap. 6.3, ▶ Kap. 13.2.2.2
📖	**Wissensvertiefung zu Frage 3**	▶ Kap. 70.1.2, ▶ Kap. 17.4.2, ▶ Kap. 70.3.3.3, ▶ Kap. 20.4

Fall 36

❗	Lösungen:	1d, 2d, 3b
📖	**Wissensvertiefung zu Frage 1**	▶ Kap. 54.6.1.2, ▶ Kap. 62.4.4.1
📖	**Wissensvertiefung zu Frage 2**	▶ Kap. 15.3, ▶ Kap. 6.3.5, ▶ Kap. 6.3.4
📖	**Wissensvertiefung zu Frage 3**	▶ Kap. 54.6.1.2, ▶ Kap. 62.4.4.1, ▶ Kap. 63.2.1.1, ▶ Kap. 61.3.3, ▶ Kap. 61.2.2

Fall 37

❗	Lösungen:	1b, 2d, 3a
📖	**Wissensvertiefung zu Frage 1**	▶ Kap. 54.6.1.2, ▶ Kap. 62.4.4.1
📖	**Wissensvertiefung zu Frage 2**	▶ Kap. 5.5, ▶ Kap. 13.1, ▶ Kap. 13.3, ▶ Kap. 16.3.7.2
📖	**Wissensvertiefung zu Frage 3**	▶ Kap. 13.3.3.3, ▶ Kap. 13.3.2.3, ▶ Kap. 77.3, ▶ Kap. 2.4.2, ▶ Kap. 6.3.6

Fall 38

❗	Lösungen:	1d, 2d, 3c, 4d
📖	**Wissensvertiefung zu Frage 1**	▶ Kap. 2.1.3.2, ▶ Kap. 2.1.3.3, ▶ Kap. 2.2.3.3, ▶ Kap. 2.2.2.4
📖	**Wissensvertiefung zu Frage 2**	▶ Kap. 49.3.4, ▶ Kap. 49.6.2.1, ▶ Kap. 49.6.2.2, ▶ Kap. 49.3.1
📖	**Wissensvertiefung zu Frage 3**	▶ Kap. 50.5.1, ▶ Kap. 49.6.2.1, ▶ Kap. 49.6.2.2, ▶ Kap. 62.4.2.2
📖	**Wissensvertiefung zu Frage 4**	▶ Kap. 32.2.1, ▶ Kap. 67.2.1, ▶ Kap. 64.3.1, ▶ Kap. 67.2.2

Fall 39

❗	Lösungen:	1d, 2c, 3d
📖	**Wissensvertiefung zu Frage 1**	▶ Kap. 2.2.1, ▶ Kap. 2.2.2, ▶ Kap. 2.3.1, ▶ Kap. 2.3.4, ▶ Kap. 2.3.3, ▶ Kap. 2.3.2
📖	**Wissensvertiefung zu Frage 2**	▶ Kap. 13.1, ▶ Kap. 11.3, ▶ Kap. 3.3.1, ▶ Kap. 8
📖	**Wissensvertiefung zu Frage 3**	▶ Kap. 46.3.1, ▶ Kap. 45.4.1, ▶ Kap. 3.3.1

Fall 40

❶	Lösungen:	1d, 2b, 3b, 4a
📖	**Wissensvertiefung zu Frage 1**	▶ Kap. 34.3.2
📖	**Wissensvertiefung zu Frage 2**	▶ Kap. 13.1.5.2, ▶ Kap. 13.1.3, ▶ Kap. 27.3.2, ▶ Kap. 26.4.1, ▶ Kap. 26.4.2.2, ▶ Kap. 26.4.3
📖	**Wissensvertiefung zu Frage 3**	▶ Kap. 13.5.1.1, ▶ Kap. 3.4.1.1, ▶ Kap. 3.4.1.3
📖	**Wissensvertiefung zu Frage 4**	▶ Kap. 34.3.2.1, ▶ Kap. 34.3.2.2, ▶ Kap. 34.5.2.2, ▶ Kap. 27.3.1

Fall 41

❶	Lösungen:	1b, 2d, 3c, 4b, 5d
📖	**Wissensvertiefung zu Frage 1**	▶ Kap. 16.1.3, ▶ Kap. 16.9.2.2, ▶ Kap. 13.1.3.4, ▶ Kap. 16.9.2.3, ▶ Kap. 16.9.2.2
📖	**Wissensvertiefung zu Frage 2**	▶ Kap. 35.2.2, ▶ Kap. 25.2.1, ▶ Kap. 34.5.2.3, ▶ Kap. 35.1.3, ▶ Kap. 35.3.1, ▶ Kap. 35.1.4
📖	**Wissensvertiefung zu Frage 3**	▶ Kap. 34.3.3, ▶ Kap. 16.2.1.1, ▶ Kap. 34.3.5.1
📖	**Wissensvertiefung zu Frage 4**	▶ Kap. 34.1.1.2, ▶ Kap. 16.1.4.4, ▶ Kap. 34.4.1, ▶ Kap. 34.3.5.1
📖	**Wissensvertiefung zu Frage 5**	▶ Kap. 58.2.1, ▶ Kap. 53.2.1, ▶ Kap. 62.4.11, ▶ Kap. 74, ▶ Kap. 10.1.4

Fall 42

❶	Lösungen:	1a, 2c, 3b, 4d, 5c
📖	**Wissensvertiefung zu Frage 1**	▶ Kap. 16.3, ▶ Kap. 13.1.3.4, ▶ Kap. 5, ▶ Kap. 6.3
📖	**Wissensvertiefung zu Frage 2**	▶ Kap. 16.4.2.1, ▶ Kap. 16.1.3, ▶ Kap. 70.3.1, ▶ Kap. 70.3.2.1, ▶ Kap. 16.9.1, ▶ Kap. 16.9.2, ▶ Kap. 2.2.4
📖	**Wissensvertiefung zu Frage 3**	▶ Kap. 70.2, ▶ Kap. 71.1.1, ▶ Kap. 71.3.1, ▶ Kap. 70.3.1
📖	**Wissensvertiefung zu Frage 4**	▶ Kap. 70.3.1, ▶ Kap. 70.3.2.2
📖	**Wissensvertiefung zu Frage 5**	▶ Kap. 70.3.2

Fall 43

❶	Lösungen:	1d, 2a, 3b, 4c
📖	**Wissensvertiefung zu Frage 1**	▶ Kap. 16.9.1, ▶ Kap. 16.9.2, ▶ Kap. 2.2.4, ▶ Kap. 16.9.2.1, ▶ Kap. 70.3.1, ▶ Kap. 70.3.2.1, ▶ Kap. 16.1.3
📖	**Wissensvertiefung zu Frage 2**	▶ Kap. 58.1, ▶ Kap. 58.2.1, ▶ Kap. 58.3
📖	**Wissensvertiefung zu Frage 3**	▶ Kap. 58.3, ▶ Kap. 58.4.1
📖	**Wissensvertiefung zu Frage 4**	▶ Kap. 58.4.1

Fall 44

❶	Lösungen:	1d, 2c, 3a, 4b
📖	**Wissensvertiefung zu Frage 1**	▶ Kap. 16.1.3, ▶ Kap. 16.9.2.2, ▶ Kap. 16.9.2.1
📖	**Wissensvertiefung zu Frage 2**	▶ Kap. 13.2.2, ▶ Kap. 16.9.1, ▶ Kap. 34.5.2.1, ▶ Kap. 34.5.2.3, ▶ Kap. 16.9.5, ▶ Kap. 34.5.2.2
📖	**Wissensvertiefung zu Frage 3**	▶ Kap. 34.5.2.3, ▶ Kap. 70.3.2.2, ▶ Kap. 32.2.2, ▶ Kap. 16.9.5, ▶ Kap. 72.1.1
📖	**Wissensvertiefung zu Frage 4**	▶ Kap. 34.5.2

Fall 45

❶ Lösungen:	1d, 2d, 3d	
🔤 **Wissensvertiefung zu Frage 1**	► Kap. 16.3, ► Kap. 16.3.3	
🔤 **Wissensvertiefung zu Frage 2**	► Kap. 16.1.2, ► Kap. 16.1, ► Kap. 5.2, ► Kap. 5.3, ► Kap. 16.3	
🔤 **Wissensvertiefung zu Frage 3**	► Kap. 16.3	

Fall 46

❶ Lösungen:	1c, 2d, 3d
🔤 **Wissensvertiefung zu Frage 1**	► Kap. 1.3.6, ► Kap. 16.3, ► Kap. 16.3.3
🔤 **Wissensvertiefung zu Frage 2**	► Kap. 26.4.3, ► Kap. 27.3.2.2, ► Kap. 27.3.1, ► Kap. 27.3.2.1
🔤 **Wissensvertiefung zu Frage 3**	► Kap. 27.3.2.1, ► Kap. 27.3.2.2

Fall 47

❶ Lösungen:	1d, 2c, 3a
🔤 **Wissensvertiefung zu Frage 1**	► Kap. 26.4.2.2, ► Kap. 26.4.2.1, ► Kap. 27.3.2.2, ► Kap. 26.4.3
🔤 **Wissensvertiefung zu Frage 2**	► Kap. 26.4.3, ► Kap. 1.7
🔤 **Wissensvertiefung zu Frage 3**	► Kap. 1.7, ► Kap. 1.6.1.5

Verdauungsorgane: Vorderdarm

39 Speiseröhre

U.N. Riede, H.E. Blum, M. Werner

 Einleitung

Die Speiseröhre entwickelt sich zusammen mit der Luftröhre aus dem embryonalen Vorderdarm. Da sie wegen des Transportes des Nahrungsbreis mechanisch wie physikalisch enorm beansprucht wird, ist sie mit einem strapazierfähigen Plattenepithel ausgekleidet. In ihrer Wandung finden sich Veneplexus, die bei Pfortaderhochdruck einen portokavalen Umgebungskreislauf ermöglichen. Reißen diese ein, entstehen tödliche Blutungen. Ebenfalls tödlich sind die meisten Ösophaguskarzinome, weil sie lange symptomlos und anatomisch ungehindert wachsen können.

39.1 Fehlbildungsmuster

39.1.1 Ösophagusatresie

DEF Recht häufige Fehlbildung beim Neugeborenen in Form eines segmentären Ösophagealverschlusses, oft in Kombination mit anderen Anomalien.

FPG Bei der Anlage der Speiseröhre wird eine dünnere und bei der Luftröhre eine dickere entodermale Epithelrinne gebildet. Eine Störung dieses Prozesses führt meist zur Atresie des Ösophagus (▶ Kap. 15.3.1), aber nur selten der Trachea. Ösophagusatresien haben in der Schwangerschaft oft ein Polyhydramnion zur Folge, dabei gelangt die verschluckte Amnionflüssigkeit nicht bis in den Dünndarm. Postnatal kommt es zu Erstickungsanfällen wegen Milchübertritts via obere Speiseröhre in die Luftröhre.

MAK Verschluss meist eines oberen thorakalen Ösophagusabschnitts. Oft ist aboral davon noch eine Fistel (▶ Kap. 2.2.1.6) zwischen der Trachea und dem mittleren Ösophagus vorhanden.

39.2 Dilatationsmuster

39.2.1 Motilitätsstörungen

39.2.1.1 Achalasie

DEF Seltene, motorische Erkrankung mit Auslösung eines »Dilatationsmusters« (▶ Kap. 2.3.3) durch funktionelle Obstruktion der unteren Speiseröhre (chalasis, gr. = Nachlassen).

KPG-Auslösemechanismus Die Schließmuskulatur im unteren Ösophagus erschlafft wegen erworbenen Verlusts (weshalb?) inhibitorischer Neurone beim Schlucken nicht, sodass ein erhöhter Muskeltonus (sog. Kardiospasmus) resultiert.

FPG-Reaktionsfolge Der unterste Ösophagusabschnitt ist eng gestellt, die Muskelschicht inkonstant verdickt und das prästenotische Lumen stark dilatiert (Megaösophagus). Als Folge davon bleibt der Nahrungsbrei stehen. Daraus resultieren Schleimhautläsionen.

> **Klinik**
>
> **Therapieprinzip:** mechanische Stenoseaufdehnung → Perforationsrisiko.

 Take-home-message
Langfristig erhöhtes Ösophaguskarzinomrisiko (in 5% der Fälle).

39.2.1.2 Zenker-Divertikel

DEF Seltene, erworbene säckchenförmige Wandausstülpung im zervikalen Abschnitt des Ösophagus mit Auslösung eines »Dilatationsmusters« (▶ Kap. 2.3.3).

KPG-Auslösemechanismus Aufgrund einer Ausstülpung der Ösophaguswand im Bereich einer anatomischen Muskellücke (Killian-Muskellücke) am Unterrand des Hypopharynx verweilt der Nahrungsbrei im Divertikel und bewirkt eine entzündliche Erosion (▶ Kap. 2.2.1.1) mit der seltenen Gefahr einer Ulzeration und/oder Perforation.

MAK Das Divertikel ist ein ösophagealer Blindsack aus allen drei ösophagealen Wandschichten.

39.2.1.3 Dysphagia lusoria

DEF Seltene Dysphagieform wegen mechanischer Kompression des Ösophagus durch eine abnormal verlaufende Arterie im oberen Mediastinum.

FPG-Auslösemechanismus In diesen Fällen liegt eine sog. A. lusoria vor. Sie verläuft im hinteren Mediastinum von links nach rechts, überquert den oberen Ösophagus und geht erst dann in die rechte A. subclavia über. Dadurch staut sich der Speisebrei zurück und bedingt ein prästenotisches »Dilatationsmuster« (▶ Kap. 2.3.3).

39.2.1.4 Hiatushernie

> **Glossar**
>
> **Ösophagussphinkter:** Er ist funktionell durch eine intraluminale Druckmessung (Manometrie) definiert, wobei 4 Faktoren zusammenwirken:
> - Muskeltonus des unteren Ösophagus und der Magenkardia,
> - externe Kompression durch das Zwerchfell,
> - anatomische Verankerung im Zwerchfell
> - Intraabdominaldruck.

DEF Häufiges »Dilatationsmuster« (▶ Kap. 2.3.3) wegen defekten Schließmechanismus am ösophagogastralen Übergang mit zeitweiligem Rückfluss von Mageninhalt (Reflux).

KPG-Auslösemechanismen
- Erweiterung des Zwerchfellschlitzes (Hiatus oesophagei) wegen Alterung und/oder Adipositas mit nachfolgend insuffizientem Kardiaverschluss, sodass der oralseitige Magenanteil nach endothorakal verlagert wird, daraus resultiert eine Hiatushernie.
- Dystonie der Ösophagus-, Kardiamuskulatur.

FPG-Reaktionsfolge Aufgrund eines defekten ösophagealen Schließmechanismus fließt Magensaft in den Ösophagus zurück. Dies verursacht brennende Schlundschmerzen in Form von Sodbrennen. Damit beginnt die gastroösophageale Refluxkrankheit (▶ Kap. 39.4.1).

39.3   Fehlzirkulationsmuster

39.3.1   Ösophagusvarizen

DEF Recht häufige knötchenförmige Varikose in der unteren Speiseröhre.

KPG-Auslösemechanismen
- **Stromaufwärtsvarizen** wegen Portalhypertonie und nachfolgendem, venösem Umgehungskreislauf.

- **Stromabwärtsvarizen** wegen Abflussbehinderung im Zuflussgebiet der oberen Hohlvene.

FPG-Reaktionsfolge Aufgrund einer Portalhypertonie (▶ Kap. 10.3) bilden sich subepitheliale und deshalb leicht lädierbare Varizen (▶ Kap. 18.1.1). Sie können nach spontaner, mechanischer und/oder korrosiver Verletzung zur tödlichen Varizenruptur führen.

39.4   Entzündungsmuster

39.4.1   Refluxkrankheit

DEF (Syn: **G**astro-**E**sophageal **R**eflux **D**isease, GERD) Häufiges »Dilatationsmuster« des Ösophagus mit abnormem Rückfluss von saurem Mageninhalt in den Ösophagus (Reflux).

KPG-Auslösefaktor Kardiainsuffizienz (▶ Kap. 39.2.1.4).

FPG-Reaktionsfolge Die plattenepitheliale Ösophagusschleimhaut ist weniger magensaftresistent als die Magenschleimhaut. Deshalb führt ein Reflux zu einer peptischen Ösophagitis.

MAK Anfänglich oberflächliche Ösophaguserosionen auf den Faltenkämmen werden durch Tiefenausdehnung zu Ulzera und können mit narbigen Strikturen unter dem Bild eines sog. Narbensterns (▶ Kap. 6.3.6) abheilen.

MIK Reaktive leukozytäre Entzündung mit begleitender reparativer Regeneration des ösophagealen Plattenepithels in Form einer Leukoplakie (▶ Kap. 36.2). Bei Refluxpersistenz entwickelt sich ein Barrett-Ösophagus.

■ Barrett-Ösophagus
FPG-Reaktionsfolge Tritt bei etwa 10% der Refluxfälle auf. Aufgrund einer Refluxpersistenz wird eine ösophageale Defektheilung unter dem Bilde einer intestinalen Metaplasie ausgelöst (◻ Abb. 6.11, ◻ Abb. 39.1). Dadurch wird im unteren Ösophagus das ösophageale Plattenepithel in ein becherzellhaltiges, schneller proliferierendes Zylinderepithel in Form eines Cylindric Epithelium Lined Lower Esophagus (Akronym CELLO) umgewandelt. Dies ist ein diagnostischer Indikator für ein erhöhtes Krebsrisiko. Bei Läsionspersistenz entwickeln sich daraus Dysplasien (▶ Kap. 16.3.1.1) mit Übergang in ein Adenokarzinom.

39

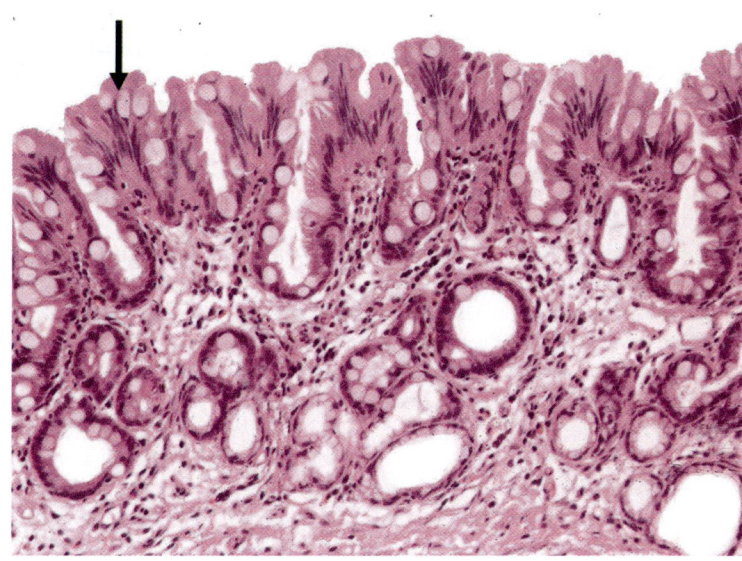

■ **Abb. 39.1.** Barrett-Ösophagus mit schwerer Dysplasie (Pfeil) des intestinalmetaplastischen Epithels in Form eines becherzellhaltigen, schnell proliferierenden Zylinderepithels statt eines Plattenepithels (Vergr. 50, HE)

39.4.2   Infektiöse Ösophagitis

39.4.2.1 Soorösophagitis
DEF Wenig häufige lokale oder systemische Manifestation einer Infektion mit Candida albicans meist in Kombination mit einer Soorstomatitis (▶ Kap. 36.2.4).

39.4.3   Alterative Ösophagitis

39.4.3.1 Medikamentöse Ösophagitis
DEF Wenig häufige Ösophagitisgruppe wegen Wirkstofffreisetzung eines Medikamentes beim Anhaften der (unaufgelösten) Tablette an der Ösophagusschleimhaut.

FPG Meist resultieren ulzeröse Läsionen (▶ Kap. 2.2.1.3).

39.4.3.2 Korrosive Ösophagitis
DEF Seltene Ösophagitisgruppe wegen versehentlichen oder suizidalen Trinkens von Säuren, Laugen oder anderen Chemikalien.

FPG Es resultieren oft langstreckige Verätzungsnekrosen (▶ Kap. 5.4) mit der Gefahr einer Mediastinitis. Diese heilen über ein »Fibroplasiemuster« (▶ Kap. 6.3.6) ab und führen über ein »Stenosemuster« (▶ Kap. 2.3.2) zur lebenslangen Dysphagie (Schluckbeschwerden).

39.5   Neoplasiemuster

39.5.1   Leiomyom
DEF Seltener, benigner Ösophagustumor (▶ Kap. 16.6.2.1, ■ Abb. 60.1).

MAK Intramuraler, endoluminal vorbuckelnder Tumor mit verschieblicher, bedeckender Mukosa. Von einer gewissen Größe an behindert er die Ösophagusmotilität.

39.5.2   Ösophaguskarzinom

DEF Sammelbegriff für prognostisch schlechte, primäre Ösophaguskarzinome (■ Tab. 39.1) mit variabler Histologie.

> ✉ **Take-home-message**
> Das Ösophaguskarzinom ist das 10. häufigste Karzinom beim Mann, bei der Frau wesentlich seltener.

FPG-Reaktionsfolge Die barrierelose Tumorausbreitung erzwingt erst nach langer asymptomatischer Anfangsphase im fortgeschrittenen Stadium ein »Stenosemuster« (▶ Kap. 2.3.2) mit Schluckbeschwerden (Dysphagie).

39.5.2.1 Plattenepithelkarzinom

DEF Gruppenbezeichnung für wenig häufige, maligne plattenepitheliale Ösophagustumoren.

Der Tumor bevorzugt Männer (Männer : Frauen = 5:1) und den südostasiatischen Raum (asiatischer Ösophaguskarzinom-Gürtel, ▶ Kap. 16.2.1.1).

KPG-Auslösefaktoren
- **Endogene Faktoren** wie familiäre Hohlhandverhornungsstörung (Tylosis),
- **exogene Faktoren** wie Alkoholkrankheit, Nitrosamine (in Schnäpsen), Zigarettenrauch, Mykotoxine (in Gammelfleisch), HPV, Achalasie, Narbenstrikturen, Sklerodermie, Mangelzustände (Vitamin A, Zink, Folsäure, Eisen).

FPG-Reaktionsfolge Aufgrund einer Noxenexposition (v. a. Alkohol in Kombination mit Zigarettenrauchen) werden präkanzeröse Läsionen unter dem Bild von Epitheldysplasien (▶ Kap. 16.3.1.1, ösophageale intraepitheliale Neoplasien) ausgelöst. Sie stehen meist in Bezug zu den physiologisch-anatomischen Ösophagusengen.

MAK-Wachstumsmuster
- **Ulzerierend-endophytisch** (60%) mit vertikaler Ösophagusinfiltration (◨ Abb. 39.2a,b),
- **infiltrierend** (25%) mit intramuraler Tumorausbreitung und nachfolgender »Sanduhrstenose«,
- **polypoid-exophytisch** (15%) mit endoluminalem Wachstum.

Früh: regionale lymphogene Metastasierung
Spät: hämatogene Metastasierung nach dem Cava- oder Pfortadertyp (▶ Kap. 16.1.4.2).

MIK ▶ Kap. 16.9.1, ◨ Abb. 16.19.

39.5.2.2 Adenokarzinom

DEF Seltene adenoide Karzinomgruppe des unteren Ösophagusdrittels. Der Tumor bevorzugt Männer (Männer : Frauen = 2,5 : 1).

KPG-Reaktionsfolge Aufgrund einer (meist nur) gastroösophageale Refluxkrankheit entwickelt sich ein Barrett-Ösophagus. Die Folge davon sind Dysplasien im Zylinderepithel (▶ Kap. 16.3.1.1) mit Übergang in

39

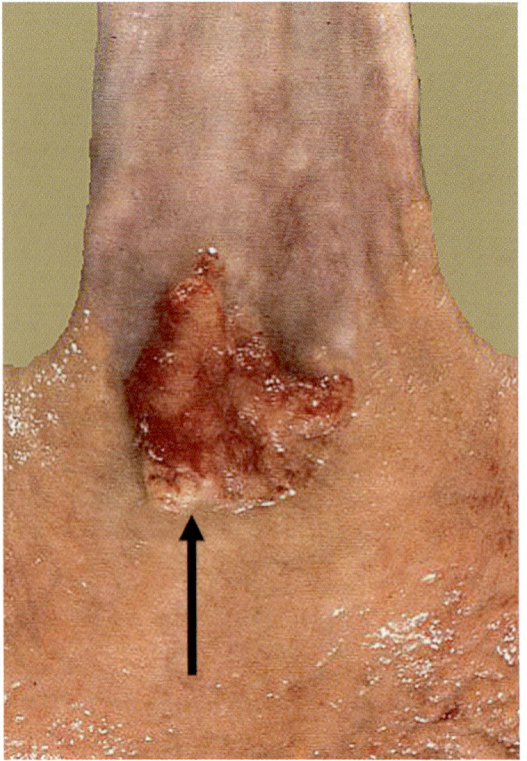
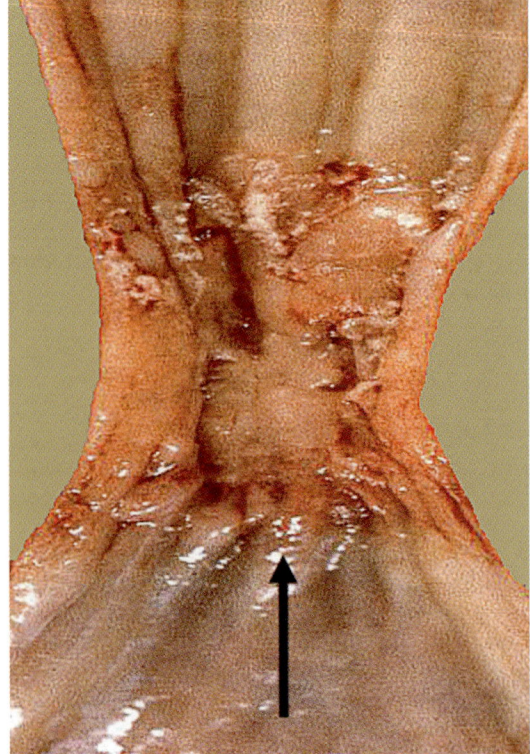

◨ **Abb. 39.2a,b.** Ösophaguskarzinom (Pfeile) **a** exophytischer Typ, **b** endophytischer Typ mit prästenotischer Dilatation

◨ Tab. 39.1. Pathologische TNM-Klassifikation der Ösophaguskarzinome

TNM	
pTis	Karzinom ohne Invasion (in situ)
pT1	Tumor infiltriert Mukosa oder Submukosa
pT2	Tumor infiltriert Muscularis propria
pT3	Tumor infiltriert Adventitia
pT4	Tumor infiltriert Nachbarstrukturen (z. B. Lunge)
pN0	keine LNN-Metastasen
pN1	regionäre LNN-Metastasen
Mo	keine Fernmetastasen nachweisbar
M1	Fernmetastasen
LNN: Lymphknoten	

ein Adenokarzinom (sog. Barrett-Karzinom, ▸ Kap. 16.9.2).

MAK-Wachstumsmuster Ähnlich wie Plattenepithelkarzinom; oft endophytisch-polypös.

MIK Ähnlich wie Adenokarzinome des Magens (◨ Abb. 16.24, ◨ Abb. 16.25, ◨ Abb. 16.26).

Klinik

Die Exfoliativzytologie kann für die Diagnosefindung nützlich sein.

Klinik

Prognose beeinflussende Faktoren
Prinzip: Je höher das TNM-abhängige klinische Stadium, desto schlechter die Prognose. Prognostisch irrelevant sind Alter, Geschlecht. Das Barrett-Adenokarzinom hat eine bessere Prognose als das Plattenepithelkarzinom.

Günstig:
- Keine Infiltration der Submukosa.
- Molekularbiologie: EGFR-Expression (epidermal growth factor receptor), wegen des Therapieansatzes mit EGFR-Antagonisten (▸ Kap. 16.1.2.2)

Schlecht:
- Lymphonoduläre Metastasierung.

40 Magen

U.N. Riede, H.E. Blum

❯❯ ❯ Einleitung

Der Magen entwickelt sich aus dem embryonalen Vorderdarm und enthält den ätzend-sauren Magensaft. Das Gleichgewicht in der Magenschleimhaut zwischen protektiven und aggressiven Faktoren ist labil, sodass diesbezügliche Störungen zu Magengeschwüren führen. Sie können ebenso zu tödlichen Blutungen führen wie die fortgeschrittenen Magenkarzinome.

40.1 Fehlbildungsmuster

Glossar

Cajal-Zellen (interstitielle Zellen von Cajal)**:** Sie finden sich als pacemaker der Darmmotilität in der Darmwand.

40.1.1 Infantile Pylorusstenose

DEF Recht häufige Magenausgangsstenose wegen wulstiger Hypertrophie des Pylorussphinktermuskels, v. a. bei Knaben.

KPG-Auslösemechanismus Durch ein angeborenes Fehlen der Cajal-Zellen im Pyloruskanal bleibt die Sphinkterrelaxation aus. Dies bewirkt einen Sphinkterspasmus mit reaktiver Hypertrophie (eigentlich Hyperplasie, ▶ Kap. 6.2.2) und löst ein »Stenosemuster« (▶ Kap. 2.3.2) aus. Ab der 3./4. Lebenswoche kommt es deshalb nach der Fütterung zu schwallartigem Erbrechen.

Klinik
Therapieprinzip: operative Sphinkterspaltung.

40.2 Fehlzirkulationsmuster

40.2.1 Kongestive Gastropathie

DEF (Syn.: Stauungsgastritis, obsolet!) Wenig häufige stauungsbedingte Hyperämie der Magenschleimhaut wegen venöser Abflussbehinderung.

KPG-Auslösemechanismen Meist Rechtsherzinsuffizienz; weniger häufig Portalhypertonie (▶ Kap. 10.3) v. a. bei Leberzirrhose.

MAK Schleimhautrötung v. a. der Fundusregion wegen Hyperämie.

MIK Stauungsbedingte Ektasie der kleinen Gefäße. Keine Entzündungsinfiltrate!

40.2.2 Hämorrhagische Erosionen

DEF Oberflächliche Schleimhautdefekte mit konsekutiver diffuser Sickerblutung.

KPG-Auslösemechanismus Dysbalance zwischen aggressiven und protektiven Faktoren. Zu den aggressiven Faktoren gehören Medikamente (Acetylsalicylsäure), Stress, Alkoholexzess und septischer Kreislaufschock mit/ohne Verbrauchskoagulopathie (▶ Kap. 10.5.3.4).

FPG-Reaktionsfolge Auslösung multipler Erosionen (▶ Kap. 2.2.1.1) mit u. U. bis zum hämorrhagisch-hypovolämischen Schock (▶ Kap. 10.4) führenden profusen Blutungen (◧ Abb. 40.1).

40.2.3 Mallory-Weiss-Syndrom

DEF Seltene Form einer akuten Magenblutung wegen Einrissen der Kardia- oder distalen Ösophagusschleimhaut nach heftigem Erbrechen oder Hustensalven.

FPG-Reaktionsfolge Aufgrund eines Erbrechens (v. a. wegen Alkoholexzess) mit nachfolgend plötzlichem Druckanstieg im Magen reißt die Magenschleimhaut in Längsrichtung ein und der Patient erbricht Blut (u. U. Teerstuhl).

40.2.4 Ulcus Dieulafoix

DEF (Syn.: Exulceratio simplex) Seltene Arrosionsblutung (▶ Kap. 10.1.5.1) eines abnormal großkalibrigen Arterienastes (bis zu 3 mm Durchmesser), der in die obere Submukosa hinreicht.

FPG-Reaktionsfolge Die abnorm liegende Arterie traumatisiert lokal die Mukosa. Dabei können nach peptischer Arrosion bereits kleine Ulzera heftig bluten.

40.3 Entzündungsmuster

FPG Gastritisformen:
- **chronisch** mit lympho-plasmazellulärem Infiltrat,
- **aktiv** (akut) mit Neutrophileninfiltrat.

> ✉ **Take-home-message**
> Die klinische Diagnose einer Gastritis bezieht sich auf eine vorhandene Symptomatik. Die endoskopische Diagnose orientiert sich an einer Schleimhautrötung, die histologische Diagnose an einem Entzündungsinfiltrat.

40.3.1 Autoimmungastritis

DEF (Syn.: Gastritis Typ A) Sehr seltene, langsam fortschreitende, chronische autoaggressive Entzündung der Schleimhaut im Magenkorpus und -fundus.

KPG-Auslösemechanismus Er ist bezüglich der autoaggressiven Entzündung unklar. Die charakteristischen Antikörper gegen die Parietalzellen und gegen den Intrinsic Factor sind vermutlich Folge und nicht Ursache einer T-Zell-induzierten Parietalzellapoptose, daraus resultiert die Magenschleimhautatrophie.

FPG-Reaktionsfolge Im zeitlichen Verlauf:
- **Früh:** Bei intaktem Drüsenkörper wird (nur!) das Stroma lymphoplasmazellulär infiltriert.
- **Spät:** progredienter Verlust der Parietalzellen zugunsten schleimbildender Epithelien und einzelner neuroendokriner Zellen; der Drüsenkörper wird verkürzt (Atrophie).

Folgen des Parietalzellverlustes:
- Achlorhydrie mit nachfolgender G-Zell-Hyperplasie. Später: (teils) Entwicklung neuroendokriner Tumoren.
- Keine Intrinsic-factor-Produktion mit konsekutiver Vitamin-B_{12}-Malabsorption. Daraus resultiert ein Vitamin-B_{12}-Mangel und schließlich eine megaloblastäre Anämie (▶ Kap. 26.2.4.4).
- Erhöhtes Magenkarzinomrisiko (▶ Kap. 40.6.3).

40.3.2 Helicobacter-pylori-Gastritis

DEF (Syn.: Gastritis Typ-B) Häufige, chronische Entzündung der Antrumschleimhaut wegen nichtinvasiver Infektion mit dem spiralförmigen Bakterium Helicobacter pylori.

KPG-Auslösemechanismus Je nach Virulenzfaktoren der Erreger: Nach einem Peroralinfekt besiedelt der Helicobacter pylori die Magenschleimhaut v. a. im gastralen Schleim des Antrumepithels (Namensteil: pylori) und überlebt wegen seiner Ureaseaktivität das saure Milieu. Der Erreger schädigt die Magenmukosa mittels Immunreaktion, Proteasen und Oxidasen. Einige Bakterienstämme bilden zusätzlich zytotoxische Produkte, wie das CagA- und das VacA-Protein (vacuolating cytotoxin).

FPG-Reaktionsfolge Die Gastritis beginnt meist unter dem Bild einer fleckförmigen oder flächenhaften Rötung, in Begleitung von Magenschmerzen, Völlegefühl und Aufstoßen. Das Antrumstroma ist diffus lymphoplasmazellulär infiltriert. Neutrophile infiltrieren v. a. die gastralen Drüsenhälse. Bei retrograder Entzündungsausdehnung in den Korpusbereich beschränkt sich das Infiltrat auf das interfoveoläre Stroma (Oberflächengastritis). Aus dieser Erreger-Wirt-Auseinandersetzung resultieren folgende Läsionen:
- **gastroduodenale Ulkuskrankheit** (▶ Kap. 40.4) nach Infektion mit virulenten VacA+ und CagA+ Stämmen.
- **Magenkarzinom** in <1% der Fälle (▶ Kap. 40.6.3).
- **Magenlymphome** in >0,1% der Fälle (▶ Kap. 27.3.2.2).

40.3.3 Chemisch-toxische Gastritis

DEF (Syn.: Gastritis Typ C) Wenig häufige, akute oder chronische Entzündung der Magenschleimhaut wegen Exposition mit chemischen Noxen.

KPG-Auslösefaktoren
- **Endogen:** v. a Galle und Pankreassaft bei duodenogastralem Reflux.
- **Exogen:** v. a. Alkohol(exzess), nichtsteroidale Antiphlogistika (Acetylsalicylat) und Kortikosteroide.

FPG-Reaktionsfolge Entzündungslokalisation je nach Noxe:
- Gallereflux vor Operation → präpylorisches Antrum.
- Gallereflux nach Operation → Anastomosen-/Restmagen.

- Alkohol → kleine Kurvatur.
- Medikamente → präpylorisches Antrum.

MIK Gallereflux führt zu einem interfoveolären Schleimhautödem meist ohne Neutrophileninfiltrat (daher: Syn.: Refluxgastropathie).

■ Intestinale Metaplasie

DEF Umwandlung der Magenschleimhaut in eine intestinal differenzierte Schleimhaut im Rahmen einer atrophischen Langzeitgastritis (▶ Kap. 6.3.4.1).

MAK Die metaplastische Schleimhaut ist rötlicher als die normale. Sie kann entweder uni- oder multifokal, seltener auch flächenhaft ausgedehnt sein.

MIK Anstelle der regulären Magendrüsen finden sich Drüsen vom intestinalen Typ mit Becherzellen, Paneth-Körnerzellen (◘ Abb. 6.11).

40.4   Ulkuskrankheit

DEF (Syn. Gastroduodenale Ulkuskrankheit) Sammelbegriff für einzelne oder mehrere Ulzera (▶ Kap. 2.2.1.3) im Magen (Ulcus ventriculi) oder Duodenum (Ulcus duodeni).

Diese Ulzera sind sehr häufig und kommen in jedem Alter, im Duodenum jedoch 1 Dekade früher als im Magen vor. Sie sind z. T. asymptomatisch, z. T. schmerzhaft (Epigastriumschmerz).

KPG-Auslösemechanismus Dysbalanceschleimhautaggressiver/-defensiver Faktoren.
- **Aggressivfaktoren:**
  - **Endogen:**
    - vermehrte Sekretion von Magensäure,
    - vermehrte Sekretion von Pepsin I und II,
    - Gallereflux,
    - Magenwandischämie (Stress).
  - **Exogen:**
    - Alkohol,
    - Medikamente wie Acetylsalicylat mit Hemmung der Prostaglandinsynthese,
    - Helicobacter-pylori-Infektion mit Zytotoxizität und/oder abnormer Säuresekretion.
- **Defensivfaktoren:**
  - intakte Epithelschicht der Magenmukosa,
  - Bikarbonatsekretion zur HCl-Neutralisation,
  - Muzinschicht ist für Pepsin undurchdringbar, dadurch fokale Proteolysehemmung,
  - intakte Magenwanddurchblutung.

Lokalisation der Gastroduodenalulzera:
- **Magenulzera** v. a. kleine Kurvatur (»in der Magenstraße«) an der Antrum-/Korpus-Grenze, im präpylorischen Antrum sowie im Pyloruskanal.
- **Duodenalulzera** v. a. postpylorisch im Bulbus duodeni, dort oft auch sich gegenüberliegend (kissing ulcers).

MAK und MIK je nach zeitlichem Verlauf:
- **Akutes Ulkus:** kreisrundes Ulkus mit oft treppenförmigem Rand im Schleimhautniveau. Im Ulkusgrund findet sich eine »fibrinoide Nekrose «als Quellungsfibrinoid der Kollagenfasern (▶ Kap. 5.3) sowie eine Demarkierung durch Neutrophile.
- **Chronisches Ulkus:** rundliches Ulkus mit wallartig erhabenem Rand wegen reparativer Epithel- und Drüsenproliferation (foveoläre Hyperplasie). Der Ulkusgrund zeigt folgende Schichten:
  - **Innen:** Detrituszone: Fibrinexsudat mit Neutrophilen und Zellschutt (Detritus).
  - **Mitte:** Granulationszone als Teil eines »Organisationsmusters«(▶ Kap. 5.5.4).
  - **Außen:** Narbenzone mit reaktiv-entzündlich obliterierender Intimafibrose (▶ Kap. 17.1.2) zur Verhinderung einer Arrosionsblutung (▶ Kap. 10.1.5.1).

Die Defektheilung der Mukosa erfolgt über ein »Fibroplasiemuster« (▶ Kap. 6.3.6) unter dem Bild eines sog. Narbensterns (▶ Kap. 6.3.6). Gelingt dies nicht, so resultieren folgende Läsionen:
- **Blutung** wegen Gefäßarrosion.
- **Gedeckte Perforation** wegen fibrinös-verklebender und später auch granulierend-vernarbender Entzündung zur Ulkusabdichtung.
- **Freie Perforation:** v. a. die vorderwandseitigen Ulzera können in die freie Bauchhöhle durchbrechen und über den Mageninhalt eine Peritonitis (▶ Kap. 44.3) auslösen.
- **Penetration** in ein Nachbarorgan.
- **Narbenstenose** v. a. im Magenausgangsbereich (narbige Pylorusstenose).
- **Pylorusinsuffizienz** wegen ulzerogener Sphinkterschädigung, dadurch duodenaler Reflux.

40.5   Tumorartige Muster

40.5.1   Hypertrophe exsudative Gastropathie

DEF (Syn.: Ménétrier-Syndrom, exsudative Gastropathie) Sehr seltene Magenerkrankung mit ausgeprägter

40

Vergrößerung und Vergröberung der Schleimhautfalten (Riesenfalten) aus der Gruppe der precancerous conditions (► Kap. 16.3.1).

KPG-Auslösefaktoren Ungeklärt.

FPG-Reaktionsfolge Auslösung einer vermehrter Sekretion (exsudative Gastropathie) mit Eiweißverlust (Hypalbuminämie) und Proteinmangelödem (► Kap. 12.2) in Begleitung einer Dyspepsie.

MIK Zustand mit ausgeprägter Verlängerung der Magendrüsen (foveoläre Hyperplasie) v. a. der schleimbildenden Zylinderepithelien mit Verdrängung der Parietalzellen, kein entzündliches Infiltrat.

40.5.2 Glanduläre Hyperplasie

DEF (Syn.: Zollinger-Ellison-Syndrom) Seltener Zustand mit starker Vergrößerung der magenspezifischen azidopeptischen Drüsen im Korpus und Fundus und Parietalzellvermehrung.

KPG-Auslösefaktoren (Nahezu immer) Gastrin bildender Tumor (Gastrinom) mit Hypergastrinämie und nachfolgender Sekretions- und Wachstumsstimulation der Magendrüsenepithelien sowie Hyperazidität und Bildung rezidivierender peptischer Ulzera.

MAK Zustand mit ausgeprägter Vergrößerung und Vergröberung der Schleimhautfalten (Riesenfalten).

MIK Stark verlängerte Korpusdrüsen (glanduläre Hyperplasie) mit Parietalzellvermehrung.

40.5.3 Hyperplastischer Polyp

DEF Wenig häufiger, aus einer Verlängerung der oberflächlichen Drüsenabschnitte (fokale foveoläre Hyperplasie) hervorgehender Polyp (► Kap. 2.2.2.5).
　　Nur aus den selteneren >2 cm großen Polypen gehen gelegentlich Karzinome hervor.

40.5.4 Drüsenkörperzyste

DEF Recht häufige, mikrozystische Magendrüsenerweiterung im Fundus-/Korpusbereich.

KPG-Auslösemechanismus Sporadisch oder therapieinduziert (Protonenpumpenhemmer), seltener im Rahmen der familiären adenomatösen Polypose (► Kap. 42.6.1.1). Kein Malignitätspotenzial.

40.6 Neoplasiemuster

40.6.1 Adenom

DEF Wenig häufige, polypöse präkanzeröse Läsion aus der Gruppe der intraepithelialen Neoplasien (► Kap. 16.3.1.1), ohne invasives Wachstum.

MAK Polyp (► Kap. 2.2.2.5)

MIK-Wachstumsmuster Meist tubulär, selten villös (Abb. 16.16, ◘ Abb. 16.17). Kein invasives Wachstum.

40.6.2 Flache Epitheldysplasie

DEF Wenig häufige, flache präkanzeröse Läsion meist im Rahmen einer intestinalen Metaplasie (◘ Abb. 6.11), ohne invasives Wachstum.

MIK Identisch mit der von Adenomen.

40.6.3 Magenkarzinom

DEF Sammelbegriff für alle, mittlerweile wenig häufige Karzinome der Magenschleimhaut mit hoher Inzidenz in Japan und stetig abnehmender Inzidenz in Mitteleuropa (◘ Tab. 40.1).

> ✉ **Take-home-message**
> Das Magenkarzinom ist die 5. häufigste Krebstodesursache beim Mann, die 6. häufigste bei der Frau.

KPG-Auslösemechanismen
- **Ernährung:** Konsum getrockneter, geräucherter und gesalzener Speisen (Pökelsalz) als Nitrat-/Nitrosaminquelle, fleischreiche und pflanzenfaserarme Kost.
- **Infektiös:** EBV (10% der Fälle), Helicobacter pylori (80% der Fälle) (► Kap. 40.3.2).
- **Autoimmungastritis** (Gastritis Typ A, ► Kap. 40.3.1).
- **Chronische Magenerkrankungen:** Ménétrier-Syndrom (► Kap. 40.5.1), operierter Magen.
- **Genetisch-familiäre Faktoren:** Caretaker-Genläsionen (► Kap. 16.1.2.4).

FPG-Reaktionsfolge Alle Faktoren führen letztlich zur Atrophie und intestinalen Metaplasie (■ Abb. 6.11) der Magenschleimhaut als präkanzeröse Kondition (▶ Kap. 16.3.1), jedoch erst bei einer Dysplasie liegt auch eine präkanzeröse Läsion vor. Sie wird mit der Zeit zum Frühkarzinom mit reiner Mukosa/Submukosainvasion und entwickelt sich früher oder später weiter zum fortgeschrittenen Karzinom.

40.6.3.1 Frühes Magenkarzinom

DEF (Syn.: early gastric cancer) Gruppenbezeichnung für Magenkarzinome mit einem auf die Mukosa oder Submukosa beschränkten invasivem Wachstum und, wenn auch selten, Metastasierung.

MAK–Einteilung Endoskopie: Meist leicht eingesunkener, seltener, flacherhabener, polypoider oder ulzeröser Herd.

40.6.3.2 Fortgeschrittenes Magenkarzinom

DEF Gruppenbezeichnung für Magenkarzinome, die zumindest die Muskelschicht infiltrieren.

MAK
- **Polypös-exophytischer Typ** (■ Abb. 40.1).
- **Ulzerierter Typ** (Ringwallkarzinom, ■ Abb. 40.2).
- **Diffus-endophytischer Typ.**

MIK **Lauren-Klassifikation:**
- **Karzinom vom intestinalen Typ** (etwa 60%): Auf dem Boden einer intestinalen Metaplasie (■ Abb. 6.11) entstanden, mit ähnlichem Aufbau wie kolorektale Adenokarzinome (▶ Kap. 42.6.2) und meist lokaler Begrenzung.
- **Karzinom vom diffusen Typ** (etwa 40%): ohne lokale Begrenzung mit Zytodiskohäsivität und disse-

minierender Infiltration, dadurch problematische Radikaloperation.

MIK Subtypen der Adenokarzinome (▶ Kap. 16.9.2):
- Papilläres Adenokarzinom (■ Abb. 16.20),
- tubuläres Adenokarzinom (■ Abb. 16.24),
- muzinöses Adenokarzinom (■ Abb. 16.25),
- Siegelringzellkarzinom (■ Abb. 16.26).

MAK-Wachstum Kontinuierliche Ausbreitung in benachbarte Strukturen/Organe und Metastasierung nach folgenden Mustern:
- **Lymphogen:** früh via Ductus thoracicus retrograd in linksseitigen Supraklavikularlymphknoten (Virchow-Drüse).
- **Hämatogen** meist nach dem Pfortadertyp (▶ Kap. 16.1.4.2). Sonderform ist die oft bilaterale Metastasierung in die Ovarien unter dem Bild eines Krukenberg-Tumors (▶ Kap. 62.4.5).
- **Kavitäre Metastasierung** (v. a. bei Siegelringzellkarzinom) mit Peritonealkarzinose (▶ Kap. 44.4.4).

> **Klinik**
>
> **Prognose beeinflussende Faktoren**
> **Prinzip**: Je tiefer die Wandinfiltration, je geringer der histologische Differenzierungsgrad, je proximaler die Karzinomlokalisation, je fortgeschrittener das TNM-abhängige klinische Stadium, desto schlechter die Prognose.
> **Günstig:**
> - Helicobacter-pylori-Status: positiv
> - Lauren-Einteilung: intestinaler Typ
> - Molekularbiologie: c-erb-B2 Hyperexpression (▶ Kap. 16.1.2.2)
> ▼

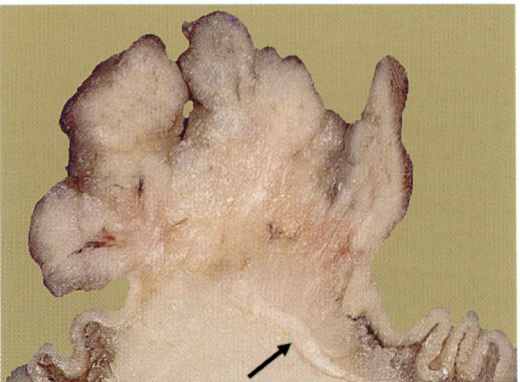

■ **Abb. 40.1.** Exophytisch wachsendes Magenkarzinom (Pfeil: Reste der durchbrochenen Muscularis mucosae)

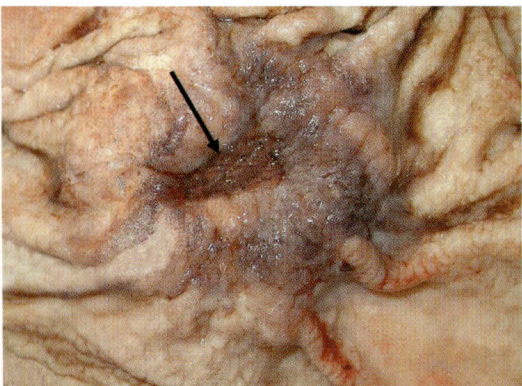

■ **Abb. 40.2.** Exulzeriertes Magenkarzinom mit zentraler Ulzeration (Pfeil): Ringwallkarzinom

Schlecht:
- Lauren-Einteilung: diffuser Typ
- Hypalbuminämie
- Molekularbiologie: EGFR-Hyperexpression
  (▶ Kap. 16.1.2.2)

◘ Tab. 40.1. Pathologische TNM-Klassifikation der Magenkarzinome

TNM	
pT1	Tumor infiltriert Mukosa oder Submukosa
pT2a	Tumor infiltriert die Muskelschicht
pT2b	Tumor infiltriert die Subserosa
pT3	Tumor penetriert Serosa, aber nicht Nachbarstrukturen
pT4	Tumor infiltriert Nachbarstrukturen
pN0	Tumorfreie regionäre LNN
pN1	Metastasen in 1–6 Regional-LNN
pN2	Metastasen in 7–15 Regional-LNN
pN3	Metastasen in >15 Regional-LNN
pM1	Fernmetastasen

LNN: Lymphknoten

40.6.4 Mesenchymaltumor

> **Glossar**
>
> **Cajal-Zellen** (interstitielle Zellen von Cajal): Sie sind pacemaker der Darmmotilität und Ausgangszelle gastrointestinaler Stromatumoren.

DEF Sammelbegriff für benigne und maligne Tumoren mit einer Differenzierung wie Zellen des bindegewebigen Stromas. Dazu gehören folgende Tumorgruppen:
- **Hochdifferenzierte Tumoren:** Leiomyom (◘ Abb. 60.1), Neurinom, Lipom (◘ Abb. 16.1), Angiom (◘ Abb. 20.2) sowie analoge Sarkome.
- **Gastrointestinale Stromatumoren** (GIST) mit gemischter Differenzierung (v. a. glattmuskulär, enteroglial, nerval) ausgehend von Cajal-Zellen.

KPG-Auslösemechanismus Maligne GIST weisen oft Mutationen im c-kit-Onkogen auf, das einen Tyrosinkinaserezeptor (CD117) für den Stammzellfaktor CD34 codiert. Dieser Faktor bildet das Rationale für den Einsatz von Tyrosinkinasehemmern.

MAK Rundliche Intramuraltumoren mit Vorwölbung von Mukosa und Serosa, regressiv-zystische Veränderungen im Zentrum.

MIK Tumor entweder aus spindelförmigen Zellen (spindelzelliger Stromatumor) oder aus epithelähnlich, dicht gelagerten Zellen (epitheloider Stromatumor). Eine Dignitätsbeurteilung nach der Invasivität ist nicht zuverlässig, ersatzweise Dignitätsbeurteilung nach der Größe (<5 cm: benigne, >5 cm maligne) und der Mitosezahl.

Verdauungsorgane: Mitteldarm

U.N. Riede, H.E. Blum

41 Dünndarm

U.N. Riede, H.E. Blum

❯ ❯ Einleitung

Der Dünndarm steht im Dienste der biochemischen Aufspaltung und Aufnahme von Nahrungsstoffen. Dementsprechend ist er auf eine funktionierende Blutversorgung und intakte Motilität angewiesen. Sowie einer der beiden Vorgänge blockiert wird oder lahmt, resultiert ein lebensbedrohlicher Darmstillstand. Auch entzündliche Dünndarmerkrankungen können tödlich sein, vor allem wenn die Darmwand von Fisteln durchlöchert wird, sodass Bakterien in die freie Bauchhöhle gelangen und eine Bauchfellentzündung provozieren oder wenn Bakterien und/oder deren Endotoxine in den Blutkreislauf gelangen und eine Sepsis auslösen. Demgegenüber sind tödlich endende Dünndarmtumoren selten.

41.1 Fehlbildungsmuster

41.1.1 Malrotation

DEF Gruppe sehr seltener Lageanomalien des Darmes, z. T. auch anderer Eingeweide (Situs inversus).

FPG-Reaktionsfolge Störungen der orthograden Darmrotation mit unvollständiger Drehung (Malrotation Typ 1) oder gegensinniger Drehrichtung (Typ 2). In den ersten Lebensmonaten v. a. Volvulus (Darmverschlingung) mit Auslösung eines »Stenosemusters« (▶ Kap. 2.3.2) und nachfolgendem hämorrhagischem Darminfarkt (▶ Kap. 11.4.1.2).

41.1.2 Meckel-Divertikel

DEF Häufige Hemmungsfehlbildung des Dünndarms im Sinne eines Vestigiums (▶ Kap. 15.3.1) unter dem Bild einer Ausstülpung des terminalen Ileums.

FPG-Reaktionsfolge Persistenz intraabdominaler Anteilen des Dottergangs (Ductus omphaloentericus) über die 8. Embryonalwoche hinaus, der postnatal mit dem Ileum mitwächst.

MAK Säckchen- oder schlauchförmige Ausstülpung aller Wandschichten (echtes Divertikel) an der antimesenterialen Seite, etwa 30–70 cm vor der Ileozökalklappe.

MIK Divertikelwandaufbau nach Art des Ileums, gelegentlich mit heterotopem Pankreasgewebe oder Magenkorpusmukosa. Dadurch gelegentlich Symptome einer »Magenulkuskrankheit am falschen Ort« (▶ Kap. 40.4).

41.2 Fehlfunktionsmuster

41.2.1 Primäre Malassimilation

DEF Sammelbegriff für Störungen der Digestion (Maldigestion, ▶ Kap. 8.2.1.1) und der Resorption (Malabsorption, ▶ Kap. 8.2.2.2), die durch Enterozytenläsionen verursacht werden.

KPG-Auslösemechanismen Ursachen der Enterozytenläsion:
- Enzymdefekte im Bürstensaum (Mikrovilli) wie Lactasemangel und konsekutiv chronischer Diarrhö,
- Defekte des intrazelluläre Stofftransports oder Stoffwechsels der Enterozyten selbst wie Laktoseintoleranz und A-β-Lipoproteinämie (▶ Kap. 8.3.1.1).

41.2.2 Sekundäre Malassimilation

DEF Sammelbegriff für Beeinträchtigungen des Verdauungsvorgangs durch erworbene Schädigung des intestinalen Oberflächenepithels und der Mukosa.

KPG-Auslösemechanismus Meist entzündliche Dünndarmerkrankungen wie Zöliakie, Sprue oder operative Darmverkürzung mit nachfolgend chronischen Durchfällen.

41.3 Dilatationsmuster

41.3.1 Ileus

DEF (Syn.: Darmverschluss) Sammelbegriff für sehr häufige Zustände mit komplettem Stillstand der Darmpassage.

KPG-Auslösemechanismen Mechanisches Hindernis oder motorische Lähmung.

41

FPG-Reaktionsfolge Bei allen Ileusformen: Als Folge der sistierenden Darmperistaltik (auskultatorisch: fehlende Darmgeräusche, Grabesstille) staut sich der Darminhalt auf, sodass sich gärungsbedingte Gase bilden. Dies hat ein »Dilatationsmuster« (▶ Kap. 2.3.3) in Form von Darmausweitung und -dehnung zur Folge, was die Mikrozirkulation toxinbedingt schädigt, sodass viel Flüssigkeit samt Elektrolyten im Darmlumen versackt. Radiologisch finden sich Flüssigkeitsspiegel und stehende Darmschlingen, auskultatorisch ein plätscherndes Darmgeräusch. Dies führt über eine Hypovolämie zum hypovolämischen Schock (▶ Kap. 10.4) und nachfolgender Kreislaufzentralisation. Dementsprechend ist die intestinale Zirkulation gedrosselt, eine Translokationsperitonitis (▶ Kap. 44.3.1) kann folgen.

41.3.1.1 Mechanischer Ileus

KPG-Auslösemechanismen
- **Strangulationsverschlüsse** mit Abschnürung von Mesenterialgefäßen durch:
  - Inkarzeration: Einklemmung von Darmabschnitten in einer »Hernie« (▶ Kap. 44.2.1),
  - Invagination: fokale innere Darmeinstülpung,
  - Volvulus: Verschlingung eines hypermobilen Darmabschnitts, v. a. bei Malrotation.
- **Obturationsverschlüsse** ohne Abschnürung von Mesenterialgefäßen durch:
  - Bride: Abknickung eines Darmabschnitts an narbigem Verwachsungsstrang,
  - Littré-Hernie: Einklemmung von Darmanteilen in einer Bruchpforte (Darmwandbruch),
  - narbige, tumorbedingte Darmwandstenosen,
  - Fremdkörper wie Gallenstein (▶ Kap. 47.2.2).

41.3.1.2 Paralytischer Ileus

KPG-Auslösemechanismen Akute schlaffe oder spastische Darmlähmung wegen folgender Faktoren:
- **Reflektorisch** durch Trauma, Operation, Torsion intraperitonealer Organe, Gallen-/Nierensteinkolik, Pankreatitis.
- **Toxisch**-metabolisch bei Peritonitis, Urämie, Porphyrie (▶ Kap. 8.9), Laktatazidose (diabetisches Koma), Elektrolytentgleisung.
- **Vaskulär** bei Mesenterialarterienverschluss.

41.4   Fehlzirkulationsmuster

41.4.1   Mesenterialinfarkt

DEF Segmentale ischämische Darmnekrose wegen kompletten Verschlusses/Stenose einer Mesenterialar-

terie oder eines ihrer Äste ohne adäquate Kollateralversorgung.

KPG-Auslösemechanismen
- Embolie mit linksatrialem Quellthrombus,
- Embolie ausgehend von einer Endokarditis,
- Cholesterinembolie ausgehend von einer atherosklerotischen Aortenplaque,
- atherosklerotisch-stenosierende Mesenterialsklerose.

Folge davon ist eine absolute, anhaltende Ischämie (▶ Kap. 11.4.1).

FPG-Reaktionsfolge Der zunächst anämische Darmabschnitt blasst ab. Später strömt aus den Kollateralgefäßen Blut ins Infarktgebiet und macht ihn zum hämorrhagischen Infarkt. Dieser wird im Zentrum durch eine Transmuralnekrose, in den Randbezirken nur durch eine Innenschichtnekrose beherrscht.

MAK Zyanotisch-brüchiger Darmabschnitt mit obligat fibrinöser Begleitperitonitis (▶ Kap. 44.3.1). Gefahr der Perforation mit Kreislaufschock (▶ Kap. 10.4).

41.4.2   Nonokklusive Intestinalischämie

DEF Segmentale oder multifokale Darmnekrosen wegen relativer Minderdurchblutung ohne Gefäßverschluss.

KPG-Auslösefaktoren Herzinsuffizienz, schockbedingte Kreislaufzentralisation oder (selten) Arterienspasmus. Sie bewirken in Abhängigkeit zu Dauer und kollateraler Blutversorgung Innenschichtschäden in Form von Schleimhautnekrosen.

FPG-Reaktionsfolge Auf einen ischämischen Innenschichtschaden unter dem Bilde einer ischämischen Enteritis (◻ Abb. 10.5) folgt ein »Nekroseeliminationsmuster« (▶ Kap. 5.5) mit Sequestrierung der nekrotischen Mukosa, zurück bleibt eine Ulkus (▶ Kap. 2.2.1.3). Geringe Defekte werden über eine Regeneration geheilt. Größere Defekte werden über ein »Organisationsmuster« (▶ Kap. 5.5.4) gedeckt. Zurück bleiben narbige Strikturen mit »Narbenstern« der Schleimhaut (▶ Kap. 6.3.6).

41.4.3   Mesenterialvenenthrombose

KPG-Auslösefaktoren Oft unbekannt, meist Polycythaemia rubra vera (▶ Kap. 26.4.2.1), Extremthrombozytose (▶ Kap. 26.4.2), selten Portalhypertonie (▶ Kap. 10.3).

FPG-Reaktionsfolge Die auslösende Thrombose bewirkt bei ununterbrochenem, arteriellem Blutzustrom eine venöse Abflussbehinderung, daraus resultiert eine Blutstauung mit nachfolgender Ischämie.

MAK Zyanotisch-brüchiger Darmabschnitt.

41.5 Entzündungsmuster

41.5.1 Virusenteritis

DEF Sammelbegriff für häufige, viral induzierte, akute Intestinalinfektionen wie Darmgrippe und Reisediarrhöe.

KPG-Auslösefaktoren Enteropathogene Viren wie Rotavirus, Adenoviren oder Norwalk-Virus.

Klinik
Prophylaxe bei Säuglingen mit RotaTeq (Rotaviren-Vakzine).

41.5.2 Bakterienenteritis

DEF Sammelbegriff für häufige, bakteriell ausgelöste Dünndarmentzündungen unter dem Bild einer Durchfallserkrankung.

KPG-Auslösemechanismen
- Gewebsschädigung durch Bakterientoxinen in kontaminierter Nahrung (Nahrungsmittelvergiftung),
- Gewebsschädigung durch nach der Darmbesiedelung entstandene Bakterientoxine (nichtinvasive Enteritiserrreger),
- Gewebsschädigung durch Bakterientoxine, die nach Zerstörung der Darmukosabarriere (enteroinvasive Erreger) entstanden und auf hämatogenem Wege systemisch wirken (Blutvergiftung).

Nachstehend werden die klinisch wichtigsten, bakteriellen Enteritisformen besprochen.

41.5.2.1 Cholera
DEF Akute Durchfallerkrankung durch eine nichtinvasive Darminfektion mit Vibrio cholerae.

KPG-Auslösemechanismus Die Infektion erfolgt über das Trinkwasser und macht den Patienten zum Ausscheider. Die Erreger bilden ein Enterotoxin. Dieses bindet an Jejunum-Enterozyten, aktiviert deren Adenylatzyklase, sodass vermehrt cAMP gebildet wird. Dadurch wird das sekretorische Chloridtransportsystem aktiviert und das resorptive Natriumtransportsystem gehemmt. Daraus resultiert eine exzessive Elektrolyt- und Wasserabgabe ins Darmlumen unter dem Bild einer sekretorischen Diarrhö mit voluminös wässrigen Durchfällen (Reiswasserstühle). Es folgt eine Exsikkose und letztlich ein hypovolämischer Kreislaufschock (▶ Kap. 10.4).

FPG-Reaktionsfolge Anfängliche Darmfüllung mit weißgrau flockiger Flüssigkeit bei intakter entzündlich geröteter Mukosa, später folgen schockbedingte, ischämische Schleimhautnekrosen.

41.5.2.2 Typhus/Paratyphus
DEF Systemische Infektionskrankheiten durch eine invasive Darminfektion mit Salmonella typhi (Typhus abdominalis) oder Salmonella paratyphi (Paratyphus). Unbehandelt hohe Letalität.

KPG-Auslösemechanismus Die Infektion erfolgt oral über Wasser oder Speisen über die Route »Dünndarmlumen → Dünndarmschleimhaut → Lymphbahn → Ductus-thoracicus → Blutbahn« (Sepsis). Danach werden sie von Zellen des Makrophagensystems phagozytiert, dort vermehren sie sich. Im MALT (mucosa associated lymphoid tissue) aktivieren sie die B-Zellen, sodass spezifische Antikörper gebildet werden. Das Bakterienendotoxin löst hohes Fieber mit Kopf- und Bauchschmerzen, ein erythematös-makulöses Exanthem (Roseola), Benommenheit (typhos, gr. = Nebel) und MALT-Schäden aus.

FPG-Reaktionsfolge Folgende makroskopisch fassbare Stadien mit 1 Woche Dauer:
- **1. Stadium** (markige Schwellung): MALT-Hyperplasie der Peyer-Plaques mit Bildung sog. Typhusknötchen aus großen Makrophagen (histiozytäres Granulom, ▶ Kap. 13.2.2).
- **2. Stadium** (Nekrose): Durch immunologische Zerstörung der Erreger werden deren Endotoxine freigesetzt. Sie schädigen das MALT samt dem darunterliegenden Gewebe. Daraus resultiert ein Schorf aus bröckelig graugelbem Gewebe mit Diarrhö (Erbensuppenstühle).
- **3. Stadium** (Geschwürbildung): Jetzt kommt ein »Nekroseeliminationsmuster« (▶ Kap. 5.5) mit nachfolgend leukozytär vermittelter Sequestrie-

41

rung des nekrotischen Gewebes zustande. Die Nekrose wird abgestoßen. Sie hinterlässt ein Ulkus, eine Darmperforation kann folgen.
- **4. Stadium** (Abheilung): Letztlich wird ein »Organisationsmuster« (▶ Kap. 5.5.4) in Gang gesetzt, sodass das Ulkus unter Rücklassung eines »Narbensterns« (▶ Kap. 6.3.6) in der Schleimhaut abheilt.

41.5.2.3 Morbus Whipple

DEF (Syn. Intestinale Lipodystrophie) Seltene, oft systemische Erkrankung durch invasive Darminfektion mit Tropheryma whipplei.

KPG-Prädispositionsfaktor Immunologische Störung (welche?).

KPG-Auslösefaktor Grampositives Stäbchenbakterium Tropheryma whipplei.

FPG-Reaktionsfolge Auf die perorale Infektion folgt im Dünndarm die Phagozytose und unvollständige Zerstörung durch Makrophagen. Die bakterienbeladenen Makrophagen gelangen in die Mesenteriallymphknoten und behindern den Lymphabfluss. Dadurch staut sich die Lymphe in die Dünndarmmukosa zurück. Dadurch werden die Dünndarmzotten dicht von Makrophagen mit PAS-positiven Partikeln (phagozytierten Bakterien) infiltriert. Sie enthalten retinierte (Lymph-)-Fetttröpfchen und geben der Dünndarmmukosa eine weiß gestippeltes Aussehen. Die Folge ist in 75% der Fälle ein Malabsorptionssyndrom. Gelegentlich streut der Erreger hämatogen in andere Organe. Dies bewirkt ein vielgestaltiges Krankheitsbild mit Arthralgien, Fieber, Lymphknotenschwellung, Endokarditis, Anämie und zerebraler Störung. Heilung durch Antibiose möglich; ohne Therapie oft tödlicher Verlauf.

41.5.3 Protozoenenteritis

41.5.3.1 Giardiasis

DEF (Syn.: früher Lambliasis) Seltene, meldepflichtige Durchfallerkrankung durch nichtinvasive Infektion mit Giardia lamblia.

KPG-Prädispositionsfaktoren Immundefekte wie CVID oder AIDS (▶ Kap. 14.3.1.3, ▶ Kap. 14.3.4.2).

KPG-Auslösemechanismus Nach peroraler oder analer (Analverkehr) Infektion gelangt der Erreger ins Duodenum. Dort macht er fest und vermehrt sich.

FPG-Reaktionsfolge Ansammlung sichelförmiger Parasiten auf intaktem Dünndarmepithel bei reaktivem Neutrophileninfiltrat im Stroma. Nur teilweise Auslösung einer Durchfallserkrankung.

41.5.4 Nahrungsmittel-Enteropathie

DEF Sammelbegriff für wenig häufige Dünndarmerkrankungen wegen allergischen oder nichtallergischen Unverträglichkeitsreaktionen auf Nahrungsmittel.

41.5.4.1 Glutensensitive Sprue

> **Glossar**
>
> **Gluten, Gliadin, Prolamin:** Getreideproteine wie Gliadin (Weizenkleber) kommen u. a. in Weizen, Roggen und Gerste und somit in vielen Lebensmitteln vor. Gliadin ist ein alkohollösliches Prolin- und Glutamin-reiches Polypeptid (Prolamin).

DEF Gruppenbezeichnung für wenig häufige, entzündlich nichtallergische Unverträglichkeitsreaktionen des Dünndarms auf Gluten und ähnliche Getreideproteine mit Erstmanifestation in jedem Alter. Nomenklatur je nach Patientenalter:
- **Zöliakie** im Kindesalter,
- **einheimische Sprue** im Erwachsenenalter. Lokalisation: tiefes Duodenum, oberes Jejunum.

KPG-Prädispositionsfaktoren HLA-DQ2 A1, B1.

KPG-Auslösemechanismus Vermutlich Autoimmunreaktion gegen die Gewebstransglutaminase. Die Erkrankung ist mit anderen immunreaktiven Erkrankungen assoziiert und bei glutenfreier Diät reversibel.

> **Wissensvertiefung**
>
> **Assoziierte Erkrankungen**
> Bei einem Teil der Patienten:
> - **Dermatitis herpetiformis Duhring** mit herpesbläschen-förmigen Läsionen bei IgA-Ablagerungen entlang der epidermalen Basalmembran.
> - **Autoimmunerkrankungen** wie Diabetes mellitus (▶ Kap. 73.1.1.1), Autoimmunthyreoiditis (▶ Kap. 70.1.1).
> - **Enteropathieassoziiertes Lymphom** in Form eines intestinalen T-Zell-Lymphoms (▶ Kap. 27.3.2.2).

FPG-Reaktionsfolge Sie besteht in einem spruetypischen Schleimhautumbau mit fleckförmig- flächenhafter Verteilung und folgender Charakteristika:

- **Zottenatrophie** mit Mikrovillidefekt.
- **Kryptenhyperplasie** mit Epithelhyperregeneration in verlängerten Krypten.
- **intraepitheliales T-Lymphozyteninfiltrat**.
- **intramukosales Leukozyteninfiltrat** aus vielen Plasmazellen, einigen Lymphozyten, wenigen Eosinophilen, ohne Neutrophile.

Die spruetypische Schleimhaut bewirkt eine je nach Manifestationsalter variable Malassimilationssymptomatik:

- **Kind:** salbenartige Fettstühle (Steatorrhöe),
- **Erwachsenenalter:** oft oligosymptomatisch (z. B. Anämie wegen Eisenmangel (▶ Kap. 26.2.4.2), Osteomalazie wegen Vitamin-D-Mangels (▶ Kap. 77.2.2). Durchfälle in 30% der Fälle.

> ✉ **Take-home-message**
>
> **Merke:** Ein sprueartiger Schleimhautumbau mit Malassimilation findet sich auch bei anderen Dünndarmerkrankungen!

41.5.5 Autoaggressive Enteritis

41.5.5.1 Morbus Crohn

DEF (Syn.: Ileitis terminalis, engl. regional ileitis) Wenig häufige, chronische Erkrankung aus dem Formenkreis der inflammatory bowel diseases (IBD) mit Entzündungsausdehnung auf die ganze Darmwand und segmentaler Ausbreitung v. a. im terminalen Ileum (kann alle Abschnitte des Gastrointestinaltraktes befallen).

KPG-Prädestinationsfaktoren Mutation des NOD2-Gens in <1% der Fälle: Es (nucleotid-binding oligomerization domaine) codiert einen Makrophagenrezeptor für Bakterienprodukte mit Stimulation proinflammatorischer Zytokine.

KPG-Auslösemechanismus Er ist noch ungeklärt und dürfte auf dem Zusammenwirken folgender Faktoren beruhen:

- **Immunregulationsstörung** mit Dauerstimulation des intestinalen Immunsystems und Entwicklung einer autoaggressiven Entzündung. Dafür spricht
  - das Vorkommen einer Extraintestinalsymptomatik und
  - der Behandlungserfolg mit TNFα-Blockern und mit Antikörpern gegen Zytokine wie IL-12.
- **Infektion:** möglicherweise durch atypische Mykobakterien, deshalb Fiebersymptomatik.
- **Rauchen** erhöht das Erkrankungsrisiko.
- **Ernährung:** Risikoerhöhung durch raffinierte Zucker und gehärtete Fette.

FPG-Reaktionsfolge Im Vordergrund stehen eine autoaggressive Entzündung mit Diarrhö, Bauchschmerzen und Gewichtsverlust sowie:

- **skip lesions:** diskontinuierliche Entzündungsausdehnung in einem oder mehreren Darmsegmenten (▶ Abb. 41.1a,b).

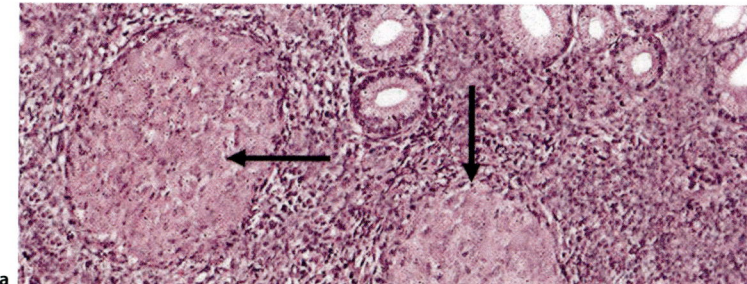
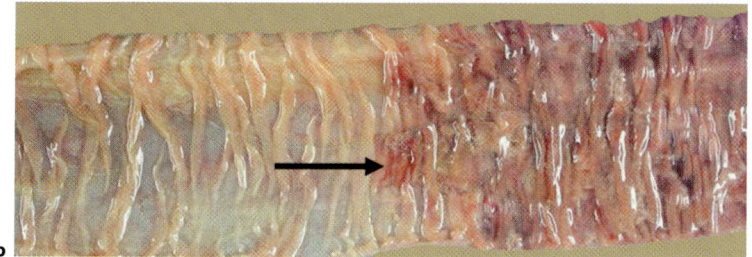

■ **Abb. 41.1.** Morbus Crohn des Ileums **a** granulomatöse Ileitis mit Epitheloidzellgranulom (Pfeile, Vergr. 25, HE), **b** segmentale Ileitis (Pfeil)

Mutation des XBP1 (x-box binding protein) mit Promotorfunktion des HLA-DRα → Erhöhung der Entzündungssuszeptibilität

41

- **Transmuralentzündung** mit disproportioniertem Neutrophileninfiltrat in Dünndarmmukosa weniger als in Muskularis. Sie kann durch die Darmwand durchbrechen und »fisteln«. Dadurch sammelt sich zwischen den Darmschlingen Eiter an (interenterisches Empyem). Die Darmschlingen verwachsen miteinander und bilden tumorartige Konglomerate (entzündlicher Konglomerattumor).
- **Fissurale Entzündung** mit axthiebförmiger Ausdehnung ausgehend von oberflächlichen, aphthösen Schleimhautulzera und Prädestinierung zur Fistelung (▶ Kap. 2.2.1.6). Heilen solche Fisteln narbig ab, so resultiert ein »Stenosemuster« (▶ Kap. 2.3.2).
- **Lymphoidzellige Aggregate** in der Dünndarmwand.
- **Epitheloidzellgranulome** bei 40% der Patienten (▶ Kap. 13.2.2.1).

Diese Entzündungsreaktion äußert sich in folgenden makrokopischen Charakteristika:

- **Gartenschlauchphänomen** wegen verdicktem, bewegungsarmen entzündetem Darmabschnitt.
- **Pflastersteinaspekt** mit höckeriger Darmoberfläche durch Nebeneinander multipler Ulzera.
- **Lokalrezidiv** meist nach Darmresektion in Anastomosennähe.
- **Karzinomentwicklung:** im Dünndarm weniger häufig als im Dickdarm wegen gestörtem »epitheliostromalem Crosstalk« (▶ Kap. 16.1.1).

41.6   Tumorartige Muster

41.6.1   Hamartomatöse Polypen

DEF Gruppenbezeichnung für seltene, sporadische oder syndromale, gutartige Polypen, die in Dünn- und Dickdarm (▶ Kap. 2.2.2.5, ▶ Kap. 42.5) vorkommen.

41.6.2   Cowden-Syndrom

DEF Seltenes, vererbtes multiples Hamartom-Syndrom (▶ Kap. 15.3) mit variabler Entwicklung von Hamartomen im Gastrointestinaltrakt, von kutanen Papeln und von anderen Läsionen.

41.7   Neoplasiemuster

41.7.1   Mesenchymaltumor

▶ Kap. 40.6.4.

41.7.2   Endokriner Tumor

DEF Häufige neuroendokrine Tumorgruppe (▶ Kap. 16.9.5) des Dünndarms mit folgenden differenzierungsabhängig variablen Dignitätsstufen:

- **Karzinoid** (hoch differenzierte Form) mit je nach Lokalisation, Ausdehnung und Invasivität benignem oder niedrigmalignem Wachstum.
- **Neuroendokrines Karzinom** (gering differenzierte Form) mit hochmalignem Wachstum (◘ Abb. 16.27).

MAK Flach-erhabene, grau-weiße Tumorknoten. Mestasierung bei Tumoren >1 cm

- v. a. lymphogen in Regionallymphknoten, wobei die Sekundärtumoren meist wesentlich größer werden als der Primärtumor,
- hämatogen nach dem Pfortadertyp in die Leber (▶ Kap. 16.1.4.2) noch keine TNM-Klassifikation).

MIK Wie die anderen Tumoren des diffusen neuroendokrinen Zellsystems (▶ Kap. 72.1.1).

> **Klinik**
>
> Meist erst metastasenbedingte Symptome; selten Obstruktionssymptomatik.
> - Ileumkarzinoide (meist im terminalen Ileum) → Karzinoidsyndrom nur bei Lebermetastasen, weil die Leber das Serotonin inaktiviert.
> - Duodenalkarzinoid → oft Gastrinomsyndrom (▶ Kap. 73.2.2).
> - Jejunumkarzinoid ist endokrin inaktiv.

> 📖 **Wissensvertiefung**
> **Karzinoidsyndrom**
> Paraneoplastisches Syndrom wegen von Tumorzellen gebildeten Hormonen wie Serotonin (Substanz-P, Bradykinin, Prostaglandine) unter dem Bild einer anfallsweiser Flush-Symptomatik, wässrige Diarrhö, kolikartige Schmerzen und Bronchuskonstriktion.

41.7.3 Epitheltumor

41.7.3.1 Dünndarmadenom

DEF Gruppe seltener, benigner, einzeln/multipel, sporadisch/hereditär auftretender Drüsentumoren des Dünndarms.

KPG der hereditären Adenome, ▶ Kap. 42.6.1.1.

MAK Flache, breitbasige Polypen (◘ Abb. 16.16, ◘ Abb. 16.17).

MIK Tubuläres oder villöses Wachstumsmuster.

41.7.3.2 Dünndarmkarzinom

DEF Gruppe sehr seltener, maligner, meist sporadischer drüsiger Dünndarmtumoren (◘ Tab. 41.1).

KPG Eine sog. Adenom-Karzinom-Sequenz (▶ Kap. 42.6.1) findet sich nur in 25% der Fälle. Nur in wenigen Fällen besteht eine Assoziation mit folgenden Krankheiten:
- Familiäre adenomatöse Polypose (FAP, ▶ Kap. 42.6.1.1),
- hereditary nonpolyposis colorectal cancer (HNPCC, ▶ Kap. 42.6.2.1),
- glutensensitive Sprue (▶ Kap. 41.5.4.1),
- hypogammaglobulinämische Sprue,

◘ **Tab. 41.1.** Pathologische TNM-Klassifikation der Dünndarmkarzinome

TNM	
pT1	Tumor infiltriert Mukosa oder Submukosa
pT2	Tumor infiltriert Muscularis propria
pT3	Tumor infiltriert Subserosa oder ≤2 cm ins nichtperitonealisierte Mesenterium oder Retroperitoneum
pT4	Tumor durchbricht viszerales Peritoneum oder infiltriert >2 cm tief in benachbarte Organe/Strukturen
pN0	keine Metastasen in Regional-LNN
pN1	Metastasen in Regional-LNN
LNN: Lymphknoten	

- Colitis ulcerosa (im Ileum, ▶ Kap. 42.4.5.2),
- Morbus Crohn (im gesamten Dünndarm, ▶ Kap. 41.5.1.1).

MAK Meist 1–2 cm große, stenosierende Duodenaltumoren mit Frühinfiltration aller Wandschichten.

> **Klinik**
>
> Prognoserelevant sind das TNM-Stadium und der Resektionsstatus des Tumors.

Verdauungsorgane: Enddarm

42 Dickdarm

U.N. Riede, H.E. Blum, M. Werner, J.P. Baak

 Einleitung

Der Dickdarm dient dem Weitertransport und der Eindickung des Nahrungsbreis und schließlich als Reservoir der fäkalen Biomasse. Er ist wie der Dünndarm auf eine funktionierende Blutversorgung und intakte Motilität angewiesen, sodass er durch eine Blockade dieser Prozesse stillsteht. Dies kann genauso tödlich sein wie transmurale Darmentzündungen, bei denen Bakterien in die freie Bauchhöhle gelangen und eine Bauchfellentzündung provozieren oder wie eine Darmentzündung mit Bakterienübertritt in die Blutzirkulation mit Auslösung einer Sepsis. Der Langzeitkontakt mit kanzerogenen Fäkalstoffen in Form bakterieller Gallensäuremetabolite ist oft mitverantwortlich für die Auslösung von Kolonkarzinomen, die unbehandelt tödlich enden.

42.1   Fehlbildungsmuster

> **Glossar**
>
> **Autonome Innervation der Dickdarmwand:**
> Dickdarminnervation v. a. durch das enterale Nervensystem. Die intrinsischen Neurone bilden den Plexus myentericus und Plexus submucosus, dazu kommen noch die extrinsischen Neurone mit sympathischen und parasympathischen Nervenfasern, deren Nervenzellen extramural liegen.

42.1.1   Aganglionose

DEF Gruppenbezeichnung für wenig häufige, angeborene Innervierungsstörungen in einem Kolonabschnitt wegen fehlender Nervenzellen in den Ganglien des Plexus submucosus und myentericus.

KPG-Auslösemechanismus Aufgrund einer genetisch bedingten Migrationsstörung (▶ Kap. 15.2.4) der Neuralleistenderivate wird der Dickdarm fehlerhaft mit parasympathischen Neuroblasten besiedelt. Daraus resultiert eine ausschließlich extrinsisch neuronale Innervierung des aganglionären Kolonsegments. Sie erzwingt über eine funktionelle Engstellung ein »Stenosemuster« (▶ Kap. 2.3.2). Es führt bereits im Kindesalter zu einer prästenotischen Kolondilatation mit Obstipationssymptomatik.

FPG-Reaktionsfolge je nach Ausdehnung und Lokalisation der Aganglionose:
- **Morbus Hirschsprung** (85%): Aganglionose betrifft nur Rektum-Sigma. Dadurch Stenosierung des aganglionären Segments und (reaktive) Dilatation des prästenotischen Kolons.
- **Langsegmentale Aganglionose** (10%): Aganglionose betrifft Rektum-Sigma und z. T. Transversum. Dadurch Stenosierung des aganglionären Segments und (reaktive) Dilatation des prästenotischen Kolons.
- **Zuelzer-Wilson-Syndrom** (5%): Aganglionose des ganzen Dickdarms. Dadurch Stenosierung des gesamten aganglionären Kolons (Mikrokolon) und (reaktive) Dilatation des Ileums.

MIK Regelrechte Wandtextur im aganglionären Segment. Intermyenterisch und submukös finden sich nur hypertrophe Nervenfaserbündel aus extrinsischen, vor allem parasympathischen (cholinergen) Neuronen; Ganglien mit enteralen Neuronen fehlen.

42.2   Dilatationsmuster

42.2.1   Sigmadivertikulose

DEF Sehr häufiger, erworbener Zustand mit multiplen Schleimhautherniationen des Sigmas. Manifestation im fortgeschrittenen Alter.
Divertikelformen je nach Wanddurchdringung:
- **Komplette Divertikel** reichen bis ins perikolisches Fettgewebe.
- **Inkomplette Divertikel** reichen bis in muskuläre Wandschichten.

KPG-Auslösefaktoren
- Sog. **Bindegewebsschwäche** (▶ Kap. 9.1) bei familiärer Prädisposition, im höheren Lebensalter.
- **Chronische Obstipation** wegen ballaststoffarmer Ernährung.
- **Muskularishypertrophie** wegen »Mehrarbeit« durch Koteindickung.
- **Anatomische Schwachstellen** im Durchtrittsbereich der großen Blutgefäße durch die Serosa.

KPG-Auslösemechanismus Er ist die Resultante aus intraluminalem Druck und Muskelwandschwäche. Dadurch stülpt sich die Sigmaschleimhaut durch eine Lücke in der Muskularis in Form <1 cm großer Divertikel aus.

FPG-Reaktionsfolge Der enge intramurale Divertikelhals erzwingt hinsichtlich der Darmpassage ein »Stenosemuster« (▶ Kap. 2.3.2). Es wird in manchen Fällen symptomatisch und kann folgende Reaktionskette in Gang setzen: Fäzesretention mit Koteindickung bis zur Kotsteinbildung (Koprolithiasis) → Divertikulitis → Divertikelulzeration → Peridivertikulitis mit Perforation → lokale fäkale Peritonitis (▶ Kap. 44.3.1) und/oder Auslösung eines »Nekroseeliminationsmusters« (▶ Kap. 5.5) mit Fistelung in Form kolovesikaler, kolokutaner und/oder koloenteraler Fisteln (▶ Kap. 2.2.1.6). Gleichzeitig verkleben die entzündeten Darmschlingen miteinander. Sie bilden einen entzündlichen Konglomerattumor und obstruieren tumorartig durch Vernarbungen und/oder Adhäsionen, ein »Stenosemuster« (▶ Kap. 2.3.2) folgt.

42.2.2   Ileus

Zum Ileus, ▶ Kap. 41.3.1.

42.3   Fehlzirkulationsmuster

42.3.1   Arterielle Ischämie

KPG ▶ Kap. 11.4.

FPG-Reaktionsfolge Bei einer arteriellen Minderversorgung des Dickdarms wird der Schädigungsumfang von den Darmbakterien mitbestimmt, wobei Anaerobier eine gangränöse Entzündung (▶ Kap. 13.1.5.1) und Enterotoxin-bildende Keime eine pseudomembranöse Entzündung (▶ Kap. 13.1.2.3) verursachen.

MAK Die Ischämie betrifft die Kolonwand segmental und zirkumferenziell. Sie wird in leichten Fällen zum Innenschichtschaden und in schweren Fällen zum Transmuralschaden.

MIK ▶ Kap. 41.4.

42.3.2   Vaskuläre Ektasien

DEF (Syn.: Angiodysplasie) Sammelbegriff für erworbene, recht häufige Anomalien der mukösen und submukösen Gefäße, v. a. im Zökum und Ascendens.

FPG-Reaktionsfolge (Oft geringe) venöse Abflussbehinderung im Bereich der Muskelschicht, dadurch staut sich das venöse Blut und bewirkt venöse Gefäßektasien mit Ausbildung arteriovenöser Kurzschlüsse. Es folgen in der Mukosa und/oder Submukosa arterielle Gefäßektasien in Form meist nur radiologisch feststellbarer, abnorm ektatischer, leicht verletzbarer Gefäßknäuel. Sie verursachen etwa 20% der Blutungen im unteren Intestinaltrakt.

42.4   Entzündungsmuster

42.4.1   Viruskolitis

42.4.1.1 CMV-Kolitis
KPG-Prädispositionsfaktor Immundefekt (AIDS, Immunsuppression, ▶ Kap. 14.3).

KPG-Auslösemechanismus CMV-Infekt (Zytomegalieviren) mit Manifestation v. a. im Kapillarendothel. Daraus resultiert eine Mikrozirkulationsstörung mit entsprechenden Schleimhautdefekten im Rahmen eines viralen Entzündungsmusters (▶ Kap. 13.3.3.1).

FPG-Reaktionsfolge Die Darmoberfläche ist mit kleinen Ulzera (▶ Kap. 2.2.1.3) übersät. Bei Abheilung können Strikturen entstehen und zu einem »Stenosemuster« (▶ Kap. 2.3.2) führen.

42.4.2   Bakterienkolitis

KPG-Auslösemechanismen ▶ Kap. 41.5.2.
Im Folgenden wird auf die kausalpathogenetischen Hauptvertreter der Kolitis näher eingegangen.

42.4.2.1 Koloninvasive Infektionen
Prototyp: Shigellenruhr

DEF Gruppe akuter Durchfallserkrankungen wegen Infektion mit Erreger, die wie Shigella dysenteriae in die Darmschleimhaut eindringen und sie mit ihrem Exotoxin schädigen.

KPG-Auslösemechanismus Nach peroraler Infektion haften Bakterien aus der Gruppe Shigella, Salmonella, Escherichia coli, Campylobacter jejuni und Yersinia auf den Darmepithelzellen. Sie dringen in sie ein und bilden ein Exotoxin (Shigatoxin). Dieses ist zytotoxisch und steigert in den Epithelien die cAMP-Produktion, sodass sie große Mengen Wasser und Elektrolyte sezernieren. Daraus resultiert eine fieberhafte

Durchfallerkrankung mit krampfartigen Bauchschmerzen (Shigellenruhr).

FPG-Reaktionsfolge Die Bakterieninvasion setzt in der Schleimhaut eine seröse Entzündung (katarrhalisches Stadium) in Gang. Deshalb sind die Stühle anfänglich wässrig-schleimig (**weiße Ruhr**). Später wird die Entzündungsreaktion pseudomembranös-nekrotisierend (◘ Abb. 13.5). Es bilden sich dann gelbgraue Beläge (pseudomembranöses Stadium) und die Stühle werden blutig (**rote Ruhr**). Die Entzündung kann zu tiefen Schleimhautulzerationen mit Neutrophilen-Demarkation führen (ulzeröses Stadium).

42.4.2.2 Kolotoxische Infektionen

Prototyp: Clostridium-difficile-Colitis

DEF Gruppe akuter Durchfallerkrankungen wegen Infektion mit Erregern wie Clostridium difficile, welche die Darmschleimhaut durch ihre Enterotoxine schädigen, ohne in sie einzudringen.

KPG-Auslösemechanismus Durch Antibiose einer Bakterieninfektion (► Kap. 13.1.2.3, ► Kap. 41.5.2) werden pathogene Stämme von Clostridium difficile selektioniert. Sie bilden Exotoxine, mit denen sie das Schleimhautepithel so zerstören, dass eine pseudomembranös-nekrotisierende Entzündung (antibiotikainduzierte Kolitis) entsteht.

FPG-Reaktionsfolge Auslösung einer nekrotisierenden Schleimhautentzündung mit Bildung 2–3 mm großer, nicht wegwischbarer, gelblicher Beläge aus Schleim, Fibrin und Zelldetritus, die sich zu flächenhaften Pseudomembranen ausdehnen können (◘ Abb. 42.1). Da die Bakterien nicht in die Schleimhaut eindringen, fehlt hier auch ein Neutrophileninfiltrat. Das Resultat sind akute Bauchschmerzen, Fieber und schleimig-blutige Durchfälle.

42.4.2.3 Kolohämorrhagische Infektionen

Prototyp: EHEC-Kolitis

DEF Gruppe akuter Durchfallerkrankungen wegen Infektion mit Erregern wie enterohämorrhagische Escherichia coli, die ohne Invasion in der Darmschleimhaut hämorrhagische Nekrosen hervorrufen.

KPG-Auslösemechanismus Nach exogener Infektion mit besonderen Escherichia-coli-Stämmen bilden diese shigaähnliche Exotoxine (Verotoxine). Damit schädigen sie Schleimhautepithelien samt Kapillarendothelien, sodass Schleimhautblutungen und blutige

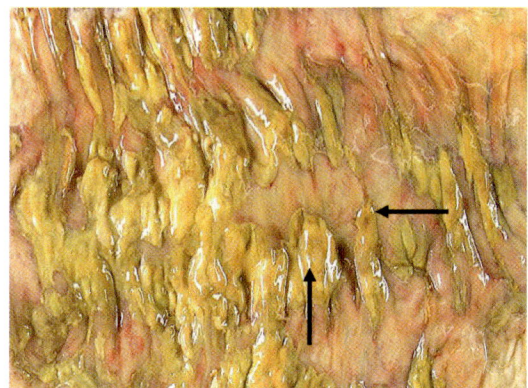

◘ **Abb. 42.1.** Bakteriotoxische Kolitis (Antibiotikakolitis) mit fibrinösen Pseudomembranen (Pfeile)

Durchfälle folgen. Ein Teil der Patienten entwickelt ein hämolytisch-urämisches Syndrom (► Kap. 10.5.3.1) oder eine thrombotisch-thrombozytopenische Purpura (► Kap. 10.5.3.2).

42.4.3   Protozoenkolitis

42.4.3.1 Amöbenkolitis

DEF In tropischen Ländern häufige Durchfallerkrankung wegen (entero-)invasiver Infektion mit dem Protozoon Entamoeba histolytica.

KPG-Auslösemechanismus Nach peroraler Aufnahme besiedeln Zysten von Entamoeba histolytica den Darm. Dort reifen diese zu Trophozoiten aus und bilden proteolytische und zytotoxische Enzyme, womit sie das Gewebe invadieren und histolytisch schädigen. Auf diese Weise entstehen flache, von einem reparativen Granulationsgewebe umsäumte Ulzera mit zahlreichen Trophozoiten im Schorf. Folge davon sind blutig-schleimige Durchfälle mit Bauchschmerzen (Amöbenruhr). Bricht das Schleimhautulkus durch, resultiert eine Fistel. Sie kann narbig-stenosierend abheilen. Gelegentlich kann der Entzündungsherd auch tumorartig imponieren (Amöbome) und die Erreger hämatogen, v. a. in die Leber streuen (► Kap. 45.4.6).

42.4.4   Iatrogene Kolitis

DEF Wenig häufige, durch therapeutische Maßnahmen hervorgerufene Gruppe entzündlicher Darmerkrankungen.

42.4.4.1 Antibiotikainduzierte Kolitis

DEF (Syn.: Pseudombranöse Kolitis) Durch Antibiotikaverabreichung ausgelöste pseudomembranöse Kolitis wegen Überwucherung der Darmflora durch pathogene Stämme von Clostridium difficile (◘ Abb. 13.5).

KPG ▶ Kap. 42.4.2.2.

42.4.5   Autoaggressive Kolitis

DEF Wenig häufige Gruppe chronisch entzündlicher Darmerkrankungen mit autoaggressivem Entzündungsverlauf.

42.4.5.1 Morbus Crohn

▶ Kap. 41.5.5.1.

42.4.5.2 Colitis ulcerosa

DEF Wenig häufige, chronische Erkrankung aus dem Formenkreis der »inflammatory bowel diseases« (IBD) mit Entzündungsbeschränkung auf die Mukosa-Submukosa und einem kontinuierlichen, meist rektooral gerichteten Ausbreitungsmuster.

KPG-Prädispositionsfaktoren Mutation muzinkodierender Gene in <1% der Fälle.

KPG-Auslösemechanismus Er ist noch ungeklärt und dürfte auf dem Zusammenwirken folgender Faktoren beruhen:
- **Immunregulationsstörung** mit Dysbalance pro- und kontrainflammatorischer Effekte und Ent-

wicklung einer autoaggressiven Entzündung. Assoziation mit Autoimmunerkrankungen wie primärsklerosierender Cholangitis (▶ Kap. 46.2.3), autoimmunhämolytischer Anämie (▶ Kap. 26.2.4.5).
- **Rauchen** senkt das Erkrankungsrisiko.

FPG-Reaktionsfolge Die Entzündung beginnt meist im Rektum und dehnt sich oralwärts als ausgedehnte Kolitis bis ins rechte Hemikolon und als Pankolitis manchmal auf das ganze Kolon aus. Selten entsteht eine retrograde Anschluss-Ileitis« (Backwasch-Ileitis).

Zeitlicher Verlauf:
- **Früh:** Mukosahyperämie mit diffusem Plasmazellinfiltrat und Neutrophilenansammlung in den Kryptenlumina unter dem Bild sog. Kryptenabszesse (◘ Abb. 42.2). Die Schleimhaut ist leicht verletzlich (Spontanblutung). Sie atrophiert unter Haustrierungsverlust (radiologisch: Fahrradschlauch-Aspekt) und ulzeriert.
- **Spät:** regeneratorische Veränderung der Kryptenarchitektur in Form von Verkürzung und unregelmäßiger Verzweigung. Auslösung reparativer Pseudotumoren (◘ Abb. 42.3) unter dem Bild entzündlicher Pseudopolypen (▶ Kap. 6.3.9.1) wegen gestörtem epithelio-stromalem Crosstalk (▶ Kap. 16.1.1). Nach 10-jähriger Krankheitsdauer entstehen flache Epitheldysplasien als Vorläuferläsionen eines Kolorektalkarzinoms (▶ Kap. 16.3.1.1, ◘ Abb. 16.11a,b).

Ausdehnung:
- **Fulminante Kolitis** mit tief-intramuraler Entzündungsausdehnung. Gefahr der Perforation und Fistelung (▶ Kap. 2.2.1.6) mit/ohne Peritonitis.

◘ **Abb. 42.2.** Kryptenabszesse aus Neutrophilen-Ansammlungen (Pfeil) bei Colitis ulcerosa (Vergr. 15, HE)

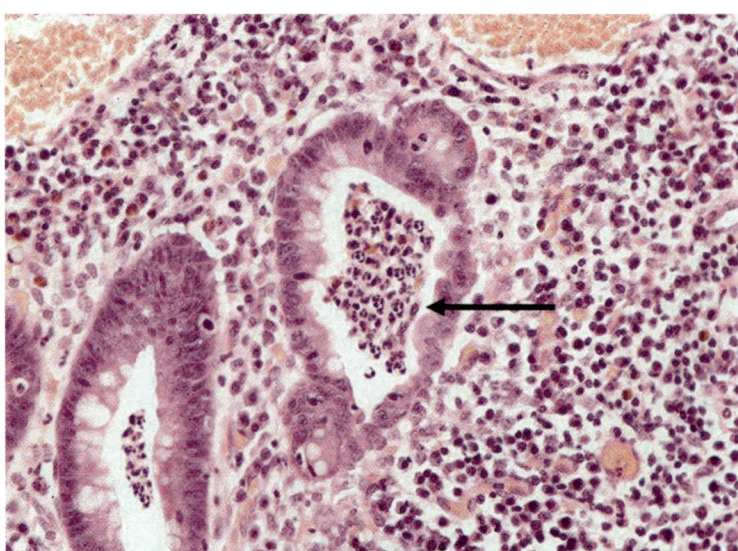

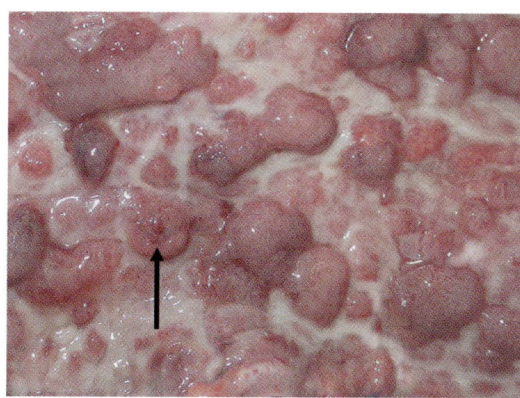

Abb. 42.3. Colitis ulcerosa mit Epithelregeneraten (Pfeil)

- **Toxisches Megakolon** mit Entzündungsausdehnung aufs gesamte Kolon und mit extremer Dilatation wegen entzündlicher Schädigung von Muskularis und Plexus myentericus. Dies bewirkt ein »Dilatationsmuster« (▶ Kap. 2.2.3).

42.4.6 Appendizitis

DEF Sammelbegriff für sehr häufige, isolierte Entzündungen der Appendix vermiformis.

KPG-Auslösemechanismen Meist unbekannt).
- **Entleerungsstörung** wegen MALT-Hyperplasie, Kotsteine, Unverdaubares, Würmer wie Enterobius vermicularis (▶ Abb. 42.4), Narbenstenose oder Tumor.
- **Appendixdivertikel** in Form von Wandausstülpungen. Dadurch Fäzesretention und Entzündung.
- **Bakterielle Infektion** v. a. durch überwuchernde Darmkeime.

FPG-Reaktionsfolge
- **Appendicitis erosiva** (nach 6 h): Primärläsion in Form einer fokal-oberflächlichen Schleimhautläsion mit Serosahyperämie (Rötung).
- **Appendicitis (ulcero-)phlegmonosa** (nach 6–24 h): Die Primärläsion geht in ein Ulkus über und ist Ausgangspunkt für eine diffuse Neutrophileninfiltration. Dies führt zur fibrinösen Periappendizitis. Dadurch verkleben die Nachbarorgane und bilden einen perityphlitischen Abszess. Daraus resultieren nach der Abheilung Verwachsungen. Sie erzwingen ein »Stenosemuster« (▶ Kap. 2.3.2). Es folgt ein Bridenileus und/oder eine Eileiterstörung (Sterilität, Extrauteringravidität, ▶ Kap. 61.3.3). Schließlich obliteriert die Appendix narbig und bedingt ebenfalls über ein »Stenosemuster« einen Sekretstau unter dem Bilde einer Mukozele oder eine Entzündungsperpetuierung unter dem Bilde einer chronischen Appendizitis.
- **Appendicitis gangraenosa** (nach 24–48 h): Fortschreitende zundrige Wandnekrosen der Appendix. Daraus resultiert eine eitrige Periappendizitis mit Gefahr einer Perforation in die Bauchhöhle und nachfolgender kotiger Peritonitis (▶ Kap. 44.3.1).

Abb. 42.4. Appendicitis oxyurica mit intraluminalen Oxyuren (Pfeil, Vergr. 10, HE, Interferenzkontrast)

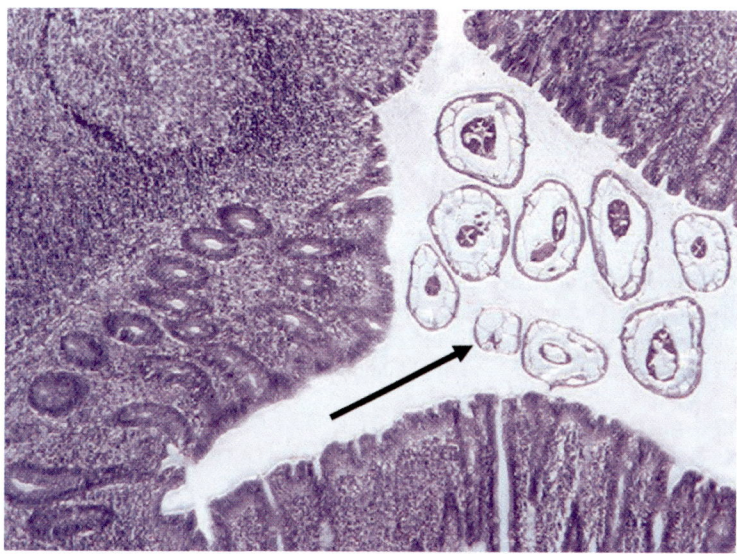

42.5   Tumorartige Muster

42.5.1   Hyperplastischer Polyp

DEF Zweithäufigster, flach-breitbasiger Dickdarmpolyp aus verlängerten Krypten ohne Epitheldysplasien, ohne Malignitätspotenzial, ohne Symptome.

KPG-Auslösemechanismus Dyskinesie des Zellumsatzes wegen fokaler Regulationsstörung der epithelialen Proliferation, Differenzierung und Apoptose. Keine familiäre Polypose.

MIK Polyp (▶ Kap. 2.2.2.5) besteht aus gewucherten Krypten mit verlängertem, mikropapillär aufgefaltetem (Sägeblattaspekt), schleimbildendem Zylinderepithel mit Becherzellen (◘ Abb. 42.5).

42.5.2   Inflammatorischer Polyp

DEF Wenig häufiger Dickdarmpolyp in Form eines entzündlichen Pseudopolypen ohne Epitheldysplasien, ohne Malignitätspotenzial.

KPG-Auslösemechanismus Die polypösen Granulationsgewebs-Pseudotumoren (▶ Kap. 6.3.9.1) entstehen im Ulkusrandbereich einer Colitis ulcerosa und persistieren nach abgeklungener Entzündung.

MAK Fadenförmige (filiforme) Polypen variabler Größe. Sie ragen ins Lumen hinein, sodass sie leicht verletzbar sind. Sie provozieren je nach Größe ein »Stenosemuster« (▶ Kap. 2.3.2).

MIK Polyp mit verlängert-verzweigten, dysplasiefreien Krypten und mit leukozytär infiltriertem Stroma. Häufig sind die Polypenspitzen entzündlich lädiert und mit reaktiven Epithelatypien bedeckt.

42.5.3   Juveniler Polyp

DEF Wenig häufiger Dickdarmpolyp mit glatter Oberfläche aus der Gruppe der Hamartome ohne Epitheldysplasien. Trotz ihrer historischen Bezeichnung kommen sie in jedem Lebensalter vor. Kein Malignitätspotenzial.

KPG-Auslösemechanismen
- Hamartomatöse Läsion (▶ Kap. 15.3, ▶ Kap. 41.6.1) mit
- Dyskinesie des Zellumsatzes mit
- kryptaler Schleimretention.

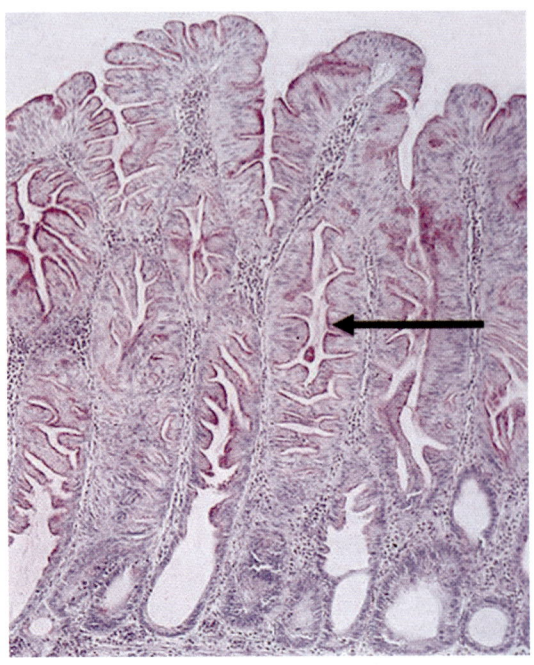

◘ **Abb. 42.5.** Hyperplastischer Kolonpolyp mit typischem polypösem Formmuster aus sägezahnartig gefälteten Kryptenepithelien (Pfeil, Vergr. 10, PAS)

MIK Breitbasiger Polyp aus zystischen schleimbildenden Drüsen in einem ödematösen Stroma mit Erosionsblutungen.

42.5.3.1   Juvenile intestinale Polypose
DEF Seltenes, vererbtes Syndrom mit Bildung zahlreicher juveniler Polypen (▶ Kap. 2.2.2.5), mit Epitheldysplasien und frühzeitiger Entwicklung kolorektaler Karzinome.
Lokalisation: Kolon, Dünndarm und/oder Magen.

KPG-Auslösemechanismus Mutation von Landscaper-Genen (MADH4-Gen und BMP-Rezeptorgen) mit Störung des epithelio-stromalen Crosstalks (▶ Kap. 16.1.1).

42.5.4   Peutz-Jeghers-Syndrom

DEF Seltenes, vererbtes Syndrom mit Bildung multipler polypöser Hamartome im gesamten Gastrointestinaltrakt und mit charakteristischer Perioralpigmentierung und erhöhtem Risiko für Intestinal- und Extraintestinalkarzinome.

KPG-Auslösemechanismus Mutation eines Landscaper-Gens (STK-11-Gen: »Mehrzweck«-Serin-Threo-

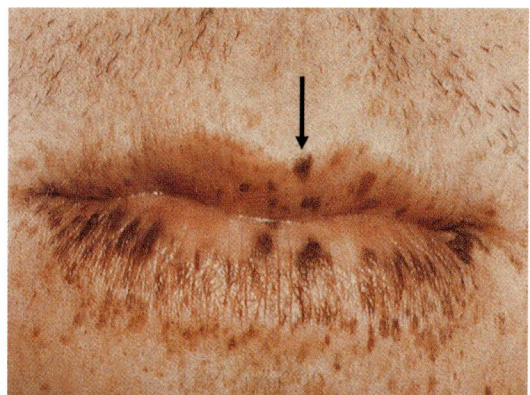

Abb. 42.6. Peutz-Jeghers-Syndrom mit periorbitalen Pigmentflecken (Pfeil)

nin-Kinase) mit Störung des epithelio-stromalen Crosstalks (▶ Kap. 16.1.1).

MAK Multiple, oft gestielte Polypen (▶ Kap. 2.2.2.5) mit Neigung zur Torsion und/oder Invagination und damit wiederum Neigung zur unteren Gastrointestinalblutung (■ Abb. 42.6).

MIK Charakteristik des Polypen vom Peutz-Jeghers-Typ: epithelbedeckte, glattmuskuläre Verästelungen der Muscularis mucosae.

Klinik
Peutz-Jeghers-assoziierte Läsionen: ■ periorale mittelbraune Pigmentflecken (▶ Kap. 3.6.1.2), ■ endokrin-aktive Gonadentumoren → Pubertas praecox, Gynäkomastie.

42.6 Neoplasiemuster

42.6.1 Adenom

DEF (Syn.: adenomatöser Polyp, obsolet!) Gruppenbezeichnung für gutartige, polypöse Drüsentumoren der Dickdarmschleimhaut, v. a. im Sigma-Rektum mit der prospektiven Bedeutung einer präkanzerösen Läsion.

KPG-Auslösemechanismus Meist sporadisch wegen Zusammenwirken folgender Umweltfaktoren (▶ Kap. 16.2.1.1):
■ Ballaststoffarme Ernährung mit viel Fleisch und viel tierischem Fett,
■ A-, E- und C-Hypovitaminose.

FPG-Reaktionsfolge Ausgangspunkt dieser Adenome ist eine Zelle in der kryptobasalen Proliferationszone. Von dort aus wachsen die Tumorzellen anterograd an die Oberfläche und retrograd in die Krypten oder ins Umgebungsstroma. Damit wird die Proliferationszone an die Oberfläche verlagert (Aspekt der inversen Proliferationszone). Adenome sind potenzielle Karzinomvorläufer und entwickeln sich im Verlaufe von etwa 20 Jahren über eine mehrstufige Sequenz genetischer Ereignisse mit Tumorsuppressorgen-Inaktivierung und Onkogenaktivierung über ein intramukosales Karzinom (Carcinoma in situ) zu einem invasiven Karzinom. Dies bezeichnet man als Adenom-Karzinom-Sequenz (▶ Kap. 16.3.1.1). An dieser Sequenz ist die Deregulierung von Tyrosinkinasen mit entsprechender Deregulierung von growth factors wie VEGF und PDGF beteiligt (molekularbiologischer Therapieansatz!). Hinzu kommt eine Deregulierung des apoptotischen Zelltodprogramms durch inflammatorische Substanzen (Therapieansatz mit NSAR!).

MAK-Wachstumsmuster
■ Gestieltes Adenom (■ Abb. 42.7),
■ schmalbasiges Adenom,
■ breitbasiges (sessiles) Adenom (■ Abb. 42.8).
Blutungsneigung wegen mechanischer Exposition und Verletzbarkeit.

> ✉ **Take-home-message**
> Das Entartungsrisiko eines Adenoms ist um so höher, je größer (>4 cm!) und multipler. Villöse Adenome und Adenome mit höhergradigen Dysplasien entarten öfter als die anderen Adenomtypen. Eine Hochregulierung der telomerenerosionsverhindernden Telomerase (▶ Kap. 16) und/oder des Apoptose verhindernden Survivins in den Adenomzellen zeigt längerfristig eine metachrone Karzinomentwicklung an.

MIK Typen:
■ **Tubuläres Adenom:** ca. 75% der Adenome (■ Abb. 16.17),
■ **villöses Adenom:** ca. 5% der Adenome (■ Abb. 16.18),
■ **tubulovillöses Adenom:** ca. 20% der Adenome.

42.6.1.1 Familiäre adenomatöse Polypose (FAP)

DEF (Syn.: familiäre Kolonadenomatose) Seltenes, vererbtes Syndrom mit Entwicklung von >100 Adenomen im Kolon oft auch im übrigen Gastrointestinaltrakt sowie von anderen Läsionen.

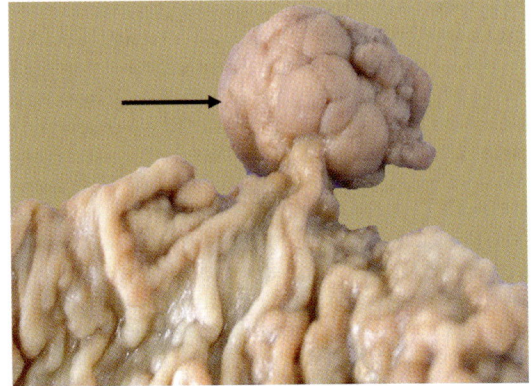

▣ **Abb. 42.7.** Gestieltes tubuläres Kolonadenom (Pfeil)

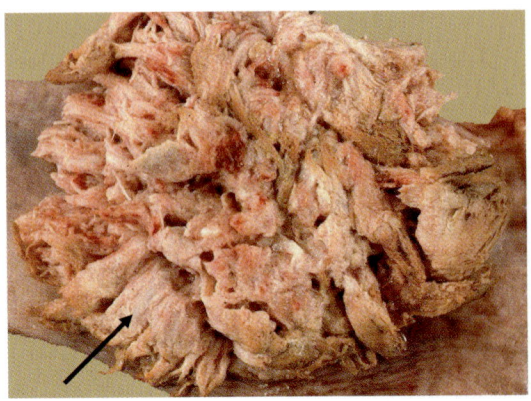

▣ **Abb. 42.8.** Sessiles, breitbasiges, villöses Adenom des Sigmakolons (Pfeil)

KPG-Auslösemechanismus Hereditäre Mutation des Gatekeeper-Gens APC (Adenomatöse-Polyposis-Coli, ▶ Kap. 16.1.2.3). Sie prädisponiert zur Entstehung Hunderter Adenome (▣ Abb. 42.9), die ab dem 20. Lebensjahr erkennbar und nach jahrelangem Verlauf durch weitere sporadische Mutationen in Form von Kolorektalkarzinomen invasiv werden.

MIK (Meist nur) tubuläre Adenome.

🕮 **Wissensvertiefung**
  FAP assoziierte Läsionen
  ▬ Multiple Drüsenkörperzysten im Magen (▶ Kap. 40.5.4),
  ▬ mesenteriale Fibromatose (▶ Kap. 79.4.2),
  ▬ Congenital Hypertrophy of Retinal Pigment Epithelium,
  ▬ Unterkieferosteome (▶ Kap. 77.6.2.1),
  ▬ multiple Epidermiszysten (▶ Kap. 64.2.1).

42.6.2   Kolorektalkarzinom

DEF Gruppenbezeichnung für alle malignen epithelialen Primärtumoren des Kolons, einschließlich des Rektums (aber ohne Analkanal) mit drüsiger Differenzierung (▣ Tab. 42.1).

✉ **Take-home-message**
2. häufigste Krebsneuerkrankung bei beiden Geschlechtern. 2. häufigste Krebstodesursache beim Mann, 3. häufigste Krebstodesursache bei der Frau.

Lokalisation: 50% der Fälle im Rektum (digitale Palpationsdiagnostik), 25% der Fälle im Sigma. Gelegentlich imponieren sie als Mehrfachkarzinome, die syn-/metachron auftreten.

KPG
Prädispositionsfaktoren:
▬ 90% der Kolorektalkarzinome sind sporadisch, z. T. mit c-ras-Mutation in Form des K-ras.
▬ 10% der Kolorektalkarzinome sind assoziiert mit FAP (Mutation des APC-Gens; ▶ Kap. 16.1.2.3), HNPCC mit Caretaker-Genmutationen (▶ Kap. 16.1.2.4) oder Colitis ulcerosa (▶ Kap. 42.4.5.2).

Vorläuferläsionen:
▬ Polypöse Adenome bei 90% der Fälle (▣ Abb. 16.17, ▣ Abb. 16.18),
▬ flache, nichtpolypöse Adenome bei HNPCC (▶ Kap. 42.6.2.1),

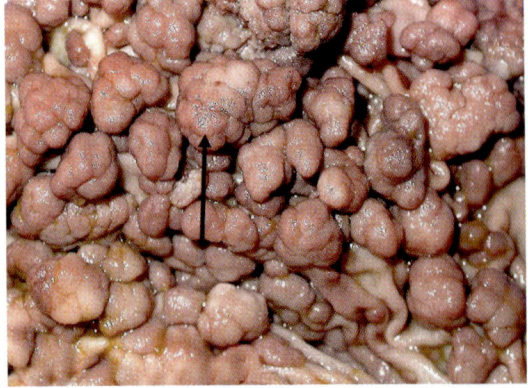

▣ **Abb. 42.9.** Kolonausschnitt bei familiärer adenomatöser Polypose (FAP) mit multiplen polypösen Tumoren (Pfeil)

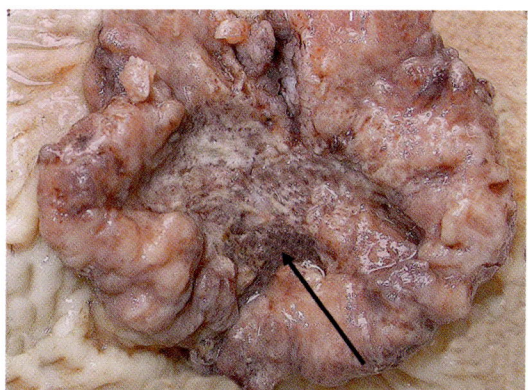

Abb. 42.10. Exulzeriertes Kolonkarzinom (Ringwallkarzinom) mit zentralem Ulkus (Pfeil)

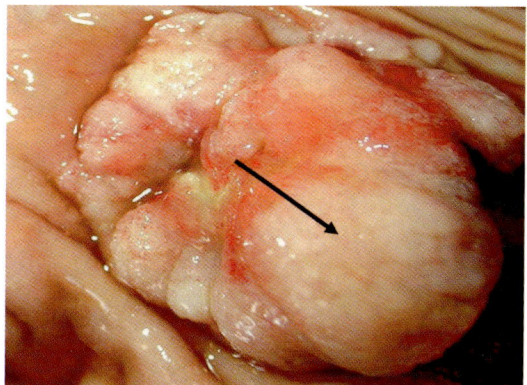

Abb. 42.11. Exophytisch-polypöses Kolonkarzinom (Pfeil)

— flache Epitheldysplasie bei kolitisassoziiertem Karzinom (■ Abb. 16.11a,b).

FPG-Reaktionsfolge
— Hinsichtlich **makroskopischem Wachstumsmuster** (▶ Kap. 40.6.3.2):
  - **Schüsselförmig exulzeriert:** Ringwallkarzinom (■ Abb. 42.10).
  - **Polypös-exophytisch:** Blumenkohlkarzinom, fast immer »Karzinom-aus-Adenom« (■ Abb. 42.11).
  - **Diffus-infiltrierend:** undifferenziertes Karzinom.
  Nahezu alle Kolorektalkarzinome ulzerieren und bewirken dadurch
  - klinisch fassbare okkulte Blutungen bis hin zur Anämie und
  - eine Perforationsneigung bis hin zur Fistelung und Peritonitis.
  Durch die Wandinfiltration erzwingen sie ein »Stenosemuster« (▶ Kap. 2.3.2) und verändern dadurch den Defäkationsrhythmus, indem sich Diarrhö und Obstipation abwechseln.
— Hinsichtlich **histologischem Wachstumsmuster:**
  - **Adenokarzinom** (ca 70% der Fälle) mit tubulärer, villöser (papillärer) oder kribriformer Konfiguration und variablem Differenzierungsgrad (Grad I–III). Sie metastasieren häufiger lymphogen als das muzinöse Karzinom (■ Abb. 16.24).
  - **Muzinöses Karzinom** (ca. 20% der Fälle) durchweg mit schlechtem Differenzierungsgrad (■ Abb. 16.25).
  - **Siegelringzellkarzinom** meist bei jungen Patienten mit Colitis ulcerosa (■ Abb. 16.26).

  - **Medulläres Karzinom:** undifferenzierte Karzinome mit genetischer Instabilität, v. a. bei HNPCC-Fällen (▶ Kap. 42.6.2.1).
— Hinsichtlich der **Tumorstreuung**:
  Die Kolorektalkarzinome metastasieren nach »epithelio-mesenchymaler Transition« (■ Abb. 6.3) fast immer zuerst lymphogen in Regionallymphknoten (■ Abb. 16.6). Dann metastasieren sie hämatogen nach dem Pfortadertyp (■ Abb. 16.1.4.2■) in die Leber, beim supraanalen Rektumkarzinom nach dem Kavatyp in die Lungen. Gelegentlich metastasieren sie per continuitatem in die Nachbarorgane oder kavitär ins Peritoneum (Peritonealkarzinose, ▶ Kap. 16.1.4.4).

Tab. 42.1. Pathologische TNM-Klassifikation kolorektaler Karzinome

TNM	
pT1	Tumor infiltriert die Submukosa
pT2	Tumor infiltriert bis in Muscularis propria
pT3	Tumor infiltriert bis in Subserosa oder in nicht peritonealisiertes perikolisches/perirektales Gewebe
pT4	Tumor perforiert das viszerale Peritoneum und/oder infiltriert direkt in benachbarte Organe/Strukturen
pN0	tumorfreie Regional-LNN
pN1	Metastasen in 1–3 Regional-LNN
pN2	Metastasen in ≥4 Regional-LNN
pM1	Fernmetastasen
LNN: Lymphknoten	

42

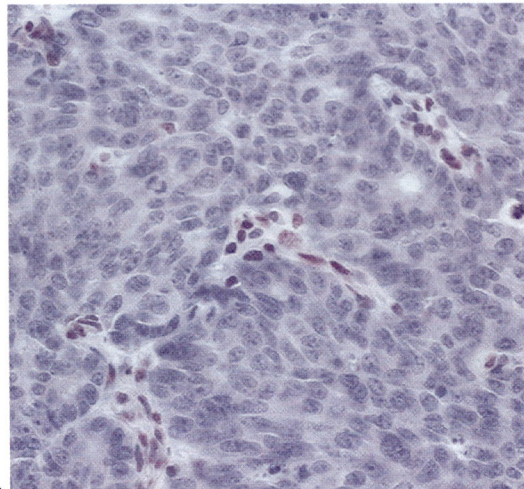 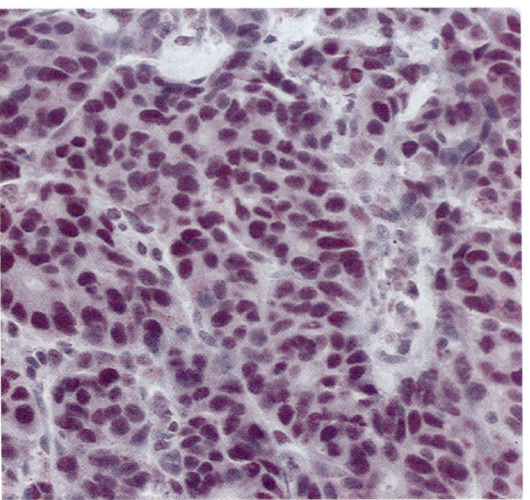

a

b

□ **Abb. 42.12a, b.** Hereditäres nonpolypöses Kolonkarzinom (HNPCC), **a** mit verlorener Expression des hMLH1-Proteins, **b** mit erhaltener Expression des hMLH1-Proteins (rotes Reaktionsprodukt). Vergr. 100, Immunhistochemie

---

Klinik

Prognose beeinflussende Faktoren
Prinzip: Je tiefer die Wandinfiltration, je geringer der histologische Differenzierungsgrad, je distaler die Karzinomlokalisation, je fortgeschrittener das TNM-abhängige klinische Stadium, desto schlechter die Prognose.
Makroskopischer Subtyp: polypöser Typ günstiger als ulzeröser Typ.
Histologischer Subtyp: muzinöser Typ, Siegelringzell-Typ schlechter als andere Subtypen.

Schlecht:
- Alter <40 Jahre
- Lokalisation unterhalb peritonealer Umschlagfalte
- Molekularbiologie:
- K-ras-Mutation (▶ Kap. 16.1.2.2), kein Ansprechen auf anti-EGFR-Therapie.
- CEA-Serumspiegelanstieg (▶ Kap. 16.2.6.1), Rezidivindikator.

42.6.2.1   Hereditary non polyposis colon cancer (HNPCC)

DEF (Syn.: Warthin-Lynch-Syndrom) Seltenes, vererbtes Tumorsyndrom wegen Mutation eines DNA-Reparaturgens mit Entstehung eines Kolorektalkarzinoms (und anderer Tumoren) ohne familiäre Kolonpolypose, vor dem 50. Lebensjahr.

KPG-Auslösemechanismus Aufgrund von Keimbahnmutation in einem der DNA-Mismatch-Repair-Gene aus der Gruppe der Caretaker-Gene (wie hMLH1, hMSH2, hPMS1, hPMS2, oder hMSH6) bleiben Fehler bei der DNA-Replikation unkorrigiert (▶ Kap. 16.1.2.4). Dies bedingt eine genetische Instabilität (Mikrosatelliteninstabilität) und eine Tumorentwicklung (□ Abb. 42.12a, b).

FPG-Reaktionsfolge hinsichtlich des histologischen Wachstumsmusters:
- Oft mischdifferenzierte Adenokarzinome,
- medulläre Karzinome (▶ Kap. 16.9.3).

42.6.3   Endokriner Tumor

DEF Gruppenbezeichnung für seltene, meist benigne, meist flach-erhabene, variabel endokrin inaktive Dickdarmtumoren nach Art von Karzinoiden (▶ Kap. 72.1.1, □ Abb. 16.27).

FPG-Reaktionsfolge je nach Lokalisation:
- **Appendixkarzinoid:** Häufigstes gastrointestinales Karzinoid mit Metabolisierung des von ihm gebildeten Serotonins (▶ Kap. 13) durch die Leber ohne Entwicklung eines Karzinoidsyndroms (▶ Kap. 16.3.5.6). Ein Karzinoidsyndrom manifestiert sich klinisch erst nach einer Lebermetastasierung.
- **Rektumkarzinoid:** Seltenes gastrointestinales Karzinoid in Submukosa (endoskopisch resezierbar). Immunprofil: Expression von Glukagon oder pankreatischem Polypeptid. Keine hormonelle Symptomatik.

43 Analkanal

U.N. Riede, H.E. Blum

❯❯ ❯ Einleitung

Der Analkanal ist derjenige Abschnitt des Darmausgangs, dessen Wandung durch die Schließmuskeln gebildet wird. Sein oberer Teil wird durch Rektummukosa, sein mittlerer Teil durch Transitionalzellmukosa und sein unterer Teil durch Plattenepithel ausgekleidet. Von allen Erkrankungen dieser Region sind eigentlich nur die unbehandelten bösartigen Tumoren lebensbedrohend.

43.1 Fehlbildungsmuster

43.1.1 Atresien

DEF Häufigste, bereits bei der Geburt auffallende Enddarmfehlbildung in Form eines fehlerhaft ausgebildeten Darmausgangs.

KPG-Auslösemechanismus Ausgebliebenes Apoptoseprogramm im Bereich der Analmembran in der 7. Embryonalwoche, dadurch bleibt der Anus verschlossen.

43.2 Fehlzirkulationsmuster

43.2.1 Hämorrhoiden

DEF (Klinisches Syn.: innere Hämorrhoiden) Sehr häufige, variköse Erweiterung des Hämorrhoidalplexus im mittleren Analkanal.

KPG-Prädispositionsfaktor Sog. Bindegewebsschwäche (▶ Kap. 9.1).

KPG-Auslösefaktoren Sitzender Beruf, Adipositas, Obstipation, Schwangerschaft mit pelviner Venostase.

FPG-Reaktionsfolge Die Gefäße des Hämorrhoidalplexus werden ektatisch und wölben die Analschleimhaut in folgenden Positionen knotig vor: 3 Uhr, 7 Uhr und 11 Uhr. Sie erodieren und bluten leicht, dies ist am hellroten Blut auf dem Toilettenpapier erkennbar. Größere Hämorrhoidalknoten werden durch den Analring abgeklemmt, thrombosieren und werden über ein »Obliterationsmuster« fibrös-polypös umgewandelt (▶ Kap. 2.3.4).

📖 Wissensvertiefung
Hämorrhoiden, Portalhypertonie
- Hämorrhoidalplexus: arteriovenöser Schwellkörper.
- Hämorrhoidalplexus besitzt Anastomosen mit der Pfortader.
- Die Werte bei Portalhypertonie sind zu tief, um Hämorrhoiden zu erzeugen.

43.2.2 Perianalthrombose

DEF (Klinisches Syn.: äußere Hämorrhoiden): Recht häufige, schmerzhafte Thrombose einer submukösen Vene am Übergang der Analschleimhaut zur behaarten Analrandhaut.

MAK Schmerzhafte variköse Knoten.

43.3 Entzündungsmuster

43.3.1 Anitis

DEF Recht häufige Schleimhautentzündung im mittleren und unteren Analkanal.

KPG-Auslösemechanismus Begleiterscheinung anderweitiger Entzündungsvorgänge, am häufigsten chronische Diarrhö.

MAK Gerötete, wegen gesteigerter Schleimsekretion und/oder seröser Exsudation, nässend brennende Läsion mit Juckreiz.

43.3.2 Analfissur

DEF Wenig häufige Schleimhauteinrisse im Bereich des unteren äußeren Schließmuskelrandes.

KPG-Auslösemechanismen
- Überdehnungsverletzung bei Defäkation,
- Verletzung durch Thermometer, Sexualspielzeuge,
- Verletzung durch Analverkehr.

43

FPG-Reaktionsfolge Aufgrund eines Defäkationsschmerzes mit reaktiver Sphinkterkontraktion wird die Defäkation gehemmt und die Fissur erweitert.

43.3.3   Anorektalabszesse

DEF Seltene, v. a. in den Analkrypten des mittleren Analkanals gelegene Abszesse (▶ Kap. 2.2.3.4, ▶ Kap. 13.1.3.3).

KPG-Auslösemechanismus Als Folge einer Kotretention in den Analkrypten dringen pathogene Keime in die Perianaldrüsen ein. Dies behindert den Sekretabfluss aus den Drüsen und bewirkt eine lokale Abszedierung.

43.3.4   Perianalfistel

DEF Seltene blind endende oder inter-/transsphinkterisch verlaufende Fistel.

KPG-Auslösemechanismus Wie Anorektalabszess oder als Komplikation des Morbus Crohn (perianaler Morbus Crohn, ▶ Kap. 41.5.5.1). Oft Defektheilung mit Sphinkterinsuffizienz.

43.4   Tumorartige Muster

43.4.1   Inflammatorischer kloakogener Polyp

DEF Wenig häufig, sekundär entzündlich, polypöse Analschleimhaut.

MIK Schleimhautpolyp mit Neutrophileninfiltrat und verlängerten Drüsen der analen Transitionalzone und mit aus der Muscularis mucosae in die Lamina propria einstrahlender glatter Muskulatur.

43.4.2   Fibröser Analpolyp

DEF (Syn.: Mariske, Anodermalpolyp) Recht häufiger, stromareicher Schleimhautpolyp des unteren Analkanals.

KPG Der Polyp entsteht
- im Bereich von Fissuren oder Fisteln,
- als Folge eines thrombosierten Hämorrhoidalknotens.

43.4.3   Condyloma acuminatum

Zum Condyloma acuminatum, ▶ Kap. 55.2.1.

43.5   Neoplasiemuster

43.5.1   Analkanaltumoren

Zur TNM-Klassifikation, ◘ Tab. 43.1.

◘ **Tab. 43.1.** Pathologische TNM-Klassifikation der Analkanalkarzinome

TNM	
pT1	Tumorgröße ≤2,0 cm
pT2	Tumorgröße >2,0 cm ≤5,0 cm
pT3	Tumor >5,0 cm
pT4	Tumor jeder Größe mit Infiltration in Nachbarorgane (Vagina, Harnröhre, Harnblase)
pN0	keine Metastasen in Regional-LNN
pN1	Metastasen in Perirektal-LNN
pN2	unilaterale Metastasen in Parailiakal- oder Inguinal-LNN
pN3	bilaterale Metastasen in Parailiakal- oder Inguinal-LNN
LNN = Lymphknoten	

43.5.1.1   Plattenepithelkarzinom
DEF Seltenes plattenepitheliales Analkanalkarzinom.

KPG-Prädestinationsfaktoren Anale Sexualpraktiken, Homosexualität, HPV- und HIV-Infektion.

FPG-Reaktionsfolge Aus juckender und brennender Vorläuferläsion unter dem Bild einer analen intraepithelialen Neoplasie (AIN) entwickelt sich ein invasives Karzinom mit Erosion und Blutabgang. Es infiltriert die Sphinktermuskulatur und erzwingt ein »Stenosemuster« (▶ Kap. 2.3.2) mit Obstruktionssymptomatik. Es folgt eine lymphogene Metastasierung in Regionallymphknoten.

MAK-Wachstumsmuster
- **Polypös**-exophytisch (selten),
- **endophytisch**-infiltrierend (häufig).

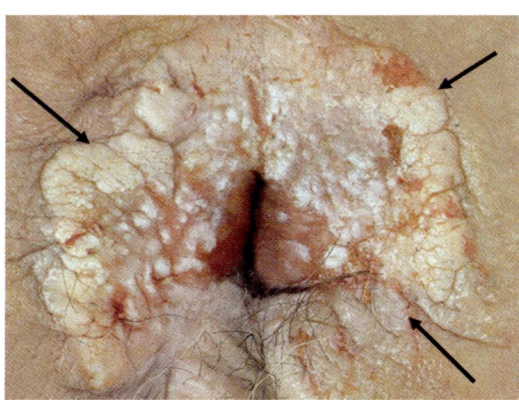

◘ Abb. 43.1. Analrandkarzinom: anales Paget-Karzinom mit infiltrativer Unterwanderung der Haut (Pfeile)

MIK-Wachstumsmuster
- **Basaloider Typ** (kloakogenes Karzinom): etwa 65%, Tumorzapfen aus kleinen (basaloiden) Tumorzellen in palisadenartiger Anordnung.
- **Großzelliger Typ:** etwa 35%.

43.5.1.2 Adenokarzinom

DEF Seltenes, von der rektumidentischen Schleimhaut des oberen Analkanals ausgehendes Karzinom.

43.5.2 Analrandtumoren

DEF Sammelbegriff für seltene, flächig infiltrierende Plattenepithelkarzinome der Linea anocutanea mit besserer Prognose als Analkanalkarzinome (◘ Abb. 43.1).

Klinik	

Prognose beeinflussende Faktoren:
Günstig:
- Kleine Tumoren ohne Lymphknotenmetastasen
- Lokalisation: Analrandkarzinom

Schlecht:
- Lokalisation: Analkanalkarzinom
- Histologie: hoher Kernploidiegrad und geringe Differenzierung
- Molekularbiologie: bcl-2-negative und p53-positive Tumoren

Peritoneum

44 Bauchfell

U.N. Riede, H.E. Blum

 Einleitung

Das Peritoneum bildet mit seinem parietalen und viszeralen Blatt einen Hohlraum. Dadurch gewährleistet es eine reibungsarme Beweglichkeit der Darmschlingen. Sowie diese im Rahmen einer Entzündung oder nach metastasierender Tumoraussaat miteinander verkleben und/oder verwachsen, kann es zur lebensbedrohlichen Darmlähmung kommen. Einem ähnlichen Vorgang begegnet man beim eher seltenen Primärtumor des Peritoneums in Form des malignen Mesothelioms und bei kavitärer Tumoraussaat.

44.1 Fehlfunktionsmuster

44.1.1 Aszites

DEF (Syn.: Bauchwassersucht) Häufige Ansammlung größerer Flüssigkeitsmengen in der freien Bauchhöhle.

KPG-Formen
- **Osmotisch/onkotische Formen** mit bernsteinfarben, klarem Transsudat (▶ Kap. 12.1.2, ▶ Kap. 12.1.4). Sie beruhen auf
  - Portalhypertonie,
  - Rechtsherzversagen mit venöser Stauung,
  - Hypalbuminämie wegen defizitärer hepatischer Synthese oder wegen Eiweißverlustes mit nachfolgend erniedrigtem onkotischem Druck.
- **Entzündlicher Aszites** (häufig) mit flockig, trübem Exsudat wegen lokaler oder diffuser Peritonitis.
- **Hämorrhagischer Aszites** (häufig) mit blutig, roter Flüssigkeit wegen Neoplasien, Peritonealtuberkulose (selten).
- **Chylöser Aszites** (selten) mit milchig, trüber Flüssigkeit wegen Lymphgefäßruptur (meist), wegen Lymphangiom (selten).
- **Muzinöser Aszites** (selten) mit schleimig, gallertiger Masse bei Pseudomyxoma peritonei (▶ Kap. 44.4.3).

FPG-Reaktionsfolge Aufgrund eines Aszites steigt der Abdominaldruck an. Es folgt ein Zwerchfellhochstand mit Atembehinderung, körperliche Immobilisation und eine Neigung zu Bauchwandhernien (▶ Kap. 44.2.1).

44.2 Dilatationsmuster

44.2.1 Hernie

DEF (Syn.: Bruch) Häufige Bauchfellausstülpungen durch Lücken in der Bauchwand, oft zusammen mit Vortreten von Eingeweiden aus der Bauchhöhle.

FPG-Reaktionsfolge Als Folge erworbener oder angeborener Defekte bilden sich in den abdominalen Faszienund/oder Muskelschichten der Bauchwand Lücken. Das Parietalperitoneum stülpt sich durch diese Lücken aus. Dabei unterscheidet man folgende Bruchelemente:
- Bruchpforte als Bauchwandlücke,
- Bruchsack als ausgestülpter parietaler Peritonealteil,
- Bruchhülle als Bruchsack umgebende Struktur,
- Bruchinhalt als Eingeweideteile,
- Bruchwasser als Transsudat des gereizten Bruchsacks.

FPG-Reaktionsfolge Als Folge einer Inkarzeration (Bruchinhalt-Einklemmung) werden die Blutgefäße abgeklemmt. Es folgt die Sequenz: Ischämie → Nekrose → Peritonitis (▶ Kap. 44.3.1).

44.3 Entzündungsmuster

44.3.1 Bakterielle Peritonitis

DEF (Klinisches Äquivalent: akutes Abdomen) Häufige, meist akut-eitrige Bauchfellentzündung.

KPG-Auslösemechanismus Häufig endogene, selten exogene Infektion wegen folgender Prozesse:
- **Perforationsperitonitis** wegen Darmperforation wie peptisches Duodenalulkus, Appendizitis, Cholezystitis oder Sigmadivertikulitis. Dadurch gelangen Darmkeime in die Bauchhöhle.
- **Translokationsperitonitis** (Spontanperitonitis): Wegen Ischämie oder Abwehrschwäche (v. a. Leberzirrhose) gelangen Darmkeime passiv in die Bauchhöhle (◘ Abb. 44.1).
- **Iatrogene Peritonitis:** Keimeinschleppung wegen Aszitespunktion, Laparoskopie, Abdominalchirurgie, Peritonealdialyse.

44

◘ Abb. 44.1. Fibrinöse (viszerale) Peritonitis mit Serosarötung und Fibrinexsudation (Pfeil) als Beispiel einer akuten fibrinösen Entzündung. Folge davon: fibrinöse Verklebung der Darmschlingen untereinander (interenterische Verklebung)

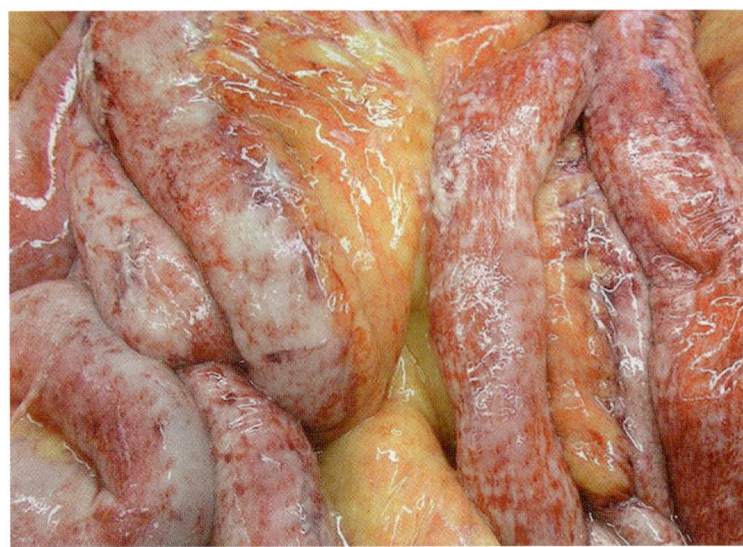

- **Metastatische Peritonitis:** wegen hämatogener Bakterienstreuung in die Bauchhöhle bei Sepsis.

FPG-Reaktionsfolge Aufgrund einer Bakterieninfektion wird eine Sepsis (▶ Kap. 13.1.6.5) und/oder eine fibrinös-eitrige Entzündungsreaktion (▶ Kap. 13.1.2) ausgelöst. Dadurch bilden sich Fibrin-Eiterbeläge auf dem Peritoneum und den Periteonealblättern. Die Darmschlingen verkleben deshalb miteinander, sodass sich der Eiter dazwischen unter dem Bild »interenterischer Empyeme« ansammelt. Dies zieht über ein »Organisationsmuster« (▶ Kap. 5.5.4) interenterische Verwachsungen nach sich. Sie behindern mechanisch die Darmmotilität und erzwingen über ein »Stenosemuster« (▶ Kap. 2.3.2) einen Ileus (▶ Kap. 41.3.1).

44.3.2   Abakterielle Peritonitis

DEF Seltene, primär nichteitrige Peritonitis.

KPG-Auslösefaktoren und resultierende Formen
- **Toxische Peritonitis** wegen Sekreten wie Galle, Magensaft, Pankreasenzyme oder Metabolite wie Urämiegifte, Porphyrine bei akuter Porphyrie (▶ Kap. 8.9).
- **Fremdkörperperitonitis** wegen bariumhaltigen Röntgenkontrastmittels, talkumhaltigen Handschuhpuders oder Operationstupfern.
- **Sklerosierende Peritonitis** wegen chronischer ambulanter Peritonealdialyse (CAPD-Peritonitis) mit zytokinbedingter Auslösung eines »fibrodestruktiven Musters« (▶ Kap. 2.4.2).

- **Seröse Peritonitis** als Begleitphänomen bei seltenen Erkrankungen wie Kollagenosen (▶ Kap. 6.3.6) und hereditär-familiärem Mittelmeerfieber.

44.4   Neoplasiemuster

44.4.1   Fibromatosen

44.4.1.1   Retroperitonealfibrose

DEF (Syn.: Morbus Ormond) Seltene aggressive, tumorartige Entzündung des Retroperitonealgewebes.

KPG-Auslösemechanismus Unbekannt.

FPG-Reaktionsfolge Durch Auslösung einer Periaortitis (weshalb?) mit Einmündung in ein »fibrodestruktives Muster« (▶ Kap. 23.4.2) entsteht eine fibrotischzellarme Faserplatte, welche die Gefäße (Aorta) und Ureteren ummauert und damit ein »Stenosemuster« (▶ Kap. 2.3.2) erzwingt. Daraus resultiert die Abfolge: Hydroureter → Hydronephrose (▶ Kap. 50.3.2) → Niereninsuffizienz.

44.4.2   Maligne Peritonealtumoren

44.4.2.1   Malignes Peritonealmesotheliom

DEF Sammelbegriff für seltene, maligne mesotheliale Primärtumoren des Peritoneums.

KPG-Auslösemechanismus Asbestexposition (▶ Kap. 16.2.4.3, ▶ Kap. 34.3.5.1, ▶ Kap. 35.4.1).

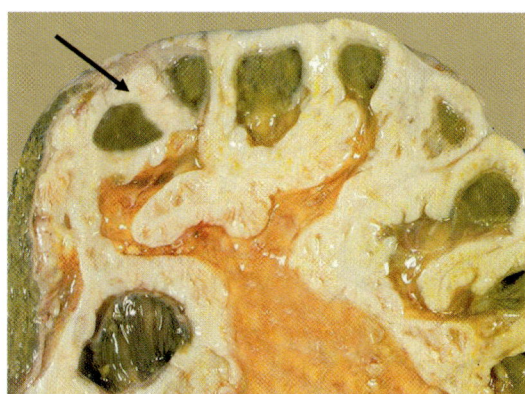

Abb. 44.2. Peritoneales malignes Mesotheliom mit Ausdehnung im Bereich des viszeralen Peritoneums (Pfeil). Grün: die eingemauerten Darmschlingen

MAK Wachstumsmuster bei allgemeiner Ausbreitung entlang der Peritonealoberfläche:
- **Diffuser Typ** mit zentimeterdicker plattenförmiger Ausdehnung (■ Abb. 44.2): seltener, prognostisch schlechter.
- **Multinodulärer Typ** mit multiplen, zentimetergroßen Tumorknoten: häufiger, prognostisch günstiger.

MIK ▶ Kap. 35.4.1. Meist epithelialer Subtyp mit etwas günstigerer Prognose als die anderen Typen.

FPG-Reaktionsfolge Blähbauch, Obstipation, Kachexie, maligner Aszites. Gelegentliche Infiltration in Abdominalorgane. Oft Lymphknoten- und Fernmetastasen. Insgesamt etwas günstigere Prognose als beim Pleuramesotheliom.

44.4.2.2 Pseudomyxoma peritonei

DEF Gruppenbezeichnung für sehr seltene Zustände mit Schleimansammlung in der Peritonealhöhle.

FPG-Formen
- **Azelluläre Form** (5%): Schleimansammlung ohne Epithelimplantate wegen geplatzter Appendix-Mukozele. Gute Prognose.
- **Zelluläre Form** ohne Atypien (75%): Schleimansammlung mit muzinösen, atypiefreien Epithelimplantaten wegen muzinösen Zystadenoms der Appendix oder muzinösen Borderline-Tumors des Ovars. Intermediäre Prognose.
- **Zelluläre Form** mit Atypien (20%): Schleimansammlung mit Implantaten atypischer schleimbildender Einzelzellen (Siegelringzellen) oder adenoiden Zellgruppen wegen muzinösen Zystadenokarzinoms der Appendix, des Ovars oder des Intestinaltraktes. Ungünstige Prognose.

44.4.2.3 Peritonealkarzinose

DEF Sammelbegriff für häufige kavitäre Metastasierung (▶ Kap. 16.1.4.4) verschiedener Karzinome.

KPG-Auslösetumoren V. a. Ovarial-, Magen-, Pankreas-, Kolorektal- oder Mammakarzinom. Die Karzinomzellen besiedeln v. a. den Mesenterialansatz und als tiefste Stelle der Bauchhöhle bei Frauen die Excavatio rectouterina und bei Männern die Excavatio rectovesicalis.

FPG-Reaktionsfolge Hämorrhagischer Aszites (▶ Kap. 44.1.1) oft mit zytologisch nachweisbaren Tumorzellen.

Verdauungsorgane: Hepatopankreas

45 Leber

U.N. Riede, A. zur Hausen, H.E. Blum

 Einleitung

Die Leber ist ein lebenswichtiges Synthese-, Stoffwechsel- und Ausscheidungsorgan. Sowie eine dieser Funktionen ausfällt, resultiert eine Stoffwechselstörung oder ein Rückstau gallepflichtiger Metabolite, was letztlich zur Zerstörung des Leberparenchyms führt. Bei einer erheblichen Kurzzeitschädigung leidet ihre Synthesepflicht v. a. für Albumin und Gerinnungsfaktoren. Es droht eine tödliche Blutungsneigung, wenn nicht toxische Metabolite das Gehirn, aber auch andere Organe wie die Niere schon vorher stillgelegt haben. Eine Langzeitschädigung hingegen versucht die Leber über ein fibrodestruktives Reaktionsmuster zu reparieren, aus dem Leberzellkarzinome hervorgehen, wenn der Patient nicht bereits zuvor aus geplatzten Ösophagusvarizen verblutet ist, weil sich das Pfortaderblut in ihnen rückgestaut hat.

Glossar

Histologische Leberfunktionseinheit
- **Kiernan-Leberläppchen** (Lobulus) mit zentraler hepatischer Venule (Zentralvene) und den peripheren Portalfeldern.
- **Rappaport-Leberazinus** mit einem terminalen Pfortaderast als Achse und der Zentralvene in der Peripherie. Darin sind 3 metabolische Zonen abgrenzbar, wovon Zone 1 nährstoffreich und die Zone 3 nährstoffarm ist.

Bei der Beantwortung der verschiedenen, auf das Leberparenchym einwirkenden Noxen treten immer wiederkehrende Reaktionsmuster auf. Sie werden nachstehend besprochen.

Nekrosemuster

Einzelzellnekrose
■ Hydropische Zellschwellung

DEF (Syn.: ballooning degeneration) Ballonierende irreversible Schwellung von Einzelhepatozyten.

FPG-Reaktionsfolge Noxenbedingte Schädigung der membranständigen Ionenpumpe mit laborchemisch nachweisbarem Austritt von Aminotransferasen aus dem Zytoplasma ins Blut.

■ Lytische Zellnekrose

DEF und FPG Mit Auflösung der Zell- und Kernmembran einhergehender Zelluntergang nach vorgängiger hydropischer Schwellung meist in Form von Gruppennekrosen mit guter histiozytärer Phagozytierbarkeit.

■ Netznekrose

DEF Netzförmige Zytoskelettverdichtung in geschwollenen Einzelhepatozyten als Ausdruck einer Langzeitcholestase.

FPG-Reaktionsfolge Netzförmiger Zytoskelettkollaps durch Detergenzienwirkung der Gallesalze. Er führt zur Bildung von Mallory-Bodies oder zum Zelltod.

■ Mallory-Bodies

DEF Intrazytoplasmatische, homogen-eosinophile Korpuskel aus kondensiertem, ubiquiniertem Zytokeratin.

FPG-Reaktionsfolge Die ätiologisch ungeklärten Korpuskeln treten in Leberzellen nach jahrelanger Noxenexposition (v. a. Ethylalkohol) auf. Durch die Leukotrienbildung der gleichzeitig geschädigten Zellmembran werden Neutrophile angelockt. Sie umlagern die Mallory-Bodies.

■ Apoptose
KPG ▶ Kap. 4.1.

FPG-Reaktionsfolge Je nachdem, auf welcher Stufe der Apoptosevorgang histologisch erfasst wird, resultieren folgende Läsionen:
- **Azidophile Körper** (Councilman-Bodies): aus dem Zellverband herausgelöste, abgerundete Einzelhepatozyten mit verdichtetem eosinophilem Zytoplasma, Kernpyknose und verzögerter Phagozytierbarkeit.
- **Apoptosekörper:** Einzelzellapoptose im fortgeschrittenen Stadium des explosionsartigen Zell- und Kernzerfalls (Karyorrhexis) sowie mit guter Phagozytierbarkeit durch Nachbarhepatozyten und/oder Histiozyten.

■ Flecknekrose

DEF (Syn.: spotty necrosis) Kleine, lymphohistiozytäre Zellaggregate ohne nachweisbare Leberzellreste als Hinweis auf vorangegangene Apoptosen.

Gruppenzellnekrosen
■ Konfluierende Nekrose

DEF Große Gruppen lytischer Leberzellnekrosen in typischer Lokalisation und Ausbreitung.

FPG-Reaktionsfolge Bogenförmig angeordnete Nekrose (◘ Abb. 4.2) von der Zentralvenule bis in die Azinuszone 3 reichend. Ihr weiteres Schicksal ist größenabhängig:
- **Kleine Nekrose** mit Abheilung durch Regeneration.
- **Konfluierende Brückennekrose:** Wegen Nekroseausdehnung können bei zentrozentralen Brückennekrosen die zentrolobulären Zentralvenen benachbarter Leberläppchen miteinander verbunden werden. Bei Nekroseverbindung zentrolobulärer Zentralvenen mit Portalfeldern entstehen zentroportale Brückennekrosen; bei Nekroseverbindung benachbarter Portalfelder entstehen portoportale Brückennekrosen:

■ Multizonale Nekrose

DEF Durch lytische Leberzellnekrosen entstandene, mehrere Läppchenzonen umfassende Nekrose in folgenden Formen:
- **Panlobuläre Nekrose** erfasst das ganze Läppchen.
- **Multilobuläre Nekrose** erfasst mehrere Läppchen.
- **Massive Nekrose** erfasst die ganze Leber.

■ Piecemeal-Nekrose

DEF (Syn.: Mottenfraßnekrose, Interphasen-Hepatitis) Lymphozytär-entzündliche Zerstörung der Hepatozyten im Bereiche der Grenzlamelle zum Portalfeld hin (Interphase zwischen Parenchymmesenchym) als Zeichen einer progressiven Leberdestruktion.

KPG-Auslösemechanismus Viral, medikamentös-toxisch, autoimmun oder idiopathisch durch Kontaktnahme CD8+-zytotoxischer T-Zellen mit den Hepatozyten.

FPG-Reaktionsfolge Mottenfraßnekrosen provozieren ein »fibrodestruktives Muster« (► Kap. 2.4.2) unter dem Bilde sog. aktiver Septen mit Übergang in eine Leberzirrhose. Residuale Hepatozyten regenerieren zu fibrös umscheideten sog. Pseudorosetten.

Regenerationsmuster

> **Glossar**
>
> **Regenerationspool der Leber:**
> - **Hepatozelluläre postmitotische Stammzelle** aus der Azinuszone → Proliferation als Hepatozyten.
> - **Bipotente Vorläuferzellen** in Form duktulärer Ovalzellen → Proliferation und Ausdifferenzierung zu Cholangiozyten in Form von Duktulusproliferation → Umwandlung zu Hepatozyten.
> - **Omnipotente Stammzellen** aus dem Knochenmark (Therapieoption).

■ Noduläre Regeneration

FPG Sie geht von einzelnen Leberzellen aus und bewirkt die regeneratorische Bildung von Hepatozytenknötchen:
- **Mikronoduläre Knötchen** ≤3 mm mit höchstens einer Venule,
- **Makronoduläre Knötchen** >3 mm mit meist mehreren Venulen.

■ Noduläre Hyperplasie

FPG-Reaktionsfolge Sie beruht auf einer knotigen Regeneration und Hyperplasie der Azinuszonen 1 und 2 und ist mit einer Kompressionsatrophie der internodulären Azinuszone 3 ohne Ausbildung von Bindegewebesepten vergesellschaftet. Laborchemisch finden sich erhöhte Werte für cholestaseanzeigende Enzyme im Serum (alkalische Phosphatase, γ-GT).

Fibroplasiemuster

> **Glossar**
>
> **Hepatische Sternzellen** (Ito-Zellen): Fixe, intrasinusoidale, Antigen-präsentierende Zellen, die sich durch folgende Faktoren zu kollagensynthetisierenden Myofibroblasten umwandeln können:
> - Zytokine aus Neutrophilen (TNFα, IL-1),
> - Zytokine und growth factors aus Hepatozyten, Kupffer-Zellen,
> - Architekturänderung der leberspezifischen Extrazellulärmatrix,
> - toxische Stimulanzien.

DEF ► Kap. 6.3.6.

■ Maschendrahtfibrose

DEF (Syn.: chicken wire fibrosis) Häufige zentrolobuläre, meist reversible maschendrahtartige Leberfibrose.

FPG-Reaktionsfolge Diese Fibrose umgibt bei der alkoholischen und nichtalkoholischen Fettleberhepatitis zunächst einzelne zentrolobuläre Hepatozyten und entwickelt sich als maschendrahtartiges Kollagenfasergeflecht entlang der Azinuszone 3 weiter. Sie kann dadurch als postsinusoidaler »Damm« eine Portalhypertonie vom postsinusoidalen Typ (▶ Kap. 10.3) bewirken. Bei Einmündung in ein »fibrodestruktives Muster« kommen noch sog. aktive Bindegewebssepten hinzu. Sie leiten eine Leberzirrhose ein.

■ Hepatoportalsklerose

DEF Seltene Portalfeldsklerose bei fibrotischer Obliteration (meist) der Portalvenenäste oft mit resultierender, nichtzirrhotischer Portalhypertonie.

KPG-Auslösefaktoren Arsenintoxikation, Methotrexat, Kontrazeptiva oder Anabolika. Dadurch Thrombose peripherer Pfortaderäste mit Rekanalisation.

FPG-Reaktionsfolge Aufgrund einer narbigen Obliteration der betroffenen Pfortaderäste wird eine Hepatoportalsklerose mit Abflussbehinderung des Portalblutes ausgelöst. Sie bewirkt eine Portalhypertonie vom präsinusoidalen Typ (▶ Kap. 10.3).

■ Konzentrische Periduktalfibrose

DEF Wenig häufige zwiebelschalenartige konzentrische Fibrose um präterminale Gallengänge mit nachfolgendem Gallengangsschwund.

KPG-Auslösemechanismus Primär oder sekundär sklerosierende Cholangitis (▶ Kap. 46.2).

Fibrodestruktive Muster

DEF und FPG ▶ Kap. 2.4.2.

Septalfibrose

DEF Häufige, septenartige Narbenbildung im Rahmen von Lebernekrosen oder -entzündungen als Charakteristikum einer Leberzirrhose.

FPG-Verlaufstypen
- **Aktive Septen:** Sie folgen den Piecemeal-Nekrosen und sind entzündungszellreich.

- **Passive Septen:** Sie verlaufen bogenförmig entlang der Azinuszone 3, wenn das zentrolobuläre Fasergerüst nekrosebedingt kollabiert ist. Sie sind entzündungszellarm.

Kollapsfibrose

DEF Wenig häufige Situation mit Kollaps des Fasergerüsts wegen pan- oder multilobulärer Nekrosen. Sie führt zu residualen Narbenfeldern.

Leberzirrhose

DEF Häufiges, irreversibles Endstadium verschiedener Erkrankungen der Leber in Form eines knotig-fibrotischen Parenchymumbaus mit nachfolgender Störung ihrer Hämodynamik.

Ätiologische Zirrhosetypen
- **Alkoholische Leberzirrhose** (in 60% der Fälle).
- **Hepatitische Leberzirrhose** (in 20% der Fälle). Weltweit häufigster Leberzirrhosetyp, v. a. Mittelmeerländer, Afrika und Asien.
- **Biliäre Leberzirrhose** (in 20% der Fälle). Wegen primärer oder sekundärer Gallenwegsentzündung.
- **Kryptogene Leberzirrhose** (in 10–20% der Fälle) mit ungeklärter Ätiologie.
- **Hereditär-metabolische Leberzirrhose** bei Hämochromatose, Morbus Wilson, α_1-Antitrypsin-Mangel.
- **Medikamentös-toxische Leberzirrhose** (selten).
- **Stauungszirrhose** bei rechtskardialer Stauung, Budd-Chiari-Syndrom, Venookklusionskrankheit.

FPG-Reaktionsfolge Eine Vielfalt ätiologischer Faktoren bringt ein »fibrodestruktives Muster« in Gang. Die fibrogenen Zellen rekrutieren sich dabei u. a. aus zirkulierenden fibrogenen Knochenmarkstammzellen, hepatischen Sternzellen und epithelialen Parenchymzellen nach »epithelio-mesenchymaler Transition« (▶ Kap. 6.3). Es folgt die fibrös-knotige Zergliederung der Leber durch Parenchymumbau durch sog. aktive Septen. Sie wirken wie ein postsinusoidaler Staudamm und bedingen über eine Blutabflussbehinderung aus der Leber eine Portalhypertonie vom postsinusoidalen Typ. Die aktiven Septen enthalten portokavale Shunt-Gefäße. Diese sind für die hepatische Enzephalopathie verantwortlich.

Makroskopische Zirrhosetypen
■ Mikronoduläre Leberzirrhose

DEF (Syn.: monolobuläre Zirrhose, portale Zirrhose, Laennec-Zirrhose) Leberumbau durch maximal 3 mm große Knötchen.

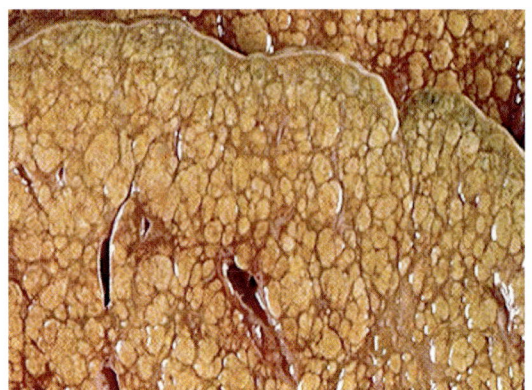

◻ Abb. 45.1. Feinknotige Leberzirrhose. Resultat eines fibrodestruktiven Musters (Schnittaspekt)

KPG-Auslösemechanismen

- **Nutritiv-toxisch:** Alkohol, selten Hepatotoxine,
- **chronisch-entzündlich:** chronische Hepatitis,
- **non-alcoholic steatotic hepatitis (NASH):** nicht alkoholische Fettleberhepatitis,
- **hereditär-metabolisch:** Stoffwechselstörungen.

MAK Derbe, oft verkleinerte Leber mit schildkrötenpanzerartiger Oberfläche. Schnittfläche ist übersät mit maximal 3 mm großen Parenchymknoten (◻ Abb. 45.1).

MIK Septale Zergliederung des Leberläppchens. Daraus gehen Regeneratknoten in Form von sog. Pseudoläppchen hervor. Sie enthalten nur selten zentrale Venulen. In den Portalfeldern finden sich Ductuliproliferate.

◼ Makronoduläre Leberzirrhose

DEF (Syn.: postnekrotische Zirrhose, multilobuläre Zirrhose) Leberumbau durch unterschiedlich große Knoten im Zentimeterbereich.

KPG-Auslösemechanismus Nekrotisierende Leberschädigung wie Hepatitis mit Regenerationsphase(n).

MAK Harte, oft verkleinerte Leber mit knotiger Oberfläche. Schnittfläche ist übersät mit bis zu 5 cm großen Regeneratknoten, dazwischen liegen Narbenfelder.

MIK Knotige Leberparenchyminseln umrahmt von breiten Bindegewebsarealen und -septen. In großen Knoten finden sich z. T. mehrere Portalfelder und Zentralvenen.

KPL aller Leberzirrhoseformen

- **Intrahepatische Zirkulationsstörungen:** Die Auslösung eines »fibrodestruktiven Musters« (▶ Kap. 2.4.2) in der Leber mit zirrhotischem Umbau verändert deren Zirkulation durch folgende Mechanismen:
  - **Präsinusoidaler Block** durch fibröse Versiegelung der Portalfelder mit Bluteinflussstörung ins Parenchym.
  - **Post- und intrasinusoidaler Block** durch die zergliedernden Bindegewebssepten mit Blutabflussstörung aus dem Parenchym.
  - **Intrahepatische Umgehungskreisläufe** durch portokavale Shunts.

  Resultat sind v. a Ösophagusvarizen (◻ Abb. 10.3), Caput medusae und portale Stauungsmilz (▶ Kap. 10.3).

- **Aszites:** Größere Flüssigkeitsansammlung in der freien Bauchhöhle (▶ Kap. 12) wegen
  - blockierten Blutabflusses aus der Leber mit vermehrter Lymphproduktion,
  - Portalhypertonie mit Erhöhung des hydrostatischen Drucks,
  - Lebersynthesedefizienz mit Hypalbuminämie und konsekutiver Senkung des onkotischen Drucks,
  - prähepatische Hyperämie mit allgemeiner Hypovolämie, dadurch Nierenminderdurchblutung mit Auslösung eines sekundären Hyperaldosteronismus (▶ Kap. 68.5.5) und Steigerung der Natriumrückresorption.

- **Leberinsuffizienz:** Ausfall der Entgiftungsfunktion (Medikamente), Ausfall wichtiger Schritte des Intermediärstoffwechsels, Mindersynthese von Albumin und Gerinnungsfaktoren, Ausfall der Exkretionsleistung mit Ikterus (▶ Kap. 45.2.1) und Cholestase (▶ Kap. 45.2.1.4).

  Die Leberinsuffizienz wirkt sich funktionshemmend auf andere Organe wie Gehirn, Niere und Lunge aus und führt zu folgenden Läsionen: Enzephalopathie, hepatorenales Syndrom und pulmorenales Syndrom.

- **Hepatische Enzephalopathie:** Neurologisch-psychische Symptome bei Leberinsuffizienz, hervorgerufen durch folgende Mechanismen:
  - Unzureichende Elimination endogener Neurotoxine wie Ammoniak,
  - Veränderungen intrazerebraler Neurotransmitter samt Rezeptoren wie γ-Aminobuttersäure (GABA),
  - Bildung falscher Neurotransmitter (durch Bakterien im Kolon gebildet) mit Verdrängung physiologischer Neurotransmitter.

- **Leberkoma** (Coma hepaticum): Dieses Endstadium einer hepatischen Enzephalopathie untergliedert sich in folgende Formen:
  - **Leberausfallkoma** mit portokavaler Shuntung bei intakter Leber,
  - **Leberzerfallkoma** durch Hepatozytenschädigung.
- **Leberzellkarzinom** (▶ Kap. 45.7.5).

> ✉ **Take-home-message**
> Makroskopie der Leberzirrhose erlaubt keinen Rückschluss auf Ätiologie!

45.1   Fehlbildungsmuster

Von den sehr seltenen angeborenen Fehlbildungen wie Leberagenesie und akzessorische Leberlappen sind folgende postnatal erworbene Fehlbildungen zu unterscheiden:

■ Zwerchfellfurchen

DEF Sagittal über die Oberfläche des rechten Leberlappens verlaufende Furchen.

FPG-Reaktionsfolge Als Folge einer chronisch-obstruktiven Lungenerkrankung mit konsekutiv erhöhtem Lungenvolumen (▶ Kap. 33.3.3, ▶ Kap. 33.3.5, ▶ Kap. 34.2.2) drücken die beiden Lungen über das Zwerchfell gegen die Leber, daraus resultieren die Furchen.

■ Schnürfurchen

DEF Bei Deformierungen der unteren Thoraxapertur wie Kyphoskoliose quer über die Oberfläche des rechten Leberlappens verlaufende Furchen.

45.2   Stoffwechselstörungsmuster

📖 **Wissensvertiefung**
Bilirubinstoffwechsel
Hämo-, Myoglobin und Zytochrome enthalten Häm, es wird zu Bilirubin abgebaut. Die Hämoxygenase in den Zellen des Makrophagensystems oxidiert das Häm zu Biliverdin und ist über ein Substratmehrangebot induzierbar. Danach reduziert deren Biliverdinreduktase das Biliverdin zu indirektem Bilirubin. Dieses ist als solches unlöslich und wird von den Zellen des Makrophagensystems ins Blut abgegeben. Dort werden jeweils 2 Bilirubinmoleküle an 1 Albuminmolekül gebunden. Das resul-
▼

tierende Bilirubin-Albumin gelangt über den Blutstrom zur Leber, wo es aktiv in die Hepatozyten transportiert wird. In deren Zytosol wird das Bilirubin an die besonderen Proteine Ligandin, Y- und Z-Protein gebunden und gelangt ins endoplasmatische Retikulum der Hepatozyten, wo es durch eine Glucuronyltransferase an Glucuronsäure zum direkten Bilirubin konjugiert und so wasserlöslich und gallefähig wird. Danach wird es mithilfe einer Reihe sog. multi-drug-resistance-Proteine (MDR-Proteine) unter ATP-Verbrauch ungiftig gemacht, durch die Gallekapillaren transportiert und als Gallesalze sezerniert. Von dort aus gelangt es in den Darm, wo es durch die Darmbakterien dekonjugiert und reduziert wird, sodass Urobilin entsteht, das zusammen mit Sterkobilin im Stuhl ausgeschieden wird. Ein Teil des Bilirubins wird im Dünndarm resorbiert und im Urin ausgeschieden (enterohepatische Zirkulation).

45.2.1   Hyperbilirubinämie

DEF Sammelbegriff für häufige Krankheiten charakterisiert durch einen an der Gelbfärbung von Haut, Skleren und inneren Organen erkennbaren Ikterus (▶ Kap. 3.4, ▶ Kap. 1.3, ▣ Abb. 3.8).

KPG-Auslösemechanismen
- Bilirubinüberangebot an die metabolisierende Zelle,
- Störung der Aufnahme und des Transportes von Bilirubin in die Hepatozyten,
- Bilirubin-Konjugationsstörung in den Hepatozyten,
- Ausscheidungsstörung des konjugierten Bilirubin aus den Hepatozyten in die Gallekapillaren,
- intra-/extrahepatischer Gallerückstau (Cholestase).

45.2.1.1   Überproduktion
■ Hämolyse-Hyperbilirubinämie
KPG-Auslösemechanismen
- **Erythrozytenzerfall** (Hämolyse): Er erfolgt vorzeitig und massenhaft
  - wegen Erythrozytenmembran-, Enzym- oder Hämoglobinfehler oder
  - wegen mechanischer, toxischer, immunologischer oder mikrobieller Erythrozytenschädigung (▣ Abb. 14.2).
  Als Folgen davon werden die Erythrozyten vermehrt in der Milz abgebaut, sodass die Sinusendothelien wegen der Erythrozytenphagozytose mit Eisen angefüllt sind und vermehrt Bilirubin anfällt.
- **Hämatomabbau** bei Gewebsblutungen. Dadurch werden extravaskulär Erythrozyten zerstört und es fällt vermehrt Bilirubin an.

45

Durch die Bilirubinanflutung wird die Glucuronierungskapazität der Leber, sowie meist auch ihre Transportkapazität für glucuroniertes Bilirubin überfordert und letztlich eine Hyperbilirubinämie (◘ Abb. 3.8) provoziert.

■ Primäre Shunthyperbilirubinämie

DEF (Syn.: chronisch unkonjugierte Hyperbilirubinämie ohne Hämolyse) Sehr seltene Störung des Bilirubinstoffwechsels wegen gesteigerten Abbaus unreifer Erythrozytenvorstufen.

KPG-Auslösemechanismus Als Folge einer ineffektiven Erythropoese mit ineffizientem Hämoglobineinbau wird das Häm kurz nach seiner Synthese durch vorzeitige Zerstörung abnormer Erythroblasten abgebaut. Dies bewirkt einen wechselnden Ikterus mit Anstieg des unkonjugierten Bilirubins.

45.2.1.2 Aufnahmestörung
■ Morbus Gilbert

DEF und KPG (Syn.: Icterus intermittens juvenilis Meulengracht) Wenig häufige, erbliche Hyperbilirubinämie wegen
- gestörter Bilirubinaufnahme aus dem Blut in die Hepatozyten und
- Minderaktivität der Bilirubin-UDP-Glucuronyltransferase.

MIK Unauffällige Leberhistologie. Normale Leberfunktionstests, durch Stress resp. Hungern provozierbare Hyperbilirubinämie.

45.2.1.3 Konjugationsstörung
■ Crigler-Najjar-Syndrom

DEF und KPG Sehr seltener vererbter Mangel der Bilirubin-UDP-Glucuronyltransferase.

FPG Bei vollständigem Enzymmangel manifestiert sich, weil unkonjugiertes Bilirubin zytotoxisch ist, bereits im Neugeborenenalter ein Kernikterus (► Kap. 26.2.4.5) mit ikterischer Verfärbung der Hirnkerne (Stammganglien).

■ Physiologischer Neugeborenenikterus

DEF und KPG Sehr häufige Erkrankung wegen allgemein einsetzender Blutmauserung am 2.–5. Postnataltag, wo im Rahmen der allgemeinen Enzymunreife temporär ein relativer Bilirubin-UDP-Glucuronyltransferase-Mangel mit vorübergehender Hyperbilirubinämie am 2.–5. Tag nach der Geburt resultiert.

45.2.1.4 Sekretionsstörung
■ Dubin-Johnson-Syndrom

DEF und KPG Sehr seltene, vererbte, kanalikuläre Exkretionsschwäche der Leber für konjugiertes Bilirubin und andere organische Anionen.

KPG Die kanalikuläre »Gift-Exportpumpe« in Form des MRP-2 ist mutiert, sodass das konjugierte Bilirubin nicht ausgeschieden werden kann, sondern wieder ins Blut zurückkehrt. Dazu kommt noch eine Ausscheidungsstörung für Katecholaminmetabolite, die zu einem braun-schwarzen Pigment (atypisches Adrenochrom) komplexieren (► Kap. 3.6.1.2, ◘ Abb. 3.16).

MIK Intakte Histoarchitektur der Leber mit braunschwarzer Färbung der Läppchenperipherie. Daraus resultiert ein wechselnd starker (fluktuierender) Ikterus. Kaum Beschwerden. Gallesteinneigung.

■ Rotor-Syndrom

DEF Sehr seltene, vererbte Bilirubin-Exkretionsstörung mit fluktuierender direkter Hyperbilirubinämie.

MIK Intakte Histoarchitektur der Leber ohne Leberpigmentierung. Sehr gute Prognose.

■ Hepatozellulärer Ikterus

DEF Veralteter Begriff für sehr häufige Ikterusform wegen viraler, toxischer oder medikamentöser Hepatozytenschädigung mit Bilirubin-Ausscheidungsstörung und sekretorischer Umpolung der Hepatozyten, sodass die Bilirubinausscheidung nicht im Bereich des Gallepols sondern des Blutpols abläuft.

■ Cholestase

DEF Gruppenbezeichnung für sehr häufige Störungen der »Galleexportmechanismen« (◘ Abb. 3.4).
   Je nach lädierter Stelle der Ausscheidungsstörung unterscheidet man die im Folgenden dargestellten Formen.

Intralobulär intrahepatische Cholestase

KPG-Auslösemechanismus Exkretionsdefekt beruht auf folgenden Ursachen in den Hepatozyten:
- Medikamentös-toxische Cholestase,
- hepatitische Cholestase,
- Schwangerschaftscholestase,
- postoperative Cholestase,
- venostatische Cholestase.

MIK ► Kap. 46, ► Kap. 47 (extralobulär intrahepatische und extrahepatische Cholestase).

Extralobulär intrahepatische Cholestase

KPG-Auslösemechanismus Eine destruktive Cholangitis oder Leberzirrhose (► Kap. 46.2) führen zur Zerstörung der intrahepatischen Galleabflusswege, dadurch Störung des intrahepatischen Galleabflusses und nachfolgender Obstruktionsikterus.

Extrahepatische Cholestase

KPG-Auslösemechanismen Gallensteine (► Kap. 47.2.2), Tumoren, entzündliche Strikturen oder Fehlbildungen blockieren mechanisch die Galleexkretion und bewirken einen Okklusionsikterus.

FPG-Reaktionsfolge Infolge eines Gallerückstaus sammeln sich v. a. läppchenzentral in den ausgeweiteten Canaliculi grüne Gallezylinder (sog. Gallethromben) an. Bei einem extrahepatischen Verschluss wird die Galle in die Läppchenperipherie zurückgestaut und tritt aus den Ductuli aus. Als Folge entwickeln die Leber- und Gallegangsepithelien sog. Netznekrosen. Diese werden gallig durchtränkt (Galleinfarkte) und über ein »Nekroseeliminationsmuster« (► Kap. 5.5) histiozytär phagozytiert. Von den nekrotisch unterbrochenen Gallengängen in den Portalfeldern gehen Duktulusproliferate aus.

MAK Lebergrünfärbung (► Kap. 3.3.1.1, ◼ Abb. 3.4).

KPL aller Cholestaseformen
- **Sekundär biliäre Leberzirrhose:** Cholestasepersistenz → Hepatozytennekrose schreitet vom Portalfeld bis zur Zentralvene fort (portovenöse Nekrosen) → Leberzirrhose.
- **Cholämische Nephrose:** Galleanreicherung in den Nierentubuli → Bildung grün-gelblicher Tubulusausgüsse (Gallezylinder).

45.2.2   Hämochromatose

DEF und KPG ► Kap. 7.3.2.1.

FPG-Reaktionsfolge Die Speicherung ionisierten Eisens in Organzellen löst ein »metabolisch-toxisches Entzündungsmuster« aus, das ab dem 40. Lebensjahr über ein »fibrodestruktives Muster« (► Kap. 2.4.2) einen zirrhotischen Leberumbau bedingt. Etwa 30% der Patienten entwickeln ein Leberzellkarzinom (► Kap. 45.7.5).

MAK
- **Frühphase:** braune Leber (► Kap. 3.6.1.1, ◼ Abb. 3.14).
- **Spätphase** (ohne Behandlung): braune Pigmentzirrhose vom feinknotigen Typ.

45.2.3   Morbus Wilson

DEF und KPG ► Kap. 7.4.2.

FPG-Verlaufsformen
- **Asymptomatisches Stadium:** feintropfige Hepatozytenverfettung, Periportalhepatozyten mit kupferhaltigen Granula. Überschreitet das Speicherkupfer die zytotoxische Schwelle, so wird ein »metabolisch-toxisches Entzündungsmuster« (► Kap. 7) in folgenden Varianten einer Hepatitis ausgelöst.
- **Akute Hepatitis** mit lytischen Einzelzellnekrosen, Lymphozyteninfiltrat und Cholestase.
- **Fulminante Hepatitis** mit konfluierenden massiven Parenchymnekrosen, dadurch Kupferfreisetzung mit nachfolgender Kupfervergiftung.
- **Chronisch-aktive Hepatitis** mit Piecemeal-Nekrosen und Bildung aktiver Septen.
- **Leberzirrhose** meist makronodulär.

45.2.4   α₁-Antitrypsin-Mangel

DEF und KPG ► Kap. 9.1.2.1, ◼ Abb. 9.2.

FPG-Verlaufsformen je nach Patientenalter:
- **Neonatale (Riesenzell-)Hepatitis** mit Cholestase, mit bis zur lytischen Einzelzellnekrose fortschreitender hydropischer Zellschwellung und mit Riesenzellbildung wegen Neigung der Neugeborenenhepatozyten zur synzytialen Fusion. Oft Gallengangsschwund.
- **Infantile Leberzirrhose** vom mikronodulären Typ.
- **Adulte Lebererkrankung** unter dem Bilde einer chronisch-aktiven Hepatitis (► Kap. 45.4.2). Später Übergang in eine Leberzirrhose mit Entwicklung eines Leberzellkarzinoms (► Kap. 45.7.5).

> ⊙ **Diagnostik:** Blutanalyse, Biopsie
> α_1-Antitrypsinbestimmung im Blut mit Phäno-
> typisierung, Leberbiopsie mit α_1-Antitrypsin-
> Nachweis.

45.3   Fehlzirkulationsmuster

45.3.1   Systemische Muster

45.3.1.1   Kardiale Stauungsleber

DEF Häufige, venöse Leberhyperämie wegen Blutabflussbehinderung in den Lebervenen.

KPG Rechtsherzversagen, Pericarditis constrictiva,
chronischer Perikarderguss.

FPG-Manifestationsformen nach zeitlichem Verlauf:
- **Akute Stauungsleber:** Eine wenige Stunden beste-
hende Blutstauung ruft eine zyanotische Leber
(▶ Kap. 3.5.1.4) mit hämostatischen, läppchenzentralen Sinusoiden und Zentralvenulen in Form roter, punktförmiger Bezirke auf der Schnittfläche
hervor.
- **Subakute Stauungsleber:** Eine seit Tagen beste-
hende Blutstauung mit passiver venöser Hyperämie
bringt ein portalfeldbetontes Mischbild aus zyanotischen »Blutstauungsstraßen« umsäumt von gelblich verfetteten Leberzellen mit beginnenden Nekrosen hervor. Auf der Schnittfläche resultiert das
Bild einer sog. Herbstlaubleber.
- **Chronische Stauungsleber:** Eine seit Wochen anhaltende Blutstauung bewirkt eine anfänglich vergrößerte, später verkleinerte Leber mit zyano-

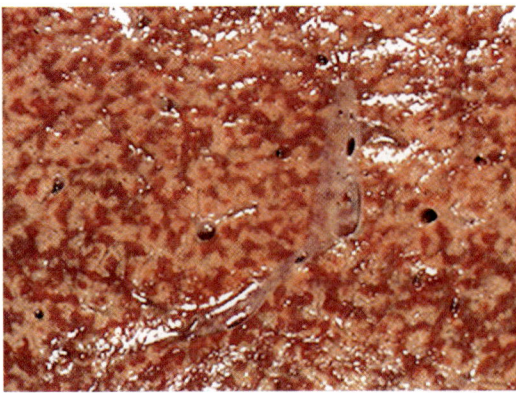

⊡ **Abb. 45.2.** Muskatnussleber mit zyanotischen, eingesunkenen, atrophisch blutgestauten Leberläppchenbezirken

tischen »Blutstauungsstraßen«. Dies löst eine Druckatrophie der Leberzellplatten aus, welche die
Läppchenzentren miteinander verbindet. Auf der
Schnittfläche resultiert das Bild einer sog. Muskatnussleber (⊡ Abb. 45.2).

Nach monatelang anhaltender Blutstauung
wird ein »Fibroplasiemuster« (▶ Kap. 6.3.6) mit
Stromaverfestigung ausgelöst. Dies imponiert als
Stauungsinduration der Leber. Später bilden sich
fibröse Septen aus, was zusammen mit einer nodulär regenerativen Hyperplasie zum Bild einer sog.
Cirrhose cardiaque (keine echte Zirrhose!) führt.

45.3.1.2   Schockhepatopathie

DEF Häufige, schockbedingte, läppchenzentral-kon-
fluierende Lebernekrosen.

FPG-Reaktionsfolge Aus einem Kreislaufschock
(▶ Kap. 10.4) mit defizientem Blutzufluss und Versagen
der hepatischen Kreislaufperipherie resultieren läppchenzentrale Leberparenchymnekrosen.

45.3.1.3   Eklampsieleber

> ── **Glossar** ──
> **Eklampsie:** Schwerste Form einer Spätgestose
> kurz vor, während oder nach der Geburt geprägt
> durch eine disseminierte Intravasalgerinnung
> (▶ Kap. 10.5.3.4) mit nachfolgendem akuten Nie-
> renversagen, Krampfanfällen, ikterischer Leberver-
> fettung und hoher Letalität.

DEF Seltene, eklampsiebedingte Durchblutungsstörung der Lebersinusoide.

KPG-Auslösemechanismus Es gelangt Gewebsthrombokinase (z. B. wegen vorzeitiger Plazentalösung)
in den Blutkreislauf und bewirkt eine disseminierte Intravasalgerinnung mit Verbrauchskoagulopathie
(▶ Kap. 10.5.3.4). Dadurch kommt es in den periportalen Lebersinusoiden zur Fibrinausfällung und zu kon-
sekutiven disseminierten Gruppennekrosen.

45.3.2   Intrahepatische Muster

45.3.2.1   Postsinusoidaler Block

Das Strömungshindernis liegt in diesen Fällen nach der
Einmündung der Lebersinusoide in die Lebervenen.

■ **Budd-Chiari-Syndrom**

DEF Gruppenbezeichnung für seltene Lebererkrankungen wegen Verschluss der großen Lebervenen
(trunkuläre Form der Lebervenenobstruktion).

KPG-Auslösemechanismen (Meist) thrombotischer Verschluss der großen Leber- oder unteren Hohlvene wegen folgender Faktoren:
- **Hämatologisch** wie myeloproliferatives Syndrom (▶ Kap. 26.4.2),
- **neoplastisch** wie primäre/sekundäre Lebertumoren,
- **entzündlich** wie Leberabszesse (▶ Kap. 45.4.6),
- **medikamentös** wie hormonelle Kontrazeptiva,
- **traumatisch** wie Leberverletzung.

FPG-Reaktionsfolge je nach Progredienz des Gefäßverschlusses:
- Schneller Verschluss, dadurch hochgradig perizentrale Blutstauung in der Azinuszone,
- langsamer Verschluss, dadurch subakute Stauungsleber.

> **Klinik**
>
> Bauchschmerzen, Hepatomegalie, Portalhypertonie, Aszites, Ikterus, hohe Letalität.

■ Venookklusionskrankheit

DEF (Syn.: VOD, Endophlebitis hepatica obliterans, hepatic venoocclusive disease) Seltenes Reaktionsmuster auf einen progredient fibrösen Verschluss kleiner und mittelgroßer intrahepatischer Venen (radikuläre Form der Lebervenenobstruktion).

KPG-Auslösemechanismen
- Pflanzenalkaloide wie Pyrrolizidinalkaloide aus Senecio-Tee in Jamaica und Mittlerem Osten,
- allogene Knochenmarktransplantation,
- immunsuppressiv-zytostatische Therapie.

FPG-Reaktionsfolge Nach enteraler Resorption gelangt die Noxe via Pfortader in die Leber. Dort löst sie eine sog. Veneninnenschichtentzündung (Endophlebitis) aus und stößt damit die Bildung von Fibrin- und Plättchenthromben an. Diese blockieren den Blutausfluss aus den Lebersinusoide in die Lebervenen. Durch progrediente Intimafibrose (▶ Kap. 17.1.2) kommt es schließlich zur Okklusion intrahepatischer Lebervenen. Die resultierende Leberparenchymveränderung gleicht einem Zahn-Pseudoinfarkt (▶ Kap. 45.3.2.3). Später wird daraus eine Leberparenchymatrophie mit Perivenularfibrose.

> **Klinik**
>
> Hepatomegalie, Leberschmerzen, Portalhypertonie. Ausheilung, (selten) Leberzirrhose.

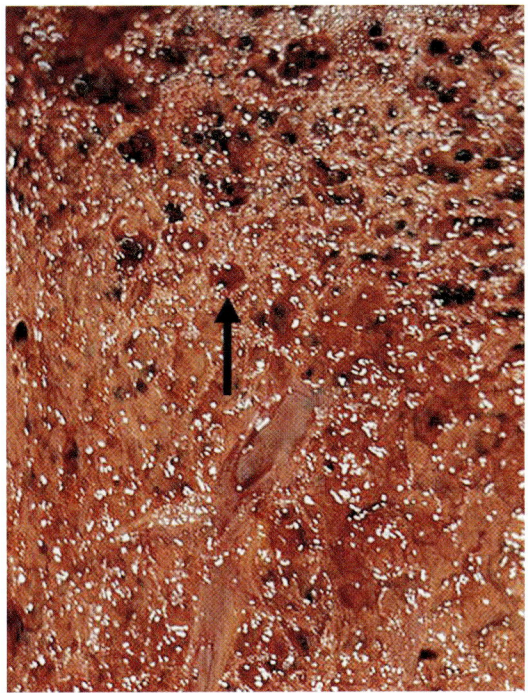

◻ Abb. 45.3. Peliosis hepatis mit Blutraumbildung in einem unregelmäßig mikrozystischen Parenchymdefektmuster (Pfeil)

45.3.2.2 Sinusoidale Läsion

Das Strömungshindernis liegt in diesen Fällen im Bereiche der Lebersinusoide selbst.

■ Peliosis hepatis

DEF Wenig häufiges Reaktionsmuster in Form diffuser, im Parenchym verteilter, zystenartiger, mit den Lebersinusoiden kommunizierender Buträume (◻ Abb. 45.3).

KPG-Auslösefaktoren
- **Medikamentös:** orale Antikonzeptiva, anabole Steroide, Azathioprin, Methotrexat,
- **bakteriell** als Teilkomponente einer, durch Bartonella henselae ausgelösten, sog. bazillären Angiomatose im Rahmen von AIDS.

FPG-Auslösemechanismus Noch ungeklärt. Meist symptomlos. Komplikation: Ruptur der Buträume, Gefahr der Intraabdominalblutung.

45.3.2.3 Präsinusoidaler Block

Das Strömungshindernis liegt in diesen Fällen vor der Einmündung der Lebersinusoide in die Lebervenen.

■ Pfortaderthrombose

DEF (Syn.: Pylephlebothrombose; pyle, gr. = Pforte) Wenig häufige, thrombotische Pfortaderverstopfung.

KPG-Auslösemechanismus sog. thrombogene Trias:
- **Hyperkoagulabilität** wie bei myeloproliferativem Syndrom (▶ Kap. 26.4.2), Leberquetschung, oraler Antikonzeption.
- **Hämostase** wie bei Leberzirrhose, Leberzellkarzinom (▶ Kap. 45.7.5),
- **Pylephlebitis** (Pfortaderentzündung) wie bei Periappendizitis, Cholangitis (▶ Kap. 47.3), Zytostatikatherapie.

FPG-Reaktionsfolge je nach Verschlussprogredienz des Pfortaderstamms:
- **Akuter Verschluss**, dadurch Portalhypertonie (▶ Kap. 10.3) mit Splenomegalie und Umgehungskreisläufen (Ösophagus-/Fundusvarizen, ◘ Abb. 10.3).
- **Langsamer Verschluss**, dabei wird das verschlossene Gefäßstück durch einen Kollateralkreislauf umgangen. Später Thrombusrekanalisation (▶ Kap. 11.1.2).

■ Zahn-Pseudoinfarkt

DEF (Syn.: rot-atrophischer Pseudoinfarkt) Seltener Leberpseudoinfarkt wegen Verschluss eines intrahepatischen Pfortaderastes.

KPG-Auslösemechanismus Durch einen Pfortaderastverschluss bei gleichzeitiger rechtskardialer Stauungshyperämie wird die Blutdurchströmung so unterdrückt, dass die betroffenen Hepatozyten atrophieren.

MAK Zyanotischer, keilförmiger, mit seiner Basis der Leberkapsel aufsitzender Herd.

MIK Keilförmiger Herd mit hyperämisch-dilatierten Lebersinusoiden und atrophisch verschmälerten Leberzellplatten; keine Parenchymnekrosen.

■ Leberinfarkt

DEF Seltener, echter Leberinfarkt wegen Verschluss eines Leberarterienastes.

KPG-Auslösemechanismus Die Pfortader deckt den Sauerstoffbedarf der Leber allein nur unvollständig. Deshalb provoziert, bei intakter Pfortader, der thrombotische Verschluss eines Leberarterienastes lehmgelbe, landkartenförmige Infarkte (◘ Abb. 5.1).

45.4   Entzündungsmuster

Hepatitis

DEF Dies ist ein Sammelbegriff für recht häufige, diffuse entzündliche Leberschädigung mit blutchemischen Zeichen eines Leberzellschadens (Aminotransferasenerhöhung, ◘ Tab. 45.1, ◘ Tab. 45.2).

Hepatitiseinteilung nach zeitlichem Verlauf:
- **Akute Hepatitis** mit Verlauf ≤2 Monaten,
- **protrahierte Hepatitis** mit Verlauf 3–6 Monaten,
- **chronische Hepatitis** mit Verlauf >6 Monaten.

◘ **Tab. 45.1.** Kausalpathogenetische Charakteristika der Virushepatitiden A–E

	Hepatitis A	Hepatitis B	Hepatitis C	Hepatitis D	Hepatitis E
Virustyp	RNA	DNA	RNA	Virusoid: Einzelstrang-RNA, komplexiert mit HDV-Antigen	RNA
Endemiegebiet	Mittelmeer	Afrika/Asien	weltweit	Süditalien, Südamerika	Asien, Afrika, Mexico
Übertragung	fäkal-oral	parenteral, sexuell	parenteral, sexuell	parenteral	fäkal-oral
Inkubationsdauer	2–6 Wochen	1–6 Monate	1–6 Monate	3 Monate	1 Monat
Risikogruppe	Urlauber	Drogenabhängige, Homosexuelle, Medizinalpersonal	Drogenabhängige, Hämophile	Drogenabhängige, Transfusion	Urlauber
Chronischer Verlauf	–	+ (10–30%)	++ (>50%)	+	–
Carrier-Status	–	+	+	+	–

▣ Tab. 45.2. Formalpathogenetische Charakteristika der Virushepatitiden A–E					
	Hepatitis A	Hepatitis B	Hepatitis C	Hepatitis D	Hepatitis E
Akute Hepatitis mit Einzelzellnekrosen	+	+			+
Akute Hepatitis mit konfluierenden Brücken-nekrosen		+		+	
Akute Hepatitis mit panlobulären Nekrosen	selten	+			
Lobuläre Hepatitis mit Piecemeal-Nekrosen		+			
Adulte Riesenzellhepatitis	+		+		
Nicht progressive, chronische Hepatitis		+			
Progressive, chronische Hepatitis		+	+	+	
Leberzellkarzinomentwicklung	-	+	+	+	-

45.4.1 Akute Virushepatitis

DEF Gruppenbezeichnung für variabel häufige Hepatitiden, die durch hepatotrope Viren (▣ Abb. 45.4) ausgelöst werden und bei intakter immunologischer Abwehr zeitlich begrenzt sind.

Von den Virushepatitiden sind die Virusbegleithepatitiden (▶ Kap. 45.4.4.1) abzugrenzen, die im Rahmen systemischer Viruserkrankungen die Leber mit einbeziehen.

KLN Verlaufsformen

▬ **Symptomatische Infektion:** nur mit Virusantigen resp. -antikörpern und mit pathologischen Leberenzymwerten.
▬ **Akute Virushepatitis:**
  ▬ **Anikterische Phase** mit Malaise, Übelkeit, Fieber, Gliederschmerzen, Diarrhö.
  ▬ **Ikterische Phase** (fakultativ): Ikterus, acholisch helle Stühle, Pruritus, verlängerte Prothrombinzeit, erhöhte Alkalische-Phosphatase-Werte im Serum.
▬ **Fulminante Hepatitis** mit massiver Nekrose.
▬ **Chronische Hepatitis** → Leberzirrhose.
▬ **Carrier-Status** mit symptomfreien Patienten als Virusüberträger.

Im Folgenden werden formalpathogenetische Verlaufsmuster der akuten Virushepatitiden dargestellt.

45.4.1.1 Hepatitis mit Einzelzellnekrosen

DEF (Syn.: spotty necrotic hepatitis; klassische Hepatitis) Recht häufige Hepatitisverlaufsform mit charakteristischen, disseminierten Einzelzellnekrosen und fleckförmigen lymphohistiozytären Infiltraten ohne regionale Bevorzugung.

KPG-Auslösemechanismen Alle Hepatitisviren.

MAK Rot-vergrößerte Leber.

MIK Bei intaktem Gitterfasergerüst finden sich folgende, diffus über das Leberläppchen verteilte Zellnekroseformen:
▬ Councilman-Korpuskel,
▬ hydropische Zellschwellung und
▬ lytische Einzelzellnekrosen.
Ein lymphohistiozytäres Infiltrat umrahmt sie und findet sich auch in den Portalfeldern. Bei cholestatischen Hepatitisformen findet man noch eine kanalikuläre und hepatozelluläre Cholestase. Mit der Zeit wird ein »Nekroseeliminationsmuster« (▶ Kap. 5.5) angestoßen: Die geschädigten Hepatozyten werden histiozytär durch Kupffer-Zellen abgeräumt. In ihnen bleibt Zeroidpigment (▶ Kap. 3.6.1.1) zurück. Heilung durch Leberzellregeneration. Es resultiert ein symptomloser, anikterischer/ikterischer oder cholestatischer Verlauf; meist benigne.

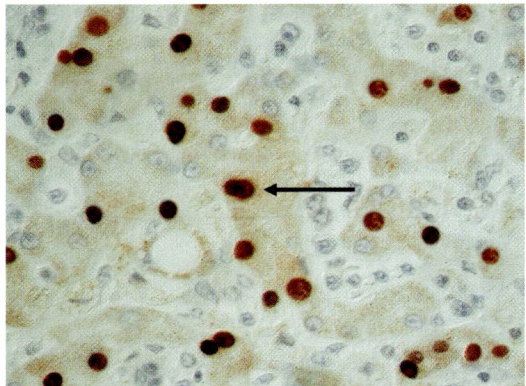

▣ **Abb. 45.4.** Virushepatitis mit HBV-Nachweis im Zellkern (Pfeil, Vergr. 100, Immunhistochemie)

45

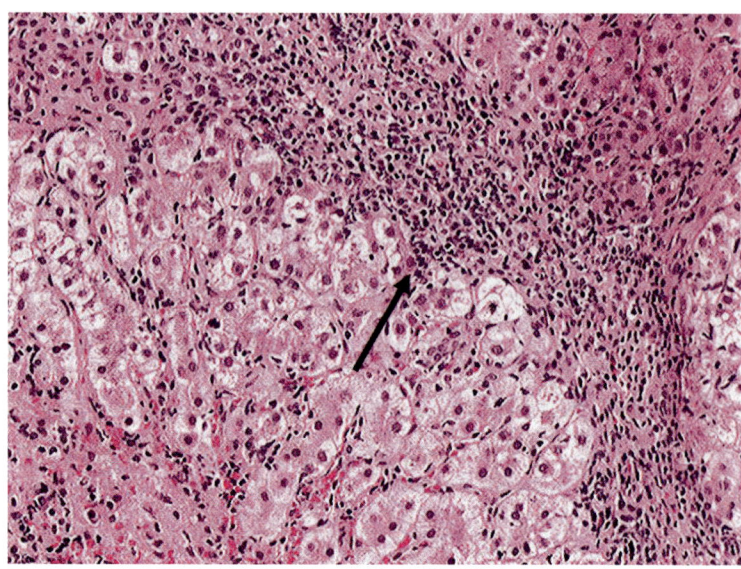

■ **Abb. 45.5.** Interphasenhepatitis im Bereich der Läppchenperipherie mit sog. Piecemeal-Nekrosen (Pfeil) als Beginn eines fibrodestruktiven Musters (Vergr. 25, HE)

45.4.1.2 Hepatitis mit Brückennekrosen

DEF (Syn.: subakut nekrotisierende Hepatitis, subakute rote Leberdystrophie) Wenig häufige Hepatitisverlaufsform mit konfluierenden, mikrozirkulatorische Läppchenareale überbrückenden Nekrosen.

KPG-Auslösefaktoren HBV, HDV.

MAK Rot-verkleinerte Leber.

MIK Es herrschen lytische Zellnekrosen in Form konfluierender Brückennekrosen vor, die sich lobulozentripetal der Azinuszone 3 entlang ausbreiten. Bei cholestatischen Hepatitisformen findet man noch eine duktuläre Cholestase. In den Portalfeldern imponieren Duktulusproliferate und Neutrophileninfiltrate. Mit der Zeit setzen zentroportale Brückennekrosen ein »fibrodestruktives Muster« (► Kap. 2.4.2) in Gang, daraus resultiert eine Leberzirrhose. Ausheilung nur bei 25% der Fälle.

45.4.1.3 Hepatitis mit panlobulären Nekrosen

DEF (Syn.: fulminante Hepatitis, akute gelbe Leberdystrophie) Sehr seltene, fulminante Hepatitisverlaufsform mit panlobulären Nekrosen, welche die ganze Leber oder wesentliche Teile davon erfasst.

KPG-Auslösefaktoren HBV, HDV, HEV, Vergiftung.

MAK Geschrumpfte Leber mit gerunzelter Kapsel und zyanotischer, selten gelber Schnittfläche.

MIK Es herrschen panlobuläre Nekrosen vor. Das Gitterfasergerüst enthält nur Zellschutt, kaum Entzündungszellinfiltrat, kaum Heilungschancen trotz passagerer Hämofiltration. Hohe Letalität ohne Lebertransplantation.

45.4.1.4 Hepatitis mit Piecemeal-Nekrosen

DEF (Syn.: Interface-Hepatitis, akute Hepatitis mit möglichem Übergang in Chronizität) Wenig häufige Hepatitisverlaufsform mit Piecemeal-Nekrosen neben dem Bild einer klassischen Hepatitis mit Einzelzellnekrosen.

KPG-Auslösemechanismus Infektion mit Hepatitisvirus bei Immunabwehrschwäche gegen selbige.

MIK Piecemeal-Nekrosen durchbrechen die periportalen Grenzlamellen (■ Abb. 45.5) und ziehen sog. aktive Septen hinter sich her. Dadurch wird in manchen Fällen ein »fibrodestruktives Muster« (► Kap. 2.4.2) initiiert. Ein lymphoplasmazelluläres Infiltrat beherrscht die Portalfelder. Häufig Chronifizierung, gelegentlich Ausheilung nach protrahiertem Verlauf.

45.4.2 Chronische Hepatitis

DEF Gruppenbezeichnung für Hepatitiden, die trotz heftiger Portalfeldentzündung asymptomatisch länger als 6 Monate andauern. Die unspezifisch-reaktive Hepatitis und die Alkoholhepatitis gehören nicht dazu!

KPG-Auslösefaktoren
- **Viral:** HBV, HCV, HDV,
- **autoaggressiv:** Autoimmunhepatitis (▸ Kap. 45.4.3),
- **medikamentös:** Nitrofurantoin, α-Methyldopa,
- **metabolisch:** Hämochromatose (▸ Kap. 7.3.3.1), Morbus Wilson (▸ Kap. 7.4.2.1), α₁-Antitrypsin-Mangel (▸ Kap. 9.1.2.1),
- **kryptogen:** ohne Virus, ohne Autoimmunphänomen.

MIK Eine chronische Hepatitis charakterisieren folgende obligate und fakultative Läsionen:
- **Obligate Läsionen:** erhebliche lymphozytäre Portalfeldentzündung.
- **Fakultative Läsionen:** Piecemeal- und Brückennekrosen sind Hinweise für eine Zirrhoseentwicklung. Einzelzellnekrosen sind jedoch prognostisch bedeutungslos. Daneben können geringe (regenerative) Duktulusproliferationen, hepatozytäre Pseudorosetten oder eine Cholestase auftreten.

> ✉ **Take-home-message**
> **Grading/Staging:** Prognose und Therapie einer chronischen Hepatitis werden von Piecemeal-Nekrosen (Grading) und vom Fortschritt des »fibrodestruktiven Musters« in Form des fibrotisch-zirrhotischen Leberumbaus (Staging) abhängig gemacht.

> **Klinik**
> Oft symptomarmer Verlauf. Bei 30% der Fälle akuter Beginn, bei 70% der Fälle schleichender Beginn mit Müdigkeit und Oberbauchbeschwerden → weiterer Verlauf: rasche Progredienz oder protrahiert-schubweiser Verlauf → Leberinsuffizienz/Leberzirrhose.

45.4.3 Autoimmunhepatitis

DEF Gruppenbezeichnung für seltene, chronisch-aktive, virusnegative, mit Bildung zirkulierender autoreaktiver Antikörper einhergehende Hepatitisformen.

MIK Charakteristika
- **Autoreaktive Antikörper** gegen DNA (ANA), gegen F-Aktin der glatten Muskulatur (SMA), gegen mikrosomale Antigene (anti-LKM1) oder gegen lösliche Leberantigene (SLA).
- **Hoher Entzündungsgrad.**
- **Dichtes lymphoplasmazelluläres Infiltrat.**

- **Pseudorosettenbildung** der Hepatozyten in Nähe der Piecemeal-Nekrosen.
- **Überlappungssyndrome** mit primär biliärer Zirrhose (PBC) oder primär sklerosierender Cholangitis (PSC, ▸ Kap. 46.2.3). Häufig Assoziation mit anderen Autoimmunopathien wie Hashimoto-Thyreoiditis, Morbus Basedow, Diabetes mellitus Typ 1 (▸ Kap. 14.2.2.2) sowie auch Colitis ulcerosa (▸ Kap. 42.4.5.2).

> **Klinik**
> Symptomatik (in der Reihenfolge der Häufigkeit): Ikterus, acholischer Stuhl, Hepatosplenomegalie, Aszites, allgemeine Malaise. Gutes Ansprechen auf Kortikosteroide.

45.4.4 Begleithepatitis

DEF Gruppenbezeichnung für Manifestationen systemischer Entzündungskrankheiten in der Leber ohne hepatitistypische Symptomatik.

45.4.4.1 Virusbegleithepatitis
DEF Wenig häufige Hepatitiden als fakultative Organmanifestation einer systemischen Virusinfektion (Ausnahme: Gelbfieberhepatitis).

KPG-Auslösemechanismen In der Reihenfolge ihrer Häufigkeit: Epstein-Barr-Virus (EBV), Zytomegalovirus (CMV), Varizella-Zoster-Virus (VZV) und Herpes-simplex-Virus (HSV). Gelbfiebervirus (in Mittel-/Südamerika und Afrika endemisch).

MIK ☐ Tab. 45.3.

45.4.4.2 Granulomatöse Leberentzündung
DEF Wenig häufiges entzündlich-granulomatöses Reaktionsmuster der Leber im Rahmen von Infektionskrankheiten, Systemerkrankungen oder Arzneimittelreaktionen.

FPG-Reaktionsfolge Nach einer Noxenexposition entwickelt sich eine systemische granulomatöse Entzündungsreaktion, die auch die Leber betrifft. In ihrem Rahmen entstehen ätiologietypische epitheloidzellige oder histiozytäre Granulome (☐ Abb. 13.11, ☐ Abb. 13.12, ☐ Abb. 13.14).

MIK ☐ Tab. 45.4.

45

◨ **Tab. 45.3.** Formalpathogenetische Charakteristika der Virusbegleithepatitiden

Virustyp	EBV	CMV	VZV	HSV	Gelbfiebervirus
Entzündungsinfiltrat	lymphozytär intrasinusoidal	um Zellnekrosen (Satelliteninfiltrat)	kaum	kaum	gering
Epitheloidzellgranulome	+	+			
Riesenzellen	+	+			
Councilman-Bodies	(+)	(+)			
Lytische Einzelzellnekrosen		+			
Piecemeal-Nekrosen	+				
Gruppennekrosen			+++	+++	+++
Einschlusskörper		Eulenaugenzellen	+	+	(+)

(+) = selten, +++ = häufig

◨ **Tab. 45.4.** Formalpathogenetische Charakteristika der Begleithepatitiden

Ursache	Granulomtyp	Granulomlokalisation	Leberbegleitläsion	Klinische Befunde
Sarkoidose	non-nekrotisierend, epitheloidzellig	portal, periportal		mediastinale Lymphadenie, negativer Tuberkulintest
Primär biliäre Zirrhose	non-nekrotisierend, epitheloidzellig	portal	Gallengangläsion	AMA Typ M2
Morbus Crohn	non-nekrotisierend, epitheloidzellig	intralobulär	herdförmige Verfettung, Cholangitis	Intestinalsymptome
Tuberkulose	nekrotisierend, epitheloidzellig	intralobuläre	reaktive Hepatitis	positiver Tuberkulintest, Allgemeinsymptome
Lues	nekrotisierend, epitheloidzellig	portal, intralobulär	Plasmazellinfiltrat, obliterierende Endarteriitis	positive Serologie, Allgemeinsymptome
Brucellose	mischzellig	portal, periportal	reaktive Hepatitis	charakteristischer Fiebertyp, positive Serologie
Rickettsiose	mischzellig mit Fibrinring	intralobulär	reaktive Hepatitis, obliterative Vaskulitis	Fieber, Exanthem, positive Serologie
Pilze	z. T. abszedierend mischzellig um Pilze	intralobulär	reaktive Hepatitis	positive Serologie, Pilznachweis
Schistosomiasis	abszedierend mischzellig um Wurmeier	portal, intralobulär	Eosinophileninfiltrat, Hämatozoidin-Pigment	positive Serologie, Anamnese (Reisen)
Medikamente	non-nekrotisierend, epitheloidzellig	portal, intralobulär	medikamentös-toxische Hepatitis mit/ohne Cholestase	Anamnese (Medikamente)
Fremdkörper	histiozytär	intralobulär	reaktive Hepatitis	Anamnese (Drogen, Hämodialyse)

45.4.4.3 Unspezifisch-reaktive Hepatitis

DEF Häufiges, unspezifisch entzündliches Begleitreaktionsmuster des Lebermesenchyms.

KPG-Auslösemechanismus Bei infektiösen, entzündlichen oder neoplastischen Darmerkrankungen gelangen Fremdantigene auf portalem Wege in die Leber und induzieren eine unspezifische Entzündungsreaktion ohne klinische Enzympathologie.

MIK V. a. portale, lymphohistiozytäre Infiltrate bei Aktivierung der Kupffer-Zellen.

45.4.5   Parasitäre Hepatitis

45.4.5.1   Hepatolienale Bilharziose

DEF Lebermanifestation der weltweit häufigen, durch Schistosoma mansoni oder japonica hervorgerufenen Infestationskrankheit.

KPG Wirtszyklus: Über den Menschenkot gelangen die Wurmeier ins Wasser. Dort schlüpfen aus ihnen Mirazidien (einzellige Wimperntierchen), die sich in bestimmten Wasserschnecken als Zwischenwirt zu zystischen Zerkarien umwandeln. Nach Platzen der Zysten schwärmen die Zerkarien aus, durchbohren die Haut des Menschen, dringen in seine Blutgefäße ein und initiieren eine allergische Reaktion. Mit der Zeit wandeln sie sich zu Schistosomula um und wandern als solche in die Pfortader ein. Dort reifen sie zu Schistosomen heran und paaren sich ohne Anfeindung durch Immunabwehr des Wirts zu Pärchenegeln. Ihr Honeymoon beschert dem Wirt jahrelang Eier. Diese wandern in die Dickdarmschleimhaut ein und setzen eine histiozytär-granulomatöse Entzündungsreaktion (▶ Kap. 13.2.2.2) mit Eosinophileninfiltraten (Eigranulome) in Gang, sodass die Eier absterben und regressiv verkalken. Werden die Eier auf ihrer Wanderung fehlgeleitet, so gelangen sie in Leber, Milz oder Harnblase.

FPG-Reaktionsfolge je nach Schistosomentyp (S):
- **Urogenitale Bilharziose:**
  Erreger: S. haematobium (v. a. in Afrika). Eiablage in oberer Rektalvene → Eiwanderung in Venen der Harnblasenwandvenen → Eieinnistung in Harnblasenwand → Auslösung einer granulomatösen Urozystitis → Sandkornurozystitis → Harnabflussbehinderung → (später) Harnblasenkarzinom (▶ Kap. 50.5.1).
- **Hepatolienale Bilharziose:**
  Erreger: S. mansoni oder japonicum (v. a. in China, Japan). Eiablage in oberer Mesenterial- und Milz-

vene → Auslösung einer granulomatösen Entzündung um die Schistosomeneier entlang der Pfortadervenolen mit Bildung non-nekrotisierender Epitheloidzellgranulome (▶ Kap. 13.2.2.1) und Ablagerung eines braunschwarzen Hämatozoidin-Pigmentes (sog. Schistosomen-Pigment, ▶ Kap. 3.6.1.4) → Auslösung einer rezidivierenden Peri-Pylephlebitis mit nachfolgendem »Fibroplasiemuster«, dadurch fibrotisch-pfeifengerade Einengung der Pfortaderäste unter dem Bild einer sog. Pfeifenstielfibrose. Daraus resultiert eine Hepatosplenomegalie und eine (meist nichtzirrhotische) Portalhypertonie (▶ Kap. 10.3).
- **Intestinale Bilharziose:**
  Erreger: v. a. S. mansoni, gelegentlich S. japonicum (S. mansoni: v. a. in Südamerika, Afrika) → Auslösung einer granulomatösen Entzündung in der Darmsubmukosa.

45.4.5.2   Leberechinokokkose

DEF Lebermanifestation der in bestimmten Gebieten endemischen, durch den Hundebandwurm Echinococcus granulosus oder den Fuchsbandwurm Echinococcus multilocularis hervorgerufenen, mit Zystenbildung einhergehenden Infestationskrankheit.

KPG Wirtszyklus je nach Echinokokkustyp:
- **Echinococcus granulosus** (kleiner Hundebandwurm): Der Wurm besteht aus Kopfteil (Skolex) und testes-ovarienhaltigen Segmenten (Proglottiden). Er saugt sich mit seinem doppeltem Hakenkranz an der Dünndarmschleimhaut fest. Alle 2 Wochen fällt eine Proglottide ab und setzt Hunderte von Eiern frei. Nach der Ausscheidung mit dem Kot gelangen sie u. a. ins Gras. Normalerweise nehmen herbivore Huftiere selbige beim Grasen auf. In deren Duodenum schlüpfen aus den Eiern die Invasionslarven (Onkosphären) aus, dringen über die Chylusgefäße in die Pfortaderäste ein und wachsen in der Leber zur zweiten zystischen Larve (Hydatiden = Finne = E. hydatidosus) heran. Danach entwickeln sich aus ihrer inneren Keimzellschicht Tausenden von Bandwurmköpfen (Protoskolizes). Erst wenn ein Karnivore wie ein Hund infestiertes Fleisch von Herbivoren frisst, dringen Hydatiden mit den parthenogenetisch (Jungfernzeugung: eingeschlechtliche Fortpflanzung) sich vermehrenden Skolizes in ihn als Endwirt ein. Beleckt dieser Hund einen Menschen, so gelangen Eier des E. granulosus in ihn und v. a. in seine Leber und Lunge, wo sie sich zu Hydatiden entwickeln.
- **Echinococcus multilocularis** (Fuchsbandwurm): Der Fuchs ist Endwirt und scheidet Eier mit dem

45

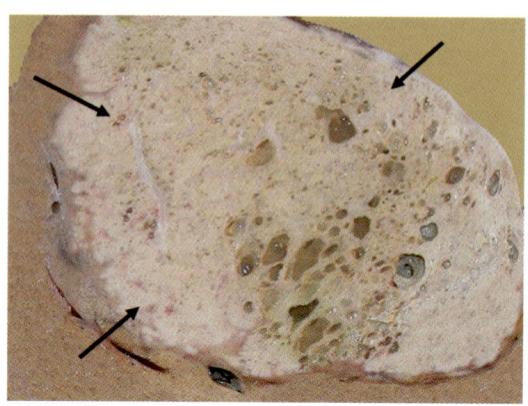

◘ Abb. 45.6. Leberbefall mit Echinococcus alveolaris (Pfeile) mit tumorartigem mikrozystischem Wachstumsmuster

Kot aus. Sie werden durch kleine Nager wie Feldmäuse als Zwischenwirte aufgenommen. In ihren Eingeweiden bilden sie multiple, wuchernde Zystchen mit infestationstüchtigen Skolizes (E. alveolaris). Diese Kleinnager sind Beutetiere des Fuchses. Die Infestation des Menschen erfolgt zufällig (z. B. beim Abbalgen eines Fuchses), dadurch Leberbefall (◘ Abb. 45.6).

FPG-Reaktionsfolge je nach Echinokokkustyp:
- **Echinococcus granulosus** (Echinococcus cysticus): Bildung einzelner, bis zu kindskopfgroßer, flüssigkeitsgefüllter Finnenzysten (Hydatiden) mit geschichtetem Chitin als Außenmembran und anschließender wirtsseitiger Narbenkapsel bei granulomatöser Umgebungsentzündung. Die Zysteninnenschicht enthält eine Keimzellenschicht. Aus ihr proliferieren Brutkapseln mit Skolizes.
- **Echinococcus multilocularis** (Echinococcus alveolaris): Bildung multipler, knapp millimetergroßer Zysten, ohne Skolexbildung beim Menschen, aber mit tumorartiger, infiltrativ-destruktiver Wucherung.

> **Klinik**
>
> **Echinococcus granulosus:** Verdrängungssymptomatik mit fluktuierendem Palpationsbefund. Anaphylaxiegefahr bei Zystenruptur, weil Hydatidenflüssigkeit stark antigen wirkt.
> **Echinococcus multilocularis:** Je nach Pathogenität des Erregers und Immunität des Wirts → tödliche, tumorartige Leberdestruktion oder spontan ausheilende Infestation.

45.4.6   Abszedierende Leberentzündung

DEF Abszess (▶ Kap. 13.1.3.3).

FPG
- **Pylephlebitische Abszesse:** Ausgehend von einer phlegmonösen Appendizitis, ulzerösen Entzündung im Pfortadergebiet oder einem Nabelinfekt gelangen Keime via Pfortader in die Leber und induzieren multiple, dem Pfortaderaufzweigungsmuster entsprechende, kleeblattförmige, gelbe Abszesse (pylephlebitische Abszesse).
- **Septikopyämische Abszesse:** Ausgehend von einer Bakterienembolie in die Leberarterienäste entstehen unter der Leberkapsel multiple, stecknadelkopfgroße, gelbe Abszesse.
- **Cholangitische Abszesse:** Ausgehend von einer eitrigen Cholangitis bilden sich den Gallengangaufzweigungen entsprechend röhren- oder blattartig geformte, grüngelbe Abszesse (◘ Abb. 13.9).
- **Amöbenabszesse:** Ausgehend von einer Amöbenruhr (▶ Kap. 42.4.3.1) gelangen die Amöben auf portalem Wege in die Leber und provozieren histolytische Nekrosen (keine echten Abszesse) oder Gewebszerfallhöhlen. Eine bakterielle Besiedelung ist möglich.

45.5   Toxische Muster

45.5.1   Alkoholhepatopathien

DEF Sammelbegriff für sehr häufige Leberschäden, wie sie im Rahmen einer Alkoholkrankheit auftreten.

KPG Die sog. Alkoholkrankheit (▶ Kap. 8.2.2.4) basiert auf dem Zusammenwirken folgender Mechanismen:
- **Acetaldehydbedingte Zellschädigung,**
- **Störung des mikrosomalen Entgiftungssystems,**
- **Bildung zytotoxischer Sauerstoffmetabolite,**
- **Fettstoffwechselstörung:**
  - Gesteigerte Triglyzeridsynthese zum Abbau des $NAPH_2$, das bei Acetaldehydabbau vermehrt anfällt,
  - verminderte Fettsäuren-β-Oxidation,
  - VLDL-Sekretionshemmung mit verzögertem Abtransport der Leberlipide,
- **alimentäre Hypovitaminose** A, B_1, B_6, B_{12}, K und D.

45.5.1.1 Alkoholfettleber

DEF Noch reversible Frühläsion der Leber bei langzeitiger Alkoholkrankheit (Ethanolkrankheit).

MIK Läppchenzentral beginnende, großtropfige Verfettung der Hepatozyten.

MAK Vergrößerte, lipochrom-gelbe Leber (▶ Kap. 3.4.1.2, ◘ Abb. 3.7) mit glatter Oberfläche.

45.5.1.2 Alkoholhepatitis

DEF (Syn.: äthylische Steatohepatitis) Fakultativ reversible Leberschädigung bei >5-jähriger Alkoholkrankheit.

MIK Sie beginnt mit der läppchenzentralen Hepatozytenläsion mit Ausbildung intrazytoplasmatischer Mallory-Bodies und nachfolgender Umzingelung durch Neutrophile. Allmählich wird ein »Fibroplasiemuster« unter dem Bild einer Maschendrahtfibrose (▶ Kap. 6.3.6) ausgelöst. Sie kann mit der Zeit zu einer Portalhypertonie (▶ Kap. 10.3) führen. Bei ikterischen Verlaufsformen kommt es zur kanalikulären Cholestase (▶ Kap. 45.2.4.1).

45.5.1.3 Alkoholzirrhose

DEF Leberzirrhose bei Alkoholkrankheit.

MIK Alkoholbedingt gehen sukzessiv Hepatozyten zugrunde, sodass zentroportale, sog. aktive Bindegewebssepten entstehen. Sie leiten ein »fibrodestruktives Muster« (▶ Kap. 2.4.2) ein. Danach entwickelt sich zunächst eine feinknotige Leberzirrhose. Bei Alkoholabstinenz wird sie regenerationsbedingt grobknotig.

Klinik

Portalhypertonie (▶ Kap. 10.3) und folgende Symptome: Osteoporose, Spinnenangiome der Haut, pathologische hepatische Östrogenmetabolisierung. Folge davon bei Männern Gynäkomastie mit Abdominalglatze, bei Frauen Virilisierung.

45.5.2 Toxische Hepatopathien

DEF Gruppenbezeichnung für Leberschäden, die durch chemische Schadstoffe (Hepatotoxine) ausgelöst wurden.

- **Obligate Hepatotoxine** wirken dosisabhängig nach konstanter Latenzzeit bei allen Patienten Leber schädigend entweder direkt durch Zellschädigung oder indirekt durch metabolische Interferenz.
- **Fakultative Hepatotoxine** (meist Medikamente) wirken dosisunabhängig, nach variabler Latenzzeit nur bei solchen Patienten Leber schädigend, die darauf mit einer Überempfindlichkeits- oder Autoaggressionsreaktion antworten und/oder eine Stoffwechselabnormität aufweisen und imitieren nichtmedikamentös bedingte Lebererkrankungen.

FPG Schädigungsmuster, ◘ Tab. 45.5:

- **Hepatozytotoxisch:** Leberzellschädigung unter dem Bilde einer akuten Virushepatitis (medikamentöse Hepatitis),
- **cholangiopathisch** durch entzündliche Gallengangsschädigung oder Interferenz mit den Gallesalz-Exportproteinen (medikamentöse Cholestase mit/ohne Cholangitis),
- **phlebotoxisch** durch Venenwandschädigung (Venookklusionskrankheit),
- **hepatofibrotisch** durch Auslösung eines »Fibroplasiemusters« (medikamentöse Leberfibrose),
- **neoplastisch** mit Auslösung tumorartiger Läsionen oder Tumoren.

◘ **Tab. 45.5.** Histologische Reaktionsmuster

Hepatotoxine	hepatitisch	cholestatisch	phlebotoxisch	fibrotisch	neoplastisch
Amanitin, Halothan, Isoniazid, NSAR, Sulfonamide, trizyklische Antidepressiva	+				
Orale Kontrazeptiva, Chlorpromazin, Erythromycin, Amoxicillin		+			
Pyrrolizidinhaltige Teearten, Azathioprin			+		
Vinylchlorid, Retinoltherapie, Methotrexat + Alkohol				+	
Orale Antikonzeptiva, anabole Steroide, Arsen, Azathioprin					+

45.5.3   Graviditätshepatopathie

45.5.3.1 Icterus in graviditate

DEF Gruppenbezeichnung für seltene, nicht schwangerschaftsbedingte Ikterusformen der Mutter.

KPG-Mechanismen
- **Virushepatitis**: Bei HBV-Hepatitis besteht ein Infektionsrisiko für das Kind.
- **Chronische Hepatitis** mit therapiebedingtem Risiko für das Kind.
- **Medikamentöser Ikterus** wegen cholestatischen Musters (■ Tab. 45.5).
- **Cholelithiasis:** gehäuft in der Schwangerschaft.

45.5.3.2 Icterus e graviditate

DEF Gruppenbezeichnung für seltene, schwangerschaftsbedingte, postnatal meist rückläufige Ikterusformen der Mutter:
- **Schwangerschaftscholestase** wegen hormoneller Umstellung mit Störung des Gallesäurenexports. Leberbiopsie: reine Cholestase.
- **Akute Schwangerschaftsfettleber** wegen Oxidationsstörung langkettiger Fettsäuren. Leberbiopsie: feintropfige Hepatozytenverfettung (■ Abb. 3.7).

45.6   Tumorartige Muster

45.6.1   Noduläre regenerative Hyperplasie

DEF Regenerativ knotige Leberparenchymwucherung.

KPG-Auslösemechanismus Er ist vaskulär, u. a. in Form folgender Läsionen: Portalvenenthrombose, rechtskardiale Leberstauung, Einnahme oraler Antikonzeptiva oder anaboler Steroide, Immunkrankheiten oder myelo- bzw. lymphoproliferativer Erkrankungen.

MIK Diffuse, regenerativ-knotige Umwandlung des Leberparenchyms mit millimetergroßen, kapsellosen Knoten, atrophes internoduläres Parenchym.

45.6.2   Fokal noduläre Hyperplasie

DEF Wenig häufiges Bild wie fokale Leberzirrhose.

KPG-Auslösemechanismus Einnahme oraler Antikonzeptiva oder anaboler Steroide.

MAK Kapselloser zirrhoseartiger Herd mit sternförmiger Narbe.

MIK Leberparenchym mit Portalfeldern und Zentralvenulen: Ductulusproliferation.

45.7   Neoplasiemuster

45.7.1   Kavernöses Hämangiom

DEF Sehr häufiger, benigner Lebertumor (▶ Kap. 20.1.2).

MAK Zentimetergroßer, subkapsulärer, scharf konturierter, zyanotischer Tumor. Blutungsgefahr bei Leberpunktion!

MIK ■ Abb. 20.2.

45.7.2   Leberzelladenom

DEF Häufiger, benigner Hepatozytentumor, v. a. bei gebärfähigen Frauen.

KPG-Auslösefaktoren Orale Antikonzeptiva, steroidhaltige sog. Potenzpillen, Glykogenose Typ I, III und IV (▶ Kap. 8.1.1).

MAK Mehrere Zentimeter großer, scharf konturierter, gelb-brauner Tumor.

MIK Neoplastische, mehrschichtige, hellzellige Leberzellplatten mit Sinusoiden, aber ohne Läppchenstruktur, ohne Portalfelder (■ Abb. 45.7a,b).

45.7.3   Hämangiosarkom

DEF und MIK ▶ Kap. 20.4.

KPG-Auslösemechanismus Vinylchlorid-, Arsen- und Thorotrast-Exposition.

45.7.4   Hepatoblastom

DEF (Syn.: maligner embryonaler Lebermischtumor) Seltener, maligner, von Leberstammzellen sich herleitender Tumor mit epithelialer und mesenchymaler Komponente. Manifestation vor dem 5. Lebensjahr.

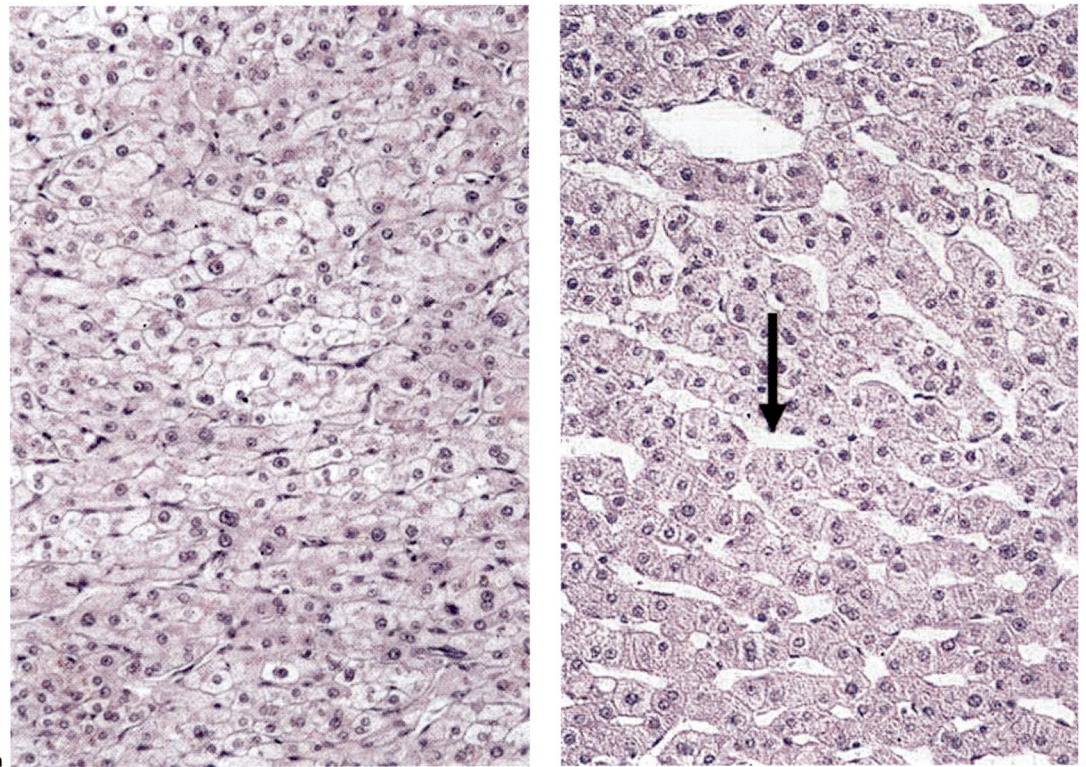

Abb. 45.7a,b. a Leberadenom mit Nachahmung des trabekulären Leberparenchymaufbaus, aber ohne Sinusoide, **b** Normale Vergleichsleber mit deutlich erkennbaren Sinusoiden (Pfeil, Vergr. 25, HE)

KPG Gelegentlich Teilkomponente eines Fehlbildungssyndroms (▶ Kap. 16.2.5).

MAK Rasch wachsender, oft gut konturierter Tumor mit Blutungen und Nekrosen.

MIK Aufbau:
- Epitheliale Komponente aus hepatozytenähnlichen Elementen in trabekelartiger Anordnung und
- mesenchymale Komponente aus zellreichem, oft ausreifendem Bindegewebe.

Klinik

Erhöhte AFP-, CEA-, HCG-Spiegel.

45.7.5   Hepatozelluläres Karzinom

DEF (Syn.: Leberzellkarzinom, HCC) Maligner, weltweit häufiger Hepatozytentumor mit Häufung in China, Südostasien und Zentralafrika. 7. häufigste Krebs-todesursache beim Mann, 12. häufigste Todesursache bei der Frau.

KPG-Auslösefaktoren
- **Virushepatitis**: HBV, HDV.
- **Alkoholkrankheit** (v. a. westliche Industrienationen).
- **Speicherkrankheiten** wie Hämochromatose, α1-Antitrypsinmangel, Glykogenosen.
- **Medikamente** wie androgene und östrogene Steroide.
- **Aflatoxin** aus schimmelnden Zerealien, v. a. in Afrika und Südostasien.
- **Leberzirrhose** v. a. bei makronodulären Formen.

FPG Reaktionsfolge bei der Karzinogenese: Durch Mutation von Caretaker-Genen wie fhit können durch Auslösefaktoren induzierte Genschäden nicht mehr repariert werden → Deregulierung von Tyrosinkinasen → Deregulierung von growth factors wie VEGF, PDGF (molekularbiologischer Therapieansatz!). Hinzu kommt eine Deregulierung des apoptotischen Zelltod-

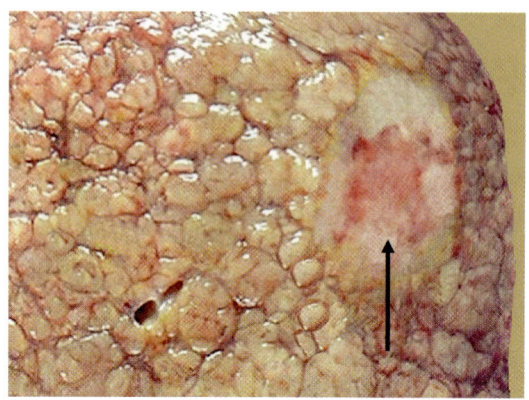

◘ **Abb. 45.8.** Frühes Leberzellkarzinom (Pfeil)

45.8). Das HCC metastasiert erst spät lymphogen in Portallymphknoten, seltener hämatogen nach dem Kavatyp (▶ Kap. 16.1.4.2).

MAK-Wachstumsmuster

- **Infiltrativer Typ:** unscharf konturierter Tumor mit kleinen Satellitenknoten, in Leber mit/ohne Zirrhose (◘ Abb. 16.5).
- **Expansiver Typ:** scharf konturierter Tumorknoten, in Leber mit/ohne Zirrhose.
- **Expansiv-infiltrativer Typ:** Tumorknoten mit fokaler Umgebungsinfiltration, in Leber mit/ohne Zirrhose.
- **Diffuser Typ** (zirrhotomimetischer Typ): multiple millimetergroße Tumorknoten in zirrhotischer Leber.

programms durch inflammatorische Substanzen (Therapieansatz mit NSAR). Es folgt eine proliferative Deregulierung bipotenter hepatischer Vorläuferzellen, die sich zu Hepatozyten und Gallengängen entwickeln können. Aus ihnen geht über eine adenomatöse Hyperplasie und Dysplasie und Auslösung einer »epithelio-mesenchymalen Transition« (▶ Kap. 6.3) ein HCC hervor.

MAK Tumor mit scheckig-gelbbrauner Schnittfläche mit hellgelben Nekrosen, Blutungen (◘ Abb. 5.6, ◘ Abb.

MIK-Wachstumsmuster

- **Trabekulär-sinusoidaler Typ** (häufigster Typ): Meist hochdifferenziertes HCC aus mehrschichtigen, sinusoidumgebenden Leberzellplatten.
- **Pseudoglandulärer Typ** (oft zusammen mit trabekulärem Typ): meist hochdifferenziertes HCC aus neoplastischen, canaliculiähnlichen Zellen, z. T. mit grünen Gallezylindern (◘ Abb. 45.9a,b).
- **Kompakter Typ:** aus mehrschichtigen, septal gegliederten Zellplatten ohne Sinusoide.

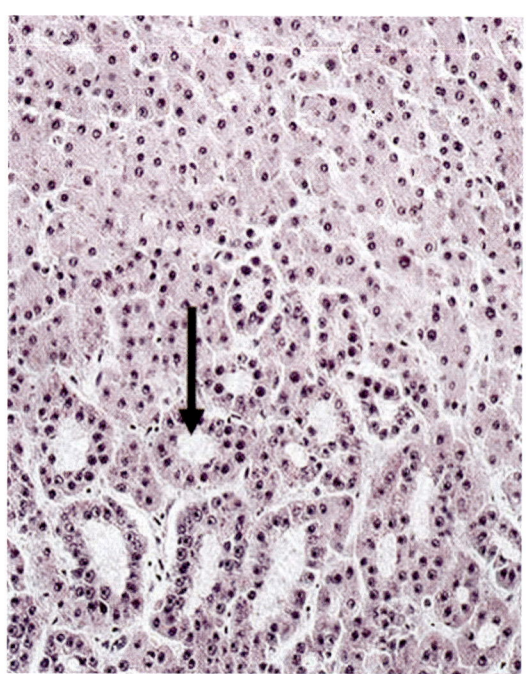
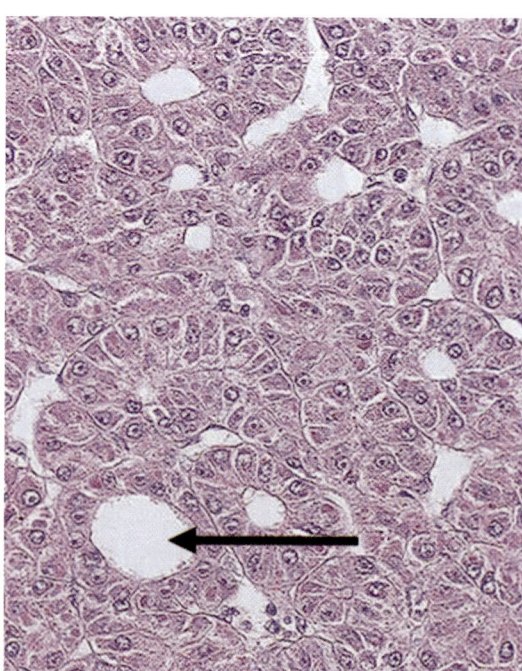

a
b

◘ **Abb. 45.9a,b.** Leberzellkarzinom: **a** Normalleber mit Übergang in initiales Karzinom (Pfeil), **b** pseudoglandulärer Typ mit Drüsenlichtungsnachahmung (Pfeil, Vergr. 25, HE, PAS)

- **Zirrhöser** (sarkomatoider) Typ: wenig differenziertes HCC mit dominantem »Fibroplasiemuster«.
- **Fibrolamellärer Typ** mit expansivem Wachstumsmuster (gute Resezierbarkeit!) aus eosinophilen Zellplatten zwischen Bindegewebelamellen. Selten bei Leberzirrhose.
- **Sklerosierender Typ** mit krebsnabelartiger, zentraler Sklerose. Charakteristisch: erhöhtes Serumkalzium, erniedrigtes Serumphosphat.
- **Kombiniertes hepatozellulär-cholangiozelluläres Karzinom** wegen Kanzerisierung der bipotenten Stammzelle.

<table>
<tr><td>**Klinik**</td></tr>
</table>

Serum-AFP-Erhöhung. Neigung zu Veneneinbruch → Pfortaderthrombose. Gelegentlich paraneoplastische Syndrome wie Polyzythämie, Hypoglykämie, Hyperkalzämie.

<table>
<tr><td>**Klinik**</td></tr>
</table>

Prognose beeinflussende Faktoren beim HCC:
TNM-abhängiges Stadium (■ Tab. 45.6)

Schlecht:
- Pfortaderinvasion/intrahepatische Metastasen
- Alter und Geschlecht: Männer über 60 Jahre
- Vorerkrankungen: Leberzirrhose
- Histologischer Subtyp: trabekulärer Typ, szirrhöser Typ
- Klinische Parameter: Serumalbumin niedrig, AFP-Serumspiegel hoch (Rezidiv)

Günstig:
- Histologischer Subtyp: fibrolamellärer Typ

45.7.6 Metastasen

DEF Häufigste Lebertumoren ausgehend von einem extrahepatischen Primärtumor.

■ **Tab. 45.6.** Pathologische TNM-Klassifikation der Lebertumoren

TNM	
pT1	solitärer Tumor ohne Gefäßinvasion
pT2	solitärer Tumor mit Gefäßinvasion oder multiple Tumoren ≤5 cm in größter Ausdehnung
pT3	multiple Tumoren >5 cm in größter Ausdehnung oder Tumoren mit Befall eines größeren Astes der V. portae oder der Vv. hepaticae
pT4	Tumor(en) mit direkter Invasion von Nachbarorganen, ausgenommen Gallenblase, oder Tumor(en) mit Perforation des viszeralen Peritoneums
pN1	Metastasen in Regional-LNN
pM1	Fernmetastasen

LNN: Lymphknoten

FPG Primärtumorsitz in der Reihenfolge ihrer Häufigkeit: Bronchus, Kolon, Pankreas, Mamma, Magen, unbekannter Primärtumor, Ovar, Prostata, Gallenblase, Cervix uteri, Nieren, Melanom, Harnblase/Ureter, Ösophagus, Hoden, Endometrium, Schilddrüse.
- **Hämatogene Metastasen** (► Kap. 16.1.4.2) bei
  - gastrointestinalem Primärtumor im Magen-Darm-Bereich mit Metastasierung nach dem Pfortadertyp,
  - extragastrointestinalem Primärtumor mit Metastasierung vom Lungen- oder Kavatyp.
- **Lymphogene Metastasen** bei Primärtumor in großen Gallenwegen, Magen oder Pankreas.
- **Maligne Systemerkrankungen** bei
  - myeloischer Leukämie mit diffuser Leberinfiltration (► Kap. 26.4, ■ Abb. 3.3),
  - bei lymphatischer Leukämie mit Portalfeldinfiltration (► Kap. 27.3.2.2).

MAK Bei Metastasen solider Tumoren: weiß-markige Knoten mit zentral-nekrotischer Eindellung (Krebsnabel, ■ Abb. 16.3). Bei Systemerkrankungen: Hepatomegalie mit diffus grau-weißer Schnittfläche (■ Abb. 3.3).

46 Intrahepatische Gallenwege

U.N. Riede, H.E. Blum

 Einleitung

Die intrahepatischen Gallenwege leiten die zur Emulgierung von Fetten wichtige Galle in den Dünndarm ab. Gleichgültig, ob durch eine Entwicklungsstörung, Entzündung, Steinbildung oder einen Tumor ausgelöst, ruft jede Unwegsamkeit in ihnen einen Gallenrückstau hervor, der akut zum tödlichen Leberversagen und chronisch über ein »fibrodestruktives Reparationsmuster« zu den tödlichen Komplikationen des Pfortaderhochdrucks führt.

46.1 Fehlbildungsmuster

46.1.1 Infantile obstruktive Cholangiopathie

DEF Gruppenbezeichnung für sehr seltene, genetisch und/oder (post-)infektiös bedingte, hepatobiliäre Erkrankungen. Dazu gehören folgende Läsionen:
- Neonatale Riesenzellhepatitis,
- extrahepatische Gallengangatresie,
- intrahepatische Gallengangatresie.

46.1.1.1 Intrahepatische Gallengangatresie

DEF Seltene Krankheitsgruppe mit angeborener intrahepatischer Gallengangsverarmung wegen mangelhafter Aus-/Rückbildung. Dazu gehören folgende Läsionen:
- **Syndromatische Form** (Alagille-Syndrom): angeborene Leberfehlbildung mit kraniofazialen Dysplasien, Herz- und Skelettfehlbildungen.
- **Nichtsyndromatische Formen** mit Vorkommen bei α_1-Antitrypsin-Mangel, Mukoviszidose, Reovirus-3-, Röteln- sowie Zytomegalovirusinfekt und Gallensäurestoffwechselstörungen.

MAK Gelbgrün-ikterische Leber (◻ Abb. 3.4).

MIK Leber mit spärlichen, nahezu gallengangslosen Portalfeldern und cholestasebedingter Entzündungsreaktion. Sie löst mit der Zeit ein »fibrodestruktives Muster« (▶ Kap. 2.4.2) aus, das zur Leberzirrhose führt.

46.1.1.2 Konnatale Leberzysten

DEF Gelegentlich einfache Zysten, sehr selten multiple Zysten in Kombination mit anderen Fehlbildungen (▶ Kap. 15.3.1).

MIK-Formen
- **Solitäre Leberzysten** mit Zylinderepithelauskleidung.
- **Kongenitale polyzystische Erkrankung**: vererbte, multiple, miteinander kommunizierende Leberzysten (z. T. auch Nierenzysten), später Portalhypertonie.
- **Mikrohamartome** (von Meyenburg-Komplexe): erbsgroße, grauweiße Herde aus teils zystisch gewucherten Gallengängen, bei multiplem Vorkommen Portalhypertonie (▶ Kap. 10.3).

46.2 Entzündungsmuster

46.2.1 Eitrige Cholangitis

DEF Häufige, bakteriell bedingte Entzündungsreaktion intrahepatischer Gallengänge.

KPG-Auslösemechanismus Galleabflussbehinderung (Gallensteine, Tumor) mit (meist) aufsteigender Keimbesiedelung aus großen extrahepatischen Gallenwegen.

FPG-Reaktionsfolge je nach Schweregrad:
- **Leichte Fälle:** periduktuläres Neutrophileninfiltrat.
- **Schwere Fälle:** Gallengangzerstörung durch Neutrophileninfiltrat, dadurch biliäre Leberabszesse.
- **Entzündungspersistenz** mit Entwicklung einer chronisch-intrahepatische Cholangitis. Dadurch wird ein »Obliterationsmuster« (▶ Kap. 2.3.4) mit Entwicklung einer progressiv-periduktalen, zwiebelschalenartigen Fibrose (Perisklerose) angestoßen. Der Prozess geht in eine sekundäre biliäre Leberzirrhose über.

> **Klinik**
>
> Bei lithogener Entstehung → Charcot-Trias charakterisiert durch Fieber, cholestatischen Ikterus und Oberbauchschmerz.

46.2.2 Primär biliäre Zirrhose (PBC)

DEF (Syn.: chronische, nichteitrige, destruierende intrahepatische Cholangitis) Seltene progrediente, autoaggressiv entzündliche Destruktion intrahepatischer Gallengänge mit Übergang in eine Leberzirrhose aus dem Formenkreis der Autoimmunkrankheiten mit Bevorzugung des weiblichen Geschlechts.

KPG-Auslösemechanismus Ätiologisch noch ungeklärte Auslösung einer Überempfindlichkeitsreaktion Typ III und IV (▶ Kap. 14.1.3, ▶ Kap. 14.1.4) mit Bildung folgender autoreaktiver, aber pathogenetisch untergeordneter Antikörper:
- **Antimitochondriale Antikörper** (Anti-M2) gegen eine Komponente des Pyruvatdehydrogenase-Komplexes der Mitochondrieninnenmembran.
- **Antikörper gegen anderweitige Epitope** wie Gallengangepithelien, glatte Muskulatur und Zellkerne.

FPG-Reaktionsfolge im zeitlichen Verlauf:
- **Stadium I:** Frühphase unter dem Bild einer chronischen, nichteitrigen, destruierenden intrahepatischen Cholangitis mit lymphozytärer, segmentaler Gallengangszerstörung (Achtung: falsch negative Diagnose möglich!) bei lymphoplasmazellulärer, teilweise follikulärer Portalfeldentzündung und Bildung nichtnekrotischer Epitheloidzellgranulome (▶ Kap. 13.2.2.1).
- **Stadium II:** An der Portalfeldperipherie treten Piecemeal-Nekrosen (▶ Kap. 45.4.1.4) und Duktulusproliferate auf.
- **Stadium III:** Allmähliche Auslösung eines duktulären »Obliterationsmusters« (▶ Kap. 2.3.4) mit periportaler Kupferakkumulation und Ausdehnung der Piecemeal-Nekrosen zu portoportalen Brückennekrosen.
- **Stadium IV:** An den geschädigten duktulären Epithelien vollzieht sich eine »epithelio-mesenchymale Transition« (▶ Kap. 15.2.3). Durch sog. aktive portoportale Bindegewebssepten wird unter dem Bild einer biliären duktopenen Leberzirrhose ein »fibrodestruktives Muster« eingeleitet. Dadurch entsteht eine kanalikuläre Cholestase mit Ikterus und erhöhten Werten für alkalische Phosphatase. Rückgang der Entzündungsinfiltrate.

MAK (Meist) mittelgrobknotige Leberzirrhose mit ausgeprägter Cholestase.

> **Klinik**
>
> Die ersten 10 Jahre verlaufen asymptomatisch. Dann Juckreiz, Xanthome (◘ Abb. 8.6). Gelegentlich Assoziation mit anderen Autoimmunopathien (▶ Kap. 14.2) wie Sjögren-Syndrom, progressiv systemischer Sklerose, CREST-Syndrom, rheumatoider Arthritis, Hashimoto-Thyreoiditis, renal tubulärer Azidose.

> **Klinik**
>
> **Therapieprinzip:** früh Ursodesoxycholsäure, spät Lebertransplantation.

46.2.3 Primär sklerosierende Cholangitis

DEF Seltene progrediente, autoaggressiv entzündliche Destruktion der intra- und/oder extrahepatischen Gallenwege mit stenosierender Kaliberschwankung ohne vorherige Gallenwegserkrankung oder Cholelithiasis. Jedoch mit Übergang in eine Leberzirrhose, vermutlich aus dem Formenkreis der Autoimmunkrankheiten.

KPG-Auslösefaktoren (Vermutlich!):
- **Genetisch:** (oft) Assoziation mit HLA-B8.
- **Autoaggressiv** mit zirkulierenden Immunkomplexen. Oft assoziiert mit Colitis ulcerosa (70% der Fälle, ▶ Kap. 42.4.5.2), selten assoziiert mit anderen Autoimmunerkrankungen (▶ Kap. 14.2).

MIK Geringe, v. a. plasmazelluläre Portalfeldverbreiterung mit Auslösung eines duktalen »Obliterationsmusters« (▶ Kap. 2.3.4) mit Entwicklung einer progressiven periduktalen, zwiebelschalenartigen Fibrose (Perisklerose). Sie führt zur stenosierenden Kaliberschwankung der Gallengänge mit cholangiographischem Perlschnur-Aspekt und geht schließlich in eine biliäre Leberzirrhose bei reaktiver-regenerativer Duktulusproliferation über.

MAK (Meist) mittelgrobknotige Leberzirrhose mit ausgeprägter Cholestase.

46

Klinik	

70%-Regel: 70% der Fälle sind
- Männer,
- < als 45 Jahre,
- pANCA-positiv,
- Colitis-ulcerosa-Patienten.

Diagnose: Erhöhung der alkalischen Phosphatase und γ-Glutamyltranspeptidase.

46.3   Neoplasiemuster

46.3.1   Gallengangadenom

DEF Seltenes, gutartiges Hamartom peribiliärer Drüsen (▶ Kap. 15.3.1).

MAK Kirschgroßer Tumor mit Blutungsneigung.

MIK Wucherung englumiger Gallengangstrukturen mit Zylinderepithelauskleidung und reichlichem Stroma.

46.3.2   Cholangiokarzinom

DEF (Syn.: cholangiozelluläres Karzinom, CCC) Seltenes Karzinom aus phänotypisch intrahepatischen Gallengangepithelien, gehäuft in Südostasien.

KPG Auslöse-/Risikofaktoren:
- Keine Assoziation zu Hepatitis B/C, Leberzirrhose.
- Gallengangsinfestation mit Leberegel-Larven (v. a. Clonorchis sinensis) in Südostasien,
- chemisch: Aflatoxin, anabole Steroide,
- mechanisch: intrahepatische Gallensteine,
- genetisch: Assoziation mit Leberzysten,
- entzündlich: primär sklerosierende Cholangitis (▶ Kap. 46.2.3) sowie Colitis ulcerosa.

FPG Ausgangszelle ist die bipotente Vorläuferzelle der Periportalzone.

MAK Knotig oder diffus langsam wachsender, derbweißlicher Lebertumor mit »Stenosemuster« (▶ Kap. 2.3.2) durch Gallengangskompression und nachfolgendem obstruktivem Ikterus/Cholestase. Frühe lymphogene und späte hämatogene Metastasierung.

MIK (Meist) gut differenzierte, sklerosierende Adenokarzinome (▶ Kap. 16.9.2.3) aus gewucherten gallengangsartig tubulären Formationen gelegentlich mit Schleimbildung in einem desmoplastischen Stroma.

Klinik	

Spätsymptome: Oberbauchbeschwerden, Appetitlosigkeit, Gewichtsabnahme, Ikterus. Kein Ansprechen auf Chemotherapie. Sehr schlechte Prognose.

47 Extrahepatische Gallenwege

U.N. Riede, H.E. Blum

>> >> Einleitung

Die extrahepatischen Gallenwege in Form des Gallengangs und der Gallenblase garantieren den großen täglichen Bedarf an fettemulgierender Galle. Jede Unwegsamkeit darin provoziert ein Stenosemuster mit entsprechendem Gallenrückstau, der akut zum tödlichen Leberversagen und chronisch zu einem fibrodestruktiven Reaktionsmuster und/oder Steinbildung führt, was unbehandelt akut über Sepsis und chronisch über einen Pfortaderhochdruck tödlich sein kann.

47.1 Fehlbildungsmuster

47.1.1 Gallengangatresie

DEF Sehr seltene, angeborene obliterative Läsion der extrahepatischen Gallengänge aus dem Formenkreis der infantilen obstruktiven Cholangiopathie (▶ Kap. 46.1.1).

47.2 Stoffwechselstörungsmuster

47.2.1 Cholesteatose

DEF (Syn.: Stippchengallenblase) Sehr häufige, klinisch symptomlose histiozytäre Cholesterinakkumulation in der Gallenblasenschleimhaut.

KPG-Auslösemechanismus Abnorm vermehrte Resorption und histiozytäre Speicherung von Cholesterin in der Gallenblasenschleimhaut wegen erhöhten Cholesteringehaltes der Blasengalle.

MAK Stecknadelkopfgroße, teils netzig konfluierende, xanthochrom-gelbliche Stippchen (Erdbeeraspekt; ▫ Abb. 47.1).

MIK Nestförmige Ansammlung von Cholesterinspeichermakrophagen (Schaumzellen, ▫ Abb. 8.2).

47.2.2 Cholelithiasis

> **Glossar**
>
> **Cholesterinlöslichkeit:** Das fettlösliche Gallecholesterin wird durch Einbau in Gallesäure-/Phospholipid-(Lecithin-)Mizellen in Lösung gehalten. Gallesäuren und Phospholipide stehen in einem äquivalenten Verhältnis.

DEF Sammelbegriff für sehr häufige Leiden wegen Konkrementbildung in der Gallenblase (Cholezystolithiasis) und/oder in den Gallengängen (Cholangiolithiasis).

KPG-Auslösefaktoren

- Bildung einer lithogenen Galle durch Übersättigung der Galle mit präzipitierenden Substanzen wie Cholesterin, Bilirubin und Kalziumionen.
- Verminderte Sekretion der Gallensäuren, sodass das Cholesterin wegen derer hydrolipophiler Wirkung nicht mehr in Lösung gehalten wird.
- Überwiegen von Nukleationsfaktoren mit Cholesterin fällender Wirkung wie Muzine und/oder Zelldetritus.

KPG-Auslösemechanismus Durch das Zusammenwirken dieser Faktoren wird eine lithogene Galle gebildet. Kommen noch weitere Faktoren wie Störung der

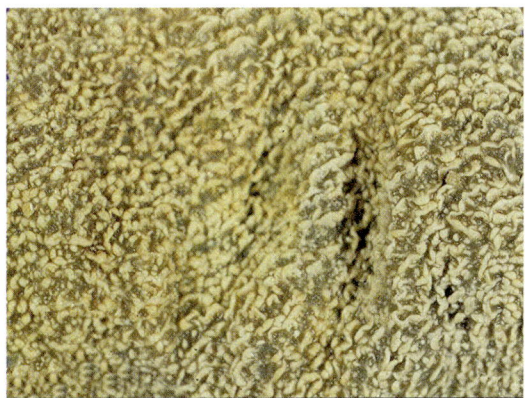

▫ **Abb. 47.1.** Gallenblasen-Cholesteatose mit retikulärem Verteilungsmuster der Cholesterindepots in der Schleimhaut

Gallenblasenentleerung mit Galleeindickung im Rahmen eines »Stenosemusters« (▶ Kap. 2.3.2) hinzu, entstehen Gallensteine.

FPG-Steintypen

- **Cholesterinsteine** (Stoffwechselsteine): solitärer, zentimetergroßer, gelb-glatter Stein mit radiärkristalliner Bruchfläche, röntgennegativ.
  Auslösefaktoren: Adipositas, Diabetes mellitus Typ II, Hyperlipoproteinämie Typ IV, terminale Ileumerkrankungen mit Gallensäurenmalabsorption.
  Lithogene Mechanismen:
  - **Gesteigerte biliäre Cholesterinsekretion** (typisch für adipöse und/oder diabetische Patienten),
  - **verminderte Sekretionsrate** der Gallensäuren (typisch für nichtadipöse Patienten).
- **Cholesterin-Pigment-Steine** (Stoffwechselsteine): solitärer Tonnenstein oder multiple facettierte Steine (◘ Abb. 47.2). Bruchfläche jahresringartige, gelb-braun oder schwarz-weiße Schichtung; röntgennegativ.
  Auslösefaktoren: wie Cholesterinsteine.
- **Schwarze Pigment-Kalk-Steine** (Bilirubin-Gallensäure-Mangel-Steine): multiple, millimetergroße, schwarze, maulbeerförmige Steine; röntgendicht.
  Auslösefaktoren: Leberzirrhose, Hämolysen.
  Lithogener Mechanismus: vermehrte Ausscheidung unkonjugierten Bilirubins, verminderter Gallensäurepool, verminderte Gallensäureexkretion.
- **Braune Pigmentsteine** (Entzündungs-/Obstruktionssteine): elliptisch-zylindrische, krümelige und erdfarbene Steine, röntgendicht.

Auslösefaktoren: Gallenwegsinfektion mit β-Glukuronidase-bildenden Anaerobiern (E. coli), bei Galleabflussstörung als Risikofaktor. Dadurch Bildung unkonjugierten Bilirubins und unkonjugierter Gallesalze.
Lithogener Mechanismus: Im Rahmen einer Entzündung werden von den Gallengangsepithelien vermehrt Kalziumionen freigesetzt und damit Bilirubincarbonat/-phosphat als Nukleatoren gebildet.

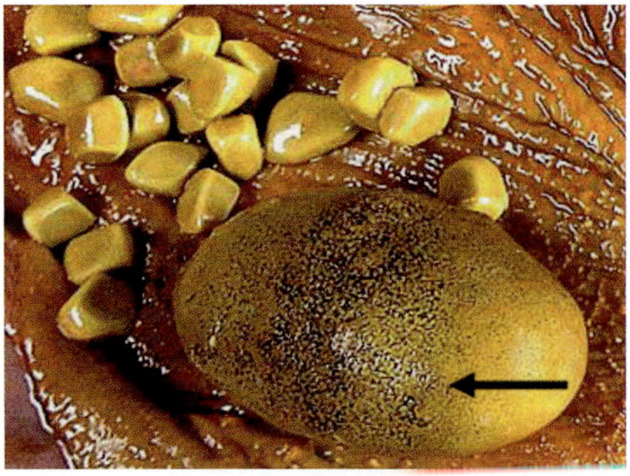

FPG-Reaktionsfolge Alle Gallensteine können durch folgende Komplikationen auf sich aufmerksam machen:

- **Bakterielle Cholezystitis,** Cholangitis,
- **druckbedingte Wandulzeration** mit Perforation,
- **perforationsbedingte diffuse Peritonitis**,
- **perforationsbedingte biliodigestive Fistel** nach Durchbruch durch Gallenblasen- und Darmwand und nachfolgender Steinentleerung in den Darm → Gallensteinileus,
- **Gallekoliken** wegen Steineinklemmung in Gallenwegen,
- **Mechanischer Ikterus/Cholestase** wegen lithogener Gallenwegsobstruktion. Es folgt ein »Stenosemuster« (▶ Kap. 2.3.2) mit Auslösung eines »fibrodestruktiven Musters« (▶ Kap. 2.4.2), das in eine sekundär biliäre Leberzirrhose einmündet.
- **Akute biliäre Pankreatitis**.

> ✉ **Take-home-message**
> **5-F-Regel** der Prädispositionsfaktor: female, fat, forty, fertile, fair, d. h. blonde, adipöse Frauen über dem 40. Lebensjahr, mit mehreren Schwangerschaften.

> **Klinik**
>
> **Diagnoseunsicherheit:** Gallensteine werden recht oft klinisch nicht erkannt oder fehlgedeutet.

> **Klinik**
>
> **Allgemeinsymptomatik:**
> - Stummer Gallenstein ohne Symptome,
> - symptomatischer Gallenstein mit Cholestase/Koliken,
> - sog. akute Galle mit akuter Gallenwegsentzündung.

◘ **Abb. 47.2.** Cholezystolithiasis mit multiplen facettierten und einem solitären (Pfeil) Cholesterinpigmentstein

47.3 Entzündungsmuster

47.3.1 Akute Cholezystitis/Cholangitis

DEF Sammelbegriff für häufige, akute Entzündungen der Gallenblasenwand und/oder der extrahepatischen Gallenwege.

KPG-Mechanismen
- Obstruierende Gallesteine → akute Cholezystitis,
- (meist aszendierende) Keimbesiedelung → akute Cholangitis.

MAK Gallenblase/Gallengang meist vergrößert, gerötet und mit ödematöser Wandverdickung.

MIK je nach Schweregrad (vgl. ▶ Kap. 42.4.6):
- Erosive Cholezystitis → ulzeröse Cholezystitis,
- hämorrhagisch-ulzeröse Cholezystitis,
- ulzerophlegmonöse Cholezystitis,
- gangränöse Cholezystitis,
- Gallenblasenempyem,
- emphysematöse Cholezystitis bei Infektionen mit gasbildenden Erregern (vor allem bei Diabetikern).

KPL
- Perforation → Peritonitis (▶ Kap. 44.3) → Sepsis (▶ Kap. 13.1.6.5),
- Pankreatitis (▶ Kap. 48.2),
- Leberabszess (◘ Abb. 5.4).

47.3.2 Chronische Cholezystitis

DEF Sammelbegriff für häufige monatelange, in Schüben verlaufende Gallenblasenentzündung.

KPG-Auslösefaktoren wie bei akuter Cholezystitis, ▶ Kap. 47.3.1.

FPG-Reaktionsfolge Eine Cholelithiasis provoziert über eine chronische Entzündung mit Schleimhautulzeration ein »Fibroplasiemuster« (▶ Kap. 6.3.6): Dadurch wird die Gallenblasenwand narbig verdickt. Bei Galleabflussbehinderung wird Bilirubin aus der Galle resorbiert, sodass sich in der Gallenblase eine farblose Flüssigkeit (Gallenblasenhydrops) oder ein klarer Schleim (Mukozele, ▶ Kap. 42.4.6) ansammelt. Nach jahrelanger Dauerentzündung schrumpft die Gallenblasenwand narbig (Schrumpfgallenblase) und oder verkalkt (Porzellangallenblase, ▶ Kap. 6.3.6).

KPL
- Gallenblasenperforation → Peritonitis (▶ Kap. 44.3) → Sepsis (▶ Kap. 13.1.6.5),
- biliodigestive Fistel,
- sekundär biliäre Zirrhose (▶ Kap. 46.2.1),
- Gallenblasenkarzinom (▶ Kap. 47.4.2).

47.4 Neoplasiemuster

47.4.1 Extrahepatisches Gallengangkarzinom

DEF (Syn.: extrahepatisches Cholangiokarzinom) Seltenes Karzinom der extrahepatischen Gallengänge (◘ Tab. 47.1).

KPG-Risikofaktoren Cholelithiasis (in 40% der Fälle), Colitis ulcerosa (▶ Kap. 42.4.5.2), primär sklerosierende Cholangitis (▶ Kap. 46.2.3) sowie cholangioläre Parasitose nach 10-jährigem Verlauf.

FPG-Reaktionsfolge Auslösung eines »Stenosemusters« (▶ Kap. 2.3.2) je nach Wachstumsmuster:
- **Szirrhöse Karzinome,** dadurch diffuse Wandverdickung mit Gangstriktur (▶ Kap. 16.9.2.3),
- **papilläre Adenokarzinome,** dadurch polypöses Wachstum mit Gangobstruktion (▶ Kap. 16.9.2.2, ◘ Abb. 16.20a).

Der Tumor infiltriert die Leber mit früher lymphogener Metastasierung in Regionallymphknoten, danach hämatogene Metastasierung vom Lebertyp (▶ Kap. 16.1.4). Häufig Nervenscheideninfiltration mit Schmerzprovokation. Prognose: schlecht.

47

Sonderformen des Gallengangkarzinoms:
Bifurkationskarzinom (Klatskin-Tumor): kleiner,
am Zusammenschluss des linken und rechten Ductus
hepaticus gelegener Tumor mit langsamem Wachstum
→ Klinisches Bild einer kleinen, leeren Gallenblase
mit Cholestase.
Ampulla-Vateri-Karzinom: kleines, knotiges Adenokarzinom der Ampullenschleimhaut mit früher Ver-
schlusssymptomatik → bessere Prognose wegen früher
Diagnose.

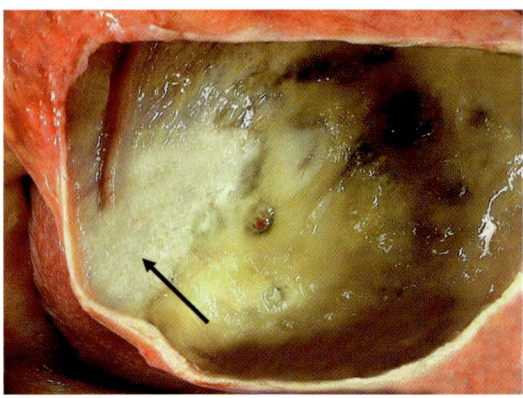

◻ **Abb. 47.3.** Infiltrierendes Gallenblasenkarzinom (Pfeil)

◻ **Tab. 47.1.** Pathologische TNM-Klassifikation von Karzinomen extrahepatischer Gallengänge

TNM	
pT1	Tumor auf Gallengang beschränkt
pT2	Tumor infiltriert jenseits des Gallengangs (perifibromuskuläres Gewebe)
pT3	Tumor infiltriert Nachbarstrukturen wie Leber, Gallenblase, Pankreas und/oder unilaterale Äste der Pfortader (rechts/links) oder der A. hepatica propria (rechts/links)
pT4	Tumor infiltriert eine/mehrere Nachbarstruktu- ren wie Hauptstamm der Pfortader oder ihrer Äste bilateral, A. hepatica communis oder Nach- barstrukturen wie Kolon, Magen, Duodenum, Abdominalwand

MIK Schleimbildende Adenokarzinome mit szirrhös-
desmoplastischer Stromareaktion (▶ Kap. 16.9.2.3) sowie mit Nervenscheideninfiltration.

KPL Meist erst im Spätstadium: schmerzloser Ikterus.

Klinik

Prognose beeinflussende Faktoren:
TNM-abhängiges klinisches Stadium
Schlecht:
— Männer >60 Jahre
— Lokalisation perihilär

47.4.2   Gallenblasenkarzinom

DEF Wenig häufiges Karzinom des Gallenblasenwan-
depithels (◻ Tab. 47.2).

KPG-Risikofaktoren Chronisch rezidivierende Cholezystitis, Gallensteine (▶ Kap. 47.2.2).

MAK-Wachstumsmuster
— **Polypoid-exophytischer Typ** (selten),
— **diffus-endophytischer Typ** (häufig) mit weißlich-
markiger Infiltration der Gallenblasenwand (◻ Abb.
47.3) und ihrer Umgebung; die Gallenblase wird
durch den Tumor in die Leber »hineingezogen«.
Frühe Metastasierung, späte klinische Symptomatik → Spätdiagnose.

◻ **Tab. 47.2.** Pathologische TNM-Klassifikation des Gallen-
blasenkarzinoms

TNM	
pT1a	Tumor infiltriert Gallenblasenschleimhaut
pT1b	Tumor infiltriert Gallenblasenmuskulatur
pT2	Tumor infiltriert perimuskuläres Bindegewebe; keine Ausbreitung jenseits der Serosa oder in die Leber
pT3	Tumor perforiert Serosa (viszerales Peritoneum) und/oder infiltriert direkt die Leber und/oder eine Nachbarstruktur wie Magen, Duodenum, Kolon, Netz, extrahepatische Gallengänge
pT4	Tumor infiltriert Stamm der Pfortader oder A. hepatica communis oder mindestens 2 Nach- barstrukturen/-gewebe

48 Pankreas

U.N. Riede, H.E. Blum

  Einleitung

Die Bauchspeicheldrüse produziert täglich 1 l Sekret. Unter widrigen Umständen, dazu tragen auch Steine und Tumoren bei, können die Verdauungsenzyme darin bereits innerhalb des Pankreas selbst aktiv werden. Dabei wird die Aktivierung entzündlicher Mediatorsysteme in Gang gesetzt, die sich gegenseitig, kaum beherrschbar und deshalb meist tödlich, aktivieren. Daneben enden auch Pankreaskarzinome mit/ohne Therapie letztlich letal.

48.1   Fehlbildungsmuster

48.1.1   Pankreasagenesie

DEF Sehr seltener Zustand mit fehlendem Pankreas.

KPG Fehlende oder verkümmerte, embryonale Pankreasanlage (▶ Kap. 15.3.1) meist bei nicht lebensfähigen Früchten.

48.1.2   Pancreas anulare

DEF Seltener Zustand mit ringförmigem Pankreas.

KPG Das Pankreas geht anlagemäßig aus dem hepatopankreatischen Ring hervor. Beim Pankreas anulare bleibt es in dieser Primitivform und bildet einen das Duodenum umschließenden Gewebering und erzwingt ein »Stenosemuster« (▶ Kap. 2.3.2).

48.1.3   Pancreas divisum

DEF Seltener Zustand mit fehlender Fusion des kleinen Pankreasganges mit dem großen mit/ohne Ausbildung zweier getrennter Drüsen.

KPG Ausbleibende Vereinigung der dorsalen Pankreasanlage (▶ Kap. 15.3.1) mit der ventralen, dadurch entstehen 2 Drüsen. Folge ist eine Sekretabflussstörung mit konsekutiver chronischer Pankreatitis (▶ Kap. 48.2.3).

48.1.4   Pankreasheterotopie

DEF Recht häufiger Zustand mit Verlagerung von Pankreasgewebe in den extrapankreatischen Intestinaltrakt.

KPG Pankreasheterotopien, v. a. in Magen, Duodenum und manchmal auch im Meckel-Divertikel (▶ Kap. 6.3.5) mit Entwicklung einer ektopen Pankreatitis unter dem Bilde eines sog. entzündlichen Pseudotumors.

48.2   Entzündungsmuster

DEF Pankreatitis ist ein Sammelbegriff für insgesamt recht häufige Pankreaserkrankungen, bei denen eine Selbstverdauung des Drüsenparenchyms (Autodigestion) dominiert und bei denen je nach Verlaufsform ein »fibrodestruktives Muster« (▶ Kap. 2.4.2) zur Pankreasinsuffizienz führt.

48.2.1   Akute infektiöse Pankreatitis

DEF Seltene, plötzlich einsetzende, viral oder bakteriell ausgelöste Pankreatitis mit klinisch mildem Verlauf.

KPG Pankreasmitbeteiligung meist bei systemischer Infektion, v. a mit Mumps-, Coxsackie-Viren oder CMV, selten bei Sepsis.

MIK Disseminierte Azinuszellnekrosen bei lymphohistiozytärer Entzündungsreaktion, ohne Fettgewebsnekrosen. Restitutio ad integrum.

48.2.2   Akute nichtinfektiöse Pankreatitis

DEF Gruppenbezeichnung für häufige, plötzlich einsetzende, ätiologisch heterogene Pankreatitis mit autodigestiv-nekrotischem Beginn, resorptiv-entzündlicher Überlagerung und klinisch schwerem Verlauf.

KPG-Auslösefaktoren
- **Toxisch:** Alkoholkrankheit (▶ Kap. 8.2.2.4),
- **lithogen:** gallensteinbedingte Papillenobstruktion,
- **zirkulatorisch:** Schock, Cholesterinembolie,

48

- **traumatisch:** Abdominaltrauma, -chirurgie,
- **medikamentös:** Thiaziddiuretika, Azathioprin, Furosemid,
- **metabolisch:** Hyperlipoproteinämie Typ I, V, Hyperkalzämie (Hyperparathyreoidismus),
- **genetisch:** Mutation des kationischen Trypsinogen-Gens (PRSS-1),
- **autoimmun,** idiopathisch.

KPG-Auslösemechanismen
- **Intrazelluläre Transportstörung** der Verdauungsenzyme innerhalb der Azini,
- **Azinusnekrose** mit Freisetzung der Verdauungsenzyme innerhalb des Pankreas,
- **Sekretrückstau** ins Pankreasgewebe mit nachfolgender Aktivierung wegen konkrementbedingter Obstruktion und nachfolgendem »Stenosemuster« (► Kap. 2.3.2).

Als Folge davon werden die pankreatischen Verdauungsenzyme bereits im Pankreas frei und ins intrapankreatische Fettgewebe freigesetzt. Dies hat je nach Enzym folgende Konsequenzen:
- **Lipase** (ohne Aktivierung), dadurch lipolytische Nekrosen (► Kap. 5.4) im intra-/peripankreatischen Fettgewebe,
- **Trypsin** (nach Aktivierung), dadurch proteolytische Gewebe- und Gefäßschäden sowie anfänglich proteolytische, später auch gegenseitige Aktivierung des Kinin-, Gerinnungs- und Komplementsystems mit Generierung von Entzündungsmediatoren (► Kap. 13). Dies hat folgende Konsequenzen:
  - Systemische Entzündungsreaktion mit toxischem Kreislaufschock (► Kap. 10.4),
  - disseminierte Intravasalgerinnung mit Verbrauchskoagulopathie und Multiorganversagen (► Kap. 10.5.3.4),
  - Phlebothrombosen (peripankreatisch und peripher, ► Kap. 11.1.2.1).

FPG-Reaktionsfolge je nach Dauer und Schweregrad:
- **Milde Form:** Durch die Generierung von Entzündungsmediatoren wird eine serös-exsudative Entzündungsreaktion (► Kap. 13.1.1) ausgelöst, sodass das Pankreas ödematös anschwillt (Speichelödem → Bildgebung!) und Enzyme verliert. Diese provozieren zum einen intrapankreatische Fettgewebsnekrosen (Steatonekrosen, ► Kap. 5.5.9.1) und machen im Blut als Hyperamylasämie und Hyperlipasämie auf sich aufmerksam (Serumdiagnostik!). Nach Auslösung eines resorptiven »Nekroseeliminationsmusters« (► Kap. 5.5) bleibt eine interstitielle Pankreasfibrose zurück.

- **Schwere Form:** Hier addieren sich lipaseinduzierte Steatonekrosen und proteaseinduzierte Parenchymnekrosen. Die Steatonekrosen dehnen sich großherdig in Form von Abszessen in der Pankreasumgebung aus. Die Parenchymnekrosen beschränken sich meist auf die Kopf- oder Schwanzregion und sind wegen Gefäßarrosionen hämorrhagisch.
Über die Auslösung eines »Nekroseeliminationsmusters« werden die kleinen Nekroseareale wie bei der milden Verlaufsform fibrotisch umgewandelt, während die großen Nekroseareale mit Detritus und hämatinisiertem Blut eine zystische Abgrenzung in Form eines zystischen Parenchymdefektmusters (► Kap. 2.2.3.2) erfahren. Daraus gehen die sog. Pankreaspseudozysten hervor. Sie bergen die Gefahr von Ruptur und Arrosionsblutung (► Kap. 10.1.5.1).

> **Klinik**
>
> Akute gürtelförmige Abdominalschmerzen mit Erhöhung der α-Amylase und Lipase im Serum und/oder Urin. Verlaufsformen: perakut-tödlich, einmalig oder rezidivierend → chronifizierend.

48.2.3 Chronische primäre Pankreatitis

DEF Gruppenbezeichnung für seltene, ätiologisch heterogene Pankreatitiden, bei der ein »fibrodestruktives Muster« die pathogenetische Reaktionsfolge anführt.

KPG-Auslösefaktoren
- **Toxisch:** Alkoholkrankheit (► Kap. 8.2.2.4),
- **metabolisch:** Hyperkalzämie (Hyperparathyreoidismus, ► Kap. 71.4.1),
- **genetisch:** vererbte Mutation des kationischen Trypsinogen-Gens (PRSS-1),
- **nutritiv:** Unterernährung,
- **idiopathisch**.

KPG-Auslösemechanismus Durch Noxeneinwirkung werden rezidivierende, kleinherdige periduktale Entzündungsschübe provoziert. Sie lösen über eine »epithelio-mesenchymale Transition« (► Kap. 15.2.3) ein »fibrodestruktives Muster« aus (◨ Abb. 48.1), sodass die Ausführungsgänge narbig dilatativ/stenosierend deformiert werden. Es folgt ein »Stenosemuster« (► Kap. 2.3.2) mit Abflussbehinderung des Pankreassekrets. Das kalziumreiche Sekret dickt zu Konkrementen ein (Pankreatolithiasis; ◨ Abb. 48.2) und stört solange den Sekretabfluss, bis der prästenotische Drüsenabschnitt einem »fibrodestruktiven Muster« (► Kap. 2.4.2)

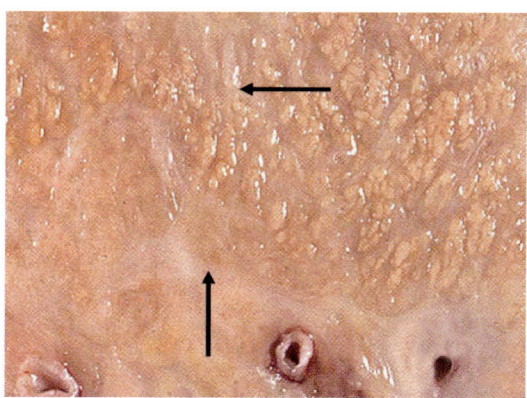

Abb. 48.1. Chronische Pankreatitis mit retikulärem bindegewebigem Ersatz des zugrunde gegangenen Parenchyms als Korrelat eines fibrodestruktiven Musters

erlegen ist. Dabei kann der Choledochus mitbetroffen sein, sodass ein Ikterus (▶ Kap. 45.2.1.4) auftritt.

FPG-Reaktionsfolge je nach Entzündungsdauer:
- **Früh:** nur herdförmige, lymphozytär-entzündliche Fibrose, v. a. in der Läppchenperipherie.
- **Spät:** diffuse narbig-destruktive Fibrose des gesamten Drüsenläppchens (□ Abb. 48.1). Da die Ausführgänge, Pankreasinseln und Blutgefäße proteolyseresistenter sind, finden sich in der Pankreasfibrose: »fibrotisch-skelettierte Pankreasinseln«, intimafibrotisch obliterierte Gefäße (▶ Kap. 17.1.2) und narbige verzogene Ausführgänge mit Speichelsteinen. Das Ausführgangepithel proliferiert hyperregeneratorisch, bewirkt sog. pankreatische intraepitheliale Neoplasien (PanIN, ▶ Kap. 48.3.2.1) und

prädestiniert damit zur Entwicklung eines Pankreaskarzinoms (▶ Kap. 48.3.2).

Klinik		
Früh: akute, intermittierende Schmerzattacken (Gürtelschmerz). **Spät:** Dauerschmerz, Pankreasverkalkung und Gangdeformitäten → Pankreasinsuffizienz: sekundärer Diabetes mellitus, Maldigestion, Steatorrhoe.		

48.2.4 Chronische sekundäre Pankreatitis

DEF Gruppenbezeichnung für häufigere, ätiologisch heterogene Pankreatitiden, bei der ein »Stenosemuster« die pathogenetische Reaktionsfolge anführt.

KPG-Auslösefaktoren
- Pankreaskopftumor,
- papillennah eingeklemmter Gallenstein,
- peripankreatische Pseudozyste.

KPG-Auslösemechanismus Stenoseprozess im Ductus pancreaticus major mit Erzwingung eines »Stenosemusters« (▶ Kap. 2.3.2).

FPG-Reaktionsfolge Stenose mit prästenotischer Parenchymatrophie mit Periduktalfibrose und Ektasie des Pankreashauptganges (ohne Konkremente!).

Klinik		
Erst spät Pankreasinsuffizienz.		

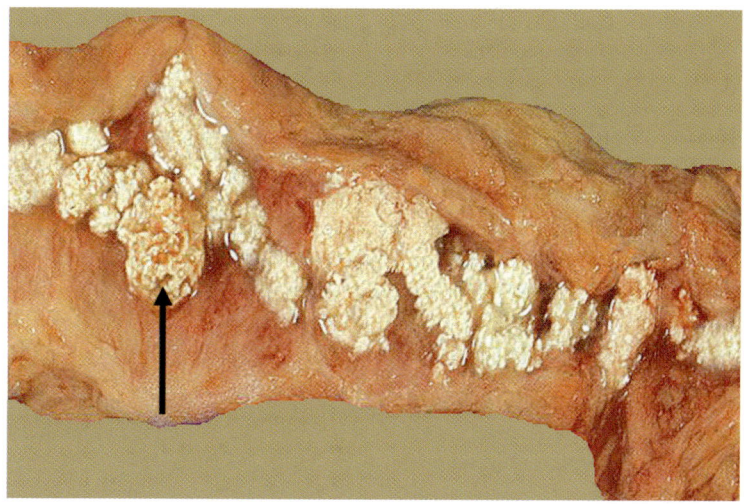

Abb. 48.2. Chronische Pankreatitis mit Pankreotolithiasis in Form morgensternförmiger, in der Schleimhaut sich verhakender Konkremente (Pfeil) im unregelmäßig ausgeweiteten Pankreasgang als Korrelat einer prästenotischen Dilatation im Rahmen eines Stenosemusters

48.3 Neoplasiemuster

Die endokrinen Pankreastumoren werden im Zusammenhang mit dem endokrinen System besprochen (▶ Kap. 73.2).

48.3.1 Pankreasadenome

48.3.1.1 Muzinöses Zystadenom

DEF (Syn.: muzinös-zystische Neoplasie mit potenzieller Malignität) Seltener, schleimbildender, makrozystischer Pankreastumor meist mit histologischen Malignitätskriterien.

MAK Mehrere Zentimeter großer, zystischer Tumor im Korpus-Schwanz-Bereich mit Bildung eines zystischen Parenchymdefektmusters (▶ Kap. 2.2.3.2).

MIK Tumor mit Makrozysten. Zystenauskleidung durch schleimbildendes, einreihiges Zylinderepithel mit Bildung papillenartiger Strukturen (☐ Abb. 16.20).

48.3.1.2 Mikrozystisches Adenom

DEF (Syn.: seröses mikrozystisches Adenom) Sehr seltener, benigner mikrozystischer Tumor.

MAK Meist mandarinengroßer Tumor mit schwammartig-mikrozystischer Schnittfläche (☐ Abb. 48.3) als spongiformes Parenchymdefektmuster (▶ Kap. 2.2.3.3).

MIK Auskleidung der Mikrozysten durch einreihig kubisches Epithel.

> **Klinik**
>
> Keine obligate Tumorentfernung bei alten, symptomfreien Patienten. Tumorentfernung nur bei Obstruktionssymptomatik.

48.3.2 Pankreaskarzinom

48.3.2.1 Duktales Adenokarzinom

DEF Wenig häufiges Adenokarzinom der Pankreaskopfregion mit gangartigem Wachstumsmuster (☐ Tab. 48.1). 4. häufigste Krebstodesursache bei beiden Geschlechtern.

KPG-Prädispositionsfaktoren
- Peutz-Jeghers-Syndrom (▶ Kap. 42.5.4),
- hereditäre Pankreatitis,
- familiäres Pankreaskarzinom.

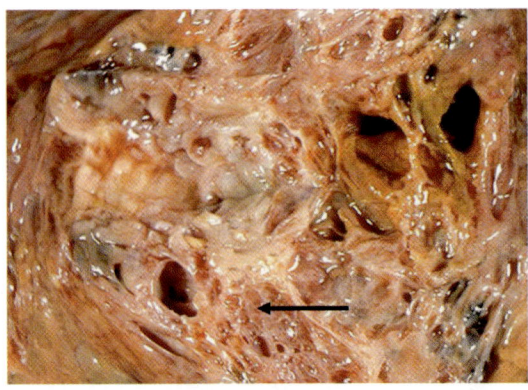

☐ **Abb. 48.3.** Mikrozystisches Pankreasadenom mit mikrozystischem Wachstumsmuster (Pfeil)

KPG-Risikofaktoren
- **Toxisch:** Zigarettenrauchen,
- **Lifestyle:** Adipositas (▶ Kap. 8.2.3), Inaktivität,
- **inflammatorisch:** langjährige Pankreatitis.

FPG-Reaktionsfolge Chronische Pankreatitis und/oder proliferative Entgleisung des Gangepithels. Dadurch kommt es wegen mutationsbedingter Onkogenaktivierung (wie K-ras) mit Deregulierung von growth factors (wie EGF-R: molekularbiologischer Therapieansatz!) und Suppressorgeninaktivierung zur Entwicklung einer Vorläuferläsion unter dem Bild einer sog. pankreatisch intraepitheliale Neoplasie (PanIn). Sie besteht aus einer intraduktalen Epithelwucherung und behindert den Sekretabfluss. Sie stört über eine chronische Pankreatitis den »epithelio-stromalen Crosstalk« (▶ Kap. 16.1.1) und provoziert über eine »epithelio-mesenchymale Transition« (▶ Kap. 15.2.3) ein invasives Gangkarzinom, das zur Desmoplasie neigt.

MAK Derb-weißlicher desmoplastischer Tumor mit perifokaler Bindegewebsneubildung auf dem Boden eines präexistenten und/oder begleitenden »fibrodestruktiven Musters« (deshalb keine makroskopische Unterscheidung Tumor/Entzündung möglich!).

Der Tumor erzwingt ein »Stenosemuster« (☐ Abb. 48.4) mit konsekutiver Dilatation der prästenotischen Pankreas- und Choledochusgangabschnitte. Er überschreitet früh die Organgrenze und dringt in Nachbarorgane ein. Er metastasiert früh lymphogen in paraduodenale und suprapankreatische Lymphknoten, um dann hämatogen nach dem Pfortadertyp, später nach dem Lebertyp (▶ Kap. 16.1.4), um kavitär ins Peritoneum zu metastasieren (▶ Kap. 44.4.2.3).

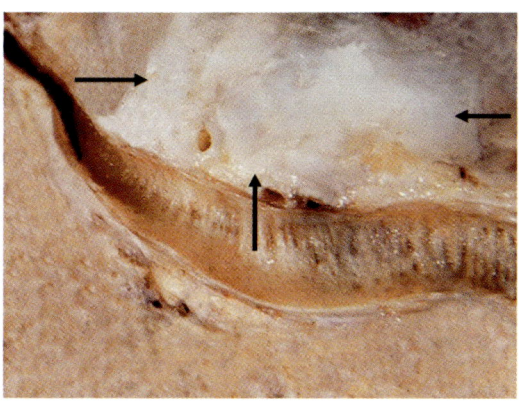

Abb. 48.4. Pankreaskarzinom mit fibrodestruktionsbedingter Stenosierung und prästenotischer Dilatation des Pankreasganges als Korrelat eines Stenosemusters. Der Tumor selbst bildet ein diffuses Läsionsmuster

Tab. 48.1. Pathologische TNM-Klassifikation der Pankreastumoren

TNM	
pT1	Tumor ≤2 cm, auf Pankreas begrenzt
pT2	Tumor >2 cm, auf Pankreas begrenzt
pT3	Tumor breitet sich jenseits des Pankreas, aber nicht in Truncus coeliacus oder A. mesenterica superior aus
pT4	Tumor infiltriert auch Truncus coeliacus oder A. mesenterica superior
pN1	Metastasen in Regional-LNN

MIK Tumor aus dicht zusammenliegenden Tumordrüsen aus oft schleimbildenden, polymorphen Zylinderepithelien mit charakteristischer desmoplastischer Stromareaktion (► Kap. 16.9.2.3) und typischer Nervenscheideninvasion.

Klinik

Gewichtsverlust, schmerzloser Ikterus, sekundärobstruktive Pankreatitis mit nachfolgender Maldigestion, (paraneoplastische) Thrombophlebitis migrans bei 25% der Fälle.

Klinik

Prognose beeinflussende Faktoren:
Prinzip: je jünger das Manifestationsalter, je fortgeschrittener das TNM-abhängige klinische Stadium, je weiter die Entfernung des Tumors von der Papille, je undifferenzierter der Tumor, je frühzeitiger seine Schmerzsymptomatik (Rückenschmerzen), desto schlechter seine Prognose.

Schlecht:
K-ras-Mutation
Serumspiegelantieg von CA 19-9, CEA (Rezidivindikator)

Harnorgane

49 Nieren

U.N. Riede, K. Höpker

 Einleitung

Die Nieren sind lebenswichtige Exkretionsorgane. Sie filtrieren täglich 150 l Primärharn und leiten etwa 1 l davon in den Harnleiter ab. Diese Funktionen können durch viele Läsionen lahmgelegt werden, sodass giftige Endprodukte des Proteinabbaus wie Harnstoff ins Blut gelangen. Der verzögerten Nierenfiltration versucht der Organismus durch Blutdruckerhöhung entgegen zu wirken und geht dabei die tödlichen Risiken der Hochdruckkomplikationen ein. In jedem Fall lösen die Urämiegifte im Gesamtorganismus eine lebensgefährliche Elektrolytstörung und an den serösen Häuten und Schleimhäuten eine serofibrinöse Entzündungsreaktion aus.

> **Glossar**
> **GBM (glomeruläre Basalmembran):** trilamelläre Filterschicht der Glomerulusschlingen (v. a. aus Heparansulfat und Typ-IV-Kollagen) in Form der Lamina rara interna, Lamina densa und Lamina rara externa.

49.1 Fehlbildungsmuster

 Wissensvertiefung

Embryogenese: Die Nieren entwickeln sich im kleinen Becken aus dem intermediären Mesoderm. Daraus entsteht das Pro-, Meso- und Metanephros (Nachniere). Pro- und Mesonephros bilden sich zurück. Die Nachniere entsteht aus dem metanephrogenen Gewebe und der Ureterknospe als Ausstülpung aus Urnierengang (Wolff-Gang), die sich gegenseitig induktiv beeinflussen. Danach wandert die Ureterknospe dorsokranialwärts zum metanephrischen Blastem. Dieses umgibt kappenförmig die Ureterknospe. Ihr kraniales Ende wird zum Nierenbecken, ihr Stiel wird zum Ureter. Das Nierenbecken teilt sich in die Nierenkelche und diese in die Sammelrohre auf. Letztere induzieren im metanephrischen Mesenchym die Ausbildung der Glomeruli und der Nierentubuli. Danach steigen die Nieren in die Lumbalregion auf.

49.1.1 Nierenagenesie

DEF Sehr seltener Zustand mit ein- oder doppelseitig fehlender Nierenanlage.

KPG-Auslösemechanismus Infolge einer Differenzierungsstörung des Wolff-Ganges wird an seinem kaudalen Ende keine Ureterknospe gebildet. Die Folge ist eine Nierenagenesie (▶ Kap. 15.3.1).

MAK Fehlbildungsformen:
- **Unilaterale Agenesie** häufig in Kombination mit urogenitalen Fehlbildungen. Hypertrophie der Kontralateralniere.
- **Bilaterale Agenesie** häufig in Kombination mit Gesichts- und Lungenfehlbildungen (renofaziale Dysplasie). Keine Lebensfähigkeit.

49.1.2 Nierendystopien

DEF Wenig häufiger Zustand mit entwicklungsbedingter Nierenfehllage.

KPG-Formen (▶ Kap. 15.3.1):
- **Beckenniere** wegen Nichtaufsteigens der Niere aus der Beckenregion.
- **Hufeisenniere** durch Verwachsung beider Nieren an ihrem unteren Pol ohne Aufsteigen aus der Beckenregion.

FPG-Reaktionsfolgen dieser Lageanomalien sind Pyelonephritiden (▶ Kap. 49.5.2.1) und gelegentlich eine Behinderung des Geburtsvorganges.

49.1.3 Nierenzysten

DEF Häufige, sporadisch auftretende, meist solitäre zentimetergroße Zyste.

FPG-Reaktionsfolge Ein Nephronabschnitt wird dauerhaft abgeschnürt, sodass sich in ihm Flüssigkeit ansammelt. Dadurch entstehen Zysten. Sie sind durch ein tubuläres Epithel ausgekleidet und komprimieren die Umgebung. Selten Komplikation durch Pyelonephritis (▶ Kap. 49.5.2.1).

49

Therapieprinzip: Nur selten (bei Harnabflussstörung) ist perkutane Punktion und Verödung erforderlich.

49.1.4   Zystennieren

Wissensvertiefung

Polycystic kidney disease-Gene

PKD1: Polycystin-1, PKD2: Polycystin-2: Die Polcystine sind membranständige Zilienproteine der Nierentubuli. Sie dienen der Mechanosensation des intratubulären Urinflusses.

Tamm-Horsfallprotein = Uromukoid = Uromodulin. Es wird durch das UMOD-Gen kodiert und von Zellen der Henle-Schleife synthetisiert; es schützt vor Steinbildung und tubulointerstitieller Nephritis. Bei Mutation resultiert MZNE (◘ Tab. 49.1).

DEF Sammelbegriff für insgesamt häufige, angeborene oder erworbene, prognostisch ungünstige Nierenerkrankungen mit Auslösung einer Niereninsuffizienz durch Zystenbildung.

KPG-Auslösemechanismen

- Intratubuläre Druckerhöhung wegen tubulärer Stenose und/oder Dysfunktion,
- tubuläre proliferativ-synthetische Epithelstörung,
- Festigkeitsverlust der tubulären Basalmembran.

49.1.4.1   Adulte polyzystische Nephropathie

DEF (Syn.: autosomal-dominante polyzystische Nierenerkrankung, Zystennieren nach Potter Typ III): Häufigste erbliche Zystenniere mit Manifestation einer Niereninsuffizienz in der 5. Lebensdekade.

KPG-Auslösemechanismus Aufgrund einer Mutation eines PKD-Gens fehlt ein Polycystin. Dadurch wird die Zilienfunktion gestört und eine tubuläre Epithelproliferation in allen Nephronabschnitten ausgelöst. Folge davon ist eine Zystenbildung mit Protein- und Hämaturie, zur der ein »Stenosemuster« (▶ Kap. 2.3.2) mit Pylonephritis (▶ Kap. 49.5.2.1) und/oder Nephrolithiasis (▶ Kap. 50.3.1) hinzukommen kann. Das Endresultat ist eine Niereninsuffizienz (▶ Kap. 49.6.2).

◘ **Tab. 49.1.** Zystennieren: Genetik, Pathologie, Klinik

Zystennierentyp (Potter-Typ)	1. Manifestationsalter 2. Vererbung[1] 3. Bilateralität	1. Nierengröße 2. Zystenhistogenese 3. Zystendurchmesser	1. Assoziationen 2. Komplikationen
Typ I: Infantile polyzystische Nephropathie (ARPKD)	1. Neugeborene 2. AR 3. bilateral	1. Renomegalie 2. Sammelrohrzysten 3. 1–2 mm	1. Leberfibrose 2. Hypertonie, Urämie
Typ III: Adulte polyzystische Nephropathie (ADPKD)	1. 5. Lebensdekade 2. AD 3. bilateral	1. Renomegalie 2. Tubuluszysten 3. 0,5–2 cm	1. Leberzysten. Hirnbasisarterien-Aneurysma 2. Hypertonie, Urämie
Typ II: Dysplastische Zystennieren	1. Säuglinge 2. sporadisch 3. uni-/bilateral	1. Renomegalie 2. kortikale Zysten	1. Ureteren-, Harnblasenfehlbildung 2. Harnwegsinfekte
Familiäre Nephronophthise (FNP)	1. Kinder, Jugendliche 2. AR 3. bilateral	Gleiche Histologie für beide Erkrankungen: 1. Nierenschrumpfung 2. Tubuluszysten an der Rinden-Mark-Grenze	1. FNP: Gehirn-, Augen-, Knochenanomalie, Gesichtsfehlbildung (MZNE), Hyperurikämie, Gicht 2. renaler Salzverlust, Urämie
Medulläre zystische Nierenerkrankung (MZNE)	1. Erwachsene 2. AD 3. bilateral		
Dialysennephropathie	1. jedes Lebensalter 2. dialysebedingt 3. bilateral	1. Renomegalie 2. Tubuluszysten 3. 0,5–2 cm	1. Dialyse, wegen Niereninsuffizienz 2. Urämie

[1] AD: autosomal-dominant, AR: autosomal-rezessiv

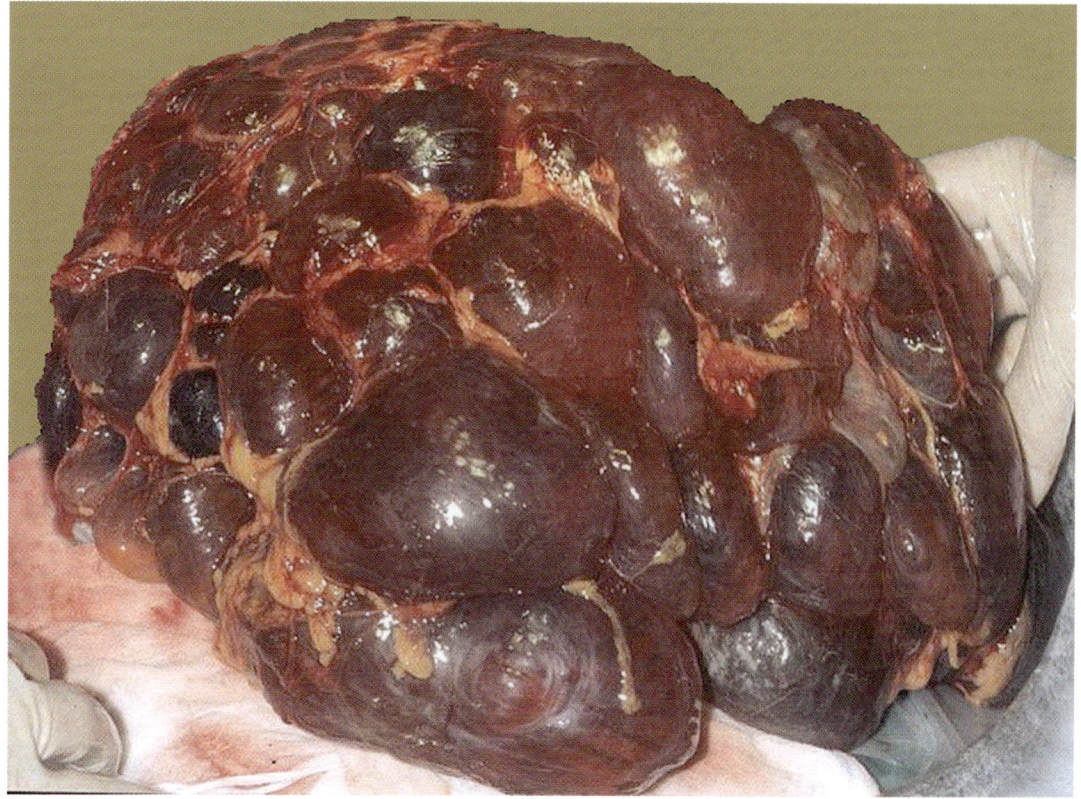

■ **Abb. 49.1.** Adulte Zystenniere (adulte polyzystische Nephropathie, Operationssitus) mit polymakrozystischem Parenchymdefektmuster (extremer Ausbildungsgrad!)

MAK Stark vergrößerte, mehrere Kilogramm schwere
Nieren, durchsetzt mit multiplen, zentimetergroßen
Zysten (■ Abb. 49.1).

MIK Dünnwandige Zysten mit kubischer Epithelauskleidung und urinartig-klarem Inhalt innerhalb des
ganzen Nephrons bei erhaltener Durchgängigkeit. Zwischen den Zysten finden sich normal funktionierende,
persistierende Nephren und ein entzündlich-fibrosier-
tes Interstitium.

Klinik	
Extrarenale Manifestationen: Leber- und Pankreas- zysten, Zerebralaneurysmen, Herzklappenvitien.	

Klinik	
Therapieprinzip: Nephrektomie bei Verdrän- gungssymptomatik oder vor Transplantation.	

49.2 Fehlzirkulationsmuster

49.2.1 Renale Arteriosklerose

FPG-Reaktionsfolge Je nach arteriosklerotisch stenosierter Gefäßstrecke:

- **Abgangsstenose** der Nierenarterie mit Minderdurchblutung der ganzen Niere. Dadurch wird ein
»fibrodestruktives Reaktionsmuster« (▶ Kap. 2.4.2)
der ganzen Niere ausgelöst. Es führt zu einer zen-
tralarteriellen Schrumpfniere unter dem Bild eines
Subinfarkts. Bei einseitiger Stenose wird eine reno-
vaskuläre Hypertonie (▶ Kap. 10.1.2, ■ Abb. 10.1) in
Gang gesetzt.
- **Nierenarterienaststenose** mit Auslösung eines »fibrodestruktiven Musters« (▶ Kap. 2.4.2) im Versorgungsgebiet des Nierenarterienastes unter dem
Bilde einer zentimetergroßen, zyanotischen und
oberflächlich eingesunkenen Narbe.

49.2.2   Renale Arteriolosklerose

DEF und KPG ▶ Kap. 10.1.2.

FPG-Reaktionsfolge Aufgrund einer arteriellen Hypertonie mit stenosierender Arteriolopathie (▶ Kap. 17.1.1.3) werden die Niere, v. a. die Glomeruli vermindert durchblutet. Dies bewirkt eine segmentale Glomerulussklerosierung (▶ Kap. 49.5.1.8) und eine hyaline Glomerulusverödung, das ganze Nephron atrophiert. Dadurch entstehen 1 3 mm große subkapsuläre Rindennarben bei intakter umgebender Rinde. Es resultiert eine verkleinerte Niere mit roter, weil durchbluteter, feingranulierter Oberfläche (rote Granularatrophie).

KPL Benigne Nephrosklerose, weil nur wenige Patienten niereninsuffizient werden.

49.2.3   Arteriolonekrose

DEF (Syn.: endotheliotrope Nephroangiopathie, maligne Nephrosklerose) Insgesamt wenig häufiges, durch eine primäre Endothelschädigung ausgelöstes, arterioläres und glomeruläres Schädigungsmuster der Nieren.

KPG ▶ Kap. 10.1.2.

FPG-Reaktionsfolge Ähnlich wie beim hämolytisch-urämischen Syndrom (▶ Kap. 10.5.3.1), aber mit Konzentration auf die Nieren je nach Stadium:
- **Akut**: Endothelnekrosen der Arteriolen lösen eine »fibrinoide Gefäßwandnekrose« (▶ Kap. 5.3) mit mikrothrombotischer Verstopfung aus. Folge davon ist eine Arteriolonekrose unter Einbeziehung der Glomeruli und letztlich eine dialysepflichtige akute Niereninsuffizienz.
- **Chronisch**: Endothelschäden lösen über eine »endothelio-mesenchymale Transition« (▶ Kap. 15.2.3) ein »Obliterationsmuster« unter dem Bild einer sog. Zwiebelschalenarteriopathie (▶ Kap. 2.3.4, ▣ Abb. 17.6) aus. Dies bewirkt eine glomeruläre Minderdurchblutung mit Schlingenkollaps sowie eine reaktive Hyperplasie des juxtaglomerulären Apparates mit vermehrter Reninproduktion. Resultat ist eine hochgradige arterielle Hypertonie mit chronischer Niereninsuffizienz (▶ Kap. 49.6.2).

49.2.4   Arteriitis

Grundsätzlich können alle systemischen Arteriitiden die Nierenarterien mit einbeziehen. Dies gilt besonders für die Panarteriitis nodosa (▶ Kap. 17.4.1.1).

49.2.5   Arterielle Zuflussstörungen

49.2.5.1   Anämischer Niereninfarkt

DEF Seltene Nierenläsion nach absoluter anhaltender Ischämie.

KPG-Auslösemechanismen (Meist) thromboembolischer Verschluss eines Nierenarterienstammes oder -astes, (selten) stenosierende Arteriopathie.

MAK Infarktareal entspricht dem Versorgungsgebiet der okkludierten Arterie:
- A. arcuata → trapezförmiger Infarkt,
- Interlobulararterie → keilförmiger Infarkt,
- Hauptstammverschluss →Totalinfarkt (selten).

FPG-Reaktionsfolge Durch einen Durchblutungsstopp entsteht ein lehmgelbes Infarktareal (▶ Kap. 3.6.1.1). Dieses wird über ein »Organisationsmuster« (▶ Kap. 5.5.4) mit einem hyperämischen Randsaum umgeben (▣ Abb. 5.1) und resorbiert. Resultat ist ein unter dem Kapselniveau liegender Rindendefekt.

Klinik

Flankenschmerz, Makrohämaturie.

49.2.6   Venöse Abflussstörungen

49.2.6.1   Stauungsnieren

KPG-Auslösemechanismus Rechtsventrikuläre Insuffizienz.

MAK
- **Akut:** vergrößerte dunkelrote Nieren mit zyanotischem Mark.
- **Chronisch:** Stauungsfibrose.

49.2.6.2   Nierenvenenthrombose

KPG-Auslösemechanismen Nierentrauma und -kompression, nephritisches Syndrom, Hyperkoagulation durch Schwangerschaft, orale Kontrazeptiva.

MAK
- **Akut:** zyanotische Nierenschwellung.
- **Chronisch:** Stauungsinduration.

49.2.7   Schocknieren

DEF (Syn.: prärenales akutes Nierenversagen) Häufige schockinduzierte, akute, potenziell reversible Niereninsuffizienz.

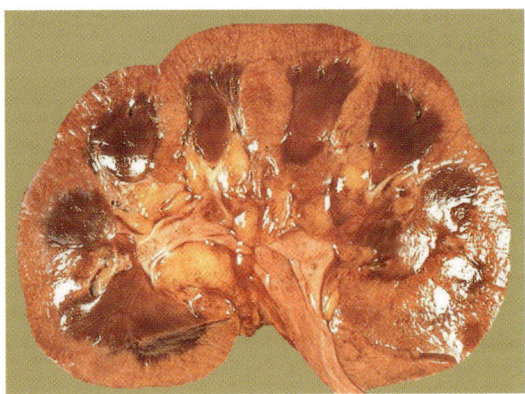

◘ Abb. 49.2. Schockniere mit hypoperfusionsbedingter Rindenabblassung und venostatischer Markzyanose

KPG ► Kap. 10.4.

MAK Geschwollene, blasse Nieren mit Rindenabblassung und, wegen venöser Hämostase, Markzyanose (◘ Abb. 49.2). Wird der Kreislaufschock von einer disseminierten Intravasalgerinnung (► Kap. 10.5.3.4, ◘ Abb. 10.4) begleitet, finden sich noch millimetergroße, bilaterale ischämische Nierenrindennekrosen.

MIK Große, geschwollene Nieren mit durch Teilnekrose ausgeweiteten Tubuli, deren Lichtungen hyaline Zylinder (Tamm-Horsfall-Protein-Zylinder) sowie Epitheldetritus enthalten.

> **Klinik**
>
> **Verlaufsphasen:**
> - Oligo-anurische Akutphase → Urämie.
> - Polyurisch-hyposthenurische Überwindungsphase nach Kreislauferholung und u. U. Dialysebehandlung → vorübergehende Polyurie.

49.3 Fehlfunktionsmuster

49.3.1 Kongenitale Tubulopathien

DEF Sehr seltene Gruppe von Nierenfunktionsstörungen, bei denen wegen genetisch bedingter Defekte des Aminosäurestoffwechsels oder des transmembranösen Transportes die tubuläre Rückresorption gestört ist. Zu diesen Läsionen gehören u. a. die Zystinurie (► Kap. 8.6.5, ◘ Abb. 8.10) und anderweitige Tubulopathien mit Fanconi-Syndrom (► Kap. 7)

49.3.2 Hereditäre Glomerulopathie

DEF (Syn.: hereditäre Nephritis) Sehr seltene Gruppe erblicher, glomerulärer Strukturstörungen mit nephritischer Symptomatik (► Kap. 49.5.1).

49.3.2.1 Alport-Syndrom

DEF Genetisch heterogene nephritische Erkrankung mit Innenohrschwerhörigkeit und Strukturschäden der Augenlinsen und Kornea.

KPG-Auslösemechanismus Mutation der α5-, α3- oder α4-Kette des Basalmembran-Kollagen Typ IV in Nieren-GBM, Auge, Innenohr, Lunge und Gehirn.

FPG-Reaktionsfolge Aufgrund eines Gendefekts von COL4α3, α4 oder α5 wird in der GBM ein mechanisch kaum belastbares, embryonales Kollagen IV gebildet. Dadurch wird die GBM extrem verdünnt und ohne IC-Ablagerung aufgesplittert. Später wird unter dem Bilde einer fokalen und segmentalen Glomerulosklerose (► Kap. 49.5.1.8) ein »fibrodestruktives Muster« (► Kap. 2.4.2) ausgelöst. Dabei wird die Glomerulusverödung von einer interstitiellen Nephritis mit Tubulusatrophie begleitet. Der Nephronverlust führt zu einem Hyperperfusionsschaden (► Kap. 49.4.1) der verbleibenden Nephrone.

> **Klinik**
>
> **Trias:**
> - Familiäre Nephritis (Hämaturie, Proteinurie) → terminales Nierenversagen in 2. Lebensdekade.
> - Lenticonus anterior (kegelartige Ausstülpung des vorderen Augenlinsenpols), Linsendislokation, Katarakt
> - Innenohrschwerhörigkeit.

> **Klinik**
>
> **Therapieprinzip:** zur Verminderung des Hyperperfusionsschadens der verbleibenden Nephrone → ACE-Inhibitoren.

49.3.2.2 Dünne-Basalmembran-Syndrom

DEF (Syn.: benigne familiäre Hämaturie) Erbliche, abnorm dünne GMB mit asymptomatischer Hämaturie ohne Augen- und Innenohrsymptomatik.

KPG-Auslösemechanismus Im Gegensatz zum Alport-Syndrom nur Defekt eines Allels von COL4α3- oder α4.

FPG-Reaktionsfolge Der Gendefekt bedingt eine dünne GMB und dadurch eine Hämaturie.

49.3.3 Tubulonephrosen

DEF (Syn.: tubuläre Speicherkrankheiten) Sammelbegriff für insgesamt häufige Funktionsstörungen der Nierentubuli wegen Transportüberforderung durch bestimmte Substanzen und deren nachfolgenden Speicherung in den Epithelien proximaler Tubuli.

FPG-Reaktionsfolge je nach Speichersubstanz:
- **Osmotische Nephrose:** Zuckerspeicherung wegen vermehrter Rückresorption infundierter Zuckerlösung wie Hydroxyethylstärke.
- **Proteinnephrose:** Eiweißspeicherung wegen Proteinurie.
- **Lipoidnephrose:** Lipoproteinspeicherung bei hochgradiger Proteinurie mit Nierenabblassung (◘ Abb. 49.3).
- **Chromoproteinnephrose** (Crush-Niere): Myoglobin-/Hämoglobinspeicherung (Chromoproteine) nach Myo-/Hämolysen (Hämolyseniere). Dadurch werden intratubulär bräunliche Chromoproteinzylinder ausgefällt. Es resultiert ein akutes Nierenversagen.
- **Ikterische/cholämische Nephrose:** Anflutung von Bilirubin bei Hyperbilirubinämie (► Kap. 45.2.1) oder von Cholat bei Cholestase (► Kap. 45.2.1.4) in den proximalen Tubulusepithelien. Dadurch werden die Tubuli toxisch gelähmt und das Bilirubin/

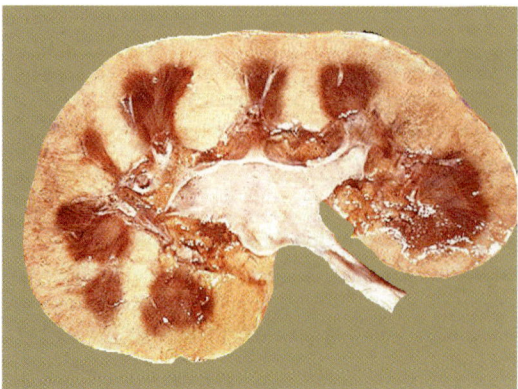

◘ **Abb. 49.3.** Lipoidnephrose mit lipochrom-gelber Rindenfärbung durch Lipidspeicherung

Cholat bleibt in den Tubuli liegen. Resultat sind grüngelbe (Tubulus-)Zylinder.

49.3.4 Toxische Tubulopathien

DEF Seltene Gruppe durch Tubulotoxine ausgelöster Nierenschädigungen.

KPG Die (meist proximalen) Nierentubuli werden durch folgende Toxine geschädigt: Quecksilber, Blei, Tetrachlorkohlenstoff, Diäthylenglykol, Gentamycin, Zytostatika wie Cisplatin, Cyclosporin.

FPG-Reaktionsfolge je nach Toxin:
- Akutes Nierenversagen wegen toxinbedingter Tubulusnekrose nach Rückresorption.
- Akutes Nierenversagen wegen Metabolisierung bestimmter Toxine wie Diaethylenglykol zu Oxalat und Auskristallisierung desselben zu Kalziumoxalat (◘ Abb. 8.9) und nachfolgender Tubulusverstopfung.
- Fanconi-Syndrom (► Kap. 7) wegen toxinbedingter Störung des transmembranösen Transports.

49.4 Stoffwechselstörungsmuster

49.4.1 Diabetische Nephropathie

DEF (Syn.: Kimmelstiel-Wilson-Syndrom) Sammelbegriff für Diabetes bedingte, arterioläre und glomeruläre Nierenschäden.

FPG-Reaktionsfolge Durch die Diabetes bedingte, nichtenzymatische Glykosylierung mit konsekutiver Proteinvernetzung wird nach folgendem Muster ein sog. Hyperperfusionsschaden ausgelöst: Infolge Ablagerung eines PAS-positiven Proteinmaterials im Mesangium und in der GBM resultiert
- eine diffuse oder noduläre Mesangiumsklerose (◘ Abb. 49.4) in Form eines Kimmelstiel-Wilson-Syndroms,
- eine GBM-Verdickung und
- eine Schädigung des glomerulären Proteinfilters in Form der Podozyten.

Dies führt zur Proteinurie. Allmählich gehen die Nephrone über folgenden Circulus vitiosus zugrunde: → reaktiver Anstieg des intraglomerulären Filtrationsdruckes → Hyperperfusion der residualen Glomeruli → Abfangen pathologischen Materials im glomerulären Proteinfilter → Podozytenschädigung → Nephronenuntergang.

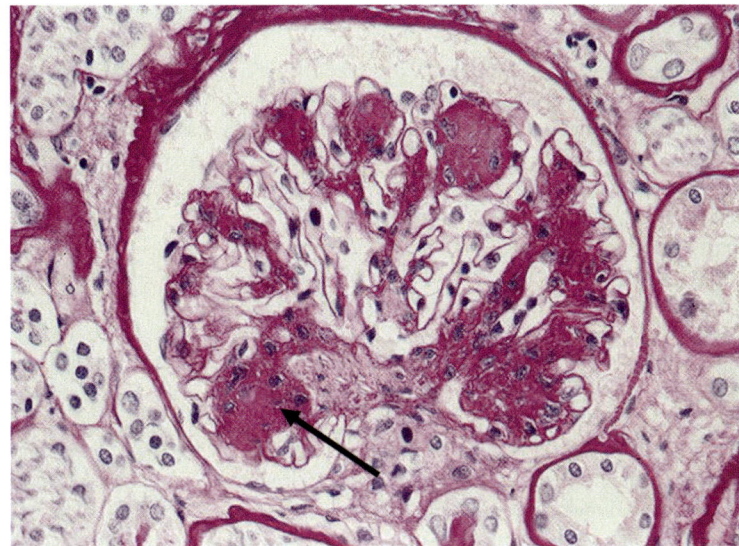

Abb. 49.4. Diabetische, noduläre Glomerulosklerose mit knotiger Mesangiumvermehrung (Pfeil) als Korrelat eines mikronodulären Musters (Vergr. 50, PAS)

Bei schwerer Glukosurie (Blutzuckerspiegel >500 mg/dl) und Begleitproteinurie speichern die Tubulusepithelien Glykogen (aus Glukose) und Proteine (Armanni-Ebstein-Zellen) und werden dadurch, wie die gesamte Niere groß und hellblass (diabetische Tubulopathie).

MAK Verkleinerung und Arteriolosklerose/Hyalinose bedingte Minderdurchblutung subkapsulärer Rindengebiete mit Ausbildung subkapsulärer (Mikro-)Vernarbungen. Dies bringt eine sog. weiße Granularatrophie der Niere mit sich.

Klinik	

Je nach Stadium:
- **Früh:** glomeruläre Hyperfiltration → Proteinurie (Mikroalbuminurie).
- **Spät:** schleichender Verlauf bis hin zur großen Proteinurie mit nephrotischem Syndrom → Niereninsuffizienz.

Klinik	

Therapieprinzip: Senkung des intraglomerulären Drucks mit ACE-Inhibitoren oder AT II-Rezeptor-Blockern → Progredienzverhinderung des Hyperperfusionsschadens.

49.4.2 Harnsäurenephropathie

DEF (Syn.: Gichtniere) Sammelbegriff für wenig häufige hyperurikämische Nierenschädigung.

KPG ▶ Kap. 8.5.1.

FPG-Reaktionsfolge je nach Urikämieursache und zeitlichem Verlauf:
- **Akute Gichtniere** wegen sekundärer Hyperurikämie im Rahmen eines fulminanten (zytostatischen) Zellzerfalls. Dadurch kristallisiert das Urat in den Sammelrohren aus und bildet weißliche Streifen in den Papillen unter dem Bild von Harnsäureinfarkten (infarcire, lat. = vollstopfen). Es folgt eine Harnabflussstörung mit akutem Nierenversagen (▶ Kap. 49.6.1).
- **Chronische Gichtniere** wegen primärer Hyperurikämie. Die Uratkristalle gelangen in diesem Falle nach der Tubulusschädigung ins Interstitium und lösen eine metabolisch-resorptive Entzündung (▶ Kap. 7) aus, die mit einer Bildung von Fremdkörpergranulomen (▶ Kap. 13.2.2.2) einhergeht. Darauf folgt eine Entzündungsperpetuierung und Auslösung eines »fibrodestruktiven Musters« (▶ Kap. 2.4.2) mit Übergang in eine Schrumpfniere. Resultat ist eine Niereninsuffizienz mit Urämie (▶ Kap. 49.6.2).

49.4.3   Leichtkettennephropathie

DEF (Syn.: Plasmozytomniere, Cast Nephropathy) Sammelbegriff für seltene, durch monoklonale Immunglobulinleichtketten ausgelöste Nierenerkrankungen.

KPG-Auslösemechanismus Bei Erkrankungen wie Plasmazellmyelom (▶ Kap. 77.6.4.1) oder Morbus Waldenström (IgM-bildendes Non-Hodgkin-Lymphom) werden exzessiv monoklonale Leichtkettenproteine gebildet. Diese überschwemmen die Nieren und werden nach Überschreitung der tubulären Rückresorptionskapazität im Urin in Form nephrotoxischer Bence-Jones-Proteine ausgeschieden.

FPG-Reaktionsfolge je nach Ablagerungsmodalität der Paraproteine: Bei saurem pH-Werten, Volumenmangel oder Hyperkalzämie präzipitieren sie als Bence-Jones-Proteine in den distalen Tubuli durch das von ihnen produzierte Tamm-Horsfall-Protein in Form hyaliner Zylinder. Sie verstopfen und schädigen so die Tubuli und bewirken dadurch ein akutes Nierenversagen (▶ Kap. 49.6.1). In chronischen Fällen führen sie zur Auslösung einer »metabolisch-resorptiven Entzündungsreaktion« (▶ Kap. 7) unter Einsatz von mehrkernigen histiozytären Riesenzellen vom Fremdkörpertyp. Sie geht in ein »Fibroplasiemuster« (▶ Kap. 6.3.6) mit reparativer Interstitiumfibrosierung über, dadurch werden die Nieren blass, groß und fest (Plasmozytomniere). Selten lagern sich die Paraproteine in der Lamina densa der GMB ab und provozieren eine vermehrte Bildung glomerulärer Matrix. Dies imponiert als noduläre Glomerulosklerose.

KPL
- **Akutes Nierenversagen:** Beschleunigung der Paraproteinpräzipitation durch Dehydratation, Hyperkalzämie (wegen Plasmozytom-Begleitosteolyse mit hyperkalzämischer Tubulopathie) und/oder Therapie mit nephrotoxischen Antibiotika oder Kontrastmittel → Tubulusverstopfung → Oligurie, Anurie.
- **Chronisches Nierenversagen** mit Proteinurie, selten auch Bence-Jones-Proteinurie. Prognostisch ungünstig.

49.4.4   Nephrokalzinose

DEF Seltene Nierenfunktionsstörung wegen Hyperkalzämie.

KPG der Hyperkalzämie, ▶ Kap. 7.2.2.

FPG-Reaktionsfolge Aufgrund einer Hyperkalzämie kommt es über eine zytoplasmatische Zellverkalkung zur Bildung von Kalkzylindern (Kalkinfarkte) sowie zur Kalkablagerung in der tubulären Basalmembran (Mark >Rinde) und im Interstitium. Dadurch wird die renale Konzentrationsleistung insuffizient. Es folgt ein chronisches Nierenversagen (▶ Kap. 49.6.2).

49.4.5   Eklampsieniere

DEF (Syn.: EPH-Gestose) Seltene mit Ödemen (E), Proteinurie (P) und Hypertonie (H) einhergehende Nierenerkrankung im letzten Schwangerschaftsdrittel.

KPG-Auslösemechanismen Bei Erstgravida, bei vorbestehender Nephropathie oder essenzieller Hypertonie schädigen toxische Stoffe aus der Plazenta, Gerinnungsprodukte oder die Hypertonie selbst die Endothelien und lädieren dadurch die Nieren wie bei einer endotheliotropen Nephropathie (▶ Kap. 49.2.3). Die Läsion heilt nach der Entbindung ab.

49.5   Entzündungsmuster

> **Glossar**
>
> **GN (Glomerulonephritis):** spezifisches Entzündungsmuster der Nierenglomeruli
> **GBM (glomeruläre Basalmembran):** trilamelläre Filterschicht der Glomerulusschlingen
> **IC (Immunkomplexe):** Bindung eines Antigen-Epitops an einen gegen das Epitop gerichteten Antikörper

49.5.1   Glomerulonephritis (GN)

DEF Sammelbegriff für beidseitige entzündliche Nierenerkrankungen aus dem Formenkreis der Überempfindlichkeitsreaktionen, die sich obligat an den Glomeruli (Glomerulitis) und fakultativ am Interstitium (Nephritis) abspielen. Dabei unterscheidet man je nach Auslösemechanismus folgende Unterformen:
- Primäre GN: ohne erkennbare Grundkrankheit.
- Sekundäre GN: bei Systemkrankheit.

FPG-Basismechanismen
- **Nephritisches Syndrom:** strukturell-glomeruläre Schlingendefekte in Form von Endotheldefekten wie subendothelialen IC-Ablagerungen und/oder GBM-Strukturdefekt. Dadurch lassen sich die Ery-

throzyten durch löcherige GBM hindurchdrücken. Es folgt ein nephritisches Syndrom mit glomerulärer Hämaturie, kleiner Proteinurie und Hypertonie.

- **Nephrotisches Syndrom:** molekular-glomeruläre Schlingendefekte wie subepitheliale Ablagerungen → Fußfortsatzfusion und damit abnorm durchlässiger Proteinfilter. Folge davon ist ein nephrotisches Syndrom mit großer Proteinurie, Hypalbuminämie, Ödemen und Hyperlipidämie, jedoch keine Hämaturie, weil die Endothelien samt GBM intakt sind.

GN mit nephritischem Syndrom

49.5.1.1 Postinfektiöse GN
DEF (Syn.: exsudative GN, endokapilläre GN, akute GN, endothelio-mesangiale GN) Sammelbegriff für akute, postinfektiöse Immunkomplex-GN mit nephritischem Syndrom und baldiger Ausheilung.

KPG je nach Auslösemechanismus:
- (Häufig) nach Infektion mit β-hämolysierenden Streptokokken der Gruppe A (nephritogene Streptokokken).
- (Selten) nach Infektion mit Staphylo-, Meningo-, Pneumokokken, Viren wie HBV, Protozoen wie Plasmodien.

FPG-Reaktionsfolge Im Rahmen einer Antigen-Antikörper-Reaktion werden IC gebildet. Sie werden unter Komplementaktivierung zwischen dem glomerulären Endothel und der GBM abgelagert. Dies bewirkt über eine Neutrophileninfiltration eine exsudative GN mit Kapillarokklusion. Klinisch resultiert ein nephritisches Syndrom.

■ Poststreptokokken-GN
DEF Selten gewordene, endokapilläre GN wenige Wochen nach Streptokokkeninfekt des oberen Respirationstraktes oder der Haut.

KPG-Mechanismus Als Folge einer Streptokokkeninfektion mit Antikörperbildung gegen Streptokokken-Antigene werden zirkulierende IC gebildet, es entsteht eine GN mit nephritischem Syndrom.

FPG-Reaktionsfolge je nach Stadium:
- **Früh:** Glomerulusschlingenverstopfung durch Neutrophile, Mikrothromben und abgelöste Endothelien (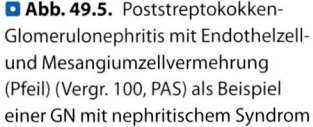 Abb. 49.5), peripher-granuläres IC-Ablagerungsmuster mit subendothelialen, höckerartigen IC-Depots auf der GBM-Innenseite.
- **Spät:** Mesangium mit Zellproliferation und IC-Depots. Danach werden (meist) die Läsionen zurückgebildet. Gelegentlich wandern in der Heilungsphase IC durch die GBM nach subepithelial und schädigen die Podozyten. Dies führt dann zu einem nephrotischen Syndrom.

MAK Geschwollene Nieren, die von flohstichartigen Blutungen als Korrelat tubulärer Erythrozytenzylinder (■ Abb. 49.6) übersät sind.

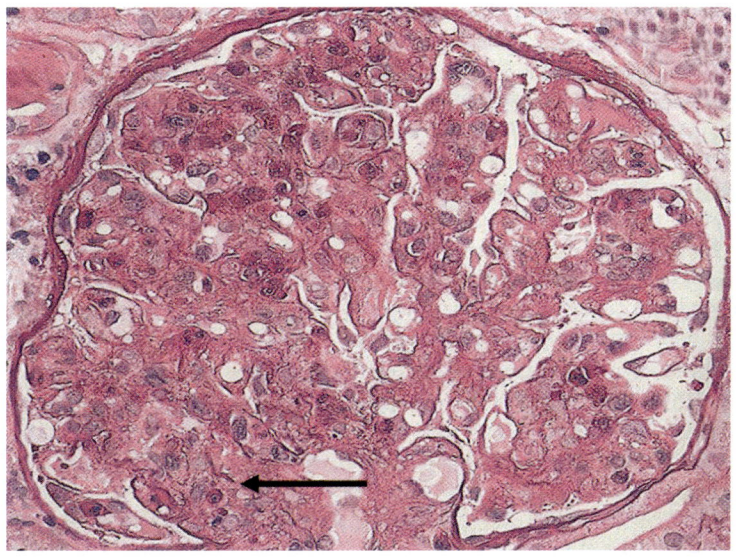

■ **Abb. 49.5.** Poststreptokokken-Glomerulonephritis mit Endothelzell- und Mesangiumzellvermehrung (Pfeil) (Vergr. 100, PAS) als Beispiel einer GN mit nephritischem Syndrom

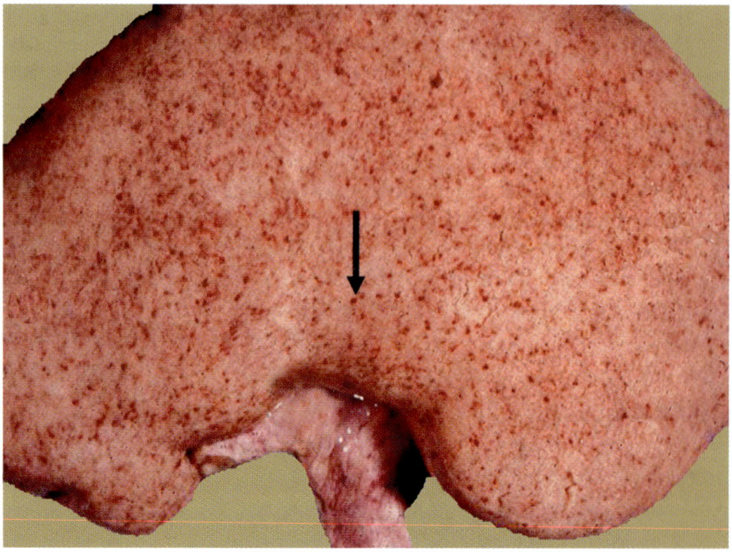

Abb. 49.6. Akute Glomerulonephritis mit tubulären Erythrozytenzylinder in Fom flohstichartiger Blutungen in einem diffus-mikronodulären Muster (Pfeil)

Klinik

Nephritisches Syndrom bei Kindern und Jugendlichen in 1–3 Wochen nach Streptokokkeninfekt mit onkotischem Ödem (v. a. Lidödeme), hoher Antistreptokokkenantigentiter. Bei Kindern in 95% der Fälle, bei Erwachsenen in 60% der Fälle Ausheilung.

49.5.1.2 Mesangioproliferative GN

DEF Sammelbegriff für häufiges glomeruläres Reaktionsmuster bei anderweitigen GN-Formen mit dominierender Mesangiumzellwucherung und nachfolgender Mesangiumverbreiterung.

KPG-Auslösemechanismen

- Folgephase der endokapillären GN (▶ Kap. 49.5.1.1),
- Systemerkrankungen wie Lupus erythematodes (▶ Kap. 14.2.1.1) oder Purpura Schoenlein-Henoch (▶ Kap. 10.5.3.1),
- IgA-Nephritis (Morbus Berger).

IgA-Nephritis

DEF (Syn.: Morbus Berger; mesangioproliferative IgA-Nephritis) Häufigste mesangioproliferative GN-Form mit IgA-Depots in einem gewucherten Mesangium.

KPG-Auslösemechanismus IgA-Nephritis meist als sekundäre GN bei folgenden Läsionen:

- Chronische Darmentzündung wie Glutenenteropathie (▶ Kap. 41.5.4), Morbus Crohn (▶ Kap. 41.5.5) oder Colitis ulcerosa (▶ Kap. 42.4.5.2) mit abnormer IgA-Bildung,
- Leberzirrhose mit defizienter IgA-Clearance,
- Purpura Schoenlein-Henoch (▶ Kap. 14.2.1.1).

FPG-Reaktionsfolge Im Rahmen eines Lokalinfekts bei immungenetischer Prädisposition oder MALT-Dauerstimulation wird polymeres (statt oligomeres), hepatisch kaum abbaubares IgA gebildet. Die IgA-IC werden im glomerulären Mesangium, subendothelial und subepithelial abgelagert und bewirken eine »alternative Komplementaktivierung«. Sie lösen ein reparatives »Fibroplasiemuster« (▶ Kap. 6.3.6) in Form einer mesangialen Zellproliferation und Matrixvermehrung aus.

MIK Fokal-segmentale Mesangiumverbreiterung mit diffus-granulärer Ablagerung v. a. von IgA und Komplementfaktoren mesangial, subendothelial und subepithelial (Abb. 49.7).

Klinik

Kombination nephritisches/nephrotisches Syndrom. Meist wenige Stunden nach banalem Infekt des oberen Respirationstrakts tritt schubweise eine Makrohämaturie auf. Danach Übergang in Proteinurie und Mikrohämaturie, meist langsame Progredienz mit Hypertonie. In 30% der Fälle terminale Niereninsuffizienz.

49.5.1.3 Membranoproliferative GN Typ I

DEF (Syn.: mesangiokapilläre GN, hypokomplementämische GN) IC-Erkrankung mit Komplementaktivierung und charakteristischer GBM-Doppelkonturierung.

Abb. 49.7. Mesangioproliferative Glomerulonephritis vom IgA-Typ mit granulärer IgA-Ablagerung (Pfeil) im Mesangium (Vergr. 100, Immunhistochemie)

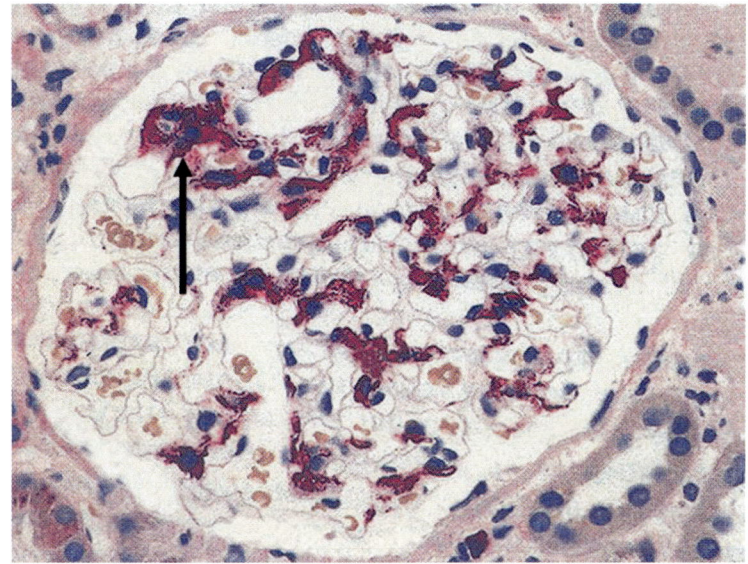

Abb. 49.8. Membranoproliferative Glomerulonephritis Typ I mit C3-Komplementablagerung entlang der Kapillarwände und im Mesangium (Vergr. 100, Immunhistochemie)

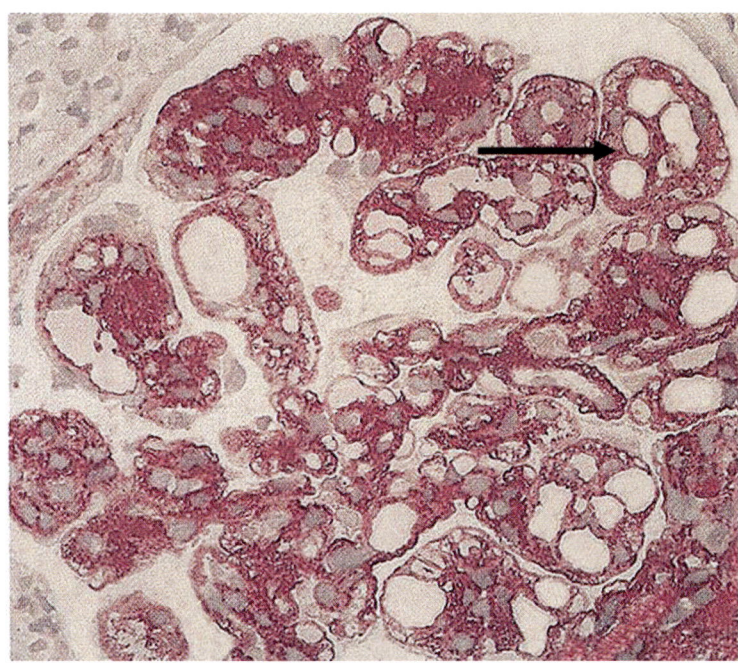

KPG-Auslösemechanismen V. a. Lupus erythematodes (▶ Kap. 14.2.1.1) und Hepatitis C (▶ Kap. 45.4.1).

FPG-Reaktionsfolge Infolge einer IC-Bildung mit sichelförmiger mesangialer und subendothelialer Ablagerung Komplementfaktor-C3-reicher IC-Depots werden die Mesangiumzellen gereizt (▪ Abb. 49.8). Sie schieben sich zwischen Endothel und GBM und bilden wie das Endothel GBM-Material. Dadurch wird die GBM verdickt und doppelkonturiert (GBM-Straßenbahnschienen-Aspekt). Folge der GBM-Schädigung ist ein nephritisches Syndrom.

Klinik	
Progression zur Niereninsuffizienz.	

49.5.1.4 Membranoproliferative GN Typ II

DEF (Syn.: dense deposit disease) Sammelbegriff für seltene, autoaggressive GN-Formen mit bandartigen intramembranösen IC-Depots.

KPG-Auslösemechanismus Durch eine Bildung eines autoreaktiven IgG-Antikörpers gegen den C3bBb-Enzymkomplex (sog. C3-Nephritisfaktor) wird das Komplementsystem dauernd auf dem alternativen Wege aktiviert. Daraus resultiert über einen C3-Verbrauch eine C3-Hypokomplementämie.

FPG-Reaktionsfolge GBM-Verdickung durch bandartige, PAS-positive, C3-haltige, immunglobulinlose Depots ohne Doppelkonturierung.

> **Klinik**
>
> Chronisch progressive GN mit nephritischem Syndrom und Makrohämaturieschüben. Progression zur Niereninsuffizienz. Rekurrenz im Nierentransplantat.

49.5.1.5 Extrakapilläre GN

DEF (Syn.: rapid progressive GN, Halbmond-GN, intra-extrakapillär proliferative GN) Sammelbegriff für GN mit glomerulärer Halbmondbildung und rascher Niereninsuffizienz.

KPG-Typen je nach Auslösemechanismus:

- **Anti-Basalmembran-Typ** (5%) wegen autoreaktiver Antikörper gegen das sog. Goodpasture-Antigen der GBM (nicht kollagene Domäne des Typ IV-Kollagens). Dies führt zu einer linearen IgG-Ablagerung entlang der GBM.
- **IC-Typ** (10%) wegen anderweitiger IC-bedingter glomerulärer Schlingenschädigung und nachfolgender Halbmondbildung. Schwere Formen der postinfektiösen GN (► Kap. 49.5.1.1) und mesangioproliferativen GN (► Kap. 49.5.1.2).
- **Pauciimmuner Typ** (90%, pauci, lat. = wenig) keine IC! Antineutrophilenzytoplasma-Antikörper (ANCA) scheinen pathogenetisch bedeutend (► Kap. 17.4.1.4).

FPG-Reaktionsfolge Je nach Stadium: Nach einer glomerulären Schlingenschädigung mit Fibrinexsudation in Kapselraum wuchern innerhalb weniger Tage die Kapselepithelien halbmondförmig (◘ Abb. 49.9). In den Glomeruli wird ein »fibrodestruktives Muster« (► Kap. 2.4.2) ausgelöst, sodass sie vernarben. Resultat ist eine GN-Schrumpfniere (► Kap. 49.5.1).

MAK Leicht vergrößerte Nieren mit punktförmigen Blutungen auf der Oberfläche (◘ Abb. 49.6).

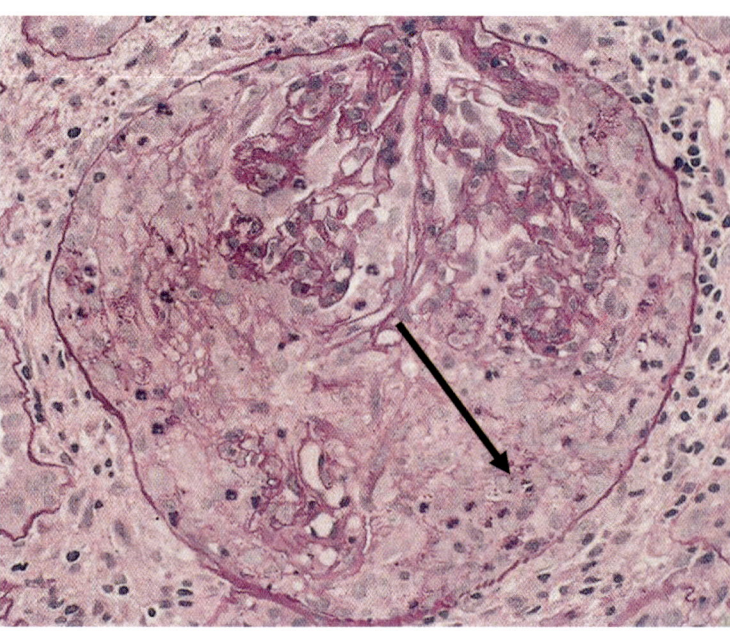

◘ **Abb. 49.9.** Extrakapilläre Glomerulonephritis mit Halbmondbildung als Folge eines fibrodestruktiven Musters (Pfeil, Vergr. 100, PAS)

GN mit nephrotischem Syndrom

49.5.1.6 Minimal-Change-GN

DEF (Syn.: Minimalläsionen, minimale GN mit nephrotischem Syndrom) Sammelbegriff für häufige, v. a. im Kindesalter vorkommende, prognostisch günstige GN mit charakteristischer, sog. Fußfortsatzfusion der Podozyten und nephrotischem Syndrom.

KPG-Prädispositionsfaktoren z.T. familiär.

KPG-Auslösemechanismus Aufgrund einer T-Lymphozytenstörung kommt es über eine glomeruläre Podozytenstörung mit Fußfortsatzfusion zu einem nephrotischen Syndrom mit Auslösung eines Hyperperfusionsschadens (▶ Kap. 49.4.1).

FPG-Reaktionsfolge Meist liegen histologisch unauffällige Glomeruli ohne IC-Ablagerungen mit nur elektronenmikroskopisch fassbarer Fußfortsatzfusion vor. Dies bewirkt eine Proteinurie mit Eiweiß- und Lipidrückresorption in den Tubuli unter dem Bilde einer Lipoidnephrose (▶ Kap. 49.3.3).

MAK Große, wegen Eiweißspeicherung blasse Nieren.

49.5.1.7 Membranöse GN

DEF (Syn.: epimembranöse GN, perimembranöse GN) Sammelbegriff für IC-GN mit perlschnurartigen IC-Depots auf der GBM-Außenseite und nephrotischem Syndrom.

KPG-Typen je nach Auslösemechanismus:
- **Primäre GN** (meistens) Autoimmunkrankheit: Bildung löslicher IC gegen endogenes Antigen mit subepithelialer IC-Ablagerung.
- **Sekundäre GN** (selten) wegen zeitweiliger Exposition mit folgenden exogenen Antigenen:
  - **Medikamente** wie D-Penicillamin, Captopril,
  - **Viren** wie HBV,
  - **Mikroben** wie Malaria,
  - **tumorassoziierte Antigene** (Paraneoplasie),
  - **Autoantigene** wie DNA beim SLE (▶ Kap. 14.2.1.1),
  - **Hormone** wie Insulin, Thyreoglobulin.

KPG-Auslösemechanismus Infolge einer Antigenexposition mit IC-Bildung und konsekutiver Komplementaktivierung bis zum sog. membranattackierenden Komplex (C5b–C9) werden die glomerulären Kapillarschlingen geschädigt.

FPG-Reaktionsfolge Peripher granuläre IC-Ablagerung (Perlschnurmuster) zwischen Podozyten und GBM in Form subepithelialer, elektronendichter Höcker unter dem Bilde einer zahnradartigen GBM-Verdickung (◘ Abb. 49.10). Außerdem verschmelzen die Podozyten-Fußfortsätze. Folge davon ist eine Proteinurie mit Auslösung eines Hyperperfusionsschadens (▶ Kap. 49.4.1). Die IC-Depots unterliegen einer monatelangen Alterung:
- **Stadium I:** perimembranöse IC-Depots,
- **Stadium II:** Spikes-artige GMB-Neubildung zwischen den IC-Depots → zahnradartige GBM-Verformung,
- **Stadium III:** GMB-Spikes umschließen IC-Depots,
- **Stadium IV:** Auflösung der IC-Depots,
- **Stadium V:** Remission der GBM-Läsion.

49

◘ **Abb. 49.10.** Membranöse Glomerulonephritis mit granulärer IgG-Ablagerung (Pfeil) entlang der Kapillarwände: Zahnradaspekt (Vergr. 100, Immunhistochemie)

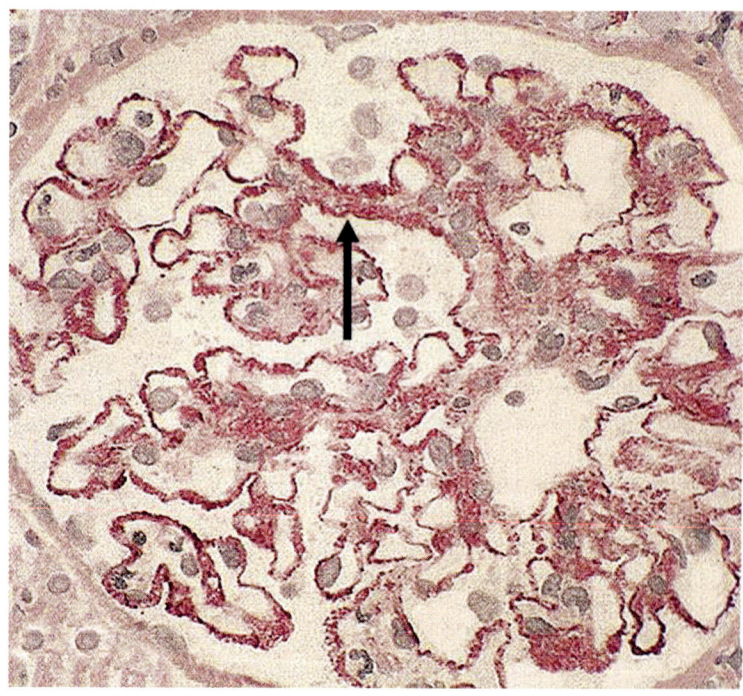

Klinik

Therapieprinzip: Beseitigung des toxischen Agens, in schweren Fällen Immunsuppression.

49.5.1.8 Fokal segmentale Glomerulosklerose (FSGS)

> **Glossar**
> **Fokal:** nur ein Teil aller Glomeruli ist lädiert.
> **Segmental:** nur ein Glomerulusteil ist lädiert.

DEF (Syn.: glomeruläre Minimalläsion mit fokal segmentaler Sklerose) Sammelbegriff für steroid-resistentes nephrotisches Syndrom mit charakteristischer fokaler und segmentaler Glomerulosklerose.

KPG-Auslösemechanismen
- **Familiäre FSGS:** Durch Mutation podozytärer Funktionsproteine wie Nephrin und Podocin im Kontaktbereich der Fußfortsätze (Schlitzmembran) wird die Schlitzmembran funktionsunfähig. Daraus folgt ein angeborenes nephrotisches Syndrom.
- **Primäre FSGS:** Ursache? Durch eine vermutliche T-Zellstörung kommt es über eine Zytokinbildung zur Podozytenschädigung mit Fußfortsatzfusion

bis hin zur Nekrose. Darauf folgt eine Mesangiumproliferation mit segmentaler Sklerose. Resultat ist ein nephrotisches Syndrom.
- **Sekundäre FSGS:** Gemeinsame Endstrecke von Erkrankungen mit Nephronenverlust und Nierenparenchymverlust, von Refluxnephropathie (▶ Kap. 50.2.1), AIDS, Diabetes mellitus, Alport Syndrom (▶ Kap. 49.3.2.1).

FPG-Reaktionsfolge in den Glomeruli mit folgenden Läsionen:
- Einlagerung eines hyalinen, PAS-positiven Materials mit grob granulärer Ablagerung »abgefangenen« IgM und/oder C3,
- Schlingenvernarbung (Sklerose) und
- Nephronverlust.
Dadurch wird ein Hyperperfusionsschaden der verbleibenden Nephrone (▶ Kap. 49.4.1) ausgelöst. Resultat ist eine mäßige bis schwere Proteinurie und progrediente Niereninsuffizienz.

Klinik

Progredientes, steroidresistentes nephrotisches Syndrom. Rekurrenz nach Nierentransplantation in 50% der Fälle. Therapie bei sekundärer FSGS: ACE-
▼

Inhibitoren zur Hemmung der glomerulären Hyperperfusion.
Therapieprinzip bei sekundärer FSGS: ACE-Inhibitoren zur Hemmung der glomerulären Hyperperfusion.

Sekundär-GN

DEF Sammelbegriff für GN im Rahmen einer Systemkrankheit (■ Tab. 49.2).

GN-Schrumpfniere

┌─ **Glossar** ─────────────────────────┐
Nierennormalgewicht: 120–150 g
└──────────────────────────────────────┘

DEF Sammelbegriff für nicht mehr klassifizierbare GN mit Parenchymschrumpfung nach Ablauf eines »fibrodestruktiven Musters«.

FPG-Reaktionsfolge Durch eine GN mit progredientem Verlauf und Auslösung eines glomerulären »fibrodestruktiven Musters« (▶ Kap. 2.4.2) verwachsen die glomerulären Schlingen und die Glomeruli veröden. Die Tubuli werden mikrozystisch ausgeweitet, atrophieren und führen zusammen mit einer Interstitiumfibrose zu einer sekundären Zystenniere mit multizystischem Parenchymdefektmuster (▶ Kap. 2.2.3.2). Dadurch geht Nierenparenchym verloren, sodass die residualen Glomeruli zusammenrücken. Die begleitende intimafibrotische Arterienobliteration (▶ Kap. 17.1.2) bewirkt eine renale Hypertonie.

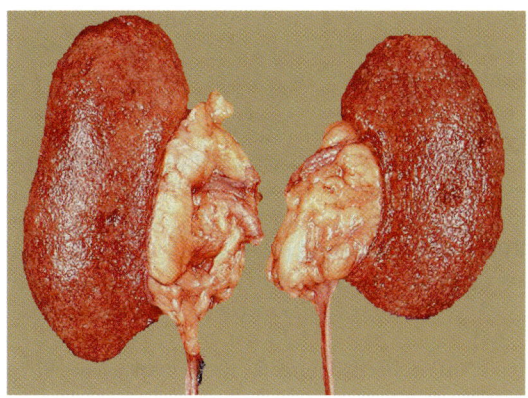

■ Abb. 49.11. Glomerulonephritische Schrumpfnieren mit granulärer Oberfläche (beidseitige Manifestation)

MAK Blass, geschrumpfte Nieren (Nierengewicht >70 g) mit grobgranulierter Nierenoberfläche (weiße Granularatrophie) und schlechter Dekapsulierbarkeit (■ Abb. 49.11).

Klinik

Urämie → Dialyse.

49.5.2 Tubulointerstitielle Nephritis

DEF Sammelbegriff für Nierenentzündungen, die sich primär unter Einbeziehung der Tubuli im Interstitium abspielen.

49.5.2.1 Bakterielle Nephritis
■ Akute Pyelonephritis
DEF (Syn.: akute bakterielle destruierende interstitielle Nephritis) Häufige Gruppe akuter, bakteriell ausgelös-

■ Tab. 49.2. Pathologie und Klinik der Sekundär-GN

Systemkrankheit	1. Antikörperspezifität 2. GN-Muster	Klinische Besonderheit
Systemischer Lupus erythematodes	1. DNA, Histoproteine 2. variabel	Mischbilder aus membranöser, mesangialer und membranoproliferativer GN
Goodpasture-Syndrom	1. Kollagen-α3(IV)-Bestandteile 2. extrakapilläre GN	Lunge: Alveolarhämorrhagie
Morbus Wegener	1. C-ANCA 2. extrakapilläre GN	Gefäße: nekrotisierende Vaskulitis Lunge: infarktoide Nekrosen
Panarteriitis nodosa (mikroskopische Form)	1. (Postinfektiöse) AK 2. extrakapilläre GN	Gefäße: nekrotisierende Vaskulitis
Purpura Schoenlein-Henoch	1. Fremdantigene (Erreger, Allergene) 2. IgA-Nephritis	Gefäße: leukozytoklastische Vaskulitis

ter Nephritiden, die entweder von einem entzündeten Nierenbecken (Pyelitis) ausgehen oder auf hämatogenem Wege direkt das Nierenparenchym betreffen.

KPG-Auslösefaktoren (Meist) uropathogene E. coli, seltener Klebsiellen, Proteus und Enterobacter aus der eigenen Fäkalflora.

KPG-Prädispositionfaktoren
- **Alter und Geschlecht:** Frauen wegen kürzerer Urethra, ältere Männer wegen Prostatahyperplasie (► Kap. 52.2.1).
- **Stoffwechselstörungen** wie Diabetes mellitus (► Kap. 8.1.2).
- **Harnabflussstörungen:** Harnwegsobstruktion, vesikoureteraler Reflux (► Kap. 50.2.1).
- **Harnwegstraumatisierung:** Katheterismus.
- **Immundefizienz** (► Kap. 14.3).

FPG-Reaktionsfolge je nach Infektionsweg:
- **Aszendierend:** (meist einseitig) Harnabflussstörung mit urostatischer Schleimhautschädigung und Keimbesiedelung via Urethra (Urethritis) in die Harnblase (Urozystitis) nach dem »Stenosemuster« (► Kap. 2.3.2), von dort aus ins Nierenbecken (Pyelitis) und dann in die Nieren (Nephritis).
- **Hämatogen:** (meist doppelseitig) im Rahmen einer Septikopyämie (oft tödliche Urosepsis). Hochvirulente Keime wie Staphylokokken, oder E. coli lösen bereits in den Glomeruli eine embolisch-eitrige Herdglomerulitis, niedrig virulente Keime hingegen erst in den Markgefäßen eine embolisch-eitrige Marknephritis aus.

MAK Die Nierenoberfläche ist mit millimetergroßen, gelblichen hyperämisch-rot umrandeten Eiterherden (◨ Abb. 49.12) in Form eines diffus-mikronodulären Musters übersät. Sie sind im Nierenmark auf der Schnittfläche streifenförmig angeordnet (Eiterstraßen, ► Kap. 2.1.3.2).

MIK Nierenmark mit straßenförmigen abszedierenden Einschmelzungsherden aus dichten Neutrophileninfiltraten im Interstitium und zylinderförmig auch in den Tubuli. Sie entsprechen im Urinsediment den granulären Zylindern (Leukozytenzylindern).

Klinik

Fieber, plötzlicher Flankenschmerz, Bakteriurie mit Leukozytenbeimengung (Pyurie), schmerzhaftes häufiges Urinieren (Pollakisurie/Dysurie). Oft Chronifizierung mit Übergang in Schrumpfniere.

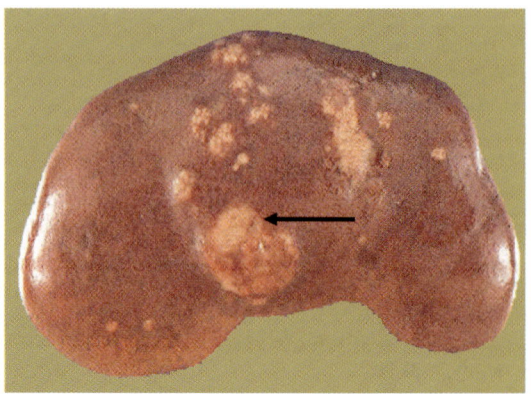

◨ **Abb. 49.12.** Akute abszedierende Pyelonephritis mit multiplen oberflächlichen Abszessherdchen (Pfeil) in Form eines diffus-mikronodulären Musters (einseitige Manifestation)

■ Chronische Pyelonephritis

DEF (Syn.: chronische bakterielle interstitielle Nephritis) Sehr häufige Gruppe chronischer, bakteriell induzierter Nephritiden mit Auslösung eines »fibrodestruktiven Musters« und progredienter narbiger Parenchymdestruktion.

KPG-Auslösemechanismus Harnwegsobstruktionen in Verbindung mit rezidivierenden Infektionen (E. coli, Enterokokken, Staphylococcus aureus).

FPG-Reaktionsfolge Im Rahmen einer rezidivierenden Entzündung mit lymphoplasmazellulärer Infiltration, Tubuluszerstörung und/oder -atrophie enthalten dilatierte Tubuligruppen PAS-positives, kolloidhaltiges Material aus Harnmukoid. Sie imponieren wie kolloidhaltiges Strumagewebe (Pseudostruma-Aspekt, Thyreoidisation). Das Harnmukoid besteht v. a. aus dem sog. Tamm-Horsfall-Protein, kann im Interstitium den Entzündungsprozess perpetuieren und provoziert ein »fibrodestruktives Muster« ► Kap. 2.4.2). Folgen davon sind Interstitiumvernarbung, hyaline Verödung der Glomeruli, narbige Verziehung der Nierenkelche (Radiologie!) und reaktive Intimafibrose (► Kap. 17.1.2) und/oder hypertone Arteriopathie (► Kap. 17.1.1.3).

MAK Verkleinerte Nieren mit grobnarbigen, rötlichen Einziehungen und inselförmig überragendem, erhaltenem Parenchym sowie daraus resultierender höckeriger Nierenoberfläche.

Symptomloser Verlauf oder akute rezidivierende Pyelonephritis mit Perkussionsschmerz des Nierenlagers, Bakteri-, Pyurie, subfebrilen Temperaturen, Hypertonie. Spät bei doppelseitiger Pyelonephritis → Niereninsuffizienz.

■ Urotuberkulose

DEF Sammelbegriff für die insgesamt seltene Organmanifestation der Tuberkulose (TBC), bei 5% der Fälle mit Lungen-TBC.

KPG-Auslösemechanismus Von einem TBC-Primärherd aus kommt es über eine hämatogene Generalisation zur Infektion beider Nieren.

FPG-Reaktionsfolge nach zeitlichem Verlauf:
- **Parenchymatöses Stadium:** Aus miliaren TBC-Herden im Parenchym der Nierenrinde entwickelt sich nach 10-jähriger Latenz das nächste Stadium:
- **Ulzerokavernöses Stadium:** Die TBC-Rindenherde unterliegen einer verkäsenden Nekrose; dadurch gelangen die Mykobakterien via Tubuli in die Nierenpapillen und in den Urin. Sie bilden den Auftakt für eine deszendierend-kanalikuläre Uro-TBC. Dabei dehnt sich die TBC auf die ableitenden Harnwege samt Genitaldrüsen (Prostata, Samenbläschendrüsen, Nebenhoden) aus. Die Nierenpapillen werden nacheinander nekrotisch. Unter Zurücklassung von TBC-Kavernen im Nierenpapillen-Kelchsystem wird ein »Nekroseeliminationsmuster« (► Kap. 5.5) ausgelöst, bis alle Kelchgruppen zerstört sind. Mit der Zeit pfropft sich im Sinne eines »Stenosemusters« (► Kap. 2.3.2) eine entzündliche Harnleiterstenose auf. Das verkäste Nekrosematerial verkalkt und bleibt im Nierenbeckenbereich als mörtelartig eingedicktes Material unter dem Bilde einer sog. Mörtelniere (Kittniere) liegen (□ Abb. 49.13).

Nierenschmerzen, sterile Leukozyturie, Hämaturie.

KPL Harnwegs-TBC → Prostata-TBC → Bläschendrüsen-TBC → Samenleiter-TBC → Nebenhoden-TBC.

■ Pyelonephritische Schrumpfniere

DEF Sammelbegriff für nicht mehr klassifizierbare tubulointerstitielle Nephritiden mit Parenchymschrumpfung nach Ablauf eines »fibrodestruktiven Musters«.

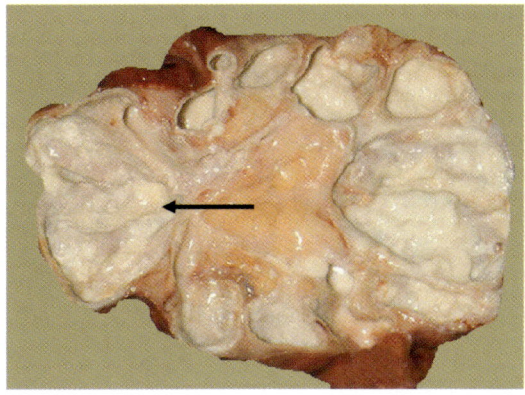

□ **Abb. 49.13.** Ulzerokavernöses Stadium einer Nierentuberkulose (Mörtelniere) mit Eiteransammlung im ausgeweiteten Nierenbecken (Pfeil)

FPG-Reaktionsfolge Eine chronisch rezidivierende Interstitiumentzündung provoziert eine von den Tubuli ausgehende »epithelio-mesenchymale Transition« (► Kap. 6.3) und setzt damit ein »fibrodestruktives Muster« (► Kap. 2.4.2) unter dem Bilde radiärer Narben mit z. T. erhaltenen, zusammengerückten Glomeruli in Gang. Dabei atrophieren die betroffenen Tubuli mit Anschoppung durch ein kolloidähnliches Uromukoid (□ Abb. 49.14) unter dem Bilde einer Thyreoidisation (Pseudostrumaaspekt). Es folgt eine hypertone Arteriopathie der Nierenarterie (► Kap. 17.1.1.3).

MAK Geschrumpfte Nieren mit grobhöckeriger Oberfläche, narbigen Einziehungen und Kapselverwachsung. Auf der Schnittfläche finden sich entzündlich destruierte Papillen und eine Vakatfettwucherung (□ Abb. 6.9) im Nierenbeckenbereich.

49.5.2.2 Abakterielle Nephritis
■ Akute, nicht destruierende Nephritis

DEF (Syn.: akute, lymphoplasmazelluläre interstitielle Nephritis) Seltene, beidseitige, allergische, tubulointerstitielle Nephritis mit dominant lymphoplasmozellulärer Infiltration ohne Parenchymdestruktion.

KPG-Auslösemechanismen
- **Medikamentös-allergisch:** (häufig), Antibiotika wie Sulfonamide, Penicillin, Tetrazykline oder Analgetika wie Metamizol.
- **Infektallergisch** (parainfektiös): im Rahmen viraler/bakterieller Infektionen wie Röteln, Q-Fieber, Scharlach, Abdominaltyphus (► Kap. 41.5.2.2).
- **Idiopathisch.**

Abb. 49.14. Pyelonephritische Schrumpfniere mit Pseudostrumifikation (Pfeil) durch Ansammlung von sog. Uromukoid = Uromodulin in den dilatierten Tubuli. Mitte oben: hypertone Arteriopathie mit »Zwiebelschalenaspekt« (Vergr. 15, PAS)

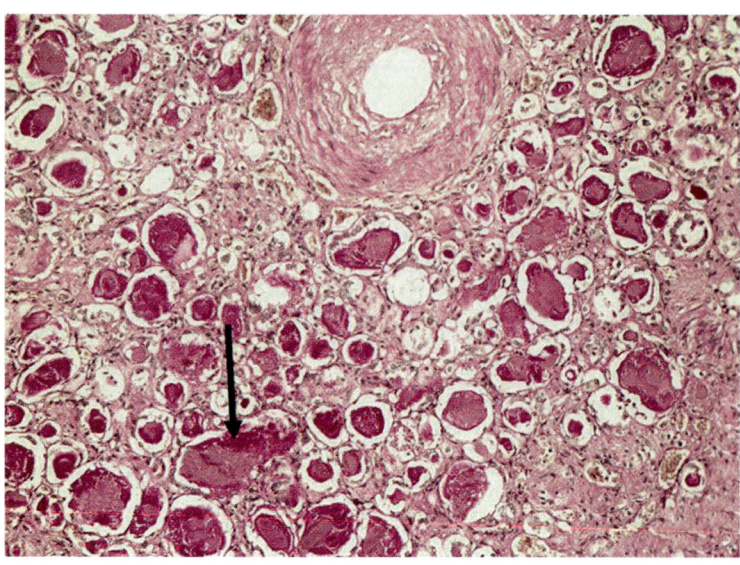

49

FPG-Reaktionsfolge Nach Auslösung einer serös exsudativen Entzündungsreaktion mit Ödembildung im Niereninterstitium durchdingt und zerstört das lymphohistioplasmazelluläre Infiltrat mit Beimengung von Eosinophilen die Tubuli (Tubulitis) und beeinträchtigt bei der Uropoese das interstitielle Haarnadelgegenstromprinzip. Resultat ist eine Niereninsuffizienz (▶ Kap. 49.5.1).

MAK Große, geschwollene Nieren mit blasser Schnittfläche und zyanotischen Papillen.

> **Klinik**
>
> Akute Niereninsuffizienz mit Fieber, Exanthem und Bluteosinophilie. In 75% der Fälle Hämaturie, z. T. Proteinurie. Nach Noxenbeseitigung → Ausheilung.

■ Chronische, nicht destruierende Nephritis

DEF Seltene, beidseitige Nephritis, die über die Auslösung eines »fibrodestruktiven Musters« zur Parenchymsklerosierung führt.

KPG-Auslösemechanismen
- **Konsekutiv:** selten, akute Nephritis meist mit Ausheilung.
- **Kongenital:** selten, Nephrophthise, medulläre Zystennieren (▶ Kap. 49.1.4).
- **Endemisch:** selten, in Balkanländern (wieso?).
- **Toxisch:** selten, Blei-, Cadmiumintoxikation.
- **Systemisch:** Plasmazellmyelom (▶ Kap. 77.6.4.1).

- **Urostatisch:** Refluxnephropathie (▶ Kap. 50.2.1).
- **Analgetisch:** häufig, Analgetikaabusus.

Analgetikanephropathie

DEF Seltene, chronische, analgetikainduzierte Nephritis mit Papillennekrose.

KPG-Auslösemechanismus Längjähriger Abusus von Phenacetin oder Acetylsalicylsäure (kumulative Dosis im Kilogramm-Bereich!).

FPG-Reaktionsfolge Es reichern sich toxische Analgetikametabolite im renalen Markbereich an. Dort schädigen sie die Kapillarendothelien und Tubulusepithelien und führen über eine obstruktive Kapillarsklerose zunächst zu einer Tubulus-, später auch zu einer Papillennekrose. Auf die Auslösung eines »Nekroseeliminationsmusters« (▶ Kap. 5.5) mit Papillensequestrierung und auf die Auslösung eines »fibrodestruktiven Musters« (▶ Kap. 2.4.2) mit vernarbender Interstitiumfibrose folgt schließlich ein »Stenosemuster« (▶ Kap. 2.3.2) mit Urostase und Nephrohydrose (▶ Kap. 50.3.2).

MAK (Meist) doppelseitige Schrumpfnieren mit glatter/grobhöckeriger Oberfläche und Papillennekrosen. Braunfärbung des Parenchyms wegen phenacetinbedingter Lipofuszinablagerung (▶ Kap. 3.6.1.1).

MIK (Diagnostisch wichtige) homogene GBM-Verbreiterung v. a. der submukösen Kapillaren in Harnblase und Ureter (Kapillarsklerose). Entzündliche Interstitiumvernarbung mit Tubulusatrophie.

Allmähliche Niereninsuffizienz. Anämie. Milch-kaffeefarbene Haut, Braunfärbung von Leber, Rippenknorpel und Harnwegsschleimhaut wegen Lipofuszinose (▶ Kap. 3.6.1.1). Fehlende weiße Lunulae der Fingernägel. Erhöhtes Risiko für Uro-thelkarzinomentwicklung im Nierenbecken (▶ Kap. 50.5.1).

49.6 Fehlfunktionsmuster

49.6.1 Akute Niereninsuffizienz

DEF Häufiger Sammelbegriff für grundsätzlich rever-siblen, raschen Nierenfunktionsausfall.

KPG-Auslösefaktoren
- **Prärenal:** Kreislaufschock.
- **Renal:** 90% aller Niereninsuffizienzen, wegen to-xischer oder ischämischer Schädigung des Nieren-parenchyms.
- **Postrenal:** Abflussbehinderung.

KPG-Auslösemechanismus Drosselung der glome-rulären Filtrationsrate.

49.6.2 Chronische Niereninsuffizienz

DEF Häufiger Sammelbegriff für den Endzustand vie-ler Nierenkrankheiten mit unzureichender Ausschei-dung harnpflichtiger Endprodukte und entsprechender Konzentrationserhöhung im Blut, mit der Urämie (Harnstoff im Blut) als Terminalstadium.

KPG Auslösekrankheiten: Diabetes mellitus 30%, Glomerulonephritis 20%, Pyelonephritis 20%, Zysten-nieren 8%, vaskuläre Nierenerkrankungen 4,5%.

KPG-Auslösemechanismus Nierenfunktionsverlust mit folgenden Konsequenzen:
- **Urämiegifte:** Retention der eigentlichen Urämie-gifte wie Guanidine, Phenolderivate und Kresole, zusätzlich Retention harnpflichtiger zytotoxischer Metabolite wie Harnstoff, Kreatinin, Harnsäure. Sie diffundieren durch innere und äußere Körperober-flächen und schädigen deren Kapillaren samt Schleimhäute und/oder Serosa. Dadurch lösen sie eine serofibrinöse Entzündungsreaktion (▶ Kap. 13.1.2) mit nachfolgender fibrinöser Pleuro-Peri-

karditis (◌ Abb. 13.4), urämischer Pneumopathie und Diarrhö aus.
- **Elektrolytstörung** mit Natrium-, Kaliumretention und Störung des Säure-Basenhaushaltes, dadurch metabolische Azidose mit Hirnödem (▶ Kap. 74.5.1), Ileus (▶ Kap. 14.3.1) und Herzrhythmusstörungen als Folgezustände.
- **Urämische Osteomalazie,** ▶ Kap. 77.2.3.2.
- **Anämie:** Nierenparenchymdezimierung mit ver-minderte Erythropoetinbildung. Folge: Anämie mit blassgelber Haut.

Stadienverlauf:
- **Vollständige Kompensation:** eingeschränkte glomeruläre Filtrationsrate ohne erhöhte Re-tentionswerte.
- **Kompensierten Retention:** erhöhte Retentionswerte (Kreatinin >1,2 mg/dl).
- **Dekompensierte Retention (Präurämie)** mit konservativ-therapeutisch beherrschbaren Urämiesymptomen.
- **Terminal (Urämie)** mit konservativ-therapeu-tisch nicht beherrschbaren Urämiesymptomen → chronische Hämodialyse/Nierentransplan-tation.

49.7 Neoplasiemuster

49.7.1 Mesenchymaltumoren

49.7.1.1 Medulläres Fibrom
DEF (Syn.: renomedullärer Interstitialzelltumor) Recht häufiger benigner Tumor der Markpyramiden.

FPG Prostaglandinsezernierender Tumor ausgehend von Interstitialzellen des Nierenmarks.

MAK Weiß-grauer, rundlicher Tumor in der Mitte der Markpyramiden.

MIK Spindelzelliger Tumor mit Amyloidbildung (▶ Kap. 9.3.2) im Interstitium.

49.7.1.2 Angiomyolipom
DEF Häufigster, sporadisch oder familiär auftretender, benigner mesenchymaler Nierentumor mit variablem Aufbau aus Fettzellen, glattmuskulären Zellen und dickwandigen Gefäßen.

49

KPG-Auslösemechanismen mit Beeinflussung der Tumorlokalisation und Multiplizität:
- **Familiär:** 50% der Fälle, vererbter TSC-Gendefekt bei Patienten mit tuberöser Sklerose (▶ Kap. 74.10.2.3) → bilateral multiple, asymptomatische Tumoren.
- **Sporadisch:** selten → unilateral singuläre, oft symptomatische Tumoren.

FPG Tumor ausgehend von perivaskulären epitheloiden Zellen.

MAK Abgekapselter lipochrom-gelber Tumor (Lipom).

MIK Tumor aus reifen, HMB-45-exprimierenden Fettzellen, spindeligen und aktinexprimierenden, epitheloid-glattmuskulären Zellen und aus dickwandigen Blutgefäßen. Trotz mitotischer Aktivität, gewisser Zellkernpolymorphie und Infiltration ins perirenale und/oder peripelvine Fettgewebe und Einwachsen in Regionallymphknoten und in die Nieren- oder obere Hohlvene ist der Tumor benigne.

Klinik
Verdrängungssymptomatik. Keine Metastasierung. Heilung nach Komplettresektion.

49.7.2   Epitheltumor

KPG-Auslösemechanismen
- **Genetisch:** u. a. Läsion des VHL-Gens bei Patienten mit von-Hippel-Lindau-Syndrom (▶ Kap. 74.10.2.4).
- **Berufsnoxen:** Trichlorethylen, Cadmium.
- **Genussnoxen:** Zigarren-/Pfeifenrauchen.
- **Urämienoxen:** chronische Niereninsuffizienz (Dialysepatienten), angeborene Zystennieren (▶ Kap. 49.1.4).

FPG Die renalen Epitheltumoren gehen von Zellen des Nephrons oder des Sammelgangsystems aus und können wieder metanephrisch (▶ Kap. 49.1) differenziert sein. Sie exprimieren meist epitheliale (Keratin) und mesenchymale (Vimentin) Zytoskelettanteile.

49.7.2.1 Nierenzelladenom
DEF Gruppenbezeichnung für recht häufige, einzeln oder multipel auftretende, kleine Nierentumoren ohne morphologische Malignitätszeichen (◘ Tab. 49.3).

FPG Diese Adenome sind in der Regel klein und zeigen (im Gegensatz zum Nierenzellkarzinom) meist keine fibröse Abkapselung.

49.7.2.2 Nierenzellkarzinom
DEF (Syn.: renal cell carcinoma, RCC) Gruppenbezeichnung für häufige, maligne, von renalen Tubulusepithelien sich herleitende Erwachsenentumoren (◘ Tab. 49.4, ◘ Tab. 49.5).

> ✉ **Take-home-message**
> 6.-häufigstes Karzinom beim Mann, 11.-häufigstes bei der Frau.

KPG-Auslösemechanismen Meist sporadische, selten familiäre Tumoren (dann doppelseitig und/oder multipel). Sie zeigen charakteristische, mehrfache zytogenetischen Läsionen wie Deletion/Mutation des VHL-Suppressorgens (von Hippel-Lindau-Gen), Mono-, Polysomien und Deregulierung der VEGF-vermittelten Angioneogenese (Deshalb Tumorgefäßreichtum mit Blutungsneigung und Hämaturie, aber auch molekularbiologischer Therapieansatz!). Sie unterliegen früh einer »epithelio-mesenchymalen Transition« (▶ Kap. 6.3).

◘ **Tab. 49.3.** Histogenese und Morphologie der klinisch relevanten Nierenadenome				
Adenomtyp	Histogenetischer Ursprung	Farbe	1. Wachstumsmuster 2. Zellmorphologie	Besonderheit
papillärer Typ	proximales Tubulusepithel	grau-gelb	1. (tubulo-)papillär 2. basophil kubische Zellen	Adenom-Karzinomsequenz, oft assoziiert mit Narben
onkozytärer Typ	Schaltzelle des Sammelrohrs	braun (◘ Abb. 3.13)	1. solid-azinär 2. körnig eosinophile Zellen	oft großer Tumor, zentrale Narbenbildung
metanephrogener Typ	(persistierendes) Blastem	beige	1. solid 2. kleine helle Zellen	randliche Verkalkungen, assoziiert mit Polyzythämie

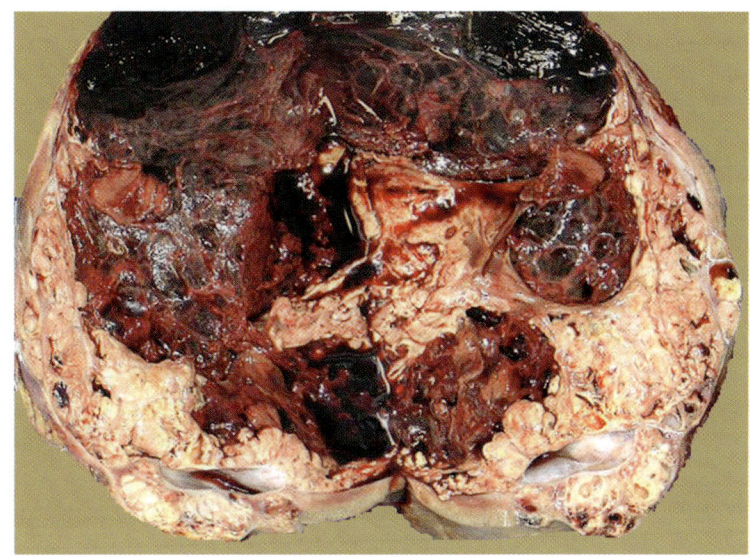

◻ **Abb. 49.15.** Nierenzellkarzinom als sog. buntes Karzinom mit nekrochrom-gelben Nekrosen und roten Blutungsherden auf der Schnittfläche

FPG-Reaktionsfolge Das RCC macht erst spät durch Makrohämaturie, Flankenschmerz und Tastbefund auf sich aufmerksam. Meist komprimiert das RCC seine Umgebung zu einer Pseudokapsel, buckelt die Oberfläche vor oder bricht destruktiv ins perirenale Fettgewebe, Nierenbecken und große Venen ein. Deshalb metastasiert das RCC früh hämatogen nach dem Kavatyp in die Lungen (50%), ins Skelettsystem (30%), in die Leber (30%), ins Gehirn und in die kontralaterale Niere (▶ Kap. 16.1.4.2). Lymphogene Metastasierung nur in <30% der Fälle.

MAK Das RCC neigt zur ausgedehnten Spontanregression und zeigt folglich auf der Schnittfläche gelbe Nekrosen, rote Blutungen, weiße Verkalkungen und graue Narben. Davon leitet sich für das RCC das Makrokürzel »buntes Karzinom« her (◻ Abb. 49.15). Das RCC ist gegenüber der Umgebung gut abgegrenzt. Dieser Umstand ist das Rationale für die chirurgische Exzision kleiner Tumoren unter Erhaltung der Restniere.

MIK Das RCC zeigt bestimmte Wachstumsmuster (◻ Tab. 49.4) mit charakteristischen zytogenetischen Läsionen. Sie bilden klinisch relevante Entitäten. Im Folgenden wird das klarzellige RCC als häufigster RCC-Typ separat besprochen.

■ **Klarzelliges RCC**

DEF (Obsoletes Syn.: hypernephroides Karzinom) Häufigster, sporadisch oder hereditär auftretender

◻ **Tab. 49.4.** Histogenese und Morphologie der klinisch relevanten Nierenzellkarzinome

Karzinomtyp	1. Histogenetischer Ursprung 2. Vorkommen	1. Wachstumsmuster 2. Zellmorphologie	1. Primärlokalisation 2. Besonderheit
klarzelliger Typ	1. proximales Tubulusepithel 2. hereditär, sporadisch	1. solid (◻ Abb. 49.16) 2. hellzytoplasmatische Zellen mit zarter Zellmembran	1. Nierenrinde 2. häufigster RCC-Typ
papillärer Typ	1. proximales Tubulusepithel 2. hereditär, sporadisch	1. papillär (◻ Abb. 16.20) 2. kubische/eosinophile Zylinderzellen	1. Nierenrinde 2. Adenom-Karzinom-Sequenz
chromophober Typ	1. Schaltzellen des Sammelrohrs 2. hereditär, sporadisch	1. solid 2. hellzytoplasmatische Zellen mit dicker Zellmembran (◻ Abb. 49.17)	1. Nierenrinde 2. Anfärbung mit kolloidalem Eisen, günstigere Prognose
Sammelgang-Typ	1. Hauptzellen des Sammelrohrs	1. adenoid-duktal 2. Zylinderzellen	1. Nierenmark 2. schlechteste Prognose

■ **Abb. 49.16.** Hellzelliges Nierenzellkarzinom aus hellzytoplasmatischen Zellen mit unscharfen Zellgrenzen (Vergr. 50, HE)

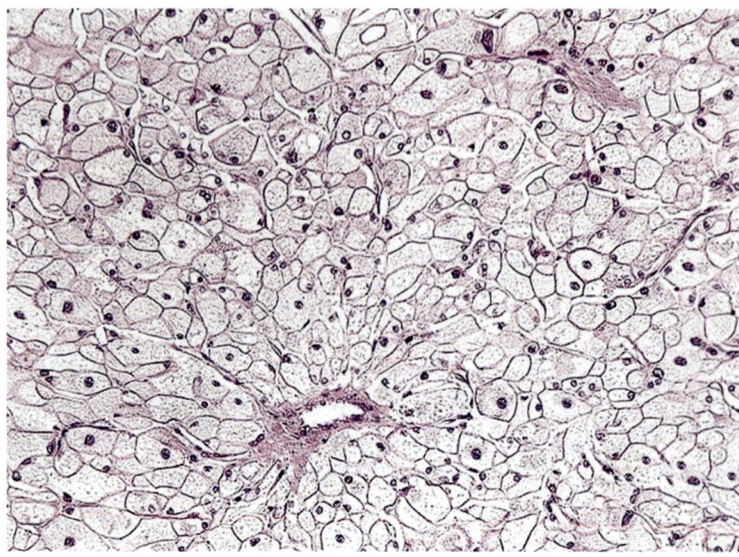

49

■ **Abb. 49.17.** Chromophobes
Nierenzellkarzinom aus feingranu-
lär-hellzytoplasmatischen Zellen
mit dicker Zellmembran und deshalb scharfen, wie mit Bleistift kon-
turierten Zellgrenzen (Vergr. 50; HE)

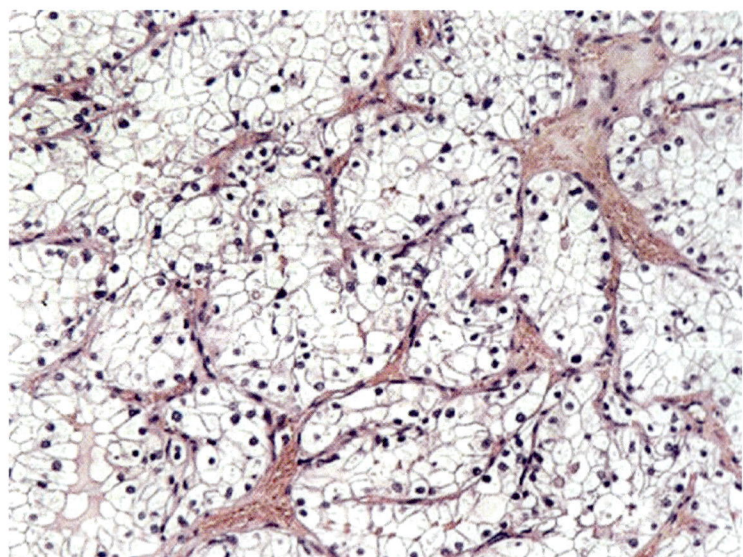

RCC-Typ aus hellzytoplasmatischen Zellen mit Eigenschaften proximaler Tubuli.

KPG-Reaktionsfolge Durch Mutation oder Deletion
des VHL-Suppressorgens (von-Hippel-Lindau-Gen)
wird der HIF-1α (hypoxia inducible factor) stabilisiert.
Er bewirkt eine Hyperexpression von mitogenen
growth factors (wie Erythropoietin) und Angiogenesefaktoren.

MIK Tumor mit solidem Wachstumsmuster, aus großen Zellen mit fett- und glykogenreichem und deshalb

hellem Zytoplasma (■ Abb. 49.16), sodass sie Neben-
nierenrindenzellen gleichen (deshalb frühere Bezeichnung: hypernephroides Karzinom).

> **Klinik**
>
> **Spätsymptomatik:** Hämaturie, Flankenschmerz,
> Fieber, Polyglobulie (wegen Erythropoetinbildung).
> Gelegentlich Begleitung durch paraneoplastische
> Syndrome wie Polyzythämie, Hyperparathyreoidis-
> mus, Hypertonie oder Cushing-Syndrom.

Therapieprinzip: Chemotherapie- und Strahlenresistenz. Chirurgie: bei Tumoren <4 cm organerhaltende Tumorresektion, bei größeren Tumoren radikale Nephrektomie mit Fettkapsel und u. U. ipsilateraler Lymphadenektomie und Adrenalektomie. Bei Metastasen medikamentöse Gabe von Antiangiogenesehemmern wie Serafibinib.

Prognose beeinflussende Faktoren:
Prinzip: je fortgeschrittener das TNM-Stadium des Tumors (◨ Tab. 49.5, v. a. Gefäßinvasion, Knochenmetastasen), je höher sein Kernpolymorphiegrad, je geringer seine Tumordifferenzierung, desto schlechter seine Prognose. Histologischer Subtyp beeinflusst Prognose (◨ Tab. 49.4). Sehr gute Prognose bei Früherkennung kleiner asymptomatischer Tumoren durch Ultraschall.

◨ Tab. 49.5. Pathologische TNM-Klassifikation der Nierenzellkarzinome

TNM	
pT1a	Tumor ≤4,0 cm
pT1b	Tumor >4,0 cm ≤7,0 cm
pT2	Tumor >7,0 cm, auf Niere begrenzt
pT3a	Tumorausbreitung in Nebenniere oder Perirenalgewebe, aber innerhalb Gerota-Faszie
pT3b	infradiaphragmale makroskopische Tumorinfiltration in Wandung oder Lumen der V. cava oder V. renalis
pT3c	supradiaphragmale makroskopische Tumorinfiltration in Wandung oder Lumen der V. cava oder V. renalis
pT4	Tumorinfiltration außerhalb Gerota-Faszie
pN1	Metastase(n) in 1 Regional-LNN
pN2	Metastasen in mehreren Regional-LNN
pM1	Fernmetastasen
LNN: Lymphknoten	

49.7.3 Pädiatrischer Nierentumor

49.7.3.1 Nephroblastom

DEF (Syn.: Wilms-Tumor) Häufigster primärer maligner Nierentumor des Kindesalters aus metanephrischem Gewebe aus dem Formenkreis der dysontogenetischen Tumoren (▶ Kap. 16.5, ◨ Tab. 49.6).

KPG-Präkonditionen Der Tumor stammt von undifferenzierten metanephrischen Blastemzellen ab, kommt sporadisch oder hereditär vor und kann mit anderweitigen Fehlbildungen assoziiert sein. Selten sind u. a. folgende syndromale präkanzeröse Konditionen:
- **WAGR-Syndrom:** Wilms-Tumor in Assoziation Aniridie, (Uro-)Genitalfehlbildungen und mentaler Retardierung.
- **Beckwith-Wiedeman-Syndrom:** Wilms-Tumor in Assoziation mit Omphalozele, Makroglossie, Gigantismus, Nieren-Pankreas-Leber-Viszeromegalie, unreif dysplastischer Nierenüberschussfehlbildung. Gehäuftes Auftreten u. a. von Hepatoblastomen (▶ Kap. 45.7.4), Rhabdomyosarkomen (▶ Kap. 76.5.2).

KPG-Auslösemechanismus Konstitutionelle Deletion u. a. des WT-1-Gens, einem Steuergen der Urogenitalentwicklung. Seine Rolle bei der Entstehung des Wilms-Tumor ist nach neueren Untersuchungen unklar.

MIK Dreikomponenten-Aufbau des Wilms-Tumors:
- **Blastemische Komponente:** aus zytoplasmaarmen Zellen mit hyperchromatischen Kernen.
- **Epitheliale Komponente:** aus unreifen tubulären und glomerulären Formationen.
- **Stromale Komponente:** aus myxoid-fibrösem Gewebe nach »epithelio-mesenchymaler Transition« (▶ Kap. 6.3) und Weiterdifferenzierung in Richtung Binde-, Muskel-, Knochen-, Knorpel-, Fett- und Nervengewebe.

MAK Meist etwa 500 g schwerer, weicher und eingekapselter Tumor mit fischfleischartiger Schnittfläche und Spontanregressionen in Form von Blutungen, Nekrosen und Pseudozysten. Wachstumsbesonderheit des Tumors: Neigung, in Hohl- und Nierenvene einzubrechen, deshalb frühe hämatogene Metastasierung in Lunge und/oder Leber (▶ Kap. 16.1.4.2).

Klinik

(Sicht-)tastbarer Oberbauchtumor, Abdominal-
schmerzen , initiale (Makro-)Hämaturie, Fieber und
akutes Abdomen.

Klinik

Therapieprinzip: Stadium I und II: Nephrektomie
und Chemotherapie. Stadien II–IV: zusätzliche Radio-
therapie → bei Kindern <2 Jahren ist eine 5-Jahres-
Überlebensrate von 90% erreichbar. Gesamthei-
lungsrate bei unilateralem Nephroblastom: 80%.

Tab. 49.6. Tumorstadien beim Wilms-Tumor

Stadium	
Stadium I	Tumor beschränkt auf die Niere und komplett entfernt
Stadium II	mikroskopischer Residualtumor, Tumor penetriert die Nierenkapsel
Stadium III	makroskopischer Tumorbefall des Abdomens, Lymphknotenbefall, diffuse peritoneale Kontamination bei Tumorruptur
Stadium IV	hämatogene Metastasen
Stadium V	bilateraler Nierenbefall bei Diagnosestellung

50 Ableitende Harnwege

U.N. Riede, U. Wetterauer

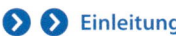 **Einleitung**

Nierenbecken, Ureteren, Harnblase und Urethra sammeln und leiten den unentwegt produzierten Urin ab. Sie sind fast ausschließlich von dem sog. Urothel ausgekleidet, das gegenüber chemischen Noxen besonders widerstandsfähig ist. Von ihm gehen oft Tumoren aus, die selten tödlich enden können. Alle Faktoren, welche die Harnableitung stören, bewirken ohne rechtzeitige Behandlung ein Harnverhalten mit irreversibler Nierenparenchymschädigung und Urämie, wenn ihr nicht eine tödliche Urosepsis wegen einer aufsteigenden Infektion zuvorgekommen ist.

50.1   Fehlbildungsmuster

50.1.1   Numerische Ureteranomalien

- **Ureter duplex:** Ureterdoppelung von der Harnblase bis zur Niere.
- **Ureter fissus:** vorzeitige Uretergabelung mit Einmündung in zwei getrennte Nierenbecken.
- **Ureter bifurcatus:** blind endende Ureterduplikatur des Ureters mit Auslösung eines »Stenosemusters« (▶ Kap. 2.3.2) und nachfolgender Steinbildung im blinden Ende (▶ Kap. 50.3.1).

50.1.2   Formale Ureteranomalien

- **Megaureter:** Ureterausweitung wegen Auslösung eines »Stenosemusters« im transvesikalen distalen Ureterabschnitt oder wegen Auslösung eines »Dilatationsmusters« (▶ Kap. 2.3.3) durch muskuläre Tonus-/Peristaltikstörung im distalen Ureter.
- **Ureterabgangsfalten:** Sie erzeugen über ein »Stenosemuster« Harnwegsinfekte und/oder eine Hydronephrose (▶ Kap. 50.3.2).

50.1.3   Urachus-Rückbildungsstörung

50.1.3.1   Vesikoumbilikalfistel
DEF Fistelbildung zwischen Nabel und kranialer Harnblasenhälfte aufgrund einer fehlenden Urachusrückbildung.

50.1.3.2   Urachuszyste
DEF Zyste aus Epithelresten eines residuellen Urachus, nachfolgend Entwicklung von Harnwegsinfekt oder Urachuskarzinom (histologisch: Adenokarzinom) möglich.

50.1.3.3   Ekstrophia vesicae
DEF (Syn.: Spaltharnblase) Häufigste Harnblasenfehlbildung durch Ausstülpung nach außen.

KPG-Auslösemechanismus Hemmungsfehlbildung im Bereich der vorderen Kloakenmembran.

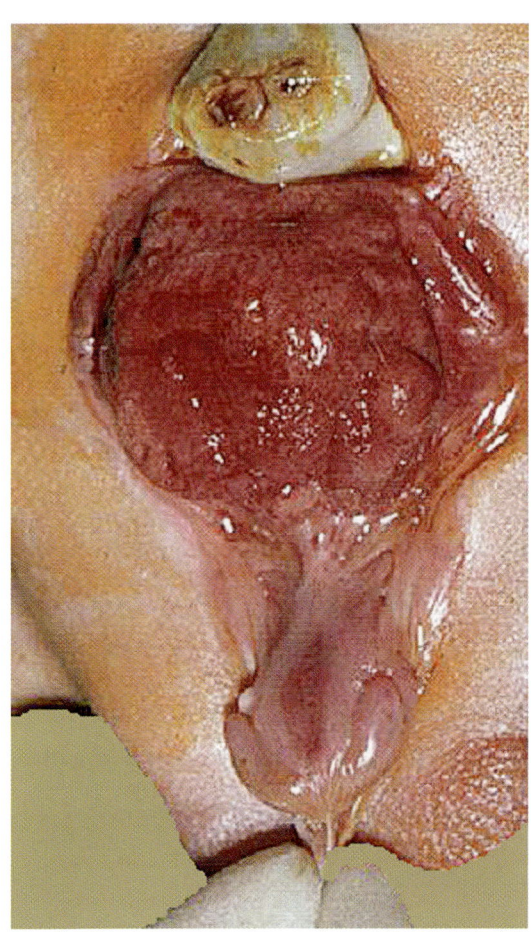

□ **Abb. 50.1.** Ekstrophia vesicae mit Öffnung der Harnblase nach außen

FPG-Reaktionsfolge Aufgrund einer Entwicklungshemmung der vorderen Bauchwand unterhalb des Nabels mit Defektbildung in der vorderen Bauchwand öffnet sich die Harnblase nach außen (◘ Abb. 50.1). Dies zieht Harnwegsinfekte und Harnblasenneoplasien (▶ Kap. 50.5) nach sich.

50.1.3.4 Kongenitale Harnblasendivertikel

DEF und FPG Singuläre oder multiple Ausstülpung aller Harnblasenwandschichten wegen angeborener Wandschwäche. Bei z. T. erheblicher Divertikelausdehnung kommt es über ein »Dilatationsmuster« (▶ Kap. 2.3.3) zur Harnwegsentzündung und Steinbildung (▶ Kap. 50.3.1).

50.2 Dilatationsmuster

50.2.1 Refluxnephropathie

DEF Wenig häufige Nierenläsion durch Urinrückfluss aus der Harnblase bis in die Nieren während der Miktion.

KPG-Auslösemechanismus Bedingt durch eine angeborene Fehlanlage (Ureterdoppelung, Ureterklappe) oder durch eine erworbene Ureterobstruktion mündet der Ureter anstatt schräg rechtwinklig in die Harnblase ein, sodass er beim miktionsbedingten Druckanstieg nicht komprimiert wird. Der Urin wird (samt Erregern) von der Harnblase via Ureter ins Nierenbecken zurückgespült (vesikoureteraler Reflux) und staut sich in die Nierentubuli zurück, bis deren Funktion erlischt. Es folgt eine Polyurie.

FPG-Reaktionsfolge Über ein »Dilatationsmuster« (▶ Kap. 2.3.3) mit Ureter- und Nierenbeckendilatation (Hydroureter, -nephrose, ▶ Kap. 50.3.2) kommt es zur aufsteigenden bakteriellen Nierenbeckenentzündung (akute eitrige Pyelitis) mit Ausbreitung via Papillen ins Niereninterstitium. Es folgt eine chronische Pyelonephritis (▶ Kap. 49.5.2.1).

> **Klinik**
>
> Hypertonie im Kindesalter. Poly-, Nykturie. Doppelmiktionsphänomen: stechender Nierenschmerz bei Miktion, wenig später erneuter Harndrang. Radiologie: asymmetrisch verzogenes Nierenkelchsystem, z. T. Bakteriurie.

50.3 Stenosemuster

> ✉ **Take-home-message**
> **Harnabflussstörung:** Sie liegt immer dann vor, wenn ein Harnwegsinfekt trotz korrekter Antibiotikatherapie länger als 2–3 Wochen besteht oder rezidiviert.

50.3.1 Urolithiasis

DEF (Syn.: Harnsteinleiden, Nephrolithiasis) Häufige Nephropathie wegen Bildung urogener Konkremente in den ableitenden Harnwegen.

KPG-Prädispositionsfaktoren
- **Familiär**,
- **metabolisch:** angeborene Stoffwechselkrankheiten (▶ Kap. 8) wie Gicht, Zystinurie, Oxalurie,
- **alimentär:** eiweiß- und fettreiche Kost,
- **peristatisch:** Häufung in trockenen, heißen und Gebirgsregionen mit hoher Schweißabsonderung,
- **ethnisch:** selten bei Schwarzen.

KPG-Auslösemechanismen im Zusammenspiel mit:
- **Konzentrationserhöhung urogener Salze:** v. a. vermehrte Kalziumausscheidung im Urin (Schleifendiuretika, Hyperkalzämie, Hyperparathyreoidismus usw.) sowie Dehydrierung und Stoffwechselstörungen wie Oxalose, Urikämie, Zystinose.
- **Urin-pH-Wert:**
  - hoher pH wegen Harnstoff spaltender Bakterien, dadurch Magnesium-, Amonium-, Phosphat- und Kalziumphosphatstein-Bildung,
  - niederer pH, dadurch Uratstein-Bildung.
- **Kristallisationsinhibitoren** im Urin wie Pyrophosphate. Steinbildung bei Inhibitormangel.
- **Kristallisationsnukleatoren** wie uromukoid Zelldetritus (Papillensequester), Blutkoagel und Bakterien.

FPG-Reaktionsfolge Die chemische Zusammensetzung der Harnsteine bestimmt ihre Form, Farbe, Konsistenz, Röntgendichte, Brüchigkeit (◘ Tab. 50.1). Harnsteine entstehen v. a. in den Nierenkelchen (◘ Abb. 50.2), im Nierenbecken und in der Harnblase. Ihre Größe variiert vom zentimetergroßen Nierenbeckenausgussstein bis zum millimetergroßen Nierensand. Die Harnsteinbildung hat folgende Konsequenzen:
- Auslösung eines »Stenosemusters« (▶ Kap. 2.3.2) mit den Folgen einer Harnabflussbehinderung unter dem Bilde eines Hydroureters, einer Hydro-

◘ Tab. 50.1. Aufbau und Morphologie der Harnsteine (Mitteleuropa)					
Chemische Zusammensetzung	**Grundkrankheit**	**Häufigkeit**	**1. Größe 2. Oberfläche 3. Röntgenkontrast**	**1. Form 2. Konsistenz 3. Farbe**	**Urin-pH**
Kalziumoxalat, Kalziumoxalat-phosphat	Oxalose, Malabsorption	50%	1. Millimeter 2. zackig 3. ja	1. maulbeerförmig 2. hart 3. schwarzbraun	pH-unabhängig
Kalziumphosphat, Kalziumhydroxyl-apatit	Hyperkalzurie	10%	1. >Zentimeter 2. glatt 3. ja	2. bröckelig 3. grauweiß	alkalisch
Magnesium-Ammonium-Phosphat	urogener Infekt	10%	1. >Zentimeter 2. glatt 3. nein	1. hirschgeweihförmig 2. hart/bröckelig 3. weißgelb	alkalisch
Urat	Gicht	30%	1. >Zentimeter 2. glatt 3. nein	2. weich/hart 3. gelbbraun	sauer
Zystin	Zystinurie	<1%	1. >Zentimeter 2. glatt, kristallin 3. nein	2. wachsartig 3. gelb	sauer

nephrose und Harnwegsentzündung (Pyelonephritis, ▶ Kap. 49.5.2.1),

- Mikro- oder Makrohämaturie wegen steinbedingter Schleimhautverletzung,
- Ureterkolik wegen Einklemmung kleiner Konkremente.

50.3.2 Hydronephrose

DEF Häufige Nephropathie wegen Nierenbecken- und/oder –kelchausweitung mit Druckatrophie des Nierenparenchyms.

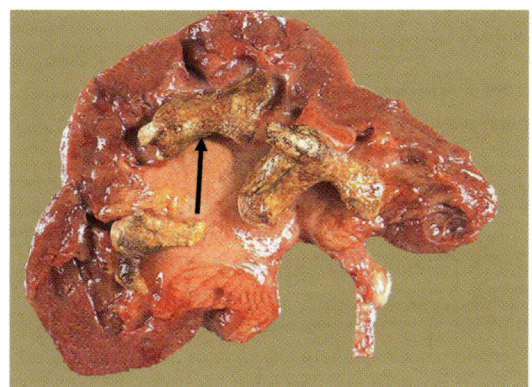

◘ **Abb. 50.2.** Nephrolithiasis mit Nierenkelchsteinen (Pfeil) und dadurch erzwungenem Dilatationsmuster in Form einer Hydronephrose

KPG-Auslösefaktoren

- **Kongenital:** Ureterabgangstenose, Vesikoureteralreflux,
- **lithogen:** Nierenbecken-, Ureterstein,
- **neoplastisch:** Nieren-, Urothel-, Zervixkarzinom,
- **entzündlich:** Ureteritis,
- **fibrotisch:** Bestrahlung, Retroperitonealfibrose, postinflammatorische Striktur,
- **uterogen:** Schwangerschaft, Uterusprolaps.

FPG-Reaktionsfolge Durch eine Harnabflussbehinderung wird ein »Stenosemuster« (▶ Kap. 2.3.2) mit Harnrückstau (Urostase) ausgelöst. Infolgedessen wird das Nierenparenchym druckbedingt atrophisch, die Pyramiden flachen ab und die Papillen obliterieren. Die Urostase führt schließlich über eine hochgradige Dilatation des Nierenbeckens (später auch der Ureteren) zum Bild der hydronephrotischen Sackniere (◘ Abb. 50.3). Dabei veröden die Glomeruli, die Nierentubuli atrophieren und das Interstitium fibrosiert.

50.3.3 Urocystitis cystica

DEF Historischer Begriff für wenig häufigen Zustand mit Bildung multipler intraurothelialer Mikrozysten.

FPG-Reaktionsfolge Ausgehend von submukösen Epithelaussprossungen (von-Brunn-Epithelnestern) bilden sich multifokal dünnwandige Mikrozysten (besser: Vesikel → vesikulöses Oberflächenmuster, ▶ Kap.

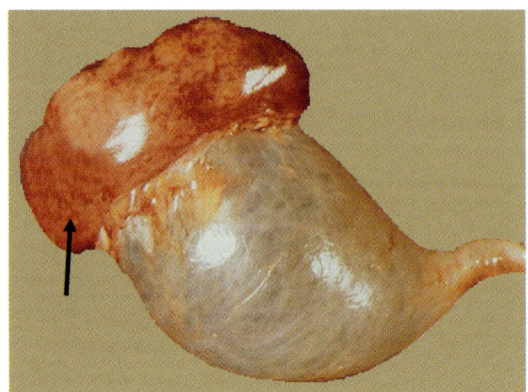

◻ Abb. 50.3. Hydronephrotische Sackniere mit Hydropyelo-ureter (Pfeil: Restniere) als Folge eines Stenosemusters

2.2.2.2). Sie ragen ins Ureterlumen und können bei entsprechender Größe ein »Stenosemuster« auslösen und damit den Harnabfluss (▶ Kap. 2.3.2) behindern.

50.4   Entzündungsmuster

Alle Harnwegsabschnitte weisen die gleichen Entzündungsmuster auf, sodass im Folgenden die Harnblasenentzündung (Urozystitis) stellvertretend für die Ureteritis und Urethritis besprochen wird.

50.4.1   Akute bakterielle Urozystitis

DEF Häufige, akute, unspezifisch infektiöse Harnblasenentzündung der Kleinkinder und erwachsenen Frauen.

KPG-Prädispositionsfaktoren
- **Geschlecht:** Frauen mit geringerer Urethrallänge und Nähe zum Anus.
- **Harnabflussstörung** mit Urostase oder Vesikoureteralreflux → ausfallender Urinspüleffekt.
- **Urotheltraumatisierung** durch Katheterisierung mit aufsteigender Keimverschleppung oder Urolithiasis mit Verletzung der schützenden Urothelschicht samt Schleimhaut-IgA.
- **Resistenzminderung** durch Diabetes mellitus oder Schwangerschaft (mit urostatischer Komponente).

KPG-Auslösefaktoren (Meist) E. coli, Enterokokken, Proteus oder Staphylokokken.

FPG-Reaktionsfolge Je nach Ätiologie wird eine seröse, hämorrhagische, eitrige oder pseudomembranös-nekrotisierende Entzündungsreaktion mit Rubor-Tumor-Dolor-Symptomatik ausgelöst. Die Schleimhautsensibilität wird dadurch erhöht, sodass jede Füllungsdehnung als Entleerungsreiz wirkt. Dies führt zu einem häufigen Harndrang (Pollakisurie). Bei der Endkontraktion berühren sich die Schleimhautfalten im Harnblasenhalsbereich. Dies ruft einen sog. Endschmerz (Algurie) mit Blutung der hyperämischen und vulnerablen Schleimhaut (terminale Makrohämaturie) hervor.

50.4.2   Chronisch unspezifische Urozystitis

DEF Häufige, chronisch rezidivierende infektiöse Harnblasenentzündung.

KPG-Auslösemechanismus V. a. Paraplegiker oder Patienten mit Urinverweilkathetern dadurch rezidivierende bakterielle Entzündung.

MAK Graurötliche Schleimhautbezirke.

MIK Je nach Schleimhautschädigung findet sich eine granulierende und/oder lymphohistiozytäre Entzündungsreaktion oft mit urothelialen Plattenepithelmetaplasien und reaktiven, dysplasieähnlichen Kernatypien.

50.4.3   Granulomatöse Urozystitis

50.4.3.1 Urogenitalbilharziose
DEF Durch Schistosoma haematobium verursachte Urozystitis mit weiter Verbreitung in Afrika und Nahem Osten.

KPG-Auslösemechanismen Erregerinfestation, danach wandern die Erreger hämatogen und legen ihre Eier in der Harnblase ab.

FPG-Reaktionsfolge Die abgelegten Eier provozieren in der Harnblasenwand eine granulomatöse Entzündung mit Ausbildung abzedierender Mischzellgranulome (▶ Kap. 13.2.2.2), z. T. um abgestorbene Wurmeier (sog. Eituberkel). Dieser Entzündungsprozess gestaltet die Harnblasenschleimhaut sandkornförmig um (Sandkornurozystitis) und löst über ein »fibrodestruktives Muster« (▶ Kap. 2.4.2) mit diffus/herdförmiger Vernarbung der Harnblasenwand und/oder Ureter ein »Stenosemuster« (▶ Kap. 2.3.2) aus. Es folgt eine Hydronephrose und ein erhöhtes Risiko für Pyelonephritis (▶ Kap. 49.4.2.1) und Plattenepithelkarzinom (▶ Kap. 50.5.2).

50.4.3.2 Urocystitis tuberculosa

DEF Seltene, kanalikulär-deszendierende Infektionsform der Nierentuberkulose.

MAK Multiple, millimetergroße graugelbliche Tuberkelherde v. a. im Bereich der Ureterostien mit Ulzerationsneigung.

50.4.4 Interstitielle Urozystitis

DEF Seltene, ätiologisch ungeklärte, chronische Entzündung innerhalb der gesamten Harnblasenwand.

FPG-Reaktionsfolge Es entwickelt sich ein lymphozytenreiches Entzündungsinfiltrat mit Eosinophilen, Mastzellen und z. T. auch mehrkernigen Riesenzellen. Dabei werden Entzündungsmediatoren generiert. Dadurch wird die Schleimhaut stellenweise nekrotisch und ulzeriert (Hunner-Ulkus). Dies erzeugt eine dysurische Urozystitis und löst später ein »fibrodestruktives Muster« (▶ Kap. 2.4.2) unter dem Bilde einer Schrumpfharnblase aus. Das Risiko für Harnblasenkarzinome ist erhöht.

50.5 Neoplasiemuster

50.5.1 Urothelneoplasien

DEF Nichtinvasive und invasive neoplastische Urothelwucherungen mit Neigung zur Multizentrizität innerhalb der ableitenden Harnwege (◘ Tab. 50.2, ◘ Tab. 50.3, ◘ Tab. 50.4). 4. häufigster Krebs beim Mann.

KPG-Auslösefaktoren
- **Genetisch:** (selten) familiär, endemisch bei Balkannephropathie (▶ Kap. 49.5.2.2), beim hereditären nonpolypösen Kolonkarzinom (▶ Kap. 42.6.2.1) mit entsprechenden defekten Mismatch-repair-Genen und Mikrosatelliteninstabilität.
- **Inhalativ:** Zigarettenrauchen in Abhängigkeit von den Pack-Years.
- **Beruflich:** Arylamin-verarbeitende Industrie (v. a. 2-Naphthylamin → Anilinkrebs) nach >10 Jahre.
- **Inflammatorisch:** nach langjähriger Urozystitis wegen Schistosomiasis (▶ Kap. 50.4.3.1) oder Dauerkatheter (Paraplegie).
- **Medikamentös:** langjähriger Phenacetinabusus, Cyclophosphamid-Immunsuppression.

◘ **Tab. 50.2.** Pathologische TNM-Klassifikation der Harnblasenkarzinome

TNM	
pTa	nichtinvasives papilläres Karzinom
pTis	Carcinoma in situ (flat tumour)
pT1	Tumor infiltriert Suburothelialgewebe
pT2a	Tumor infiltriert oberflächliche Muskulatur (innere Hälfte)
pT2b	Tumor infiltriert tiefe Muskulatur (äußere Hälfte)
pT3a	Tumor infiltriert mikroskopisch Perivesikalgewebe
pT3b	Tumor infiltriert makroskopisch Perivesikalgewebe
pT4a	Tumor infiltriert Prostata/Uterus, Vagina,
pT4b	Tumor infiltriert Becken- oder Bauchwand
pTN1	solitäre LNN-Metastase ≤2,0 cm
pN2	solitäre LNN-Metastase (>2,0 cm ≤5,0 cm) oder multiple LNN-Metastasen zusammen ≤5,0 cm
pN3	LNN-Metastase >5,0 cm

LNN: Lymphknoten

◘ **Tab. 50.3.** Pathologische TNM-Klassifikation der Nierenbecken-/Ureterkarzinome

TNM	
pTa	nichtinvasives papilläres Karzinom
pTis	Carcinoma in situ
pT1	Tumor infiltriert Suburothelialgewebe
pT2	Tumor infiltriert Muskularis
pT3	Tumor infiltriert Periurethral-, Peripelvingewebe oder Nierenparenchym
pT4	Tumor infiltriert in Nachbarorgane oder via Niere ins Perirenalgewebe
pN1	solitäre LNN-Metastase ≤2,0 cm
pN2	solitäre LNN-Metastase (>2,0 cm ≤5,0 cm) oder multiple LNN-Metastasen
pN3	LNN-Metastase >5,0 cm

LNN: Lymphknoten

KPG-Auslösemechanismus Nach Tumorinduktion entwickeln sich folgende urotheliale Neoplasietypen:
- **Niedrigmaligne, genetisch stabile Neoplasie** mit wenigen Chromosomenaberrationen und geringem Progressionsrisiko.
- **Hochmaligne, genetisch instabile Neoplasie** mit vielen Chromosomenaberrationen und hohem Progressionsrisiko.

◘ Tab. 50.4. Pathologische TNM-Klassifikation der Urethratumoren

TNM	
pTa	nichtinvasiver papillärer Tumor
pTis	Carcinoma in situ
pT1	Tumor infiltriert bis ins Suburothelialgewebe
pT2	Tumor infiltriert Corpus spongiosum oder Prostata oder Periurethralmuskulatur
pT3	Tumor infiltriert Corpus cavernosum oder über Prostata hinaus oder in vordere Vagina oder in Harnblasenhals
pT4	Tumor infiltriert in Nachbarorgane
pN1	solitäre LNN-Metastase ≤2,0 cm
pN2	solitäre LNN-Metastase (>2,0 cm ≤5,0 cm) oder multiple LNN-Metastasen
LNN: Lymphknoten	

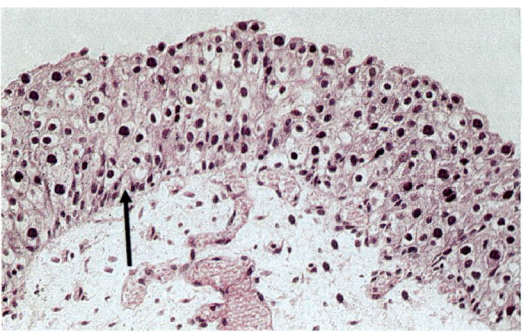

◘ Abb. 50.4. Urotheliales Carcinoma in situ (Pfeil, Vergr. 25, HE)

FPG-Reaktionsfolge Sie führt über folgende Mechanismen zu multizentrisch auftretenden Tumoren, die nach therapeutischer Beseitigung an einer anderen Stelle wieder auftreten:
- **Feldkanzerisierung:** Die Kanzerogene lädieren das gesamte Urothel der ableitenden Harnwege syn-/metachron an verschiedenen Stellen (► Kap. 16.2.1.2).
- **Klonale Ausbreitung:** Die neoplastisch transformierten Zellen wechseln durch die Zellmigration im Rahmen der physiologischen Regeneration ihren Ort und wachsen dort zu Tumoren heran.

FPG-Reaktionsfolge Der urothelialen Neoplasiegruppen: flache Urothelläsionen → nichtinvasive Urotheltumoren → »epithelio-mesenchymale Transition« (► Kap. 6.3) → invasive Urothelkarzinome.

50.5.1.1 Flache Urothelläsionen

DEF Sammelbegriff für flache, präneoplastische oder neoplastische, nichtinvasive Urothelläsionen.

FPG-Läsionstypen
- **Urothelhyperplasie:** neoplastische, überwiegend flache, makroskopisch unauffällige Läsionen aus verbreitertem Urothel (>7 Zelllagen), ohne Kernatypien. Selten Progression in einen nichtinvasiven papillären Tumor (◘ Tab. 50.5).
- **Urothelatypie:** Flache Läsionen mit geringgradigen Kernatypien unklarer biologischer Bedeutung.
- **Urotheldysplasie:** Flache Läsionen mit mittelgradigen Kernatypien. Sie können Vorläuferläsionen von papillären, nichtinvasiven Tumoren oder von In-situ-Karzinomen sein.
- **Carcinoma in situ:** Flache, genetisch instabile Läsionen mit hochgradigen Kernatypien entsprechend einem high-graden Urothelkarzinom und sehr hohem Progressionsrisiko (◘ Abb. 50.4).

◘ Tab. 50.5. Histologie und Klinik der flachen Urothelläsionen

Läsion	Hyperplasie	Atypie	Dysplasie	Carcinoma in situ
Makroskopie	flach	flach	flach	flach
Genom-Instabilität	–	–	(+)	+
Urothelschichtung	>7 Zelllagen	>7 Zelllagen	>7 Zelllagen	>7 Zelllagen
Umbrellazellen auf Oberfläche	+	(+)	fehlen	fehlen
Kernatypie	keine	geringgradig	mittelgradig	hochgradig
	selten → nonpapillärer Tumor	?	Vorläuferläsion für ▬ papilläre noninvasive Tumoren ▬ Carcinoma in situ	sehr hoch

50.5.1.2 Nichtinvasive Urotheltumoren

DEF Sammelbegriff für papilläre, nichtinvasive, genetisch stabile Tumoren mit unterschiedlicher Dignität und meist sehr niedrigem Progressionsrisiko.

FPG-Reaktionsfolge Die Tumorpapillen flottieren frei im Urin. Sie sind reichlich vaskularisiert, hauchdünn und deshalb leicht verletzbar. Sie lösen sich spontan (forciert bei heftigen Bewegungen) von der Schleimhaut ab. Dies erklärt die Blutungsneigung mit Hämaturie und den Nachweis von Tumorpapillen in der Urinzytologie. Tumoren im Ureter-/Urethrabereich neigen über eine Obstruktion zur Auslösung eines »Stenosemusters« unter dem Bilde einer Hydronephrose (▶ Kap. 50.3.2).

■ Exophytisches Papillom (▶ Kap. 16.8.1) Seltener, benigner, schmalbasiger Urotheltumor mit papillärem Aufbau (typisches Urothelpapillom) des unauffällig, urotheltypisch geschichteten Urothels mit einer Zellschichtdicke <7 Zelllagen. Geringe Rezidivquote, minimales Progressionsrisiko.

■ Invertiertes Papillom (▶ Kap. 16.8.1) Seltener, benigner, solider Urotheltumor mit glatter Oberfläche und strangförmigem, nichtinvasivem Tiefenwachstum. Minimale Rezidivquote, kein Progressionsrisiko.

■ Papilläre potenziell niedrigmaligne Tumoren Wenig häufige Urotheltumoren mit papillärem Aufbau des weitgehend urotheltypisch geschichteten Urothel mit minimalen Zellatypien, mit einer Zellschichtdicke >7 Zelllagen. Rezidivquote 30–50%, minimales Progressionsrisiko. 10-Jahres-Überlebensrate >95%.

■ Noninvasive papilläre niedrigmaligne Karzinome Häufige Harnblasenkarzinome mit gleichem Aufbau wie potenziell niedrigmaligne Karzinome, mit geordneter Urothelschichtung, aber mit Atypien. Rezidivquote 50–70%, minimales Progressionsrisiko <5%. 10-Jahres-Überlebensrate >95%.

■ Noninvasive papilläre hochmaligne Karzinome Recht häufige nichtinvasive Harnblasenkarzinome, oft genetisch instabil, ohne urotheltypische Urothelschichtung, mit mäßig- bis hochgradigen Zellatypien. Hohe Rezidivquote (50–70%), hohes Progressionsrisiko (◙ Tab. 50.6).

50.5.1.3 Invasive Urothelkarzinome

DEF Sammelbegriff für infiltrativ wachsende, genetisch instabile, meist von einem Carcinoma in situ, gelegentlich auch von einem papillären Tumor ausgehende Karzinome.

> **✉ Take-home-message**
> 4.-häufigstes Karzinom, 12.-häufigste Krebstodesursache beim Mann. 8.-häufigstes Karzinom, 16.-häufigste Krebstodesursache bei der Frau.

MAK Pilzförmig ins Harnblasenlumen hineinwachsende Tumoren (◙ Abb. 50.5).

MIK Meist Tumor mit nest- bis strangförmigem, oft zytodiskohäsivem Wachstumsmuster (▶ Kap. 16.2), mit einer Invasionsfront aus wurzelförmigen Zellwucherungen in die Harnblasenwandung und Nachbarorgane. Die Metastasierung erfolgt lymphogen in Regionallymphknoten und hämatogen nach dem Kavatyp, v. a. in Lungen, Skelett und Leber (▶ Kap. 16.1.4).

◙ Tab. 50.6. Histologie und Klinik der nichtinvasiven Urotheltumoren

Läsion	urotheltypische Schichtung	Urothelschichtdicke	Atypien	Rezidivquote	Progressionsrisiko	Häufigkeit
exophytisches Papillom	vorhanden	<7 Zelllagen	–	(+)	(+)	(+)
invertiertes Papillom	vorhanden		–	(+)	–	(+)
papilläre potenziell niedrigmaligne Tumoren	weitgehend	>7 Zelllagen	(+)	30–50%	(+)	+
noninvasive papilläre niedrigmaligne Tumoren	weitgehend	>7 Zelllagen	++	50–70%	<5%	+++
noninvasive papilläre hochmaligne Tumoren	fehlend	>>7 Zelllagen	+++	50–70%	hoch	++

– = keine/fehlend, (+) = minimal/selten, + = gering/wenig häufig, +++ = viele/häufig

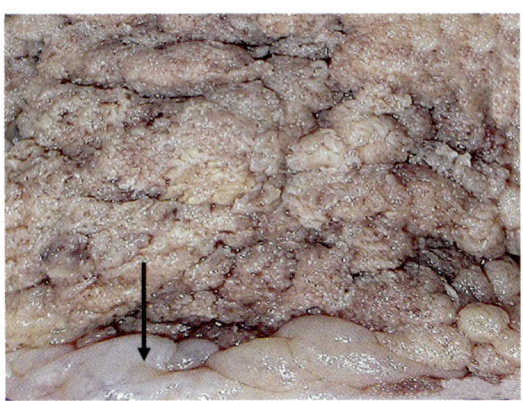

◘ Abb. 50.5. Invasives papilläres Urothelkarzinom der Harnblase (Pfeil: Normalschleimhaut)

Klinik

Urothelneoplasien: Makrohämaturie als klinisches Leitsymptom, daneben Zystitisbeschwerden mit Pollakisurie und Dysurie. Die Prognose hängt von der genetischen Stabilität, Invasivität und dem Tumorstadium ab.

Klinik

Prognose beeinflussende Faktoren:
Prinzip: Die Prognose hängt von der Genominstabilität der Tumorzellen (▶ Kap. 16.1), von der Invasion und vom TNM-Stadium des Tumors ab.

Günstig:
- Histologie: papilläre Subtypen
- Lokalisation: Harnblase

Schlecht:
- Histologie: solide Subtypen
- Lokalisation: Ureter

50.5.2 Nichturotheliale Neoplasien

DEF Sehr seltene, maligne Harnblasentumoren, die sich nicht vom Urothel herleiten.

FPG-Tumortypen
- **Plattenepithelkarzinom:** meist hochmaligne Karzinome (◘ Abb. 16.19). In westlichen Industrienationen meist von einer chronischer Urozystitis auf dem Boden einer Plattenepithelmetaplasie, in Afrika (Nildelta) von einer Harnblasenbilharziose ausgehend.
- **Adenokarzinom:** sehr seltener, hochmaligner Tumor. Er geht meist als Urachuskarzinom von Urachusresten (▶ Kap. 50.1.3) oder von einer Harnblasenekstrophie aus (DD: von außen in die Harnblase eingewachsenes Karzinom).
- **Leiomyosarkom** (▶ Kap. 59.1.2): häufigstes, meist polypoid gewachsenes Sarkom der Harnblase im Erwachsenenalter; im Kindesalter eine Rarität.
- **Rhabdomyosarkom** (▶ Kap. 76.5.2): häufigster Harnblasentumor im Kindesalter mit traubenförmig-polypoidem Wachstumsmuster (Botryoid-Sarkom).

Fortpflanzung: männliche Organe

51 Äußeres Genitale

U.N. Riede, U. Wetterauer

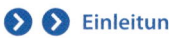 **Einleitung**

Der Penis ist das äußere Genitale des Mannes, das der Dichter Heinrich Heine mit den Worten entmythologisiert:

Was dem Menschen dient zum seichen,
Damit schafft er seines Gleichen…[1]

Selten ist der Penis Ausgangspunkt für eine tödliche Erkrankung. Dazu zählen Harnverhalten mit Urämie und/oder Urosepsis im Rahmen einer Abflussstörung. Nur ganz selten bedroht er vorwiegend unbeschnittene Patienten mit einem Karzinom, was für viele Völker Grund genug ist, die Beschneidung religiös zu etablieren.

Glossar

Impotentia coeundi: Peniseinführungsstörung wegen Erektionsstörung
Impotentia generandi: Zeugungsunfähigkeit wegen Infertilität
Miktion (mingere, lat. = urinieren)**:** Harnlassen, Trivialwort für urinieren: seichen

---

51.1 Fehlbildungsmuster

51.1.1 Hypospadie

DEF Häufigste Fehlbildung des äußeren Genitale in Form einer unteren Harnröhrenspalte (■ Abb. 51.1).

KPG-Auslösemechanismus Sporadische/vererbte, fehlende, HOX-Gen vermittelte, ventrale Verwachsung der Geschlechtsfalten. Durch Androgen-Analoga provozierbar.

MAK Dystope Harnröhrenmündung auf der ventralen Penisseite bei urethralwärts gerichteter Penisverkrümmung. Dies führt zu Miktionsstörung und Impotentia coeundi.

51.1.2 Epispadie

DEF Seltene Fehlbildung des äußeren Genitale in Form einer oberen Harnröhrenspalte.

---
[1] Heinrich Heine: »Zur Telelogie« aus: Nachgelesene Gedichte (1845–1856).

KPG-Auslösemechanismus Fehlende dorsale Verwachsung der Geschlechtsfalten.

MAK Dystope Harnröhrenmündung auf der dorsalen Penisseite, z. T. assoziiert mit Harnblasenekstrophie. Dies führt zur Impotentia coeundi.

51.2 Fehlfunktionsmuster

51.2.1 Phimose

DEF Häufige Präputialenge mit unmöglicher Entblößung der Peniseichel.

KPG-Auslösefaktoren
- **Kongenital:** Anomalie (primäre Phimose),
- **entzündlich:** reaktiv entzündliche Vernarbung,
- **autoaggressiv:** Lichen sclerosus.

FPG-Reaktionsfolge Eine Vorhautenge mit subpräputialer Smegmaretention und nachfolgender chronischer Vorhaut- (Posthitis) und Eichelentzündung (Ba-

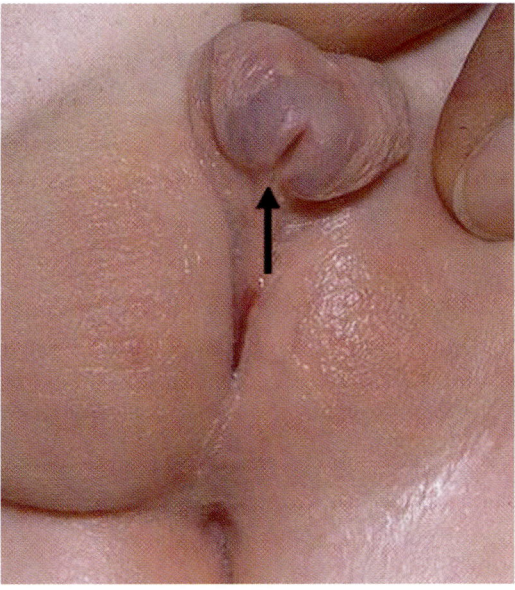

■ **Abb. 51.1.** Hypospadie: Penis mit unterer Harnröhrenspalte (Pfeil)

lanitis) erzwingt ein »Stenosemuster« (▶ Kap. 2.3.2) mit Entzündungsperpetuierung. Bei der Erektion schnürt das enge Präputium hinter der Eichel ein und staut das Blut (Paraphimose). Dies kann bis zur Penisgangrän führen.

51.2.2 Priapismus

DEF Seltene, schmerzhafte Dauererektion.

KPG-Auslösemechanismen
- **Pharmakologisch:** Injektion erektionsfördernder Pharmaka,
- **traumatisch:** stumpfes Dammtrauma,
- **entzündlich** → Schwellkörperthrombose,
- **leukämisch** → AML-Blastenkrise (▶ Kap. 26.4.3) mit Blastenleukostase im Schwellkörper.
Resultat: Impotentia coeundi.

51.2.3 Penile Fibromatose

DEF (Syn.: Induratio penis plastica, Morbus Peyronie) Fibromatotische Verkrümmung des Penisschaftes mit schmerzhafter Erektion.

KPG-Auslösefaktoren
- Assoziation mit anderen Fibromatosen (▶ Kap. 79.4.1),
- Trauma: Penisfraktur(en).

FPG-Reaktionsfolge Auf eine anfänglich unspezifisch-entzündliche, «reaktiv proliferative Fibroblastenläsion« (▶ Kap. 6.3.9.2) folgt ein reaktives »Fibroplasiemuster« (▶ Kap. 6.3.6) mit Schwellkörperverödung und Penisverkrümmung. Es resultiert eine Impotentia coeundi. Eine Spontanremission ist möglich.

51.3 Entzündungsmuster

> **Glossar**
>
> **Koilozyt** (gr. = Lochzelle): Plattenepithelzelle mit abnorm vergrößertem, heterochromatisch dichtem Zellkern, umgeben von einer Aufhellungszone (Perinukleärzisterne).

51.3.1 Lichen sclerosus

DEF (Syn.: Balanoposthitis xerotica obliterans) Chronisch-entzündliche Eichel-Vorhaut-Läsion älterer (diabetischer) Männer mit seltenem Entartungsrisiko.

KPG Autoaggressive Hautentzündung mit fibrodestruktiver Komponente.

MAK Juckende, weißlich-perlmuttartig atrophische Vorhaut-/Eichelhaut (◨ Abb. 55.1).

MIK Verschmälerung des penilen Plattenepithels mit bandartigem Lymphozyteninfiltrat im subepithelial hyalinisierten Stroma.

> **Klinik**
>
> **Therapieprinzip:** Zirkumzision.

51.3.2 Herpes genitalis

DEF Wenig häufige virale Schleimhautläsion.

KPG-Auslösefaktor HSV Typ 2 (v. a. bei AIDS).

FPG-Reaktionsfolge Viral induzierte, vesikulös beginnende, später ulzerierende Schleimhautläsion im Anogenitalbereich (je nach Sexualpraktik auch im Oralbereich!) mit hyperämischem Randsaum.

51.3.3 Genitalsyphilis

DEF Seltene, stadienhafte Genitalhautläsionen im Rahmen einer Syphilis.

FPG-Reaktionsfolge je nach Stadium:
- **Primärläsion:** rundliche, scharf begrenzte, derbe Infiltrate in Glans, Penisschaft und Skrotum mit Ulzeration (Ulcus durum).
- **Sekundärläsion:** entzündliche Epidermis- und Granulationsgewebswucherungen (▶ Kap. 6.3.9.1) in Form breitbasig warzenartig-papillärer Strukturen (Condyloma latum) v. a. in Anogenitalregion.
- **Tertiärläsionen:** granulomatös-ulzeröse Läsionen im äußeren Genitalbereich (Gumma).

51.3.4   Condyloma acuminatum

DEF (Syn.: spitze Kondylome, Feigwarzen) Häufige sexuell-transmittierte, virale anogenitale Papillome.

KPG-Auslösefaktor (Meist) HPV Typ 6,11.

FPG-Reaktionsfolge Multiple, weiche, mehrere Millimeter große Papeln mit typischer Epithelveränderung in Form von Koilozyten, v. a. am Präputiumrand (◘ Abb. 58.1c).

> **Klinik**
>
> **Therapieprinzip:** Laserablation.

51.4   Präneoplasiemuster

51.4.1   Leukoplakie

DEF Seltene weißfleckige Läsion der Vorhaut, Kranzfurche und Eichelpartie.

FPG-Reaktionsfolge Chronisch juckende Entzündung mit hyperkeratotischer, deshalb weißlicher Epithelverbreiterung (► Kap. 3.1.1.4, ► Kap. 16.3.1.1), später fakultative maligne Entartung.

51.5   Neoplasiemuster

51.5.1   Peniskarzinom

DEF Seltenes Eichel-/Vorhautkarzinom alter Patienten (◘ Tab. 51.1).

KPG-Prädispositions-/Auslösefaktoren
- **Entzündlich:** rezidivierende Balanoposthitis bei Phimose (Grund für die Beschneidung),
- **reparativ:** Leukoplakie, UV-Exposition bei Psoriasis-/Psoralen-Therapie,
- **autoaggressiv:** Lichen sclerosus,
- **viral:** HPV Typ 16.

FPG-Reaktionsfolge (Oft) Feldkanzerisierung →, Ausbildung eines Plattenepithelkarzinoms (► Kap. 16.2.1.2,

◘ Tab. 51.1. Pathologische TNM-Klassifikation der Penistumoren

TNM	
pTis	Carcinoma in situ
pTa	Nichtinvasives verruköses Karzinom
pT1	Tumorinfiltrat in Subepithelialgewebe
pT2	Tumorinfiltrat in Corpus spongiosum oder cavernosum
pT3	Tumorinfiltrat in Urethra oder Prostata
pT4	Tumorinfiltrat in andere Nachbarstrukturen
pN1	1 Oberflächenlymphknoten befallen
pN2	multiple oder bilaterale Oberflächen-LNN
pN3	tiefe Leisten- oder Becken-LNN
LNN: Lymphknoten	

► Kap. 16.9.1) mit/ohne Verhornung im Eichel-/Vorhaut-Bereich (◘ Abb. 16.19) mit raschem Übergriff auf den Penisschaft/Schwellkörper und Ausbildung folgender Wachstumsmuster:
- **Verrukös-exophytisch:** (selten) langsam wachsend, niedrigmaligne, kaum metastasierend,
- **superfiziell-spreitend:** mit raschem Oberflächenwachstum und geschwürigem Zerfall,
- **vertikal-endophytisch** mit raschem Tiefenwachstum in den Schwellkörper.

Frühzeitige lymphogene Metastasierung in beidseitige Leistenlymphknoten, danach hämatogene Fernmetastasierung (► Kap. 16.1.4) mit schlechter Prognose (mit Ausnahme des verrukösen Karzinoms).

> **Klinik**
>
> **Prognose beeinflussende Faktoren**
> **Günstig:**
> - verruköser Histologietyp
>
> **Schlecht:**
> - palpable LNN-Infiltration
> - Corpus-Infiltration

52 Prostata

U.N. Riede, U. Wetterauer

  Einleitung

Die Prostata ist funktionell und strukturell durch Sexualhormone gesteuert und umschließt am Harnblasengrund die Urethra. Alle ausufernden Wachstumsstörungen rufen deshalb früher oder später ein Harnverhalten hervor, welchem der Patient letztlich in einer Urämie und/oder Urosepsis erliegen kann. Die tödliche Konsequenz des metastasierenden Prostatakarzinoms ist dank ausgefeilter therapeutischer Strategien seltener geworden.

52.1 Entzündungsmuster

52.1.1 Akute eitrige Prostatitis

DEF Sammelbegriff für wenig häufige, akute, bakterielle, sehr schmerzhafte und febrile Prostatitiden.

KPG-Auslösemechanismen
- **Deszendierende Infektion** wegen Auslösung eines »Stenosemusters« in der Harnblase.
- **Aszendierende Infektion** wegen instrumenteller Manipulation im Bereich der Urethra/Harnblase oder koitaler Keimverschleppung.
- **Hämatogen** im Rahmen einer generalisierten Infektionskrankheit.

KPG-Auslösefaktoren V. a. E. coli, Entero-, Staphylokokken, Pseudomonas aeruginosa.

FPG-Reaktionsfolge Nach einem Beginn in zentralen Drüsenzonen breitet sich die Entzündung unter dem klinischen Bilde einer Begleiturozystitis mit Perianalschmerzen auf die Gesamtprostata und ihre Umgebung aus. Später wird das lädierte Gewebe eitrig eingeschmolzen. Nach Auslösung eines »Nekroseeliminationsmusters« (▶ Kap. 5.5) mit Abszessdurchbruch in Urethra oder Harnblase resultiert eine bakterienhaltige Leukozyturie.

52.1.2 Chronische bakterielle Prostatitis

DEF Sammelbegriff für seltene bakterielle, chronisch rezidivierende, gering schmerzhafte Prostatitiden.

KPG-Auslösemechanismus Über eine Urostase wird ein »Stenosemuster« (▶ Kap. 2.3.2) erzeugt. Darauf folgt die Infektion mit uropathogenen Keimen.

FPG-Reaktionsfolge Aufgrund einer chronischen Entzündung der peripheren Drüsenzonen kommt es zu einem leukozytenhaltigen Prostatasekret.

52.1.3 Chronische abakterielle Prostatitis

DEF Häufige, chronisch abakterielle, sekretstaubedingte Prostatitis.

KPG-Auslösemechanismus Eine Prostatahyperplasie provoziert ein intraglanduläres »Stenosemuster« (▶ Kap. 2.3.2), sodass sich das Sekret rückstaut. Es dickt danach zu geschichteten, braunschwarzen Korpuskeln (Corpora amylacea) ein. Diese verkalken (Prostatolithiasis) und erwecken auf der Schnittfläche das Bild einer »Schnupftabakprostata«. Außerdem lösen sie eine chronisch-lymphoplasmazelluläre Entzündung aus. Ein Sekretaustritt ins Gewebe wirkt als Fremdkörper und bringt eine granulomatöse Entzündungsreaktion (▶ Kap. 13.2.2) mit mehrkernigen Riesenzellen (Zytodiagnostik!) in Gang.

> **Take-home-message**
> Kein leukozytenhaltiges Prostatasekret!

52.1.4 Prostatitis tuberculosa

DEF Seltene Prostatitis im Rahmen einer Urogenitaltuberkulose.

KPG-Auslösemechanismus Eine Tuberkulose des oberen Harntraktes (▶ Kap. 49.4.2.1, ▶ Kap. 50.4.3.2) bewirkt eine kanalikuläre Keimverschleppung und löst eine granulomatös-nekrotisierende Prostatitis aus. Deshalb finden sich im Prostatasekret und Urin Tuberkelbazillen (Diagnostik!).

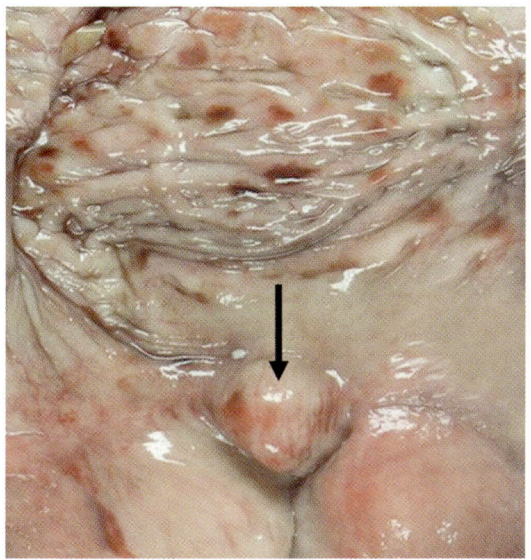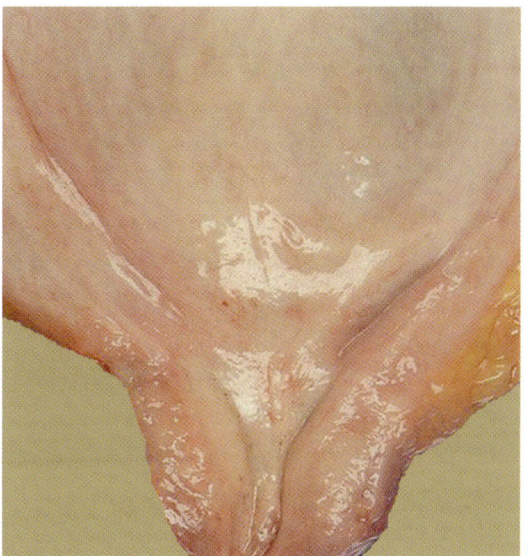

a

b

▫ **Abb. 52.1a,b.** **a** Prostatahyperplasie mit ventilartig wirkendem, hyperplastischem Mittellappen (Pfeil) und konsekutiver Balkenharnblase als Folge eines Stenosemusters, **b** normale Vergleichssituation (Normalharnblase und Prostata)

52.2 Stenosemuster

52.2.1 Prostatahyperplasie

DEF (Syn.: benigne Prostahyperplasie, BPH) Sehr häufige, dyshormonell-induzierte, knotige stromadominante Parenchymwucherung mit knotiger Prostatavergrößerung beim alternden Mann.

KPG-Auslösemechanismus Aufgrund einer Aktivitätszunahme der 5α-Reduktase in den prostataglandulären Basal- und Stromazellen (wieso?) häuft sich der androgene Wirkungsvermittler Dihydrotestosteron und sein Metabolit Androstendiol sowie 7α-Estradiol im Gewebe an. Dies bewirkt über eine Growth-factor-Expression einen epithelio-stromalen Crosstalk (▶ Kap. 16.1.1) und löst eine glattmuskuläre Stromahyperplasie mit induktiver Wirkung auf die Drüsen aus. Daraus resultiert eine glanduläre Hyperplasie mit primärer Stromavermehrung.

FPG-Reaktionsfolge Eine Prostatahyperplasie mit graugelb-knotiger Wucherung der Prostatadrüsen und des glattmuskulären Stromas erzwingt ein intraglanduläres »Stenosemuster« (▶ Kap. 2.3.2) mit sekretstaubedingter Drüsenausweitung. Daraus resultiert eine siebförmige Schnittfläche von der milchiges Sekret abfließt.

Die Drüsenwucherung bewirkt über eine Kompression intraglandulärer Gefäße außerdem ischämi-

sche Nekrosen (Prostatainfarkte). Sie imponieren klinisch als Makrohämaturie und Harnverhalt.

Durch die Drüsenwucherung wird auch ein extraglanduläres »Stenosemuster« mit wucherungsbedingter Urethrakompression ausgelöst. Die Harnblase kann nur mittels erhöhten Drucks entleert werden. Dies provoziert bei ihr eine »Arbeits«-Hypertrophie (▶ Kap. 6.2.1) unter dem Bilde einer sog. Balkenharnblase mit Pseudodivertikeln (▫ Abb. 52.1a,b). Es resultiert eine unvollständige Harnblasenentleerung mit zurückbleibendem Restharn. Dies hat folgende Konsequenzen:

- Rezidivierende Harnwegsinfekte → lebensgefährliche Urosepsis (▶ Kap. 13.1.6.5),
- urostasebedingte Hydronephrose → Schrumpfnieren → Urämie (▶ Kap. 49.5.2).

52.3 Neoplasiemuster

52.3.1 Prostatakarzinom

DEF Sammelbegriff für sehr häufige, von Stammzellen peripherer Drüsenanteile ausgehende Karzinome, meist in Form von Adenokarzinomen, mit unterschiedlicher Malignität, meist bei älteren Männern (▫ Tab. 52.1). Häufigstes Karzinom, 3. häufigste Krebstodesursache beim Mann.

Tab. 52.1. Pathologische TNM-Klassifikation der Prostatatumoren

TNM	
pT1	klinisch inapparenter Tumor (weder tast-, noch sichtbar)
pT1a	Zufallsbefund in <5% des Biopsiegutes
pT1b	Zufallsbefund in >5% des Biopsiegutes
pT1c	nadelbioptische Diagnose wegen PSA-Erhöhung
pT2	palpabler Tumor begrenzt auf Prostata
pT2a	Tumor in <1 Lappenhälfte?
pT2b	Tumor in >1 Lappenhälfte
pT2c	Tumor in beiden Prostatalappen
pT3	Tumor durchbricht Prostatakapsel
pT3a	extrakapsuläre Tumorausbreitung (ein- oder beidseitig)
pT3b	Bläschendrüseninfiltration
pT4	Fixierter Tumor/Infiltration in andere Nachbarstrukturen als Bläschendrüse
pN1	Regionale LNN-Metastasen
pM1	Fernmetastasen
pM1a	Metastasen in nichtregionalen LNN
pM1b	Metastasen in Knochen
pM1c	Metastasen anderer Lokalisation.
LNN: Lymphknoten	

52

KPG-Risikofaktoren

- **Genetisch:** positiv bei multiplem Neoplasiesyndrom; positiv bei Verwandten von Prostata- oder Mammakarzinomträgern(-innen). Heritabilität größer als beim Mammakarzinom.
- **Hormonell:** umstritten.
- **Alimentär:** positiv bei fett- und eiweißreicher Ernährung.

FPG-Karzinomeinteilung je nach Invasivität:

- **PIN (prostatische intraepitheliale Neoplasie):** Präkanzerose mit mehrschichtiger, intraduktaler Proliferation aus dysplastischen Epithelien bei intakter Basalmembran.
- **Latentes Prostatakarzinom:** ohne klinische Manifestation autoptisch entdeckt, meist niedrigmaligne Karzinomformen.
- **Inzidentelles Prostatakarzinom:** zufällig histologisch im transurethralen Resektat entdeckt, meist niedrigmaligne Tumoren.
- **Okkultes Prostatakarzinom:** anhand histologischer Untersuchung einer Metastase als Prostatakarzinom identifiziert.

FPG-Reaktionsfolge Meist multizentrische Karzinomentstehung in Form eines solid-hellgelben, unscharf begrenzten Tumors in der Prostataaußenzone (Abb. 52.2) mit früher Kapselinfiltration nach Störung des epithelio-stromalen Crosstalks und Auslösung einer »epithelio-mesenchymalen Transition« (▶ Kap. 15.2.3). Danach breitet sich der Tumor intraprostatisch aus. Die Tumorzellen bilden saure Prostataphosphatase und prostataspezifisches Antigen (PSA, wichtiger diagnostischer Serummarker!). Später penetriert der Tumor die Prostatakapsel und infiltriert periurethrale Drüsenbereiche (deshalb erst spät Harnwegsobstruktion). Schließlich wächst der Tumor in die Bläschendrüse und in den Harnblasenboden. Er metastasiert früh in regionäre Beckenlymphknoten und spät in juxtaregionären Lymphknoten. Die hämatogene Metastasierung erfolgt nach dem Pfortadertyp mit Bevorzugung des Skelettsystems (kaudale Wirbel, Becken) und Lunge (▶ Kap. 16.1.4).

FPG-Wachstumsmuster Das Prostata-(Adeno-)karzinom (▶ Kap. 16.9.2) ist nie einheitlich, sondern als pluriformer Tumor aus folgenden Anteilen in verschiedener Gewichtung aufgebaut:

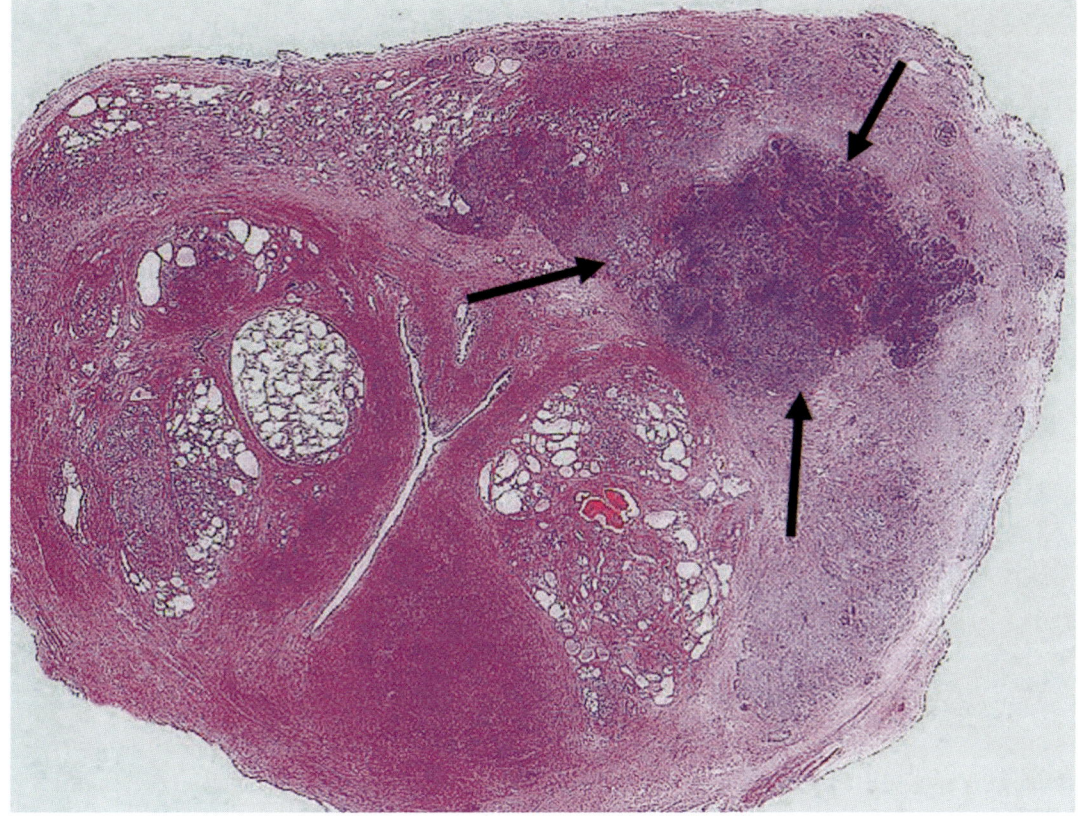

◻ Abb. 52.2. Prostatakarzinom (Pfeilmarkierung) in einem sog. Ganzflächenschnitt des Organs (Vergr. 3, HE)

— **hochdifferenzierte Anteile** mit glandulärem und/oder kribriformem Wachstumsmuster (◻ Abb. 16.21),
— **wenigdifferenzierte Anteile** mit solidem Wachstumsmuster.

Sie werden in dem prognostisch-therapeutisch wegleitenden sog. Gleason-Score (2–10) zusammengefasst:

— **G1-Tumor** (»Haustierkrebs«): mit überwiegend hochdifferenzierten Anteilen und Gleason-Score 2–4, sehr langsam wachsend, kaum metastasierend, keine signifikante Lebensverkürzung des Patienten (◻ Abb. 52.3a).
— **G3-Tumor** (»Raubtierkrebs«): mit überwiegend wenigdifferenzierten Anteilen und Gleason-Score 7–10, rasch wachsend, rasch metastasierend, signifikante Lebensverkürzung des Patienten (◻ Abb. 52.3b).

Klinik

Therapieprinzip (in Abhängigkeit zum Tumor-Grading und –Staging):
— **Operativ:** Radikalentfernung der Prostata (Morcellement) meist mit regionaler Lymphadenektomie/Bestrahlung.
— **Hormonell-kontrasexuell** mit LH-RH-Analoga, Antiandrogenen. Entscheidend für eine Heilung ist die Früherkennung.

Klinik

Prognose beeinflussende Faktoren:
Prinzip: je höher der Gleason-Score, je höher die Kernpolyploidisierung, je fortgeschrittener das Tumorstadium (Kapselinvasion, Fernmetastasen), desto schlechter die Prognose.

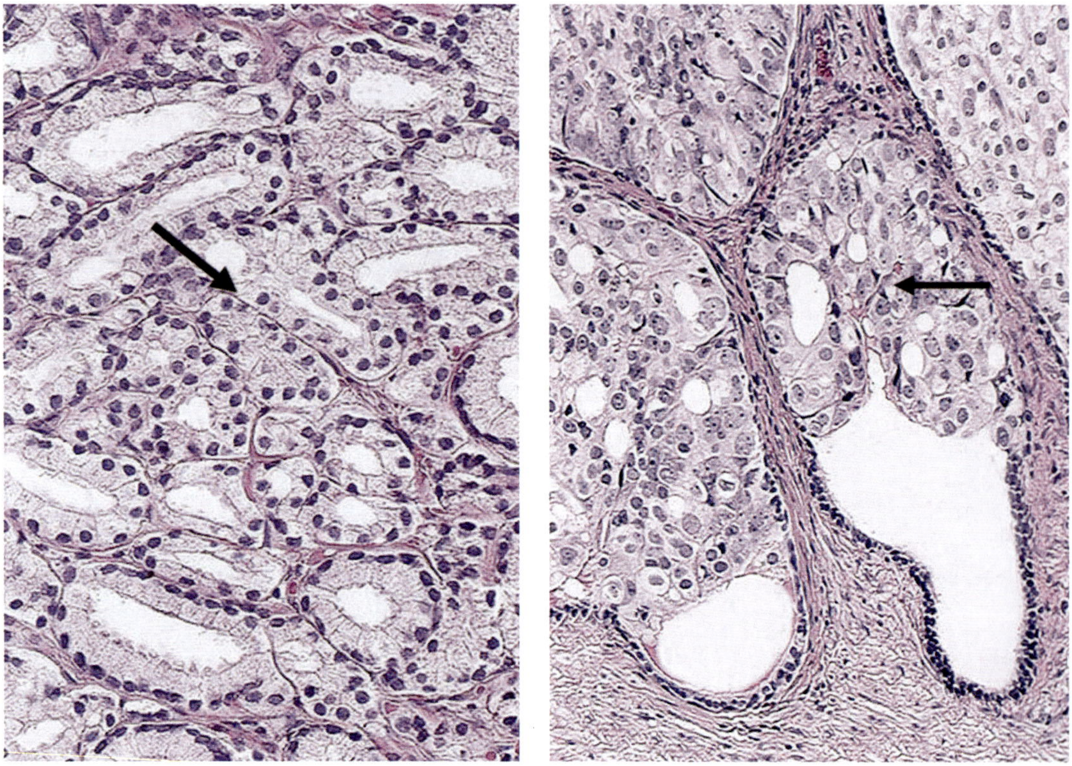

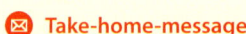

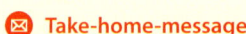

□ **Abb. 52.3a,b.** Prostatakarzinom: **a** hoher Differenzierungsgrad mit dos-a-dos-Stellung (Pfeil) der Drüsen (Vergr. 50, HE), **b** mittlerer Differenzierungsgrad mit kribriformem Wachstum (Pfeil) und Verdrängung vorbestehender normaler Drüsen (Vergr. 50, HE)

52

> ⊗ **Take-home-message**
>
> **Prostata-Hyperplasie:** Beginn in zentralen (peri-urethralen) Drüsenanteilen, deshalb Frühsymptomatik
>
> **Prostata-Karzinom:** Beginn in peripheren Drüsenanteilen, deshalb Spätsymptomatik

53 Nebenhoden

U.N. Riede, U. Wetterauer

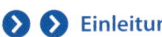 Einleitung

Der Nebenhoden bildet das duktuläre Drainagesystem des Hodens. Tumoren oder anderweitige Krankheiten, die tödlich sein könnten, sind eine Rarität.

53.1 Entzündungsmuster

53.1.1 Epididymitis

DEF Sammelbegriff für insgesamt wenig häufige, meist mit einer Hodenentzündung zusammen auftretende Nebenhodenentzündungen.

KPG-Auslösefaktoren Je nach Patientenalter:
- **Neonatal:** Urogenitalfehlbildung.
- **Jung-adult:** venerische Infektion mit Neisseria gonorhoeae, Chlamydien.
- **Senil:** gramnegative Keime wie E. coli.

KPG-Auslösemechanismus Eine ursprüngliche Hodenentzündung (Orchitis) breitet sich kanalikulär, hämato-/lymphogen oder per continuitatem aus und führt so zu folgender Reaktionssequenz: Orchidoepididymitis → Funikulitis (Samenstrangentzündung) → Thrombophlebitis des Plexus pampiniformis.

FPG-Reaktionsfolge Die Epididymitis verschließt den Ductus epididymis und erzwingt dadurch ein »Stenosemuster« (▶ Kap. 2.3.2) mit resultierender Azoospermie, Impotentia generandi und Sterilität.

53.1.1.1 Akute eitrige Epididymitis
DEF Wenig häufige, einseitige, bakterielle und schmerzhafte Nebenhodenentzündung.

FPG-Reaktionsfolge Durch eine Infektion wird eine fieberhafte, eitrige Entzündungsreaktion (▶ Kap. 13.1.3) ausgelöst. Die Neutrophilen infiltrieren die Nebenhodenkanälchen und das Zwischengewebe, manchmal auch die Hodenhüllen. Gelegentlich ist die Entzündung abszedierend.

> **Klinik**
> Diagnostik: Gonorrhoe-Ausschluss.

53.1.1.2 Chronische Epididymitis
DEF Seltene Gruppe, langwierig verlaufender Nebenhodenentzündungen.

KPG-Auslösefaktoren Lues, Tuberkulose.

FPG-Reaktionsfolge Durch eine Infektion wird eine chronische Entzündung im Nebenhodeninterstitium erzeugt. Sie geht in ein »fibrodestruktives Muster« (▶ Kap. 2.4.2) über, dem mittels einer grauweiß-derben Fibrosierung ein Großteil der Nebenhodenkanälchen zum Opfer fallen. Dies erzwingt ein »Stenosemuster« (▶ Kap. 2.3.2) mit Samenabflussstörung.

> **Klinik**
> Diagnostik: Ejakulat-, Bakterienkultur.

53.2 Neoplasiemuster

53.2.1 Adenomatoidtumor

DEF Insgesamt seltener, benigner, häufigster Tumor des Nebenhodens mit mesothelialem Ursprung bei Männern im mittleren Alter.

MAK Abgekapselter, graugelblicher Tumor.

MIK Tumor aus drüsenschlauchähnlichen Mesothelformationen in einem glattmuskulären Stroma mit immunhistochemischer mesotheltypischer Expression von Zytokeratin und Calretinin.

53.2.2 Rhabdomyosarkom

DEF Insgesamt seltener, häufigster maligner Paratestikulartumor bei Kindern/Jugendlichen.

MAK Der Tumor wird von Hydrozelenbildung (▶ Kap. 54.5.1 begleitet. Er ist zunächst asymptomatisch (▶ Kap. 76.5.2).

54 Hoden

U.N. Riede, U. Wetterauer

  Einleitung

Das hormonell streng kontrollierte Keimepithel des Hodens ist nicht selten Ausgangspunkt von meist malignen Tumoren, die unbehandelt tödlich sind. Demgegenüber enden Entzündungen und Verdrehungen des Hodens kaum letal, aber oft mit einer Unfruchtbarkeit.

54.1 Fehlbildungsmuster

> **Glossar**
>
> **Orthologie Embryologie:**
> **Ab der 12. Schwangerschaftswoche:**
> - Fetale Leydig-Zellen bilden Testosteron → Weiterentwicklung des Wolff-Ganges zu Nebenhoden und Samenleiter.
> - Fetale Sertoli-Zellen bilden Anti-Müller-Gang-Hormon (AMH) → Apoptose (▶ Kap. 4.1).
>
> **Im 7. Schwangerschaftsmonat:** Hodendeszensus:
> - AMH-vermittelt zum Beckenrand.
> - Androgenvermittelt via Inguinalkanal ins Skrotum.
>
> Entwicklungsbeeinflussung der äußeren Geschlechtsorgane durch AMH, Testosteron und die Androgenrezeptoren auf korrespondierenden Zielzellen sowie deren 5α-Reduktase → Testosteronumwandlung zum aktiven Dihydrotestosteron.

54.1.1 Anorchie

DEF Wenig häufiges Fehlen eines oder beider Hoden oder eines funktionstüchtigen Hodengewebes.

FPG-Reaktionsfolge Anlage eines Hodens mit intrauteriner/postnataler Regression zu kleinen, knotigen Bindegewebestrukturen mit Leydig-Zellen (▶ Kap. 15.3.1).

54.1.2 Kryptorchismus

DEF Recht häufiges Steckenbleiben des Hodens im Abdomen (Bauchhoden) oder Leistenkanal (Leistenhoden), meist als Teilsymptom einer übergeordneten Entwicklungsstörung mit fehlerhafter Geschlechtsentwicklung.

FPG-Reaktionsfolge Hodenfehllage in falschem Entwicklungsfeld mit mechanischer Exposition. Folgen davon:
- Risiko für Traumatisierung, Torsion (▶ Kap. 54.3.3).
- Risiko für Entstehung von Hodentumoren (▶ Kap. 54.6).
- Infertilität mit folgenden altersabhängigen Hodenläsionen nach >2-jährigem Maldeszensus:

MIK
- **Präpubertärer Kryptorchismus**
  - Reduktion der keimzellhaltigen Tubuli,
  - Reduktion der Spermatogonien,
  - Reduktion der Tubuluslichtung,
  - Reduktion der Sertoli-Zellen.
- **Postpubertärer Kryptorchismus**
  - Keine Tubulusreifung,
  - keine Spermatogonien,
  - Sertoli-Zellpersistenz.

> **Klinik**
>
> Sterilitäts- und Hodentumor-Prophylaxe durch frühzeitige intraskrotale Hodenverlagerung (Orchidopexie) mit intraoperativer Hodenbiopsie zur Auffindung von Keimzellen mit Expression von placenta-like alkaline phosphatase, die Ausgangspunkt für eine intratubuläre Keimzellneoplasie und später für Keimzelltumoren (▶ Kap. 54.6) sind.

54.1.3 Intersexualität

DEF (Syn.: Zwitterbildung) Sammelbegriff für Zustände
- mit gegengeschlechtlicher Abwandlung des Genitales und/oder der sekundären Geschlechtsmerkmale oder
- mit uneindeutiger Festlegung des chromosomalen Geschlechts.

KPG Mechanismen/Voraussetzungen:
- Bipotenz der frühen Gonadenanlage bei beiden Geschlechtern.
- Genitalentwicklung beider Geschlechter in weiblicher Richtung bei fehlender hormoneller Stimulation oder fehlenden Gonaden.
- Genitalentwicklung in männlicher Richtung ist an ein Y-Chromosom oder an ein SRY-Gen gebunden.
- Deletion/Mutation des SRY-Gens mit Genitalentwicklung in weiblicher Richtung und Bildung einer XY-Frau mit Gonadendysgenesie (▶ Kap. 62.1.2).
- Verlust des SRY-Gens im Entwicklungswachstum mit Bildung eines XX-Manns.
- Entwicklung eines äußeren Genitale in männlicher Richtung ist an Dihydrotestosteron gebunden.
- Entwicklung des äußeren Genitale in weiblicher Richtung bei fehlendem Dihydrotestosteron.

54.2 Fehlfunktionsmuster

Glossar

Sterilität: Fortpflanzungsunfähigkeit (des Mannes)
Impotentia coeundi erektile Dysfunktion: Kohabitationsunfähigkeit
Impotentia generandi: Befruchtungsunfähigkeit
Infertilität: Unfähigkeit einer Graviditätsaustragung

Hypogonadismus (HG)

DEF Insgesamt wenig häufige Gruppe von Gonadenunterfunktionen, die zur Infertilität führen.

Klinik

Diagnostik der Infertilität:
- Bioptisch: (beidseitige) Hodenbiopsie,
- zytologisch: Ejakulat-Spermiogramm,
- endokrinologisch: FSH-, LH-, Testosteron-Spiegel.

54.2.1 Primärer HG

DEF (Syn.: testikulärer HG) Häufigste Infertilitätsform wegen primärer Gonadenparenchymerkrankung.

KPG-Auslösemechanismen
- **Genetisch:** Chromosomenläsionen,
- **ontogenetisch:** Kryptorchismus (▶ Kap. 54.1.2),

- **postinflammatorisch:** nach Entzündung (▶ Kap. 54.4.1),
- **venostatisch:** Varikozele (▶ Kap. 54.3.2),
- **medikamentös:** Zytostatika,
- **physikalisch:** Mikrowellen, Hochofenarbeiter.

FPG Reihenfolge der Keimzellschädigung: Spermatozoen → Spermatogonien → Sertoli-Zellen.

54.2.1.1 Hypospermatogenese
DEF (Syn.: Keimzellhypoplasie) Häufigste hodenbioptische Infertilitätsform wegen reduzierter Samenzellausreifung.

KPG-Auslösemechanismen Varikozele, Chromosomenanomalien.

FPG-Reaktionsfolge Hoden normaler Größe, reduzierte Keimzellzahl und Dominanz der Sertoli-Zellen → Oligozoospermie, normale Hormonwerte.

54.2.1.2 Spermatogener Reifungsstopp
DEF Wenig häufige Läsion wegen auf einer bestimmten Reifungsstufe arretierter Spermatogenese.

KPG-Auslösemechanismen (Noch ungeklärt):
- **Venostatisch:** Varikozele (▶ Kap. 54.3.2),
- **chromosomal:** numerische Aberrationen wie Trisomie 21, XYY-Syndrom,
- **medikamentös:** Antiandrogentherapie.

FPG-Reaktionsfolge Blockierung der spermatogenen Reifung meist auf Stufe der primären Spermatozyten eingestellt. Folglich werden keine Spermien gebildet und es resultiert eine Oligo-/Azoospermie.

54.2.1.3 Fibrotische Tubulusatrophie
DEF (Syn.: idiopathische Tubulusfibrose) Wenig häufige Infertilitätsform mit fibrotischer Tubulusveröndung und Reifungsstillstand bedingtem Samenzellschwund.

KPG Meist unbekannt.

FPG-Reaktionsablauf Auslösung eines »fibrodestruktiven Musters« (▶ Kap. 2.4.2) mit fibrotischer Tubulusveröndung, Keimzellschädigung und geringgradiger Leydig-Zellvermehrung.

54.2.1.4 Sertoli-cell-only-Syndrom
DEF (Syn.: Keimzellhypoplasie) Häufige Infertilitätsform mit residualen Sertoli-Zellen in keimzelllosen Hodentubuli.

KPG-Auslösemechanismen
- **Primär** (Del-Castillo-Syndrom): wegen Nichteinwanderns der Urkeimzellen in die Hoden.
- **Sekundär:** Keimzellschädigung wegen Chemotherapie, Strahlenschädigung, Mumpsorchitis (▶ Kap. 54.4.1.2).

FPG-Reaktionsfolge Hodenkanälchen mit Sertoli-Zellen ohne Keimepithel bei regelrechten Leydig-Zwischenzellen, dadurch Azoospermie bei hohem FSH-Spiegel.

54.2.2 Sekundärer HG

DEF (Syn.: prätestikulärer HG) Seltene Infertilität wegen hypophysärer Unterfunktion bei an sich gesunden Gonaden.

54.2.2.1 Präpubertär-hypopituitärer HG

DEF Infertilität wegen Hypophysenvorderlappen-Unterfunktion.

KPG-Auslösemechanismen
- **Hypopituitarismus:** organische Schäden (▶ Kap. 67.3.1),
- **Androgenüberschuss:** adrenogenitales Syndrom (▶ Kap. 68.5.7), Androgen bildende Tumoren (▶ Kap. 54.6.2.1), Androgentherapie.

FPG-Reaktionsfolge Die Entwicklung des äußeren Genitale, der sekundären Geschlechtsmerkmale und des Hodens bleibt postpubertär aus, dadurch fehlen die Spermatogonienausreifung und die reifen Leydig-Zellen.

54.2.2.2 Postpubertär-hypopituitärer HG

DEF Infertilität wegen Hypophysenvorderlappen-Unterfunktion mit nachfolgendem Gonadotropinmangel.

KPG ▶ Kap. 67.3.1.

FPG-Reaktionsfolge Hoden mit sklerosierten Tubuli, rarefizierten Leydig-Zwischenzellen, ohne Ausreifung der Spermatogonien zu Spermien; vermindertem Serumtestosteronspiegel.

54.2.3 Samentransportstörung

DEF (Syn: posttestikulärer HG) Zweithäufigste Infertilitätsform wegen primärer Störung des Samentransports bei intaktem Gonadenparenchym. Etwa 30% aller männlichen Infertilitätsfälle.

54.2.3.1 Obstruktiver Hypogonadismus

DEF Häufige Infertilität wegen behinderten Spermaabflusses.

KPG-Auslösemechanismen
- **Postinflammatorisch:** Samenleiterstruktur (▶ Kap. 53.1.1),
- **chirurgisch:** Vasektomie,
- **sekretorisch:** Mukoviszidose (▶ Kap. 9.2.1.1) assoziierte kongenitale bilaterale Aplasie der Vasa deferentia (CBAVD).

FPG-Reaktionsfolge Auslösung eines »Stenosemusters« (▶ Kap. 2.3.2), dadurch Azoospermie bei normaler Hodenhistologie.

54.3   Fehlzirkulationsmuster

54.3.1   Minderdurchblutungen

DEF und KPG-Auslösemechanismen
- A.-spermatica-interna-Verschluss (sehr selten!), dadurch anämischer Hodeninfarkt,
- thrombotisch-torquierter Plexus-pampiniformis-Verschluss im Samenstrang, dadurch hämorrhagischer Infarkt,
- Steißlagengeburt, dadurch Hodenvenostase.

54.3.2   Varikozele

DEF Häufige abnorm-dilatative Schlängelung der Plexus-pampiniformis-Venen im Samenstrang, meist im Adoleszentenalter, meist links.

KPG-Auslösemechanismus Insuffiziente Venenklappen oder Raumforderungen wie Nierentumoren provozieren eine venöse Abflussstörung.

FPG-Reaktionsfolge Über eine Venostase wird eine Plexus-pampiniformis-»Varikose« herbeigeführt. Sie beeinträchtigt die Spermatogenese und führt zur Infertilität.

54.3.3   Hodentorsion

DEF Seltene Hodenrotation um ihre eigene Achse mit Samenstrangverquirlung und Venenabklemmung bei jungen Patienten.

54

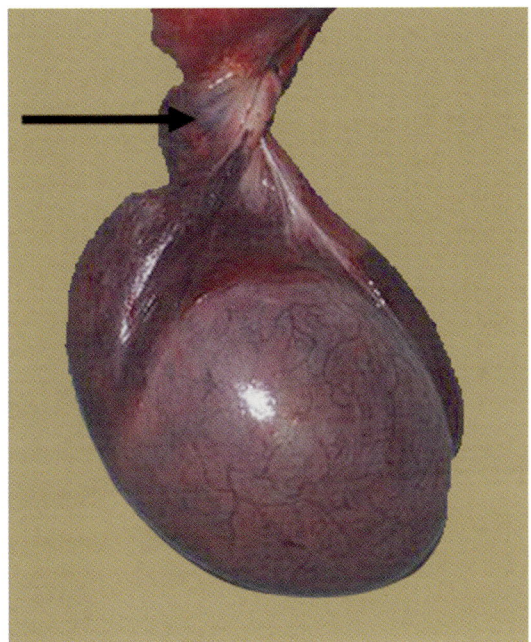

Abb. 54.1. Hodentorsion (Pfeil) mit hämorrhagischem Hodeninfarkt (zyanotisches Farbmuster)

KPG-Prädispositionsfaktoren Unvollständiger Hodendeszensus, fehlendes Gubernaculum testis, Hodenhypermobilität, Hodenatrophie.

KPG-Mechanismus Hodentorsion von 720 Grad mit Durchblutungsstopp, sofortiger schmerzhafter Hodenschwellung und Entwicklung eines hämorrhagischen Infarkts (● Abb. 54.1).

FPG-Reaktionsfolge Je nach Zeitdauer:
- **Früh:** (reversible) Spermatogonien-, dann Leydig-Zell-Schädigung bei Anschoppung des Interstitiums mit Erythrozyten.
- **Nach 12 h:** irreversible Keimzellschädigung mit sog. verdämmerten Tubuli.

> ⊠ **Take-home-message**
> Notfallmäßige Torsionsbehebung spätestens 10 h nach Torsionseintritt.

54.4   Entzündungsmuster

Orchitis

DEF (Syn.: Didymitis) Sammelbegriff für insgesamt wenig häufige, schmerzhaft schwellende Hodenentzündungen mit Infertilitätsgefahr.

KPG-Auslösemechanismen
- **Bakterielle** aszendierende Infekte,
- **Virusinfektionen** mit Hodenbeteiligung,
- **autoaggressive** Hodenparenchymzerstörung, z. B. Immunkomplexorchitis.

FPG-Reaktionsfolge Die Entzündungsreaktion läuft primär im Interstitium ab und greift dann auf Hodenkanälchen über. Sie schädigt das Keimepithel. Danach springt die Entzündung auf Tunica vaginalis über und führt eine schmerzhafte Schwellung herbei.

54.4.1   Akute Orchitis

54.4.1.1 Akut-eitrige Orchitis

DEF Seltene, bakterielle Hodenentzündung.

KPG-Auslösefaktoren Je nach Patientenalter:
- <35 Jahre: Chlamydien, Gonorrhoe,
- >35 Jahre: E. coli, Pseudomonas sp.

KPG-Auslösemechanismen
- **Kanalikulär** via Urethritis, Prostatitis,
- **per continuitatem** via Hodenhüllen-, Nebenhodenentzündung,
- **hämatogen** bei Sepsis (Abdominaltyphus).

FPG-Reaktionsfolge Im Hodeninterstitium wird eine eitrig-exsudative Entzündungsreaktion mit entzündlich-schmerzhafter Hodenschwellung und eitriger Einschmelzung der Hodenkanälchen ausgelöst. Bei Entzündungsausdehnung auf die Nebenhoden resultiert eine Orchidoepididymitis. Durch Entzündungsausdehnung auf die Hodenhüllen entsteht ein Empyem (► Kap. 13.1.3.4) unter dem Bilde einer Pyocele testis. Im Endstadium wird ein entzündliches »fibrodestruktives Muster« (► Kap. 2.4.2) angestoßen. Daraus resultiert eine fibrotische Hodenverödung mit Infertilität.

54.4.1.2 Mumpsorchitis

DEF Virale Hodenentzündung im Rahmen einer Parotitis epidemica.

KPG Systemische Entzündung wegen Infektion mit Mumpsvirus mit komplizierender, z. T. beidseitiger Orchitis.

FPG-Reaktionsfolge
- **Früh:** Auslösung einer serofibrinösen exsudativen Entzündungsreaktion mit lymphozytärer Interstitiuminfiltration und granulozytärer Tubulizerstörung.
- **Spät:** Auslösung eines »fibrodestruktiven Musters« (▶ Kap. 2.4.2) mit fibrotisch-hyalinisierender Tubuliverödung. Dies erklärt die Hodenverkleinerung und Infertilität.

54.4.2   Chronische Orchitis

54.4.2.1 Tuberkulöse Orchitis
DEF Postprimäre Manifestation einer Tuberkulose im Hoden.

KPG-Auslösefaktor Mycobacterium tuberculosis.

KPG-Auslösemechanismus
- **Hämatogen:** Miliartuberkulose,
- **kanalikulär**-deszendierend via Nebenhoden-Tuberkulose.

54.4.2.2 Luische Orchitis
DEF Manifestation einer Lues im Hoden.

KPG-Auslösefaktor Treponema pallidum.

FPG-Reaktionsformen Je nach zeitlichem Ablauf:
- **Interstitiell-fibroblastische Form:** v. a. bei konnataler Lues (▶ Kap. 15.6.5) mit rundzelliger Interstitiuminfiltration und Bindegewebsproliferation.
- **Orchitis gummosa** im Tertiärstadium mit Ausbildung nekrotisierender Epitheloidzellgranulome (Bildung sog. gummiweicher Granulome, ▶ Abb. 13.12).

54.5   Tumorartige Muster

54.5.1   Hydrozele

DEF (Syn.: Wasserbruch) Häufige Läsion der Hodenhüllen mit seröser Flüssigkeitsansammlung in der Tunica vaginalis testis.

KPG-Auslösemechanismus Spontan, traumatisch oder inflammatorisch ausgelöster, unvollständiger oder fehlender Verschluss des Processus vaginalis testis.

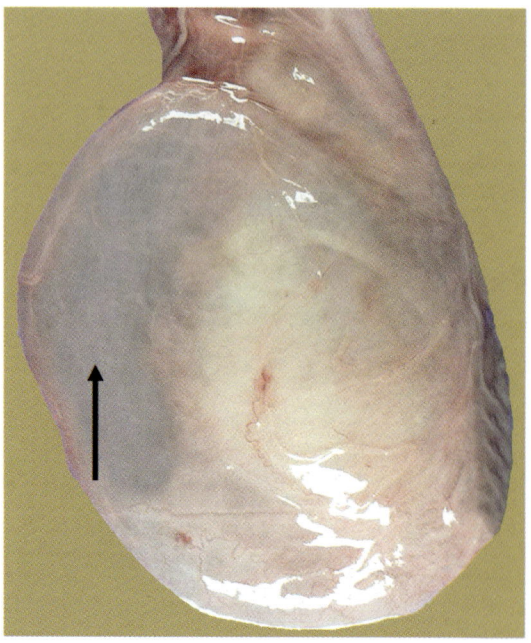

Abb. 54.2. Hydrozele: seröse Flüssigkeitsansammlung in den Hodenhüllen in Form eines zystischen Läsionsmusters (▶ Kap. 2.2.3.2)

FPG-Reaktionsfolge je nach Lage der Flüssigkeitsansammlung:
- Hydrocele testis (▶ Abb. 54.2),
- Hydrocele funiculi spermatici,
- Hydrocele testis et funiculi spermatici.

Bei Chronifizierung wird in der Hydrozelenwand ein »Fibroplasiemuster« (▶ Kap. 6.3.6) ausgelöst, es bewirkt eine Periorchitis chronica fibrosa.

54.5.2   Spermatozele

DEF Wenig häufige zystische, vom Nebenhoden oder Rete testis ausgehende Hodenläsion.

MIK Spermienhaltige Zysten mit flacher Epithelauskleidung.

54.6   Neoplasiemuster

DEF Insgesamt seltene, bei jungen Patienten jedoch häufige Tumorgruppe mit schmerzlos-knotiger Hodenvergrößerung, die sich entweder von den testikulären Keimzellen (Keimzelltumoren) oder von den

◻ Tab. 54.1. Pathologische TNM-Klassifikation der Hodentumoren

TNM	
pTis	Intratubuläre Keimzellneoplasie (IGCNU)
pT1	Tumor begrenzt auf Hoden und Nebenhoden ohne Blut-/Lymphgefäßinvasion; Tumor kann Tunica albuginea infiltrieren, aber nicht Tunica vaginalis
pT2	Tumor begrenzt auf Hoden und Nebenhoden mit Blut-/Lymphgefäßinvasion oder Infiltration der Tunica vaginalis
pT3	Samenstranginfiltration
pT4	Skrotuminfiltration
pN1	?metastatisches LNN-Konglomerat ≤2 cm oder ≤5 LNN befallen (keiner davon >2 cm).
pN2	metastatisches LNN-Konglomerat >2 cm oder >5 LNN befallen (keiner davon? >5 cm)
pN3	metastatisches LNN-Konglomerat >5 cm
LNN: Lymphknoten	

testikulären Stromazellen (Stromatumoren) herleiten (◻ Tab. 54.1). 12. häufigster Krebs des Mannes.

54.6.1 Keimzelltumoren

KPG-Prädispositionsfaktoren
- **Genetisch:** familiäre Häufung (Rarität), Kopiezahlvermehrung des Isochromosoms i(12p).
- **Dysgenetisch:** Androgenrezeptordefekt bei testikulärer Feminisierung (46, XY mit Pseudohermaphroditismus masculinus bei α-Reduktasemangel), Klinefelter-Syndrom (47, XXY mit eunuchoidem Habitus, Mikrorchie und Hypospadie, ◻ Abb. 51.1) bei Androgenrezeptordefekt oder Trisomie 21.
- **Ontogenetisch** Hodenektopie (► Kap. 54.1.2), dadurch liegen die Hoden in einem inadäquaten Entwicklungsfeld, sodass die Keimzellen nicht ausreifen.

FPG-Reaktionsfolge = Tumorhistogenese:
- **Initiierung** in utero, z. B. durch Diethylstilböstrol.
- **Klonale Expansion** atypischer, PAS-positiver (glykogenhaltiger) Keimzellen mit immunhistochemischer Expression alkalischer Plazentaphosphatase (PLAP) wie bei den fetalen Keimzellen. Von ihnen leiten sich nichtinvasive, intratubuläre Keimzellneoplasien (intratubular germ cell neoplasia, unclassified: IGCNU) ab. Sie sind histologisch,

immunhistochemisch und biologisch weitgehend identisch mit den Zellen eines Seminoms (► Kap. 54.6.1.1).
- **Progression:** Durch DNA- und/oder Tumorsuppressorgenverlust entsteht ein Seminom. Es geht in einen nicht seminomatösen Keimzelltumor aus pluripotenten Zellen über. Realisiert er alle drei embryonalen Keimblätterkomponenten, so resultiert je nach Ausreifung ein unreifes oder reifes Teratom, realisiert er extraembryonales Gewebe, so wird daraus ein Dottersacktumor oder ein Chorionkarzinom.
- **Metastasierung:** früh lymphogen in paraaortale, später in mediastinale, parailiakale und sinistrosupraklavikuläre Lymphknoten; spät hämatogen nach dem Kavatyp in Lunge, Leber, Gehirn und Knochen (► Kap. 16.1.4).

54.6.1.1 Seminom
DEF Häufigste, strahlensensible, prognostisch günstige Hodentumorgruppe jung-adulter Patienten aus präspermatogenetischen Zellen (► Kap. 62.4.4.2).

FPG-Reaktionsfolge Dem Wanderungsweg der primordialen Keimzellen in die Gonaden zufolge können Seminome extragonadal in den Hirnhemisphären, Pinealisregion, im vorderen Mediastinum (Thymus), im Retroperitoneum oder in der Präsakralregion vorkommen, meist sind sie gonadal. Sie wachsen als weißlich-markige, gut abgegrenzte Tumoren mit variablen Regressionszeichen (◻ Abb. 54.3a,b) in folgenden 3 Mustern:
- **Klassisches Seminom.** häufige Variante junger Männer mit bindegewebiger Umrahmung der Tumorzellen zu einer Zellballenanordnung (Kartoffelsack-Aspekt). Der Tumor besteht aus großen, PLAP-exprimierenden Zellen mit großen hyperchromatischen, nukleolenhaltigen Zellkernen. Charakteristisch ist eine variabel ausgeprägte lymphozytäre bis zur epitheloidzellig-granulomatösen Entzündung (► Kap. 13.2.2) reichenden Stromareaktion, die im Primärtumor und in den Metastasen über die Auslösung eines »fibrodestruktiven Musters« (► Kap. 2.4.2) zur narbigen Verödung des Tumors (ausgebranntes Seminom) führen kann.
- **Spermatozytisches Seminom:** seltene, praktisch nie metastasierende Variante alter Männer mit buntem Zellbild aus kleinen spermatozytenartigen, mittelgroßen und mehrkernig-riesigen Zellen.
- **Seminome mit trophoblastären Riesenzellen:** seltene Variante aus synzytiotrophoblastenähnlichen Zellen mit β-HCG-Produktion (► Kap. 16.2.6.1).

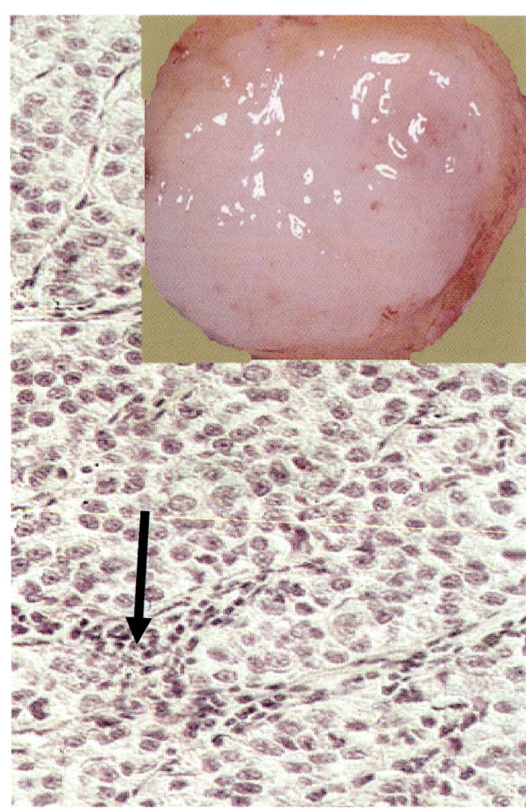

als isolierte Tumoren vorkommen können. Sie metastasieren doppelt so häufig wie Seminome.

■ Embryonales Karzinom

DEF (Syn.: malignes Teratom, undifferenziert, MTU)
Zweithäufigster, hochmaligner, selten rein epithelialer
Hodentumor aus pluripotenten Stammzellen junger
Patienten.

FPG-Reaktionsfolge Die häufig regressiv veränderten Tumoren zeigen ein Bild aus soliden, tubulären und
papillären Formationen anaplastisch-polymorpher
Epithelien, Riesenzellen kommen vor. Keine entzündliche Stromainfiltration: Immunprofil: Zytokeratin,
CD30 und (fokal) PLAP; AFP- und β-HCG bei Mischtumoren (▶ Kap. 16.2.6.1).

> **Klinik**
>
> **Therapieprinzip**: Orchidektomie, u. U. mit retro-
> peritonealer Lymphknotenausräumung. Kombi-
> nierte Chemotherapie.

■ Dottersacktumor

DEF (Syn: bei Kindern Orchidoblastom, prognostisch
gut, bei Erwachsenen: endodermaler Sinustumor,
prognostisch ungünstig) Wenig häufige Hodentumorgruppe, selten nur aus frühembryonalen Elementen
eines extraembryonalen Dottersackgewebes, meist in
Kombination mit anderen nichtseminomatösen Tu-
morkomponenten (▶ Kap. 62.4.4.3).

FPG-Reaktionsfolge Gut umschriebener, gelblicher,
variabel regressiv veränderter Tumor (◘ Abb. 54.4a,b)
mit mikrozystisch wabenähnlichen, makrozystisch
girlandenförmigen Perivaskularstrukturen (zystisches
Parenchymdefektmuster, ▶ Kap. 2.2.3.3) in einem Nebeneinander von papillären, soliden, glandulär-alveo-
lären oder spindelzelligen Komponenten und Ausbildung charakteristischer sog. Schiller-Duval-Körper-
chen, bei denen ein Zentralgefäß mit lockerer Bindege-
websumgebung durch atypische Epithelien umkränzt
wird. Immunprofil: AFP als Tumor(verlaufs)marker
(▶ Kap. 16.2.6.1).

■ Nichtgestationales Chorionkarzinom

DEF Sehr seltener, hochmaligner, prognostisch schlechter, hämatogen metastasierender Hodentumor aus
zyto- und synzytiotrophoblastären Zellen bei jungen
Erwachsenen.

FPG-Reaktionsfolge Das gonadale nichtgestationale
Chorionkarzinom (d. h. Tumor ohne Bezug zu einer

◘ Abb. 54.3a,b. Seminom **a** Makroskopie, **b** Histologie:
blastäre Zellen mit spärlichem Lymphozyteninfiltrat zwischen
den Tumorzellen (Pfeil, Vergr. 50, HE)

> **Klinik**
>
> **Therapieprinzip**: Orchiektomie, Bestrahlung.
> Höchste Heilungsrate aller Malignome.

> **Klinik**
>
> **Prognose beeinflussende Faktoren** bei Seminomen
> Prognose verschlechternd sind neben dem TNM-
> Stadium, Patientenalter >34 Jahre, Tumorgröße
> ≥4 cm, Tumoreinbruch in Rete testis und/oder in
> Mikrozirkulation, nonpulmonale Viszeralmetastasen.

54.6.1.2 Nichtseminomatöse Tumoren

DEF Seltenere, wenig strahlensensible Gruppe von
Keimzelltumoren meist aus variablen Anteilen undiffe-
renzierter Gewebe mit frühzeitigen retroperitonealen
Lymphknotenmetastasen.

Meist bestehen diese Tumoren aus einer der nachstehend aufgeführten Gewebekomponenten, die auch

54

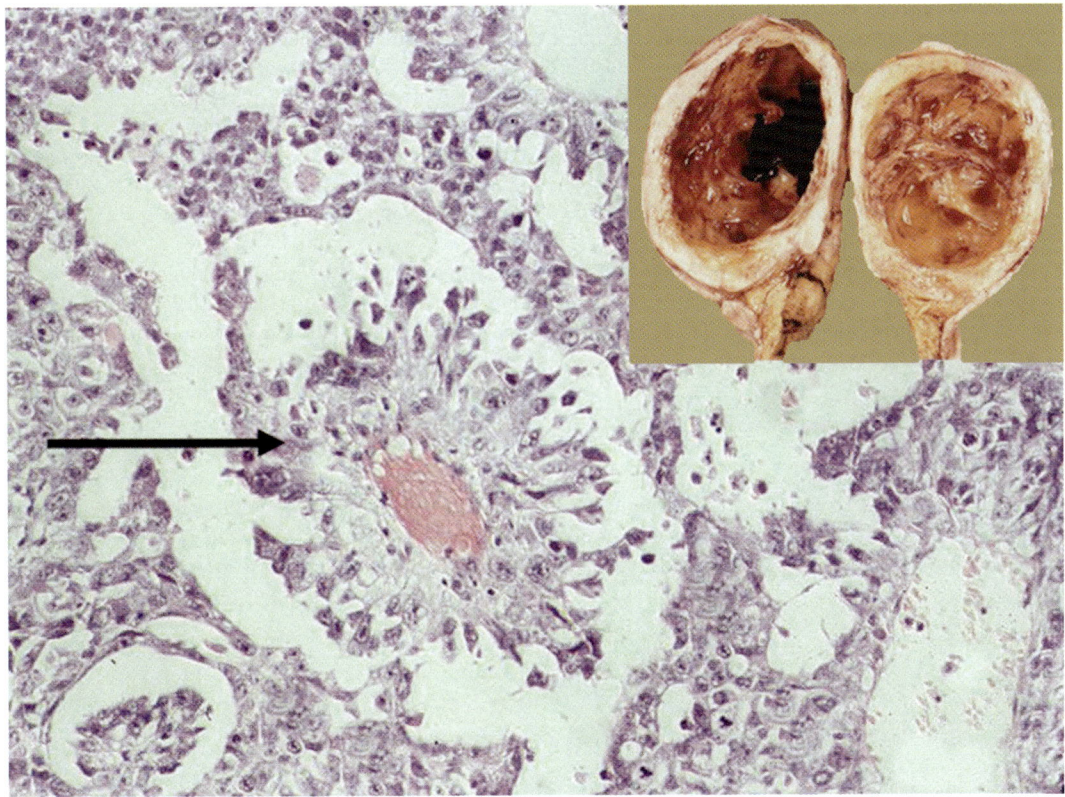

■ **Abb. 54.4a,b.** Dottersacktumor des Hodens **a** Makroskopie, **b** Histologie mit Schiller-Duval-Korpuskel in Form eines Zentral-gefäßes umkränzt von Tumorzellen (Pfeil, Vergr. 50, HE)

Schwangerschaft) ist histologisch und immunhistoche-misch, aber nicht biologisch identisch mit dem gesta-tionalen Chorionkarzinom (▶ Kap. 63.5.2.2). Als un-scharf begrenzter, hämorrhagisch-nekrotisch-zysti-scher Tumor enthält es oft nur wenig vitales Gewebe. Diagnostisch entscheidend sind die soliden Stränge aus zytotrophoblastären Zellen und β-HCG-positiven syn-zytiotrophoblastären Riesenzellen (▶ Kap. 16.2.6.1).

■ Teratome

DEF Wenig häufige Gruppe maligner Keimzelltumo-ren aus verschiedenen somatischen Gewebekompo-nenten aller drei Keimblätter in variabler Ausreifung, meist als Mischtumoren bei Kleinkindern und jungen Erwachsenen (▶ Kap. 62.4.4.1).

KPG-Auslösemechanismus Dysontogenetische Tu-moren auf dem Boden einer teratogenen Tumorigenese (▶ Kap. 16.5).

FPG-Reaktionsfolge Abgekapselte zystisch durch-setzte solide Tumoren (unregelmäßig zystisches Pa-renchymdefektmuster, ▶ Kap. 2.2.3.3) mit folgenden Wachstumsmustern:

- **Reifes Teratom:** sehr seltene Hodentumorvariante aus gereiften ektodermalen Abkömmlingen wie Haut und Haaren, neuroektodermalen Abkömm-lingen wie Gehirn und Plexus choroideus, ento-dermalen Abkömmlingen in Form epithelial aus-gekleideter Zysten und mesodermalen Abkömm-lingen in Form von Hyalinknorpel, Knochen und Fett-, Muskelgewebe.
- **Unreifes Teratom:** häufigere Hodentumorvariante mit variabler Zusammensetzung aus reifen und un-reifen fetalen Geweben (v. a. neuralem Gewebe), letztere machen die Malignität aus.

FPG-Malignitätsgraduierung Abnahme des Malig-nitätsgrads oder Zunahme des Ausreifungsgrads in Ab-hängigkeit zum Lebensalter.
- Teratom beim Kind: fast immer benigne.
- Teratom beim Erwachsenen kann als sog. reifes Teratom metastasieren.

FPG-Therapiefolge Chemotherapeutisch werden in den Metastasen die unreifen, hochmalignen Anteile vernichtet, wohingegen die reifen Teratomanteile persistieren. Dies führt zur Benignisierung eines Teratoms.

Klinik

Prognose beeinflussende Faktoren bei Nicht-Seminomen
Prognoseverschlechtern sind neben dem TNM-Stadium: AFP-Erhöhung, HCG-Erhöhung, nonpulmonale Viszeralmetastasen.

54.6.2 Stromatumoren

DEF (Syn.: Sex-Cord-Stromatumoren) Wenig häufige Gruppe von grundsätzlich gutartigen Hodentumoren, die sich über eine »epithelio-mesenchymale Transition« (► Kap. 6.3) von den Zölomepithel-Keimsträngen herleiten und mit ähnlicher Morphologie auch im Ovar (► Kap. 62.4.3) vorkommen.

54.6.2.1 Leydig-Zell-Tumoren

DEF Seltene Gruppe, meist benigner Hodentumoren aus Zellen mit strukturell-funktionellen Charakteristiken von Leydig-Zellen (► Kap. 62.4.3.4).

FPG-Reaktionsfolge Kugelige, solide, gelbbraune Tumoren aus Leydig-Zell-artigen Zellelementen, die teilweise Reinke-Kristalle im eosinophilen Zytoplasma enthalten. Der Tumor produziert Testosteron und Östradiol, was je nach Lebensalter folgende Konsequenzen hat:

- **Präpubertär:** Pubertas praecox mit hirsutismusartiger Läsion (eigentlich: männlicher Gesichtsbehaarungstyp bei Frauen), Makrogenitosomie (Vergrößerung des äußeren Genitale) und tiefer Stimme.
- **Erwachsene:** Gynäkomastie (► Kap. 65.3.1).

54

Fortpflanzung: weibliche Organe

55 Vulva

U.N. Riede

 Einleitung

Das äußere Genitale liegt in unmittelbarer Analnähe und dient dem Wasserlassen und der Befruchtung: »inter faeces et urinam nascimur«. Da die Vulva durch das Vaginalsekret permanent feucht gehalten wird, ist sie für die Besiedelung durch krankmachende Keime prädestiniert, die aber so gut wie nie letal sind. Gelegentlich tragen sie zur Entstehung von Tumoren bei, die meist nur unbehandelt tödlich enden.

55.1   Entzündungsmuster

> **Glossar**
>
> **Koilozyt** (gr. = Lochzelle): Plattenepithelzelle mit abnorm vergrößertem, heterochromatisch dichtem Zellkern, umgeben von einer Aufhellungszone (Perinukleärzisterne).
>
> **Fluor** (lat. = Ausfluss): normale oder vermehrte Sekretabsonderung aus der Vagina/Vulva oft mit ursachentypischer Färbung.

55.1.1   Unspezifische Vulvitis

DEF Sammelbegriff für recht häufige, bakteriell/mykotisch oder abakteriell ausgelöste Vulvaentzündungen.

KPG-Prädestinationsfaktoren Östrogenmangel, Diabetes mellitus, Leber-, Nierenerkrankung.

KPG-Auslösefaktoren
- **Allergisch:** Waschmittel, Intimspray,
- **mechanisch:** enge Jeans, »Extrem-Koitus«.

MAK Rötung, Schwellung mit weißlichem Fluor und schmerzhafter Überempfindlichkeit des Vestibulum vaginae. Dies bewirkt eine Dyspareunie (schmerzhafter Geschlechtsverkehr).

> **Klinik**
>
> **Therapieprinzip:** lokale Östrogenapplikation.

55.1.1.1   Soorvulvitis

DEF Häufige pseudomembranöse, mykotische Vulvovaginitis.

KPG-Auslösefaktor Candida-Pilze (meist albicans).

MAK Stark juckende Rötung, Schwellung mit grauweiß-gelblichen Belägen (Pseudomembranen, ▶ Kap. 2.2.1.2, ◻ Abb. 13.5) und mikroskopisch nachweisbaren Pilzen (Abstrichzytologie!), weißlich-cremiger Fluor.

55.1.1.2   Bartholinitis

DEF Recht häufige, bakteriell ausgelöste Ausführgangsentzündung der vulvovaginal gelegenen Bartholin-Drüsen.

KPG-Auslösefaktoren Meist E. coli, Neisseria gonorrhoeae, Staphylokokken.

FPG-Reaktionsfolge Durch eine Ganginfektion wird ein entzündliches »Stenosemuster« (▶ Kap. 2.3.2) ausgelöst. Dadurch stauen sich Sekret und Eiter unter dem Bilde eines Empyems (▶ Kap. 5.5.5) zurück. Dieses geht später in eine (Pseudo-)Zyste über.

> **Take-home-message**
>
> Bei einer Bartholin-Zyste muss eine Neoplasie ausgeschlossen werden!

55.1.2   Spezifische Vulvitis

55.1.2.1   Vulvitis luica

DEF Seltene durch (versilberbare) Treponema pallidum ausgelöste, sexuell-transmittierte Vulvitis.

FPG-Reaktionsfolge je nach Luesstadium:
- **Primäraffekt:** Nach einer Inkubationszeit von 3–4 Wochen entsteht eine Papel. Sie geht in ein derbes, scharfrandiges Ulkus (Ulcus durum) mit demarkierender granulierender Entzündung über und heilt nach weiteren 4–6 Wochen spontan aus.
- **Sekundärläsion:** 2–5 Monate nach einem Primäraffekt kommt es über eine hämatogene Streuung zu einem generalisierten makulopapulösen Exanthem unter Einbeziehung der Vulva. Es folgt die Ausbildung eines Granulationsgewebes (▶ Kap. 5.5.4) mit reaktiver Plattenepithelhyperplasie unter dem Bilde breiter Papeln (Condyloma latum).

- **Tertiärläsion:** 5–30 Jahre nach Primäraffekt entstehen nekrotisierende Epitheloidzellgranulome (▶ Kap. 13.2.2.1, ◘ Abb. 13.12) mit Bildung tastbarer Knötchen.

55.1.2.2 Ulcus molle

DEF (Syn.: weicher Schanker) Seltene, akute, sexuell-transmittierte, bakteriell-ulzeröse Vulvitis.

KPG-Auslösefaktor Haemophilus ducreyi.

FPG-Reaktionsfolge Infektion mit Bildung eines millimetergroßen, schmerzhaften, unterminierten Ulkus mit Umgebungsschwellung, aber nicht -verhärtung. Es folgt eine demarkierende chronisch-granulierende Entzündungsreaktion (dadurch hyperämisch-roter Ulkussaum) und eine schmerzhafte regionale Lymphadenitis. Sie vernarbt später.

55.1.2.3 Lymphogranuloma venereum

DEF Seltene, sexuell-transmittierte, bakteriell-granulomatöse Vulvitis mit klinisch auffälliger regionaler Lymphadenitis.

KPG-Auslösefaktor Chlamydia trachomatis.

FPG-Reaktionsfolge Primärläsion besteht in einem kleinen, schmerzlosen Vulvaulkus. Es heilt Tage später ab. Wochen später entwickelt sich eine inguinale/parailiakale granulomatöse Lymphadenitis (▶ Kap. 27.1.2) mit abszedierenden Mischzellgranulomen (◘ Abb. 13.14) und nachfolgender Lymphknoteneinschmelzung. Dies führt zur Fistelung in Haut und Darm. Nach Jahren hat dies narbige Strikturen zur Folge, die ein »Stenosemuster« (▶ Kap. 2.3.2) erzwingen. Dies bewirkt eine Lymphabflussstörung und eine anogenitale Schwellung (Elephantiasis).

55.1.2.4 Granuloma inguinale

DEF Seltene, sexuell-transmittierte, bakterielle ulzeröse, anogenitale Haut- und Lymphgefäßentzündung.

KPG-Auslösefaktor Calymmatobacterium granulomatis.

FPG-Reaktionsfolge Infektion mit vulvärer Papelbildung und Ulzeration. Die Ulzera sind durch eine granulomatöse Entzündung mit Ausbildung von Mischzellgranulomen (▶ Kap. 13.2.2.2) aus großen Histiozyten mit erregerhaltigen Vakuolen (Donovan-Körperchen) gekennzeichnet. Im Ulkusrandbereich proliferiert reaktiv das Plattenepithel. Nach Jahren greift das Ulkus auf Anus, Leisten und Unterbauch über. Keine Lymphadenitis.

55.1.2.5 Vulvitis herpetica

DEF Häufigste sexuell-transmittierte, viral-vesikulöse Vulvitis.

KPG-Auslösefaktor (Meist) HSV Typ II.

FPG-Reaktionsfolge 2–5 Tage nach der Infektion entstehen schmerzhafte, intra-/subepidermale Bläschen. In ihrem Randbereich finden sich Milchglaskerne mit viralen Einschlusskörperchen (▶ Kap. 13.3.3.1) sowie mehrkernige Riesenzellen (Abstrichzytologie! ◘ Abb. 5.13).

55.2   Tumorartige Muster

55.2.1   Condyloma acuminatum

DEF (Syn.: spitze Kondylome, Feigwarzen) Häufige sexuell-transmittierte, virale anogenitale Papillome.

KPG-Auslösefaktor (Meist) HPV Typ 6,11.

FPG-Reaktionsfolge Multiple, weiche, mehrere millimetergroße Papeln mit typischer Epithelveränderung in Form von Koilozyten (▶ Kap. 55.1).

55.2.2   Molluscum contagiosum

DEF (Syn.: Dellwarzen) Häufige, kraterförmige, multiple, virale, selbstheilende Hauttumoren.

KPG-Auslösefaktor DNA-Virus (Molluscum-contagiosum-Virus).

FPG-Reaktionsfolge Es entstehen millimetergroße Hautknötchen mit zentraler, kraterförmiger Eindellung. Aus ihnen entleert sich ein virushaltiger Zelldetritus. Die infizierten Zellen darin enthalten virale Einschlusskörper.

55.3   Präneoplasiemuster

55.3.1   Nichtneoplastische Läsion

55.3.1.1 Lichen sclerosus

DEF (Syn.: Kraurosis vulvae) Wenig häufige, chronisch-entzündliche Vulväläsion postmenopausaler Frauen mit Entartungsrisiko.

KPG Autoaggressive Hautentzündung bei Östrogenmangel (▶ Kap. 51.3.1, ▶ Kap. 64.1.3).

55

Abb. 55.1. Lichen sclerosus der Vulva mit perlmuttartig weiß-lich-atropher Haut (Pfeil)

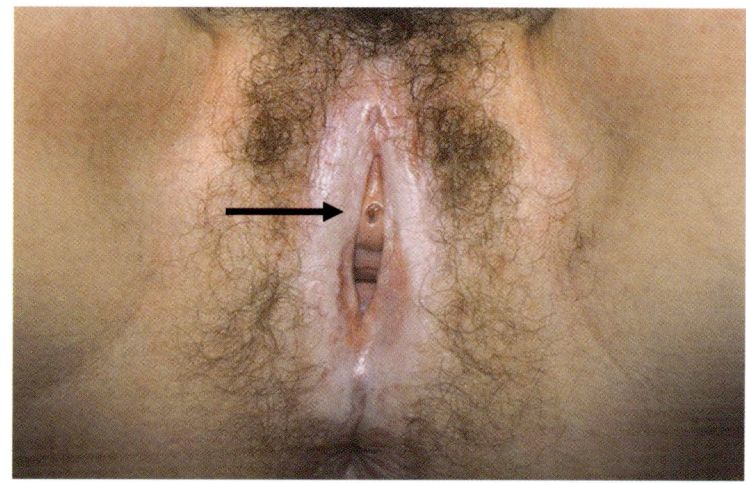

MAK Juckende, weißlich-perlmuttartig atrophische Haut, v. a. der Labien oft auch der Umgebung (▪ Abb. 55.1).

MIK Verschmälerung des vulvären Plattenepithels mit bandartigem Lymphozyteninfiltrat im subepithelial fibrös-hyalinisierten Stroma (▶ Kap. 51.3.1).

55.3.1.2 Plattenepithelhyperplasie

DEF Wenig häufige Vulvaläsion postmenopausaler Frauen, meist auf dem Boden einer Neurodermitis (▶ Kap. 64.1.1) mit Entartungsrisiko.

MAK Plattenartig-weißliche Epithelverdickung im Bereich der großen Labien.

MIK Leukoplakie des Vulvaepithels (▶ Kap. 3.1.1.4, ▶ Kap. 16.3.1.1).

55.3.2 Vulväre Intraepithelialneoplasie (VIN)

DEF Sammelbegriff für präkanzeröse Vulvaepithellä-sionen meist jüngerer Frauen.

KPG-Auslösefaktor Oft HPV-Assoziation.

FPG-Reaktionsfolge Multifokale, leukoplakische oder erythematöse Flecken in einer normalen oder hyper-plastischen oder kondylomatösen oder lichenifizierten Vulvahaut mit/ohne Plattenepithelwucherung, aber mit

Epitheldysplasien (Graduierung wie bei CIN) ohne in-filtrativen Durchbruch durch die epitheliale Basal-membran (▶ Kap. 16.3.1.1).

> **Klinik**
>
> 5% Progressionsrisiko VIN III → Karzinom. 30% Rezidivquote. 30% Koinzidenz mit Vagina-/Zervix-karzinom.

55.4 Neoplasiemuster

55.4.1 Plattenepithelkarzinom

DEF Seltenes plattenepitheliales Genitalkarzinom postmenopausaler Frauen (▪ Tab. 55.1).

KPG-Prädispositionsfaktoren
- Lichen sclerosus (▶ Kap. 55.3.1.1),
- Condyloma acuminatum (▶ Kap. 51.3.4),
- venerische Infekte, VIN (▶ Kap. 55.3.2).

KPG-Auslösefaktor HPV-Infekt, v. a. Typ 16 (▶ Kap. 16.2.2.1).

FPG-Reaktionsfolge Nach (meist) multizentrischer Entstehung bildet der Tumor ulzerierend-endophy-tische, polypös-exophytische oder selten verruköse Wachstumsmuster (▪ Abb. 16.19). Er macht durch Pru-ritus, Brennen, Dyspareunie (schmerzhafter Ge-schlechtsverkehr) auf sich aufmerksam.

◻ **Tab. 55.1.** Pathologische TNM-Klassifikation der Vulvatumoren

TNM	
pT1a	Tumor <2 cm auf Vulva und/oder Perineum begrenzt, Stromainvasion ≤1,0 mm
pT1b	Tumor <2 cm auf Vulva und/oder Perineum be­grenzt, Stromainvasion >1,0 mm
pT2	Tumor >2 cm auf Vulva und/oder Perineum begrenzt
pT3	Tumorinfiltration in untere Urethra, Vagina und/oder Anus
pT4	Tumorinfiltration in Schleimhaut von Harnblase, Rektum, Urethra oder Tumorfixation am Knochen
pN1	unilaterale LNN-Metastasen
pN2	bilaterale LNN-Metastasen
LNN: Lymphknoten	

55.4.2   Vulväres Paget-Karzinom

DEF Seltenes Genitalkarzinom mit Analogie zum Paget-Krebs der Mamille (► Kap. 65.4.3.1) in Form einer charakteristisch superfiziell-epidermalen Tumorausbreitung (◻ Tab. 55.1).

FPG Vermutlich handelt es sich um ein besonderes Wachstumsmuster eines Schweißdrüsenkarzinoms. Der Tumor besteht aus pluripotenten Basalzellen (► Kap. 16.9.2).

Klinik
Prognose beeinflussende Faktoren **Prinzip:** je älter die Patientin, je fortgeschrittener das TNM-Stadium, je schlechter die histologische Tumordifferenzierung, je adipöser die Patientin, desto schlechter die Prognose.

56 Vagina

U.N. Riede, N. Freudenberg

 Einleitung

Struktur und Funktion des Vaginalepithels werden hormonell gesteuert. Unterlaufen dabei Fehler, resultieren lästige Entzündungen. Dabei können viral ausgelöste Formen zu bösartigen Karzinomen führen, die unbehandelt letal enden.

56.1 Fehlbildungsmuster

Glossar

Embryologie: Vaginalbildung durch Verschmelzung des mesodermalen Sinus urogenitalis mit den entodermalen Müller-Gängen. Ihr medial fusioniertes Ende wächst als solide Vaginalplatte gegen den Sinus urogenitalis vor → Vaginalplattenaushöhlung → Vaginalbildung. Abtrennung des Vaginallumen vom Sinus urogenitalis durch bindegewebiges Hymen.

FPG-Formen und -Reaktionsfolgen:
- **Hymenalatresie** wegen fehlenden Müller-Hügel-Durchbruchs, deshalb Menstrualblutrückstau und Entwicklung eines Hämatokolpos.
- **Mayer-v.-Rokitansky-Küster-Hauser-Syndrom** mit kombinierten Fehlbildungen der Niere (Agenesie, Beckenniere) und Uterus-, Vaginalaplasie.
- **Vaginalatresie** wegen ausgebliebener Vaginalplattenaushöhlung.

- **Vaginalseptierung** wegen fehlender Resorption des Vaginalplattenzentrums.
- **Doppelvagina** (oft auch Doppeluterus) wegen Fusionsstörung der Müller-Gänge.

56.2 Entzündungsmuster

KPG-Prädisposition Neutraler (statt saurer) Vaginal-pH wegen präpubertärem oder postmenopausalem Östrogenmangel und unterwertiger vaginaler Plattenepithelproliferation. Daraus resultiert über eine Vaginalbesiedelung mit pathogenen Keimen eine Scheidenentzündung (Kolpitis) mit vaginalem Ausfluss (Fluor, ◨ Tab. 56.1).

56.2.1 Trichomonadenkolpitis

DEF Häufige, sexuell-transmittierte, protozoische Kolpitis mit Gelbfluss.

KPG-Auslösefaktor Trichomonas vaginalis.

FPG-Reaktionsfolge Infektion mit Auslösung einer akuten oder chronisch unspezifischen Kolpitis mit Symptomatik in der menstruellen Sekretionsphase oder während der Gravidität. Die bewirkt eine juckende Vulvitis mit gelblich stinkendem Fluor (Gelbfluss) und Erregernachweis in der Abstrichzytologie sowie eine meist asymptomatische Uretheritis. Es besteht die Gefahr einer koitalen Übertragung auf den Geschlechtspartner.

◨ Tab. 56.1. Fluor: Beschaffenheit, Symptomatik, Ätiologie

Fluorbeschaffenheit, Begleitsymptome	Fluorätiologie
klar, geruchlos	physiologisch bei Östrogen-Stimulation, Stress, Zervixpolyp, Zervixektopie
gelbgrün, schaumig, übelriechend, mit Juckreiz	Trichomonaden-Infekt
gelblich, klar	Parasiten-Infekt
grau, dünnflüssig, übelriechend	bakterielle Kolpitis, Gardnerella-Kolpitis
gelblich, bröckelig	Genitaltuberkulose
eitrig	Gonorrhoe
bräunlich, übelriechend	Fremdkörper
weiß, cremig, mit Juckreiz	Candida-Infekt
bräunlich-hämorrhagisch	Verletzung, Tumorzerfall

56.2.2   Gardnerella-Kolpitis

DEF Häufige, sexuell-transmittierte, bakterielle Kolpitis.

KPG-Auslösefaktor Gramnegative Gardnerella vaginalis.

FPG-Reaktionsfolge Infektion mit bakteriellem Befall der oberflächlichen Plattenepithelzellen. Dadurch wird die milchsäurebildende Döderlein-Flora durch eine aminbildende Mischflora verdrängt. Dies bewirkt eine Vaginalreizung ohne Stromaentzündung sowie einen weißlichen, faulig-fischartig stinkenden Fluor (Weißfluss) mit juckendem Vaginalbrennen (Amin-Kolpitis). Abstrichzytologie: sog. clue-cells (bakterienumsäumte Epithelien).

56.2.3   Soor-Kolpitis

Zur Soor-Kolpitis, ▶ Kap. 36.2.4

56.3   Tumorartige Muster

56.3.1   Fornixgranulation

DEF Häufigste tumorähnliche Vaginalläsion in Form eines gewucherten Granulationsgewebes.

KPG-Auslösemechanismen Vaginale Hysterektomiewunden oder Vaginaltraumen rufen ein Organisationsmuster hervor. Es führt zur überschießenden Bildung eines reparativen »Granulationsgewebes« (▶ Kap. 6.3.9, ◘ Abb. 6.12).

56.3.2   Adenosis vaginae

DEF Selten gewordene drüsige Wucherung von Müller-Gangresten mit Entartungspotenz.

KPG-Auslösemechanismus Eine Diethylstilboestrol-Behandlung (▶ Kap. 16.2.5) der Mutter während der Gravidität induziert eine Adenosis bei der Tochter.

FPG-Reaktionsfolge Drüsige Epithelwucherung vom Zervix-, Tubenepitheltyp über die Vaginaloberfläche hinaus. Es resultiert ein jodnegativer Bezirk.

56.4   Neoplasiemuster

56.4.1   Plattenepithelkarzinom

DEF Seltene Karzinomform des weiblichen Genitale älterer Frauen (◘ Tab. 56.2).

KPG-Risikofaktoren
- **Mechanisch:** Pessar, Prolaps, Hysterektomie,
- **inflammatorisch:** u. a. HPV-Typ-16-Infektion.
- **Zervixdysplasie** bei jüngeren Patientinnen,
- **späte Menarche** bei älteren Patientinnen.

FPG-Reaktionsfolge Papillär-exophytisches oder ulzerierend-endophytisches Wachstumsmuster mit Bildung eines blutigen Fluors (Rot-Braunfluss). Der Tumor hat eine hohe Genominstabilität (▶ Kap. 16.1). Der Tumor infiltriert umliegende Bindegewebe und Organe. Er metastasiert v. a. lymphogen in Regionallymphknoten.

56.4.2   Adenokarzinom

DEF Extrem seltene Karzinomform des weiblichen Genitale in der Pubertät (◘ Tab. 56.2).

KPG-Auslösemechanismus V. a. Diethylstilböstrol-Behandlung der Mutter (▶ Kap. 16.2.5). Dadurch Auslösung einer Adenosis der Tochter mit späterem Übergang in ein polypöses, hellzelliges Adenokarzinom (◘ Abb. 16.23). Dieses metastasiert frühzeitig lympho- und hämatogen.

> **Klinik**
>
> **Prognose beeinflussende Faktoren**
> **Prinzip:** je älter die Patientin, je fortgeschrittener das TNM-Stadium, je schlechter die histologische Tumordifferenzierung, desto schlechter die Prognose.

◘ Tab. 56.2. Pathologische TNM-Klassifikation der Vaginaltumoren

TNM	
pT1	Tumor auf Vagina begrenzt
pT2	Tumorausbreitung auf Paravaginalgewebe (ohne Beckenwandinfiltration)
pT3	Tumorausdehnung auf Beckenwand
pT4	Tumorinfiltration von Harnblasen-, Rektummukosa, jenseits des kleinen Beckens
pN1	Metastasierung in die Beckenlymphknoten

56

57 Uterus

U.N. Riede, N. Freudenberg

 Einleitung

Die Gebärmutter untergliedert sich in den Gebärmutter-körper (Corpus uteri) und in den Gebärmutterhals. Ihre Wandung weist 3 voneinander verschiedene, strukturelle Schichten auf, denen ganz bestimmte Funktionen zuge-ordnet werden können. So bildet das Endometrium das nach jedem Ovarialzyklus wieder aufgebaute Eieinnis-tungsbett und das Myometrium den Fruchtaustreibungs-apparat. Diese Uterusschichten weisen geradezu organar-tige Reaktionsmuster auf. Ihre pathologischen Verände-rungen und Erkrankungen werden deshalb im Folgenden analog dem pathogenetischen Raster eines Organs jeweils voneinander getrennt besprochen.

> **Glossar**
>
> **Embryologie:** Vaginalbildung, Uterusentstehung durch Verschmelzung der mittleren Abschnitte der beiden Müller-Gänge.
> **Tumor-/Geschwulststiel:** gewebliche Verbindung zum Ursprungsorgan.
> **Stieldrehung:** Drehung einer gestielten Ge-schwulst um seine eigene Achse, wobei meist die im Stiel verlaufenden Blutgefäße abgeschnürt wer-den, sodass die Blutzufuhr unterbrochen wird.

57.1 Fehlbildungsmuster

KPG-Auslösemechanismen
- **Uterine Anlagestörung** oft assoziiert mit Nieren-fehlbildung wegen Mutation von Entwicklungsgenen wie WT-1 (▶ Kap. 15.3, ▶ Kap. 16.1.2.3, ▶ Kap. 49.7.2.1) und SHH (▶ Kap. 15.3.2, ▶ Kap. 64.3.1.4).
- **Uterine Doppelfehlbildung** wegen Fusionsstörung der Müller-Gänge meist Trisomie assoziiert. Früher bei Töchtern, deren Mütter mit Diethylstilböstrol behandelt wurden.

FPG-Reaktionsfolge Uterusfehlbildung (▶ Kap. 15.3.1) mit folgenden Konsequenzen:
- Abort, Frühgeburt,
- Menstrualblutretention.

FPG-Fehlbildungsmuster
- **Uterus duplex** (Doppeluterus): wegen fehlender resorptiver Septenrückbildung zwischen den fusio-nierten Müller-Gängen. Bei gleichzeitiger Vaginal-verdoppelung resultiert ein zweischeidiger Doppel-uterus (Uterus didelphys).
- **Uterus bicornis** (Zweihornuterus mit einer Vagina): wegen fehlender Fusion der distalen Müller-Gang-teile.
- **Uterus arcuatus** (angedeuteter Zweihornuterus): wegen Persistenz des fusionsbedingten Septum zwischen den proximalen Müller-Gangteilen. Es resultiert ein leicht eingezogener Uterusfundus.

58 Cervix uteri

U.N. Riede, N. Freudenberg

 Einleitung

Die Cervix uteri verhindert als Abschluss des Cavum uteri den zu frühen Austritt der Leibesfrucht und den unerwünschten Eintritt von Keimen. Dementsprechend spielen sich hier unentwegt entzündlich-regeneratorische Prozesse ab, welche in die Entstehung von Tumoren einmünden. Sie enden gelegentlich unbehandelt tödlich.

58.1 Entzündungsmuster

58.1.1 Zervizitis

DEF Sammelbegriff für häufige mikrobiell ausgelöste Zervixschleimhautentzündungen (Zervizitis) mit Fluor.

KPG-Schutzfaktoren
- **Zervikaler Schleimpfropf.**
- **Zervikale Epitheldecke** in der sog. Transformationszone zwischen vaginalem Plattenepithel und zervikalem Drüsenepithel. Sie verschiebt sich in der Geschlechtsreife auf die Portiooberfläche (Ektopie). Dadurch attackiert die Scheidenflora das Drüsenepithel und löst eine (physiologische) reparative Dauerproliferation mit Plattenepithelmetaplasie (▸ Kap. 6.3.4.1) aus.

KPG-Prädispositionsfaktoren
- **Endokrin:** Androgeneinfluss,
- **intimhygienisch:** Spermiolyse (Promiskuität), defiziente Hygiene,
- **menstruell:** Meno-/Metrorrhagie,
- **mechanisch:** fehlender Zervixschleimpfropf, v. a. bei Menstruation, Abort, Geburt.

KPG-Auslösefaktoren V. a. Trichomonas vaginalis, Haemophilus vaginalis, Chlamydia trachomatis, Candida albicans und Neisseria gonorrhoeae.

FPG-Reaktionsfolge Unspezifische, teils erosive Entzündung (▸ Kap. 2.2.1.1) der zervikalen Portioschleimhaut mit kolposkopisch flammender Rötung wegen Gefäßinjektionen. Dies bewirkt eine erhöhte Gewebsvulnerabilität mit Blutungsneigung bei der Abstrichdiagnostik. Außerdem findet sich ein gelb-eitriger Fluor (◻ Tab. 56.1). Später kommt es zur Ausheilung mit rege-nerativer plattenepithelialer Epithelüberwucherung und Bildung endozervikaler Schleimretentionszysten (Ovula Nabothii).

58.2 Tumorartige Muster

58.2.1 Glandulär-papilläre Ektopie

DEF Häufige Zervixläsion mit überwiegender Zylinderepithelbedeckung der Ektozervix durch Vaginalwärtsverschiebung der Transformationszone im Reproduktionsalter oder nach exogener Hormonzufuhr.

FPG-Reaktionsfolge Mikroglandulär-polypöse Hyperplasie der Zervixschleimhaut (Pseudoerosion).

58.2.2 Zervixpolyp

DEF Häufige, breitbasige oder gestielte, bis zu zentimetergroße, von der Endozervix ausgehende, meist symptomlose Schleimhauthyperplasie.

KPG Abnorme Hormonreagibilität?

MIK Fibrös-(drüsig)-zystischer Polyp (▸ Kap. 2.2.2.5) mit oberflächlichen Nekrosen, Entzündungen (Kontaktblutung!) und Plattenepithelmetaplasien (▸ Kap. 6.3.4.1). Bei Gravidität kommt noch eine Stromadezidualisierung hinzu.

58.2.3 Endometriose

Zur Endometriose, ▸ Kap. 59.3.1.

58.3 Präneoplasiemuster

DEF (Syn.: zervikale intraepitheliale Neoplasie, CIN) Sammelbegriff für alle plattenepithelialen Präkanzerosen der Portio.

KPG-Prädispositionsfaktoren

- **Lifestyle:** Zigarettenrauchen (aktiv/passiv),
- **Sexualität:** Wechselpartner, Dauerpartner mit Peniskarzinom (▶ Kap. 51.5.1), Partner nach Mehrfachkontakt mit Zervixkarzinomträgerin,
- **Hygiene:** mangelhafte Intimhygiene, Smegaretention bei unbeschnittenen Sexualpartnern,
- **Entzündung:** chronische Zervizitis.

KPG-Auslösefaktoren HPV (v. a. Typ 16, 18, ▶ Kap. 16.2.2.1) in Assoziation mit HSV-, CMV und Chlamydieninfektion.

FPG-Reaktionsfolge Sie spielt sich in der sog. Transformationszone ab. Sie verschiebt sich im Alter in den Zervikalkanal und entzieht sich der Kolposkopie.

Durch Noxeneinwirkung kommt es in der Transformationszone zu einer, von den zervikalen Reservezellen ausgehenden Plattenepithelmetaplasie (▶ Kap. 6.3.4.1). Bei Noxenpersistenz wird das ortsständige Epithel teilweise/vollständig durch Zellen unterschiedlicher Atypiegrade (Dysplasien) ersetzt. Nach 3–12 Jahren wird aus einer Dysplasie ein Carcinoma in situ (▶ Kap. 16.3.1.1) und nach weiteren 3–15 Jahren ein invasives Karzinom.

MIK der CIN-Stadien
- **CIN I:** leichte Dysplasie mit geringer Polaritätsänderung in der basoapikalen Epithelschichtung, geringgradige Kernvergrößerung und -größenvariabilität.

- **CIN II:** mittelschwere Dysplasie mit Läsionen zwischen CIN I und CIN III.
- **CIN III:** schwere Dysplasie mit weitgehend aufgehobener basoapikaler Schichtung eines atypischen Epithels (hochgradige Kernvergrößerung und Größenvariabilität) und geringer oberflächlicher Ausreifung in Form einer Zellabflachung. Das atypische Epithel wächst entlang der Basalmembran in die Zervixdrüsen hinein. Hochgradige (koilozytäre) Dysplasien sind HPV-assoziiert (◘ Abb. 58.1a–d). Carcinoma in situ mit Karzinommerkmalen: vollständig fehlende basoapikale Schichtung mit zellulärer Vertikalpolung, mitotischer Aktivität, ohne invasive Basalmembrandurchbrechung, mit verstärkter Angiogenese (Kolposkopie!).

CIN-Zytologie mit Beurteilung eines ekto- und endozervikalen Abstrichs (Exfoliativzytologie) erfolgt nach Papanicolaou-Gruppeneinteilung (Pap I bis V, ◘ Tab. 58.1; ◘ Abb. 58.1a–d).

> ✉ **Take-home-message**
> HPV-Vakzinetherapie vor Beginn der Sexualaktivität.

> ✉ **Take-home-message**
> Endozervikal-zytologische und -histologische Überwachung älterer Frauen!

◘ Tab. 58.1. Zytologische Klassifikation des Zervixkarzinoms und seiner Vorstadien (Münchner Nomenklatur)

Gruppe	Zytologischer Befund	Prozedere
I	normales Zellbild	keines
II	entzündliches Zellbild (Platten-, zervikale Zylinderepithelien), Regenerationsepithelien, Metaplasiezellen, Para- und Hyperkeratosezellen	ggf. Kolpitis-, Hormontherapie, zytologische Kontrolle in 12 Monaten
III D	leichte bis mittelschwere Dysplasie, Koilozytose als HPV-Infektzeichen gesondert zu erwähnen	zytologische und kolposkopische Kontrolle in 3 Monaten
IV a	schweren Dysplasie/Carcinoma in situ, Koilozytose als HPV-Infektzeichen gesondert zu erwähnen	histologische Klärung, ausnahmsweise zytologische Kontrollen
IV b	schwere Dysplasie/Carcinoma in situ, Zellen eines invasiven Karzinoms nicht ausschließbar	histologische Klärung
V	maligner Tumor - Plattenepithelkarzinomzellen (verhornend/nichtverhornend) - Adenokarzinomzellen (endometrial, endozervikal, extrauterin) - anderweitige Malignome	histologische Klärung
III	Unklarer Befund	Je nach klinischem Befund: - kurzfristig zytologische Kontrolle, - histologische Sofortklärung

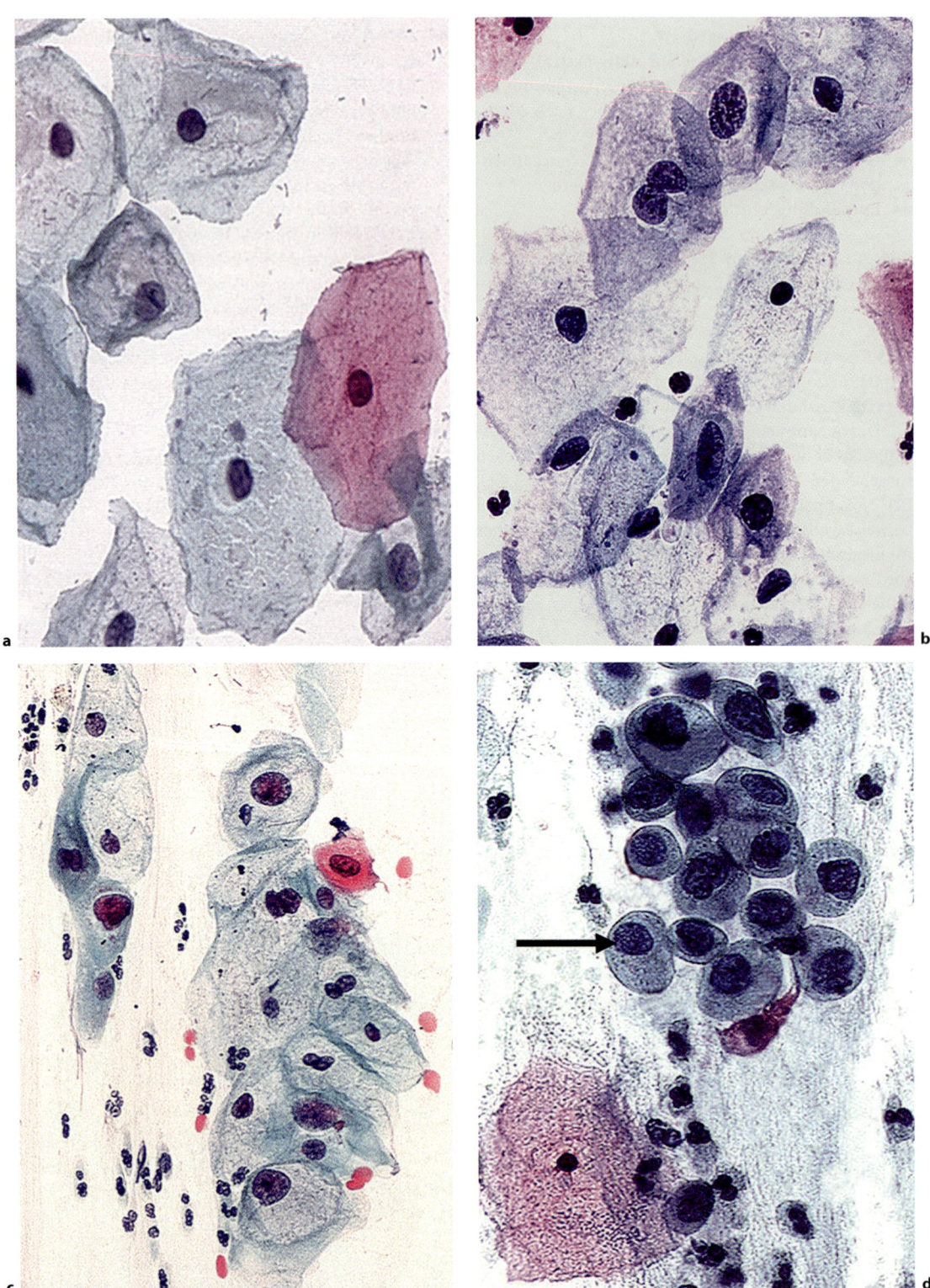

58

◘ Abb. 58.1a–d. Abstrichzytologie nach Papanicolaou: **a** Normalzytologie, **b** Stadium CIN 1, **c** CIN II mit koilozytärer Dysplasie in Form einer prinukleären Hofbildung wegen HPV-Infektion, **d** CIN III (Vergr. 200, Papanicolaou)

▣ **Tab. 58.2.** Pathologische TNM-Klassifikation der Zervixtumoren	
TNM	
pTis	Carcinoma in situ
pT1	Tumor auf Uterus begrenzt
pT1a	Diagnose durch Histologie
pT1a1	Invasionstiefe ≤3 mm, -breite ≤5 mm
pT1a2	Invasionstiefe: ≤5 mm, -breite: >7 mm
pT1b	Tumor >T1a2
pT2	Tumorausbreitung jenseits des Uterus (Beckenwand unteres Vaginaldrittel tumorfrei)
pT2a	Parametrien frei
pT2b	Parametrien infiltriert
pT3	Tumorausdehnung jenseits T2
pT3a	Tumorbefall unteres Vaginadrittel, ohne Beckenwandbefall
pT3b	Tumorbefall der Beckenwand und/oder mit Hydronephrose/stumme Niere
pT4	Tumorbefall von Harnblasen- oder Rektumschleimhaut und/oder Überschreiten der Grenze des kleinen Beckens
pN1	Regionäre Lymphknotenmetastasen

58.4   Neoplasiemuster

DEF Häufige Malignomgruppe des weiblichen Genitaltraktes in Form invasiver Zervixkarzinome (▣ Tab. 58.2).

KPG-Auslösefaktoren ▶ Kap. 58.3.

Klinik		

Prognose beeinflussende Faktoren
Prinzip: Die Prognose verschlechtert sich mit Fortschreiten des TNM-Stadiums, mit der Ausprägung der Tumorangiogenese, mit der Invasion der Parametrien und/oder der Gefäße.

58.4.1   Plattenepithelkarzinom

DEF Häufigster Genitalkrebs prämenopausaler Frauen.

KPG-Auslösefaktoren ▶ Kap. 58.3.

FPG-Reaktionsfolge Die Karzinomfrühstadien liegen in der Transformationszone und entwickeln mit der Zeit nach »epithelio-mesenchymaler Transition« (▶ Kap. 6.3) folgende Invasionsmuster:

- **Carcinoma in situ mit Minimalinvasion:** Nur einzelne Tumorzellgruppen durchbrechen die Basalmembran.
  Therapieprinzip: Konisation/einfache Hysterektomie. Rezidivrate: 2%.
- **Mikrokarzinom:** Tumoreindringtiefe ins Stroma ≤5 mm, Oberflächenausdehnung ≤7 mm.
  Therapieprinzip: Hysterektomie. Rezidivrate: 5%.
- **Makrokarzinom:** Karzinome mit exo-, endophytischem oder ulzerierendem Wachstumsmuster (▣ Abb. 58.2) und klinisch auffälliger Invasivität in Nachbarorgane. Frühe lymphogene und späte hämatogene Metastasierung nach dem Kavatyp (▶ Kap. 16.1.4).
  Therapieprinzip: Radikaloperation oder Hochvoltbestrahlung bei älteren Patientinnen.

58.4.2   Adenokarzinom

DEF Seltene Form des Zervixkarzinoms.

KPG-Risikofaktoren Infertilität, Adipositas, Diabetes mellitus und Hypertonie.

KPG-Auslösefaktor Langzeiteinnahme gestagenhaltiger Präparate. Dadurch wird das endozervikale Drüsenepithel HPV-suszeptibel (▶ Kap. 16.2.2.1).

MIK Die zervikalen Adenokarzinome unterscheiden sich von den endometrialen durch eine CEA-Expression (▶ Kap. 16.2.6.1).

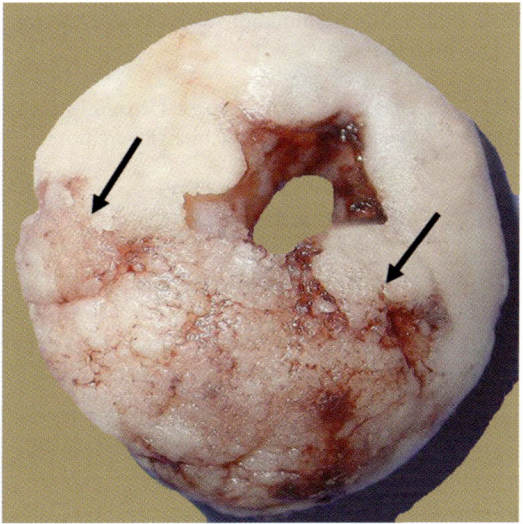

▣ **Abb. 58.2.** Portiokarzinom (Portiokonus-Präparat) mit papillär-verrukösem Oberflächenmuster

59 Endometrium

U.N. Riede, M. Orlowska-Volk, J.P. Baak

❯❯ ❯ Einleitung

Struktur und Funktion des Endometriums sind der monatszyklischen Steuerung von Östrogenen und Progesteronen unterworfen. Entzündliche Erkrankungen gehen meist auf Retention körpereigener oder -fremder Materialien zurück und sind seit der Antibiotikaära selten ernst. Demgegenüber endet die hormonell induzierte Dauerproliferation in einer Tumorentstehung, die unbehandelt letal enden kann.

59.1 Fehlfunktionsmuster

DEF Gruppe häufiger Störungen des menstruellen Zyklus mit nicht zyklusgerechtem Endometriumaufbau, die sich in Infertilität und/oder folgende Anomalien der Genitalblutung äußern:
- **Metrorrhagie:** nicht zyklusgerechte Abstoßungsblutung (ohne Gravidität, ohne hämorrhagische Diathese!),
- **Menorrhagie:** zu lange und zu starke Menstruationsblutung.

59.1.1 Fehlende Ovarialfunktion

KPG Fehlende Ovarialfunktion wegen Aplasie, Ovarektomie, Bestrahlung.

MIK Sog. atrophes Endometrium: Drüsenreste mit flacher Epithelauskleidung in dichtem Stroma.

59.1.2 Follikelinsuffizienz

KPG Defiziente follikuläre Östrogenbildung.

MIK Sog. ruhendes Endometrium: schmale Drüsen mit kubischer Epithelauskleidung in einem dichten Stroma.

59.1.3 Follikelpersistenz

KPG Durch einen fehlenden LH-Anstieg (in Menarche/Menopause) bleibt die Ovulation aus und der Follikel

persistiert. Daraus resultiert eine Östrogendauerproduktion mit nachfolgender Endometriumproliferation.

MIK Sog. proliferierendes Endometrium: (Mitosen!) in folgenden Varianten:
- **Unterwertige Proliferation:** Endometrium bleibt in früher Proliferationsphase.
- **Gesteigerte Proliferation:** verbreitertes, dauerproliferierendes Endometrium: weite Drüsen mit zylindrischer Epithelauskleidung in lockerem Stroma. Dies ist ein Vorstadium der Endometriumhyperplasie (▶ Kap. 49.4.1).

59.1.4 Corpus-luteum-Insuffizienz

KPG Durch eine defekte postovulatorische Corpus-luteum-Entwicklung oder Östrogenprädominanz wird das Endometrium kaum sekretorisch umgewandelt.

MIK Sog. unterwertige Sekretion des Endometriums (am Zyklusende) in Form weiter Drüsen mit kubisch-zylindrischer Epithelauskleidung und abortiven Sekretionszeichen.

59.1.5 Corpus-luteum-Persistenz

KPG Durch eine zentrale Regulationsstörung oder eine Corpus-luteum-Zyste wird (ohne Gravidität) das Progesteron über den 28. Zyklustag hinaus produziert. Es folgt eine verzögerte endometriale Abstoßung.

MIK Sog. überwertige Sekretion des Endometriums in Form sternförmig-kollabierter, zylindrisch-sezernierender Drüsen mit hämorrhagischen Abstoßungszeichen.

Arias-Stella-Phänomen Bei beendeter Gravidität wegen Fruchttodes (intra-/extrauteriner Schwangerschaft) sowie bei Blasenmole (▶ Kap. 63.5.2.1) bildet das Trophoblastepithel überschießend Gonadotropine. Dies bewirkt eine so starke Drüsenepithelproliferation, dass sich die hellzytoplasmatischen Epithelzellen mit polymorph-hyperchromatischen Kernen sternförmig auffalten.

59.2   Entzündungsmuster

59.2.1   Akute Endometritis

DEF Gruppenbezeichnung für häufige, meist kanalikulär aufsteigende Endometriumentzündungen.

KPG-Prädestinationsfaktoren
- Offener Muttermund (postpartal, Kürettage),
- gestörte Vaginalflora (Östrogenmangel).

KPG-Auslösefaktoren (Meist) Streptokokken, E. coli, Bacteroides fragilis, Pseudomonas sp.

KPG-Auslösemechanismen Aufsteigend kanalikuläre Keimbesiedelung folgender Läsionen:
- Retinierung von Abort, Plazenta, Dezidua.
- Nekrosen von Endometriumpolyp oder submukösem (Leio-)Myom (▸ Kap. 60.1.1).

FPG-Reaktionsfolge Durch eine endometriale Neutrophileninfiltration wird unter Mikroabszedierung das Drüsenepithel zerstört. Ohne adäquate Behandlung greift die Entzündung auf Myometrium, Parametrium und Adnexe über.

59.2.2   Chronische Endometritis

DEF Gruppenbezeichnung für seltene, persistierende kanalikulär aufsteigende Endometriumentzündungen.

KPG Wie bei akuter Endometritis, ▸ Kap. 59.2.1.

KPG-Prädispositionsfaktoren Intrauterinpessare, senil-atrophisches Endometrium.

FPG-Reaktionsfolge Eine lymphoplasmazelluläre Langzeitentzündung löst im Zervikalkanal über ein »Obliterationsmuster« (▸ Kap. 2.3.4) ein »Stenosemuster« (▸ Kap. 2.3.2) aus. Es folgt ein eitriger Sekretrückstau mit (▸ Kap. 13.1.3.4) Empyembildung unter dem Bilde einer Pyometra.

59.3   Tumorartige Muster

59.3.1   Endometriose

DEF Sammelbegriff für häufige Ektopiezustände eines endokrin reagiblen Endometriums, d. h. Drüsen samt spezifischem Stroma.

KPG-Auslösemechanismus (Noch hypothetisch!):
- Retrograde Menstruation mit Endometriumverschleppung in die Peritonealhöhle.
- Zölomische Metaplasie: Umwandlung lokaler, pluripotenter Stammzellen über eine »epitheliomesenchymale Transition« (▸ Kap. 6.3) zu Endometrium.
- Vaskulo-lymphatische Dissemination mit hämatogener Verschleppung endometrialer Zellen in extragenitale Gewebe wie Gehirn, Lunge.

59.3.1.1   Adenomyosis

DEF (Syn.: Endometriosis genitalis interna) Häufige Endometriosemanifestation im Myometrium.

FPG-Reaktionsfolge In der über 2 cm myohyperplastisch verdickten Uteruswand finden sich millimetergroße rote Herde aus Endometriumdrüsengruppen samt umgebendem Stroma. Dadurch kommt es zu monatszyklischen Veränderungen und Intramuralblutungen, die in Form von Hyper-/Dysmenorrhoe auf sich aufmerksam machen.

59.3.1.2   Endometriosis genitalis externa

DEF Wenig häufige Endometriosemanifestation in extrauterine Genitalorgane wie Adnexe.

FPG-Reaktionsfolge Beginn in Form millimetergroßer rötlicher Herde und Auslösung monatszyklischer Blutungen. Bei Ausdehnung der Blutungsherde entstehen zystische Formationen mit braunem Inhalt (Schokoladenzysten). Sie ziehen ein »Organisationsmuster« (▸ Kap. 5.5.4) nach sich, das zu Verwachsungen und narbigen Stenosen mit Siderophagenansammlung führt und in ein »Stenosemuster« (▸ Kap. 2.3.2) mit folgenden Konsequenzen einmündet: Zyklische Unterbauchbeschwerden, Sterilität, Darmobstruktion. Außerdem besteht ein erhöhtes Risiko für Ovarial-, Nieren-, Schilddrüsenkrebs oder endokrine Tumoren.

59.4   Präneoplasiemuster

DEF Wenig häufige Läsionen im Kürettagematerial in Form von sog. Endometriumhyperplasien.

KPG-Auslösefaktor Hyperöstrogenismus wegen
- anovulatorischer Zyklen,
- vermehrter Androstendionumwandlung zu Östrogenen im adipösen Fettgewebe,
- postmenopausaler Östrogentherapie,
- östrogenbildender Ovarialtumoren/-hyperplasien.

MAK Diffuse oder herdförmige Endometriumhyperplasie (>5 mm) in folgenden Varianten.

59.4.1 Einfache Hyperplasie

DEF (Früheres Syn.: glandulär-zystische Hyperplasie).

FPG-Reaktionsfolge Die in einem reichlichen Stroma liegenden Drüsen mit flach-kubischer Epithelauskleidung wuchern, bis sie zystisch dilatiert sind. Dadurch wird das Endometrium verdickt und erhält eine zystische Schnittfläche in Form eines mikrozystischen Parenchymdefektmusters (▶ Kap. 2.2.3.3, Schweizer-Käse-Aspekt). Ab einer ernährungskritischen Dicke (Höhe) stirbt das Endometrium ab. Es folgt eine anovulatorische Metrorrhagie, später ein Übergang in eine sog. komplexe Hyperplasie (▶ Kap. 59.4.2).

59.4.2 Komplexe Hyperplasie

DEF (Obsoletes Syn.: adenomatöse Hyperplasie).

FPG-Reaktionsfolge Die in einem wenig-dichten Stroma liegenden Drüsen mit atypieloser, mehrreihiger Zylinderepithelauskleidung sind mitotisch aktiv und wuchern, bis sie sich gegenseitig berühren. Dadurch wird das Endometrium verdickt und erhält eine solide Schnittfläche. Es folgt später ein Übergang in eine sog. atypische Hyperplasie (▶ Kap. 59.4.3).

59.4.3 Atypische Hyperplasie

DEF und FPG Zustände eines verdickten Endometriums mit einer einfachen oder komplexen Hyperplasie und zusätzlichen Epithelatypien.

> ✉ **Take-home-message**
> In 25% der Fälle folgt ein Übergang in ein Endometriumkarzinom.

Klinik

Therapieprinzip: bei postmenopausaler Patientin Hysterektomie, bei jungen Frauen mit Kinderwunsch Abklärung des Hyperöstrogenismus und Gestagentherapieversuch.

59.5 Neoplasiemuster

59.5.1 Endometriumkarzinom

DEF Sammelbegriff für Karzinome der Uterusschleimhaut mit Bevorzugung der Postmenopause. 4. häufigster Krebs, 11. häufigste Krebstodesursache der Frau (◘ Tab. 59.1).

KPG-Prädispositionsfaktoren
- **Familiär:** BRCA-Mutation (▶ Kap. 16.1.2.3, ▶ Kap. 65.4.3),
- **endokrin:** Postmenopause, Hyperöstrogenismus, anovulatorische Zyklen, Tamoxifentherapie wegen Mammakarzinom (▶ Kap. 65.4.3), Diabetes mellitus (orale Langzeitantikonzeption senkt das Karzinomrisiko!),
- **Begleitneoplasie:** ovarieller Granulosazelltumor (▶ Kap. 62.4.3.2) mit Östrogenbildung, HNPCC (hereditary nonpolyposis colon cancer, ▶ Kap. 42.6.2.1),
- **metabolisch:** Adipositas mit Konversion adrenaler/ovarieller Androgenvorläufer in Östrogene,
- **Hypertonie** (▶ Kap. 10.1.1).

FPG Karzinomformen je nach Hormonstatus:
- **Hyperöstrogenismus-assoziierter Karzinome:** Auslösefaktor: Hyperöstrogenismus mit kokarzinogener Östrogenwirkung auf das Endometrium. Darauf folgt über eine Endometriumhyperplasie die Entwicklung gut differenzierter, Endometrium nachahmender Karzinome mit Expression von Östrogenrezeptoren und guter Prognose.

◘ **Tab. 59.1.** Pathologische TNM-Klassifikation der Korpustumoren

TNM	
pT1	Tumorbegrenzung auf Corpus uteri:
pT1a	Tumorbegrenzung auf Endometrium
pT1b	Tumorinfiltration < Myometriumhälfte
pT1c	Tumorinfiltration > Myometriumhälfte
pT2	Tumorausbreitung nur in Cervix uteri:
pT2a	nur Endozervixdrüsenbefall
pT2b	Ausdehnung auf Zervixstroma
pT3	Tumor wächst Uterus überschreitend:
pT3a	Tumorbefall der Serosa, Adnexe, Peritoneum
pT3b	Tumorbefall der Vagina
pT4	Tumorinfiltration in Harnblase, Darmschleimhaut

59

— **Karzinome ohne Hyperöstrogenismus:** Bildung von wenig differenzierten, Ovartumor nachahmender Karzinome (serös-papilläre, klarzellige Formen, ◘ Abb. 16.20b, ◘ Abb. 16.23) ohne Expression von Östrogenrezeptoren, mit schlechter Prognose, v. a. bei alten Frauen.

> ⊠ **Take-home-message**
> Ärztliche Überwachung von Patientinnen mit Östrogen-/Tamoxifentherapie.

59.5.1.1 Adenokarzinom

DEF Gruppenbezeichnung für häufigste Endometriumkarzinome mit meist endometrial-drüsiger, selten endozervikal-drüsiger Differenzierung.

MAK-Wachstumsmuster (Meist) polypös-exophytisch (◘ Abb. 59.1a,b), (selten) diffus-endophytisch. Infiltration in den Uterus, ins umgebende Gewebe und Organe mit Auslösung einer peri-/postmenopausalen Metrorrhagie. Der Tumor metastasiert lymphogen in paraaortale und iliakale Lymphknoten und hämatogen nach dem Kavatyp (▶ Kap. 16.1.4).

MIK Unterschiedlich differenzierte Adenokarzinome (▶ Kap. 16.9.2) aus gewucherten Drüsen in dichter Dos-à-Dos-Stellung (◘ Abb. 16.21) und papillär-intraluminalen Proliferationen. Immunprofil: Vimentin-Keratin-Doppelexpression, CEA-negativ.

Bei 30% der Fälle finden sich gutartige Plattenepithelmetaplasie oder maligne plattenepitheliale Anteile (adenosquamöses Karzinom).

Klinik	

Prognose beeinflussende Faktoren:
- **Histologie:**
  - Sekretorisch differenziert: günstig,
  - solid undifferenziert: schlecht,
  - Kernpolidisierungsgrad: je geringer, desto günstiger die Prognose.
- **Rezeptorstatus:** je stärker die Hormonrezeptorexpression, desto günstiger die Prognose → Hormontherapie.
- **Invasionstiefe/Tumorausdehnung:** je geringer, desto günstiger die Prognose.

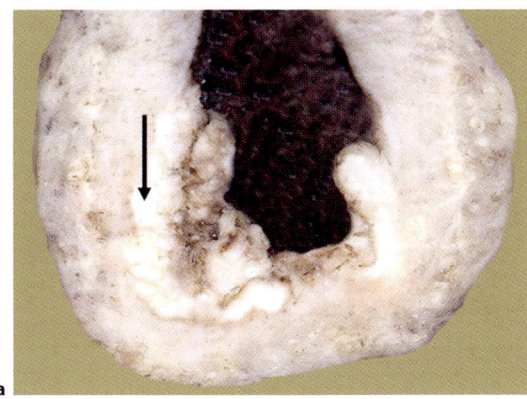

a

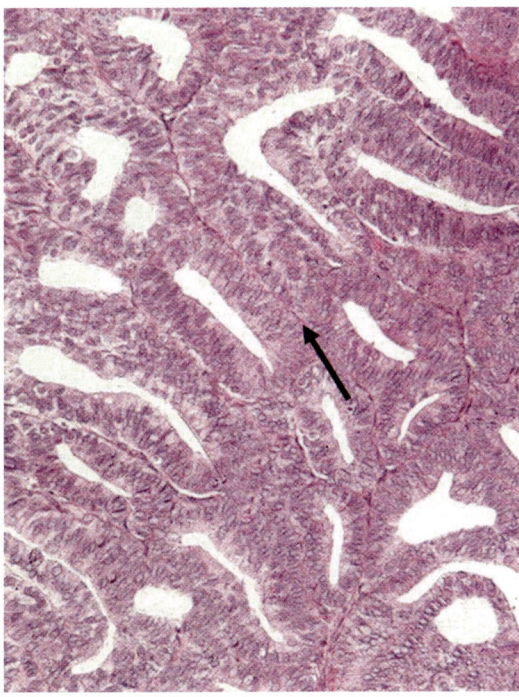

b

◘ **Abb. 59.1a,b.** **a** Exophytisch wachsendes Endometriumkarzinom vom Typ eines Adenokarzinoms,
b Histologie: Rücken-an-Rücken gelagerte Tumordrüsen (= Dos-à-dos-Stellung) (Vergr. 100, PAS)

59.5.2   Endometriale Stromatumoren

DEF Gruppenbezeichnung für sehr seltene, vom Endometrialstroma ausgehende Tumoren.

FPG-Varianten
- **Stromaknoten:** gutartiger Tumor aus minimal proliferierenden Stromazellen.
- **Niedrigmalignes Stromasarkom:** langsam wachsender Tumor mit Rezidiv- und Spätmetastasenneigung aus proliferierenden Stromazellen ohne wesentliche Atypien.
- **Hochmalignes Stromasarkom:** rasch wachsender Tumor mit Frühmetastasierung aus atypischen Spindelzellen mit teilweise anderweitiger sarkomatöser Differenzierung.

59.5.3   Müller-Mischtumoren

DEF Gruppenbezeichnung für seltene von pluripotenten Stammzellen des Müller-Ganges ausgehende, biphasische Tumoren mit Bevorzugung der Postmenopause.

FPG Varianten je nach dominierender und/oder maligne entarteter Tumorkomponente:
- **Adenofibrom:** gutartige Variante mit papillären Drüsenformationen in einem Stroma.
- **Adenosarkom:** maligne entartetes Adenofibrom mit sarkomatösem Stroma mit geringer Invasionsneigung und geringer Malignität.
- **Maligner mesodermaler Mischtumor** (maligner Müller-Mischtumor, Karzinosarkom): Der hochmaligne Tumor aus entarteter epithelialer und stromaler Komponente (▶ Kap. 16.9.4) führt rasch zur Uterusvergrößerung. Er metastasiert frühzeitig regional-lymphogen und hämatogen nach dem Kavatyp (▶ Kap. 16.1.4).

60 Myometrium

U.N. Riede

〉 〉 Einleitung

Das Myometrium bildet den Austreibungsapparat der Leibesfrucht und besteht dementsprechend aus einem kontraktilen Muskelschlauch. Bei den meisten Myometriumerkrankungen handelt es sich um glattmuskuläre Tumoren. Diese sind entweder sehr häufig und benigne oder sehr selten und maligne, wobei diese, wenn sie unbehandelt bleiben, zum Tode der Patientin führen. Uterine Rupturblutungen kommen praktisch nur bei einer pathologischen Schwangerschaft vor und sind entsprechend selten. Vom Uteruskavum fortgeleitete Myometriumentzündungen sind eine Rarität.

60.1 Neoplasiemuster

60.1.1 Leiomyom

DEF Gruppe sehr häufiger, gutartiger, oft multipler, glattmuskulärer Uterustumoren.

KPG-Auslösemechanimus Monoklonale Deregulierung bestimmter growth factors und von Östrogenen in einer myometrialen Mutterzelle.

FPG-Reaktionsfolge Der Tumor wächst wegen der Östrogenrezeptorexpression nur während der Reproduktionsphase. Bei Hypoöstrogenismus in der Postmenopause und bei GrH-Antagonisten-induziertem Hypoöstrogenismus kommt es zur Regression. Selten maligne Entartung.

MIK ▶ Kap. 16.6.2.1.

MAK Scharf begrenzter, kugeliger, derber Tumor mit wirbelförmig faserig weißer Schnittfläche (◘ Abb. 60.1). Regressive Verkalkungen und/oder Hyalinisierungen kommen vor.

> ✉ **Take-home-message**
> Gelblich nekrotische Gewebsabschnitte sind immer sarkomverdächtig.

Varianten je nach Lokalisation:

- **Intramurale Myome** (häufig): Sie führen zur knolligen Uterusdeformierung. Sie sind oft multipel (Uterus myomatosus).
- **Submuköse Myome** (selten): Je nach Wachstumsrichtung entwickeln sie folgende Komplikationen:
  - Im **Cavum uteri** erzwingen sie ein »Stenosemuster« (▶ Kap. 2.3.2) mit folgenden Konsequenzen:
    - Endometriumschädigung → Metro-/Menorrhagie,
    - Plazentahaftungsstörung → Spontanabort,
    - Geburtshindernis.
  - Im **Zervikalkanal** nach außen wachsend kommt es zur Oberflächenulzeration und Infektion.
- **Seröse Myome** (z. T. gestielt): Sie entwickeln sich in die Peritonealhöhle oder ins Lig. latum (intraligamentäre Myome). Durch eine Stieldrehung infarzieren sie hämorrhagisch und provozieren klinisch ein akutes Abdomen.

60.1.2 Leiomyosarkom

DEF Gruppe seltener maligner, glattmuskulärer Uterustumoren, meist in der Postmenopause.

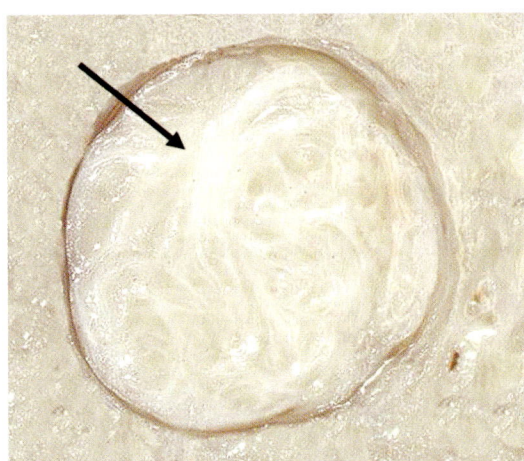

◘ **Abb. 60.1.** Glattmuskulärer Uterustumor: Leiomyom (formolfixiert) mit wirbeliger Binnenstruktur und fibröser Tumorkapsel

FPG Sie gehen meist aus atypischen Leiomyomen hervor.

MIK ► Kap. 16.6.2.2.

MAK Mehr oder weniger scharf begrenzter, weicher, gelblicher Tumor mit Nekrosen und Infiltration ins Myo-, Endo- oder Parametrium. Oft wächst der Tumor rasch, vergrößert den Uterus und löst eine Metrorrhagie aus. Er metastasiert meist hämatogen.

Klinik

Prognose beeinflussende Faktoren
Prinzip: je fortgeschrittener das TNM-Stadium (v. a. Tumorgröße) und je höher der Mitoseindex, desto schlechter die Prognose.

Klinik

Therapieprinzip der Myomentfernung:
- transabdominelle Uterusexstirpation
- vaginales Uterus-Morcellement
- laparoskopisches Myom-Morcellement
- Ultraschallerwärmungszerstörung kleiner Myome
- Myom-Embolisation

60

61 Tuba uterina

U.N. Riede

❯❯ ❯ Einleitung

Die Eileiter sind transportgeeignete Verbindungsstücke zwischen Uterus und Ovarien. Eileiterentzündungen gehen deshalb fast immer mit einer Gebärmutterentzündung einher. Sie heilen meist aus, lassen aber Schleimhautnarben zurück, die den Eitransport so verzögern, dass sich das befruchtete Ei bereits in der dünnen Tubenwand einnistet. Die ist dann eine lebensgefährliche Extrauteringravidität.

Glossar

Adnexe (ausschließlich als Pluralform verwendetes Substantiv von adnexus, lat.: = angeknüpft, engl.: appendages): Uterusanhangsgebilde in Form der Tuben samt der Ovarien.
Adnexektomie: Salpingoophorektomie.

61.1 Fehlbildungsmuster

Meist zusammen mit Uterusfehlbildungen (▶ Kap. 57.1).

61.1.1 Tubenhypoplasie

DEF Gar nicht seltene, beidseitige, ätiologisch ungeklärte Unterentwicklung der Tuben.

MAK Mäanderförmige Tuben mit ausgesprochen hypoplastischer Wandung und entsprechend durchscheinendem Gefäßnetz. Daraus resultieren eine Konzeptionserschwerung und eine primäre Sterilität.

61.2 Entzündungsmuster

61.2.1 Akute Salpingitis

DEF Gruppenbezeichnung für wenig häufige, bakterielle, meist aszendierend kanalikulär entstandene, auf Tube beschränkte Entzündungen.

KPG-Auslösefaktoren Staphylokokken, Streptokokken, E. coli, Proteus und Chlamydien (früher v. a. Neisseria gonorrhoeae), oft Mehrfachinfektion.

KPG-Auslösemechanismen
- **Aszendierend-kanalikulär** (meist) über eine Zervizitis (▶ Kap. 58.1) oder Endometritis (▶ Kap. 59.2),
- **deszendierend/hämatogen** (selten) bei Urogenitaltuberkulose (▶ Kap. 49.5.2.1), Abdominaltyphus (▶ Kap. 41.5.2.2).

FPG-Reaktionsfolge Die bakterielle Infektion löst eine exsudative (meist) eitrige Entzündungsreaktion aus. Dadurch sind die Tuben rot und geschwollen. Aus dem Fimbrienende entleert sich Eiter. Das entzündliche Neutrophileninfiltrat zerstört die Tubenschleimhaut und erzwingt über ein »Stenosemuster« (▶ Kap. 2.3.2) den Aufstau von Eiter unter dem Bilde eines Tubenempyems (Pyosalpinx, ▶ Kap. 13.1.3.4). Daraus kann (selten) eine fibrinös-eitrige Peritonitis (▶ Kap. 44.3.1) resultieren.

61.2.2 Chronische Salpingitis

DEF Gruppenbezeichnung für wenig häufige, chronisch verlaufende, meist in Form einer Salpingooophoritis (Adnexitis) aufs Ovar übergreifende Tubenentzündungen.

KPG-Auslösemechanismus Entzündungsperpetuierung
- wegen inadäquater Therapie oder
- wegen Reinfekten.

FPG-Reaktionsfolge Im Rahmen einer Infektchronifizierung mit zusätzlich lymphoplasmohistiozytärer Komponente des Neutrophileninfiltrats wird das Fimbrienende entzündlich verschlossen. Dies bringt ein »Stenosemuster« (▶ Kap. 2.3.2) mit sich und es entwickelt sich ein Tubenempyem (Pyosalpinx). Nach der Resorption des eitrigen Exsudates bleibt ein Tubenserom (Hydrosalpinx) zurück. Mit der Zeit kommt noch ein »fibrodestruktives Muster« (▶ Kap. 2.4.2) hinzu. Dies hat folgende Konsequenzen:
- Labyrinthartige Verwachsung der tubären Schleimhautfalten.
- Hyperregeneratorische, tumorartige Wucherung der residualen Tubenepithelien und der Serosamesothelien.
- Verwachsung der Tube mit Ovar oder anderen Organen des kleinen Beckens unter Bildung eiterhaltiger Spalträume (Tuboovarialabszesse).

61

Diese Folgezustände können den Eitransport verzögern und eine Extrauteringravidiät (▶ Kap. 61.3.3) oder eine Sterilität verursachen.

61.3 Tumorartige Muster

61.3.1 Zysten

61.3.1.1 Hydatiden

DEF Sehr häufige, von Einschlüssen des Zölomepithels sich herleitende, beerengroße Zysten.

MAK Zysten mit papierdünner Wandung und serösem Inhalt.

MIK Zystenauskleidung durch ein einfach-kubisches Epithel.

61.3.1.2 Parovarialzysten

DEF Häufige, große Zysten, die sich von Resten des Wolff-Ganges herleiten.

MAK Mehrere Zentimeter große, dünnwandige, einkammerige, intraligamentäre Zysten. Sie neigen zur Stieldrehung und damit zur Symptomatik eines klinisch akuten Abdomens.

MIK Zystenauskleidung durch ein einfach-kubisches Epithel.

61.3.2 Salpingitis isthmica nodosa

DEF Wenig häufige, uterusnahe, knotige Tubenauftreibung bei geschlechtsreifen Frauen.

KPG Lokale Adenomyosis (▶ Kap. 59.3.1.1) oder entzündliche Umbauvorgänge.

MAK Meist beidseitige, knotige, bis zu 2 cm große Tubenauftreibungen in der Pars isthmica.

MIK Tubenwandverdickung durch multiple divertikelartige Schleimhautausstülpungen und durch reaktive Hyperplasie der umgebenden Muskulatur. Daraus resultieren eine Extrauteringravidität (▶ Kap. 61.3.3) und Sterilität.

61.3.3 Tubargravidität

DEF Recht häufiger Zustand mit ektopischer Implantation eines befruchteten Eies im Eileiter.

KPG-Auslösefaktoren Salpingitis, Schleimhautdivertikel, Salpingitis isthmica nodosa, Tubensterilistation und -rekonstruktion.

KPG-Auslösemechanismus Durch tubäre Serosa-/Mukosaverwachsungen wird der Transport des befruchteten Eis verzögert. Dadurch bildet sich der Trophoblast bereits in der Tube (β-HCG-Bildung), gewinnt Anschluss an die mütterlichen Tubengefäße und durchsetzt die Tubenwandung. Die Fruchtanlage kann sich darin nicht ausdehnen. Dies hat folgende Konsequenzen:
- **Tubarabort** mit Fruchtabgang in Tubenlichtung,
- **Tubenruptur** mit lebensbedrohlicher Intraperitonealblutung → Kreislaufschock (▶ Kap. 10.4),
- **Abdominalschwangerschaft** (sehr selten).

62 Eierstöcke

U.N. Riede, M. Orlowska-Volk

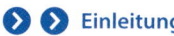 **Einleitung**

Das hormonell streng kontrollierte Keimepithel der Ovarien ist nicht selten Ausgangspunkt von Tumoren. Meist sind diese zystisch, gelegentlich auch maligne und deshalb unbehandelt tödlich. Alle entzündlichen und neoplastischen Ovarialtumoren können überdies, wenn auch selten, durch Verdrehung der Adnexe letal enden.

62.1   Fehlbildungsmuster

62.1.1   Hermaphroditismus verus

DEF (Syn.: Zwittrigkeit, Intersexualität) Seltener Zustand mit gleichzeitiger Entwicklung der inneren und äußeren weiblichen und männlichen Geschlechtsmerkmale bei ein und demselben Patienten.

KPG Meist Chromosomenkonstellation 46, XX, gelegentlich Mosaik, vereinzelt 46, XY.

MAK Hoden- und Ovarialgewebe kommen in einer gemeinsamen Gonade (Ovotestis) oder in zwei verschiedenen Gonaden (Ovar und Testis) vor. Das phänotypische Spektrum reicht von rein männlich bis rein weiblich. Assoziation mit Gonadentumoren (meist) in Form von Dysgerminom/Seminom (▶ Kap. 62.4.4.2).

62.1.2   Gonadendysgenesie

DEF Seltene, chromosomal bedingte Ovarfehlbildung in Form eines Faserstranges (streak gonade).

KPG-Auslösemechanismus Numerische Gonosomenaberration, meist 45-X0-Monosomie (Turner-Syndrom).

FPG-Reaktionsfolge Anstelle der Ovarien findet sich ein ovario-stromaler Strang ohne Keimzellen (streak gonads), dazu kommen ein infantiles Genitale und weitere Fehlbildungen. Ein Drittel der Fälle entwickelt ovarielle Gonadoblastome oder Dysgerminome/Seminome (▶ Kap. 62.4.4.2), deshalb prophylaktische Gonadenentfernung.

62.2   Entzündungsmuster

FPG Eine Ovarentzündung (Oophoritis) entsteht meist im Rahmen einer Tubenentzündung (Salpingitis, ▶ Kap. 16.2). Sie provoziert die Bildung eines entzündlichen Konglomerattumors (▶ Kap. 51.5.5.1) und behindert die menstruell-zyklischen Prozesse.

62.3   Tumorartige Muster

62.3.1   Ovarialzysten

DEF Häufige Hohlraumbildung in den Eierstöcken in Form eines zystischen Parenchymdefektmusters (▶ Kap. 2.2.3.2) mit Größenwachstum durch Retention von Flüssigkeit oder Blut (◻ Tab. 62.1).

FPG-Reaktionsfolge Zystenvergrößerung mit folgenden Komplikationen:
- **Stieldrehung** der Adnexe, v. a. bei abrupter Bewegung, mit zyanotischer Verfärbung wegen hämorrhagischer Infarzierung.
- **Zystenruptur:** Die Zyste platzt; ihr Inhalt entleert sich in die Bauchhöhle und bewirkt eine Peritonitis (▶ Kap. 44.3) mit klinisch akutem Abdomen.

62.3.2   Stein-Leventhal-Syndrom

> **Glossar**
>
> **LH:** lutenisierendes Hormon
> **Theka-interna-Zellen:** LH-Zielzellen
> **LHRF:** LH-Releasing-Factor
> **FSH:** follikelstimulierendes Hormon

DEF (Syn.: polyzystische Ovarkrankheit, PCO) Recht häufiges, dyshormonelles Syndrom mit beidseitig polyzystischen Ovarien, Zyklusstörungen, Sterilität und oft begleitet von Hirsutismus und Adipositas.

KPG-Auslösemechanismus Eine vermehrte hypothalamische LHRF-Produktion mit vermehrter hypophysärer LH-Sekretion steigert die Androstendion-Bildung durch die Theka-interna-Zellen. Das Androstendion wird durch die Fettgewebs-Aromatase in Östrogen um-

62

◻ Tab. 62.1. Ovarialzysten: Pathogenese und Histologie

Zystentyp	Follikelzyste	Thekaluteinzyste	Corpus-luteum-Zyste	Endometriosezyste
Pathogenese	persistierender Follikel	Gonadotropin-Dauer-stimulus ohne Follikel-sprung durch Tropho-blasttumor/iatrogen	Regressionsverlangsa-mung des Corpus lute-um → Progesteron-dauerbildung	endometriale Hetero-topie
Zystenwand	regressive Granulo-sa- und lutenisierte Thekaschicht	Granulosa- und lutenisier-te Theka-interna-Schicht	Granulosa-Luteinzellen	Endometriumdrüsen mit Endometriumstroma, Siderophagen
Hormonbildung	z. T. Östrogene	Progesteron	Progesteron	
Inhalt	klare Flüssigkeit	klare Flüssigkeit	klare Flüssigkeit	eingedicktes Blut
Komplikationen	Stieldrehung	herdförmige Stromalute-nisierung	Amenorrhoe	Stieldrehung, Platzen, Verwachsungen, zyklus-abhängige Schmerzen
Rückbildung	(meist) spontan	spontan	spontan	–

gewandelt. Daraus resultiert ein Hyperöstrogenismus mit folgenden Konsequenzen:

- Hemmung der hypophysären FSH-Sekretion mit Anovulation,
- Risikoerhöhung für Endometrium-, Mammakarzi-nom.

Außerdem findet sich eine Hyperinsulinämie (bei Insu-linresistenz) mit produktionssteigernder und wir-kungsverlängernder Wirkung auf die Androgene.

FPG-Reaktionsfolge Hyperandrogenismus mit Folli-kelpersistenz und Bildung multipler Follikelzysten mit Ovarvergrößerung in Form eines zystischen Paren-chymdefektmusters (▶ Kap. 2.2.3.2). Fibrotische Ova-rialrindenverbreiterung. Fehlende Corpora lutea und Corpora albicantia wegen Anovulation. Dies zieht fol-gende Komplikationen nach sich: Anovulation mit Oli-go-/Amenorrhoe und Infertilität (60%), Hirsutismus und Virilisierung (40%).

62.4   Neoplasiemuster

Einteilung der Ovarialtumoren unter Berücksichtigung der Histogenese:

- **Zölomepithel** mit Umwandlung in Mesothel samt darunterliegendem Stroma → Oberflächenepithel-Stroma-Tumoren,
- **Keimstrang-Stroma** (sex cord) → Keimstrang-Stromatumoren,
- **Keimzellen** → Keimzelltumoren,
- **Metastasen.**

62.4.1   Benigner Epitheltumor

> ✉ **Take-home-message**
>
> **FPG-Prinzip:** Zölomepithel kann muzinös, endo-metrioid, urothelial oder plattenepithelial ausdiffe-renzieren und bildet nach neoplastischer Transfor-mation meist zystische Parenchymdefektmuster (▶ Kap. 2.2.3.2).

62.4.1.1   Seröses Zystadenom

DEF Häufiger, ein- oder mehrkammeriger zystischer, ein- oder beidseitiger Tumor mit serösem Inhalt.

MAK Mehrere Zentimeter große Zyste mit pergamen-tartig-dünner, glatter oder warzig-papillärer Wandung und gelb-klar flüssigem Inhalt (◻ Abb. 62.1).

MIK Zystenauskleidung durch einreihiges Epithel.

> **Klinik**
>
> Schmerzen, oft Zufallsbefund. Therapie: Heilung durch Exstirpation. Maligne Entartung selten.

62.4.1.2   Muzinöses Zystadenom

DEF Wenig häufiger, ein- oder mehrkammeriger zys-tischer, meist einseitiger Tumor mit schleimigem Inhalt.

MAK Bis zu mehreren Kilogramm schwere, meist ge-kammerte Zyste mit glatter oder papillär-warziger Wandung und fadenziehend-schleimigem Inhalt.

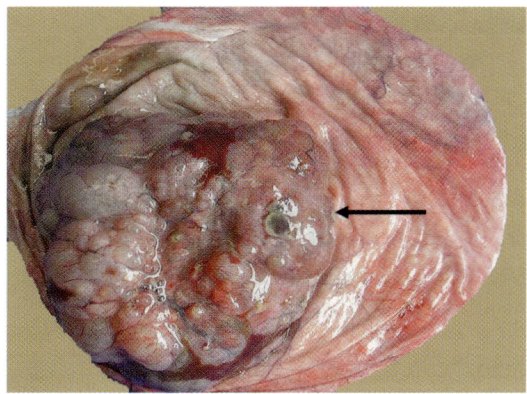

MIK Zystenauskleidung durch schleimbildendes, zervixähnliches oder intestinales Zylinderepithel.

62.4.1.3 Endometrioides Zystadenom

DEF Seltener Ovarialtumor häufig auf dem Boden einer Endometriosis uteri interna.

MAK Ein-, oder beidseitiger Tumor.

MIK Zyste mit Auskleidung durch Endometriumschleimhaut und blutigem Inhalt.

62.4.1.4 Brenner-Tumor

DEF Seltener Zweikomponententumor aus Epithelnestern und Tumorstroma.

MAK Zentimetergroßer solider Tumor.

MIK Aufbau aus folgenden 2 Komponenten:
- Soliden oder kleinzystischen Epithelinseln aus rundlichen, urothelähnlichen Zellen mit kaffeebohnenartigen Kerneinkerbungen,
- kollagenfaserreiches Stroma.

62.4.2 Maligner Epitheltumor

DEF Sammelbegriff für potentiell-maligne und maligne Ovarialtumoren (■ Tab. 62.1) mit epithelialer Differenzierung. 5. häufigster Krebs, 6. häufigste Krebstodesursache der Frau.

KPG Risikosteigerungsfaktoren:
- (Selten) familiäre Veranlagung (Ovarial-Mamma-Karzinom-Familien, Li-Fraumeni-Syndrom) mit Keimbahnmutation der Tumorsuppressorgene BRCA-1 und BRCA-2 (▶ Kap. 16.1.2.3),
- (selten) Gonadendysgenesie,
- Zustände mit ununterbrochener Ovulation wie Nulliparität,
- Langzeitennahme von Ovulationshemmern.

KPG Risikosenkungsfaktoren:
- Zahlreiche Geburten,
- Langzeiteinnahme von Ovulationshemmern,
- niedrig-kalorische Ernährung.

■ **Tab. 62.2.** Pathologische TNM-Klassifikation der Ovarialtumoren

TNM	
pT1	Tumor auf Ovar beschränkt:
pT1a	einseitig, intakte Kapsel
pT1b	beidseitig, intakte Kapsel
pT1c	Kapseldurchbruch, Tumor auf Ovaroberfläche und/oder Peritonealkarzinose
pT2	Tumorausbreitung im Becken:
pT2a	Uterus-Tuben-Befall, kein maligner Aszites
pT2b	andere Beckengewebe, kein maligner Aszites
pT2c	Ausbreitung im Becken, Peritonealkarzinose
pT3	Peritonealmetastase jenseits Becken und/oder LNN-Metastasen:
pT3a	mikroskopische Metastasen
pT3b	makroskopische Metastasen (≤2 cm);
pT3c	makroskopische Metastasen (>2 cm)
pN1	Metastasen in Regional-LNN
LNN: Lymphknoten	

62

62.4.2.1 Niedrigmalignes Karzinom

DEF (Syn.: Karzinome mit niedrigem Malignitäts-potenzial) Gruppenbezeichnung für wenig häufige, sog. Borderline-Tumoren mit Zelltypien ohne Invasionszeichen (▶ Kap. 16.3).

MAK Ähnlich wie die Zystadenome, zusätzlich finden sich papilläre oder blumenkohlähnliche polypöse oder solide Formationen auf der Innen- und/oder Außenfläche. 20% der Fälle metastasieren ins Peritoneum und/oder in Regionallymphknoten.

MIK Tumor aus mehrschichtigem Epithel mit geringen Kernatypien und Einzelmitosen. Selten Mikroinvasion.
- **Seröse Borderline-Tumoren** bilden mehrschichtige Epithelknospen oder dünne Papillen.
- **Muzinöse Borderline-Tumoren** aus Epithelien <4 Zelllagen.

> **Klinik**
>
> 10-Jahres-Überlebenszeit von 70-90%. Heilung durch Staging-Operation (Lymphknoten- samt Adnexentfernung).

62.4.2.2 Hochmalignes Karzinom

DEF Gruppenbezeichnung für wenig häufige invasive und metastasierende Ovarialtumoren.

■ Seröses Adenokarzinom

DEF Häufigstes zystisches und/oder solides, oft beidseitiges Ovarialkarzinom.

MAK Meist mehrere Zentimeter großer, mehrkammerig-zystischer Tumor mit soliden und oberflächlich-papillären Abschnitten. Ein infiltratives Tumorwachstum fällt durch Verwachsungen mit der Umgebung auf. Der Tumor metastasiert v. a. kavitär ins Peritoneum und Netz unter Provokation eines hämorragischen Aszites (▶ Kap. 44.1.1), oft auch lymphogene, selten hämatogene Metastasierung.

MIK Heterogen strukturierter Tumor:
- papillär/tubuläre Partien mit kugelig-verkalkten Papillenabschnitten in Form von Psammomkörpern (▶ Kap. 16.3.4),
- solide undifferenzierte Epithelpartien,
- invasives Tumorwachstum.

> **Klinik**
>
> **Therapieprinzip:** Radikalentfernung von Primärtumor und Metastasen (Debulking) mit adjuvanter Chemotherapie. Bei Expression von Steroidhormonrezeptoren → Hormontherapie.

■ Muzinöses Adenokarzinom

DEF Weniger häufiges, selten beidseitiges, schleimbildendes Ovarialkarzinom.

MAK Bis zu 50 cm großer Tumor mit soliden und zystisch-schleimigen Abschnitten; selten papilläre Abschnitte. Infiltratives Wachstum mit kavitärer Ausbreitung, selten lymphogene Metastasierung.

MIK Tumor mit zystisch/soliden Formationen aus schleimbildendem Epithel, Epithelbreite >3 Zelllagen. Immunprofil: CEA-Expression (▶ Kap. 16.2.6.1).

> **Klinik**
>
> **Therapieprinzip:** wie seröses Adenokarzinom.

■ Endometrioides Karzinom

DEF Wenig häufiges, selten beidseitiges Ovarialkarzinom mit endometriumartiger Histologie und Assoziation mit uteriner Endometriose (▶ Kap. 59.3.1).

MAK Meist solider Tumor.

MIK Wie bei Endometriumkarzinom (▶ Kap. 59.5.1).

> **Klinik**
>
> **Therapieprinzip:** wie seröses Adenokarzinom.

■ Klarzelliges Karzinom

DEF (Syn.: mesonephroides Karzinom) Seltenes, besonders aggressives Ovarialkarzinom mit hellzelligem Aufbau, häufige Assoziation mit Endometriose.

MAK Wie seröses Zystadenokarzinom mit Nekrosen und Blutungen.

MIK Tumor mit trabekulären, zystischen oder papillären Formationen aus glykogenreichen, deshalb hellen Epithelien (▶ Kap. 16.2.3). Typisch sind die sog. hobnail-Zellen (Hufnagel-Zellen), deren große Zellkerne in die Lichtungen der Tumordrüsen hineinragen.

62.4.3 Keimstrang-Stromatumor

DEF (WHO-Bezeichnung: Sex Cord Stromal Tumor) Sammelbegriff für meist gutartige, oft endokrin aktive Ovarialtumoren, die sich über eine »epithelio-mesenchymale Transition« (▶ Kap. 6.3) von den Keimsträngen (sex-cords) und/oder vom Ovarialstroma herleiten.

Je nach dem vom Tumor gebildeten Sexualhormon finden sich folgende Symptome:
- **Hyperöstrogenismus:** Pubertas praecox, postpubertäre Endometriumhyperplasie/-karzinom mit Metrorrhagie,
- **Hyperandrogenismus** mit Virilisierung (selten).

62.4.3.1 Fibrom

DEF Seltener, nahezu ausnahmslos benigner, einseitiger Ovarialtumor aus faserbildenden Spindelzellen.

MAK Kugelig-derber Tumor mit weißlich-beiger Schnittfläche.

MIK Kollagenfaserreicher Tumor mit teilweise wirbelig angeordneten Fibroblasten (▶ Kap. 16.6.1.1).

> **Klinik**
>
> 30% der Fälle ist mit einer Aszitesbildung und nur 1% mit einem Meigs-Syndrom (Aszites und Hydrothorax) assoziiert.

62.4.3.2 Granulosazelltumor

DEF Seltener, potenziell maligner, östrogenproduzierender Ovarialtumor mit zumindest teilweisem Aufbau aus granulosaartigen Zellen.

MAK <15 cm großer, solid-lappig aufgebauter Tumor mit graugelber Schnittfläche, gelegentlich mit regressiv-zystischer Degeneration.

MIK Tumor aus follikulär, trabekulär oder diffus angeordneten, granulosaartigen Zellen mit kaffeebohnenartigen Kerneinkerbungen.
- Mikrofollikuläre Anteile mit Basalmembrandepots und apoptotischen Tumorzellen in Form sog. Call-Exner-Körper (▣ Abb. 62.2),
- makrofollikuläre Anteile mit Ähnlichkeit zu Primärfollikeln,
- trabekulär-diffuses (sarkomartiges) Wachstumsmuster weist auf geringere Differenzierung hin. Immunprofil: Inhibin-Expression (Inhibinserumspiegel als Therapieverlaufsparameter!).

> **Klinik**
>
> Hyperöstrogenismus, Metrorrhagien.

62.4.3.3 Thekoma-/Fibromagruppe

DEF Gruppenbezeichnung für seltene, benigne, meist postmenopausale Ovarialtumoren aus oft östrogenbildenden lutenisierten Theka-interna-ähnlichen Zellen und Fibroblasten.

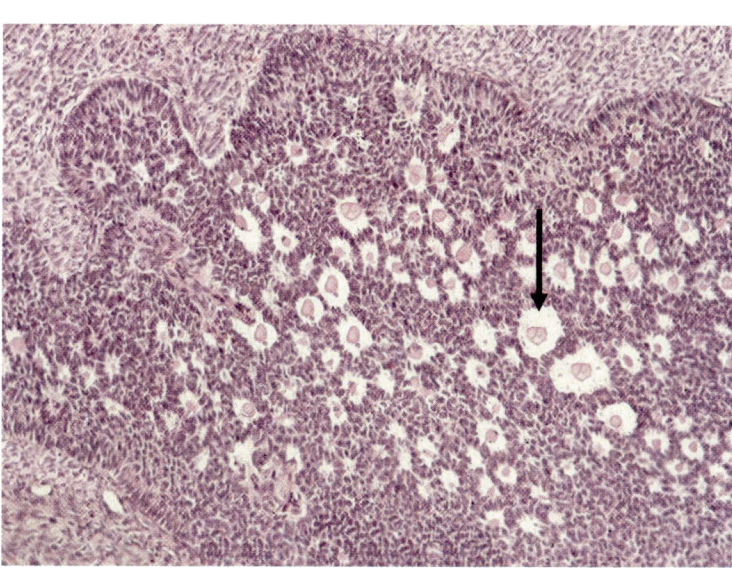

▣ **Abb. 62.2.** Granulosazelltumor des Ovars mit mikrofollikulärem Aufbau der epithelartig dicht gelagerten Tumorzellen. In den Mikrofollikeln finden sich Apoptosekörper in Form der Call-Exner-Korpuskel (Vergr. 50, HE)

62

MAK Kugelig, scharf begrenzter Tumor mit derb-gelber Schnittfläche.

MIK Tumor aus epitheloiden, lipidhaltigen, deshalb hellzytoplasmatischen, von Kollagenfasern umsponnenen Thekazellen in wirbelförmiger Anordnung. Immunprofil: Expression von Vimentin und Inhibin.

> **Klinik**
>
> **Je nach Lebensabschnitt:**
> Prämenopausentumor: (sekundäre) Amenorrhoe.
> Postmenopausentumor: östrogenproliferative Endometriumstimulation → Endometriumhyperplasie → Endometriumkarzinom (▶ Kap. 56.5.1.1).

62.4.3.4 Sertoli-Leydig-Zell-Tumor

DEF (Syn.: Androblastom) Seltener, benigner, oft androgenproduzierender Ovarialtumor junger Frauen aus Sertoli- und/oder Leydig-Zellen.

MAK Kugelige mehrere Zentimeter große Tumoren mit solider/zystischer, graugelber Schnittfläche.

MIK Aufbau aus folgenden Elementen:
- **Sertoli-Zellen** mit blassem Zytoplasma in trabekulär/tubulärer Anordnung,
- **Leydig-Zellen** mit eosinophil-granulärem Zytoplasma in nestförmiger Anordnung,
- **undifferenziertem Stroma**.

Immunprofil: Inhibinexpression in Leydig- und Sertoli-Zellen → serologischer Verlaufsparameter!

> **Klinik**
>
> Bei 80% der Fälle Defeminisierung und Virilisierung. Bei den wenig differenzierten Tumoren kommen gelegentlich Lokalrezidive und Metastasen vor.

62.4.4   Keimzelltumor

DEF Sammelbegriff für Tumoren aus ovariellen Keimzellen mit histologisch äquivalenten Tumoren im Hoden.

62.4.4.1 Teratome

DEF Häufigste Gruppe der Keimzelltumoren (▶ Kap. 54.6.1, ▶ Kap. 16.5).

FPG Nach parthenogenetischer (Jungfernzeugung) Herleitung der Tumorzellen von Keimzellen nach der ersten Meiose entwickelt sich der Tumor aus allen drei Keimblättern.

■ Differenzierte (gutartige) Teratome

DEF Häufige ovarielle Tumorgruppe und häufigster Keimzelltumor.

MAK Meist zystischer bis zu 50 cm großer Tumor mit Talg oder seröser Flüssigkeit als Inhalt. Auf der Schnittfläche findet sich ein sog. Kopfhöcker mit Haaren und/oder Zähnen sowie homogene Abschnitte aus Nervengewebe.

MIK je Differenzierungsvielfalt:
- **Polyphasische** Teratome (meist): Es dominieren differenzierte Gewebe wie Haut samt Anhanggebilden und Fettgewebe sowie andere differenzierte Gewebe.
- **Monophasische** Teratome mit folgenden Differenzierungen eines einzigen Keimblattes:
  - **Epidermiszyste** mit Epidermisauskleidung ohne Hautanhangsgebilde,
  - **Struma ovarii** aus Schilddrüsengewebe,
  - **Karzinoid** aus endokrinem Gewebe (▶ Kap. 72.1.1).

> **Klinik**
>
> Komplikationen: meist Stieldrehung, selten maligne Entartung.

■ Malignes Teratom

DEF Sehr seltener, maligner Ovarialtumor des Jugendalters.

MAK Meist sehr großer, weicher Tumor mit solider oder mikrozystischer Schnittfläche (▶ Kap. 2.2.3.3). Rasches Tumorwachstum, frühe Implantationsmetastasen ins Peritoneum und Omentum. Keine lymphogene Metastasierung.

MIK Tumor besteht aus einem Gemisch wenig-differenzierter Abkömmlinge aller drei Keimblätter und aus embryonalem Gewebe.

> **Klinik**
>
> **Prognose beeinflussende Faktoren**
> **Prinzip:** je größer der Gehalt an unreifem meist neuralem Gewebe, desto höher der Malignitätsgrad.
> Bilaterale Ovarialtumoren sind meist benigne Teratome.

62.4.4.2 Dysgerminom

DEF Insgesamt seltener maligner Ovarialtumor, zweithäufigster Keimzelltumor des jungen Erwachsenenalters aus pluripotenten undifferenzierten Keimzellen, äquivalent zum Hodenseminom. Häufigster Ovarialtumor bei Gonadendysgenesie und X0-Karyotyp.

MAK Mandarinengroße, solid-kugelige, weiche Tumoren mit graugelber Schnittfläche. Lymphogene retroperitoneale Metastasierung.

MIK Analog zum Hodenseminom (▶ Kap. 54.6.1.1).

62.4.4.3 Dottersacktumor

DEF Hochgradig maligner, zweithäufigster, ovarieller Keimzelltumor, äquivalent zum Dottersacktumor des Hodens (▶ Kap. 54.6.1.2).

62.4.5 Metastasen

DEF Wenig häufiger, maligner, sekundärer, meist beidseitiger Ovarialtumor.

FPG Primärtumor: v. a. Endometrium-; Mamma-und Kolorektalkarzinom (▶ Kap. 42.6.2, ▶ Kap. 59.5.1, ▶ Kap. 65.4.3). Eine besondere Form ist der Krukenberg-Tumor.

■ **Krukenberg-Tumor**

DEF Meist von Gastrointestinalkarzinomen ausgehender ovarieller Sekundärtumor.

FPG Tumoröse Siegelringzellen durchsetzen das Ovarialstroma. Sie verändern den »epithelio-stromalen Crosstalk« (▶ Kap. 16.1.1), sodass auch das Stroma proliferiert. Der sekundäre Ovarialtumor wird dadurch rasch größer als der Primärtumor und macht klinisch oft vor ihm auf sich aufmerksam.

✉ **Take-home-message**
Alle bösartigen Ovarialtumoren wachsen frei in die Peritonealhöhle hinein und rufen erst im fortgeschrittenen Stadium klinische Symptome hervor. Deshalb entziehen sie sich einer Frühdiagnostik und damit einer Krebsvorsorgeuntersuchung durch Ultraschall.

63 Plazenta

U.N. Riede, M. Orlowska-Volk

63

Einleitung

Die äußerst gefäßreiche Plazenta ist häufig Durchblutungsstörungen in Form von Infarkten unterworfen. Alle funktionellen Plazentaläsionen führen oft zum Tode der Leibesfrucht. Der Tod der Mutter wird entweder meist nur durch Verletzung der Plazenta während der Geburt mit/ohne disseminierter Intravasalgerinnung oder durch unbehandelte bösartige Plazentartumoren ausgelöst.

63.1 Fehlbildungsmuster

63.1.1 Nabelschnur

63.1.1.1 Verkürzung
FPG-Reaktionsfolge Nabelschnur <30 cm bewirkt eine intrapartale Zugwirkung. Folgen davon:
- Minderdurchblutung mit vorzeitiger Plazentalösung oder
- Uterusinversion (extrem selten).

63.1.1.2 Überlänge
FPG-Reaktionsfolge Nabelschnur >70 cm bewirkt
- einen Nabelschnurvorfall,
- eine Nabelschnurumschlingung,
- eine Nabelschnurknotenbildung.

Es folgt eine fetale Mangeldurchblutung.

63.1.1.3 Falscher Nabelschnurknoten
FPG-Reaktionsfolge Wegen knäuelartiger Gefäßverlängerungen (□ Abb. 63.1) oder herdförmiger Verdickung der Wharton-Sulze weitet sich die Nabelschnur varikös aus.

63.1.2 Amnion

63.1.2.1 Amnionstränge
FPG-Reaktionsfolge Ein- oder Abrisse des Amnions haben Abschnürungen an der Kopf-Nacken-Beuge oder an Extremitäten zur Folge.

63.1.2.2 Amnion nodosum
FPG-Reaktionsfolge Hierbei finden sich knotige Auflagerungen, die aus amorphem Material oder Plattenepithel bestehen. Letzteres entwickelt sich entweder durch Metaplasie des Amnionepithels oder durch Implantation fetaler Epidermis im Rahmen eines chronischen Fruchtwassermangels (Oligohydramnion, ▶ Kap. 15.3.2).

63.1.3 Plazenta

63.1.3.1 Formabweichungen
KPG-Auslösemechanismus Implantation des befruchteten Eies an ungewöhnlicher Stelle.

FPG-Reaktionsfolge je nach Formabweichung:
- Placenta bi-/tripartita mit Mehrfachlappung,
- Nebenplazenta mit Separierung von Hauptplazenta durch einen Eihautsteg.

Dies hat folgende Konsequenzen: Die exponierte Lage der Gefäße bezüglich Geburtskanal bewirken Gefäßeinrisse während der Geburt. Es folgen fetale Blutung und/oder Hypoxie.

63.1.3.2 Zottenreifungsstörungen
DEF Recht häufige, qualitative, quantitative und/oder zeitliche Störung der Zottenverzweigung und der Zottenstruktur.

■ Zottenreifungsverzögerung
DEF (Syn.: Maturitätsarrest) Zottenläsion wegen Verharren der Zottenausreifung in frühem Entwicklungsstadium.

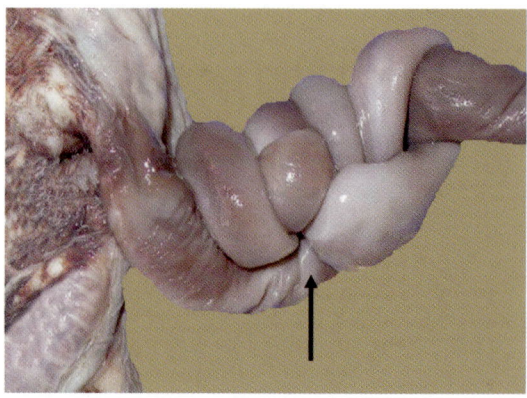

□ **Abb. 63.1.** Nabelschnurknoten knäuelartiger Verlängerung

KPG-Auslösefaktoren
- **Anatomisch:** Eibett-Missverhältnisse, Dysplasie der Nabelschnurarterien,
- **metabolisch:** z. B. Diabetes mellitus (▶ Kap. 8.1.2),
- **infektiös:** Intrauterininfekt,
- **genetisch:** Chromosomenanomalie, Rh-Blutgruppen-Inkompatibilität.

MIK Chorionzotten mit (zu) großem Durchmesser und daher geringer Austauschoberfläche mit hypovaskulär-hydropischem Stroma und hypoplastischem Trophoblastepithel.

■ Zottenfrühreife

DEF (Syn.: Zotten-Prämaturität) Präpartale Zottenausreifung mit Hypervaskularisierung.

KPG-Auslösefaktoren
- Durchblutungsstörung der Plazenta,
- Durchblutungsstörung der Mutter (Raucherin),
- Plazentahypoplasie.

63.2   Fehlfunktionsmuster

63.2.1   Insertionsstörungen

63.2.1.1   Extrauteringravidiät
KPG ▶ Kap. 61.3.3.

63.2.1.2   Placenta praevia
DEF Seltene, atypisch tief im Zervixbereich sitzende Plazenta mit (teilweiser) Bedeckung des inneren Muttermunds.

KPG Eiimplantation im Zervixbereich.

63.2.1.3   Placenta accreta
DEF Gruppenbezeichnung für verschiedene Insertionsformen bei fehlender Dezidua (Placenta accreta, increta und percrecta).

KPG-Auslösemechanismus Bei Läsionen wie Placenta praevia, submukösen Leiomyomen (▶ Kap. 59.1.2) oder Endometriumvernarbungen entwickelt sich die Dezidua nicht regelrecht. Vielmehr sind die Plazentazotten mit dem Myometrium verwachsen und führen zur unvollständigen Plazentaablösung bei der Geburt. Das Resultat sind uterine Blutung und aufsteigender Uterininfekt.

63.2.2   Ablösungsstörungen

63.2.2.1   Abort
DEF Sammelbegriff für insgesamt häufige, spontane oder induzierte Schwangerschaftsbeendigungen bis zur 20. SSW bei einem Fetengewicht <500 g.

KPG Auslöseursachen eines spontan erfolgten Frühaborts:
- **Gestörte Fruchtentwicklung** wegen
  - nicht vererbte, De-novo-Chromosomenanomalien (Trisomie; Triploidie, X0-Zustand),
  - infektiöse Embryopathie mit Rötelnviren, CMV, Listeria monocytogenes (▶ Kap. 15.5).
- **Gestörtes Implantationsbett** wegen
  - Uterinfaktoren (▶ Kap. 57) wie Fehlbildung, Leiomyom, Endometritis (▶ Kap. 59.2),
  - vaskulärer Faktoren wie hypertone oder diabetische Vaskulopathie (▶ Kap. 17.1.1),
  - trophoblastäre Faktoren mit β-HCG-Mangel.
- **Fehlende Immuntoleranz:** fehlende Schutzfaktoren gegen väterliche Fremdantigene.

MIK
- **Spontaner Abort** (Abortkürettage):
  - Hydropische, gefäßlose Zottenumwandlung mit partieller Hyalinisierung oder
  - Entzündungszeichen bei Plazentainfekt.
- **Induzierter Abort** (Abortkürettage): regelrechtes Plazentagewebe und Anteile einer herdförmig nekrotischen Dezidua mit Neutrophileninfiltraten, kein bakterieller Infekt.

63.2.2.2   Vorzeitige Plazentalösung
DEF Teilweise oder vollständige Plazentalösung vor der Geburt mit Entwicklung eines Retroplazentarhämatoms.

KPG-Auslösefaktoren
- **EPH-Gestose** (▶ Kap. 45.3.1.3, ▶ Kap. 49.4.5, ▶ Kap. 63.3.2) mit Läsion der Dezidualgefäße,
- **Vaskulopathien** (▶ Kap. 17),
- **Trauma** (selten).

FPG-Reaktionsfolge Durch eine Plazentalösung mit insuffiziente Uteruskontraktion bleiben die Spiralarterien geöffnet. Dadurch bildet sich ein Retroplazentarhämatom. Die Blutung dringt in die Plazenta ein und komprimiert die Kotyledonen. Sie findet Anschluss an Vagina/Amnionhöhle und dehnt sich aufs Myometrium aus. Dadurch wird mit dem Fruchtwasser auch Thrombokinase in die mütterliche Blutbahn (Fruchtwasserembolie, ▶ Kap. 11.2) eingeschwemmt. Daraus resultiert eine Verbrauchskoagulopathie (▶ Kap. 10.5.3.4).

63

63.3 Fehlzirkulationsmuster

63.3.1 Plazentainfarkt

DEF Infarkt, ▶ Kap. 11.4.1.

KPG-Prädispositionsfaktoren Hypertonie, EPH-Gestose (▶ Kap. 45.3.1.3, ▶ Kap. 49.4.5, ▶ Kap. 63.3.2) und/oder Zigarettenrauchen.

KPG-Auslösemechanismen Störungen des mütterlichen Kreislaufs in Form von Gefäßspasmen mit thrombotischen Verschlüssen drosseln die Perfusion des intervillösen Raumes. Davon können
- die gesamte Plazenta (Totalinfarkt),
- mehrere Plazentabezirke (Gitterinfarkt) oder
- einzelne Kotyledonen (Kotyledoneninfarkt) betroffen sein.

Folgen davon sind, je nach Infarktgröße, Fehlbildungen, Fruchttod.

MAK Die Infarktbezirke sind anfänglich zyanotisch und später wegen der Fibrinablagerung weißlich.

63.3.2 EPH-Gestose

DEF (Syn.: Präeklampsie) Wenig häufiges, variables, schwangerschaftsspezifisches Syndrom mit Ödem (E), Proteinurie (P) und Hypertonie (H) und nachfolgender Plazentainsuffizienz.

KPG-Auslösefaktoren Ungeklärt.

KPG-Auslösemechanismus Aufgrund einer genetisch und/oder immunologisch gestörten Umwandlung des invadierenden Zytotrophoblasten in ein reguläres vaskuläres Plazentabett mit gesteigerter Bildung vasokonstriktiver Faktoren wie Thromboxan und Angiotensin kommt es zu einer uteroplazentaren Ischämie und zu einer nachfolgenden Endothelschädigung. Dies bringt eine Hypertonie und disseminierte Intravasalgerinnung (▶ Kap. 10.5.3.4) mit sich.

FPG-Reaktionsfolge Am mütterlichen Gefäßsystem: Uterusarterienspasmus mit fibrinoider Gefäßwandnekrose und Auslösung eines intimafibrotischen »Obliterationsmusters« (▶ Kap. 2.3.4). Dadurch wird die Durchblutung gedrosselt und bewirkt:
- Retroplazentarhämatom mit vorzeitiger Plazentalösung,
- Plazentainfarkte und
- Obliteration von Stammzottenarterien.

Klinik

Manifestationsformen der Spätgestosen:
- **HELLP-Syndrom** (**H**ypertension, **e**levated **l**iver enzmyes, **l**ow **p**latelets).
- **EPH-Gestose** mit **E**dema, **P**roteinurie, **H**ypertonie
- **Eklampsie** (eklampein, gr. = aufblitzen): schwerste Gestoseform mit:
  - Niere: mikrothrombotischer Glomerulusschlingendefekt → Proteinurie, Hypertonie bis zur Anurie.
  - Gehirn: Perivaskularhämorrhagie → Kopfschmerzen, Augenflimmern, Krampfanfälle → Koma.
  - Leber: akute Fettleber → Ikterus e graviditate (▶ Kap. 45.5.3.2).

63.4 Entzündungsmuster

63.4.1 Akute bakterielle Plazentitis

DEF Gruppenbezeichnung für wenig häufige bakteriell ausgelöste Plazentarentzündungen.

KPG-Prädispositionsfaktoren
- Vorzeitiger Blasensprung,
- langer Geburtsverlauf,
- unsachgemäße Abortinduktion.

KPG-Auslösefaktoren (Meist) E. coli, Staphylokokken, Streptokokken, Gardnerella vaginalis.

KPG-Auslösemechanismen
- Kanalikulär-aszendierend von der Vagina,
- kanalikulär-deszendierend von Salpingitis,
- hämatogen über Mutterblut oder Dezidua.

FPG-Reaktionsfolge Ein bakterieller Infekt löst eine eitrige Eihautentzündung (Chorioamnionitis) aus. Diese greift auf Chorionplatte und Nabelschnur über und kann (extrem selten) zur Fetalsepsis führen.

MAK Sulzig, graugrüne Eihäute.

63.4.2 Listerien-Plazentitis

DEF Seltene bakterielle Plazentaentzündung mit allgemeiner Listeriose.

KPG-Auslösefaktor Listeria monocytogenes.

FPG-Reaktionsablauf Listerienplazentitis mit granulozytär-nekrotischer Zottenentzündung oder mit Bildung abszedierender Mischzellgranulome. Es kann eine tödliche Listerien-Fetopathie (▶ Kap. 15.6.3) folgen.

63.4.3 Toxoplasmose-Plazentitis

DEF Seltene protozoische Plazentitis.

KPG-Auslösefaktor Toxoplasma gondii.

FPG-Reaktionsfolge Diaplazentarer Erregerübertritt mit Auslösung einer lymphohistiozytären Villitis, z. T. mit obliterierender Endangiitis und Ausbildung von Epitheloidzellgranulomen (▪ Abb. 13.11). Erregernachweis als Zysten in den Eihäuten. Es kann eine tödliche Toxoplasmen-Fetopathie (▶ Kap. 15.6.4) folgen.

63.4.4 Röteln-Plazentitis

DEF Seltene virale Plazentitis, oft assoziiert mit Fehlbildungen.

KPG-Auslösefaktor Infektion mit Rubellaviren.

FPG-Reaktionsfolge Eine Infektion im ersten Trimenon führt zu Fehlbildungen (▶ Kap. 15.5.2.4) und Plazentitis. Es folgen Endothel- und Trophoblastenepithelnekrose mit typischen eosinophilen, zytoplasmatischen Viruseinschlusskörperchen. Im Spätstadium findet man eine obliterierende Endangiitis.

63.4.5 Zytomegalie-Plazentitis

DEF Seltene virale Plazentitis.

KPG-Auslösefaktor CMV.

FPG-Reaktionsfolge CMV-Infektion mit Auslösung einer granulo- oder lymphoplasmazellulären Villitis. Sie zeigt charakteristischerweise intranukleäre Viruseinschlusskörperchen in vergrößerten Endothel- oder Stromazellen (»Eulenaugenzellen«). Es kann eine tödliche Zytomegalie-Fetopathie (▶ Kap. 15.6.2) folgen.

63.5 Neoplasiemuster

63.5.1 Nichttrophoblastäre Tumoren

63.5.1.1 Chorangiom
DEF Häufiger benigner Tumor aus herdförmig gewucherten plazentaren Angioblasten nach Art eines Hämangioms (▶ Kap. 20.1, ▪ Abb. 20.2).

MAK Kugeliger, bindegewebig abgekapselter Tumor mit dunkelroten (Kapillarproliferaten) und/oder grauen (soliden Angioblastenproliferaten) Abschnitten. Selten folgt eine lebensgefährliche Blutung.

63.5.2 Trophoblastäre Läsion

DEF (Syn.: gestational trophoblastic diseases) Sammelbegriff für seltene aus Proliferationsstörungen abnormer Trophoblasten und aus echten trophoblastären Tumoren bestehenden Läsionen.

63.5.2.1 Blasenmole
DEF Gruppenbezeichnung für recht häufige Proliferationsstörung des Zyto- und Synzytiotrophoblastepithels mit ödematös-blasiger Zottenauftreibung und präkanzeröser Potenz (▪ Abb. 63.2).

KPG-Prädestinationsfaktoren
- **Alte Erstgebärende**,
- **junge Erstgebärende** mit vorangegangener Blasenmole.

KPG-Auslösemechanismus
- **Komplette Blasenmole:** Befruchtung einer Eizelle ohne funktionierende DNA durch 1 haploides

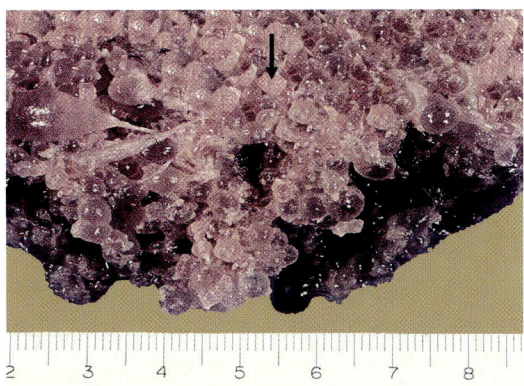

▪ **Abb. 63.2.** Blasenmole mit multizystischem Parenchymdefektmuster (formolfixiert)

63

Spermium oder durch 2 Spermien. Dies bedingt die Bildung eines homo-/heterozygoten väterlichen Genoms.

- **Partielle Blasenmole:** Befruchtung 1 haploiden Eizelle mit 2 haploiden Spermien oder mit 1 meiotisch-unreduzierten, diploiden Spermium. Dies bedingt eine Triploidie.

FPG-Reaktionsfolge Eine abnorme Eizellbefruchtung mit Fehlentwicklung der Zottenendstrombahn bewirkt eine abnorme Tropholastenwucherung mit β-HCG-Bildung (Serumdiagnostik!). Dadurch entstehen bis zu 2 cm große, blasig aufgetriebene, hydropische Zotten mit gefäßlos-ödematösem Zottenstroma. Es wird durch ein stark proliferierendes Trophoblastenepithel mit Kernatypien bedeckt. Als Folge davon ist der Uterus terminadäquat vergrößert. Er zeigt makroskopisch ein multizystisches Parenchymdefektmuster (▶ Kap. 2.2.3.2), dem sonographisch ein sog. Schneeflockenmuster entspricht.

- **Invasive Blasenmole:** In diesem Falle dringen aufgrund einer gestörten »epithelio-mesenchymalen Transition« hydropische Zotten samt proliferierendem Trophoblasten destruktiv ins Myometrium (Diagnose nur am Hysterektomiepräparat möglich!) ein. Es resultiert ein persistierend hoher β-HCG-Titer.

> ✉ **Take-home-message**
> In 15% der Fälle geht die partielle in eine invasive Blasenmole oder in ein Chorionkarzinom über.

63.5.2.2 Gestationales Chorionkarzinom

DEF (Syn.: Chorionepitheliom) Seltener maligner, ins mütterliche Gewebe implantierter kindlicher Tumor aus neoplastisch transformiertem Trophoblastenepithel.

KPG-Prädestinationsfaktoren
- Blasenmole (50%),
- Abort (30%),
- Intrauteringravidität (20%),
- Extrauteringravidiät (2%).

FPG-Reaktionsfolge Der polypöse Tumor besteht aus zottenstromalosen Zytotropho- und Synzytiotrophoblasten. Er bildet exzessiv β-HCG (Serumdiagnostik!) und infiltriert das Myometrium und die Blutgefäße. Dies hat folgende Konsequenzen:
- Tumorschnittfläche: schwammig-hämorrhagisch in einem spongiösen Parenchymdefektmuster (▶ Kap. 2.2.3.3),
- Metrorrhagie während/nach Schwangerschaft,
- Frühmetastasierung nach dem Kavatyp, v. a. in Lungen, Vulva, Vagina.

> **Klinik**
>
> **Therapieprinzip:**
> - (gestationales) postpartales Chorionkarzinom: Vollremission nach Chemotherapie selbst bei ausgedehnten Metastasen.
> - gonadales Chorionkarzinom: schlechte Prognose.

> ✉ **Take-home-message**
> **Faustregel:** gestationale Chorionkarzinome entstehen innerhalb von 2 Jahren nach vorheriger Gravidiät.

Hautorgan

64 Haut

U.N. Riede, M. Braun-Falco

 Einleitung

Das Hautsystem schirmt als äußere Hülle den Organismus gegen von außen einwirkende Noxen und Erreger ab. Es verfügt über ein effizientes Abwehrsystem mit enorm großer Reaktionsoberfläche. Die entzündlichen Abwehrreaktionen laufen in bestimmten Mustern ab, die eine gewisse Zuordnung zur Pathogenese erlauben. Sowie jedoch durch einen solchen Prozess die gesamte Haut zerstört wird, droht Lebensgefahr. Die häufigste chronische Noxe ist die Lifestyle-bedingte Langzeitbesonnung, die über bösartige Hautumoren letal sein kann.

Glossar

Effloreszenzen (Reaktionsmuster): prototypische Hautveränderungen in Form von:
- **Primäreffloreszenz:** unmittelbar durch die Krankheit auf unveränderter Haut hervorgerufene Veränderung.
- **Sekundäreffloreszenz:** durch Weiterentwicklung und/oder durch zusätzliche Schädigung hervorgerufene Veränderung.

Primäreffloreszenz
- **Makula** (Fleck): jede Veränderung der normalen Hautfarbe ohne Konsistenzveränderung und Niveauunterschied.
- **Papel** (Knötchen): erhabene Veränderung <5 mm durch Volumenzunahme der Epidermis und/oder der Dermis ohne makroskopisch sichtbare Flüssigkeitsansammlung in Form eines knotigen »Oberflächenzuwachsmusters« (▶ Kap. 2.2.2.3).
- **Nodus** (Knoten): erhabene Veränderungen >5 mm durch Volumenzunahme der Epidermis und/oder der Dermis ohne makroskopisch sichtbare Flüssigkeitsansammlung (▶ Kap. 2.2.2.3).
- **Plaque** (Platte): flächenhafte, leicht erhabene Veränderung, mit/ohne Hautverdickung in Form eines flächigen »Oberflächenzuwachsmusters« (▶ Kap. 2.2.2.1).

▼

- **Vesikula** (Bläschen): erhabene Veränderung <5 mm wegen makroskopisch sichtbarer Flüssigkeitsansammlung meist innerhalb der Epidermis. Die Bläschen beruhen auf folgenden Mechanismen:
  - **Ballonierung** der (meist viral) geschädigten Epidermiszellen wegen intrazellulärer Ödembildung, dadurch rascher Zelltod mit Zytolyse und nachfolgender Bläschenbildung.
  - **Spongiose** mit schwammartiger Auflösung des Epidermiszellverbandes durch interzelluläre Ödembildung, dadurch Bläschenbildung.
  - **Akantholyse** mit Auflösung der desmosomalen Interzellularkontakte im Bereich der Stachelzellschicht (akanthos, gr. = stachelig) und nachfolgender Flüssigkeitseinlagerung, dadurch Bläschenbildung.
- **Bulla** (Blase): erhabene Veränderung >5 mm wegen makroskopisch sichtbarer Flüssigkeitsansammlung meist in der subepidermalen Hautschicht (intraepidermale Läsionen platzen rasch!), dadurch Blasenbildung (▶ Kap. 2.2.2.2).
- **Pustel**: makroskopisch sichtbare Ansammlung von Eiter (Pus) in der Haut.

Sekundäreffloreszenz
- **Squama** (Hautschuppe): Ablösung makroskopisch sichtbarer Hornzellaggregate.
- **Crusta** (Kruste, Borke, Schorf): an der Hautoberfläche eingetrocknetes Serum mit/ohne Erythrozyten- oder Neutrophilenbeimengung.
- **Erosion:** auf Epidermis beschränkter Substanzdefekt in Form eines erosiven »Oberflächendefektmusters« (◻ Abb. 2.4, ▶ Kap. 2.2.1.1).
- **Exkoriation:** bis ins Stratum papillare reichender Substanzdefekt.
- **Ulkus:** bis in die Dermis reichender Substanzdefekt in Form eines erosiven »Oberflächendefektmusters« (◻ Abb. 2.4, ▶ Kap. 2.2.1.3).

64

64.1   Entzündungsmuster

> **Glossar**
>
> **Akanthose/Akanthom:** proliferative Wucherung des Stratum spinosum (Stachelzellschicht, akanthos, gr. = Stachel)
> **Papillomatose:** proliferativ-papillenartige Epidermiswucherung
> **Orthokeratose:** Verhornung mit Kernverlust
> **Parakeratose:** Verhornung mit Kernerhalt
> **Dyskeratose:** Verhornung einzelner Zellen

Die Darstellung der entzündlichen Hautkrankheiten beschränkt sich im Folgenden auf Hauptvertreter gleichartiger Krankheiten.

64.1.1   Kontaktdermatitis

DEF (Syn.: Kontaktekzem) Häufigste, durch exogene Reize ausgelöste Entzündungsform der Haut mit stereotypem Ablauf.
Modellkrankheit für berufsbedingte, toxische, photoallergische Hautekzeme, sowie für atopische Dermatitis (Neurodermitis, ◘ Abb. 64.1a,b).

KPG-Auslösemechanismus Wenige Stunden nach Exposition mit der entzündungsauslösenden Noxe wandern je nach Auslösemechanismus antigenabhängig oder -unabhängig CD4+-T-Zellen mit Homing-Rezeptoren (▶ Kap. 14) für dermale Kapillarendothelien ins Korium ein und rufen dort ein perivaskuläres Lymphozyteninfiltrat hervor und setzen dabei entzündungsunterhaltende Zytokine frei.

FPG-Reaktionsfolge je nach Stadium:
- **Akute Kontaktdermatitis:** Eine akute Noxenexposition provoziert eine Hautentzündung mit Ausbildung 1–2 mm großer Papeln und spongiosebedingter zentraler Bläschen (Papulovesikel).
- **Chronische Kontaktdermatitis:** Eine chronische Noxenexposition führt reaktiv eine schützende und überschießende Verhornung mit Bildung einer verdickten (kernhaltigen) und unelastischen Hornschicht herbei. Daraus resultiert eine trockene, schuppende Haut mit vergröbertem Hautrelief unter dem Bilde eines verknitterten Seidenpapiers (Lichenifizierung, ◘ Abb. 55.1). Nur geringe Entzündungsreaktion.
- Lokalisation: v. a. im Beugebereich der Extremitäten, Nacken, Hals, Hand-/Fußrücken.

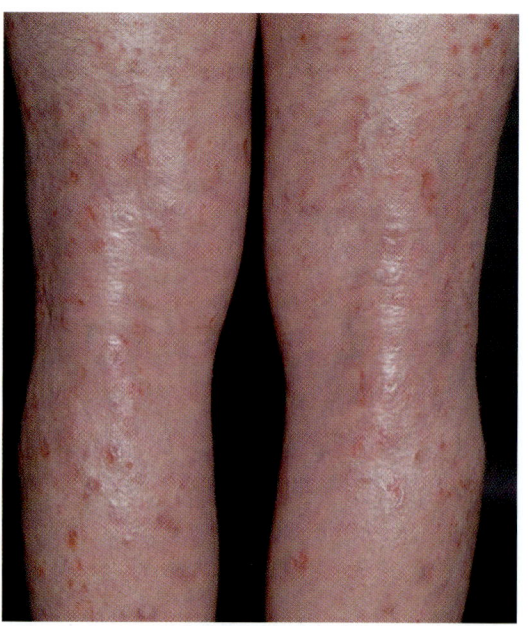
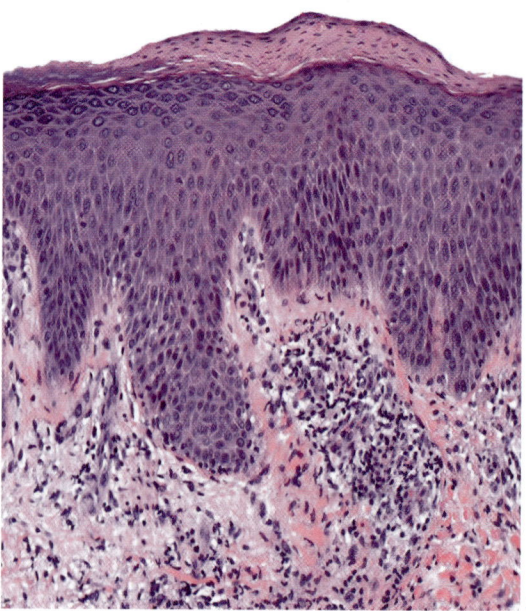

a   b

◘ **Abb. 64.1a,b. a** Neurodermitis mit erosiven Kratzspuren, **b** chronisches Ekzem mit Hautschuppung durch Hyperkeratose und perivaskulär betontem Lymphozyteninfiltrat im Korium (Vergr. 25, HE)

64.1.2 Psoriasis vulgaris

DEF (Syn.: Schuppenflechte) Häufige, erbliche, chronisch rezidivierende Autoimmunkrankheit der Haut mit rötlich schuppenden Plaques (◻ Abb. 64.2a,b). **Modellkrankheit** für psoriasisartige Hautläsionen wie Syphilis und HIV-Infektionen.

KPG-Prädispositionsfaktor HLA-Assoziation.

KPG-Auslösefaktoren
- **Medikamentös:** Betablocker, ACE-Hemmer, Antimalariamittel.
- **Unspezifisch:** Verletzung, Reibung, Sonnenbrand.

FPG-Reaktionsfolge Eine Noxenexposition verursacht epidermale Wundheilungsprozesse ohne Down-Regulation. Dadurch werden lebhaft Entzündungsmediatoren gebildet und die Epidermiszellen proliferieren schlagartig. Dies hat folgende Konsequenzen:
- Hautverdickung durch Epidermisverbreiterung (Akanthose) und ausgezogenen Papillen (Papillomatose).
- Hyperparakeratose: Hautbedeckung durch groblamelläre, silberweiße Hornschuppen mit pathologischer kernhaltiger Verhornung.

Hautinfiltration durch T-Lymphozyten und subkorneal von Neutrophilen in Form sog. Monroe-Abszesse. Nach Abklingen eines Krankheitsschubes ist die Haut wieder normal aufgebaut.
Lokalisation: v. a. an Streckseiten der Extremitäten, Ileosakralregion sowie behaarte Kopfhaut.

64.1.3 Lichen ruber

DEF (Syn.: Knötchenflechte) Wenig häufiges, durch kleine, juckende rötliche Papeln an der Haut und weißliche Streifen (Wickham-Streifen) an den Schleimhäuten charakterisiertes Krankheitsbild.
Modellkrankheit für Arzneimittelunverträglichkeit (▶ Kap. 14.1.4.1), chronische Graft-versus-Host-Krankheit (▶ Kap. 14.1.4.2), zellulär-zytotoxische Autoaggressionsreaktionen (▶ Kap. 14.2.1).

KPG-Auslösefaktor Unbekannt.

KPG-Auslösemechanismus Zerstörung der basalen Epidermis durch zytotoxische T-Zellen.

FPG-Reaktionsfolge Bildung 3–5 mm großer, rötlicher polygonaler Papeln mit netzförmig weißlichem

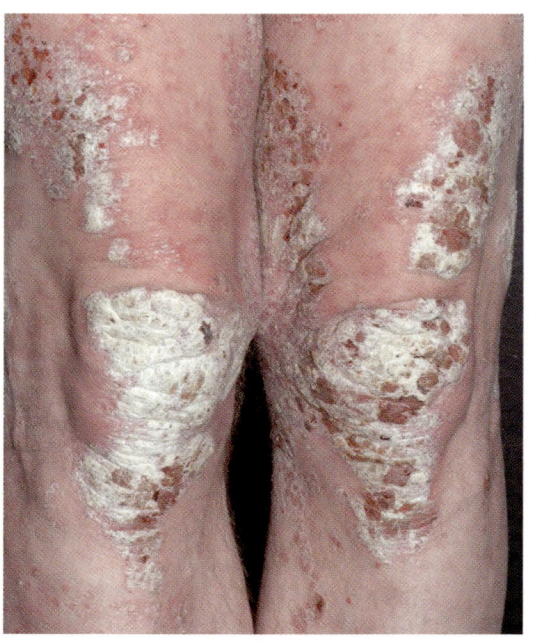
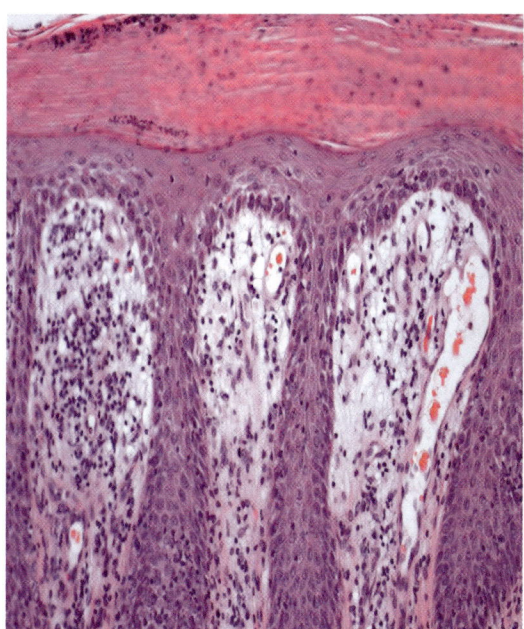

a b

◻ **Abb. 64.2a,b.** Psoriasis **a** typische Lokalisation Kniebereich, **b** lymphozytäres Hautinfiltrat mit Hyperparakeratose und verlängerten Papillen (Vergr. 25, HE)

64

Muster (Wickham-Streifen) v. a. an der Mundschleimhaut (▶ Kap. 2.1.3.3). Dabei zerstört ein bandförmiges Infiltrat aus zytotoxischen T-Zellen an der Grenze zwischen Dermis und Epidermis die Zellen des Stratum basale, sodass sie als kleine eosinophile Körperchen in Form von Civatte-bodies (Apoptosekörper) zurückbleiben. Die Epidermis reagiert darauf mit einer Hyperkeratose und Akanthose in Form sägezahnförmig ausgefranster Papillen (▶ Kap. 55.3.1.1).
Lokalisation: v. a. Beugeseite Handgelenke und Unterschenkel.

64.1.4 Chronisch diskoider Lupus erythematodes (CDSL)

DEF (Syn.: Wolfsröte) Hautmanifestationsform des Lupus erythematodes.
Modellkrankheit für humoral-zytotoxische Autoimmunkrankheiten (▶ Kap. 14.2.1) und Arzneimittelreaktionen.

KPG ▶ Kap. 14.2.1.1.

FPG-Reaktionsfolge Bildung autoreaktiver Antikörper, gegen DNA, RNA sowie assoziierte Proteine v. a. nach UV-Lichtexposition (Photosensibilität!). Dies zieht ein sog. Schmetterlingserythem in Form einer wangenseitigen Hautentzündung, v. a. auf Nasenrücken und Jochbogen (▶ Abb. 14.5) nach sich. Sie beginnt mit rötlichen, flachen Papeln und Plaques bei bandförmiger Immunkomplexablagerung entlang der Basalmembran unterhalb der Epidermis. Dadurch wird die Basalmembran verbreitert und die basalen Epidermiszellen gehen zytolytisch zugrunde. Die Epidermis reagiert darauf v. a. in den Haarfollikeltrichtern mit einer in die Peripherie sich ausdehnenden Hyperkeratose. Im Läsionszentrum wird die Epidermis jedoch atroph und vernarbt. Unbehandelt kann der Entzündungsprozess auch die darunterliegenden knorpeligen Partien von Nase und Ohren zerstören. Um die dermalen Gefäße findet sich ein manschettenförmiges Lymphozyteninfiltrat.

64.1.5 Pemphigus vulgaris

DEF (Syn.: Blasensucht, pemphix, gr. = Blase) Seltene, unbehandelt letal verlaufende, blasenbildende Autoimmundermatose.
Modellkrankheit für blasenbildende Hautkrankheiten, für Autoimmunkrankheiten mit Antikörperbildung gegen zelluläre Adhäsionsmoleküle.

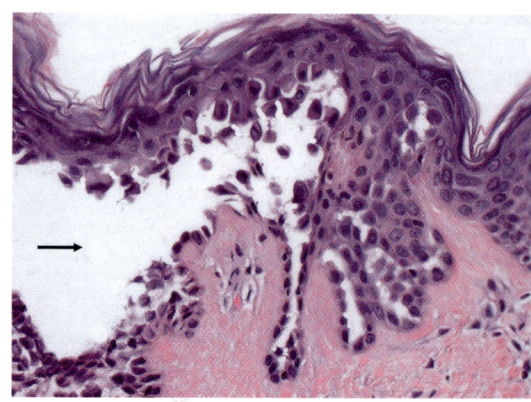

◨ **Abb. 64.3.** Pemphigus vulgaris: intradermale Blasenbildung (Vergr. 50, HE)

KPG-Auslösemechanismus Antikörperbildung (weshalb?) gegen das desmosomale Adhäsionsmolekül Desmoglein-3, das die Zellen der epidermalen Stachelzellschicht zusammenhält. Die Desmoglein-Antikörper aktivieren extrazelluläre Proteasen, sodass die desmosomale Bindung der Keratinozyten untereinander in Form einer sog. Akantholyse aufgehoben wird. Dadurch bilden sich akantholytische Blasen (▶ Kap. 2.2.2.3) oberhalb der Basalmembran (◨ Abb. 64.3).

FPG-Reaktionsfolge Der Krankheitsprozess beginnt meist in der Mundschleimhaut in Form schmerzhafter in Erosionen übergehender Bläschen und schreitet nach Wochen/Monaten zu einem generalisierten Hautbefall mit Bildung schlaffer, serumgefüllter Blasen fort. Nun kann die Epidermis auf dem Korium auch in makroskopisch unverdächtigen Partien verschoben werden (Nikolski-Phänomen). Die intraepidermale Blasenbildung (▶ Kap. 2.2.2.3) beginnt als suprabasale Spaltbildung zwischen Stratum spinosum und Stratum basale, im Blasenlumen finden sich abgerundete Keratinozyten (Pemphiguszellen). Es folgt eine vernarbende Blasenabheilung.

64.1.6 Vasculitis allergica

DEF (Syn.: leukozytoklastische Vaskulitis) Immunkomplexbedingtes einheitliches Reaktionsmuster in Form eines Small-vessel-Disease im oberen Korium der Haut.
Modellkrankheit für Immunkomplexkrankheiten (▶ Kap. 14.1.3), für infektallergische Dermatosen.

KPG-Auslösemechanismus ▶ Kap. 14.1.3, ▶ Kap. 17.4.1.

FPG-Reaktionsfolge Am Anfang steht eine Antigen-Antikörperreaktion mit Präzipitation der Immunkomplexe in Venulen des oberen Koriums. Dadurch gehen die Endothelien zytolytisch zugrunde und es wird intra- und perivaskulär Fibrin abgelagert (fibrinoide Nekrose, ▶ Kap. 5.3), sodass das betroffene Gefäß okkludiert. Folgen davon sind petechiale Hämorrhagien mit rascher Umwandlung in zentral nekrotische Papeln, die später exulzerieren. Durch den Gefäßwandschaden werden zahlreiche Neutrophile angelockt. Sie zerfallen durch die Immunkomplexe apoptotisch (Leukozytoklasie).

64.1.7   Granuloma anulare

DEF (Syn.: Kreisknötchen) Häufige, knötchenförmige Hautentzündung mit umschriebener interkollagener Mukopolysaccharidablagerung und Bevorzugung junger Patienten.
Modellkrankheit für nichtinfektiöse, granulomatöse Hautkrankheiten.

KPG-Auslösemechanismus Unklar.

FPG-Reaktionsfolge Unter einer unauffälligen Epidermis werden saure Mukopolysaccharide zwischen den Kollagenfasern abgelagert (weshalb?). Solche Herde werden von Histiozyten palisadenförmig umlagert, sodass histiozytärer Granulome (▶ Kap. 13.2.2.2) entstehen (weshalb?). Als Folge davon bilden sich v. a. im Hand-/Fußrückenbereich multiple, ringförmig angeordnete, 3–5 mm große Papeln mit zentraler Eindellung.

64.2   Tumorartige Muster

64.2.1   Hautzysten

DEF Sammelbegriff für häufige Zysten mit Horn-, Zellzerfall oder Sekretmaterial als Inhalt.

FPG Die Hautzysten gehen von Epithelien der Epidermis oder der Hautanhangsgebilde aus, können mehrere Zentimeter groß (zystisches Parenchymdefektmuster, ▶ Kap. 2.2.3.2) werden und sind leicht lädierbar. Das rupturbedingt freigesetzte Zystenmaterial löst eine heftige Fremdkörperentzündungsreaktion (▶ Kap. 13.2.2.2) aus, was klinisch als sog. infizierte Zyste imponiert.
   Zur Histogenese und Klinik der Hautzysten, ◘ Tab. 64.1.

64.3   Neoplasiemuster

Die Hauttumoren können von folgenden Zellen ausgehen:
- Keratinozyten → Keratinozytentumoren,
- Zellen der Hautanhangsorgane → Adnextumoren,
- melanozytäres System → melanozytäre Tumoren,
- Zellen des dermalen Stromas → Weichteiltumoren,
- Zellen des kutanen Immunsystems → Lymphome.

◘ **Tab. 64.1.** Histiogenese und Klinik der Hautzysten

Zystentyp	Histiogenese	Lokalisation	1. Zystenwand 2. Zysteninhalt	Klinik
Infundibularzyste	ektatischer Haartrichter	behaarte Haut	1. verhornende Epidermis 2. Hornlamellen	z. T. multipel, Assoziation mit FAP-Syndrom
traumatische Epithelzyste	traumatische Epithelverschleppung	unbehaarte Haut	1. verhornende Epidermis 2. lamelläres Hornmaterial	posttraumatisch, postinflammatorisch
Tricholemmal-Zyste	ektatischer Haarschaft	Kopfhaut	1. verhornende Epidermis ohne Stratum granulosum 2. homogenes Hornmaterial	z. T. multipel, vererbt
Dermoid-Zyste	embryonale Epidermisverschleppung	Kopf-Halsbereich	1. verhornende Epidermis mit Hautanhangsgebilden 2. Haare, Talg	konnatal
duktale Zyste	apokrine Drüsen	Gesichtsbereich	1. multilokulär 2. Sekretmaterial	z. T. multipel
	ekkrine Drüsen	Kopf-Halsbereich	1. unilokulär 2. Sekretmaterial	z. T. multipel

64

64.3.1   Keratinozytentumor

DEF Sammelbegriff für insgesamt häufige, neoplastische, von Epidermiszellen ausgehende Läsionen.

64.3.1.1   Verruca

DEF (Syn.: Warzen) Gruppenbezeichnung für häufige, infektiöse, HPV-induzierte Epitheltumoren.

KPG-Auslösemechanismus je nach HPV-Typ bedingter Tumorigenität (▶ Kap. 16.2.1.1):
- Infektion mit Low-risk-Viren (HPV Typ 6, 11): Spontanregressionstendenz der Warzen,
- Infektion mit High-risk-Viren (HPV Typ 16,18): Progressionstendenz der Warzen zu invasivem Karzinom.

FPG-Reaktionsfolge Je nach Virusunterart und Entstehungsort (◘ Tab. 64.2) entstehen andersartig gestaltete Warzen. Bei allen viral-induzierten Warzen ist das Epithel massiv verbreitert und ortho-parakeratotisch bedeckt. In den oberen Granulosaschichten enthalten die Keratinozyten meist parakristalline Virushaufen in Form basophiler Einschlusskörperchen.

64.3.1.2   Akanthome
■ Seborrhoische Keratose

DEF (Syn.: seborrhoische Warze, senile Warze) Sehr häufiger, benigner Tumor aus epidermalen Keratinozyten älterer Patienten.

FPG-Reaktionsfolge Im Rahmen einer spontanen oder paraneoplastischen, klonalen Keratinozytenproliferation im Bereich von Stamm, Armen und Gesicht entstehen solide, plattenartige Zellwucherungen mit exzessiver, pseudozystenartig einstülpender Oberflächenverhornung, mit variierender Melaninbeladung der untersten Zellschicht und entsprechender Braunpigmentierung (▶ Kap. 3.6.1.2).

■ Keratoakanthom

DEF Häufige, schnell wachsende, benigne Neoplasie mit der Histologie eines gut differenzierten Plattenepithelkarzinoms mit Bevorzugung der behaarten Haut und Selbstheilungsneigung.

KPG-Auslösemechanismen
- **Spontan** (ungeklärt) meist!,
- **exogene Noxen:** UV-Exposition, HPV-Infektion,
- **genetisch:** erblich in Kombination mit Kolorektalkarzinom (▶ Kap. 42.6.2).

FPG-Reaktionsfolge Rasch entstehende Neoplasie der Haarfollikelepithelien mit Bildung eines exo-endophytisch wachsenden hautfarbenen Tumors mit zentralem, epithelumsäumtem Krater, der Hornmassen und Zellschutt enthält. Der untere Tumorrand ist mitosereich und entzündlich demarkiert. Er infiltriert nicht das darunterliegende Stroma.

64.3.1.3   Intraepidermale Neoplasien
■ Aktinische Keratose

DEF (Syn.: senile Keratose) Häufige, lokalisierte intraepidermale Keratinozytenproliferation nach UV-Exposition.

KPG-Auslösemechanismus je nach Patientenalter:
- **Alte Patienten:** UV-Langzeitexposition (▶ Kap. 16.2.4.2).
- **Junge Patienten:** UV-Kurzzeitexposition mit DNA-Reparaturdefekten wie Xeroderma pigmentosum (Mondscheinkrankheit: erbliche UV-Empfindlichkeit) → frühzeitige multiple Hautkarzinom- und Melanom-Bildung (▶ Kap. 16.1.2).

FPG-Reaktionsfolge Multifokale, klonale Proliferation atypischer Keratinozyten in der basalen Epidermisschicht, auf sonnenexponierter Haut (Gesicht, Unterlippe, Handrücken) und in Form flacher, hyperparake-

◘ **Tab. 64.2.** Histogenese und Klinik der Hautwarzen

Warzentyp	HPV-Typ	Zytopathischer Effekt	Histologie	1. Lokalisation 2. Makroskopie
Verruca vulgaris	Typ 2,4	verklumptes Keratohyalin	Hyperparakeratose, Akanthose, Papillomatose	1. v. a. Finger, Handrücken 2. hyperkeratotische Papel
Verruca plantaris	Typ 1	scholliges Keratohyalin, basophile Kerninklusionen, Koilozytose	Hyperparakeratose, Akanthose, Papillomatose	1. palmoplantar 2. hyperkeratotische Papel (Dornwarze)
Verruca plana	Typ 3	korbgeflechtartige Hornschicht, Koilozytose	Hyperkeratose, Akanthose ohne Papillomatose	1. Gesicht, Handrücken 2. hyperkeratotische Papel (Flachwarze)

ratotisch-schuppender Flecken. Diese werden nach monatelanger Wucherung höckerig-warzig. Je nachdem Vorherrschen der Proliferation, Apoptose oder Epithelkontaktstörung entwickeln sich hypertrophe, atrophe oder akantholytische Varianten. Unbehandelt geht die aktinische Keratose in etwa 10% der Fälle in ein invasives Plattenepithel- oder Basalzellkarzinom (▶ Kap. 64.2.2.4) über.

■ Morbus Bowen

DEF Wenig häufige Form eines plattenepithelialen Carcinoma in situ der Haut und der mukokutanen Übergangszone (Frühform des sog. hellen Hautkrebses).

KPG-Prädilektionsstellen
- Unbehaarte Haut (v. a. Kopf-Halsregion),
- Anogenitalregion.

KPG-Auslösefaktoren
- Meist unbekannt,
- Sonnenexposition, UV-B-/PUVA-Therapie,
- Arseningestion (Quellwasser),
- Assoziation mit HPV Typ 15,16.

FPG-Reaktionsfolge Durch eine Noxenexposition entsteht eine plaqueförmige Wucherung atypischer aneuploider Stammzellen der äußeren Haarschaftschicht. Sie durchsetzen die gesamte Epidermisschicht. Dazwischen finden sich dyskeratotische Zellen und bizarre (aneupolyploide) Monsterzellen. Nach jahrelangem Verlauf geht der Morbus Bowen obligat in ein invasives Plattenepithelkarzinom über.

64.3.1.4 Maligne Keratinozytentumoren
■ Basalzellkarzinom

DEF Gruppenbezeichnung für häufigste, maligne Hauttumoren mit charakteristischer lobulärer oder strangförmiger Anordnung basaloider Epidermiszellen der Zellneubildungszone.

KPG-Prädestinationsfaktoren Hellhäutigkeit.

KPG-Auslösemechanismen
- **Sporadische Fälle:** UV-bedingte Mutationen in bestimmten Tumorsuppressorgenen wie PTCH-Gen mit SHH-Genproduktbindung (sonic-hedgehog-Gen) und PTCH-Gen, welches u. a. auch die Differenzierung der pluripotenten basalen Stammzellen zu Zellen des Haarfollikelapparates dirigiert (▶ Kap. 15.2.6, ▶ Kap. 16.7).
- **Hereditäre Fälle** mit somatischen Mutationen dieser Suppressorgene (Gorlin-Goltz-Syndrom: Syn-

drom mit multiplen Basalzellkarzinomen, Kiefer-Keratozyste und Fehlbildungen) oder mit familiär defekter DNA-Reparatur (Xeroderma pigmentosum, ▶ Kap. 64.3.1.3). Es resultieren multiple Basalzellkarzinome.

FPG-Reaktionsfolge Neoplasiefrühmanifestation als Proliferationsknospe mit palisadenartiger Ausrichtung der peripheren Tumorzellen zum Stroma hin aus. Sie induzieren über den Stammzellfaktor (c-kit) ein desmoplastisch wucherndes Stroma. Daraus resultieren folgende Wachstumsmuster:
- **Superfizielles Basalzellkarzinom:** Prädilektionsstelle: Rumpfhaut. Tumorzusammensetzung aus mehreren, nur teilweise miteinander anastomosierenden Proliferationsknospen, nur oberflächlich infiltratives Wachstum.
- **Noduläres Basalzellkarzinom:** Prädilektionsstelle: Gesicht. Häufigster Typ meist aus soliden Tumorzellkomplexen mit vorwiegend exophytischem Wachstum (◘ Abb. 64.4a, b).
- **Infiltrierendes Basalzellkarzinom:** Prädilektionsstelle: oberer Rumpf, Gesicht. Tumor mit desmoplastischer Stromawucherung und endophytischem Wachstumsmuster. Die Tumorzellkomplexe sind in schmale Zellstränge zergliedert. Große Infiltrations- und Rezidivneigung, deshalb großer Sicherheitsabstand bei Exzision.
- **Fibroepitheliales Basalzellkarzinom:** Prädilektionsstelle: Rücken. Tumor mit netzartiger Zergliederung durch Stromawucherung.

■ Plattenepithelkarzinom

DEF (Syn.: Spinaliom, sog. weißer Hautkrebs) Gruppenbezeichnung für häufigste, von den Keratinozyten ausgehende, invasive Hautkarzinome (◘ Tab. 64.3) mit variabler plattenepithelialer Differenzierung und meist guter Prognose.

◘ **Tab. 64.3.** Pathologische TNM-Klassifikation der Hautkarzinome

TNM	
pTis	Carcinoma in situ
pT1	Tumor ≤2 cm
pT2	Tumor >2 cm ≤5 cm
pT3	Tumor >5 cm
pT4	Tumor infiltriert tiefe Extradermalstrukturen
pTN1	Metastasen in Reginoal-LNN
LNN: Lymphknoten	

64

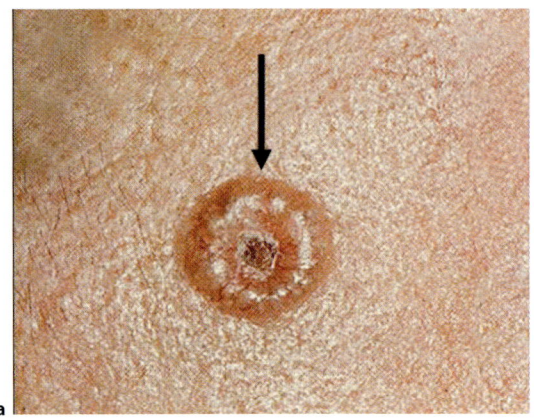
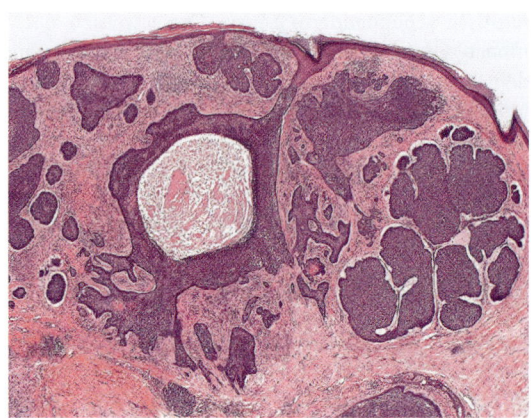

◻ **Abb. 64.4a,b.** Noduläres Basalzellkarzinom **a** Makroskopie, **b** Histologie (Vergr. 25, HE)

KPG-Auslösefaktoren
- **Aktinisch:** UV-Exposition, Bestrahlungstherapie (▶ Kap. 16.2.4.2),
- **chemisch:** Mineralöle, Teer, Arsen (▶ Kap. 16.2.1.1),
- **chronisch-traumatisch:** (Dekubital-)Ulzera, fistelnde Osteomyelitis (▶ Kap. 77.4), Verbrennungsnarben (▶ Kap. 13.3.2),
- **viral:** HPV-Infektion bei Immunsuppression (▶ Kap. 16.2.2.1).

KPG-Auslösemechanismen Kumulative Mutationen von Tumorsuppressorgenen (wie TP53) und Apoptosehemmgenen wie BCL-2 (▶ Kap. 27.3.2.2).

FPG-Reaktionsfolge Auf dem Boden einer Dauerproliferation mit Tumorzellimmortalisierung und Einleitung der »epithelio-mesenchymalen Transition« (▶ Kap. 6.3) bildet sich ein unscharf begrenzter derber Tumorknoten mit oberflächlicher Ulzeration und Umgebungsverwachsung. Wenn der Tumordurchmesser kleiner als 2,0 cm ist, metastasiert er selten und dann recht spät lymphogen in die Abflusslymphknoten.

MIK ▶ Kap. 16.9.1, ◻ Abb. 16.19.

64.3.2 Adnextumoren

DEF Sammelbegriff für seltene Tumoren, die sich von folgenden Differenzierungsstufen der Hautanhangsgebilde herleiten
- Haarwurzel und -scheide,
- Schweißdrüse und Ausführungsgänge,
- apokrinen Duftdrüse.

64.3.3 Melanozytäre Tumoren

> **Glossar**
>
> **Nävuszellen:** oft in »Nestern« zusammenliegende Zellen gutartiger melanozytärer Tumoren ohne histologisch erkennbaren Dendriten (Zellausläufer)
> **Sog. genestete Zellen** (engl. nesting): melanozytäre Gruppenbildung
> **Lentigo:** linsengroßer Pigmentfleck
> **Lentiginöse Hyperplasie:** proliferative Verlängerung der epidermalen Reteleisten
> **Pagetoides Wachstum:** Tumorzellen breiten sich in schrotschussartiger Verteilung horizontal in der Epidermis aus.

DEF Sammelbegriff für immer häufiger werdende Tumoren, die sich von den melaninbildenden Zellen (Melanozyten) herleiten und als Klone von der Neuralleiste in die Epidermis und die Haarfollikel einwandern.

> **Klinik**
>
> **ABCD-Regel** der melanozytären Tumoren: Jeder Pigmentfleck, der durch folgende Merkmale auffällt, muss dermatologisch und histologisch untersucht werden:
> - **A** → Asymmetrie der Läsion,
> - **B** → Begrenzung der Läsion unregelmäßig,
> - **C** → Colorierung (Pigmentierung) unregelmäßig,
> - **D** → Durchmesser der Läsion >6 mm.

64.3.3.1　Lentigo simplex

DEF Häufige, nichttumoröse, pigmentierte Proliferation epidermalen Melanozyten in Kombination mit hyperplastischen Reteleisten.

FPG-Reaktionsfolge Bereits im Kleinkindalter auftretende Melanozytenvermehrung in der epidermalen Basalzellschicht mit lentiginöser Hyperplasie unter dem Bilde eines scharf begrenzten, braunschwarzen, Flecks < 5mm. Er entwickelt sich bis ins frühe Erwachsenenalter zu melanozytischen Nävi weiter; teils Läsionsrückbildung.

64.3.3.2　Melanozytische Nävi

DEF (Syn.; Nävus, lat. = Muttermal) Sammelbegriff für sehr häufige, benigne aus Nävuszellen aufgebaute Pigmenttumoren.

> ✉ **Take-home-message**
> **Faustregel:** Je größer die Nävizahl, desto höher die Genominstabilität (▶ Kap. 16.1) des melanozytären Systems, desto höher das Entartungsrisiko.

■ Erworbener Melanozytennävus

DEF Gruppenbezeichnung für im Verlaufe des Lebens metachron auftretende Melanozytennävi.

FPG Lebenszyklus eines Melanozytennävus:
- **Kindesalter:** Intraepidermale Nävuszellproliferate an der dermalen Grenzfläche bilden einen sog. Junktionsnävus. Später »tropfen« die Nävuszellen ins Stratum papillare ab und bilden einen sog. Compound-Nävus.
- **Erwachsenenalter:** Jetzt liegen die Nävuszellnester nur noch in der Dermis. Sie bilden einen sog. dermalen Nävus.

MAK (Meist) multiple bis zu 6 mm große, erhabene und scharf begrenzte Tumoren mit altersbedingtem Pigmentverlust.

MIK Tumor aus genesteten und strangförmig angeordneten Zellen in altersentsprechenden Hautetagen. Sie werden gegen die Tiefe der Dermis kleiner (vertikale Maturation).

■ Kongenitaler Melanozytennävus

DEF Seltenere, angeborene Nävusvariante als potenzielle Melanomvorläufer.

MAK Unterschiedlich braune, oft behaarte (Tierfellnävus) Tumoren, die Kleidungsstückgröße (Badehosen-Nävus) erreichen können.

■ Blauer Nävus

DEF Wenig häufiger, benigner intradermaler Melanozytentumor.

MAK Schwarz-blaues, flaches, glattes Knötchen.

MIK Tumor aus spindeligen und/oder dendritischen, nicht genesteten, durch Kollagenfasern voneinander separierten Melanozyten in der Dermis (▶ Kap. 3.2.1.4). Höchst seltene maligne Entartung.

64.3.3.3　Malignes Melanom

DEF (Syn.: sog. schwarzer Hautkrebs) Sammelbegriff für häufige bösartige Tumoren epidermaler Melanozyten mit zunehmender Inzidenz, ausgehend meist von der Haut, selten von hautnahen Schleimhautregionen, von der Uvea und Iris sowie von den Meningen (▣ Tab. 64.4).

> ✉ **Take-home-message**
> 9.-häufigster Krebs, 16.-häufigste Krebstodesursache beim Mann, 7.-häufigster Krebs, 18.-häufigste Krebstodesursache bei der Frau.

KPG-Prädispositionsfaktoren Allen Subtypen (außer: akral-lentiginöses Melanom) sind folgende UV-Expositionsformen mit entsprechender Feldkanzerisierung (▶ Kap. 16.2.1.2) gemeinsam:
- **Geringe UV-Dosen** bei vermehrter UV-Sensibilität v. a. bei Patienten mit heller Haut und roten Haaren (Phäomelanin) bewirken eine Chromosomenbrüchigkeit.
- **Hohe rezidivierte UV-Dosen** (Lifestyle-Bräunung) bei normaler Haut.

FPG-Reaktionsfolge Nach maligner Transformation und proliferieren atypische Einzelmelanozyten in Form kleiner Zellnester (sog. nesting) als In-situ-Läsion. Die Tumorzellen durchlaufen zunehmend eine »epitheliomsenchymale Transition« (▶ Kap. 6.3) und breiten sich horizontal in der Epidermis aus (radiäre Wachstumsphase). Schließlich bricht der Tumor durch Basalmembran durch und die Tumorzellen breiten sich vertikal und invasiv aus und bilden so einen Tumorknoten (vertikale Wachstumsphase).

Die malignen Melanome metastasieren primär lymphogen in kontributäre Lymphknoten, deshalb di-

64

□ Tab. 64.4. Pathologische TNM-Klassifikation der Hautmelanome	
TNM	
pTis	Melanoma in situ (in Epidermis: Clark-Level I)
pT1a	Tumordicke ≤1 mm (in papillärer Dermis: Clark-Level II, oder durch papillär-retikuläre Dermis-grenze: Clark-Level III), ohne Ulzeration
pT1b	Tumordicke ≤1 mm (Clark-Level III) oder in retiku-lärer Dermis (Clark-Level III) oder mit Ulzeration
pT2a	Tumordicke >1 mm ≤2 mm, ohne Ulzeration
pT2b	Tumordicke >1 mm ≤2 mm, mit Ulzeration
pT3a	Tumor >2 mm ≤4 mm, ohne Ulzeration
pT3b	Tumor >2 mm ≤4 mm, mit Ulzeration
pT4a	Tumordicke >4 mm (in Subkutanfett: Clark-Level V), ohne Ulzeration
pT4b	Tumordicke >4 mm, mit Ulzeration.
pN1	Metastasen in Regional-LNN
pN2	Metastasen in 2–3 Regional-LNN oder Satelliten-/In-transit-Metastasen ohne LNN-Metastasen
pN3	Metastasen in 4 Regional-LNN oder Satelliten-/In-transit-Metastasen
pM1a	Hautmetastasen oder Metastasen in Extraregional-LNN
pM1b	Lungenmetastasen
pM1c	Fernmetastasen anderer Lokalisation
LNN: Lymphknoten	

agnostische Exstirpation des sog. Sentinel-Lymphkno-tens (▶ Kap. 16.1.4.1) in der jeweiligen drainierenden Lymphknotenregion bei Patienten mit mittel bis hohem Metastasierungsrisiko (Clark-Level II oder Tumor-dicke über 0,75 mm). Später metastasieren sie hämato-gen v. a. in Lunge, Leber, Knochen. Die Metastasierungs-neigung in die Haut (wegen Dermatotropismus der Melanozyten) führt

- zu sog. **Satellitenmetastasen** in Form von ≤2 cm vom Primärtumor entfernten Absiedelungen und/oder
- zu sog. **In-transit-Metastasen** in Form von >2 cm vom Primärtumor entfernten, aber nicht jenseits der Regionallymphknoten gelegenen Absiedelungen.

Bei massiver Tumorzellstreuung werden die betrof-fenen Organe diffus braun-schwarz verfärbt (Tumor-melanose, □ Abb. 3.18). Nach entsprechendem Tumor-zerfall wird Melanin freigesetzt und gelangt ins Blut.

Je nach Vorschädigung und Wachstumsmuster und Lokalisation unterscheidet man folgende Melanom-formen.

■ Superfiziell spreitendes Melanom (SSM)

DEF Häufigster Melanomsubtyp in radiärer Wachs-tumsphase und günstiger Prognose.

KPG-Prädestinationsfaktoren (Ungeklärt!):
- Besonnungsexzesse in Kindheit,
- Lifestyle-Bräunung im Erwachsenenalter.

FPG-Reaktionsfolge Langdauernde horizontale Wachs-tumsphase. Erst nach Jahren setzt die vertikal-invasive Wachstumsphase mit Tumorknotenbildung und er-höhtem Metastasierungsrisiko ein.
Lokalisation: alle Körperstellen (außer Handteller und Fußsohlen) und UV-exponierte Hautstellen (Mann: Rücken, Frau: Waden).

MAK Pigmentierte, leicht erhabene, >6 mm große Ma-kula, z. T. mit partieller (immunologisch bedingter) Tumorregression.

MIK Tumor aus atypischen einzelnen oder genesteten Melanozyten mit horizontalem, meist pagetoidem Wachstum (▶ Kap. 16.9.2) in der Epidermis.

■ Noduläres Melanom (NM)

DEF Zweithäufigster Melanomsubtyp in ausschließlich vertikaler Wachstumsphase und dickenabhängiger Prognose.

KPG-Prädestinationsfaktoren
- Lifestyle-Bräunung,
- präexistente (multiple) Melanozytennävi,
- präexistente atypische Nävi,
- familiäres Melanomsyndrom,
- Xeroderma pigmentosum (▶ Kap. 64.3.1.3),
- Immunsuppression.

FPG-Reaktionsfolge Rasch einsetzende vertikale Wachstumsphase (endo- und exophytisch) unter Über-springung der horizontalen Wachstumsphase.
Lokalisation: alle Körperstellen.

MAK Unterschiedlich intensiv pigmentierter, scharf begrenzter, >6 mm großer Knoten mit Ulzerationsnei-gung (□ Abb. 3.15).

MIK Tumor aus atypischen epitheloiden oder globo-iden Zellen und scharfer seitlicher Begrenzung, oft lymphozytäre Demarkierung.

▪ Lentigo-maligna-Melanom (LMM)

DEF Seltenerer Melanomsubtyp der UV-geschädigten Haut in überwiegend horizontaler und beginnend vertikaler Wachstumsphase.

FPG-Reaktionsfolge Auf eine UV-expositionsbedingte Tumorentstehung folgt eine (oft) jahrelang anhaltende, initiale horizontale Wachstumsphase unter dem Bilde eines in-situ-Melanoms mit großflächiger Tumorausbreitung. Später durchbricht der Tumor die epidermale Basalmembran, nun setzt die vertikale Wachstumsphase ein.
Lokalisation: UV-exponierte Haut, v. a. Gesicht.

MAK Breiter Fleck in sonnengeschädigter Haut mit diskontinuierlicher Pigmentierung und unregelmäßiger Begrenzung (◘ Abb. 64.5a,b).

MIK Tumor aus atypischen, unregelmäßig genesteten Melanozyten mit intraepidermaler, z. T. pagetoider Ausbreitung entlang der Grenzfläche zur Dermis, beginnende Dermisinfiltration in die atrophe Haut mit aktinischer Elastose.

▪ Akral-lentiginöses Melanom (ALM)

DEF Häufigster Melanomsubtyp der schwarzen und asiatisch-farbigen Bevölkerung in der akralen Epidermis mit horizontalem Wachstumsmuster und schlechter Prognose.

KPG-Prädispositionsfaktoren Keine Vorläuferläsionen, keine UV-Vorschädigung.
Lokalisation: Handteller, Fußsohlen, Nagelorgan.

MAK Der Tumor beginnt als pigmentierte Makula, später folgt ein destruktives Dickenwachstum mit hoher Lädierbarkeit.

MIK Tumor aus atypischen einzelnen und genesteten Melanozyten unter einer kompakten Hornschicht, Infiltration der Schweißdrüsenausführungsgänge.

Klinik		

Prognose beeinflussende Faktoren
- Wachstumsgeschwindigkeit und damit Eindringtiefe des Melanoms in die Haut:
  - **Günstiger:** frühe, dünne und oberflächliche Melanome.
  - **Schlecht:** späte, dicke und tiefe Melanome.
- TNM-Stadium des Hautmelanoms.

▼

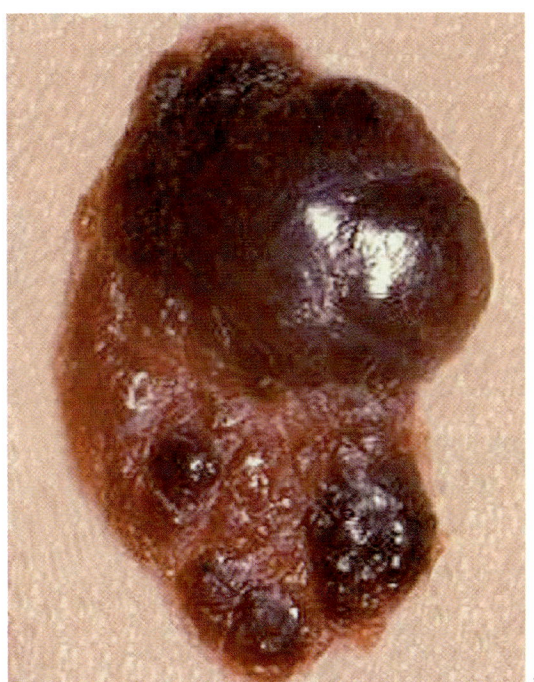

a

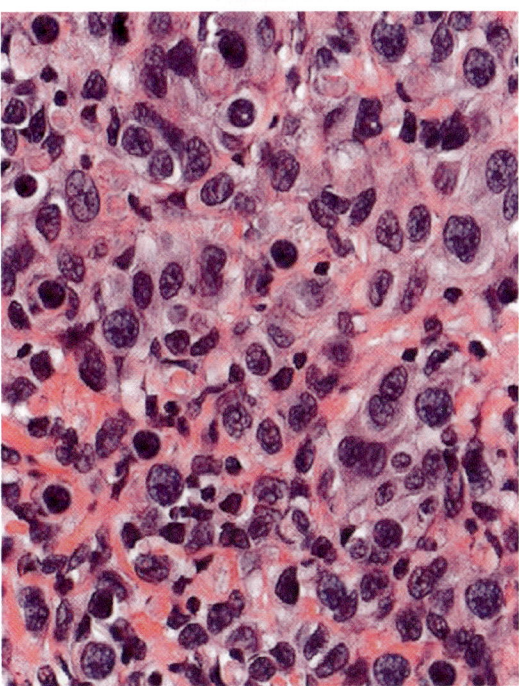

b

◘ **Abb. 64.5a,b.** Lentigo maligna Melanom: **a** mit flächig-horizontaler Ausdehnung und Ausbildung knotiger Anteile und **b** aus epitheldicht gelagerten Tumorzellen (Vergr. 25, HE)

- Geschlecht: Frauen schlechter als Männer.
- Lokalisation: Extremitätenmelanome schlechter als Rumpf-/Kopfmelanome.
- Destruktion: nicht ulzerierte Melanome besser als ulzerierte Melanome.

> ✉ **Take-home-message**
> Es gibt keine gesunde Bräunung der Haut.
> Die Haut vergisst nicht. Jede Hautschädigung bleibt in ihrem DNA-Gedächtnis.

Klinik

Diagnoseunsicherheit: Hautmelanome werden von Hausärzten oft in ihrer Dignität unterschätzt.

64.3.4 Dermale Stromatumoren

Neben den in anderen Kapiteln bereits besprochenen Gefäßtumoren, glattmuskulären Tumoren und neuralen Tumoren wird auf folgende Tumoren näher eingegangen (◘ Tab. 64.5):

64.3.4.1 Dermatofibrom

DEF (Syn.: fibröses Histiozytom) Gruppenbezeichnung für sehr häufige, gutartige, nicht abgekapselte Tumoren aus spindelig-rundlichen Zellen mit variabler Kollagen- und Entzündungszellbeimischung.

KPG-Auslösemechanismus Ungeklärt. Multiples Vorkommen bei Autoimmunkrankheiten und Immunsuppression und AIDS (▶ Kap. 14.2, ▶ Kap. 14.3.4).

◘ **Tab. 64.5.** Pathologische TNM-Klassifikation kutaner Weichteiltumoren

TNM	
pT1	Tumor <5 cm
pT1a	oberflächlicher Tumor
pT1b	tiefer Tumor
pT2	Tumor >5 cm.
pT2a	oberflächlicher Tumor
pT2b	tiefer Tumor
pN	Metastasen in Regional-LNN
LNN: Lymphknoten	

MAK Rundlich, anfänglich rötliche, später bräunliche Papeln in der Dermis, ohne scharfe Begrenzung.

MIK Tumoren aus spindelig-rundlichen Zellen mit wirbelförmiger Durchflechtung, mit Beimengung dünnwandiger Kapillaren und Siderophagen und mit reaktiv-akanthotischer Epidermishyperplasie.

64.3.4.2 Dermatofibrosarcoma protuberans (DFSP)

DEF Seltener fibroblastärer Tumor der Dermis-Subkutis nach Art eines oberflächlichen Low-grade-Sarkoms und charakteristischer CD-34-Expression.

KPG-Auslösemechanismus Durch eine t(17;22) Translokation fusioniert eine PDGF-Kette mit einer Kollagen-Typ-I-Kette zu einem chimären COL1A1-PDGFB-Gen und bedingt eine Dauerproliferation. Lokalisation: v. a. Schulter-Stammbereich.

MAK Mehrere Zentimeter große, rötliche Krustenplatte mit daraus hervorgehendem Tumorknoten mit grauweißer Schnittfläche. Der Tumor liegt größtenteils unter dem Hautniveau (Eisbergtumor), deshalb besteht die Gefahr einer unvollständigen Resektion. Er wächst langsam und invasiv, metastasiert selten und ist rezidivfreudig.

MIK Tumor aus gering polymorphen und gering mitotisch aktiven Fibroblasten mit spiralnebel- oder strohmattenförmigem Muster (storiformes Muster, ▶ Kap. 16.6).

64.3.4.3 Fibrosarkom

DEF Gruppenbezeichnung für seltene, heterogene Gruppe maligner Tumoren aus (myo-)fibroblastenartigen Zellen nach immunhistochemischem, ultrastrukturellem und zytogenetischem Ausschluss anderweitiger Weichteiltumoren.
Lokalisation:
- Selten: Subkutis (oft nach Bestrahlung, Verbrennung und Vernarbung),
- häufiger im Weichteilgewebe der Extremitäten und Stamm.

MAK Mehrere Zentimeter großer, grauweißer Tumor mit fischfleischartiger Schnittfläche.

MIK Tumor aus wenig polymorphen, spindeligen Tumorzellen in stellenweise fischgrätenähnlicher Anordnung (Fischgrätenmuster) und kollagenfaserigem Stroma.

64.3.4.4 Lipom

> **Glossar**
>
> **Adipozyt:** siegelringförmige reife Fettzelle mit kernverdrängender Fettvakuole (monovakuoläre Verfettung)
>
> **Lipoblast:** rundliche, unreife Fettzellen mit unterschiedlich vielen und unterschiedlich großen Fettvakuolen, vereinzelt mit intranukleären Fettvakuolen

DEF Gruppenbezeichnung für häufigste, benigne, nichtkarzinomatöse Tumorgruppe aus Adipozyten.

KPG-Auslösefaktoren Meist unbekannt; stumpfes Trauma, z. T. chromosomale Rearrangements mit Beeinträchtigung adipozytärer Differenzierungsgene.

MAK Solitärer oder multipler, abgekapselter Tumor mit gelber Schnittfläche (◘ Abb. 16.1) in folgenden Varianten:
- Oberflächliche (subkutane) Lipome: (häufigste Form) v. a. in Schulter, Nacken und Abdomen.
- Tiefe Lipome (seltene Form): intramuskulär, intrathorakal, intestino-intramural.

MIK Der Tumor ahmt reifes Fettgewebe nach, allerdings ohne fettgewebstypische Lobulierung.

64.3.4.5 Liposarkom

DEF Gruppenbezeichnung für häufigste Weichgewebssarkome, insgesamt jedoch seltene Tumoren aus Lipoblasten mit folgenden Charakteristiken:
- Hyperchromatisch-gelappte Zellkerne,
- mehrere intrazytoplasmatische Fettvakuolen,
- S-100-Antigen-Expression (▶ Kap. 16.2.6.1).

KPG-Auslösemechanismen Z. T. typische chromosomale Aberrationen mit Bildung von proliferationsfördernden und differenzierungshemmenden Fusionstranskripten.

■ Atypisch lipomatöser Tumor

DEF (Syn.: hochdifferenziertes Liposarkom) Niedrigmaligner Tumor aus mehrheitlich ausgereiften Adipozyten, häufigster Liposarkomsubtyp.

Lokalisation: Gliedmaßenweichteile mit guter Prognose, Retroperitoneum mit schlechter Prognose (wegen Rezidiven!).

MAK Großer, gut umschriebener, gelappter Tumor (▶ Kap. 16.6) mit gelb-weißer Schnittfläche (◘ Abb. 16.15). Keine Metastasierung.

MIK Lipomähnlicher Tumor aus Adipozyten untermischt mit atypischen Lipoblasten.

■ Entdifferenziertes Liposarkom

DEF Seltener Liposarkomsubtyp mit nachweisbaren Übergängen eines hochdifferenzierten Liposarkoms in ein nonlipogenes Sarkom.
Lokalisation: v. a. Retroperitoneum.

MAK Große, multinodulärer Tumore mit grauweißen (undifferenzierten) Arealen, (z. T. auch Nekrosen) auf der mehrheitlich gelben Schnittfläche.

MIK Lipomähnlich aufgebauter Tumor mit abruptem Übergang in ein (meist) hochmalignes Sarkom. Metastasierung in 30% der Fälle.

■ Myxoides Liposarkom

DEF Gruppe intermediärmaligner Tumoren aus primitiven nonlipogenen Mesenchymzellen, Lipoblasten in einem myxoiden Stroma. Zweithäufigster Liposarkomsubtyp.
Lokalisation: v. a. Gliedmaßenweichteile, Hüftmuskulatur.

MAK Großer, gut umschriebener, multinodulärer Tumor mit gelatinöser Schnittfläche.

MIK Tumoren aus primitiven nonlipogenen Mesenchymzellen, Lipoblasten in einem myxoiden Stroma (▶ Kap. 16.6) und charakteristischen hühnertrittförmig angeordneten Kapillaren (plexiforme Kapillaren). Der strahlensensible Tumor metastasiert bei 30% der Fälle. Bei gleichzeitig vorhandener rundzelliger Sarkomkomponente metastasiert der Tumor in 50% der Fälle.

65 Brustdrüse

U.N. Riede, J.P. Baak, D. Mattern

❱❱ ❱ Einleitung

Die Brustdrüse unterliegt als modifizierte Schweißdrüse einer hormonellen Steuerung. Passieren hier Fehler, wird ihr Wachstum gestört, was mittlerweile recht oft Ausgangspunkt für maligne Tumoren ist, die unbehandelt tödlich sein können. Demgegenüber enden die eher selteneren Brustdrüsenentzündungen kaum letal.

📖 Wissensvertiefung
Mammärer Drüsenaufbau
Die Brustdrüse ist eine modifizierte Schweißdrüse. Ihre einzelnen tubuloalveolären Drüsen werden durch ein Mantelgewebe zu einem Lobulus und die terminalen Duktuli und Lobuli zu einer sog. terminalen duktulolobulären Einheit (TDLE) zusammengefasst. Die Duktulus- und Azinusepithelien werden von kontraktilen Myoepithelien zur Sekretaustreibung umgeben.

65.1　　Fehlbildungsmuster

65.1.1　　Amastie/Athelie

DEF und KPG Seltene Fehlbildungsgruppe mit ein-/doppelseitigem
- Fehlen von Drüsenkörper samt Mamille in Verbindung mit Thoraxwanddefekten oder
- fehlender Mamille bei vorhandenem Drüsenkörper.

65.1.2　　Polymastie/Polythelie

DEF und KPG Recht häufige Fehlbildungsgruppe in Form überzähliger Brustdrüsen oder -warzen wegen partieller Persistenz der embryonalen Milchleiste.

65.1.3　　Aberrierende Mamma

DEF (Syn.: Polymastia glandularis) Häufigste Überschussfehlbildung in Form unscharf begrenzten dystopen Mammagewebes (ohne Mamille, ohne Areola) entlang der Milchleiste, meist in der Axilla.

FPG Möglicher Ausgangspunkt für Tumoren.

65.2　　Entzündungsmuster

65.2.1　　Puerperalmastitis

DEF (Syn.: Kindsbettmastitis) Akute bakterielle Entzündung der laktierenden Mamma wegen Erregerausbreitung im milchhaltigen Gangsystem.

KPG-Auslösefaktoren
- **Dilatationsmuster** (▶ Kap. 2.3.3) mit Sekretstau,
- **bakterielle Besiedelung**, v. a. durch Hautkeime wie Staphylococcus aureus oder epidermidis.

FPG-Reaktionsfolge Eine akut-eitrige Entzündung der Milchgänge (Galaktophoritis) greift auf die Lobuli und Stroma über. Dadurch entwickelt sich eine druckdolente Rötung und Schwellung. Ohne Behandlung abszediert die Entzündung. Dies stößt ein »Nekroseeliminationsmuster« (▶ Kap. 5.5) und/oder ein »fibrodestruktives Muster« (▶ Kap. 2.4.2) an. Daraus resultiert eine narbige Hauteinziehung. Sie kann ein Karzinom vortäuschen.

65.2.2　　Nonpuerperalmastitis

DEF Gruppenbezeichnung für Begleitmastitiden bei fibröser Mastopathie (▶ Kap. 65.2.2), Zirkulationsstörungen oder malignen Tumoren.

MIK Lymphoplasmohistiozytäre Entzündung.

65.2.3　　Granulomatöse Mastitis

DEF Gruppenbezeichnung für recht häufige granulomatöse Entzündung des mammären Fettgewebes.

KPG-Auslösefaktoren
- **Idiopathisch** (selten),
- **traumatisch** (recht häufig): Operation, Kontusion,
- **infektiös** (selten): Tuberkulose, Infektion bei Prothesenimplantation, Pilzinfektionen,
- **galaktostatisch** (wenig häufig).

KPG-Auslösemechanismen

- **Milchgangsleckage** durch Trauma/Entzündung.
- **Sekretabflussstörung** nach Auslösung eines »Stenosemusters« (▶ Kap. 2.3.2). Daraus folgt eine Gangektasie mit Sekreteindickung und Mikrokalkbildung (Karzinomausschluss!).

FPG-Reaktionsfolge Durch die Milchgangsverletzung gelangt lipidhaltiges Sekret ins Periduktalgewebe. Es provoziert eine von Lipophagen geprägte, granulomatöse Entzündung mit Bildung von Epitheloidzellgranulomen (▶ Kap. 13.2.2). Dies zieht ein »fibrodestruktives Muster« (▶ Kap. 2.4.2) nach sich. Daraus resultiert eine tumorartige, schmerzhafte Brustverhärtung mit vernarbender Hautretraktion und Verkalkungen (Karzinomvortäuschung!).

65.3 Tumorartige Muster

65.3.1 Mammahyperplasie

DEF Sammelbegriff für wenig häufige, nicht neoplastische, ein-/beidseitige, meist reversible Mammavergrößerung wegen hormoneller Fehlstimulation.

65.3.1.1 Makromastie

DEF Meist spontan reversible Vergrößerung der weiblichen Mamma >600 g.

KPG-Auslöseursache

- Unbekannt bei jungen Frauen,
- abnorme Reagibilität des Mammaparenchyms auf mammotrope Hormone in Pubertät oder Gravidität,
- ovarielle Funktionsstörung.

MIK Uneinheitlich:
- Mamma mit altersentsprechendem oder endokrinstimuliertem Drüsengewebe,
- mesenchymale Hyperplasie.

MAK Mammaübergröße. Daraus resultieren Haltungsschäden sowie eine oft mykotische Dermatitis zwischen den Hautfalten.

65.3.1.2 Gynäkomastie

DEF Meist reversible Vergrößerung der männlichen Mamma v. a. in Pubertät und Senium.

KPG-Auslösemechanismus

- **Östrogendominanz** wegen folgender altersabhängiger Ursachen:

- **Adoleszenz:** Hypogonadismus (▶ Kap. 54.2.2) wie Hodenatrophie nach Mumpsorchitis, selten endokrin aktive Hoden- oder Hypophysentumoren.
- **Senium:** verminderter hepatischer Östrogenabbau, Östrogentherapie.

MIK Mamma mit hyperplastischen mesenchymalen und epithelialen Drüsenanteilen umhüllt von einem myxomatösen Gewebe.

MAK Mammaübergröße.

65.3.2 Mastopathie

DEF (Syn.: fibrozystische Mastopathie) Sammelbegriff für sehr häufige, hormonabhängig gesteigerte Umbaureaktion der mesenchymalen und epithelialen Mammastrukturen mit Häufung in der 3.–4. Lebensdekade, ohne erhöhtes Karzinomrisiko.

KPG-Auslösemechanismus Dyshormonelle Proliferationsstörung der TDLE (terminalen duktulolobulären Einheit) und/oder Sekretionsstörung.

FPG Reaktionsfolge auf Proliferationsstörung: Fibrosierung des Drüsenkörpers mit teilweise lobulärer Involution und Hyperplasie.

FPG Reaktionsfolge auf Sekretionsstörung: Auslösung eines »Stenosemusters« (▶ Kap. 2.3.2). Als Folge davon staut sich das Sekret an und ruft Milchgangektasien mit teilweiser Zystenbildung in Form eines zystischen Parenchymdefektmusters (▶ Kap. 2.2.3.2) hervor. Damit sind häufig apokrine Metaplasien des Milchgangepithels (histologische Nachahmung apokriner Duftdrüsen mit apikaler Sekretion) assoziiert. Schließlich wird der Drüsenkörper zystisch umgewandelt; das rückgestaute Sekret verkalkt unter dem Bilde von radiologisch fassbarem Mikrokalk (Karzinomausschluss!).

65.3.3 Usual Ductal Hyperplasie (UDH)

DEF (Syn.: Epitheliose, Papillomatose) Benigne, fokale Epithelproliferation in den TDLE (selten in größeren Gängen) aus dem Formenkreis der sog. benign proliferative breast disease mit gering erhöhtem Karzinomrisiko.

KPG-Mechanismus Er besteht in einem, vom duktalen Carcinoma in situ differenten Heterozygotieverlust.

65

FPG-Reaktionsfolge Mehrschichtige, solide und/oder papilläre Intraduktalproliferation differenzierter gangauskleidender Epithelien bei intakter Myoepithelumhüllung und intakter Basalmembran. Diese Läsion erzwingt ein «Stenosemuster» (▶ Kap. 2.3.2) mit Sekretrückstau, Mikroverkalkung (Karzinomausschluss!) und Lokalansammlung von Lipidspeichermakrophagen. Keine Nekrosen, selten Mitosen.

65.3.4 Adenose

DEF Gruppenbezeichnung für häufige epithelial-myoepitheliale Proliferation der TDLE mit karikaturartiger Lobulusdeformierung aus dem Formenkreis der sog. benign proliferative breast disease ohne nennenswert erhöhtes Karzinomrisiko.

KPG-Mechanismus Ungeklärt.

MIK Bündelförmige Proliferation kleiner Gangsegmente und Endstücke bei zusätzlichen Wucherungen des lobulären Mantelgewebes. Bei der sog. sklerosierenden Adenose ist dies so ausgeprägt, dass die kleinen Gangsegmente und Endstücke komprimiert werden.

65.3.5 Radiärnarbe

DEF (Syn.: radial scar) Wenig häufige Läsion mit sternförmig um eine fibroelastotische Narbe aus dem Formenkreis der sog. benign proliferative breast disease mit erhöhtem Karzinomrisiko.

KPG-Auslösemechanismus Vermutlich Entzündung.

MIK Sternförmige, um zentrale fibroelastotische Narbe gruppierte Gangproliferate aus zweischichtigem Epithel mit variabler Epithelhyperplasie.

65.4 Neoplasiemuster

65.4.1 Benigner Epitheltumor

65.4.1.1 Mammäres Adenom
DEF Gruppenbezeichnung für wenig häufige, meist solitäre, gutartige Mammatumoren aus azinär/tubulären Strukturen aus dem Formenkreis der sog. benign proliferative breast disease ohne Karzinomrisiko.

KPG-Mechanismus Ungeklärt (▶ Kap. 16.8.2.1).

MIK Umschriebener, abgekapselter Tumor
- **intramammär** mit tubulärem Wachstumsmuster oder
- **intraduktal** mit duktalem Wachstumsmuster. Intakte peritubulär/duktale Myoepithelumhüllung

65.4.1.2 Mamillenadenom
DEF Gruppenbezeichnung für wenig häufige, polypöse Epithelproliferation der intramamillären Milchgänge mit papillär/solidem Wachstumsmuster aus dem Formenkreis der sog. benign proliferative breast disease ohne nennenswertes Karzinomrisiko.

FPG-Reaktionsfolge Eine tumorbedingte Ausführgangsobturation erzwingt ein »Stenosemuster« (▶ Kap. 2.3.2), sodass das Sekret unter Mikroverkalkung (Karzinomverdacht) eindickt. Dies zieht eine Entzündungsreaktion nach sich und führt über eine Mamillenerosion mit/ohne blutigem Sekret letztlich zur Mamilleneinziehung (Karzinomverdacht!).

MIK Umschriebener Mamillentumor aus gewundenen Tubuli in einem fibrotischen Stroma. Intakte periduktale Myoepithelschicht.

65.4.1.3 Papillom
DEF Gruppenbezeichnung für seltene benigne Intraduktaltumoren mit papillärem Wachstumsmuster aus dem Formenkreis der sog. benign proliferative breast disease mit erhöhtem Risiko für, und/oder Assoziation zu einer Präkanzerose. Das Papillom tritt entweder solitär-zentral in großen oder multipel-peripher in kleineren Milchgängen auf.

KPG-Mechanismus Klonale Läsion mit Heterozygotieverlust.

MIK Intraduktaler Tumor (▶ Kap. 16.8.1.3) mit papillärem, teils drüsigem Wachstumsmuster aus lumennahem Drüsenepithel und basalem Myoepithel. Zentrale Papillome erzwingen oft wie beim Mamillenadenom ein »Stenosemuster« (▶ Kap. 2.3.2) mit all seinen Konsequenzen.

65.4.2 Fibroepitheliale Tumoren

65.4.2.1 Fibroadenom
DEF Häufigster benigner Mammatumor als biphasische Proliferation aus epithelialen und mesenchymalen TDLE-Anteilen meist jüngerer Patientinnen mit vermehrter Assoziation zu einer Präkanzerose und/oder erhöhtem Malignitätsrisiko.

KPG-Prädispositionsfaktoren z. T. familiär, Antikonzeptiva, posttransplantäre Ciclosporin-A-Therapie.

KPG-Auslösemechanismus Deregulation fibroblastärer growth factors bei autokriner Stimulation (▶ Kap. 6.3).

MAK 1–2 cm großer, abgekapselter, derber Tumor mit grauweißer lobulierter Schnittfläche.

MIK Mischtumor aus zweischichtig duktulären Proliferaten und (oft myxoider) Mantelgewebswucherung. Letztere kann die duktulären Proliferate entweder nur umscheiden oder hirschgeweihartig komprimieren.

65.4.2.2 Phylloides-Tumor

DEF Gruppenbezeichnung für seltene, benigne oder maligne mammäre Mischtumoren mit blattförmiger duktaler Wucherung ähnlich einem intrakanalikulären Fibroadenom (phyllon, gr. = Blatt).

KPG-Prädispositionsfaktoren z. T. ethnisch (farbige Bevölkerung), präexistente Fibroadenome.

KPG-Auslösemechanismus Ähnlich wie Fibroadenom, jedoch mit autonomer Proliferation des Stromas.

MAK Mehr als 5 cm großer, gut umschriebener Tumor mit blattförmiger Strukturierung der grauweißen Schnittfläche. Der Tumor bildet Ausläufer ins umgebende Gewebe (Rezidivgefahr) und kann nach vorheriger Druckatrophie durch die Haut durchbrechen.

MIK Tumor mit zweireihig ausgekleideten, spaltförmig/ektatischen Hohlräumen in einem vorwiegend fibromyxoid-zellreichen Stroma. Zellreichtum, Zellatypien, Mitosen sowie regressive Veränderungen in Form von Nekrosen, Zysten und Blutungen sprechen für eine maligne Tumorvariante mit hämatogener Metastasierungspotenz.

> ✉ **Take-home-message**
> Klinisch und in der Biopsie »unterdiagnostizierende« Verwechslung mit einem Fibroadenom möglich. Deshalb immer therapeutische Exzision im Gesunden.

65.4.3 Mammakarzinom

DEF (Syn.: Brustkrebs, internationale Abkürzung: MC) Sammelbegriff für maligne Tumoren, die von den Milchgangsepithelien (duktale Karzinome) oder von den lobulären Drüsenendstücken (lobuläre Karzinome) ausgehen und die häufigste Tumorerkrankung der Frau mit Bevorzugung der 5. Lebensdekade (◻ Tab. 65.1) darstellen.

KPG-Prädispositionsfaktoren
- **Familienanamnese:** MC bei Mutter/Schwester.
- **Regelanamnese:** frühe Menarche, späte Menopause.
- **Graviditätsanamnese:** Nullparität, Fertilitätsprobleme.
- **Östrogenanamnese:** Östrogensynthese in Ovarialtumoren oder im Depotfett bei postmenopausaler Adipositas.
- **Brustanamnese:** MC-Vorläuferläsionen, operativ beseitigtes MC in Kontralateralmamma.
- **Genetische Prädisposition:** 5% der MC-Fälle sind familiär. Sie zeigen Keimbahnmutationen für einige Krebsgene wie den Breast-cancer-susceptibility-Genen BRCA-1,2 (▶ Kap. 16.1.2.3) aus der Reihe der Caretaker-Gene. Daraus folgt ein erhöhtes Risiko für MC und Ovarialkarzinom (▶ Kap. 62.4.2) bei der Patientin, sowie für Prostatakarzinom (▶ Kap. 52.3.1) beim Sohn.

FPG-Reaktionsfolge Initial proliferative Deregulierung mit Hyperplasie. Darauf folgt eine genetische Instabilität in einzelnen Zellklonen unter dem Bilde einer atypischen Hyperplasie. Danach ereignen sich in kaskadenartiger Abfolge genetische Störungen
- mit Aktivierung von Onkogenen wie c-erb-B2/neu (codiert Rezeptor für growth factor mit zytoplasmatischer Tyrosinkinaseaktivität) und
- mit Hemmung von Suppressorgenen wie E-Cadherin-Gen, unter der die Zell-Zell-verankernde Wirkung leidet.

Dies führt zu einer präinvasiven Neoplasie. Sie respektiert die histologischen Milchgangsgrenzen (Carcinoma in situ) und kann sich auf Milchgänge (duktale Kanzerisierung) und/oder auf Drüsenläppchen (lobuläre Kanzerisierung) ausdehnen. Schließlich werden im Rahmen einer »epithelio-mesenchymalen Transition« (▶ Kap. 16.2.7) und zur Verbesserung der Tumordurchblutung Angiogenesefaktoren (▶ Kap. 16.2.7) und matrixauflösende Proteasen (▶ Kap. 16.1.3) exprimiert. Es entsteht ein invasives Karzinom.

65

◻ Tab. 65.1. Pathologische TNM-Klassifikation der Mammakarzinome

TNM	
pTis	Carcinoma in situ
pTis (Paget)	Paget-Karzinom der Mamille ohne nachweisbaren Tumor
pT1	Tumor ≤2 cm:
pTimic	Mikroinvasion ≤0,1 cm
pT1a	Tumor >0,1 cm ≤0,5 cm
pT1b	Tumor >0,5 cm ≤1,0 cm,
pT1c	Tumor >1,0 cm ≤2,0 cm
pT2	Tumor >2,0 cm ≤5,0 cm.
pT3	Tumor >5,0 cm.
pT4	Tumor jeder Größe mit Ausdehnung auf Brustwand oder Haut
pT4a	Tumorausdehnung auf Brustwand
pT4b	Ödem (inkl. Apfelsinenhaut) oder Brusthaut-Ulzeration oder ispilaterale Satelliten-Hautmetastase
pT4c	pT4a + pT4b
pT4d	inflammatorisches Karzinom
pN0	keine Metastasen in Regional-LNN
pN1mi	Mikrometastase ≤0,2 mm
pN1a	Metastasen in 1–3 Axillar-LNN, davon eine >0,2 cm
pN1b	mikroskopische Metastase in Sentinel-LNN entlang der A. mammaria interna
pN1c	Metastasen in 1–3 Axillar-LNN oder LNN entlang der A. mammaria interna mit mikroskopischer Metastase in Sentinel-LNN
pN2a	Metastasen in 4–9 Axillar-LNN, davon eine >0,2 cm
pN2b	Metastasen in klinisch erkennbaren Ipsilateral-LNN entlang der A. mammaria interna ohne Metastasen in Axillar-LNN
pN3a	Metastasen in 10 und mehr ipsilateralen Axilar-LNN, wovon eine >0,2 cm oder in ipsilaterale Infraklavikular-LNN
pN3b	LNN-Metastasen entlang der A. mammaria interna mit mindestens einer axillären LNN-Metastase und in Sentinel-LNN entlang der A. Mammaria interna
pN3c	Metastasen in ipsilaterale Supraklavikular-LNN
pM0	keine Fernmetastasen
pM1	Fenmetastasen

LNN: Lymphknoten

65.4.3.1 Duktale intraepitheliale Neoplasien

DEF Sammelbegriff für nicht tastbare Risikoläsionen und nicht obligate Vorläuferläsionen für die Entwicklung eines nachfolgenden invasiven duktalen MC.

■ Atypische duktale Hyperplasie (ADH)

DEF Gruppenbezeichnung für Intraduktalproliferation monomorpher, klein-atypischer TDLE-Epithelien mit erhöhtem Entartungsrisiko.

MIK Proliferation eines Zellklons aus weitgehend monomorphen, das Duktuslumen unvollständig überwuchernden Epithelien bei intakter äußerer Myoepithelschicht und Basalmembran.

■ Duktales Carcinoma in situ (DCIS)

DEF (Syn.: nichtinvasives duktales Karzinom) Gruppenbezeichnung für oft unizentrische, sich nur langsam im Milchgangsystem ausbreitende Karzinome, die von TDLE-Epithelien mit weitgehend gleichartigen genetischen Läsionen wie beim invasiven Karzinom (häufigster In-situ-Typ) ausgehen.

MIK Oft unizentrisch beginnende Proliferation monomorpher, das Duktuslumen vollständig überwuchernder Epithelien bei fehlender äußerer Myoepithelschicht und intakter Basalmembran. Diese Proliferate breiten sich sukzessiv in die Milchgänge und Lobuli aus und täuschen so eine multizentrische Tumorentstehung vor. Von Tumorzellnekrosen gehen Verkalkungen (▶ Kap. 5.5.8.2) in Form gruppierten und/oder pleomorphen Mikrokalks aus (Tumorkriterium in bildgebender Diagnostik!).

DCIS-Graduierung:
- **Niedermalignes DCIS:** kleine kohäsiv wachsende Tumorzellen vom duktalen Typ mit monomorphen Kernen, oft tubuläre Differenzierung, kaum Mitosen, keine Nekrosen.
- **Intermediärmalignes DCIS:** Non-high-Grade-DCIS mit Nekrosen.
- **Hochmalignes DCIS:** ausgeprägt polymorphe Tumorzellen mit blastären Kernen und großen Tumornukleolen, zahlreiche Mitosen, oft zentrale Nekrosen (sog. Komedonekrosen, ◻ Abb. 65.1), kaum tubuläre Differenzierung.

Klinik

Therapieprinzip: Exzision mit Sicherheitsabstand ≥5 mm.

Abb. 65.1. Intraduktales Mammakarzinom mit Komedonekrosen (Pfeil, Vergr. 25, HE)

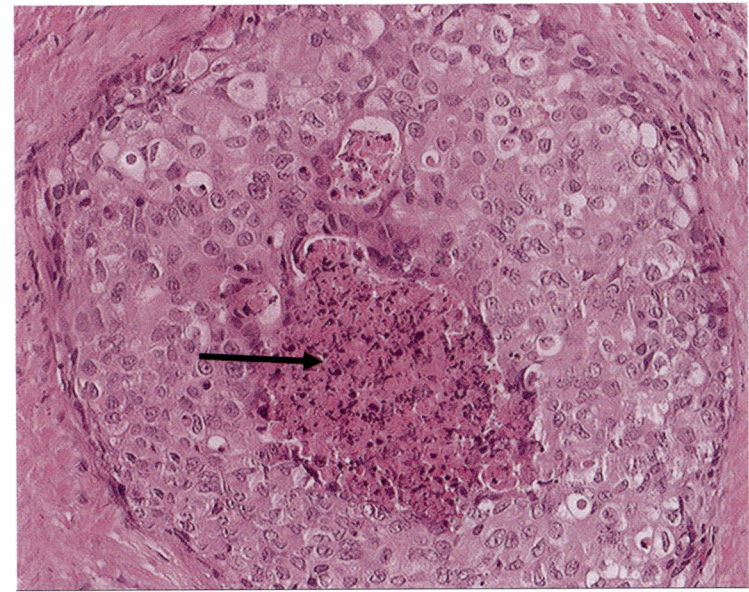

Abb. 65.2. Paget-Karzinom der Mamille mit intradermaler Ausbreitung hellzytoplasmatischer Tumorzellen (Vergr. 75, Toluidinblau, Semidünnschnitt)

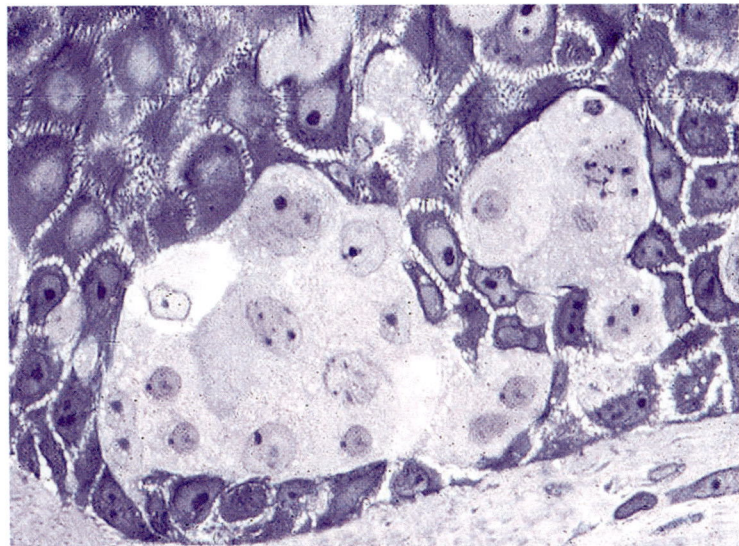

Wissensvertiefung

Sonderform Morbus Paget

(Seltene) intraepidermale DCIS-Manifestation im Mamillenbereich (■ Abb. 65.2) oder Areola (bei etwa 1% aller MC-Fälle) unter dem Bilde eines erosiven Mamillenekzems (▶ Kap. 16.9.2).

65.4.3.2 Lobuläre intraepitheliale Neoplasie (LIN)

DEF Sammelbegriff für nicht tastbare, nicht radiologisch darstellbare Risikoläsionen und nicht obligate Vorläuferläsionen für die Entwicklung eines späteren, invasiven lobulären MC. Sie sind oft bilateral und multizentrisch und werden als LIN-1 bis LIN-3 klassifiziert.

■ LIN-1

DEF Gruppenbezeichnung für Intralobulärproliferation atypischer TDLE-Epithelien mit noch erkennbarem Azinuslumen und gering erhöhtem Entartungsrisiko.

MIK Intralobulärproliferation weitgehend monomorpher TDLE-Epithelien ohne vollständiges Zuwuchern der Azinuslumina bei erhaltener Myoepithelschicht und intakter Basalmembran.

■ LIN-2

DEF Gruppenbezeichnung für eine Intralobulärproliferation atypischer TDLE-Epithelien mit vollständigem Befall der TDLE und mäßiggradig erhöhtem Entartungsrisiko.

MIK Intralobulärproliferation weitgehend monomorpher TDLE-Epithelien mit zugewucherten Azinuslumina bei erhaltener Myoepithelschicht und intakter Basalmembran.

■ LIN-3

DEF Gruppenbezeichnung für Intralobulärproliferation neoplastischer TDLE-Epithelien mit ähnlichen genetischen Läsionen wie beim invasiven Karzinom (seltenerIin-situ-Typ) in Form einer obligaten Präkanzerose.

MIK Oft konfluierende Proliferation polymorpher Epithelien (oft mit intrazytoplasmatischen Sekretvakuolen) mit Zuwucherung der TDLE, bei intakter Basalmembran (■ Abb. 65.3) bei fehlender E-Cadherin-Expression (Diagnostik!). Gelegentlich Mikroverkalkungen (Diagnostik!).

65.4.3.3 Invasives Karzinom

DEF Sammelbegriff für häufige MC-Formen, die von einer In-situ-Neoplasie ausgehen.
Lokalisation: am häufigsten im äußeren oberen Quadranten, am zweithäufigsten im Mamillenbereich. Multifokalität in 25% der Fälle; Bilateralität in 3% der Fälle.

FPG-Reaktionsfolge Die MC-Zellen exprimieren (immunhistochemisch nachweisbar!) variabel Östrogen- und/oder Progesteron-Rezeptoren. Daran lässt sich ihre hormonelle Regulierbarkeit erkennen (Therapie!).
Die Mammakarzinome metastasieren in folgenden Mustern:

- **Lymphogen** je nach Quadrantenlokalisation:
  - MC im äußeren oberen Quadranten metastasieren in Axillarlymphknoten (untere, mittlere, obere Axillaetage).
  - MC in medialen Quadranten breiten sich transthorakal aus, siedeln sich in Retrosternal- und Supraklavikularlymphknoten ab.
  Histologische Untersuchung des Sentinel-Lymphknotens (▶ Kap. 16.1.4.1) als erste Lymphdrainagestation zur Vermeidung eines Lymphödems des Armes wegen einer (unnötigen) axillären Lymphknotenentfernung.
- **Hämatogen** nach dem Lungen-Kavatyp in Skelettsystem (60%), Lunge (60%), Leber (50%) und Gehirn (▶ Kap. 16.1.4.2).

MAK Derber, sternförmig unscharf konturierter Tumor mit weiß-grauer Schnittfläche (■ Abb. 65.4) und obligaten Mikroverkalkungen (Diagnostik!). Der Tumor breitet sich je nach Quadrantenlokalisation verti-

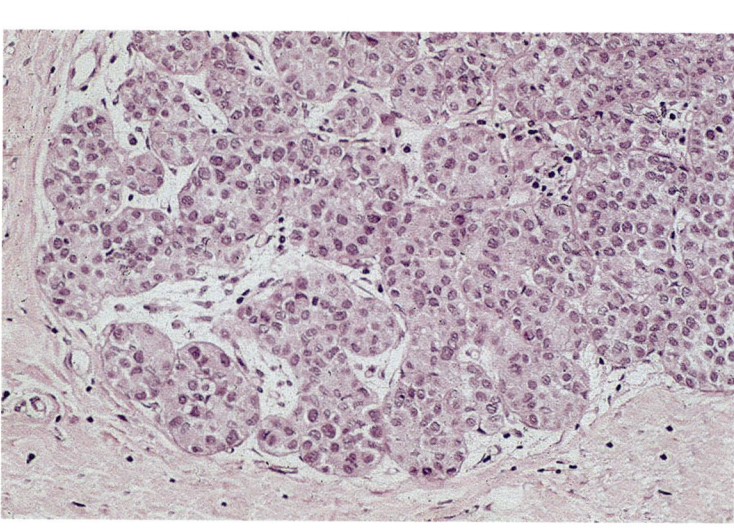

■ **Abb. 65.3.** Mammapräneoplasie: LIN-3 (Vergr. 50, HE)

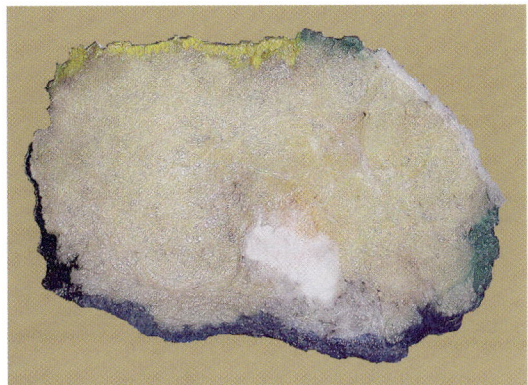

◨ **Abb. 65.4.** Mammakarzinom mit farbmarkierten Rändern des Exzisionspräparates zur nachträglichen Möglichkeit einer Nachresektion bei Tumorbefall eines Randes (Operationspräparat)

kal nach innen in die Pektoralismuskulatur, vertikal nach außen in die Haut mit entsprechender Ulzeration und/oder horizontal lymphogen mit panzerartiger Thoraxeinschnürung (Panzerkrebs) aus. Bei gleichzei-

tiger Lymphabflussblockade resultiert eine großporig-teigige Hautveränderung (Orangenhaut).

■ Invasives duktales Karzinom

DEF (Syn.: invasive carcinoma of no special type) Häufigster MC-Typ (80% aller MC) mit variabler glandulärer Differenzierung, der keiner anderen Kategorie invasiver MC zugeordnet werden kann.

MIK Tumor aus neoplastischen Drüsenschlauchimitaten und/oder soliden mehrreihigen Zellsträngen mit variabler Stromainduktion (◨ Abb. 65.5a,b).

■ Invasives lobuläres Karzinom

DEF Seltenerer, oft multizentrischer und/oder bilateraler MC-Typ als invasive CLIS-Variante (10% aller MC).

FPG-Reaktionsfolge Tumortypische Mutation des E-Cadherin-Gens mit Verlust des Zell-Zellkontakts. Dadurch wird die »epithelio-mesenchymale Transition« (▶ Kap. 6.3) unterstützt und die Tumorzellen wachsen zytodiskohäsiv und szirrhös (◨ Abb. 65.6).

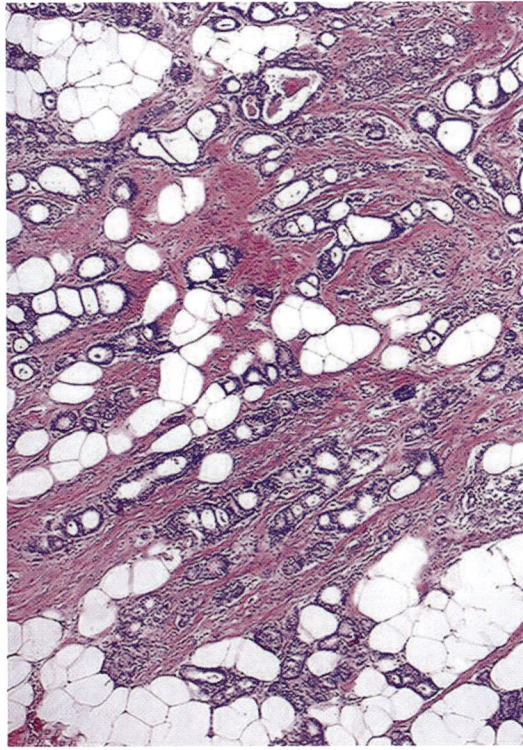
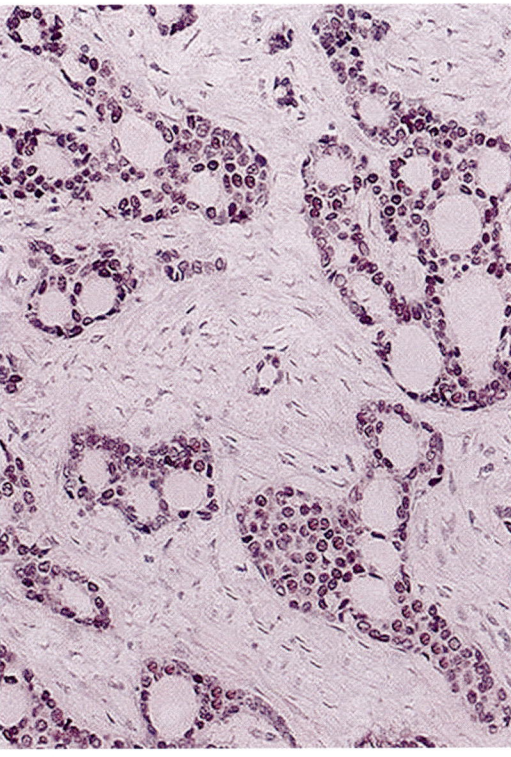

a   b

◨ **Abb. 65.5a,b.** Invasiv-duktales Mammakarzinom: **a** infiltrierende Tumorschläuche (Vergr. 25, HE), **b** Östrogen-Rezeptor-Expression in den Tumordrüsenepithelkernen (Vergr. 50, Immunhistochemie)

65

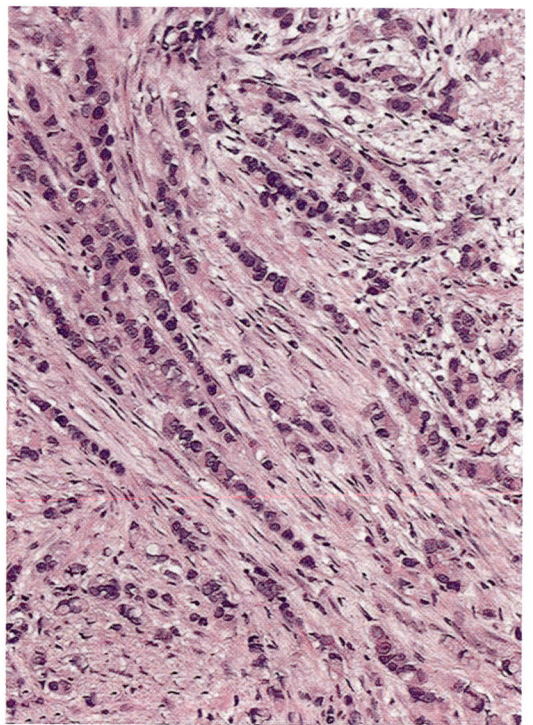

◘ Abb. 65.6. Invasiv-lobuläres Mammakarzinom mit Gänsemarschmuster der Tumorzellen (Vergr. 25, HE)

MIK Tumor mit folgenden histologischen Charakteristiken:

- **Gänsemarschmuster** (engl. indian filing): einreihige, stromal verpackte Tumorzellstränge (szirrhöses Wachstumsmuster),
- **Schießscheibenmuster:** Milchgangsumscheidung durch Tumorzellen.

📖 Wissensvertiefung

Duktale Sonderformen

Sehr seltene Gruppe langsam wachsender, duktaler Karzinome mit besonderer Differenzierung und besserer Prognose.

- **Tubuläres Karzinom:** gut umschriebenes MC aus neoplastischen Tubuli mit einschichtiger Epithelauskleidung und hoher Gewebsreife, kaum metastasierend.
- **Papilläres Karzinom:** bröckeliges MC aus papillären monomorph-mehrreihigen Epithelzapfen ohne Myoepithelüberzug (◘ Abb. 16.20b).
- **Muzinöses Karzinom:** gallertig-knotiges MC mit exzessiv extrazellulärer Schleimbildung (◘ Abb. 16.25).
- **Medulläres Karzinom:** markig-knotiges MC aus soliden Zellverbänden mit lymphoplasmazellulärer Infiltration als Korrelat einer guten Immunabwehr.

✉ **Take-home-message**

Exzision des Biopsie-Stichkanals zur Vermeidung von Impfmetastasen (▶ Kap. 16.1.5.6).

Klinik

Prognose beeinflussende Faktoren:

- **Alter:**
  - Frauen >75 Jahre → schlechtere Prognose.
  - Frauen <35 Jahren mit lymphonodulär-positiven Tumoren → schlechtere Prognose.
- **Tumortyp:** 10-Jahre-Überlebensrate bei duktalen/lobulären Karzinomen etwa 30%, bei duktalen Sonderformen etwa 60%.
- **Lokale Tumorausdehnung:** Haut- und Muskelinfiltration sowie Veneneinbrüche → schlechtere Prognose wegen erhöhten Metastasierungsrisikos.
- **Tumorgröße (T-Status):** MC im Stadium pT1a,b → gute Prognose.
- **Lymphknotenbefall (N-Status):** 5-Jahre-Überlebensrate bei Karzinomen bis 0,5 cm Größe ohne regionäre Lymphknotenmetastasen 90%, mit regionären Lymphknotenmetastasen 55%.
- **Tumormalignitätsgrad** abhängig vom Ausmaß der Kernatypie, Tubulusbildung und Mitoseindex der Tumorzellen →hoher Malignitätsgrad →schlechte Prognose.
- **Proliferationsrate:** Bei lymphonodulär-negativen MC-Fällen:
  - niedriger Mitoseaktivitätsindex → günstige Prognose;
  - hoher Mitoseaktivitätsindex → schlechte Prognose.

Der Thymidin-Labeling-Index und der Phospo-Histone-3-Index widerspiegeln den Anteil an Tumorzellen in der M- oder späten G2-Phase. Sie zeigen den Mitoseaktivitätsindex am besten an.

- **Rezeptorstatus:** Expressionsgrad der Östrogen-Progesteronrezeptoren korreliert mit Ansprechen auf Antihormone (Tamoxifen, Aromatasehemmer). Sog. Triple-negative MC (Östrogen-, Progesteron- und Her2/neu-Rezeptor-negative MC → schlechte Prognose.

▼

- **Onkogenstatus:** Expressions- und Amplifikationsgrad des Onkogens c-erb-B2 (Her2/neu) korreliert mit der MC-Prognose, aber auch mit dem Ansprechen auf den Her2/neu-spezifische monoklonale IgG-Antikörper Herceptin.
- **Enzymstatus:** Expression von Transketolase (TKL-1), einem anaerob glukolytischen Enzym → schlechte Prognose.

Endokrine Organe

66 Neurohypophyse

U.N. Riede, J. Seufer

 **Einleitung**

Die Neurohypophyse bildet über den Hypophysenstiel mit dem Hypothalamus eine strukturelle und funktionelle Einheit. Lebensbedrohlich sind lediglich unbehandelte Zustände mit einem Zuviel an Adiuretin oder einem Zuwenig an Vasopressin.

66.1 Fehlfunktionsmuster

66.1.1 Schwartz-Bartter-Syndrom

DEF (Syn.: Syndrom der inadäquaten Adiuretinsekretion, SIADH) Sehr seltenes Syndrom wegen hypothalamischer Hypersekretion von Adiuretin (Vasopression).

KPG-Auslösefaktoren
- Intrakranielle Raumforderung,
- Entzündung im Hypothalamusgebiet,
- Stresszustände, Psychose,
- Barorezeptorenstimulation bei Lungenkrankheiten,
- paraneoplastische Vasopressinbildung,
- Medikamente (Phenothiazide, Antidepressiva).

> **Klinik**
>
> Hyponatriämie mit hypotoner Hypervolämie, Hypernatriurie mit hypertonem Harn, normaler Blutdruck.

> **Klinik**
>
> **Therapieprinzip:** Therapie der Auslösefaktoren, Flüssigkeitsrestriktion, Blockade der ADH-Wirkung durch Demeclocyclin, im Notfall hypertone NaCl-Lösung.

66.1.2 Diabetes insipidus

DEF Seltenes Krankheitsbild wegen absoluten/relativen Vasopressinmangels.

KPG-Auslösefaktoren
- **Erworben**: hypothalamo-neurohypophysäre Tumoren, Entzündungen, Hypophysenstielabriss,
- **hereditär** (autosomal-dominant vererbt),
- **idiopathisch** (Rezeptorstörung?).

> **Klinik**
>
> Polyurie (>10 l Urin/Tag), Polydipsie mit hohen Trinkmengen. Untherapiert kommt es zu Exsikkose, Fieber, Kreislaufkollaps.

> **Klinik**
>
> **Therapieprinzip:** Desmopressin (Vasopressinanalogon), Therapie der Auslösefaktoren.

67 Adenohypophyse

U.N. Riede, J. Seufer

 Einleitung

Die Adenohypophyse entwickelt sich aus einer Epitheltasche der ektodermalen Mundbucht. Ihre Zellen gehören zum sog. diffusen neuroendokrinen System. Die wenig häufigen Zustände mit einer Über- oder Unterfunktion können unbehandelt ernst werden. Überfunktionszustände sind meist das Resultat von Hypophysentumoren. Diese stellen überwiegend Adenome dar, die wegen ihrer intrazerebralen Lage und ihrer recht häufigen Invasivität prognostisch problematisch sind.

> **Glossar**
>
> **Endorganresistenz**: Erfolgsorgan eines Hormons reagiert nicht auf das entsprechende, in adäquater Menge vorhandene Hormon.

67.1 Hyperplastische Muster

> **Glossar**
>
> **Hyperplasiearten**
> - **Relativ:** Vermehrung eines Zelltyps auf Kosten eines anderen, dadruch keine Hypophysenvergrößerung.
> - **Absolut:** Vermehrung eines Zelltyps ohne Einbuße eines anderen, dadurch Hypophysenvergrößerung.
> - **Diffus:** gleichförmiger Vermehrung eines Zelltyp.
> - **Nodulär:** knotige Vermehrung eines Zelltyps.

67.1.1 STH-Zell-Hyperplasie

KPG-Auslösefaktoren
- Juveniler Diabetes mellitus (▶ Kap. 73.1.1.3),
- Tumoren mit Wachstumshormon-releasing-Hormon.

67.1.2 Prolaktinzell-Hyperplasie

KPG-Auslösefaktoren
- **Physiologisch:** Schwangerschaft, Stillzeit
- **therapeutisch:** Östrogenlangzeittherapie
- **erworben:** Wegfall des Prolaktin-inhibiting-Hormons bei Hypophysenstieldurchtrennung.

67.1.3 ACTH-Zell-Hyperplasie

KPG-Auslösefaktoren
- **Physiologisch:** Greisenalter
- **pathologisch:** arterielle Hypertonie (▶ Kap. 10.1), unbehandelter Morbus Addison (▶ Kap. 68.5.2).

67.1.4 TSH-Zell-Hyperplasie

KPG-Auslösefaktor Unbehandelte primäre Hypothyreose (▶ Kap. 70.3.2).

67.1.5 Gonadotropinzell-Hyperplasie

KPG-Auslösefaktoren
- Transitorisch in Postmenopause, Ovarektomie,
- Orchidektomie.

67.2 Neoplastische Muster

67.2.1 Hypophysenadenom

DEF Sammelbegriff für insgesamt seltene, endokrine Hypophysenvorderlappen(HVL)-Tumoren mit variablem invasivem Verhalten und variabler endokriner Aktivität (◻ Abb. 67.1a, b).

KPG-Auslösefaktoren
- **Sporadisch** (meist): unklar,
- **hereditär:** als Teilkomponente des multiplen endokrinen Neoplasiesyndroms (MEN Typ I, ▶ Kap. 72.1.2).

KPG-Auslösemechanismus Eine Störung der hormoninduzierten Signaltransduktion löst eine growth-

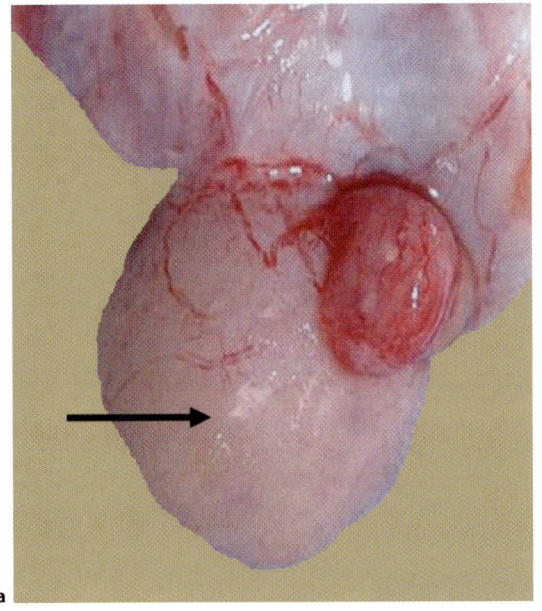

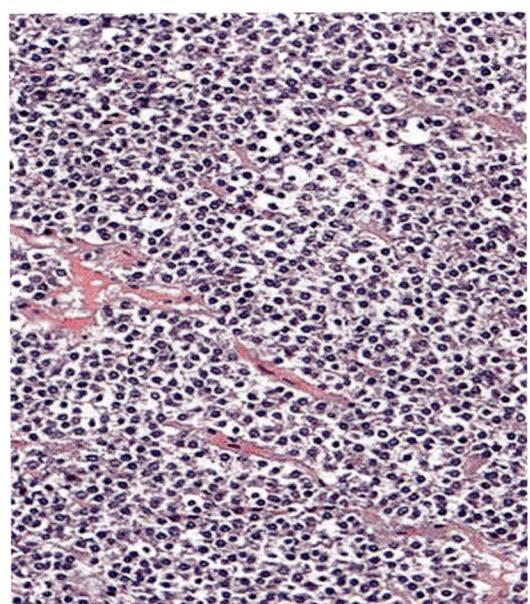

Abb. 67.1a,b. Hypophysenadenom (Pfeil): **a** Makroskopie, **b** Adenom aus basophilen Zellen (Vergr. 50, PAS)

factor-vermittelte Dauerstimulation der Hormonbildungszellen aus.

MAK Bis zu 2 cm große Tumoren (Mikroadenome <10 mm, Makroadenome >10 mm) ohne Bindegewebskapsel mit anfänglich expansivem Wachstum, mit Neigung zu regressiven Veränderungen und folgendem Wachstumsverhalten:
- **Expansives Wachstum** (50% aller Adenome), dadurch Sellaauftreibung (Bildgebung!),

- **invasives Wachstum** (50% aller Adenome, histologisch unvorhersehbar), dadurch Invasion in Hypophysenkapsel, Sellaknochen und/oder Subarachnoidalraums. Höchst selten maligne Entartung.

MIK Tumoren mit diffusem, solidem, trabekulärem, sinusoidalem oder pseudopapillärem Wachstumsmuster. Je nach färberischem Verhalten ihres Zytoplasmas unterscheidet man folgende Zelltypen:

Tab. 67.1. Histologie und Klinik der wichtigsten Hypophysenadenome

Adenomtyp	Hormon	Färbung	Invasivität in %	Inzidenz in %	Manifestationsalter	Klinik
Prolaktinzell-Adenom	Prolaktin	azidophil	50	30	50 Jahre	Amenorrhoe, Galaktorrhoe, Impotenz, oft klinisch stumm
STH-Zell-Adenom	STH	azidophil	45	5	60 Jahre	Akromegalie/Gigantismus, sehr selten klinisch stumm
ACTH-Zell-Adenom	ACTH, Endorphine	basophil	10	10		Morbus Cushing
	LH	chromophob, basophil	80	1		Nelson-Syndrom
	inaktives Hormon	chromophob, basophil	80	1		klinisch stumm
Nullzell-Adenom	keine	azidophil, chromophob	40	15		Hypopituitarismus

67

- **Azidophile Zellen:** Anfärbung mit sauren Farbstoffen,
- **basophile Zellen:** Anfärbung mit PAS-Reaktion,
- **chromophobe Zellen:** kaum Anfärbung.

Je nach Anzahl der in den Tumorzellen gebildeten Hormone lassen sich die Adenome wie folgt einteilen:
- **Monohormonale Adenome:** 1 einziges Hormon,
- **bihormonale Adenome**: 2 Hormone,
- **polyhormonale Adenome:** mehrere Hormone und/oder Hormonvorstufen in ein und derselben Tumorzelle,
- **α-Ketten-/α-Untereinheiten-Adenome:** nur α-Ketten/α-untereinheiten eines Hormons,
- **Nullzelladenome:** keine Hormone, α-untereinheiten.

67.2.2   Kraniopharyngeom

DEF Seltener, grundsätzlich benigner Tumor des Hypophysenstiels aus der Gruppe der dysontogenetischen Tumoren (❑ Abb. 67.2a,b).

FPG-Reaktionsfolge Neoplasie von Zellen, die sich vom Hypophysengang der primitiven Mundbucht (Rathke-Tasche) oder von Plattenepithelmetaplasien

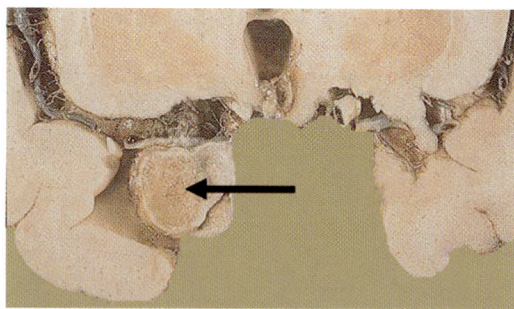

a

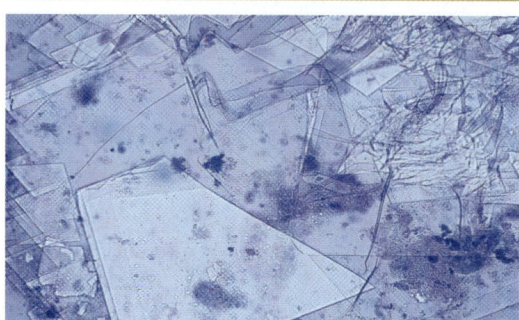

b

❑ **Abb. 67.2a,b.** Kraniopharyngeom (Pfeil): **a** Makroskopie, **b** Quetschpräparat mit Cholesterintafeln aus Detritus (Vergr. 50, Toluidinblau)

adenohypophysärer Parenchymzellen herleiten, Nach einem langsamen, expansiven Wachstum entstehen Kompressionsschäden in folgenden Organen:
- Hypophysenstiel → Minderwuchs, Diabetes insipidus, reaktive Hyperprolaktinämie.
- Adenohypophyse → Panhypopituitarismus.
- Neurohypophyse → Diabetes insipidus.
- Chiasma-opticum → Hemianopsie.

MAK Walnussgroßer, dem Gehirn anhaftender Tumor mit regressiven Veränderungen der graurosa Schnittfläche (Zysten, Verfettung, Verkalkung).

MIK Tumor aus netzförmig miteinander verbundenen Epithelsträngen mit teils basaliomartigem, teils plattenepithelartigem Gewebsmuster und einem lockeren Stroma. Dazu kommen noch zystische Regressionen mit Umwandlung zu einem cholesterinreichen Detritus.

> **Klinik**
>
> Rezidivneigung bei suprasellärer Tumorlage wegen unvollständiger Resezierbarkeit. Adipositas bei Hyperphagie wegen Schädigung des Esszentrums im ventromedialen Hypothalamus.

> **Klinik**
>
> **Therapieprinzip:** neurochirurgische Resektion, Radiatio, Hormonsubstitution bei Hypopituitarismus, Anfallsprophylaxe.

67.3   Fehlfunktionsmuster

67.3.1   Panhypopituitarismus

DEF Sammelbegriff für seltene Zustände mit Mindersekretion aller HVL-Hormone wegen >75% Parenchymverlust.

KPG-Auslösefaktoren
- **Meist:** Hypophysen-Stielkompression, -zerstörung,
- **selten:** Zirkulationsstörung, Tumor, Entzündung.

FPG-Reaktionsfolge Je nach Alter:
- **Adult:** Nebennierenrindenausfall, Hypothyreose,
- **juvenil:** Gonadotropin-, STH-Ausfall.

Syndrome:
- **Sheehan-Syndrom:** Hypopituitarismus wegen postpartal schockbedingter Hypophysennekrose ohne Kachexie.
- **Simmonds-Kachexie:** Hypopituitarismus wegen nicht schockbedingter Hypophysennekrose mit progredienter Kachexie.

Therapieprinzip: Behandlung der Auslösefaktoren, Substitution der geschädigten Hormonachsen.

67.3.2 Partialhypopituitarismus

DEF Sammelbegriff für seltene Zustände mit Mindersekretion einzelner HVL-Hormone.
Klinisch sind folgende Formen am wichtigsten.

67.3.2.1 STH-Mangel

KPG-Auslösefaktoren
- STH-releasing-Hormonmangel,
- hypothalamische/hypophysäre Zelldestruktion,
- Somatostatinüberschuss,
- molekularer STH-Synthesefehler.

FPG-Reaktionsfolge je nach Patientenalter:
- **Juvenil:** Minderwuchs (Nanosomie),
- **adult:** Splanchnomikrie (kleine Eingeweide).

67.3.2.2 ACTH-Mangel

KPG-Auslösefaktoren
- Intra-/supraselläre Tumoren,
- Subarachnoidalblutung,
- konnatale ACTH-Zellhypoplasie (Rarität!).

FPG-Reaktionsfolge Beim ACTH-Mangel ist wegen eines gleichzeitigen MSH-Mangels immer das Melaninsystem gedrosselt, daraus resultiert ein weißer hypophysärer Morbus Addison (▶ Kap. 68.5.3).

67.3.3 Hyperpituitarismus

DEF Sammelbegriff für seltene Krankheitsbilder wegen Hypersekretion eines oder mehrerer HVL-Hormone.

KPG- Auslösemechanismen
- **Hypophysäre (primäre) Formen:** HVL-Überfunktion, Überstimulation durch hypothalamische Releasing-Hormone, HVL-Adenome.
- **Extrahypophysär (sekundäre) Formen:** Eine Minderfunktion untergeordneter endokriner Drüsen löst über ein negatives Feed-back eine (frustrane) reaktive Überstimulation (bis hin zur Hyperplasie) der übergeordneten HVL-Zellen aus.
Klinisch am wichtigsten sind folgende Formen.

67.3.3.1 STH-Überschuss

KPG-Auslösemechanismen
- STH-bildendes Hypophysenadenom (meist),
- STH-Zell-Hyperplasie (selten) wegen STH-Releasinghormon-Bildung durch Inselzelltumoren oder Karzinoide.

FPG-Reaktionsfolge je nach Wachstumsphase:
- **Adoleszenz:** Auslösung eines Riesenwuchses (Gigantismus).
- **Erwachsenenalter:** Auslösung einer Akromegalie mit Viszeromegalie. Dabei führt ein jahrelanger STH-Überschuss zu einer gesteigerten appositionellen Knochenbildung im Bereich von Orbitaoberrand, Ober-, Unterkiefer und Phalangen, wozu noch eine Zungen-Lippenvergrößerung hinzukommt. Dadurch werden die Gesichtszüge vergröbert. Fakultativ findet sich noch ein Diabetes mellitus (▶ Kap. 73.1.1), Osteoporose (▶ Kap. 77.2.1.2) und arterielle Hypertonie (▶ Kap. 10.1).

Therapieprinzip: neurochirurgische Tumorresektion, Radiatio, medikamentöse Behandlung mit Somatostatinanaloga, Dopaminagonisten oder STH-Rezeptorantagonist.

67.3.3.2 Prolaktinüberschuss

KPG-Auslösemechanismus
- **Primäre Formen:** HVL-Adenom.
- **Sekundäre Formen** (Begleithyperprolaktinämie): Wirkungsbeeinträchtigung des Prolaktin-inhibiting-Hormons wegen folgender Faktoren:
  - endogen: Tumor, Verletzung, Entzündung,
  - exogen: medikamentöse Eingriffe in Neurotransmitterstoffwechsel.

FPG-Reaktionsfolge Durch eine Prolaktinerhöhung wird die Gonadotropinbildung gehemmt. Dies hat je nach Geschlecht folgende Konsequenzen:

- **Frau:** Amenorrhoe, Sterilität, Galaktorrhoe,
- **Mann:** Libidoverlust, Impotenz, Gynäkomastie (► Kap. 65.3.1).

> **Klinik**
>
> **Therapieprinzip:** Behandlung der Auslösefaktoren, medikamentöse Behandlung mit Dopaminagonisten, neurochirurgische Tumorresektion.

67.3.3.3 ACTH-Überschuss
■ Morbus Cushing

DEF Seltenes Syndrom wegen ACTH-bildendem HVL-Tumor oder ACTH-Zell-Hyperplasie.

FPG-Reaktionsfolge Ein ACTH-Überschuss stimuliert die Nebennieren und damit die Ausschüttung von Kortisol. Dieses supprimiert die ACTH-Zellen und deren Zytoplasma verödet unter dem Bilde sog. Crooke-Zellen. Es resultiert eine Hyperkortisolismus-Symptomatik (► Kap. 68.5.6).

> **Klinik**
>
> **Therapieprinzip:** neurochirurgische Tumorresektion, Radiatio, bilaterale Adrenalektomie, Substitution ausgefallener Hormonachsen.

■ Nelson-Syndrom

DEF Sehr seltenes Syndrom nach bilateraler Nebennierenentfernung (Adrenalektomie).

FPG-Reaktionsfolge Eine überschießende ACTH-Bildung führt zur MSH-Erhöhung mit Hauthyperpigmentierung.

68 Nebennierenrinde

U.N. Riede, J. Seufer

❯ ❯ Einleitung

Die Nebennierenrinde entwickelt sich aus dem Zölomepithel. Ihre Zellen gehören zum sog. diffusen neuroendokrinen System. Die recht häufigen Zustände mit einer Über- oder Unterfunktion können je nach Schweregrad und/oder fehlreguliertem Hormon unbehandelt problematisch werden.

> **Glossar**
>
> **NNR** (Nebennierenrinde)**:** mesodermaler Ursprung
> **NNM** (Nebennierenmark): neuroektodermaler Ursprung

68.1   Zirkulatorische Muster

Anämische Infarkte wegen arterieller Verschlüsse oder hämorrhagische Infarkte wegen venöser Verschlüsse sind rar.

68.1.1   Hämorrhagische Nekrosen

DEF Wenig häufige Nebennierenblutungen.

KPG-Auslösemechanismen je nach Patientenalter:
- **Neonatal:** Geburtstrauma mit venösen Abflussbehinderungen wegen mütterlicher Bauchpresse.
- **Infantil:** Sepsis mit Meningokokken (oder anderen gramnegativen Erregern) bedingt eine fulminante, akute NNR-Insuffizienz unter dem Bilde eines Waterhouse-Friderichsen-Syndrom (▶ Kap. 58.5.1, Abb. 13.7).
- **Adult:** Gerinnungsstörung wegen
  - Antikoagulantientherapie,
  - disseminierter Intravasalgerinnung (▶ Kap. 10.5.3.4) wegen septischen Abortes, vorzeitiger Plazentalösung, Eklampsie (▶ Kap. 63.3.2), einer Fruchtwasserembolie oder
  - Operationstrauma.

FPG-Reaktionsfolge je nach Blutungsausdehnung:
- **(Mikro-)Fokalhämorrhagie:** klinisch bedeutungslos.
- **Apoplexie** mit Zerstörung des Gesamtorgans.
- **Retroperitonealhämatom** nach blutungsbedingtem Einriss der Nebennierenkapsel.

68.2   Entzündungsmuster

68.2.1   Autoimmunadrenalitis

DEF Seltene autoaggressiv-entzündliche NNR-Zerstörung als Hauptursache der primär-chronischen NNR-Insuffizienz (Morbus Addison).

KPG-Auslösemechanismus HLA-DR3-assoziierte Bildung zirkulierender NNR-Antikörper (wie?) oft in Assoziation mit perniziöser Anämie (▶ Kap. 26.2.4.4), Diabetes mellitus (▶ Kap. 73.1.1) oder Hypothyreose (▶ Kap. 70.3.2).

FPG-Reaktionsfolge Auslösung einer lymphozytären NNR-Entzündung. Sie mündet in ein »fibrodestruktives Muster« (▶ Kap. 2.4.2, wie?) und zieht eine beidseitige fibrosierende NNR-Atrophie (<2 g) bei erhaltenem NNM nach sich.

68.2.2   Tuberkuloseadrenalitis

DEF Seltene, ein-/doppelseitige NNR-Tuberkulose nach hämatogener Streuung.

FPG-Reaktionsfolge Mykobakterielle Auslösung einer chronisch-granulomatösen Entzündung mit Ausbildung nekrotisierender Epitheloidzellgranulome (▶ Kap. 13.2.2.1). Dadurch vernarbt über ein »fibrodestruktives Muster« (▶ Kap. 2.4.2) die NNR. Es folgt eine hyperplastisch-knotige Regeneration des NNR-Restparenchyms, womit (oft) kompensatorisch die NNR-Funktion aufrechterhalten werden kann.

68.3   Hyperplasiemuster

DEF Wenig häufige Zustände mit NNR-Mehrgewicht wegen NNR-Zellvermehrung (Gesamtgewicht >15 g).

KPG-Auslösemechanismen ▶ Kap. 6.2.2.
- Dysregulierte Hypothalamo-Hypophysäre-NNR-Achse,
- hypophysäre/ektope ACTH-Bildung,
- NNR-Enzymdefekt mit verminderter Kortisolsekretion ohne negatives Feed-back,

– dauerstressbedingte Adrenalinausschüttung und konsekutiver Corticotropin-releasing-Faktorfreisetzung, dadurch vermehrte ACTH- und Kortisolbildung.

FPG-Reaktionsfolge Diffuse oder knotige NNR-Hyperplasie mit folgender histologischer Einbeziehung der einzelnen NNR-Zonen.

68.3.1 Glomerulosahyperplasie

MIK Verbreiterter, subkapsulärer, teils mikronodulärer Glomerulosazellstreifen bei meist unauffälligen tiefen NNR-Schichten. Es resultiert ein Hyperaldosteronismus (► Kap. 68.5.5).

68.3.2 Faszikulata-Retikularis-Hyperplasie

MIK Teils rein diffuse, teils rein noduläre, teil kombinierte Hyperplasie beider Zonen. Es resultiert ein Hyperkortizismus (◘ Abb. 6.5a,b).

68.3.3 Noduläre Hyperplasie

MAK NNR-Noduli ≤1 cm mit Kapselvorwölbung und mit Druckatrophie der Restparenchyms (◘ Abb. 68.1) unter Ausbildung eines knotigen Parenchymzuwachsmusters (► Kap. 2.2.4.2).

MIK Knoten aus (meist) lipidreichen Zellen.

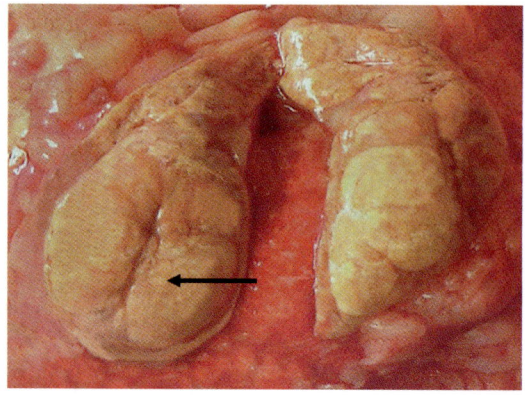

◘ **Abb. 68.1.** Knotige Hyperplasie der Nebenniere (Pfeil) in Form eines knotigen Parenchymzuwachsmusters

68.4 Neoplasiemuster

68.4.1 Myolipom

DEF Häufig benigne, nicht epitheliale tumorartige NNR-Wucherung aus reifem Fettgewebe und myeloiden, blutbildenden Zellen.

FPG-Reaktionsfolge Ein NNR-Rindenknoten geht über regressive Veränderung in eine sog. myelolipomatöse Metaplasie über.

MAK Meist solitäre, meist kleine, lipomähnliche Tumoren (selten bis 1 kg!).

MIK Tumoren mit Gemisch aus Adipozyten und herdförmigen Rundzellen mit Knochenmarkscharakter.

68.4.2 Adenom

DEF Gruppenbegriff für seltene benigne Tumoren adrenokortikaler Zellen, im Jugendalter meist endokrin aktiv, im Greisenalter meist endokrin inaktiv.

MAK Meist solitäre NNR-Tumoren mit stark variabler Größe (bis 100 g!), mit fibröser Abkapselung und je nach Lipid- und Pigmentgehalt goldgelber, gelbbrauner oder tiefbrauner Schnittfläche (◘ Abb. 3.16).

MIK Tumor mit glomerulosa-., faszikulata- oder retikularisähnlichem Aufbau. Zur Morphologie und Klinik der NNR-Adenome, ◘ Tab. 68.1.

> **Klinik**
>
> **Therapieprinzip:** bei endokriner Aktivität (jede Größe) oder hormoninaktiven Adenomen (Inzidentalomen, Zufallsadenomen) >6 cm Adrenalektomie, bzw. Nebennieren-erhaltende Operation.

68.4.3 NNR-Karzinom

DEF Gruppenbezeichnung für sehr seltene, von allen adenombildenden Zelltypen ausgehende, maligne Tumoren des Erwachsenenalters.

MAK Tumoren variabler Größe (>100 g!) mit teils unvollständiger Abkapselung und teils nachweisbarer Umgebungsinfiltration mit teils grauweiß-markiger (◘ Abb. 68.2), teils hämorrhagisch-zystisch-nekrotischer Schnittfläche.

Adenomtyp	1. dominierender Zelltyp 2. Zytoplasmabeschaffenheit	1. Schnittfläche 2. NNR-Atrophie	1. häufigstes Hormon 2. häufigstes Syndrom
Klarzelliges Adenom	1. lipidreiche Zellen 2. hellvakuolisiert	1. gelb 2. keine Atrophie	1. Aldosteron 2. Conn-Syndrom
Kompaktzelliges Adenom	1. lipidarme Zellen 2. eosinophil	1. grauweiß 2. keine Atrophie	1. Androgene 2. Virilisierung
Gemischtzelliges Adenom	1. mehrere Zelltypen (häufigstes NNR-Adenom)	1. gelbbraun 2. mit Atrophie	1. Kortison 2. Cushing-Syndrom

◨ Tab. 68.1. Morphologie und Klinik der häufigsten NNR-Adenome

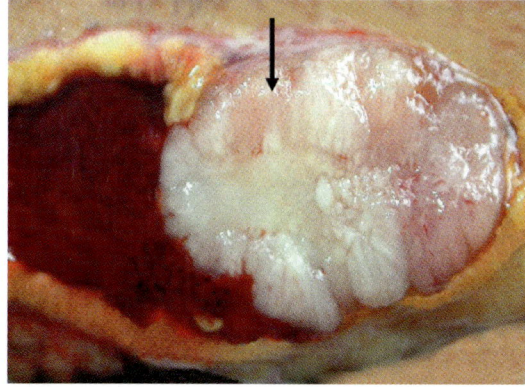

◨ Abb. 68.2. Nebennierenrindenkarzinom (Pfeil)

MIK Meist medullär aufgebauter Tumor aus polymorphen, wenig mitotisch-aktiven Zellen mit (meist) lipidarmem Zytoplasma in einem gelegentlich bandförmig fibrosierten und verkalkten Stroma. Nachweis von Tumorgefäßeinbrüchen. Immunprofil: Expression viel Vimentin, kaum Zytokeratin, kein epitheliales Membranantigen.

> **✉ Take-home-message**
> Tumordignität und Hormonbildung:
> ▬ Conn-Syndrom-Tumor: meist benigne (▶ Kap. 68.5.4).
> ▬ Androgenbildende Tumoren: 75% maligne.
> ▬ Östrogenbildende Tumoren: meist maligne.

68.4.4 Metastasen

DEF Sehr häufige NNR-Sekundärtumoren.

KPG Ausgangskarzinome (in der Reihenfolge ihrer Häufigkeit): Mammakarzinom (50%), Lungenkarzinom (40%), Prostata- und Kolorektalkarzinome.

68.5 Fehlfunktionsmuster

68.5.1 Akuter Hypokortizismus

DEF Seltenes Syndrom mit akutem Kreislaufversagen wegen plötzlich ausgefallener Kortisolsekretion in Form einer sog. akuten NNR-Krise.

KPG-Auslösemechanismen
▬ **Endogenes Steroiddefizit** wegen stressbedingtem Steroidmehrbedarf bei präexistenter chronischer NNR-Insuffizienz.
▬ **Iatrogenes Steroiddefizit** wegen
  ▬ rasch abgesetzter Steroidtherapie,
  ▬ fehlender Steroidsubstitution nach Adrenalektomie.
▬ **Hämorrhagische NNR-Nekrose** wegen
  ▬ neonataler NNR-Blutung,
  ▬ Antikoagulantientherapie,
  ▬ Sepsis mit Auslösung eines Waterhause-Friderichsen-Syndroms (▶ Kap. 10.4),
  ▬ disseminierter Intravasalgerinnung (▶ Kap. 10.5.3.4).

📖 Wissensvertiefung
Waterhouse-Friderichsen-Syndrom
Seltene, akute, sepsisinduzierte NNR-Krise.
Auslösefaktoren:
▬ Infektion mit Neisseria meningitidis (meist) → Sepsis.
▬ Infektionen mit anderen hochvirulenten Keimen (selten).
Reaktionsfolge: Hochfebrile Meningokokkensepsis → plötzliche Endotoxinämie → septischer Kreislaufschock → Endstrombahnschädigung v. a. in NNR, Haut und Myokard → disseminierte Intravasalgerinnung → bilaterale hämorrhagische NNR-Nekrosen, interstitielle Myokarditis, petechiale Hautblutungen (◨ Abb. 13.7).

68.5.2 Primär-chronischer Hypokortizismus

DEF (Syn.: primärer/adrenaler Morbus Addison) Seltenes Krankheitsbild mit Unterfunktion der adrenalen Glukokortikoide wegen NNR-Zerstörung.

KPG-Auslösemechanismen (Die wichtigsten!):
- Autoimmunadrenalitis (60%, ▶ Kap. 68.2.1),
- NNR-Tuberkulose (10%, ▶ Kap. 68.2.2),
- NNR-Infarzierung (▶ Kap. 68.1),
- NNR-Metastasen mit NNR-Zerstörung von >90% (▶ Kap. 68.4.4),
- adrenogenitales Syndrom (▶ Kap. 68.5.7).

FPG-Reaktionsfolge Im Rahmen eines Hypokortisolismus entwickelt sich allmählich Müdigkeit, Hypotonie, Anorexie, Gewichtsverlust und reduzierte Sekundärbehaarung. Der Hypokortisolismus zieht über eine reaktive ACTH- und MSH-Erhöhung auch eine Hyperpigmentierung der Haut und Mundschleimhaut nach sich (daher Bezeichnung: Bronzehautkrankheit).

> **Klinik**
>
> Blut: Eosinophilie. Verminderte Serumwerte für Natrium, Chlorid, Bikarbonat, Glukose und für die Glukokortikoide. Erhöhte Serumwerte für ACTH und für Kalium wegen erniedrigtem Aldosteronspiegel. Erniedrigte Urinkonzentrationen für 17-Ketosteroide und 17-Hydroxysteroide.

> **Klinik**
>
> **Therapieprinzip:** Substitution der Glukokortikoide mit Hydrokortison, der Mineralokortikoide mit Fludrokortison (Notfallausweis). Behandlung der Auslösefaktoren.

68.5.3 Sekundär-chronischer Hypokortizismus

DEF (Syn.: hyphophysärer Morbus Addison, sog. weißer Morbus Addison) Seltenes Krankheitsbild mit Unterfunktion der adrenalen Glukokortikoide und Androgene wegen CRH-/ACTH-Ausfalls.

KPG-Auslösemechanismen
- Hirnfehlbildung mit ACTH-Ausfall,
- Nekrose, Tumor, angeborene Defekte des HVL (▶ Kap. 67, ◻ Abb. 67.1),

- Glukokortikoidlangzeittherapie, dadurch ACTH-Sekretionshemmung mit wochenlanger Kortisolmindersekretion.

FPG-Reaktionsfolge Mangel an ACTH und MSH mit folgenden Konsequenzen:
- **NNR:** gleichmäßige NNR-Atrophie (▶ Kap. 6.1.1.2) bei erhaltener Zona glomerulosa, dadurch niedrige Glukokortikoidspiegel und normale Mineralokortikoidspiegel.
- **Haut:** verminderte Hautpigmentierung, daher Bezeichnung weißer Morbus Addison.
- **Aldosteronspiegel:** normal (weil über das Renin-Angiotensin-System reguliert), dadurch kein Salzverlust, keine Hyponatriämie, keine Hyperkaliämie.
- **Androgenmindersekretion** wird durch Gonaden ausgeglichen.

> **Klinik**
>
> **Therapieprinzip:** Substitution der Glukokortikoide mit Hydrokortison, Substitution der Mineralokortikoide NICHT notwendig. Behandlung der Auslösefaktoren. Substitution weiterer Hormonachsen bei Bedarf.

68.5.4 Primärer Hyperaldosteronismus

DEF (Syn.: Conn-Syndrom) Seltenes NNR-Überfunktionssyndrom wegen inadäquat gesteigerter, adrenaler Mineralokortikoidbildung mit konsekutiv gehemmter Reninsekretion und entsprechend erniedrigten Reninspiegeln.

KPG-Auslösemechanismen
- **Aldosteronproduzierender NNR-Tumor** (bei 60% der Fälle): in Form eines meist klarzelligen NNR-Adenoms (Conn-Syndrom, ▶ Kap. 68.5.4).
- **Mikronoduläre Glomerulosahyperplasie** (bei 40% der Fälle) in Form einer bilateralen Hyperplasie der Zona glomerulosa bei ungeklärter Ätiologie (▶ Kap. 68.3.1).

FPG-Reaktionsfolge Allmähliche Entwicklung einer arteriellen Hypertonie (▶ Kap. 10.1), Hypokaliämie, Proteinurie, Polyurie, Müdigkeit, Muskelschwäche (selten Lähmungen, Tetanie). Serumwerte: erhöhtes Aldosteron und Natrium, erniedrigtes Kalium (bei Kaliurie) und Renin.

68.5.5 Sekundärer Hyperaldosteronismus

DEF Recht häufiges NNR-Überfunktionssyndrom wegen Renin-Angiotensin-System-vermittelter Steigerung der adrenalen Aldosteronproduktion mit entsprechend erhöhten Serumreninwerten.

KPG Auslösefaktoren der Renin-Angiotensin-System-stimulierung:
- **Nierenmangeldurchblutung,**
- **natriumretinierende Krankheiten** wie nephrotisches Syndrom (▶ Kap. 49.4.1), Leberzirrhose (▶ Kap. 45), chronische Herzinsuffizienz, Aszites (▶ Kap. 12.1.2),
- **reninproduzierender Tumor** (Rarität).

FPG-Folgereaktion Diffuse Hyperplasie der Zona glomerulosa.

68.5.6 Cushing-Syndrom

DEF (Syn.: Hyperkortisolismus) Wenig häufiges NNR-Überfunktionssyndrom wegen abnorm vermehrter Kortisolproduktion und -sekretion.

FPG Reaktionsfolge beim Cushing-Syndrom: Sie konzentriert sich auf den Hyperkortisolismus und äußert sich in folgenden Läsionen:
- Skelettsystem: Osteoporose (▶ Kap. 77.2.1),
- Skelettmuskelschwund mit entsprechend dünnen Extremitäten (Spatzenbeine, ▶ Kap. 76.2.6),
- Blut: Lymphozyten-, Eosinophilenschwund,
- Hautatrophie mit Bildung abdominaler Dehnungsnarben (Striae distensae)
- Stammfettsucht mit Büffelnacken, Vollmondgesicht;
- arterielle Hypertonie (▶ Kap. 10.1.3) mit konsekutiver Linksherzhypertrophie,
- sekundärer Diabetes mellitus (▶ Kap. 73.1.1),
- Vita sexualis: Libidoverlust, Menstruationsstörungen, Impotenz.

Im Folgenden werden KPG-Formen des Cushing-Syndroms dargestellt.

68.5.6.1 Hypothalamisch-hypophysäre Form

DEF (Syn.: Morbus Cushing) Häufigste, primär hypophysär ausgelöste Cushing-Syndromform.

KPG-Auslösefaktoren HVL-Adenom (häufig) oder HVL-Hyperplasie mit ACTH-Dauersekretion (▶ Kap. 67.2.1, ◻ Abb. 67.1).

KPG-Auslösemechanismus Über eine ACTH-Dauersekretion wird auch dauernd die NNR stimuliert. Dies bewirkt eine reaktive Hyperplasie der ACTH-abhängigen NNR-Schichten (Zona fasciculata, reticularis → braune Innenschicht, gelbe Außenschicht). Es resultieren erhöhte ACTH- und Kortisol-Serumspiegel.

68.5.6.2 Adrenale Form

DEF Zweithäufigste, primär adrenal ausgelöste Cushing-Syndromform.

KPG-Auslösefaktoren Kortisolbildung durch:
- (meist) gemischtzellige NNR-Adenome (<100 g),
- (sehr selten) NNR-Adenomatose,
- (sehr selten) NNR-Karzinom (>100 g.

KPG-Auslösemechanismus Ein NNR-Tumor produziert ACTH-unabhängig Kortisol und bewirkt dadurch über eine reaktive Unterdrückung der hypophysären ACTH-Bildung eine Atrophie (▶ Kap. 6.1.2.2) der restlichen und kontralateralen NNR. Es folgen erniedrigte ACTH- und erhöhte Kortisol-Serumspiegel.

68.5.6.3 Paraneoplastische Form

DEF (Syn.: ektopes ACTH-Syndrom) Seltene, durch ACTH-ähnliches Peptid nichtendokriner Tumoren ausgelöste Cushing-Syndromform.

KPG-Auslösefaktoren Kleinzellige (neuroendokrine) Lungen-, Thymus- oder Pankreaskarzinome (◻ Abb. 34.10).

KPG-Auslösemechanismus Eine ektope Bildung ACTH-ähnlicher Peptide bewirkt über eine NNR-Kortisolbildung und eine reaktive ACTH-Bildungshemmung eine Faszikulata-Retikularis-Hyperplasie. Es resultieren erhöhte Serumspiegel für ACTH und Kortisol.

68.5.6.4 Iatrogene Form

DEF Seltene durch exogenes ACTH ausgelöste Cushing-Syndromform.

KPG-Auslösemechanismus
- Glukokortikoid-Langzeittherapie, dadurch NNR-Atrophie (▶ Kap. 6.1.1.2) mit Regression der Zona fasciculata-reticularis.
- ACTH-Langzeittherapie, dadurch NNR-Veränderung wie beim hypothalamisch-hypophysären Cushing-Syndrom.

68.5.7 Adrenogenitales Syndrom (ASG)

DEF Sammelbegriff für sehr seltene NNR-Störungen wegen inadäquater Überproduktion adrenaler Androgene und/oder Aldosteron und entsprechend gestörter Geschlechtsentwicklung.

KPG-Auslösemechanismen und Formen
- **Kongenital:** Steroidsynthesedefekt (meist),
- **neoplastisch:** androgenbildende Tumoren (selten).

Nachstehend wird das Prinzip der kongenitalen, enzymdefizienten AGS-Formen mit reaktiver NNR-Hyperplasie (▶ Kap. 6.2.2) beschrieben:

KPG-Auslösefaktoren Variabel ausgeprägter, kongenitaler Enzymdefekt in der Steroidhormonbiosynthese
- **21-Hydroxylase** (meist), dadurch Kortisoldefizit, Androgenexzess, Aldosterondefizit.
- **11β-Hydroxylase** (selten), dadurch Aldosterondefizit, Androgenexzess, Kortisoldefizit.
- **17β-Hydroxylase** (rar), dadurch Androgendefizit, Aldosteronexzess, Kortisoldefizit.

68.5.7.1 21-Hydroxylase-Mangel

KPG-Auslösemechanismen (bei totalem Enzymdefekt): Blockade der Kortisol- und Aldosteronsynthese mit Umleitung der Steroidsynthese zu Androgenen. Dies hat folgende Konsequenzen:
- Androgenexzess: Er ruft über eine Zona-glomerulosa-Atrophie eine Vermännlichung (Virilisierung) sowie ein Salzverlustsyndrom mit Hyponatriämie und Hyperkaliämie (pränatal durch mütterliche Hormone kompensiert) hervor.
- Gegenregulativer ACTH-Exzess mit Sekretionssteigerung der Kortisolvorstufen bewirkt eine NNR-Hyperplasie mit Zona-fasciculata/reticularis-Verbreiterung (▶ Kap. 68.3.2).

FPG-Reaktionsfolge Je nach Geschlecht: zunächst Wachstumsbeschleunigung, danach präpubertärer Epiphysenfugenschluss mit Minderwuchs.
- **Mädchen:** Klitorishypertrophie, männlicher Behaarungstyp (Hirsutismus) bei normalen inneren Genitalorganen. Bei schweren Fällen mit Addison-Symptomatik bleibt die ovarielle Follikelreifung und Gelbkörperbildung aus.
- **Knaben:** Scheinfrühreife (Pubertas praecox) mit verstärkter Skrotalhautpigmentierung, großem Penis mit Sexualbehaarung, Kryptorchismus (▶ Kap. 54.1.2), Hypospadie (◧ Abb. 5.1). Selten intersexuelles Genitale (▶ Kap. 54.1.3). Bei schweren Fällen mit Addison-Symptomatik bleibt die normale Hodenreifung aus.

Klinik	

Therapieprinzip: Suppression der adrenalen Steroidsynthese durch exogene Glukokortikoide, Hydrokortisonsubstitution, Mineralokortikoidsubstitution, Therapie mit Antiandrogenen, zyklische ovarielle Hormonsubstitution, Genitaloperation im Kindesalter.

69 Nebennierenmark

U.N. Riede, J. Seufer

 Einleitung

Das Nebenierenmark wird durch neuroektodermale Zellen gebildet, die während des Entwicklungswachstums aus dem Sympathikusgrenzstrang in die Nebenniere eindringen. Sie bilden mit den Paraganglien eine strukturelle und funktionelle Einheit. Die häufigsten Läsionen sind Tumoren mit unterschiedlicher Dignität, die wegen ihrer Aggressivität und/oder Hormonbildung unbehandelt problematisch sind.

Glossar

NNM (Nebennierenmark): Es ist neuroektodermaler Herkunft und gehört zum diffusen neuroendokrinen System

Chromaffin: bräunliche Anfärbbarkeit der Katecholamine durch Oxidanzien wegen Chinhydronbildung.

69.1 Neoplasiemuster

69.1.1 Neuroendokriner Tumor

69.1.1.1 Phäochromozytom

DEF (Syn.: adrenomedulläres Paragangliom) Seltene Gruppe meist gutartiger, oft endokrin aktiver Tumoren des sympathoadrenalen neuroendokrinen Systems aus chromaffinen NNM-Zellen.

KPG-Auslösefaktoren
- **Sporadisch** (90% der Fälle): meist unilateral.
- **Syndromal**, autosomal-dominant vererbt (10% der Fälle): bilateral; bei Multipler endokriner Neoplasie (MEN, ▶ Kap. 72.1.2), Neurofibromatose Typ I (▶ Kap. 74.10.1), von-Hippel-Lindau-Syndrom (▶ Kap. 49.6.2, ▶ Kap. 74.10.2.4), Sturge-Weber-Syndrom (▶ Kap. 20.1, ▶ Kap. 74.10.3.1).

FPG-Reaktionsfolge Phäochromozytome sind histogenetisch und funktionell eng verwandt mit den extraadrenalen Paragangliomen des sympathoadrenalen neuroendokrinen Systems. Etwa 10% der Tumoren sind bei gleicher Histologie maligne, was nur an ihrer lokalen Invasivität und Metastasierung nach dem Pfortader-Kavatyp erkennbar ist.

Etwa 75% der Tumoren sezernieren Noradrenalin/Adrenalin, dadurch

- erhöhte Katecholaminmetabolite im Urin und
- ^{131}J-Metaiodobenzylguanidin-Speicherung bei Szintigraphie.

Klinik

Typisch: Auslösung paroxysmaler hypertensiver Krisen (v. a. durch Köperbewegung und/oder Lendenkompression) mit Kopfschmerzen, Tachykardie und Schwitzen.

MAK Abgekapselter Tumor variabler Größe (bis zu 3 kg!) mit braungrauer, gelegentlich regressiv veränderter Schnittfläche.

MIK Tumor mit großen Zellen mit chromaffinen Granula, die durch ein retikuläres Fasernnetz zu sog. Zellballen gruppiert werden (charakteristisches Zellballenmuster, ▣ Abb. 69.1), dazwischen liegen sog. Stützzellen. Immunprofil: Tumorzellen exprimieren neuroendokrine Marker (NSE, Chromogranin, Synaptophysin), Stützzellen exprimieren S-100-Protein (▶ Kap. 16.2.6.1).

Klinik

Therapieprinzip: chirurgische Tumorresektion nach vorheriger Blockade α-adrenerger Rezeptoren, Hypertoniebehandlung, therapeutische ^{131}J-Metaiodobenzylguanidin-Radiatio, Chemotherapie.

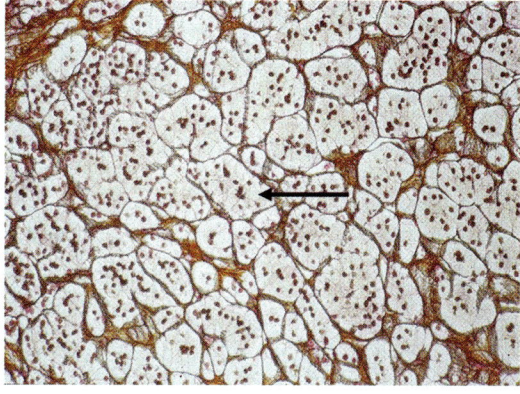

▣ **Abb. 69.1.** Phäochromozytom in der Nebenniere: markiger Tumor mit Zellballenmuster (Pfeil) der Tumorzellen (Vergr. 25, EvG)

Klinik

Prognose beeinflussende Faktoren
Günstig:
- Junges Patientenalter,
- keine familiäre Belastung,
- keine anderweitigen endokrinen Tumoren.

69.1.2   Neuraler Tumor

DEF Sammelbegriff für seltene Tumoren, die sich aus sympathischen Neuroblasten und Phäochromoblasten herleiten. Diese wandern in die embryonale Nebennierenanlage ein, wobei sich die Phäochromoblasten zum NNM, die adrenalen Neuroblasten zu Ganglienzellen entwickeln.

69.1.2.1 Neuroblastoma sympathicum

DEF Sammelbegriff für recht häufige sympathikoblastäre Tumoren meist des Säuglingsalters aus der histogenetischen Gruppe der dysontogenetischen Tumoren (▶ Kap. 16.5) und aus der zytologischen Gruppe der klein-blau-rundzelligen Tumoren (small-blue-round-cell tumors) mit variabler Ausreifungsmöglichkeit.

📖 **Wissensvertiefung**

Gruppe der »small-blue-round-cell tumors«
- Neuroblastom,
- Rhabdomyosarkom
- Ewing-Sarkom
- PNET, peripherer neuroektodermaler Tumor
- Non-Hodgkin-Lymphome, Leukämien.

KPG-Auslösemechanismus Ungeklärt. In Fällen mit Amplifikation des N-myc-Onkogens (Transkriptionsfaktor mit Proliferationsförderung und entsprechende Differenzierungshemmung) kommt es zur Dauerproliferation mit aggressiverem Wachstumsverhalten. Dies bedingt eine Änderung des Therapieprotokolls.

FPG-Reaktionsfolge Intrauterine, maligne Transformation von Neuroblasten des embryonalen Sympathikusgrenzstranges. Sie bilden in der neonatalen Nebenniere Neuroblastenhaufen (>1 mm) in Form eines Neuroblastoma in situ. Dies entspricht einer dysontogenetische Präkanzerose. Sie entwickelt sich zu folgenden Läsionen weiter:
- **Totalapoptose**,
- **neonatales Neuroblastom** mit Ausreifung zu Ganglienzellen (und Schwann-Zellen?) und Weiterdifferenzierung zu einem Ganglioneuroblastom (Schwann-Stroma-reicher Tumor). Danach Weiterentwicklung zu einem Ganglioneurom (Schwann-Stroma-dominanter Tumor). Durch eine solche Ausreifung kann der Tumor seine Malignität verlieren.
- **Metastasierendes Neuroblastom** (Schwann-Stroma-armer Tumor) v. a. des Kleinkindes.

Lokalisation: paravertebral, paraaortal, Nebenniere.

MAK Unscharf begrenzter, grauweiß-weicher, knotiger Tumor mit differenzierungsabhängien Regressionen (Blutung, Zysten, Verkalkung).

MIK Bindegewebig lobulierter Tumor mit Aufbau aus klein-blau-rundzelligen, teils rosettenbildenden, mitotisch aktiven Blasten (⬛ Abb. 16.14), mit variablen Differenzierungszeichen in Form von Ganglienzellen und Neuropil (Geflecht aus Ganglienzellfortsätzen) und variablen Regressionszeichen und variablen Apoptosezeichen in Form einer Karyorrhexis (▶ Kap. 4.1). Daraus leitet sich der Mitose-Karyorrhexis-Index (MKI) her.

Immunprofil: Tumorzellen exprimieren neuroendokrine Marker (NSE, neuronspezifische Enolase, Synaptophysin) → erhöhte NSE- und Katecholmetabolit-Spiegel im Serum. Schwann-Zellen exprimieren samt ihrem Stroma S-100-Protein (▶ Kap. 16.2.6.1). Szintigraphische Tumordarstellung mit ^{131}J-Metaiodobenzylguanidin

Klinik

Prognose beeinflussende Faktoren
- Je älter der Patient desto schlechter,
- je höher der MKI desto schlechter,
- je Schwann-Stroma-reicher desto besser,
- je höher der Ausreifungsgrad desto besser.

70 Schilddrüse

U.N. Riede, N. Freudenberg, J. Seufer

❯❯ Einleitung

Die Schilddrüse besteht aus thyroxinbildenden Thyreozyten und den kalzitoninbildenden C-Zellen. Die klinisch relevanten, entzündlichen Schilddrüsenerkrankungen sind chronisch und gehen nur selten mit einer lebensbedrohlichen Über- oder Unterfunktion einher. Die häufigen benignen Schilddrüsentumoren sind meist endokrin inaktiv, selten überaktiv. Die weniger häufigen malignen Schilddrüsentumoren enden, wenn sie unbehandelt bleiben, letal.

> **Glossar**
>
> **Struma** (lat. = Drüsenvergrößerung): entzündliche/ hyper-neoplastische Schilddrüsenvergrößerung.
> **Kropf** (greup, indogerman. = krümmen): wegen der, auf der Struma torquiert verlaufenden Halsvenen (❏ Abb. 70.1).

70.1 Entzündungsmuster

Akute metastatische, eitrig-abszedierende Schilddrüsenentzündungen sind bei einer bakteriellen Sepsis eine Rarität, bei einer Pilzsepsis (v. a. bei Hochdosische-

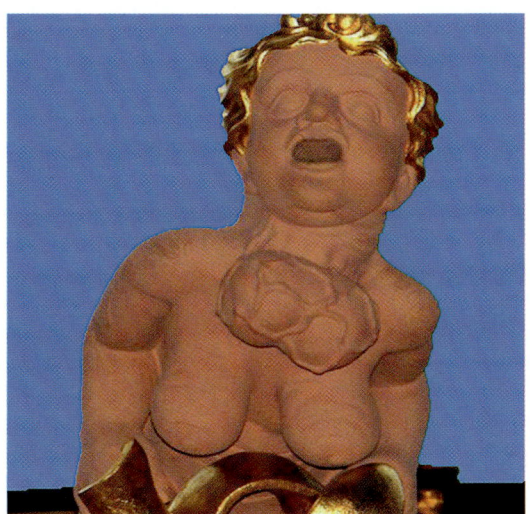

❏ **Abb. 70.1.** Mittelalterliche Darstellung eines Kropfs bei einer weiblichen Wasserspeierfigur. Auf dem Kropf gekrümmte, gestaute Halsvenen (Erasmushaus 1514; Freiburg i. Br.)

motherapie) nicht selten. Chronisch granulomatöse Schildrüsenentzündungen, wie bei Tuberkulose oder Sarkoidose kommen nur gelegentlich vor. Die meisten Thyreoiditiden gehören zu den folgenden nichteitrigen Entzündungen.

70.1.1 Hashimoto-Thyreoiditis

DEF (Syn.: chronisch-lymphozytäre Thyreoiditis, Struma lymphomatosa) Wenig häufige, chronisch-nichteitrige Thyreoiditis aus dem Formenkreis der Immunthyreopathien mit lymphozytär-destruktiv bedingter Hypothyreose. Häufigste Thyreoiditisform, bei prämenopausalen Frauen.

KPG-Prädisposition HLA-DR5-, -DR3-Assoziation. Keine Prädisposition zu Schilddrüsenkarzinom, Prädisposition zu B-Zell-Non-Hodgkin-Lymphom.

KPG-Auslösemechanismus
- (Vermutlich) viral initiierter Autoaggressionsprozess mit Übergang in andere Immunthyreopathien und Assoziation mit anderen Autoimmunopathien (❯ Kap. 14.2).
- Bildung autoreaktiver Antikörper gegen folgende Epitope:
  - **Thyreoglobulin** und/oder Schilddrüsen-Peroxidase (80% der Fälle) mit Bildung → zytotoxische Antikörper.
  - **TSH-Rezeptor** → sekretorische und/oder proliferative Schilddrüsenstimulation. Folge davon: (anfängliche) Schilddrüsenüberfunktion und/oder Schilddrüsenhyperplasie (daher Name: Struma lymphomatosa!).
  - **Iodine-Transporter** → Hemmung der Schilddrüsenhormonbildung → späte Schilddrüsenunterfunktion.

FPG-Reaktionsfolge in zeitlichen Stadien:
- **Hyperplastische Form:** Schleichender Beginn in Form einer schmerzlos-braunen, gummiartig-festen Struma mit variabel dichtem lymphoplasmazellulärem, lymphfollikelbildendem Entzündungsinfiltrat (❏ Abb. 70.2) und stellenweiser, eosinophil-großzelliger Thyreozytenumwandlung (onkozytäre Transformation). Dies führt zur progredienten Zerstörung

von Schilddrüsenfollikeln. Aus ihnen wird Schilddrüsenhormon mit Erhöhung des T_4- und T_3-Serumspiegels freigesetzt, was eine Schilddrüsenüberfunktion in Form einer sog. Thyreotoxikose (Hashitoxikose) mit sich bringt (▶ Kap. 70.3.1).

— **Fibrös-atrophe Form:** Individuell variable Progredienz über die Auslösung eines »fibrodestruktiven Musters« (▶ Kap. 2.4.2). Sie bewirkt eine entzündliche Schilddrüsenvernarbung, sodass im Endstadium eine derb-verkleinerte, Schilddrüse mit Schilddrüsenunterfunktion (Hypothyreose, ▶ Kap. 70.3.2) vorliegt.

FPG-Reaktionsfolge Durch eine febrile Virusinfektion werden Antigene freigesetzt, welche zur Bildung zytotoxischer Lymphozyten gegen Schilddrüsenfollikel führen. Dadurch wird eine parenchymdestruktive granulomatöse Entzündungsreaktion mit Ausbildung histiozytärer Granulome (▶ Kap. 13.2.2.2) unter perikolloidaler Ausrichtung der Riesenzellen in Gang gesetzt. Daraus resultiert eine passagere Hyperthyreose (hohe T_4-,T_3-Spiegel, niedrige TSH-Werte, ▶ Kap. 70.3.2.2). Über die Ausbildung eines lokalen »fibrodestruktiven Musters« (▶ Kap. 2.4.2) wird eine Spontanabheilung eingeleitet.

> **Klinik**
>
> **Therapieprinzip:** Operation nie indiziert! Bei Hyperthyreose Thyreostatika, bei Hypothyreose Substitution mit L-Thyroxin.

> **Klinik**
>
> **Therapieprinzip:** Operation selten indiziert, Glukokortikoid-Stoßtherapie, nichtsteroidale Antirheumatika. Bei Hyperthyreose Thyreostatika, bei Hypothyreose Substitution mit L-Thyroxin.

70.1.2   De-Quervain-Thyreoiditis

DEF (Syn.: subakute Thyreoiditis, Thyreoiditis granulomatosa): Seltene, subakut-nichteitrige, granulomatöse Thyreoiditis, v. a. im Sommer, bei Frauen in 4. Lebensdekade.

KPG-Auslösemechanismus Virusinfektion (Coxsackie-, Adeno-, Myxo-, Paramyxoviren).

70.1.3   Riedel-Thyreoiditis

DEF (Syn: chronische Perithyreoidalthyreoiditis, eisenharte Riedel-Struma) Sehr seltene, chronische perithyreoidal beginnende Thyreoiditis aus dem Formenkreis der sog. entzündlichen Fibrosklerosen, v. a. bei postmenopausalen Frauen.

■ **Abb. 70.2.** Lymphozytäre Hashimoto-Thyreoiditis mit follikelhaltigem (Pfeil) lymphozytären Infiltrat, welches das Schilddrüsenparenchym zerstört (Vergr. 25, HE)

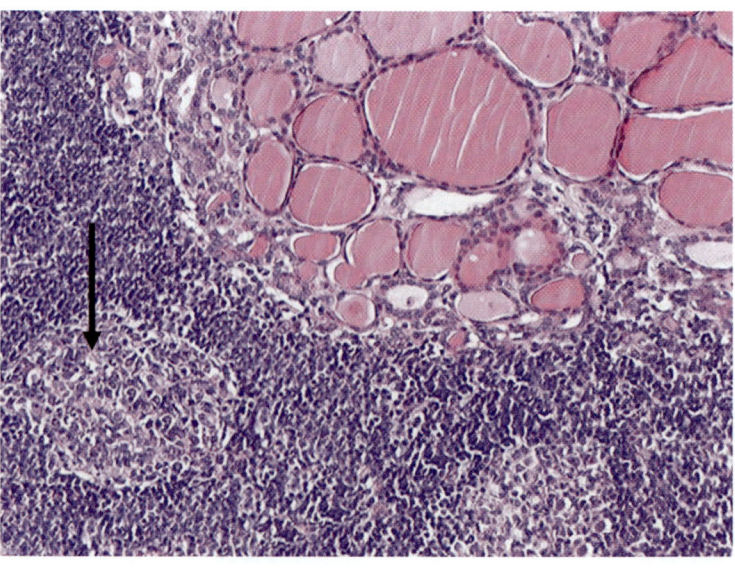

Wissensvertiefung

Entzündliche Fibrosklerosen (▶ Kap. 6.3.9.2)
- Retroperitonealfibrose (v. a. Aorta und Ureter um-mauernde Fibroblastenwucherung),
- Mediastinalfibrose (v. a. Trachea und V. cava um-mauernde Fibroblastenwucherung),
- primär sklerosierende Cholangitis (▶ Kap. 46.2.3),
- entzündlicher Orbitapseudotumor (v. a. Augen-muskel und Tränendrüsen umgebende, entzünd-liche Fibrose).

KPG-Auslösemechanismus Ungeklärt; keine auto-reaktive antithyreoidalen Antikörper.

FPG-Reaktionsfolge Einseitige Auslösung eines lym-phozytär entzündlich-vernarbenden »fibrodestruk-tiven Musters« (▶ Kap. 2.4.2) in der Schilddrüsenumge-bung mit folgenden Ausbreitungsmustern:
- **Thyreoidofugal:** Ausdehnung auf das Halsbinde-gewebe, dadurch Gefahr der Rekurrensparese und Trachealstenose (▶ Kap. 33.1.1).
- **Thyreoidopetal:** Teilweise/vollständige Ausdeh-nung auf Schilddrüse bewirkt eine einseitige Schilddrüsenverhärtung mit Umgebungsverwach-sung bei intaktem Restparenchym (Karzinomver-dacht!). Es folgt ein spontaner Erkrankungsstill-stand.

> **Klinik**
>
> **Therapieprinzip:** funktionsgerechte Schilddrüsen-operation (Dekompression), Glukokortikoid-Stoß-therapie, bei Hypothyreose Substitution mit L-Thyr-oxin.

70.2   Hyperplasiemuster

70.2.1   Euthyreote Struma

DEF (Syn.: nichttoxische Struma; angloamerikan.: nontoxic goiter) Sehr häufige, nichtentzündliche und nichtneoplastische Struma mit ausreichender Hormonbildung. Häufigste Endokrinopathie, v. a. bei Frauen.

KPG-Auslösemechanismus Relativer/absoluten Jod-mangel.

KPG-Auslösefaktoren
- **Endemisch:** in Jodmangelgebieten (Alpen),
- **sporadisch-passager:** T_3-/T_4-Hormonmehrbedarf (Pubertät, Gravidität, Klimakterium),

- **sporadisch-alimentär:** Raps-/Kohlverzehr mit Goitrin (Aminosäure),
- **sporadisch-toxisch:** p-tertiär-Butylphenol-Inhala-tion.

FPG-Reaktionsfolge Jodmangel mit (EGF) growth-factor-Stimulation für Thyreozyten. Dadurch kommt es zur diffusen Hyperplasie kolloidarmer kleiner Schilddrüsenfollikel mit mäßiger Organvergrößerung (Struma parenchymatosa). Später, bei ausreichend kompensatorischer Hormonmehrproduktion, wird multinodulär in endokrin inaktiven Follikeln mit flach-kubischer Thyreozytenauskleidung Kolloid gespei-chert. Dadurch wird das Parenchym speckig-glänzend (Struma nodosa colloides). Dazu gesellen sich später noch Regressionen in Form von Blutung, Zystenbil-dung und Verkalkung. Dabei kann die Thyreoidea bis zu 2000 g schwer werden und v. a. bei Retrosternallage die Trachea atemsynchron komprimieren (Tauchkropf, ▶ Kap. 33.1.1).

> **Klinik**
>
> **Therapieprinzip:** medikamentöse Verkleinerung und Prophylaxe mit L-Thyroxin und/oder Jodid; bei Bedarf Strumektomie, Behandlung der Aus-lösefaktoren.

70.2.2   Hypothyreote Struma

DEF (Syn.: Jodfehlverwertungsstruma) Seltene Struma bei insuffizienter Hormonbildung wegen kongenitalen Enzymdefekts.

KPG-Auslösemechanismen Erbliche Enzymdefekte mit Beeinträchtigung der einzelnen Schritte in der Hor-monbiosynthese.

FPG-Reaktionsfolge Enzymdefekt mit peripherem Schilddrüsenhormondefizit (Hypothyreose) und reak-tivem TSH-Sekretionsexzess. Dadurch entsteht eine diffus-knotige Struma aus kolloidarmen, (frustran) sog. endokrin-aktiven Follikeln mit zylindrisch-poly-ploider Thyreozytenauskleidung.

> **Klinik**
>
> **Therapieprinzip:** Substitution mit L-Thyroxin bzw. Trijodthyronin, bei Bedarf Strumektomie.

70.2.3   Hyperthyreote Struma

DEF (Syn.: toxische Struma) Sammelbegriff für Strumen mit Schilddrüsenüberfunktion in folgenden Formen.

◼ Diffuse Form

DEF (Syn.: Morbus Basedow) Wenig häufige Immunthyreopathie mit Anti-TSH-Rezeptor-Antikörperbildung, oft assoziiert mit anderen Autoimmunopathien (▶ Kap. 14.2.2). Häufigste Hyperthyreoseursache bei prämenopausalen Frauen.

KPG-Prädispositionsfaktor HLA-DR3.

KPG-Auslösemechanismus Aufgrund einer HLA-TSH-Komplexierung entstehen folgende autoreaktive IgG-Antikörper:
- **Thyreoidea-stimulierendes Immunglobulin** (Anti-TSH-Rezeptorantikörper) Über eine TSH-Rezeptorbindung stimuliert es andauernd die Thyreoidea und löst einen T_3,T_4-Sekretionsexzess und eine TSH-Sekretionssuppression aus.
- **Thyreoideawachstum-stimulierende Immunglobuline:** Nach TSH-Rezeptorbindung rufen sie eine Thyreozytenhyperplasie mit Strumabildung hervor.
- **TSH-bindende inhibitorische Immunglobuline:** Sie blockieren die physiologische TSH-Rezeptorbindung.

FPG-Reaktionsfolge
- **Bindung an TSH-Rezeptor:** Er bewirkt eine bilaterale, diffuse, rotbraune Thyreoideahyperplasie aus endokrin-überaktiven Follikeln. Diese werden durch papillär gefaltete, hochzylindrische Thyreozyten (Sanderson-Polster) ausgekleidet und enthalten kaum noch Kolloid. Im Restkolloid finden sich randständige Resorptionsvakuolen (◼ Abb. 70.3). Oft fokal-interstitielles Lymphozyteninfiltrat.
- **Bindung an Fibroblastenrezeptoren** im Retroorbital-Prätibialbereich mit Ausbildung folgender Läsionen:
  - **Exophthalmus** (bei 15% der Fälle): meist therapieabhängig reversible Augenbulbusvordrängung (endokrine Orbitopathie). Bei Persistenz sog. maligner Exophthalmus mit ungenügendem Lidschluss und N. opticus-Überdehnung.
  - **Prätibiales Myxödem** (bei 3% der Fälle).

Klinik

Merseburger Trias: Kropf, Exophthalmus (Glotzauge), Tachykardie. Dazu Abmagerung, Tremor, feuchtwarme Haut.

Klinik

Therapieprinzip: Verabreichung von Thyreostatika (Carbimazol, Propylthiouracil), im Akutstadium auch Prednison und Betablockern. Mittelfristig: Strumektomie oder Radiojodbehandlung. Orbitabestrahlung, operative Orbitadekompression.

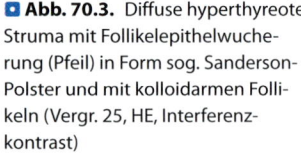

◼ **Abb. 70.3.** Diffuse hyperthyreote Struma mit Follikelepithelwucherung (Pfeil) in Form sog. Sanderson-Polster und mit kolloidarmen Follikeln (Vergr. 25, HE, Interferenzkontrast)

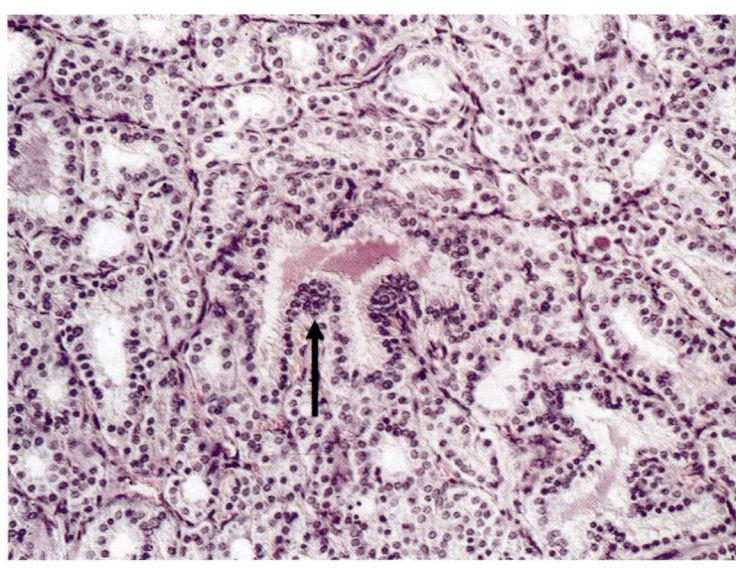

70

■ Noduläre Form

DEF (Syn.: multinodulär-toxische Struma) Wenig häufige Sekundärhyperthyreose in präexistent euthyreoter Knotenstruma

KPG-Auslösefaktoren Ungeklärt.

KPG-Auslösemechanismus Endokrine Autonomie in einem Schilddrüsenbezirk mit autonomem Wachstum und autonomer Überfunktion.

FPG-Reaktionsfolge Eine endokrine Autonomie ruft eine reaktive Ausbildung einer Knotenstruma mit variabel endokrin-aktiven Follikeln hervor. Kein Exophthalmus, kein Prätibialödem.

Klinik

Therapieprinzip: Bei Hyperthyreose Thyreostatika. Nach Erreichen der Euthyreose operative Struma-resektion oder Radiojodbehandlung. Danach Strumaprophylaxe mit Jodid und/oder L-Thyroxinsubstitution.

✉ **Take-home-message**
Heißer Knoten: mit szintigraphischer Radiojod-speicherung.
Kalter Knoten: ohne szintigraphische Radiojod-speicherung.

70.3   Fehlfunktionsmuster

70.3.1   Hyperthyreose

DEF (Syn.: Thyreotoxikose, veralteter Begriff) Sammelbegriff für wenig häufige Schilddrüsenüberfunktionszustände. Betroffen sind v. a. prä-/postmenopausale Frauen.

KPG-Auslösefaktoren
- Exzessive Thyreoideastimulation,
- exzessive Thyreoideahormon-Freisetzung,
- endokrine Autonomie.

KPG-Auslösemechanismus Exzessive Schilddrüsenhormonspiegel mit folgenden Konsequenzen:
- **Hypermetabolismus** mit Gewichtsverlust und feucht-warmer Haut (Schweißüberproduktion),
- **Myosin-ATPase-Hyperaktivität** im Myokard mit konsekutiver Tachykardie.

70.3.2   Hypothyreose

DEF Gruppenbezeichnung für Zustände mit langanhaltender Schilddrüsenhormonminsersekretion

70.3.2.1   Konnatal-primäre Hypothyreose

DEF Gruppenbezeichnung für Hypothyreosen wegen bereits fetalen Hormonmangels unter dem klinischen Bilde eines Kretinismus (chrétien, schweiz.-franz. Mundartausdruck für »Christus-erbarm« → bedauernswerter Trottel).

KPG-Auslösemechanismen
- **Endemischer Kretinismus:** wegen Jodmangels, in Kropfendemiegebieten. Klinisch resultiert eine Kleinwüchsigkeit mit mentaler Retardierung.
- **Sporadischer Kretinismus:** wegen
  - aplastisch/dystope Schilddrüsenfehlbildung,
  - konnatale, enzymdefekte Schilddrüsenhormonsynthese,
  - fehlerhafter Signaltransduktion der Schilddrüsenhormone mit Endorganresistenz,
  - Thyreostatika in Gravidität.

FPG-Reaktionsfolge Minderwüchsigkeit, mentale Retardierung, Schwerhörigkeit, kretinoide Fazies (breites Gesicht, wulstige Lippen, Makroglossie), generalisiertes Myxödem.

70.3.2.2   Erworbene primäre Hypothyreose

DEF Sammelbegriff für Hypothyreosen wegen postnataler Schilddrüsenschädigung, v. a. bei perimenopausalen Frauen.

KPG-Auslösefaktoren
- **Entzündlich** (meist): (Hashimoto-)Thyreoiditis (▶ Kap. 70.1.1),
- **therapeutisch:** Strumektomie, Bestrahlung, Langzeitthyreostase eines Morbus Basedow.

KPG-Auslösemechanismen je nach Lebensalter:
- **Infantil:** reversible Entwicklungsstörungen,
- **adult:** Die Hypothyreose bewirkt über eine Proteoglykaneinlagerung in Körpergewebe ein generalisiertes Myxödem.

FPG-Reaktionsfolge Hautteigigkeit, Zungenverplumpung (Makroglossie) und Hyporeflexie.

70.4   Neoplasiemuster

70.4.1   Follikuläres Adenom

DEF Häufiger gutartiger thyreozytärer Tumor junger Frauen in Form eines kalten oder heißen Knotens.

KPG-Auslösemechanismus Eine somatische Mutation im Signaltransduktionsweg der TSH-Rezeptor-vermittelten Schilddrüsenaktivierung zieht über eine Dauerstimulation eine klonale Expansion thyroxin-produzierender Epithelien nach sich. Daraus resultiert ein autonomes, monoklonales Adenom.

MAK Abgekapselter, solider, hellbrauner Tumorknoten im Schilddrüsengewebe.

MIK Tumor mit Ausbildung variabler Wachstumsmuster und ausgeprägter Regressionsneigung (v. a. Verkalkung, Fibrose). Je nach Hormonproduktion bestehen sie aus endokrin inaktiven Follikeln (meist) oder endokrin aktiven Follikeln mit Hypothyreose (▶ Kap. 70.3.2.2) und Aktivitätssupprimierung des Residualgewebes.

70.4.2   Thyreoideakarzinom

Klinik
Therapieprinzip: je nach Tumorausdehnung (radikale) Operation. Radiojodtherapie. Tumornachsorge. Bei anaplastischem Karzinom (▶ Kap. 70.4.3.3) Radiochemotherapie, bei familiärem C-Zellkarzinom (▶ Kap. 70.4.2.4) prophylaktische Thyreoidektomie.

DEF (Syn.: Schilddrüsenkarzinom) Gruppenbezeichnung für insgesamt wenig häufige, maligne Tumoren aus neoplastischen, thyreoidalen Follikelepithelien bei variabler geographischer Inzidenz (■ Tab. 70.1).

70.4.2.1   Papilläres Karzinom
DEF Gruppenbezeichnung für häufigste Schilddrüsenkarzinomformen mit zumindest fokaler Bildung papillärer Strukturen, mit zytologischen Charakteristika in Form sog. Milchglaszellen (■ Abb. 70.4a), mit prädominant lymphogener Metastasierung; v. a. bei jungen Frauen.

KPG-Prädispositionsfaktoren
- **Therapeutisch:** Bestrahlung der Kopf-Hals-Region,
- **akzidentell:** Strahlenexposition, -unfall,
- **familiär:** FAP-Syndrom (▶ Kap. 42.6.1.1), Cowden-Syndrom (▶ Kap. 41.6.1.1).

■ **Tab. 70.1.** Pathologische TNM-Klassifikation der Schilddrüsenkarzinome

TNM	
pT0	kein nachweisbarer Tumor
pT1	Tumor ≥2,0 cm, auf Schilddrüse begrenzt
	pN1a ipsilaterale LNN-Metastasen,
	pN1b bi-, kontralaterale, mediastinale LNN-Metastasen,
	pM1 nachweisbare Fernmetastasen.
pT2	Tumor >2,0 ≥4,0 cm, auf Schilddrüse begrenzt
pT3	Tumor >4,0 cm, auf Schilddrüse begrenzt
pT4	Tumor jedweder Größe, aber mit Infiltration der Schilddrüsenumgebung
pT4a	Infiltration subkutan, von Larynx, Trachea oder N. recurrens
pT4b	Infitration von Prävertebralfaszie, Mediastinalgefäßen, A. carotis
pT4c	(undifferenzierter Typ), auf Schildrüse begrenzt
pT4d	(undifferenzierter Typ), über Schilddrüse hinausgehend
pN1a	ipsilaterale LNN-Metastasen
pN1b	bi-, kontralaterale, mediastinale LNN-Metastasen
pM1	nachweisbare Fernmetastasen
LNN: Lymphknoten	

KPG-Auslösemechanismus Umlagerung des c-ret als somatische Mutation (ret/PTC-Onkogen, ▶ Kap. 72.1.2.2).

FPG-Reaktionsfolge De-novo-Entstehung eines schmerzlosen, soliden/zystischen Knotens mit grauweißer Schnittfläche (■ Abb. 70.4a) und mit prognoserelevanter Größenvariabilität (Mikrokarzinom bis grob invasives Karzinom) und mit prognoserelevanter Abkapselungsvariabilität (eingekapseltes Karzinom bis diffuses Karzinom).

Nach »epithelio-mesenchymaler Transition« (▶ Kap. 6.3) infiltriert der Tumor in die Umgebung und bildet so einen nicht verschieblichen Halsknoten. Er metastasiert frühzeitig lymphogen in Regionallymphknoten und provoziert spät durch Tiefenwachstum Heiserkeit und Dysphagie.

MIK Tumor mit charakteristischer Ausbildung von gelegentlich als Psammomkörper (▶ Kap. 16.3.4) verkalkenden Papillen (■ Abb. 16.20b) bei variabler Follikelbildung. Charakteristisch sind die auf Zytoplasmaeinstülpungen zurück zuführenden hellen Tumorzellkerne in Form sog. Milchglaskerne (■ Abb. 70.4b). Immun-

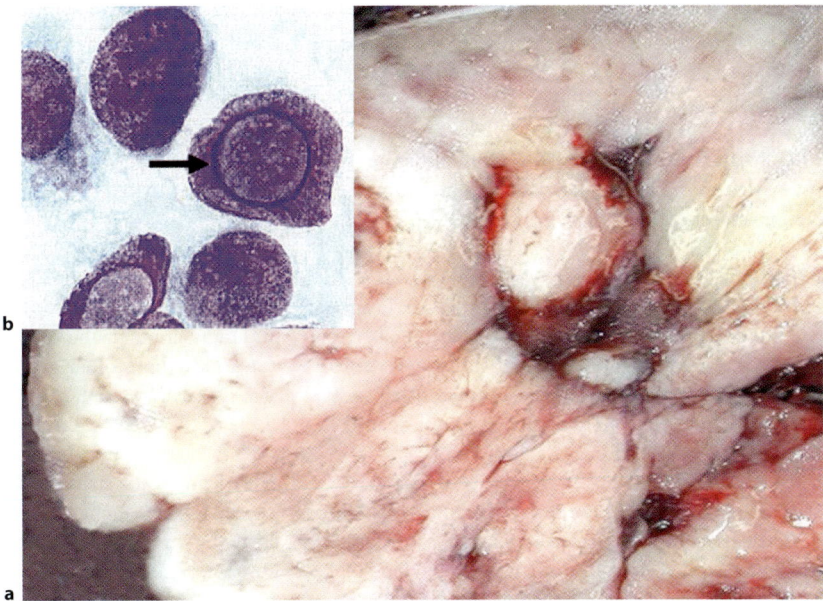

Abb. 70.4a,b. Papilläres Schilddrüsenkarzinom: **a** grau-weiß markiger Schilddrüsentumor mit **b** zytologisch nachweisbaren zytoplasmatischen Kerneinschlüssen (Pfeil) und in Form sog. Milchglaskerne (Vergr. 200, MGG)

profil: Thyreoglobulin-Expression, deshalb therapeutisch nutzbare Radiojodspeicherung.

70.4.2.2 Follikuläres Karzinom

DEF Gruppenbezeichnung für Schilddrüsenkarzinome mit Gewebsmuster nach Art sich entwickelnder oder differenzierter Schilddrüsenfollikel ohne Papillenbildung, mit prädominant hämatogener Metastasierung, bei perimenopausalen Frauen.

KPG-Prädestinationsfaktor Knotenstruma.

FPG-Reaktionsfolge Langsam wachsender, grau-weißer Tumor unter dem Bild eines kalten Knotens mit prognoserelevanter Größenvariabilität und prognoserelevanter Abkapselungs- und Invasivitätsvariabilität (eingekapseltes Karzinom → minimalinvasives Karzinom → grobinvasives Karzinom). Der Tumor durchschreitet früh

eine »epithelio-mesenchymale Transition« (▶ Kap. 6.3), metastasiert demzufolge frühzeitig hämatogen nach dem Kavatyp in Lunge, Skelettsystem und Gehirn.

MIK Tumor mit aus kolloidhaltigen Follikeln variabler Größe und Differenzierung. Selbst bei adenomähnlich hoher Gewebsreife ist nur die Gefäßinvasion in Form endothelialisierter Tumorzapfen malignitätsbeweisend. Hochdifferenzierte Karzinome können eine Hyperthyreose auslösen und behalten selbst in Metastasen ihre Gewebsreife. Bei schlechter Differenzierung gehen sie teilweise in anaplastische Karzinome (▶ Kap. 70.4.2.3) über. Immunprofil: Thyreoglobulin-Expression, aber nicht alle Karzinome speichern Radiojod!

70.4.2.3 Anaplastisches Karzinom

DEF Gruppenbezeichnung für seltene, hochmaligne, undifferenzierte Schilddrüsenkarzinome, v. a. bei alten Patienten.

KPG-Prädestinationsfaktoren Kropfendemiegebiet, präexistentes nicht anaplastisches Karzinom; keine Strumaanamnese.

FPG-Reaktionsfolge Rasch wachsender, grau-weißer und lokal destruktiver Tumor mit infauster Prognose (»Tumor frisst Patienten auf«). Durch eine persistierende »epithelio-mesenchymale Transition« (▶ Kap. 6.3) bildet er ein sarkomatöses Wachstumsmuster (▶ Kap. 16.9.2.3), er metastasiert frühzeitige lympho- und hämatogen.

MIK Spindelzelliger Tumoren mit variablem Anteil an Riesenzellen und variablem Anteil an zellarmen, sarkomatösen Bezirken. Immunprofil: Expression von Zytokeratin und Vimentin, keine Thyreoglobulin-Expression.

70.4.2.4 Medulläres Karzinom

DEF (Syn.: C-Zellkarzinom) Seltenes, sporadisch oder familiär vorkommendes, neuroendokrines Karzinom aus kalzitoninbildenden C-Zellen.

KPG-Auslösemechanismen

- **Sporadisch** (meist, unilateral): somatische c-ret-Punktmutation.
- **Familiär** (selten, bilateral): autosomal-dominante erbliche c-ret-Keimbahnmutation als Teil des Multiplen-endokrinen-Neoplasie-Syndroms (MEN II, ▶ Kap. 72.1.2.2).

FPG-Reaktionsfolge Die Neoplasie beginnt in Form von C-Zellnestern und führt zu einem schlecht begrenzten, soliden Halstumor variabler Größe mit graubrauner Schnittfläche, mit variabler endokriner Aktivität und Symptomlosigkeit trotz hoher Kalzitoninspiegel. Der Tumor metastasiert lympho- und hämatogen → je nach TNM-Stadium gute bis mäßige Prognose.

MIK Tumor aus strangförmigen bis medullären Komplexen aus rundlichen Zellen mit hyalinem AE-Amyloid-haltigem Stroma (▶ Kap. 9.3.2). Immunprofil: prädominante Expression von Kalzitonin, gelegentlich auch von CEA, Somatostatin und Serotonin.

70

71 Nebenschilddrüse

U.N. Riede, J. Seufer

  Einleitung

Die Nebenschilddrüsen in Form der Epithelkörperchen gehören zum sog. diffusen neuroendokrinen System. Die recht häufigen Zustände mit einer Über- oder Unterfunktion beruhen meist auf einem fehlregulierten und/oder autonomen Wachstum. Sie können je nach Schweregrad unbehandelt durch ihre Einflussnahme auf die Knochenstruktur problematisch werden.

71.1 Hyperplasiemuster

71.1.1 Primärhyperplasie

71.1.1.1 Hauptzellhyperplasie

DEF Wenig häufige, nicht neoplastische parathyreoidale Hauptzellvermehrung.

KPG-Auslösemechanismen
- **Sporadisch** (meist),
- **erworben** (oft): bei Primärhyperparathyreoidismus (▶ Kap. 71.3.1.1),
- **familiär** (selten): als Syndromteil (▶ Kap. 72.1.2)
  - bei MEN Typ I mit Hyperkalzämie,
  - bei MEN Typ II ohne Hyperkalzämie.

MAK Diffuse oder nodulär-hyperplastische Vergrößerung aller Epithelkörperchen mit braunroter Schnittfläche. Daher ist zur Rezidivprophylaxe eine Subtotalparathyreoidektomie erforderlich.

MIK Nodulär solide Hauptzellkomplexe mit Verdrängung der Stromafettzellen. Gelegentlich ist eine histologische Abgrenzung von einem Adenom schwierig (adenomatöse Hyperplasie).

71.1.1.2 Hellzellhyperplasie

DEF Seltene, nur sporadische, nicht neoplastische parathyreoidale Hellzellvermehrung mit Primärhyperparathyreoidismus.

MAK Diffus-hyperplastische Vergrößerung aller Epithelkörperchen mit braun-zystischer Schnittfläche. Daher empfiehlt sich eine Totalparathyreoidektomie mit autologer Parathyreoidalgewebstransplantation ins Unterarmgewebe.

MIK Drüsenvergrößerung durch klarzellige Wucherung mit nierenzellkarzinomähnlichem Bild.

71.1.2 Sekundärhyperplasie

DEF Recht häufige Parathyreoideawucherung mit Sekundärhyperparathyreoidismus, meist wegen renal bedingter Hypokalzämie.

MAK Negativ zum Serumkalziumspiegel korrelierte, erhebliche Epithelkörperchenwucherung (bis mehrere Gramm!). Es empfiehlt sich eine subtotale Parathyreoidektomie zur Vermeidung hyperparathyreoidotischer Weichteilverkalkungen (▶ Kap. 5.8.8, ◪ Abb. 5.13).

MIK
- **Früh:** diffuse Hauptzellwucherung mit Verdrängung des Stromafetts.
- **Spät:** noduläre Hyperplasie (ohne anamnestische Angaben zu primären Hyperplasien nicht unterscheidbar).

71.2 Neoplasiemuster

71.2.1 Adenom

DEF Sammelbegriff für wenig häufige, langsam wachsende, polyklonale Tumoren aus Parathyreoidalepithelien als häufigste Ursache eines Primärhyperparathyreoidismus.

KPG-Mechanismen je nach Adenomtyp:
- **Parathyreoideaadenom Typ I** (20% aller Fälle): Verlagerung eines Zellzyklusregulators in die Genregulatorsequenz des Parathormons bewirkt eine Zellproliferation.
- **MEN I** (▶ Kap. 72.1.2.): Defekt des MEN-I-Suppressorgens → Zellproliferation.

MAK Solitärer, bindegewebig abgekapselter, weicher Tumor mit braungelber Schnittfläche, oft im unteren Schilddrüsenpolbereich (selten ektopisch!). Kurative Tumorentfernung.

MIK Tumor mit solidem, trabekulärem, tubulärem und follikulärem Muster meist aus gewucherten Hauptzellen mit reprimiert-atrophischem Residualparenchym. Immunprofil: Expression von Parathormon.

71.3   Fehlfunktionsmuster

71.3.1   Hyperparathyreoidismus (HPT)

DEF Sammelbegriff für parathyreoidale Überfunktionssyndrome.

71.3.1.1 Primär-HPT

DEF (Syn.: autonomer HPT) Gruppenbezeichnung für wenig häufige, parathyreoidale Überfunktionen mit regulationsunabhängig erhöhter Parathormonsekretion.

KPG-Auslösemechanismus
- **Adenom** (80% der Fälle),
- **primäre Hyperplasie** (bei 15% der Fälle, MEN Typ I, II),
- **Karzinom** (5% der Fälle).

FPG-Reaktionsfolge Auslösung einer Hyperkalzämie-Symptomatik (▶ Kap. 7.2.2). In 5% der Primär-HPT-Fälle findet sich ungeklärterweise ein erhöhter Serumspiegel für 1,25-Dihydroxycholecalciferol (Ursache?) mit vermehrter renaler Kalziumausscheidung. Daraus resultiert eine Urolithiasis (▶ Kap. 50.3.1, ◨ Abb. 50.2).

> **Klinik**
>
> **Therapieprinzip:** Nebenschilddrüsenoperation, Kalzium-Phosphat-Ausgleich, Gabe von Bisphosphonaten.

71.3.1.2 Sekundär-HPT

DEF (Syn.: regulativer HPT) Gruppenbezeichnung für recht häufige Kalzium-Phosphat-Stoffwechselstörungen mit provozierter Primärhypokalzämie.

KPG-Auslöseformen und Reaktionsfolge
- **Renal:** Eine Niereninsuffizienz führt bei Phosphatretention zur vermehrten Kalziumausscheidung. Gleichzeitig lahmt im distalen Tubulus die enzymatische Umwandlung von 25-Hydroxycholecalciferol in 1,25-Dihydroxycholecalciferol. Dies zieht einen vermehrten renalen Kalziumverlust und eine verminderte enterale Kalziumresorption nach sich. Daraus resultiert eine parathyreoidalwirksame Hypokalzämie (▶ Kap. 7.2.1) mit konsekutiver Para-

thyreoidalhyperplasie. Es folgt eine renale Osteopathie (▶ Kap. 77.2.3.2).
- **Intestinal:** Malabsorptionssyndrom (▶ Kap. 8.2.1.2) mit Behinderung der Kalziumresorption. Daraus resultiert eine Hypokalzämie, Epithelkörperchenhyperplasie und Osteomalazie (▶ Kap. 77.2.2).
- **Alimentär:** Vitamin-D-Kalzium-Mangelernährung.

> **Klinik**
>
> **Therapieprinzip:** Behandlung der Auslösefaktoren, Vitamin-D-Hormon-Substitution (keine Kalziumsubstitution), Gabe von Phosphatbindern, Gabe von Kalzimimetika (Cinacalcet).

71.3.1.3 Tertiärer-HPT

DEF (Syn.: autonomer HPT) Gruppenbezeichnung für sehr seltene Endzustände des Sekundär-HPT mit regulationsunabhängig erhöhter Parathormonsekretion.

KPG-Auslösefaktor (Oft) dauerstimulierende Parathormonrezeptor-Antikörper → Hyperkalzämie (▶ Kap. 7.2.2).

> **Klinik**
>
> **Therapieprinzip:** Nebenschilddrüsenoperation, Kalzium-Phosphat-Ausgleich, Gabe von Bisphosphonaten.

71.3.2   Hypoparathyreoidismus

71.3.2.1 Reaktiver Hypoparathyreoidismus

DEF Gruppenbezeichnung für seltene parathyreoidale Unterfunktionszustände mit Hypokalzämie.

KPG-Auslösemechanismen
- **Iatrogen** (häufig): Totalparathyreoidektomie.
- **Kongenital:** Parathyreoideadystopie, -aplasie.
- **Autoaggressiv** wegen Bildung autoreaktiver Antikörper gegen Parathyreoidalzellen oder –rezeptoren.

> **Klinik**
>
> **Therapieprinzip:** Substitution mit Vitamin-D-Hormon und Kalzium.

71.3.2.2 Pseudohypoparathyreoidismus

DEF Sehr seltene Endorganresistenz trotz parathyreoidaler Parathormonbildung.

71

KPG-Auslösemechanismus Defekt der rezeptorvermittelten Signaltransduktion in den Nierentubulusepithelien als Endorgan. Dadurch bleibt das Parathormon wirkungslos (Endorganresistenz). Die Signaltransduktionsstörung kann auch andere Hormone mitbetreffen. Daraus resultiert das sog. Albright-Syndrom unter dem Bilde einer Hypoparathyreoidismus-Symptomatik mit Kleinwuchs, Rundgesicht, Brachydaktylie, Brachymetakarpalie und mentaler Retardierung.

Klinik		
Therapieprinzip: Substitution mit Vitamin-D-Hormon und Kalzium.		

72 Diffuses neuroendokrines System

U.N. Riede, J. Seufer

❯ ❯ **Einleitung**

Die Zellen des sog. diffusen neuroendokrinen Systems (DNES) sind nicht zu einem makroskopisch homogen-kompakten Organ zusammengelagert. Sie kommen vielmehr im Organismus vereinzelt und verstreut vor. Sie treten aber auch gruppenweise aggregiert auf und sind als solche am Aufbau der klassischen endokrinen Organe beteiligt. Im Folgenden werden die neoplastischen Veränderungen der diffus im Organismus verteilten DNES-Zellen besprochen, die als Karzinoide und/oder neuroendokrine Karzinome bezeichnet werden.

72.1 Neoplasiemuster

72.1.1 Karzinoid

DEF (Syn.: Karzinoidtumor) Sammelbegriff für seltene DNES-Tumoren ohne Alters- und Geschlechtsbevorzugung, mit variabler endokriner Aktivität und folgender differenzierungsabhängiger Dignität:
- **Karzinoid** (hoch differenzierte Form) mit je nach Lokalisation, Ausdehnung und Invasivität benignem oder niedrigmalignem Wachstum (◙ Abb. 72.1).
- **neuroendokrines Karzinom** (gering differenzierte Form) mit hochmalignem Wachstum (◙ Abb. 16.27, ◙ Abb. 34.10).

Lokalisation: v. a. Gastrointestinaltrakt (▶ Kap. 41.7.2), Respirationstrakt (▶ Kap. 34.5.2.5), seltener auch in Haut und Thymus.

KPG-Auslösemechanismen Meist sporadisch, selten familiär bei MEN-Syndrom (▶ Kap. 72.1.2) oder Neurofibromatose (▶ Kap. 70.10.3.1).

FPG Intestino-bronchiale Karzinoide entstehen submukös als hyperplastische Knötchen. Später dringen sie in die Muscularis propria ein. Sie metastasieren erst lymphogen, später auch hämatogen, wobei die Metastasen oft größer als der Primärtumor sind. Der Tumor macht klinisch durch ein »Stenosemuster« (▶ Kap. 2.3.2) und/oder eine paraneoplastisch-endokrine Symptomatik (▶ Kap. 16.3.8.5) auf sich aufmerksam.

MAK Gut umschriebener, fester, oft millimetergroßer Tumor mit weiß-rosa Schnittfläche.

MIK Tumor aus fibrös umgebenen, monomorph zusammengesetzten Zellkomplexen in variablen
- lobulär-soliden (◙ Abb. 72.1),
- trabekulär-rippenartigen,
- tubulären und/oder undifferenzierten Wachstumsmustern.

Der Tumor ist teilweise endokrin aktiv und bildet selten auch mehrere Hormone (plurihormonelles Karzinoid). Deshalb wird der Tumor nach dem prädominant gebildeten Hormon (Gastrin → Gastrinom) benannt. Immunprofil: Expression neuroendokriner Marker wie NSE (neuronenspezifische Enolase), Chromogranin (Anteil der Sekretgranula), Synaptophysin (Anteil der präsynaptischen Vesikelmembran), Serotonin, Substanz-P oder Gastrin.

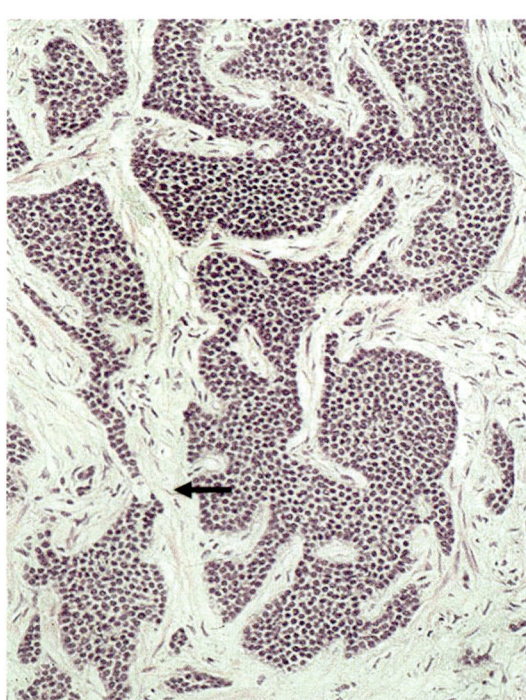

◙ **Abb. 72.1.** Karzinoid mit trabekulärem Wachstumsmuster der Tumorepithelien (Pfeil, Vergr. 50, PAS)

72

Klinik	

Therapieprinzip:

- **Karzinoidsyndrom** (Flush, Hypotonie) Antihistaminika, Kreislauftherapie.
- **Gastrinom:** Protonenpumpeninhibitor, operative Entfernung, Behandlung mit Somatostatinanaloga und/oder Interferon; gezielte Radiatio mit Yttrium markiertem Octreotidanalogon. Der Serum-Chromgranin-A-Spiegel ist ein empfindlicher Tumorverlaufsmarker.

72.1.2   MEN-Syndrome

DEF (Syn.: Multiple endokrine Neoplasiesyndrome) Sammelbegriff für seltene, erbliche, pluriglandulär-endokrine Syndrome charakterisiert durch eine Hyperplasie und/oder Neoplasie variabler endokriner Organe.

72.1.2.1   MEN Typ I

DEF (Syn.: Wermer-Syndrom) Seltenes Syndrom mit multiplen Tumoren in Nebenschilddrüse, Hypophysenvorderlappen, Duodenum und Pankreas.

KPG-Auslösemechanismus Selten sporadischer, meist erblicher Allelverlust des Tumorsuppressorgens MEN-I mit resultierender DNES-Differenzierungsstörung.

FPG-Reaktionsfolge Ausbildung einer adenomatösen Hyperplasie in Form multipler hormonbildender Tumoren (und zusätzlich multiplen Hautleiomyomen):

- **Parathyreoideaadenom** → Hyperparathyreoidismus (▶ Kap. 71.4.1.1),
- **Duodenum-Gastrinom** → Zollinger-Ellison-Syndrom (▶ Kap. 40.5.2),
- **Pankreas-Insulinom** → Hypoglykämiesyndrom (▶ Kap. 73.2.1.1),
- **Hypophysen-Prolaktinom** (▶ Kap. 67.2.1).

72.1.2.2   MEN Typ IIa

DEF (Syn.: Sipple-Syndrom) Seltenes Syndrom mit meist bilateralem medullärem Schilddrüsenkarzinom und meist bilateralem (extraadrenalem) Phäochromozytom, oft noch mit euparathyreoidaler Parathyreoideahyperplasie.

KPG-Auslösemechanismus Keimbahnmutation der extrazellulären c-ret-Domäne mit Wachstums- und Differenzierungsbeeinträchtigung neuraler Zellabkömmlinge.

72.1.2.3   MEN Typ IIb

DEF (Syn.: Gorlin-Syndrom) Seltenes Syndrom mit medullärem Schilddrüsenkarzinom und Phäochromozytom in Assoziation u. a. mit multiplen mukokutanen Ganglioneuromen und marfanoidem Habitus.

KPG-Auslösemechanismus Keimbahnmutation der intrazellulären c-ret-Domäne → variables Auftreten von medullärem Schilddrüsenkarzinom (▶ Kap. 70.3.2.4) und Phäochromozytom (▶ Kap. 69.1.1) in Assoziation u. a. mit Ganglionneuromen (▶ Kap. 74.10.1.5).

73 Inselorgan

U.N. Riede, J. Seufer

  Einleitung

Die Zellen des pankreatischen Inselorgans gehören zum sog. diffusen neuroendokrinen System. Die häufigen Zustände mit einer Unterfunktion des Insulins sind je nach Schweregrad unbehandelt und behandelt auf Dauer problematisch. Demgegenüber sind die endokrinen Pankreastumoren sehr viel seltener und überdies wegen ihrer Malignität prognostisch ernst.

73.1   Fehlfunktionsmuster

73.1.1   Diabetes mellitus (DM)

DEF (Syn.: Zuckerkrankheit) Sammelbegriff für sehr häufige, insulinmangelbedingte Glukosestoffwechselstörung wegen direkter Störung (primärer DM) oder indirekter Störung (sekundärer DM) des Inselzell-Insulin-Signalweges.

73.1.1.1   Typ-I-Diabetes
DEF Wenig häufige Form eines primären DM wegen autoaggressiv-entzündlicher B-Inselzellreduktion.

KPG-Prädispositionsfaktor HLA-DR4,3-Expression.

KPG-Auslösefaktoren
- **Exogen:** Eine virale Infektion schädigt die B-Inselzellen und setzt dabei Auto-Antigene frei. Darauf hin werden antiinsuläre Lymphozyten und Antikörper gegen Inselzellbestandteile und gegen Insulin bereitgestellt.
- **Autoimmun:** Auslösung einer Autoimmunkrankheit (▶ Kap. 14.2.2.1).

FPG-Reaktionsfolge Periinsuläre T-lymphozytäre Infiltration des Pankreasgewebes unter dem Bild einer Insulitis mit progredienter Zerstörung der insulinbildenden B-Inselzellen (▶ Kap. 8.1.2.1). Sowie nach jahrelangem Verlauf 80% der B-Inselzellen zerstört sind, manifestiert sich ein sog. insulinabhängiger DM. Nach vollständiger B-Inselzellzerstörung erlöscht die Insulitis. Keine AE-Amyloidablagerung wegen fehlendem Insulin.

73

Klinik

Therapieprinzip: Substitution mit exogenem Insulin nach dem Basis-Bolus-Prinzip (intensivierte Insulintherapie) unter Verwendung der Blutzuckerselbstmessung.

73.1.1.2   Typ-II-Diabetes
DEF Polyogen vererbte, häufige Form eines primären DM wegen Funktionsstörung der B-Inselzellen mit begleitender Insulinresistenz in der Peripherie (Endorganresistenz).

KPG-Prädispositionsfaktor Adipositas.

KPG-Auslösefaktoren
- **Genetisch:** familiäre Häufung, 100%-Konkordanz bei eineiigen Zwillingen.
- **Endorganresistenz:** Durch unterschiedliche Faktoren (genetische Prädisposition, Fettgewebshormone, freie Fettsäuren) kommt es zur peripheren Insulinresistenz v. a. im Fett- und Skelettmuskelgewebe.
- **Insulinmindersekretion:** B-Inselzellen können die Endorganresistenz sekretorisch nicht kompensieren (warum?).

FPG-Reaktionsfolge B-Inselzellen sezernieren zusammen mit dem Insulin noch ein Insel-Amyloid-Polypeptid (Amylin), die Amylin-Proteolysate polymerisieren zu Amyloidfibrillen (▶ Kap. 8.1.2.2) und bewirken eine progrediente Inselamyloidose und progredienten B-Inselzellverlust.

Klinik

Therapieprinzip: Nicht medikamentöse Therapie (Bewegungstherapie, Ernährungstherapie, Schulung), orale Antidiabetika, Kombination mit Insulin, alleinige Insulintherapie unter Verwendung der Blutzuckerselbstmessung.

73.1.1.3   MODY-Typ-Diabetes
DEF (Syn.: **m**aturity **o**nset **d**iabetes of the **y**oung) Seltene Gruppe erblicher DM-Zustände mit Manifestation bereits im Jugendalter, mit Insulinsekretionsstörung ohne Endorganresistenz.

KPG-Auslösemechanismen Mutation folgender Moleküle:

- Hepatozellulärer nukleärer Transkriptionsfaktor,
- Glukokinase (Hexokinase IV) in B-Inselzellen und Leberparenchymzellen,
- mitochondriale DNA (mit mütterlichem Vererbungsmodus).

> **Klinik**
>
> **Therapieprinzip:** wie Typ-II-Diabetes.

73.1.1.4 Sekundärdiabetes

DEF Sammelbegriff für DM-Formen wegen indirekter Schädigung des Inselorgans.

KPG-Auslösemechanismen

- Kontrainsuläre Hormonwirkung bei endokrinen Überfunktionszuständen wie Cushing-Syndrom, Akromegalie, Conn-Syndrom, Hyperthyreose oder Phäochromozytom (▶ Kap. 67–70).
- Pankreatopathien mit Auslösung auf das Inselorgan übergreifenden »fibrodestruktiven Musters« (▶ Kap. 2.4.2) im Rahmen einer Pankreatitis (▶ Kap. 48.2), Mukoviszidose (▶ Kap. 9.2.2.1) oder Hämochromatose (▶ Kap. 7.3.2.1).

> **Klinik**
>
> **Therapieprinzip:** Behandlung der Auslösefaktoren, ansonsten wie Typ-I-/Typ-II-Diabetes.

73.2   Neoplasiemuster

73.2.1   Endokriner Pankreastumor

DEF Sammelbegriff für seltene benigne oder maligne DNES-Tumoren im Pankreas mit Expression neuroendokriner Marker und Peptidhormonbildung. Tumorbenennung nach dem gebildeten Hormon.

KPG-Auslösemechanismus Meist unbekannt, selten erblich bei MEN Typ I (▶ Kap. 72.1.2.1).

FPG-Reaktionsfolge Langsam wachsender, zentimetergroßer, rundlicher Tumor im Pankreasparenchym mit hormontypischer Symptomatik. Deshalb frühzeitige Erkennung und langzeitige Nachkontrolle wegen langsam wachsender Metastasen. Als sichere Malignitätskriterien gelten Metastasierung, Gefäßinvasion und Umgebungsinfiltration.

MIK entsprechend einem Karzinoid, ▶ Kap. 72.1.1.

> **Klinik**
>
> **Therapieprinzip:** Chirurgische Resektion steht im Vordergrund. Bei Gastrinom Protonenpumpeninhibitor, bei Insulinom Glukoseinfusion, bei Glukagonom Insulintherapie. Behandlung mit Somatostatinanaloga (Octreotide, Lanreotide) und/oder Interferon, gezielte Radiatio mit Yttrium markiertem Octreotidanalogon.

73.2.1.1   Insulinom

DEF Häufigster Tumor aus neoplastischen B-Inselzellen mit autonomer Insulinbildung; 10% der Fälle sind maligne.
Lokalisation: häufig Pankreas, selten Intestinum, Lunge.

MIK Vereinzelt mit Amyloidablagerung (▶ Kap. 9.3.2).

> **Klinik**
>
> Tumor bildet Insulin und provoziert damit eine Hypoglykämie als Leitsymptom.

73.2.1.2   Gastrinom

DEF Wenig häufiger, meist multihormoneller, meist maligner Tumor mit prädominanter Gastrinbildung. Lokalisation: meist Pankreas.

MIK ▶ Kap. 72.1.1.

> **Klinik**
>
> Der Tumor bildet (u. a.) Gastrin und löst damit ein Zollinger-Ellison-Syndrom (▶ Kap. 40.5.2) mit Magenhyperazidität, rezidivierenden Ulzera und Diarrhö aus.

73.2.1.3   Glukagonom

DEF Sehr seltener, meist maligner A-Inselzelltumor mit exzessiver Glukagonproduktion.
Lokalisation: v. a. Pankreasschwanz.

MIK ▶ Kap. 72.1.1.

> **Klinik**
>
> Der Tumor bildet Glukagon und bewirkt damit einen DM, ein paraneoplastisch-nekrolytisch migratorisches Erythem (Dermatose, ▶ Kap. 5.4), Gewichtsverlust und eine Anämie.

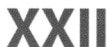

Nervensystem

74 Zentralnervensystem

U.N. Riede, K. Müller

❯ ❯ Einleitung

Das Zentralnervensystem (ZNS) entsteht aus der ektodermalen Neuralplatte, deren Ränder zum Neuralrohr verschmelzen. Die ZNS-spezifischen Leistungen werden durch die sauerstoff- und noxenempfindlichen Nervenzellen (Ganglienzellen) erbracht und durch Vermittlung der Hilfszellen (Gliazellen, glia, gr. = Leim) in Form elektrischer Signale zu entsprechenden Verarbeitungszentren weitergeleitet. Alle ZNS-Läsionen gehen mit Unter- oder Fehlfunktionen einher, die abhängig vom betroffenen Hirnareal und vom Schweregrad nach raschem oder längerem Verlauf problematisch, wenn nicht sogar letal werden.

> **Glossar**
>
> **ZNS** (Zentralnervensystem): Gehirn und Rückenmark
> **PNS** (peripheres Nervensystem): Nervenwurzeln und Nerven
> **RM** (Rückenmark): im Spinalkanal eingeschlossener ZNS-Teil
> **-plegie** (Wortteil): plege, gr. = Schlag, Lähmung, Himmelsstrafe, ahd. Plaga, d.h. Hirnschlag = Sündenfolge. Mit dieser Krankheitsbezeichnung macht(e) das Christentum ihr Erlösungsprinzip »Sünde → Krankheit = Unheil →Buße → Heilen« bildhaft
> **Paraplegie:** Lähmung zweier symmetrischer Extremitäten
> **Hemiplegie:** spastische Halbseitenlähmung
> **Diplegie:** beidseitige Lähmung (obere Extremität > untere)
> **Tetraplegie:** komplette Lähmung aller 4 Extremitäten
> **Parese** (gr. = Erschlaffung): unvollständige Lähmung
> **Mentale Retardierung:** besseres Synonym für Oligophrenie, Schwachsinn oder Blödheit (ahd. blodi = kraftlos), weil jeder dieser Patienten noch dazu lernen kann.
> **Nystagmus** (gr. = schläfrig blinzeln): unwillkürliches, rhythmisches Augenzittern

✉ Take-home-message
Steckbrief der Zellfunktionen:
- **Astrozyten:** Ionenmilieu-Kontrolleure, Schrankenbildner, fasrige ZNS-Reparateure,
- **Oligodendrozyten:** Nervenfaser-Isolateure,
- **Mikrogliazellen:** Immun-Kontrolleure (Zellen des Makrophagensystems).

📖 Wissensvertiefung
Fasergliose
Mit diesem ZNS-spezifischen Reparationsmuster werden destruktive Hirnläsionen je nach Größe über einen gliös-fasrigen/sklerotischen Prozess umsäumt, resorbiert und schließlich narbig in Form einer Sklerose gedeckt. Er entspricht dem Fibroplasiemuster (▶ Kap. 6.3.6) in den nichtneuralen Geweben, wobei multipotente Gliazellen die Rolle resorptiver Histiozyten einnehmen, welche die Astrozyten zur Faserbildung antreiben.

74.1   Fehlbildungsmuster

DEF Sog. Gehirnfehlbildung: Sammelbegriff für irreversible lokale Folgezustände meist kurzdauernder Störungen des sich entwickelnden ZNS.

KPG-Auslösefaktoren Dies sind folgende in der teratogenetischen Determinationsperiode (▶ Kap. 15) wirksame Faktoren:
- **Chromosomal:** Punktmutation, Genderegulation, Trisomien,
- **physikalisch:** ionisierende Strahlen, Hyperthermie,
- **metabolisch:** Diabetes mellitus, Hypothyreose, Folsäuremangel
- **infektiös:** Toxoplasmose, CMV, Rötelnviren,
- **chemisch:** Alkohol, Zytostatika, Antiepileptika.

Die häufigsten Gehirnfehlbildungen sind die Schließungsstörungen des Neuralrohrs in Form der Dysrhaphien. Sie werden nachstehend besprochen.

74.1.1 Migrationsstörungen

DEF Sammelbegriff für sehr seltene Hirnfehlbildungen wegen Störungen der morphogenetisch wichtigen Wanderungsvorgänge für Neuro- und Glioblasten in form der Migration (▶ Kap. 15.2.4).

74.1.1.1 Agyrie

DEF Fehlbildung mit vollständig fehlenden Gehirnwindungen.

KPG-Auslösemechanismus Migrationshemmung der Neuroblasten während der 11.–13. Schwangerschaftswoche im Bereich der Seitenventrikel. Dadurch bleiben die Neuroblasten im subkortikalen Marklager zurück.

FPG-Reaktionsfolge Es entstehen windungslose Großhirnhemisphären mit Rindenverdickung und Marklagerverschmälerung. Tod im Kleinkindalter.

74.1.1.2 Pachygyrie

DEF Gehirnfehlbildung mit rarefizierten und verplumpten Großhirnwindungen (pachys, gr. = dick).

KPG-Auslösemechanismus Migrationshemmung der Neuroblasten während der 12.–14. Schwangerschaftswoche.

FPG-Reaktionsfolge Es entstehen rarefizierte verplumpte Hirnwindungen. Es folgen neurale Ausfälle mit entsprechender mentaler Retardierung.

74.1.1.3 Polymikrogyrie

DEF Gehirnfehlbildung mit verschmälerten Großhirnwindungen.

KPG-Auslösemechanismus Migrationshemmung der Neuroblasten während der 16.–20. Schwangerschaftswoche.

FPG-Reaktionsfolge Es entstehen verkleinerte zahlenmäßig vermehrte Hirnwindungen. Es folgt eine mentale Retardierung. Neurologische Ausfälle finden sich nur bei makrofokaler Läsionsausprägung.

74.1.2 Trisomiesyndrome

74.1.2.1 Down-Syndrom

DEF (Syn.: Trisomie 21), ▶ Kap. 15.3.2.

FPG-Reaktionsfolge Eine Hirnentwicklungsstörung bewirkt eine Gehirnuntergewichtigkeit und Pachygy-

rie. Eine Minderung der Dendritendornfortsätze an Pyramidenzellen führt zu einer Synapsenrarefizierung. Nach der 4. Lebensdekade entwickelt sich zudem wegen des dreifachen Chromosom-21-Satzes und des von seinen Genen codierten β-Präamyloid-precursor-Proteins eine Demenz unter dem Bilde eines Morbus Alzheimer (▶ Kap. 74.8.1.1).

74.1.2.2 Edwards-Syndrom

DEF (Syn.: Trisomie 18).

FPG-Reaktionsfolge Nach störungsfreier Entwicklungsperiode wird
- die Migration reifender Nervenzellen aus der Matrix in ihre Zielgebiete gehemmt und
- die Entwicklung des dendritischen Fortsatzgeflechtes gestört.

Folgen sind Windungsfehlbildungen v. a. in Schläfenlappenwindungen, Balkenagenesie (▶ Kap. 74.1.3.3) und Nervenzellheterotopien.

74.1.2.3 Patau-Syndrom

DEF (Syn. Trisomie 13).

FPG-Reaktionsfolge Durch eine Hirnentwicklungsstörung mit Agyrie fusionieren die beiden Großhirnhälften mit den Seitenventrikeln.

74.1.3 Kranialdysrhaphie

> **Glossar**
>
> **Tripel-Test für Fehlbildungsscreening**
> - α_1-Fetoprotein (AFP),
> - freies (unkonjugiertes) Östriol,
> - freie β-Kette des Choriongonadotropins (β-HCG).

DEF Sammelbegriff für seltene Schlussstörungen des Neuralrohrs im Schädelbereich; häufigste ZNS-Fehlbildungsgruppe.

KPG-Auslösetermin 3.–4. Embryonalwoche.

KPG-Auslösefaktoren (u. a.)
- **endogen:** Gendeletion,
- **exogen:** Carbamazepin, Folsäuremangel.

KPG-Auslösemechanismus Inadäquate Expression von sog. Musterkontrollgenen (HOX-Gene, ▶ Kap. 15.2.6) und Mutation von Morphogenen wie SHH

(► Kap. 15.3.2) während der Bildung des Neuralrohrs aus der Neuralplatte (Neurulation).

Das α-Fetoprotein (AFP) wird im Entoderm der Leibesfrucht gebildet. Bei einer Schlussstörung der Bauchwand oder des Neuralrohrs tritt AFP über das Fruchtwasser ins mütterliche Blut über. Deshalb sind hohe AFP-Werte darin dysraphieverdächtig.

74.1.3.1 Anenzephalie

DEF Letale Fehlbildung mit vollständig fehlender Schädeldecke und teilweise fehlendem Großhirn.

FPG-Reaktionsfolge Diese Gehirnentwicklungsstörung kommt erst nach der Augenbecherbildung zustande. Dadurch stehen die Augen in Form von sog. Froschaugen an der höchsten Stelle am Kopf. Großhirn und Hirnschädel fehlen bei vorhandenem Stammhirn (Akranie). Gesichtsdysmorphien.

> ⊙ **Pränataldiagnostik:** Tripel-Test
> Erhöhte AFP- und Acetylcholinesterasewerte in Amnionflüssigkeit (► Kap. 74.1.3). Hydramnion wegen fehlenden »Abtrinkens« des Fruchtwassers durch den Feten.

74.1.3.2 Enzephalozelen

DEF (Syn.: Kranioschisis) Gruppenbezeichnung für kaum überlebensfähige Zustände mit variabel ausgedehnter Vorstülpung von Gehirnteilen samt Gehirnhäute. Meist okzipital in der Medianlinie.

FPG-Reaktionsfolge Oft Kombination mit anderen Gehirnfehlbildungen. Vorgestülpte Hirnteile sind teilweise unvollständig durch Haut abgedeckt und prädestinieren zu einer eitrigen Meningoenzephalitis (► Kap. 74.9.4).

74.1.3.3 Balkenagenesie

DEF Dorsaler Schlussstörung des Neuralrohrs mit fehlendem Balken.

FPG-Reaktionsfolge Häufig Assoziation mit anderen Fehlbildungen.

> **Klinik**
> Die Balkenagenesie hat von allen Dysraphien die geringsten klinischen Auswirkungen.

74.1.4 Dorsokranialdysrhaphie

DEF Sammelbegriff für wenig häufige Schlussstörungen des Neuralrohrs in der hinteren Schädelgrubenregion. Häufigste ZNS-Fehlbildungsgruppe.

KPG ► Kap. 15.3.1.

74.1.4.1 Arnold-Chiari-Syndrom

DEF Seltener, meist asymptomatischer Zustand mit Verlagerung des Kleinhirnunterwurms durch das erweiterte Foramen occipitale magnum in den Wirbelkanal.

KPG-Auslösefaktor Folsäuremangel (?).

FPG-Reaktionsfolge Es kommt zu einer Kaudalverlagerung der Medulla oblongata unter Einbeziehung der unteren Hirnnerven und der oberen Zervikalwurzeln. Das Hinterhauptbein zeigt radiologische Lücken. Gehäufte Assoziation zur zervikalen Spina bifida und Hydrocephalus internus (► Kap. 74.1.5.1).

74.1.4.2 Dandy-Walker-Syndrom

DEF Seltene, dorsale Schlussstörung des Neuralrohrs im Kleinhirnbereich mit fehlangelegtem Kleinhirnwurm und Hydrocephalus internus.

FPG-Reaktionsfolge Gendefekt → Hirnfehlbildung. Bei Hypoplasie des Kleinhirnwurms samt Kleinhirnhemisphären stört ein Verschluss der Foramina Luschkae und Magendii über ein »Stenosemuster« (► Kap. 2.3.2) die Liquorzirkulation mit nachfolgendem Hydrocephalus internus (► Kap. 74.1.5.1). Dadurch steigt der Hirndruck an und sprengt die Schädelnähte. Es folgt eine Tetraplegie mit Hirnnervenausfällen und Nystagmus.

74.1.5 Spinaldysraphie

DEF Sammelbegriff für häufige Schlussstörungen des Neuralrohrs im Wirbelsäulen-/RM-Bereich mit Bevorzugung der Lumbalregion.

KPG ► Kap. 74.1.3.

74.1.5.1 Spina bifida occulta

DEF Häufige, kaum sichtbare, dorsale Schlussstörung der Wirbelsäule ohne RM-Ausstülpung (bifidus, lat. = zweigeteilt).

FPG-Reaktionsfolge Eine fokale, unvollständige Fusion der hinteren Wirbelbögen mit geringer RM-Fehlbildung und teilweise fistelnder, pigmentierter Hautbedeckung bedingt neben leichten neurologischen Ausfallerscheinungen, eine Harninkontinenz und eine Beinmuskelschwäche.

74.1.5.2 Spina bifida cystica

DEF Häufige, dorsale Schlussstörung der Wirbelsäule mit Ausstülpung von (An-)Teilen des RM variablen Schweregrades.

FPG-Reaktionsfolge je nach Schweregrad:
- **Zystische Meningozele:** Dorsalzystische Ausweitung des Intraspinalraums (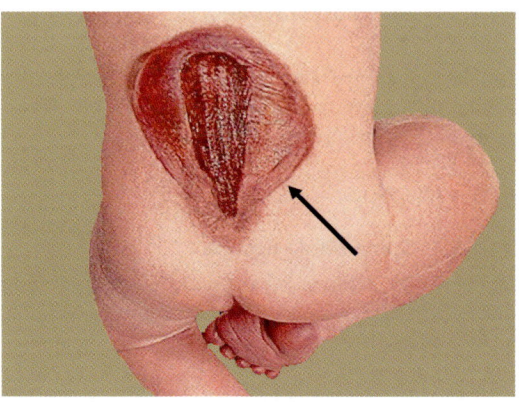 Abb. 74.1) ohne RM-Beteiligung → keine Infektionsgefahr.
- **Meningomyelozele:** Dorsalzystische Ausweitung des Intraspinalraums mit unvollständig hautbedeckten RM-Anteilen → Infektionsgefahr → Frühoperation.

In beiden Fällen resultieren folgende Läsionen:
- **Sensorische Störungen** → Harn-, Stuhlinkontinenz.
- **Motorische Störungen** → schlaffe Beinparese.

74.1.5.3 Syringomyelie

DEF (syrinx, gr. = Hirtenflöte) Wenig häufige, dorsale Schlussstörung der Wirbelsäule mit Höhlenbildung in RM oder Medulla oblongata (dann Syringobulbie). Sie kommuniziert mit dem Zentralkanal oder dem 4. Ventrikel. Manifestation nach der Adoleszenz.

FPG-Reaktionsfolge je nach Auslösemechanismus:
- **Angeborene Formen:** Eine fehlende Sekundäröffnung der Foramina Luschkae und Magendii löst ein »Stenosemuster« (▶ Kap. 2.3.2) aus, sodass sich der Liquor in Ventrikel- und Zentralkanalabschnitten anstaut, ins umgebende Gewebe eindringt und dadurch den RM-/Medulla-oblongata-Bereich in

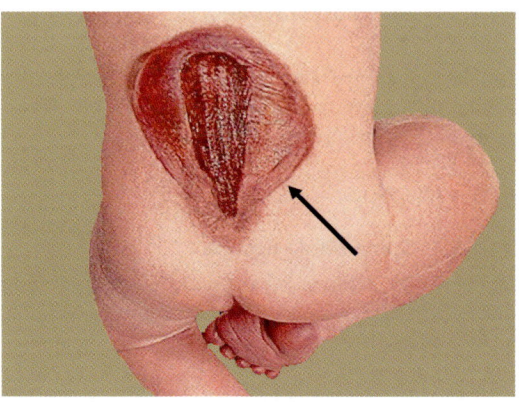

◘ Abb. 74.1. Spina bifida cystica aperta (Pfeil)

einen flüssigkeitsgefüllten Hohlraum umwandelt. Daraus resultiert ein Hydrocephalus internus (▶ Kap. 74.1.6.2) und Syringomyelie/-bulbie.
- **Erworbene Formen:** Auslösung eines »Stenosemusters« (▶ Kap. 2.3.2) durch Trauma, Tumor oder Entzündung.

In beiden Fällen resultieren folgende Läsionen:
- **Sensorische Störungen:** Schmerz-, Temperaturunempfindlichkeit bei erhaltenem Tastsinn.
- **Motorische Störungen:** abgeschwächte Muskeleigenreflexe; Atrophie der distalen, oberen Extremitätenmuskeln, spastischer Parese im unteren Extremitätenbereich (Cave: »muskulo-mesenchymale Transition« durch Dauerspastik, ▶ Kap. 6.3).

74.1.6   Hydrozephalus

DEF (Syn.: Wasserkopf) Sammelbegriff für häufigen Zustand mit Liquorraumerweiterung auf Kosten der Hirnsubstanz.

FPG-Folgereaktion Hirndruckzeichen: Übelkeit, Benommenheit, Kopfschmerzen, spastische Tonuserhöhung. Später kommen noch eine Optikusatrophie, Taubheit und Großhirnrindenschäden mit mentaler Retardierung hinzu.

74.1.6.1 Hydrocephalus externus

DEF (Syn.: Hydrocephalus e vacuo) Erweiterung des Subarachnoidalraums durch Liquoransammlung.

KPG-Auslösemechanismus Atrophie der Großhirnrinde mit nachfolgender Ausweitung der äußeren Liquorräume.

74.1.6.2 Hydrocephalus internus

DEF Erweiterung des Ventrikelsystems durch Liquoransammlung.

FPG-Reaktionsfolge je nach Auslösemechanismus:
- **Okklusiver Hydrocephalus internus:** Eine Fehlbildung, Entzündung oder Tumor erzwingen im Bereich des Aquaeductus cerebri oder der Foramina Luschkae und Magendii ein »Stenosemuster« (▶ Kap. 2.3.2), sodass der Liquor nicht abfließen kann und sich im Kammersystem rückstaut.
- **Normaldruckhydrozephalus** (Hydrocephalus malresorptivus): Durch ein Missverhältnis zwischen Liquorproduktion und Resorption des Liquors (Hydrocephalus malresorptivus) werden allmählich die Ventrikel erweitert.

- **Hydrocephalus e vacuo:**
  - Mark zerstörende Schädigungsprozesse führen zur kompensatorischen Erweiterung der inneren Hirnräume (Hydrocephalus internus).
  - Rinden zerstörende Prozesse führen zur kompensatorischen Erweiterung der äußeren Liquorräume (Hydrocephalus externus).

74.2   Fehlzirkulationsmuster

> **Glossar**
>
> **Fettkörnchenzellen:** Gliazellen und/oder ins Gehirn eingewanderte Makrophen, die wegen Phagozytose von Myelinbruchstücken ein lipidvakuolenreiches Zytoplasma aufweisen.
> **Siderophagen:** Gliazellen/Makrophagen bauen nach der Phagozytose von Blutkoagel-/Erythrozyten das Hämoglobin zu braunem eisenhaltigen Hämosiderin (▶ Kap. 3.6.1.1) ab.
> **Pallidum:** Gehört als Teil des Dienzephalons zu den Basalganglien. Es fungiert als bahnendes Zentrum des Extrapyramidalsystems.

74.2.1   Fokalischämie

DEF (Syn.: anämischer Hirninfarkt, weiße Enzephalomalazie) Sammelbegriff für häufige fokale Gehirnschäden wegen anhaltender Ischämie.

74.2.1.1   Totalinfarkt

DEF Häufiger, oft letaler Zustand mit Hirn-/RM-Schädigung im gesamten Versorgungsgebiet einer okkludierten großen Hirnarterie.

KPG-Auslösefaktoren
- **Atherosklerose:** (meist) mit zerebraler Beteiligung (▶ Kap. 17.1.1.1).
- **Thrombembolie** (oft) meist kardialen Ursprungs (▶ Kap. 11.2).
- **Fettembolie** nach Trümmerfrakturen (▶ Kap. 11.2).
- **Arteriitis** (sehr selten) der Zerebralgefäße (▶ Kap. 17.4).
- **Gefäßverletzung** bei Gewalteinwirkung (▶ Kap. 74.3).

KPG-Auslösemechanismen Okkludierender arteriosklerotischer und/oder thrombotischer Verschluss bevorzugt im Anfangsteil der 3 großen Hirnarterien. Die Infarktgröße hängt vom Zustand des Circulus arteriosus cerebri und des entsprechenden Umgehungskreislaufes ab.

FPG-Reaktionsfolge Je nach Dauer der Anoxie oder Ischämie (▶ Kap. 7.1) treten folgende Zell- und Gewebsveränderungen in zeitlicher Reihenfolge auf:
- **Tigrolyse:** als reversibler Verlust der Nissl-Substanz etwa 20 min nach Ischämie-/Anoxiebeginn.
- **Eosinophile Zellnekrose:** als irreversible Zellschädigung etwa 30 min nach Ischämie-/Anoxiebeginn. Sie wird durch Mikro-/Astrogliazellen abgebaut.
- **Selektive Parenchymnekrosen** (unvollständige Nekrosen): als zytolytischer, ischämie-/anoxiebedingter Untergang aller Nervenzellen im betreffenden Gefäßbezirk, bei vitalen Gliazellen und Gefäßmesenchymzellen. Der Defekt wird durch Astrozyten repariert.
- **Vollständige Nekrose** (ischämischer, anämischer Infarkt): als irreversible Nervenzell- und Gliazellschädigung etwa 60 min nach Ischämie-/Anoxiebeginn in Form einer Kolliquationsnekrose. Der Defekt wird durch Astrozyten und Kapillaren repariert.
- **Penumbra** (lat. = Halbschatten, sog. region of misery perfusion): 12–24 h nach Ischämie-/Anoxiebeginn ist die irreversibel geschädigte Zone von einer elektrophysiologisch zwar stummen, aber nur teilgeschädigten Zone umgeben. Sie ist in einem Zeitfenster von 3–6 h durch Reperfusionsmaßnahmen noch zu retten.

MAK Scharf begrenzte, keilförmige Erweichungsschäden des betroffenen Rinden-Mark-Gebietes in Form einer Kolliquationsnekrose (▶ Kap. 5.4). Sie führt über ein »Nekroseeliminationsmuster« (▶ Kap. 5.5) zu einem zystischen Parenchymdefektmuster (◻ Abb. 74.2, ▶ Kap. 2.2.3.2).

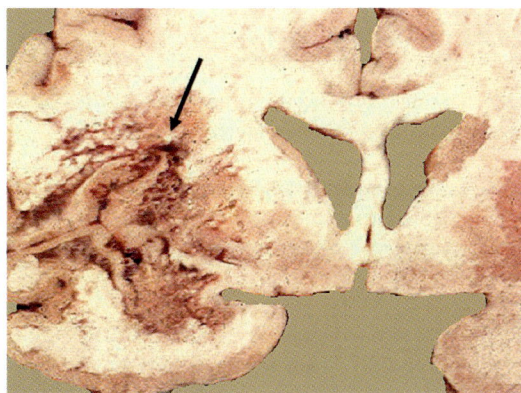

◻ **Abb. 74.2.** Anämischer Hirninfarkt (Pfeil) nach A.-mediacerebri-Verschluss

MIK Fahrplan der Kolliquationsnekrose:
- **Demarkationsstadium**: Dauer: 0–3 Tage. Der makroskopisch geschwollene und aufgeweichte Nekrosebezirk färbt sich nur schwach an. Er wird durch einen ödematös aufgelockerten Saum mit Neutrophileninfiltrat demarkiert.
- **Resorptionsstadium:** Dauer: 2–28 Tage. Auslösung eines »Nekroseeliminationsmusters« (▶ Kap. 5.5) durch einwandernde Makrophagen/Mikrogliazelle, die sich in Fettkörnchenzellen umwandeln.
- **Organisationstadium:** Dauer: 4–8 Wochen. Auf die Auslösung eines »Organisationsmusters« (▶ Kap. 5.5.4) mit Kapillarneubildung im Schädigungsgebiet folgt die Abdeckung der zurückbleibenden, pseudozystischen Gewebshöhle durch eine Fasergliose (▶ Kap. 74).

> **Klinik**
>
> Hemiparese und/oder Werkzeugstörungen wie Apraxie, Agnosie, Aphasie, Dysphagie.

74.2.1.2 Grenzzoneninfarkt
DEF Wenig häufige, minderdurchblutungsbedingte Hirnschädigung in der Grenzzone eines arteriellen Versorgungsgebietes.

KPG-Auslösemechanismus Die Grenzzone eines arteriellen Versorgungsgebietes wird bei einer relativen temporären Ischämie (▶ Kap. 11.4.3.2) nicht mehr adäquat perfundiert und deshalb infarziert.

FPG-Reaktionsfolge Ausbildung eines streifenförmigen Infarkts v. a. in den Windungstälern der vaskulären Grenzzone.

74.2.2   Akute Globalischämie

DEF Sammelbegriff für wenig häufige Gehirnschäden wegen akut-temporärer absoluter Ischämie.

KPG-Auslösefaktoren Überschreiten der Wiederbelebungszeit wegen folgender Faktoren:
- Passagerer Herz-/Atemstillstand,
- Hypotonie <70 mmHg.

KPG-Auslösemechanismus Sowie bei einem Durchblutungsstopp der Sauerstoff im Gehirn aufgebraucht ist, folgt nach 8–12 sek ein Bewusstseinsverlust und nach 15–20 sek eine EEG-Nulllinie.

FPG-Reaktionsfolge Kommt nach der Wiederbelebungszeit des Gehirns (5–6 min) keine Gehirnreperfusion zustande, so entstehen irreversible, selektive Nekrosen (▶ Kap. 74.2.1.1). Sie finden sich v. a. in der als Pallium bezeichneten Großhirnrinde unter dem Bilde pseudolaminärer Großhirnrindennekrosen. Sie verschonen oft die vegetativen Kerngebiete samt RM. Dadurch wird ein sog. apallisches Syndrom in Form eines sog. Wachkoma ausgelöst. Bei Ischämiepersistenz resultiert ein intravitaler Hirntod.

74.2.3   Hämorrhagischer Hirninfarkt

DEF Sammelbegriff für wenig häufige, blutungsassoziierte Hirnschädigung nach thrombotischem Piavenen- oder -sinusverschluss.

KPG-Prädilektionsstellen Mantelkante, Stammganglien, Okzipitallappen und Kleinhirnoberfläche.

KPG-Auslösemechanismen
- **Thrombophilie** wie bei allgemeiner Thrombose (▶ Kap. 11.1.2.1).
- **Thrombophlebitis** im Rahmen einer Umgebungsentzündung oder Sepsis (▶ Kap. 18.2.1).

FPG-Reaktionsfolge Auslösung eines hämorrhagischen Gehirninfarkts (▶ Kap. 11.4.2) mit anfänglich makroskopischer Schwellung und Zyanose des Infarktgebietes (rote Enzephalomalazie). Später wird wie beim anämischen Gehirninfarkt ein »Nekroseeliminationsmuster« (▶ Kap. 5.5) in Gang gesetzt, dabei färben die Siderophagen die Infarktrandzone braun (braune Enzephalomalazie).

> **Klinik**
>
> Stauungsödem mit Kopfschmerzen und Erbrechen → Bewusstseinstrübung, Krampfanfälle und blutiger Liquor → Symptomatik eines apoplektischen Insultes mit Hemiparese und Dysphagie.

74.2.4   Intrakranialblutung

DEF Sammelbegriff für wenig häufige Zustände mit zerebraler Diapedese- oder Rhexisblutung (▶ Kap. 10.5.1, ▶ Kap. 10.5.2).

74.2.4.1 Intrazerebralblutung
DEF (Syn.: Gehirnblutung) Sammelbegriff für wenig häufige Blutungen innerhalb des Gehirns. Im Fol-

genden werden verschiedene Hirnblutungsformen beschrieben.

■ Diapedeseblutungen
KPG-Auslösefaktoren
- **Traumatisch:** Rindenprellungs-, Kontusionsherd,
- **hämorrhagisch:** Gehirninfarkt,
- **embolisch:** disseminierte Intravasalgerinnung (▶ Kap. 10.5.3.4),
- **hyperergisch:** akut-hämorrhagische Leukoenzephalitis (Überempfindlichkeitsreaktion auf Influenzaviren und Penicillin, ▶ Kap. 74.9.7.2),
- **neoplastisch:** Tumorgefäßblutung, vaskuläre Leukosezellokklusion (▶ Kap. 26.4.1).

FPG-Reaktionsfolge Eine Kapillarwandschädigung löst punktförmige Blutungen unter dem histologischen Bilde sog. Ringblutungen aus. Sind diese multipel, bezeichnet man sie als Purpura cerebri (▶ Kap. 10.5.2).

■ Rhexisblutungen
KPG-Auslösefaktoren
- **Intravasal:** Eine arterielle Hypertonie mit konsekutiver Vaskulopathie und Ruptur bewirkt eine hypertone Massenblutung (▶ Kap. 10.1).
- **Vaskulomural:** Aneurysma (degenerativer Wanddefekt), Amyloidangiopathie (amyloidbedingter Wanddefekt) oder Hämangiom (neoplastischer Wanddefekt).

FPG-Reaktionsfolge Durch eine Arterienwandschädigung reißt die Gefäßwand und bringt eine Gehirnmassenblutung mit sich.

KPL
- **Massenverschiebung** wegen Hirndrucks.
- **Hämatocephalus internus** wegen Blutungseinbruchs ins Ventrikelsystem.
- **Tod durch Kreislaufversagen** wegen Blutung in die vegetativ-steuernden hypothalamischen Kerngebiete.
- **Subarachnoidalblutung**.

■ Hypertone Massenblutung
DEF Wenig häufige Rhexisblutung bei hypertoner Vaskulopathie (▶ Kap. 17.1.1.3) kleiner Intrazerebralarterien.

KPG-Prädilektionsstellen
- (Häufig) Stammganglien (äußere Kapsel zwischen Putamen und Klaustrum, Thalamus) und Großhirn,
- (selten) Kleinhirn, Brücke.

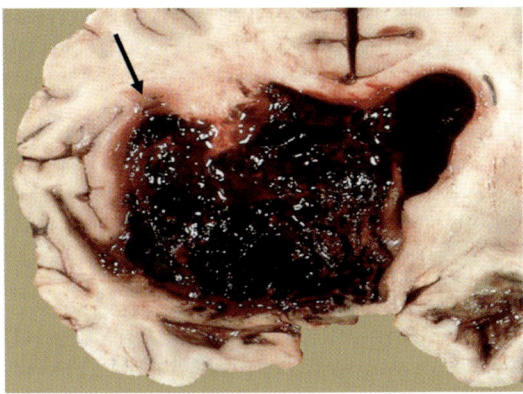

◘ Abb. 74.3. Hirnmassenblutung (Pfeil)

FPG-Reaktionsfolge Initial: zentimetergroße Blutungshöhle (◘ Abb. 74.3) mit gelblich-bilirubindurchtränkten Hirngewebsfetzen. Später Auslösung eines »Nekroseeliminationsmusters« (▶ Kap. 5.5) mittels Fettkörnchenzellen und Siderophagen. Nach Resorption der Nekrose bleibt eine hämosiderinbraune, gliösfasrig umrandete Pseudozyste (zystisches Parenchymdefektmuster, ▶ Kap. 2.2.3.2) zurück.

Klinik

Schlaganfall (Apoplex) initial mit Bewusstlosigkeit → zunächst schlaffe, später spastische Parese. Symptomrückbildung bei geringem Gewebeschaden möglich.

■ Hirnbasisaneurysma
DEF Zu tödlichen Rhexisblutungen prädestinierende Aneurysmen (▶ Kap. 17.3.1) an der Hirnbasis.

KPG-Aneurysmaformen
- **Kongenital** (90% der Fälle): beerenförmige Aneurysmen im Circulus-arteriosus-Bereich. Ruptur im mittleren Lebensalter mit Auslösung einer basalen Subarachnoidalblutung.
- **Atherosklerotisch:** spindelförmiges Aneurysma im Basilarisbereich. Meist mit Thrombosierung.
- **Entzündliche:** Wegen bakterienhaltigem Thrombembolus im Mediaaufzweigungsbereich kommt es zur Intrakranialblutung oder eitrigen Meningitis.
- **Dissezierend:** im Karotis- oder Vertebralisbereich nach Trauma, Auslösung einer Intrakranialblutung.
- **Arteriovenös** bei posttraumatischer Karotis-Kavernosus-Fistel.

■ **Zerebrale Amyloidangiopathie**

DEF (Syn.: kongophile Angiopathie) Häufige amyloid-bedingte kortikoleptomeningeale Arterienläsion.

KPG-Auslösefaktoren
- **Genetisch** (Rarität): Mutation im APP-Gen (▶ Kap. 9.3.2).
- **Sporadisch** (häufig): bei Morbus Alzheimer (▶ Kap. 74.8.1.1).

FPG-Reaktionsfolge Die beeinträchtigten Nervenzellen produzieren Amyloid-α-Protein (Aα-Peptid) und häufen es im Gewebe an. Dies führt zur Amyloidbildung und -ablagerung in der Media örtlicher Gefäße. Deren Wandung wird deshalb hyalinisiert und brüchig, was rezidivierende Mikroblutungen und Mikroinfarkte nach sich zieht.

74.2.4.2 Subarachnoidalblutung

DEF Wenig häufige Blutansammlung zwischen Arachnoidea und Pia mater.

KPG-Auslösefaktoren
- **Rhexisblutungen** v. a. bei Hirnbasisaneurysma.
- **Gedecktes Schädelhirn-Trauma.**

FPG-Reaktionsfolge und KPL
- **Spasmen leptomeningealer Arterien:** dadurch Auslösung von Kopfschmerzen und eines sekundär-anämischen Infarkts.
- **Hydrocephalus internus occlusus** (▶ Kap. 74.1.6): bei narbigem Verschluss der Verbindungen zwischen inneren und äußeren Liquorräumen nach der Blutungsresorption.
- **Hydrocephalus aresorptivus** (▶ Kap. 74.1.6): bei Vernarbung der Liquor resorbierenden Venenplexus nach der Blutung.

74.2.4.3 Subduralblutung

DEF Häufige posttraumatische Blutansammlung zwischen Dura mater und Arachnoidea.

KPG-Auslösemechanismus Bei einem Schleudertrauma mit (meist) abrupter Geschwindigkeitsänderung der Schädelbewegung reißen die Brückenvenen als Verbindung zwischen Piavene und Sinus durae matris ein. Dies führt zu einem akuten oder chronischen Hämatom.

■ **Akutes Subduralhämatom**

KPG-Auslösefaktor Anamnestisch eruierbares Trauma.

FPG-Reaktionsfolge Durch eine rasche, subdurale Blutungsausdehnung steigt der Hirndruck an. Dies be-wirkt Kopfschmerzen und eine Anisokorie. Heilung durch Entlastungsoperation.

■ **Chronisches Subduralhämatom**

KPG-Auslöseformen
- **Einseitig:** Nach einem (Bagatell-)Trauma entsteht ein Subduralhämatom mit langsamer Größenprogredienz.
- **Doppelseitig** (Syn.: Pachymeningeosis haemorrhagica interna): Durch spontane rezidivierende Mikroblutungen (weshalb?) bei älteren Patienten entwickelt sich ein Subduralhämatom über der Großhirnkonvexität.

FPG-Reaktionsfolge:
- **Einseitig:** Auf die Hämatombildung folgt nach einem symptomfreien Intervall eine Hirndrucksymptomatik (meist ohne Herdsymptomatik). Mit der Zeit kommt ein »Organisationsmuster« (▶ Kap. 5.5.4) mit Bildung einer granulationsgewebe- und siderophagenhaltigen Pseudomembran in Gang.
- **Doppelseitig:** Nach einer Hämatombildung wird allmählich über ein »Organisationsmuster« wiederum eine granulationsgewebe- und siderophagenhaltige Pseudomembran gebildet, die zunehmend dicker wird. Daraus resultiert eine Herdsymptomatik (z. T. Hirndrucksymptome) und letztlich ein Koma.

74.2.4.4 Epiduralblutung

DEF Wenig häufige Blutansammlung zwischen Dura und Schädelkalotte mit allmählicher Duraabhebung.

KPG-Auslösemechanismus Trauma.

FPG-Reaktionsfolge Bei einer Schläfenschuppenfraktur reißt eine Meningealarterie ein, sodass sich eine Temporoparietalblutung entwickelt, die sich rasch zwischen Schädeldach und Dura mater ausbreitet. Ihre Folgen sind Hirndrucksymptomatik, zerebrale Massenverschiebung mit transtentorieller Herniation (▶ Kap. 74.5), Halbseitensymptomatik, herdseitige Mydriasis und letztlich Koma.

74.3   Verletzungsmuster

74.3.1   Schädelhirntrauma (SHT)

DEF Sammelbegriff für sehr häufige Hirnschädigungen
- durch direkte Gewalteinwirkung oder
- ohne Einwirkung äußerer Objekte.

74.3.1.1 Direktes SHT

DEF Wenig häufige Hirnverletzung durch gewaltsame Einwirkung eines äußeren Objekts auf den Schädel samt Inhalt.

KPG-Auslösemechanismen je nach Einwirkform:
- **Kleinflächig:** Ein scharfkantiges, penetrationsfähiges Objekt bewirkt ein fokal-offenes SHT.
- **Großflächig:** Bei Einwirkung einer stumpfen Gewalt (Fall) wird die Kraft via Schädelknochen und Liquor aufs Gehirn weitergeleitet. Es resultiert ein fokal-geschlossenes SHT.

74.3.1.2 Indirektes SHT

DEF Häufige Schädelinhaltverletzung durch abnorm beschleunigende Kraft.

KPG-Auslösemechanismus Bei einer Schädel-Akzeleration, -Dezeleration und/oder -Rotation bewegt sich das Gehirn mit. Dadurch prallt es auf die Schädelkalotteninnenseite, es zerreißt (Lazeration) und wird gequetscht (Kontusionsherd). Danach schnellt es auf die Gegenseite zurück und wird erneut gequetscht (Gegenstoßherd). Die Folge davon ist ein diffus-geschlossenes SHT, v. a. im Fronttemporalbereich.

> ✉ **Take-home-message**
>
> - **Commotio:** Hirnfunktionsstörung ohne histologische Läsion.
> - **Contusio:** Hirnfunktionsstörung mit histologischer Läsion.

74.3.1.3 Offenes SHT

DEF Wenig häufige Hirnverletzung mit Kontinuitätstrennung der Dura mater und offener Verbindung mit der Außenwelt.

KPG-Auslösemechanismus
- Sturz aus großer Höhe.
- Einwirkung eines scharfkantigen, penetrationsfähigen Objekts. Dies führt zu einer penetrierenden Duraverletzung ohne Gegenstoßherd. Mögliche Folgen davon sind
  - eine Infektion mit Abszessbildung und/oder mit Hirnhautentzündung und
  - eine Liquorfistelbildung.

FPG-Reaktionsfolge Das verletzende Objekt kann nur in den Schädelknochen (Impressionsfraktur), nur bis ins Gehirn (Penetrationsverletzung) oder durchs Gehirn und Schädelkalotte hindurch (Perforationsverletzung) dringen.

MIK Hirnwundenzone: (von innen nach außen) Trümmerzone, Quetschzone mit Rhexisblutung und nach 2 Tagen einsetzende Organisationszone (▶ Kap. 5.5.4). Nach 3–4 Wochen kommt es zu einer lipo- und siderophagenhaltigen, verlötenden Hirn-Dura-Vernarbung. Sie birgt die Gefahr einer Herdsymptomatik (▶ Kap. 74.5.2).

74.3.1.4 Geschlossenes SHT

DEF Recht häufige, verletzungsbedingte Gehirnschädigung ohne Diskontinuität der Dura mater.

KPG-Auslösemechanismus
- **Objektinduziert** durch Einwirkung stumpfer Gewalt.
- **Nicht objektinduziert.**

FPG-Reaktionsfolge
- **Fokale Läsionen** in Form von Kontusionsherd und sog. Gegenstoßherd (▶ Kap. 74.3.1.2),
- **diffuse Läsionen.**

74.4 Infantile Zerebralparese

> ┌─ **Glossar** ─────────────────────────
> **Spastik:** Beuger-Strecker-Simultanerregung.
> **Ataxie:** Störung der Bewegungsabläufe und Haltungsinnervation mit gestörter Abstimmung der entsprechenden Muskeln.

DEF (Syn.: Little-Syndrom) Sammelbegriff für häufige Zustände nach perinataler Hirnschädigung in Form zerebraler Bewegungsstörungen.

KPG-Prädestinationsfaktoren
- **Gehirnunreife** (v. a. des Atemzentrums),
- **Fragilität** der Gehirngefäße,
- **Leberunreife** mit Bilirubinausscheidungsstörung,
- **Neutrophilenunreife** (Neutrophilenbildung erst nach der 16. Schwangerschaftswoche).

KPG-Auslösefaktoren Die folgenden Auslösefaktoren wirken oft zusammen:
- **Sauerstoffmangel** wegen
  - Plazentarinfarkt, -infekt, vorzeitige Plazentalösung,
  - Nabelschnurumschlingung,
  - Geburtsasphyxie, Fruchtwasseraspiration.

- **Geburtstrauma:**
  - intrapartale Schädelkompression.
- **Intoxikation:**
  - EPH-Gestose,
  - Wehenhemmstoffe,
  - Hyperbilirubinämie.
- **Pränatalinfekt:**
  - Toxoplasmose, Röteln, CMV, HSV.

KPG-Hauptauslösemechanismus Im Rahmen einer Frühgeburt kommt es über einen Sauerstoffmangel in Verbindung mit weiteren Faktoren zur ischämischen Hirngefäßschädigung (v. a. der V. thalamostriata). Dies erzeugt eine Hirnblutung mit ischämischer Schädigung (▶ Kap. 7.1).

FPG-Reaktionsfolge Ausbildung folgender Läsionen ohne charakteristische Symptomatik:
- **Ulegyrie (Narbenwindungen):** perinatal ischämische Schädigung der Großhirnrinde. Resultat: gliösnarbige Rindenschrumpfung.
- **Lobäre Sklerose:** perinatal ischämische Schädigung von Hirnrinde samt Marksubstanz eines Lappens. Resultat: gliös-faserignarbige Schrumpfung mit Rindenatrophie (oule, gr. = Narbe).
- **Porenzephalie:** perinatale ischämische und/oder traumatische Gehirnschädigung. Resultat: trichter- oder höhlenförmiger, liquorgefüllter Defekt in der Marksubstanz der Großhirnhemisphären (poros, gr. = Loch).
- **Hydranenzephalie:** Ein (meist) doppelseitiger Karotisverschluss wegen Nabelschnurumschlingung schädigt extrem perinatal-ischämisch beide Großhirnhemisphären bis auf Okzipitallappenreste und Stammganglienteile. Resultat: blasige Großhirnumwandlung.

FPG-Reaktionsfolge
Ausbildung folgender charakteristischer Läsionen mit charakteristischer Symptomatik:
- **Periventrikuläre Leukomalazie:** Eine kardiorespiratorische Insuffizienz bei Frühgeborenen schädigt das periventrikuläre Marklager. Resultat: spastische Diplegie.
- **Status marmoratus:** Aufgrund einer Geburtsasphyxie vernarbt das Striatum marmorierend und gliösfasrig. Resultat: Choreoathetose (▶ Kap. 74.8.2.2).
- **Status dysmyelinisatus:** Aufgrund (oft) eines Kernikterus entstehen bilirubinotoxische Pallidumnekrosen mit nachfolgender Gliafaserwucherung. Resultat: Choreoathetose

Klinik

Je nach Lokalisation des Hirndefektes kommt es zu folgenden Bewegungsstörungen:
- **Hirnrindenschädigung** → Tetraspastik,
- **Stammganglienschädigung** → Athetose mit unkoordinierten überschießenden Bewegungen und abruptem Tonuswechsel,
- **kontralaterale Großhirnhemisphärenschädigung** → spastische Halbseitenlähmung (Hemiplegie). Die Dauerspastik löst dabei über eine »muskulo-mesenchymale Transition« (▶ Kap. 6.3) eine verhärtende, irreversible Muskelfibrosierung aus, deshalb zentrale Muskelrelaxanstherapie!
- **Kleinhirnschädigung** → Ataxie mit mangelhaft koordinierter Muskelaktivität.

74.5 Fehlfunktionsmuster

74.5.1 Hirnödem

DEF Sammelbegriff für häufige, diffuse oder lokale pathologische Flüssigkeitsvermehrung im Gehirn mit Volumenzunahme und intrakranieller Druckerhöhung. Im Folgenden werden verschiedene Hirnödemformen besprochen.

74.5.1.1 Vasogenes Ödem

DEF Häufigste Hirnödemform wegen primärer Blut-Hirn-Schranken-Störung mit konsekutiv erhöhter Kapillarpermeabilität unter Bevorzugung der weißen Substanz.

KPG-Auslösefaktoren
- **Fokal:** (als Perifokalödem) in der Umgebung von Herdprozessen (Tumor, Infarkt, Trauma, Massenblutung, Abszess). Danach breitet sich das Ödem kontinuierlich auf die Hirnsubstanz aus.
- **Diffus:** wegen hypoxisch-toxischer Schädigung.

74.5.1.2 Interstitielles, hydrozephales Ödem

DEF Häufige Hirnödemform wegen Liquoreinströmung ins Hirngewebe.

KPG-Auslösemechanismus Eine Liquorabflussstörung mit Hydrocephalus internus (▶ Kap. 74.1.5.2) blockiert den ependymalen Flüssigkeitstransport, sodass Liquor ins Gewebe einströmt.

74.5.1.3 Zytotoxisches Hirnödem

DEF Wenig häufige Ödemform wegen zellschädigungsbedingter Flüssigkeitsverschiebung vom Intra- in den Extrazellularraum.

KPG-Auslösefaktoren
- **Hypoxische Ganglienzellschädigung,**
- **toxische Astrozytenschädigung** durch Zellgifte wie Zyanid, CO und $HgCl_2$ (▶ Kap. 74.7).

KPG-Auslösemechanismus Durch eine Blockierung des Energiestoffwechsels fällt die Ionenpumpe aus, sodass Flüssigkeit aus Gehirnzellen ausströmt.

FPG-Reaktionsfolgen aller Hirnödeme
- **Ödemausbreitung:** beim vasogenen und interstitiellen Ödem vorwiegend in der Marksubstanz wegen der dort ausweitbaren Extrazellulärräume.
- **Ödemreversibilität:** Nach Ursachenbeseitigung können die Astrozyten die aufgenommene Flüssigkeit wieder ans Blut abgeben (reversible Schwellung) → Liquordrainage.
- **Ödemirreversibiliät:** Durch ödembedingte langdauernde Hirndrucksteigerung wird die Hirndurchblutung gedrosselt. Dies bewirkt ausgedehnte Marknekrosen. Sie vernarben gliösfaserig unter dem Bild einer »Ödemsklerose« (▶ Kap. 74, Fasergliose).
- **Hirndruckerhöhung:** Die ödembedingte Volumenzunahme hat folgende Konsequenzen:
  - **Ausfüllung der Reserveräume:** zunächst Abflachung der Großhirnwindungen, Verstreichen der Sulci und Ventrikelkompression. Folgen sind Kopfschmerzen und Übelkeit.
  - **Mittellinienverschiebung zur Gegenseite:** Dies verursacht eine Herniation des Gyrus cinguli unter den freien Rand der Falx cerebri unter dem Bild einer sog. Falxhernie.
  - **Transtentorielle Massenverschiebung** mit Verlagerung des medialen Temporallappens durch den Tentoriumschlitz aus der mittleren in die hintere Schädelgrube. Dies bewirkt eine Herniation basaler Schläfenlappenanteile mit oberer Hirnstammkompression und Herniation des Uncus des Gyrus hippocampalis unter dem Bilde einer sog. Uncushernie (obere Einklemmung). Dabei besteht die Gefahr einer Okulomotoriusparese und Pyramidenbahnschädigung mit Tetraplegie. Später kann es zur tödlichen Mittelhirn-Brücken-Blutung kommen.
  - **Kleinhirndruckkonus:** Infratentorielle Drucksteigerung mit Verlagerung der Kleinhirntonsillen aus der hinteren Schädelgrube durchs Foramen occipitale in den Wirbelkanal. Die

Folge ist eine untere Einklemmung mit Medulla-oblongata-Schädigung mit nachfolgender Atemlähmung.

74.5.2 Epilepsie

DEF (Syn.: Fallsucht; epileptos, gr. = vom Dämon erfasst → Besessenheit) Sammelbegriff für häufigste neurologische Erkrankungen mit rezidivierenden Anfällen wegen plötzlicher, synchron-überschießender Entladung kortikaler Neurone, mit Temporallappenepilepsie als häufigster Form.

KPG-Auslösefaktoren
- **Primär-generalisiert:** kein Fokus, meist unbekannt.
- **Fokal:** mit Fokus (Fehlentwicklung, Tumor, Trauma).

MIK Temporallappenepilepsie:
- 60% der Fälle: Ammonshornsklerose mit selektivem Ganglienzellverlust und reaktiver Gliose.
- 40% der Fälle: Tumor, glioneurale Fehlbildung, Trauma-/Infarktnarben, kavernöses Hämangiom, Porenzephalie.

> **Klinik**
>
> **Epilepsieformen:**
> - Primär generalisierte Anfälle (Grand Mal, Petit Mal, Absencen).
> - Partielle (fokale) Anfälle → sekundär Übergang in generalisierte Form.

74.6 Stoffwechselstörungsmuster

> **Glossar**
>
> **Spongiöse Dystrophie**: ZNS-Reaktionsmuster in Form einer schwammigen Auflockerung der grauen oder weißen Substanz, durch disseminierte, Lücken bildende Gewebsausfälle, die inadäquat gliösfasrignarbig gedeckt durch Flüssigkeit aufgefüllt werden (spongiöses Parenchymdefektmuster, ▶ Kap. 2.2.3.3).

74.6.1 Kongenitale Enzymopathien

DEF Sammelbegriff für sehr seltene Krankheiten mit ausschließlicher oder prädominanter Gehirnbeteiligung aus der Gruppe der sog. single gene diseases.

KPG-Auslösefaktoren Lysosomale Speicherkrankheiten, Enzymdefekte im Aminosäurestoffwechsel, der Mitochondrien und Peroxisomen (▶ Kap. 8).

Nachstehend werden folgende beiden Krankheitsgruppen näher besprochen.

74.6.1.1 Poliodystrophie

DEF (Syn.: Enzephalomyopathie) Sammelbegriff für sehr seltene, mitochondriopathiebedingte, fortschreitende Degenerationserkrankungen der grauen Gehirnsubstanz. Manifestation im Kindesalter.

KPG-Auslösemechanismus Genetisch bedingter, mitochondrialer Enzymdefekt im Glukoseabbau mit Störung der Pyruvatutilisation, der Substratdehydrierung oder der Atmungskette.

FPG-Reaktionsfolge Aufgrund eines Enzymdefekts wird vorwiegend unter dem Bilde einer sog. spongiformen Dystrophie (▶ Kap. 74.6) der Groß-Kleinhirn-, Hirnstamm- oder Stammganglienbereich variabel in Form einer Poliodystrophie, einer Enzephalopathie und bei Einbeziehung der Skelettmuskulatur in Form einer Enzephalomyopathie geschädigt.

74.6.1.2 Leukodystrophie

DEF Sammelbegriff für sehr seltene, genetisch bedingte, progrediente ZNS-Entmarkungskrankheiten.

KPG-Auslösemechanismus Genetisch bedingte Entmarkung mit Speicherung lipid-/fettsäurehaltigen Materials, v. a. in Nerven-, Glia- und Schwann-Zellen mit folgendem histochemischen Färbeverhalten:
- **Metachromatisch:** Speichermaterial färbt sich mit essigsaurem Kresylviolett braun.
- **Orthochromatisch:** Speichermaterial färbt sich mit Sudan-III orangerot.

FPG-Reaktionsfolge Der Gendefekt bedingt eine diffuse Entmarkung im Groß- und Kleinhirnmarklager mit makroskopischer Graufärbung und histologischer Abblassung der Marksubstanz. Diese ist im Frühstadium zu weich und im Spätstadium wegen der gliösfasrigen Vernarbung zu hart. Die Myelinzerfallsprodukte werden von mikrogliösen und/oder hämatogenen Fettkörnchenzellen und sogar von Astrozyten aufgenommen. Resultat: Gewebedefekt mit Zystenbildung im Marklager und konsekutiver astrozytärvermittelter Marksklerose unter dem Bilde eines zystischen Parenchymdefektmusters (▶ Kap. 2.2.3.2).

■ Globoidzellige Leukodystrophie

DEF (Syn.: Morbus Krabbe) Sehr seltene lysosomale Speicherkrankheit mit rasch-progredienter Entmarkung.

KPG-Auslösemechanismus Erblicher Defekt einer lysosomalen β-Galaktosidase mit Spezifität für Galaktosylceramid.

FPG-Reaktionsfolge Der Enzymdefekt bewirkt eine Metabolitspeicherung in lysosomalen, kugelförmigen Speichervakuolen. Dadurch entstehen Speicherriesenzellen in Form sog Globoidzellen. Dabei wird das Myelin im Groß-Kleinhirnbereich zerstört und diffus sklerosiert (globoidzellige Leukodystrophie). Dies hat folgende Konsequenzen:
- Großhirnentmarkung → Dezerebrierungsstarre.
- Kleinhirnentmarkung → Ataxie.

■ Metachromatische Leukodystrophie

DEF Gruppenbezeichnung für sehr seltene lysosomale Speicherkrankheiten mit variabler progredienter Hirnstamm- und Stammganglienschädigung.

KPG-Auslösemechanismus Ein erblicher Defekt einer lysosomalen Zerebrosidsulfatase (Arylsulfatase-A) bewirkt, dass die Zerebrosidsulfate als Hauptbestandteile der Myelinmembranen nicht abgebaut, sondern intralysosomal in Form sog. metachromatischer Granula, v. a. in Oligodendroglia-, Schwann- und Nervenzellen gespeichert werden. Das überschüssige Arylsulfat wird im Urin ausgeschieden (Arylsulfaturie!).

FPG-Reaktionsfolge Es entstehen entmarkungsbedingte grauweiße, derbe oder wabige Veränderungen im Hirnstamm-Stammganglien-Bereich. Daraus resultiert eine hypotone Spastik.

74.6.2 Erworbene Störungen

74.6.2.1 Funikuläre Myelose

DEF Gruppenbezeichnung für seltene, Vitamin-B_{12}-Mangel-bedingte spinale Strangdegeneration mit variabler Kombination neurologischer Ausfälle aus der Gruppe der Entmarkungskrankheiten.

KPG-Auslösemechanismus B_{12}-Hypovitaminose (v. a. bei perniziöser Anämie mit Methylierungsstörung der Myelinproteine (▶ Kap. 26.2.4.4).

FPG-Reaktionsfolge Auf einen Markscheidenzerfall mit gliösfasriger Vernarbung unter dem Bilde sog.

spongiöser Lückenfelder in den RM-Hinter-, -Seiten- und –Vordersträngen folgt eine sekundäre Strangdegeneration. Resultat: v. a. Ataxie, Sensibilitätsstörungen (insbesondere der Propriozeption), Pyramiden- und Kleinhirnseitenstrang-Ataxie und Polyneuropathie (▶ Kap. 75.1.1.3).

74.6.2.2 Hepatogene Enzephalopathien

DEF Gruppenbezeichnung für Gehirnschädigungsmuster im Rahmen terminaler Leberschäden.

KPG-Auslösemechanismus AusgedehnteLeberzerstörung mit Entwicklung hoher Ammoniakspiegel.

FPG-Reaktionsfolge Die Stoffwechselgifte lösen ein »spongiöse-Dystrophie-Muster« (▶ Kap. 74.6) in Striatum und Großhirnrinde aus und rufen ein Koma hervor.

74.6.2.3 Nephrogene Enzephalopathien

DEF Gruppenbezeichnung für Gehirnschädigungsmuster im Rahmen terminaler Nierenschäden.

KPG-Auslösemechanismus Im Rahmen einer ausgedehnten Nierenzerstörung häufen sich Urämiegifte (▶ Kap. 49.5.2) an.

FPG-Reaktionsfolge Die Urämiegifte provozieren ein Hirnödem und variable Demyelinisierungen. Daraus resultieren Stupor, Krampfanfälle (▶ Kap. 74.5.2) und exogene Psychosen.

74.7 Toxische Muster

DEF Sammelbegriff für insgesamt häufige Hirnschädigungen durch Einwirkung neurotoxischer Substanzen.

KPG-Auslösefaktoren Zellatmungsgifte, anorganische oder organische Verbindungen, Arznei- oder Suchtmittel oder Tumorzerfallsprodukte (◘ Tab. 74.1).
Im Folgenden wird auf die ethanolassoziierten Formen näher eingegangen.

◘ **Tab. 74.1.** Lokalisation, Makroskopie und Klinik der wichtigsten neurotoxischen Gehirnschädigungen

Gift	Schadenslokalisation	Makroskopie	Klinik
Kohlenmonoxid			
akut	Pallidum, Substantia nigra	Petechien in Marksubstanz	Tod
chronisch	Groß-Kleinhirn	Entmarkung	Extrapyramidal-Symptomatik, Demenz
Blausäure	Gehirn	Bittermandelgeruch	Tod
Blei	Großhirn	Ganglienzelluntergang	Zittern, Krämpfe
	Basalganglien	Entmarkung	Blindheit, Psychose
	PNS	Axonuntergang	Radialislähmung
Quecksilber	Groß-Kleinhirn	Entmarkung	Intentionstremor, Ataxie
	RM-Hinterstränge		Polyneuropathie
Mangan	Groß-Kleinhirn, Striatum, Pallidum, Plexus choroideus	Ganglienzelluntergang	Parkinson-Symptomatik
Thallium	Großhirn, Pallidum, Substantia nigra, PNS	Ganglienzelluntergang	Lethargie, Ataxie, Polyneuropathie, Sehstörungen
Phosphorsäureester	Autonome ZNS-Ganglien, Nervenendigungen (parasympathisch, motorisch)	Hirnödem, Entmarkung	Tod
Aromatische Kohlenwasserstoffe	Erythrozyten	Hypoxie	Ataxie, Dysarthrie
	ZNS, PNS	Atrophie	Polyneuropathie
Ethanol	Großhirn	Atrophie	Demenz
	Kleinhirn	Atrophie	Ataxie
	Inneres Durablatt	Blutung	Pachymeningeosis haemorrhagica interna

74.7.1   Wernicke-Enzephalopathie

DEF (Syn.: Wernicke-Korsakow-Syndrom) Wenig häufige, (meist) ethanolassoziierte, durch B_1-Hypovitaminose ausgelöste Hirnschädigung.

KPG-Auslösefaktoren
- Chronische Alkoholkrankheit (meist, ▶ Kap. 8.2.2.4),
- Malabsorption (selten, ▶ Kap. 8.2.1.2).

KPG-Auslösemechanismus Durch eine Vitamin-B_1-Verarmung der Leber werden die an der Glukoseverwertung im Gehirn beteiligten Enzyme beeinträchtigt.

FPG-Reaktionsfolge Die defekte Glukoseverwertung bewirkt petechiale Blutungen mit Auslösung eines »spongiöse-Dystrophie-Musters« (▶ Kap. 74.6), sodass folgende Gehirnstrukturen atrophieren:
- Kleinhirn → zerebelläre Ataxie.
- Corpora mamillaria, Hypothalamuskerne untere Vierhügelregion → Psychosyndrom mit gestörter Merkfähigkeit, Konfabulationen und Desorientierung (Korsakow-Syndrom), Somnolenz, Hypothermie und Hyperhidrose.
- Aquäduktumgebung mit den Okulomotoriuskernen → Augenmuskellähmung.

74.7.2   Zentrale pontine Myelinolyse

DEF Bilateralsymmetrische, nicht entzündliche Hirnstammentmarkung wegen schwerer anhaltender Hyponatriämie (osmotische Myelinolyse).

KPG-Prädestinationsfaktoren v. a. Alkoholkrankheit (▶ Kap. 8.2.24).

KPG-Auslösemechanismus (Zu) rasche Infusionstherapie einer seit längerem bestehenden Hyponatriämie.

FPG-Reaktionsfolge Im Rahmen einer aggressiven Infusionstherapie kommt es zur Entmarkung zentraler Teile des Brückenfußes mit variablem Übergriff auf Medulla oblongata und Kleinhirnmark. Daraus resultieren Augenmuskelstörung, Dysarthrie/-phagie und Fazialisparese. Auf einen Übergriff aufs Atemzentrum folgt der Tod.

74.8   Neurodegenerative Muster

DEF Neurodegenerative Erkrankung ist ein Sammelbegriff für insgesamt häufige Erkrankungen mit progredient fortschreitendem Nervenzelluntergang und nachfolgender (auch als Degeneration bezeichneter) Atrophie funktionell zusammengehöriger neuronaler Systeme.

KPG-Auslösemechanismen Durch eine genetisch (familiär/sporadisch) bedingte Veränderung von Strukturproteinen, mitochondrialen Enzymproteinen und Neurotransmittern wird über einen apoptotischen Nervenzelluntergang (▶ Kap. 4.1) ein neurodegenerativer Prozess in Gang gesetzt. Dieser kann diffus ausgeprägt sein oder ein bzw. mehrere neuronale Systeme erfassen.

FPG Klassifizierung nach der zugrunde liegenden Protein-/DNA-Veränderung:
- **Tauopathien:** Läsion des am Axontransport beteiligten Mikrotubuli-assoziierten τ-Proteins (gr. = Tau).
- **α-Synukleinopathien:** Läsionen des in die interneuronale Kommunikation involvierten, präsynaptischen Proteins α-Synuklein.
- **Triplet-Repeat-Erkrankungen** (Trinukleotid-Repeat-Erkrankungen): Mutation eines bestimmten Gens durch Expansion vervielfältigter Trinukleotide. Sie blockieren von einem bestimmten Expansionsgrad an die Umsetzung des genetischen Codes, sodass sich pathologische Genprodukte im Zellkern stapeln.

74.8.1   Kortikale Degenerationen

> **┌─ Glossar ──────────────────────────**
> **Neuropil**: Zwischenraum der grauen Substanz mit markscheidenfreien Nervenfasern und Neurogliafortsätzen.

DEF Sammelbegriff für prädominant kortikale Neurodegenerationserkrankungen mit progredienter Demenzentwicklung.

74.8.1.1   Morbus Alzheimer
DEF Häufigste, sporadisch/familiäre Demenzerkrankung aus der Gruppe der Tauopathien mit Läsionsschwerpunkt im Schläfenlappenbereich (◌ Abb. 74.4).

FPG-Mechanismus Bildung folgender pathogenetisch entscheidender Proteine:
- **β-Amyloid-Precursor-Protein (APP):** auf Chromosom 21 (Frühdemenz bei Trisomie 21!). Durch eine abnorme Proteolysewirkung der Sekretase entstehen amyloidogene Aβ-Peptide. Sie polymerisieren β-faltblattmäßig zum Apoptose auslösenden Aβ-Amyloid.

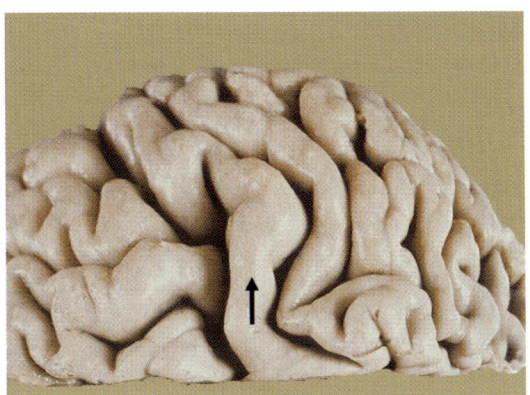

Abb. 74.4. Morbus Alzheimer mit Rindenschmälerung (Pfeil) und Gyrusausweitung

— **Presenilin:** APP-spaltender Sekretasebestandteil. Bei einer Mutation desselben entsteht vermehrt Aβ-Peptid.
— **τ-Protein:** Seine fibrilläre Aggregation löst eine Apoptose aus.

— **Apolipoprotein-E4 (APO-E4):** Importprotein für Aβ-Peptid. Bei Fällen mit entsprechendem Allel akkumuliert das Aβ-Peptid extrazellulär zu Amyloid (▶ Kap. 9.3.2).

FPG-Reaktionsfolge
— **Senile-Plaques:** herdförmige, τ-Protein-haltige, Aβ-Amyloidablagerung (■ Abb. 74.5a) im Neuropil (v. a. in Kortex und Hippokampus).
— **Alzheimer-Fibrillen** (Neurofibrillenveränderungen): argyrophile Zytoskelettstörung assoziiert mit τ-Proteinveränderung (■ Abb. 74.5b).

Die Neurofibrillenveränderungen und senilen Plaques entstehen während vieler Jahre und breiten sich im Gehirn aus. Anfänglich dominiert die Atrophie des medialen Temporallappens, später kommt noch eine Atrophie des gesamten Großhirns mit Gyriverschmälerung und Sulciverbreiterung hinzu. Daraus resultiert Desorientiertheit, Agnosie, Apraxie und Aphasie, sodass der Patient nicht biologisch, sondern praktisch lebensunfähig wird.

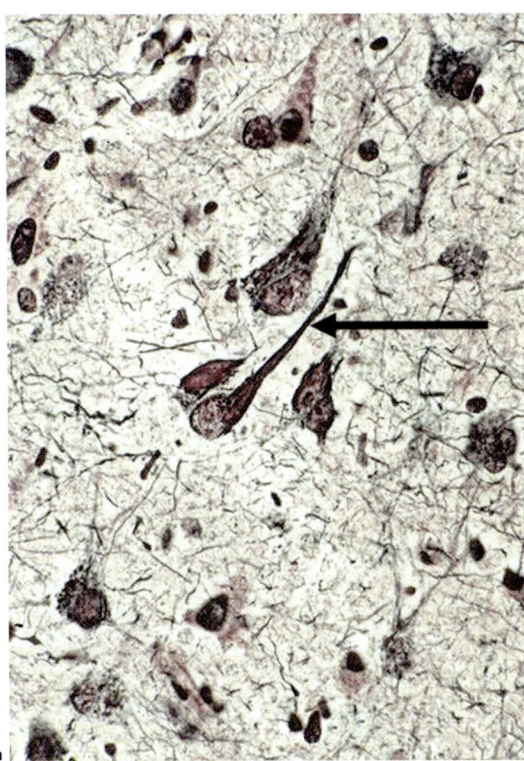

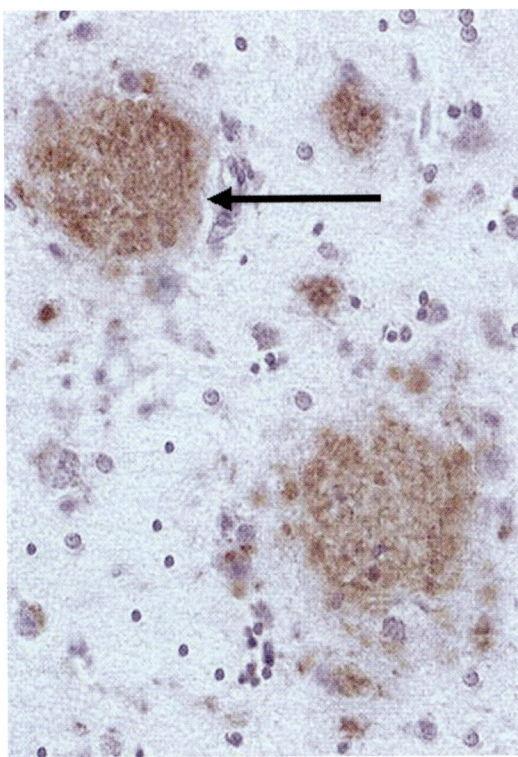

Abb. 74.5a,b. Morbus Alzheimer: **a** Alzheimerfibrillen (Pfeil; Vergr. 25, Versilberung), **b** diffuse Plaques aus Amyloid-β-Protein (Pfeil; Vergr. 50, Immunhistochemie)

74.8.1.2 Morbus Pick

DEF Seltene Demenzerkrankung aus der Gruppe der Tauopathien mit Läsionsschwerpunkt im Stirnhirn- und Schläfenlappenbereich.

FPG-Mechanismus τ-Proteinveränderung durch Mutation oder abnorme Phosphorylierung.

FPG-Reaktionsfolge Neuronen degenerieren und bilden argyrophile, u. a. τ-Protein-haltige Kugeleinschlüsse (Pick-Kugeln). Es folgt eine progrediente, von einer Astrogliose begleitete Atrophie des Stirn-/Schläfenlappens. Daraus resultiert eine progrediente Desorientierung und Persönlichkeitsveränderung mit Enthemmung im Sinne einer, trivial ausgedrückt, »Verblödung« (► Kap. 74) und letztlich eine Demenz.

74.8.2 Motorische Systemdegenerationen

> **Glossar**
>
> **EPS (Extrapyramidalsystem):** Gesamtheit aller extrapyramidalen Kerngebiete wie Striatum (Putamen, Kaudatum), Pallidum, Nucleus subthalamicus, Nucleus ruber, Substantia nigra.
> **EPS-Symptomatik:** Einbuße und/oder Übersteuerung der motorischen Abläufe.

DEF Sammelbegriff für insgesamt häufige Krankheitsgruppe mit neurodegenerationsbedingten, motorischen Störungen (movement disorders).

74.8.2.1 Morbus Parkinson

DEF (Syn.: Schüttellähmung) Häufige, sporadisch/familiäre neurodegenerative Stammganglienerkrankung mit EPS-Symptomatik aus der Gruppe der α-Synukleinopathien.

FPG-Mechanismus (in familiären Fällen): Durch eine Mutation des α-Synukleins oder seiner Ubiquitinylierungsenzyme aggregiert es korpuskulär zu sog. Lewy-Bodies. Es folgt eine Zytoskelettschädigung mit konsekutiver Apoptose neuromelaninhaltiger dopaminerger Nervenzellen in der Substantia nigra, deren Axone zu EPS-Kerngebieten (Pallidum, Putamen) ziehen. Als Folge davon blasst die Substantia nigra ab und die betroffenen EPS-Kerngebiete verarmen an Dopamin. Daraus resultiert eine EPS-Symptomatik unter dem Bild einer Parkinson-Trias: Tremor, Rigor, Akinese.

> **Klinik**
>
> **Therapieprinzip:** Dopaminsubstitution mit anfänglich guter, später nachlassender Wirkung.

74.8.2.2 Chorea Huntington

DEF (Syn.: Veits-Tanz; chorea, gr. = Tanz; St. Veit = Schutzpatron der Tänzer) Seltene erbliche Triplet-Repeat-Krankheit mit striatumdegenerationsbedingter, zur Demenz fortschreitender Bewegungsstörung mit Manifestation in der 4. Lebensdekade.

KPG-Auslösemechanismus Triplet-Repeat-Mutation (► Kap. 74.8) im Huntington-Gen (Rolle noch unklar) → intranukleäre Proteinablagerung in Zwischenneuronen → apoptotischer Zelluntergang (► Kap. 4.1).

FPG-Reaktionsfolge Durch Apoptose v. a. von GABA- und cholinergen Neuronen kommt es zur Striatumatrophie (v. a. Kaudatum) mit Dilatation der Ventrikelvorderhörner. Als Folge davon werden repetitive unwillkürliche Bewegungsmuster durch das Striatum nicht mehr unterdrückt; daraus resultieren eine Hyperkinese, muskuläre Hypotonie und choreoathetotische Bewegungen (Veits-Tanz), später Demenz bis Tod.

74.8.2.3 Friedreich-Ataxie

DEF Seltene, erbliche Triplet-Repeat-Krankheit mit spinozerebellär degenerativ bedingter, progredienter Ataxie und Manifestion im 1. Lebensjahr.

KPG-Auslösemechanismus Triplet-Repeat-Mutation (► Kap. 74.8) im Frataxin-Gen. Dessen mutiertes Genprodukt (Rolle noch unklar) bewirkt eine mitochondriale Eisenakkumulation mit radikal-toxischer Mitochondrienschädigung. Dadurch wird der mitochondriale Apoptoseweg (► Kap. 4.1) auf Trab gebracht. Es folgen ein Nervenzellschwund und Entmarkung in den Kleinhirnseitensträngen und RM-Hintersträngen. Daraus resultiert eine Gang-, Stand- und Extremitätenataxie mit nachfolgender Muskelschwäche und Areflexie.

74.8.2.4 Amyotrophe Lateralsklerose (AMLS)

DEF Häufige Gruppe von Motoneuronerkrankungen mit Läsion des 1. und 2. Motoneurons und Manifestation um die 5. Lebensdekade.

KPG-Auslösefaktoren
- **Sporadisch:** Umwelttoxine.
- **Familiär:** Genmutation (u. a. Superoxiddismutase).

KPG-Auslösemechanismus

- Auslösung eines intrazellulären oxidativen Stresses mit konsekutiver Apoptose und/oder
- Minderexpression eines Glutamattransporters.

FPG-Reaktionsfolge je nach betroffenem Neuron:

- **Läsion des 1. Motoneurons:** Betroffen sind die Pyramidenzellen der motorischen Hirnrinde, RM-Vorderhornzellen und Hirnstammmotoneurone. Resultat: Tractus-corticospinalis-Atrophie.
- **Läsion des 2. Motoneurons:** Betroffen sind die Ganglienzellen der motorischen Hirnnervenkerne und RM-Vorderhörner. Resultat: Atrophie der Vorderwurzeln.

Aus diesen Läsionsmustern resultieren neurogene Muskelatrophie, Faszikulationen, spastische Lähmung und finale Atemmuskellähmung bis hin zum Tod.

74.9   Entzündungsmuster

📖 Wissensvertiefung
Neuroinflammation
Entzündungsprozess, bei dem Mikrogliazellen als Mitglieder des Makrophagensystems (RHS) im Mittelpunkt stehen, weil die Neutrophilen nicht ins vitale Gehirngewebe einwandern können. Die Mikrogliazellen immigrieren gezielt das Entzündungsgebiet. Dort proliferieren und phagozytieren sie. Sie präsentieren Antigene und interagieren zytokingesteuert mit B- und T-Zellen. Sie sezernieren entzündungsmodulierende, neurotoxische und Apoptose einleitende Zytokine, daneben aber auch Proteasen, was schließlich die Astrozyten dazu bringt, zu proliferieren und das entzündlich geschädigte Gehirnareal mittels einer sog. Fasergliose (► Kap. 74) mindestens ansatzweise in Form einer Glianarbe wieder zu decken.

74.9.1   Infestation

DEF Insgesamt seltene, durch Eindringung (lat. = infestatio) von Würmern ins ZNS ausgelöste herdförmige, chronisch granulierende und/oder granulomatöse Entzündungen.

FPG-Reaktionsfolge Wichtigsten Infestationen:

- **Neurozystizerkose:** (häufig in Lateinamerika). Finnen des Schweinebandwurms dringen in Gehirn und Leptomeningen ein und bilden parasitenhaltige Zysten mit demarkierendem Granulationsgewebe. Abgestorbene Parasiten verkalken. Resultat: Kopfschmerzen, kognitive Defizite, EPS-Symptomatik.

- **Echinokokkose:** mit parasitenhaltigen Zysten des Hundebandwurms in Gehirn und Leptomeninx mit demarkierendem Granulationsgewebe. Abgestorbene Zysten verkalken.
- **Bilharziose:** mit granulomatöser Entzündung um Schistosomeneier unter Bildung nekrotisierender Epitheloidzellgranulome (► Kap. 13.2.2.2) in Gehirn und RM.
- **Trichinose:** mit granulomatöser Entzündung um Trichinenlarven dieser Fadenwürmer in Gehirn und Meningen. Abgestorbene Larven verkalken.

74.9.2   Protozoenentzündung

74.9.2.1 Toxoplasmosis cerebrospinalis
KPG-Auslösefaktor Erreger Toxoplasma gondii.

FPG-Prädilektionsstellen Basalganglien, Rindenmarkgrenze (selten Leptomeninx).

FPG-Reaktionsfolge je nach Immunität und Patientenalter:

- **Pränatal** → Fetopathie (► Kap. 15.6.4).
- **Adult:** Nach ZNS-Eindringung platzen die Parasitenzysten. Dadurch werden infektiöse Tachyzoiten ins umgebende Gewebe freigesetzt. Sie lösen multiple, zur Verkalkung neigende Nekrosen (► Kap. 5.5.8) mit granulozytär-lymphoplasmazellulärer, selten auch granulomatöser Entzündungsreaktion aus. Daraus resultieren Fieber, Lähmungen und Anfallsleiden (► Kap. 74.5.2).

74.9.2.2 Zerebrale Malaria
KPG-Auslösefaktor (Meist) Malaria falciforme.

FPG-Reaktionsfolge Nach ihrer Infektion aggregieren die Plasmodien in den Kapillaren und schädigen dadurch deren Endothelien und verstopfen sie. Es folgt die Ablagerung von braunschwarzem Malariapigment in der Umgebung (► Kap. 3.6.1.4). Dies hat folgende Konsequenzen:

- Permeabilitätsstörung mit Hirnödem (► Kap. 74.5.1) und
- Rhexisblutung in Form disseminierter petechialer Blutungen (► Kap. 10.1.5.1) in der weißen Substanz und in Form subkortikaler Ringblutungen. Die Petechien heilen unter Zurücklassung knötchenförmiger Ansammlung reaktiver Astrozyten, Mikrogliazellen und Lymphozyten unter dem Bilde von sog. Malariagranulomen (Dürck-Granulome) ab.

74.9.3   Pilzentzündung

KPG-Prädestinationsfaktor Immundefizienz.

KPG-Auslösefaktoren In Mitteleuropa: Candida albicans, Aspergillus, Mucor, Cryptococcus neoformans. Betroffen sind v. a. immundefiziente Patienten.

KPG-Auslösemechanismus
- **Hämatogen** via Pilzpneumonie, -endokarditis (▶ Kap. 34.3.2.2).
- **Per continuitatem** via Pilzsinusitis, -otitis (▶ Kap. 30.1.2.4).

FPG-Reaktionsfolge Eine Pilzinfektion löst eine chronische Meningitis mit pilzthrombotischen Gefäßverschlüssen aus und bewirkt dadurch infarktartige Nekrosen.

74.9.4   Bakterienentzündung

74.9.4.1 Bakteriell-eitrige Entzündung
DEF Sammelbegriff für insgesamt wenig häufige, durch Eitererreger ausgelöste, akut verlaufende Gehirnentzündungen.

■ Akute eitrige Meningitis
DEF Wenig häufige, akute bakteriell-eitrige Entzündungsreaktion im Subarachnoidalraum.

KPG-Auslösefaktoren je nach Patientenalter:
- **infantil:** Haemophilus influenzae,
- **adoleszent:** Neisseria meningitidis,
- **senil:** Streptococcus pneumoniae.

FPG-Reaktionsfolge Erreger locken chemotaktisch Neutrophile in den Subarachnoidalraum an. Dort schädigen sie die Blut-Hirn-Schranke und lösen dadurch ein Hirnödem (▶ Kap. 74.5.1) und eine exsudativ-eitrige Entzündungsreaktion (▶ Kap. 13.1.3) aus. Das Entzündungsexsudat bedeckt die Konvexität beider Hemisphären (Haubenmeningitis; ◘ Abb. 74.6), was folgende Konsequenzen hat:
- Exsudat läuft in die basalen Zisternen ab, breitet sich im Ventrikelsystem aus und bewirkt dadurch eine Liquorresorptionsstörung mit nachfolgendem Hydrozephalus (▶ Kap. 74.1.5.2).
- Entzündungsübergriff auf das Ventrikelsystem unter Ausbildung eines Ventrikelempyems. Dies führt zu Koma und Tod oder heilt unter Bildung gliösfasriger Granula (Ependymitis granularis) aus.

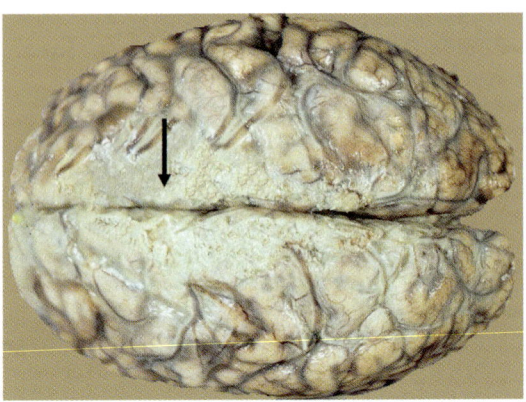

◘ **Abb. 74.6.** Eitrige sog. Haubenmeningitis (Pfeil) auf der Gehirnparietalseite

- Entzündungsübergriff auf die meningealen Gefäße bewirkt entzündlich-thrombotische Infarkte sowie eine (Sinus-)Venenthrombose.

Klinik

Kopfschmerzen, Fieber, Nackensteifigkeit (Meningismus), Übelkeit/Erbrechen, positives Kernig- und Lasègue-Zeichen

■ Hirnabszess
DEF Wenig häufige, lokalisiert einschmelzende Entzündung bevorzugt in der weißen Substanz der Großhirnhemisphären in Form einer Herdenzephalitis.

KPG-Auslösefaktoren Meist Mischinfektion.

KPG-Auslösemechanismus
- **Direkt** (selten): Schädelhirntrauma, Operation.
- **Indirekt-fortgeleitet** (häufig): Umgebungsentzündung (▶ Kap. 30.1.2.4) wie Paranasalsinusitis, Otitis media, Parodontitis apicalis profunda mit Entzündungsfortleitung.
- **Indirekt hämatogen** (oft): bakterielle Endokarditis (▶ Kap. 23.4.1), Lungenabszess, Bronchiektasen (▶ Kap. 33.2) mit septischer Streuung mit Auslösung einer metastatisch-eitrigen Herdenzephalitis.

FPG-Reaktionsfolge
- 1.–2 Tag: Lokalentzündung mit bakteriell-leukozytär ausgelöster Abszedierung (Fokalzerebritis).
- 2.–7. Tag: Diffuse raumfordernde Entzündungsausbreitung (Vollzerebritis; Tumorausschluss!). Danach kann die Entzündung

74

- ins umgebende Gehirnparenchym (diffuse Enzephalitis),
- in die Meningen (diffuse Meningitis) oder
- ins Ventrikelsystem durchbrechen (Ventrikulitis).
- 7.–14. Tag: Ausbildung eines demarkierenden »Organisationsmusters« (▶ Kap. 5.5.4) mithilfe eines resorptiven Granulationsgewebes.
- Nach dem 14. Tag: Abgrenzung der Gewebseinschmelzung durch eine Abszessmembran. An sie schließt sich ein reaktiv ödematöses Gehirngewebe aus reaktiven Astrozyten und Mikrogliazellen mit Kollagen-, Gliafaser-Bildung (Fasergliose, ▶ Kap. 74) an.

■ Metastatisch-eitrige Herdenzephalitis

DEF Seltene sepsisbedingte, fokale Hirnentzündung.

KPG-Auslösefaktoren Endokarditis, Bronchiektasen oder Lungenabszess mit Bakterien-/Pilzbesiedelung.

KPG-Auslösemechanismus Über eine Septikopyämie/-fungämie kommt es unter Bevorzugung der kapillarreichen grauen Substanz zur Erregerstreuung ins ZNS.

FPG Streuung von Erregeremboli. Diese bleiben (u. a.) in Gehirngefäßen stecken und lösen disseminiert im ganzen Gehirn
- eine Entzündung des verstopften Gefäßes und
- des unmittelbar umgebenden Hirngewebes aus.
Folgen davon sind:
- Herdförmige Gefäßentzündungen mit Ausbildung entzündlicher Aneurysmen (▶ Kap. 17.3.1.4, Gefahr der Rhexisblutung!) und/oder Hirninfarkten.
- Ausbildung neutrophilenreicher Hirnentzündungsherde (◘ Abb. 74.7) mit der Gefahr der diffusen Ausbreitung auf die Meningen.

74.9.4.2 Bakteriell nichteitrige Entzündung

DEF Sammelbegriff für seltene, chronisch-bakterielle Gehirnentzündungen ohne Auslösung einer exsudativeitrigen Entzündungsreaktion.

■ Tuberkulöse Meningoenzephalitis

DEF Wenig häufige, chronische meningozephale Komplikation einer hämatogenen Streuung von Mycobacterium tuberculosis.

FPG-Prädilektionsstelle Hirnbasis mit Beteiligung der basalen Zisternen (Basalmeningitis).

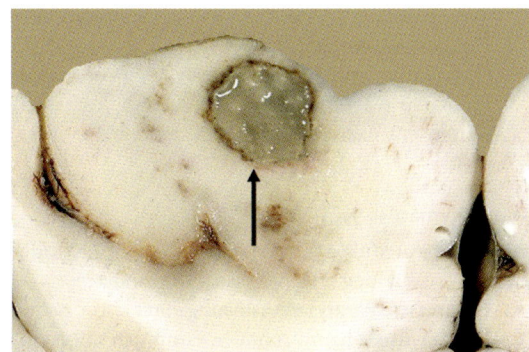

◘ **Abb. 74.7.** Chronischer Hirnabszess nach septischer Streuung mit abgrenzender Abszessmembran (Pfeil): Sie ist ein Zeichen für einen wochenlang dauernden Entzündungsprozess

FPG-Reaktionsfolge
- Über eine Sepsis kommt ein gelatineartiges Exsudat mit granulomatöser Entzündungsreaktion zustande. Dabei werden millimetergroße, grauweiße knötchenförmige nekrotisierende Epitheloidzellgranulome (Tuberkel, ◘ Abb. 13.12) entlang der Arterien(-äste) gebildet. Danach greift die Entzündung auf umgebende Strukturen über. Dies hat folgende Konsequenzen:
- Entzündungsübergriff auf piale Gefäße in Form einer tuberkulösen Arteriitis. Dies birgt die Gefahr einer Infarktbildung mit entsprechenden, neurologischen Ausfällen.
- Entzündungsübergriff auf angrenzende Hirnteile und/oder auf Hirnnerven der Hirnbasis. Dadurch entsteht eine Neuritis tuberculosa mit Hirnnervenausfällen.
- Entzündungsübergriff auf Plexus choroideus unter Absenkung des Liquorzuckerspiegels.
- Entzündungsübergriff auf Subarachnoidalraum mit nachfolgender Vernarbung, Liquorabflussstörung und nachfolgendem Hydrozephalus (▶ Kap. 74.1.6).

■ Neurosyphilis

DEF Sammelbegriff für chronische meningovaskuläre oder parenchymatöse ZNS-Manifestationen einer Lues v. a. im Tertiärstadium.

Meningovaskulärsyphilis

FPG-Reaktionsfolge Treponemen dringen in den Liquorraum ein und induzieren eine bevorzugt basale, granulomatöse Meningitis mit folgenden Konsequenzen:
- (Obligat) Entzündungsübergriff auf Meningealarterien und Hirnnerven unter dem Bilde einer Lues cerebrospinalis. Sie bewirkt Hirninfarkte und Hirn-

nervenausfälle (Kopfschmerzen, hirnorganisches Psychosyndrom).
- (Fakultativ) Entzündungsübergriff auf die Hirnrandzone (Meningoenzephalitis) und Ventrikelwände mit nachfolgendem Hydrocephalus internus.

Parenchymatöse Syphilis

FPG-Reaktionsfolge Luesmanifestation im ZNS oder RM mit Ausbildung folgender Reaktionsmuster:
- **Progressive Paralyse:** Auslösung einer chronischen Enzephalitis v. a. im frontalen Großhirn mit Proliferation Eisen speichernder Mikrogliazellen (Paralyseeisen). Dies zieht eine Hirnatrophie nach sich und bewirkt ein hirnorganisches Psychosyndrom mit Übergang in eine Demenz mit lichtstarren Pupillen.
- **Tabes dorsalis:** Nach langjähriger Latenz (bis 20 Jahre!) degenerieren die RM-Hinterwurzeln und -Hinterhörner mit entsprechender Entmarkung. Es resultieren anfallsweise Schmerzzustände in beiden Beinen, Ataxie und Parästhesien.

■ **Borreliose-Enzephalitis**

DEF Spätmanifestationen einer Borrelieninfektion.

KPG-Auslösefaktor Borrelia burgdorferi.

FPG-Folgereaktion je nach Borreliosestadium:
- **Stadium 2:** lymphozytäre Meningitis, Polyradikulitis und Hirnnervenbefall.
- **Stadium 3:** Enzephalopathie/Enzephalomyelitis.

74.9.5 Virusentzündung

DEF Sammelbegriff für insgesamt seltene, viral induzierte Entzündungen des Gehirns und/oder RM.

KPG-Auslösemechanismen
- **Direkte Schädigung:** Die Viren erreichen das ZNS auf hämatogenem Weg oder über axonalen Transport entlang der Nerven. Meist nach kurzer Latenz, selten nach jahrelanger Latenz und Reaktivierung lösen sie direkt eine Meningitis und/oder Enzephalitis aus.
- **Indirekte Schädigung:** Viren stoßen einen autoaggressiv-entzündlichen Prozess (▶ Kap. 14.2) an. Dieser bewirkt (ohne nachweisbare Viren) eine para-/postinfektiöse Enzephalitis (▶ Kap. 74.9.7.2).

FPG-Reaktionsfolge Ein viraler ZNS-Infekt löst eine (meist) perivaskuläre lymphoplasmahistiozytäre Entzündungsreaktion mit folgenden Charakteristika aus:
- **Lytische Nekrose** der Nervenzellen,
- **Neuronophagie** mit Phagozytose der Zellleichen,
- **Mikrogliaknötchenbildung**,
- **Einschlusskörperbildung** durch Virusaggregate in Nervenzellen, Astro- und Oligodendrozyten,
- **hämorrhagisch-nekrotisierende Entzündung** wegen Nervenzell- und Mikrozirkulationsnekrosen (▶ Kap. 13.1.4, ◘ Abb. 74.8).

Die wichtigsten der Virusenzephalitiden (◘ Tab. 74.2) werden nachstehend besprochen.

74

◘ **Abb. 74.8.** Hämorrhagisch-nekrotisierende Varizellenenzephalitis mit Hämorrhagien (Pfeil)

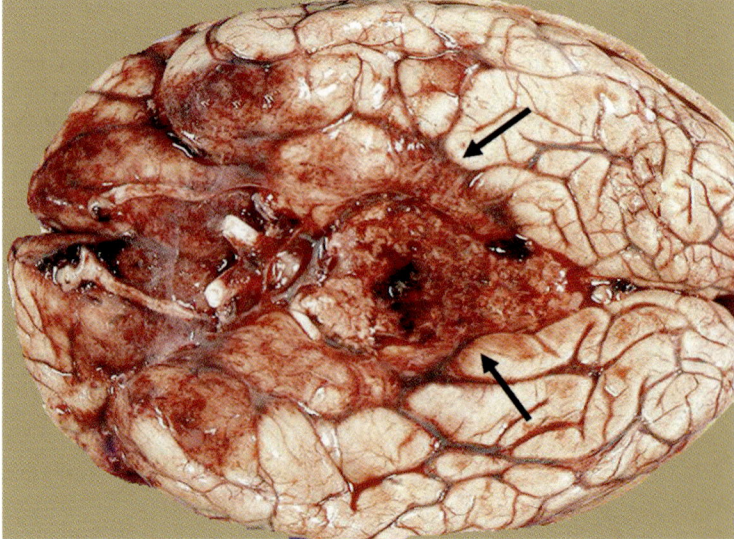

▣ Tab. 74.2. Morphologie und Klinik der wichtigsten Virusenzephalitiden

Enzephalitis(E)-Typ	Virustyp	1. Prädilektionsstelle 2. Morphologie	Kernein-schlüsse	Klinik
Herpes-E	HSV Typ 1	1. temporo-basal 2. nekrotisierende E	ja (Cowdry)	Hirnorganisches Psychosyndrom, Somnolenz, Krämpfe → Tod
Varizellen-Zoster-E	VZV	1. Nervenwurzeln 2. lymphozytäre Ganglionitis (hämorrhagisch-nekrotisierende E, ▣ Abb. 74.8)		Meningismus, Bewusstseinsstörung, Landry-Paralyse
Zytomegalie-E	CMV	1. ZNS und RM 2. nekrotisierende E	ja	Chorioretinitis, Bewusstseinstrübung
Masern-E	Masernvirus	1 ZNS und RM. 2. lymphozytäre E	ja	Meningismus, Herdzeichen (Aphasie)
Subakut-sklero-sierende Pan-E (SSPE)	defektes Masernvirus	1. parieto-okkzipital 2. lymphozytäre E		Myoklonien, EPS-Symptomatik, spastische Paresen, Demenz → Enthirnungsstarre
Zecken-E	FSME-Virus	1. Hirnstamm, RM, Meningen 2. lymphozytäre E		Meningismus, Somnolenz, Paralyse, EPS-Symptomatik, Hirnnervenausfälle
Poliomyelitis acuta anterior	Polioviren	1. RM (ZNS) 2. lymphozytäre E		Paralyse, Harnblasen-/Mastdarminkontinenz
Coxsackie-E	Coxsac-kie A,B-Viren	1. RM, ZNS 2. lymphozytär-nekrotisierende E		Meningismus, Paralyse, Sensibilitätsstörung
Tollwut-E	Lyssavirus	1. RM, ZNS 2. aszendierende Polio-E	ja (Negri)	Kopfschmerz, Wutanfälle, Schlundkrämpfe, terminale Paralyse
HIV-E	HIV	1. ZNS 2. lymphozytär-riesenzellige E		Bewusstseinstrübung, psychische Störungen → Demenz
Progressiv multifokale Leukoenzephalopathie	JC-Viren bei Immunsup-pression	1. Kortex, Kleinhirn, Hirnstamm 2. Demyelinisierung	ja	Wesensveränderung, Gesichtsfeldausfälle, Ataxie → Bulbärsymptomatik → Tod

74.9.5.1 Masern-Enzephalitis

DEF Gruppe seltener durch Masernviren ausgelöste Enzephalitisformen.

FPG-Reaktionsfolge je nach Latenz:
- **Masern-Einschlusskörperenzephalitis:** Virusinfektion eines Patienten mit geschwächter zellulärer Immunität ruft nach einer Latenzzeit von wenigen Monaten eine Enzephalitis mit eosinophilen intranukleären Einschlusskörperchen und perivenöser Entmarkung hervor.
- **SSPE (subakute sklerosierenden Panenzephalitis):** Diese seltene Masernspätkomplikation tritt etwa 7 Jahre nach der Infektion auf und wird durch eine Masernvirusmutante ausgelöst. Die resultierende chronische Panenzephalitis ist durch ein leptomeningeales, perivaskuläres und parenchymatöses lymphohistiozytäres Infiltrat mit Nervenzellverlust, Astrogliose und Mikrogliaaktivierung (Fasergliose, ▶ Kap. 74) charakterisiert.

74.9.5.2 HSV-Enzephalitis

DEF Insgesamt seltene HSV-1-induzierte, nekrotisierende Temporobasal-Enzephalitis.

FPG-Prädilektionsstellen Temporal-, Frontallappen und limbisches Systems.

FPG-Reaktionsfolge Auf die Virusinfektion folgt eine perivaskuläre Lymphozyteninfiltration mit hämorrhagischen Nekrosen. Die infizierten Nervenzellen enthalten Kerneinschlusskörper und werden durch Neuronophagie abgeräumt; daraus resultiert ein hirnorganisches Psychosyndrom und letztlich der Tod. Im Überlebensfall entsteht ein zystischer, randständig gliösfasriger Defekt (Fasergliose, ▶ Kap. 74) mit nachfolgender Korsakow-Symptomatik (▶ Kap. 74.7.1).

74.9.5.3 HIV-Enzephalopahie

DEF HIV-induzierte Gehirnläsion, an der ein Drittel der AIDS-Patienten stirbt.

FPG-Prädilektionsstellen Weiße Substanz der Großhirnhemisphären, Stammganglien.

FPG-Reaktionsfolge HIV gelangen via Blut oder Liquor in Gehirn und RM. Dort vermehren sie sich in (nur) Makrophagen und Mikrogliazellen und produzieren/induzieren apoptotisch wirksame Substanzen. Es folgt eine perivaskuläre lymphozytäre Entzündung mit Bildung von Mikrogliaknötchen und mehrkernigen Riesenzellen aus fusionierten Makrophagen. Später folgt nach einer diffusen Demyelinisierung und Fasergliose die Ausbildung eines AIDS-Demenz-Komplexes.

> ✉ **Take-home-message**
>
> **Merke:** HIV-Enzephalopathie ist nicht tödlich. Der HIV-Hirntod rührt von opportunistischen Infektionen her.

74.9.6   Prion-Krankheit

DEF (Syn.: transmissible spongiforme Enzephalopathie) Sammelbegriff für tödlich verlaufende, durch Prionen übertragene, mit langer Latenz sich entwickelnde spongiöse Dystrophie (▶ Kap. 74.6) mit terminaler Demenz.

KPG-Auslösefaktor Prion (Proteinaceous infectious particle, PrP^{Sc}): infektiöse Variante eines außerordent-

lich zerstörungsresistenten, acetylcholinartigen Sialoglykoprotein (PrP^C), das wegen seiner β-Faltblattkonformation zu Amyloidfibrillen (▶ Kap. 9.3.2) aggregiert und Amyloidplaques bildet. Prion-Krankheiten treten auch bei Nutztieren nach Verfütterung von Schlachtereiabfall auf.

KPG-Auslösemechanismus Der Infektionsweg der Prionen ist noch ungeklärt. Eine perorale Infektion über das gastrale MALT-System bei Verzehr größerer Erregermengen ist gesichert (❑ Tab. 74.3).

FPG-Reaktionsfolge Über eine Prion-Infektion wird ein apoptotisch vermitteltes »spongiöses Dystrophiemuster« (▶ Kap. 74.6) in der grauen Substanz (Großhirnrinde, Stammganglien) ausgelöst. Dadurch wird das Gehirn atrophisch. Groß- und Kleinhirnrinde sowie subkortikales Marklager enthalten Amyloidplaques mit PrP-Amyloid (Kuru-Plaques).

74.9.7   Entmarkungsenzephalomyelitis

DEF Sammelbegriff für unterschiedlich häufige Hirnentzündungen mit Markscheidenzerfall bei weitgehend intakten Axonen und Nervenzellkörpern.

KPG-Auslösemechanismus Durch einen (vermutlichen) Virusinfekt werden autoantigene Markscheidenbestandteile freigesetzt und/oder die Bildung autoreaktiver Lymphozyten gegen Markscheidenantigene angestoßen.

74

❑ **Tab. 74.3.** Infektiologie und Klinik der Prion-Krankheiten		
Prion-Krankheit	**1. Vorkommen** **2. Übertragungsweg** **3. Infektionsweg**	**Klinik**
Creutzfeld-Jakob-K	1. sporadisch/familiär 2. ? 3. Mensch → Mensch (er isst, was er isst)	Beginn: mittleres/höheres Lebensalter. Gang-Sprachstörungen, Ataxie → spastische Paresen, Myoklonien → Demenz → Tod in Dezerebrationsstarre
Neue Variante	2. Rindfleischverzehr 3. Rind Mensch	
Gerstmann-Sträussler-K	1. familiär 2. ? 3. ?	Beginn: spinozerebelläre Ataxie, später Demenz → Tod
Kuru-K	2. ritueller Gehirnverzehr 3. ?	Beginn im Jugendalter: zerebelläre Symptomatik → (ohne Demenz) Tod
Bovine spongiforme Enzephalopathie (BSE)	2. Tiermehlverfütterung 3. Rind → Mensch	
K = Krankheit		

FPG-Reaktionsfolge Wegen der verschiedenen Antigenstrukturen im ZNS- und RM-Myelin manifestieren sich diese Erkrankungen grundsätzlich nur im ZNS oder nur im PNS.

74.9.7.1 Multiple Sklerose

DEF (Syn.: Encephalitis disseminata) Recht häufige, schubweise verlaufende Erkrankung mit herdförmigen ZNS-Entmarkungen aus der Gruppe der Autoimmunkrankheiten.

KPG-Prädestinationsfaktoren
- **Genetisch:** familiäre Häufung. Expression von HLA-A3, -B7 oder -DR2.
- **Geographisch:** Patient aus Hochrisikogebiet behält nach der Auswanderung in ein Niedrigrisikogebiet sein Erkrankungsrisiko bei.
- **Viral** (welche?).
- **Autoaggressive:** Bestimmte Myelinbestandteile (basisches Myelinprotein) wirken autoantigen.

KPG-Auslösemechanismus Die Bildung von Antimyelin-Antikörpern löst die Demyelinisierung und Zerstörung der Oligodendrozyten als Nervenfaserisolateure aus. Dadurch wird die Nervenremyelinisierung gestört.

FPG-Reaktionsfolge In der grauen, weißen ZNS-Substanz und in den Meningen wird eine disseminierte herdförmige, autoaggressive, lymphoplasmazelluläre Entzündung in Gang gesetzt. In diesen Entzündungsherden zerfallen die Markscheiden. Dadurch entstehen scharf-begrenzte Entmarkungsherde im Großhirnmarklager (◘ Abb. 74.9) mit mikroglial-histiozytärem Myelinabraum unter Bildung von Fettkörnchenzellen (bei zunächst intakten Axonen!). Darauf folgt ein »reparatives Muster« (▶ Kap. 74) mit gliösfasriger Deckung (Fasergliose, ▶ Kap. 74) der multiplen Defektherde in Form einer gliösen Sklerose (Name: multiple Sklerose!) an folgenden Stellen mit folgenden Konsequenzen:
- **Ventrikelwände** → vegetative Störungen,
- **Sehnerven** (Optikusneuritis) → Sehstörungen,

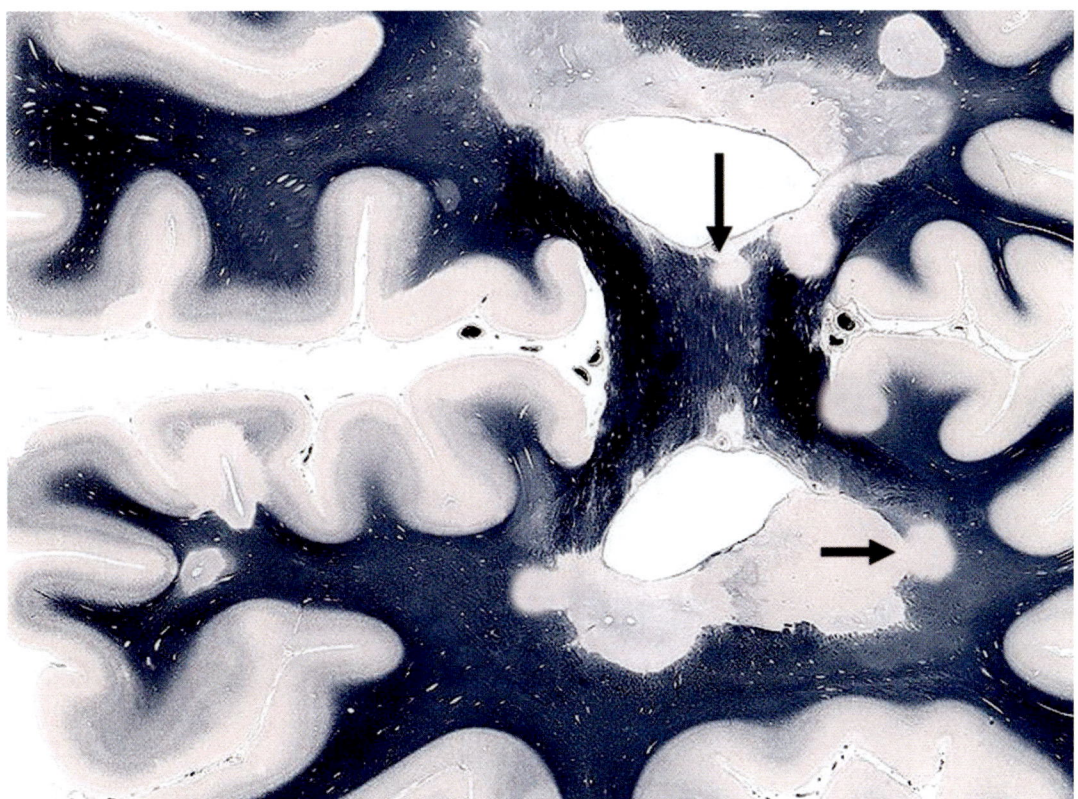

◘ **Abb. 74.9.** Entmarkungsenzephalitis in Form der Multiplen Sklerose mit zahlreichen periventrikulären Entmarkungsherden (Markscheidenfärbung)

- **Kleinhirn** → Ataxie, Nystagmus, skandierende Sprache (Dysarthrie), Intentionstremor
- **Brücke** und RM → spastische Lähmung (positiver Babinski-Reflex).

⊙ **Diagnostik:** Liquorzytologie, Elektrophorese

Pleozytose (viele Lymphozyten und Plasmazellen). Elektrophoretische IgG-Fraktionserhöhung

---

Klinik

Therapieprinzip: je nach klinischem Verlauf: Schubtherapie mit Kortikosteroiden und Interferon, chronisch-progredienter Verlauf: Immunmodulation und Immunsuppression.

74.9.7.2 Perivenöse Herdenzephalitis

DEF (Syn.: parainfektiöse/postvakzinale Enzephalomyelitis) Gruppenbezeichnung für seltene, akute autoaggressive Entmarkungskrankheiten im Rahmen einer viralen Infektion oder Impfung.

KPG-Auslösefaktoren
- **Infektiös:** während und nach Infektionen mit Masern-, Varizellen-, Mumps-, Rubeolen- und Influenzaviren.
- **Vakzinale:** sehr selten nach Masern-, Poliomyelitis- oder Tollwutviren-Impfung.

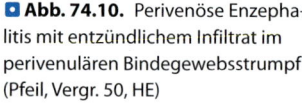
◘ **Abb. 74.10.** Perivenöse Enzephalitis mit entzündlichem Infiltrat im perivenulären Bindegewebsstrumpf (Pfeil, Vergr. 50, HE)

74

FPG-Reaktionsfolge Aufgrund eines Kontakts mit einem Virus oder Virusbestandteilen (Vakzine) wird eine akute Autoaggression ausgelöst. Dadurch entstehen disseminierte, streifen-fleckförmige Entmarkungshöfe. Sie werden von einem perivenösen lymphozytären Entzündungsinfiltrat umgeben (◘ Abb. 74.10). Daraus resultieren epileptiforme Anfälle, Lähmungen, Sprach- und Sehstörungen sowie eine EPS-Symptomatik.

74.10   Neoplasiemuster

Glossar

Histochemische Marker
- **GFAP** (glial fibrillary acid protein) → Gliazellen
- **S-100** (Kalzium bindendes Protein mit 100% solubility in Amoniumsulfat) → typisch für Hüllzellen peripherer Nerven und Gliazellen
- **Synaptophysin** (Anteil der synaptischen Vesikelmembran) → neuroendokrine Zellen
---

KPG-Auslösefaktoren Meist weitgehend ungeklärt. Nur selten lassen sich folgende Faktoren nachweisen:
- **Immunologisch:** Immundefekte (wie AIDS). Dadurch primäre, intrazerebrale Non-Hodgkin-Lymphome meist vom großzelligen B-Zelltyp (▸ Kap. 27.3.2.2).
- **Radiologisch:** Kraniospinalbestrahlung bei ALL (▸ Kap. 27.3.2.1).

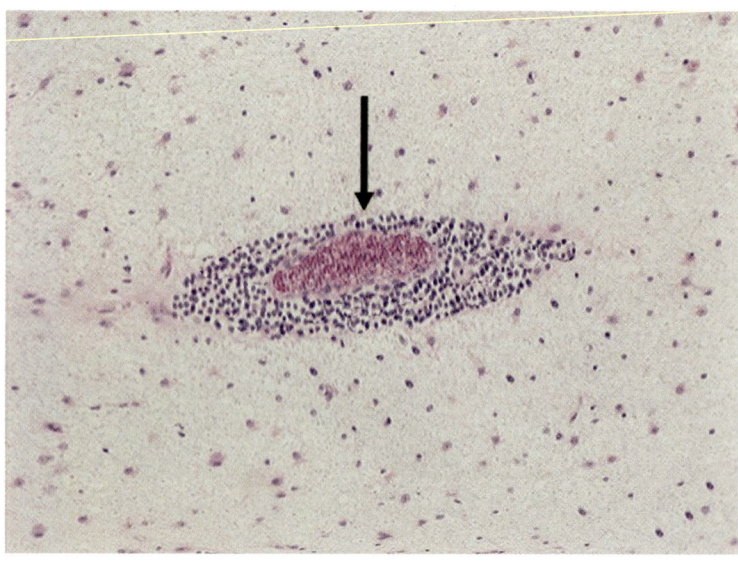

- **Genetisch** (selten!): Keimbahnmutation in Tumorsuppressorgenen, dadurch familiäre Tumorleiden (▶ Kap. 74.10.3).

KPG-Auslösemechanismen
- Inaktivierung von Tumorsuppressorgenen,
- Aktivierung von Protoonkogenen,
- Beeinflussung der Zell-Matrix-Interaktion im Sinne einer »epithelio-mesenchymalen Transition« (▶ Kap. 74.10.3).

In auffälliger Übereinstimmung sind bei den erblichen, mit Tumorsyndromen einhergehenden ZNS-Tumoren die gleichen Suppressorgene (wie TP53, RB, NF-1/2, VHL, PTCH) und Protoonkogene (wie EGF, PDGF, MDM2, N-myc) betroffen, wie bei den sporadischen Fällen.

FPG-Reaktionsfolge Ein Hirntumor führt zu einer intrakraniellen Massenzunahme, bis die intrakranielle Raumreserve aufgebraucht ist. Dadurch nimmt der Hirndruck zu. Sowie der Tumor auch noch die Blut-Hirn-Schranke oder den Liquorabfluss beeinträchtigt, kommt noch ein Hirnödem (▶ Kap. 74.5.1) und/oder ein Hydrozephalus (▶ Kap. 74.1.6) hinzu. Letztlich resultieren eine intrakranielle Massenverschiebung mit der tödlichen Komplikation einer Hirneinklemmung und deren Symptomatik.

Die allgemeinen onkologischen Malignitätskriterien sind bei den Hirntumoren nur beschränkt anwendbar,
- weil selbst hochmaligne ZNS-Tumoren so gut wie nie systemisch metastasieren und
- weil auch histologisch gutartige Tumoren je nach Lokalisation zum Tod führen können.

Die ZNS-Tumoren werden therapie- und prognoserelevant wie folgt graduiert:
- **WHO-Grad-I-Tumor:** benigne, langsames Wachstum, Heilung durch Operation möglich.
- **WHO-Grad-II-Tumor:** langsames Wachstum, Rezidiv- und Progressionsneigung.
- **WHO-Grad-III-Tumor:** maligne, schnelles Wachstum mit anaplastischem Muster.
- **WHO-Grad-IV-Tumor:** hochgradig maligne, sehr rasches Wachstum mit anaplastischem Muster.

> ✉ **Take-home-message**
> Die Gehirntumoren sind die 11.-häufigste Krebstodesursache beim Mann und die 7.-häufigste bei der Frau.

74.10.1 Neuroepitheltumor

DEF Sammelbegriff für häufigste ZNS-Tumoren, die sich von neuroepithelialen Zellen herleiten.

FPG-Reaktionsfolge Diese Tumoren bilden folgende, für Neuroepitheltumoren charakteristische Gewebsmuster:
- **Rosette:** radiäre Anordnung der Tumorzellen um ein nicht vaskuläres Lumen (echte Rosette) oder um ein zentrales Gefäß (◻ Abb. 16.14) oder ein virtuelles Zentrum (Pseudorosette).
- **Palisade:** alternierend reihenförmig angeordnete, kernhaltige und kernfreie Tumorareale (echte Palisade, ◻ Abb. 75.1) oder saumförmige Zellanordnung um eine Nekrose (Pseudopalisade).

◻ **Tab. 74.4.** Astrozytäre Gliome: Graduierung, Biologie, Prognose

1. Gliomtyp 2. WHO-Grad	1. Wachstum 2. Dignität 3. Abgrenzung	1. Rezidivierung 2. maligne Progression	1. Proliferationsindex 2. mittlere Überlebenszeit 3. 5-Jahresüberleben (%)
1. pilozytisches Astrozytom 2. Grad I	1. langsam 2. benigne 3. gut, fokal	1. nie 2. extrem selten	1. <5% 2. Exstirpation → Heilung
1. diffuses Astrozytom 2. Grad III	1. langsam 2. (semimaligne) 3. schlecht, diffus-infiltrierend	1. oft 2. oft	1. um 5% 2. 5–8 Jahre 3. 50%
1. anaplastisches Astrozytom 2. Grad III	1. rasch 2. maligne 3. schlecht, diffus-infiltrierend	1. immer 2. immer	1. >5% 2. 2–3 Jahre 3. 30%
1. Glioblastom 2. Grad IV	1. sehr rasch 2. hochmaligne 3. schlecht, diffus-infiltrierend	1. 2. 3.	1. >5% 2. 1 Jahr 3. 3%

74.10.1.1 Astrozytäre Gliome

DEF Gruppenbezeichnung für häufigste ZNS-Tumoren aus neoplastischen Astrozyten mit subtypspezifischer, variabler biologischer Wertigkeit.

FPG-Reaktionsfolge Die Prognose dieser Tumoren wird wesentlich von ihrer biologischen Wertigkeit bestimmt (◨ Tab. 74.4). Immunprofil aller astrozytären Gliome: GFAP, S-100-Protein.

Nachstehend werden das pilozytäre Astrozytom und das Glioblastom als Extremformen der astrozytären Gliome besprochen.

◼ Pilozytisches Astrozytom

DEF Wenig häufiges astrozytäres Gliom in Form eines benignen WHO-Grad-I-Tumors. Häufigster ZNS-Tumor des Kindesalters.

MIK Tumor aus (piloiden) Zellen mit bipolaren, Bündel bildenden Fortsätzen, die zu degenerativ-kolbigen Auftreibungen (Rosenthal-Fasern) neigen (◨ Abb. 74.11).

MAK Gut abgegrenzter, oft zystischer Tumor mit folgenden Symptomen bei folgenden Prädilektionsstellen:

- Kleinhirn (85% der Fälle) → Ataxie,
- N. opticus → Sehstörungen,
- Zwischenhirn → hypothalamische Störungen,
- Hirnstamm → Hirnstammsymptomatik,
- RM → Paresen.

◼ Glioblastom

DEF Häufigstes astrozytäres Gliom des Erwachsenenalters in Form eines hochmalignen WHO-Grad-IV-Tumors.

KPG-Auslösemechanismus je nach Entstehungstyp:

- **Primärglioblastom:** Spontanentstehung durch Amplifikation des EGF-Rezeptor-Gens (als molekularer Therapieansatz!), PTEN- und CDKN2A-Deletion (PTEN, phosphatase and tensin homolog deleted on chromosome ten → Suszeptibilitätsgen mit FAK-Kinase interagierend (▶ Kap. 16.1.3); CDK, cyclin dependent kinase: Zellzyklusregulator).
- **Sekundärglioblastom:** Entstehung aus Astrozytom mit Veränderung von Genen, die an der TP53-abhängigen Kontrolle des Zellzyklus und der Apoptose beteiligt sind.
- **MGMT-Methylierungsstatus:** 40% der Patienten weisen einen methylierten MGMT-Promotor (O_6-Methylguanin-DNA-Methyltransferase-Gen: DNA-repair-Gen) auf.

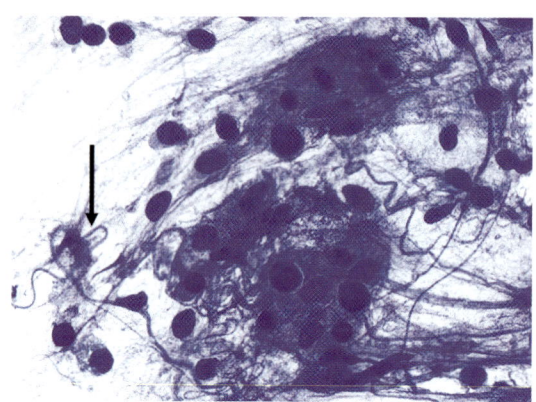

◨ **Abb. 74.11.** Pilozytisches Astrozytom mit typischen verplumpten Fortsätzen (Pfeil, Quetschpräparat, Vergr. 50, Toluidinblau)

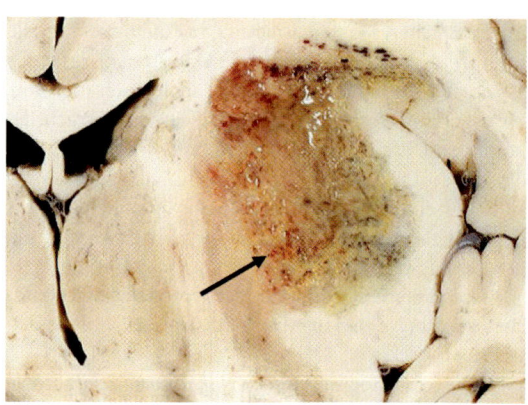

◨ **Abb. 74.12.** Glioblastom mit nekrochrom-gelben, mikrozystisch-regressiven Läsionen (Pfeil)

FPG In beiden Fällen stehen eine autokrine Sekretion von VEGF (Angiogenesefaktor) und eine »epitheliomesenchymale Transition« (▶ Kap. 6.3) im Mittelpunkt.

MAK Gelegentlich multipler, unscharf begrenzter, grauglasiger Tumor mit regressiv-zystischer, bunter Schnittfläche (gelb: Nekrose, rot: Hämorrhagie, weiß: Verkalkung), meist mit Perifokalödem (◨ Abb. 74.12). Bei Lokalisation im Frontallappen breitet sich der Tumor schmetterlingsförmig auf die Gegenseite aus (Schmetterlingsgliom).

MIK Histologisch vielgestaltiger Tumor (Name: Glioblastoma multiforme!) mit variabler Zellpolymorphie bis hin zur Riesenzellbildung, mit variabler Kernpolymorphie, mit variabler Zelldichte und Ausbildung folgender Charakteristika:

- **Vaskulär:** glomeruloid-girlandenförmige Gefäßwucherung wegen autokriner VEGF-Sekretion (VEGF,

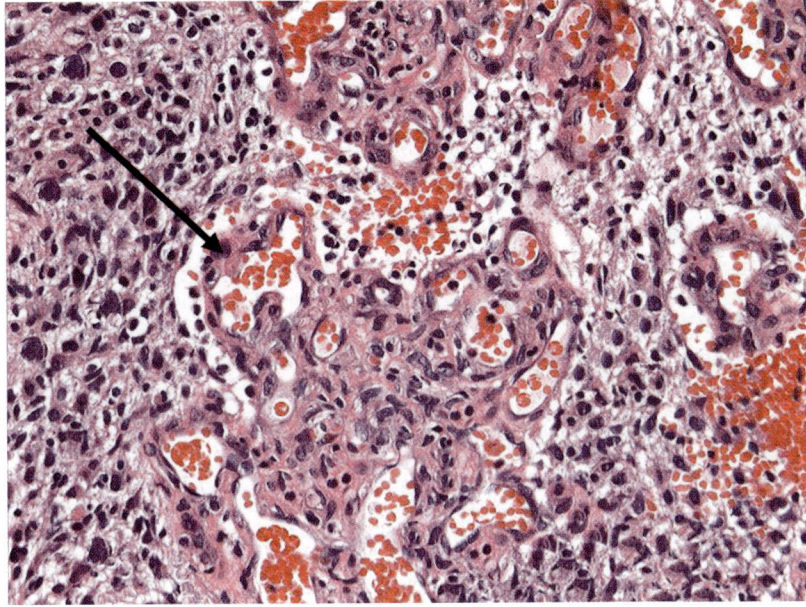

Abb. 74.13. Glioblastom mit glomeruloider vaskulärer Wucherung (Pfeil, Vergr. 100, HE) als Resultat einer epitheliomesenchymalen Transition

vascular endothelial growth factor, ■ Abb. 74.13). Dadurch neigt der Tumor über eine Thrombosierung zur Nekrotisierung.

— **Nekrotisch:** Bildung perinekrotischer Pseudopalisaden (▶ Kap. 74).

74.10.1.2 Oligodendrogliale Tumoren

DEF Gruppenbezeichnung für wenig häufige, diffusinfiltrierend wachsende Gliome aus oligodendrozytenähnlichen Zellen, ohne Myelinbildung, mit Bevorzugung des Frontallappens und variabler Graduierung.

■ Oligodendrogliom

DEF Gut differenzierter, WHO-Grad-II-Tumor aus der Gruppe der oligodendroglialen Tumorzellen mit gelegentlicher Progredienz zu anaplastischen Varianten, mit Bevorzugung der Großhirnhemisphären und mit günstigerer Prognose als bei diffusen astrozytären Gliomen.

MAK Abgrenzbarer Tumor mit grau-rosa Schnittfläche (wegen Kapillarreichtum!). Der Tumor neigt zu Regres-

sionen in Form von Zysten, Blutung und Verkalkung. Aus der Infiltration der Hirnrinde resultieren als Frühsymptom epileptische Anfälle (▶ Kap. 74.5.2).

MIK Tumor aus weitgehend uniformen Zellen mit fixationsbedingt geschwollenem Zytoplasma und prominenten Zellgrenzen in einer honigwabenartigen Anordnung (Honigwabenmuster). Immunprofil: S-100-Protein, mikrotubuliassoziiertes Protein (MAP2), gelegentlich GFAP. 5-Jahresüberleben: 65%.

74.10.1.3 Ependymale Tumoren

DEF Gruppenbezeichnung für wenig häufige, abgegrenzte Tumoren, aus neoplastischen Ependymzellen der Hirnventrikel und des spinalen Zentralkanals mit variabler Graduierung und mit variablem Wachstumsverhalten. 3. häufigster ZNS-Tumor im Kindesalter.

KPG-Auslösemechanismus Mutation des NF2-Tumorsuppressorgens (v. a. bei spinalen Formen, ▶ Kap. 74.10.2.2).

■ Ependymom

DEF Gut abgegrenzter, in der Wand der Hirnventrikel oder im Spinalkanal entstehender, langsam wachsender WHO-Grad-II-Tumor aus der Gruppe der ependymalen Tumoren. Manifestationsalter: Kinder, junge Erwachsene.

MAK Knotiger Tumor mit grauer Schnittfläche. Er infiltriert gelegentlich in die Liquorräume und löst damit einen Hydrozephalus (▶ Kap. 74.5.1) aus und/oder breitet sich liquorigen aus.

MIK Zellreicher Tumor aus isomorphen Zellen mit GFAP-haltigen Gliafibrillen in ihren Zellfortsätzen und charakteristischerer Ausbildung von Rosetten (◘ Abb. 16.14) und perivaskulären Pseudorosetten.

Klinik		
Prognose beeinflussende Faktoren **Prinzip:** Kinder <3 Jahre, schlecht resezierbare und schlecht differenzierte Tumoren mit Metastasierung haben eine schlechte Prognose.		

74.10.1.4 Tumoren des Plexus choroideus

DEF Gruppenbezeichnung für wenige häufige intraventrikuläre papilläre Tumoren, aus neoplastischen Epithelzellen des Plexus choroideus mit variabler Graduierung. Bevorzugung des Kindesalters.

■ Plexuspapillom

DEF Langsam wachsender WHO-Grad-I-Tumor aus der Gruppe der Plexus-choroideus-Tumoren.

MAK Gut abgegrenzter Tumor mit blumenkohlartiger Oberfläche und exophytischem Wachstum ins Ventrikellumen (▶ Kap. 16.8.1). Dies zieht eine Überproduktion von Liquor und/oder eine Blockade des Liquorabflusses nach sich. Das Resultat sind Hydrocephalus internus (▶ Kap. 74.1.5.2) und/oder Blutungen.

MIK Tumor aus papillären Formationen einschichtiger Epithelien. Immunprofil: Expression von Zytokeratinen und S-100-Protein.

Klinik		
Heilung bei vollständiger Exzision.		

74.10.1.5 Neuronale/glioneuronale Tumoren

DEF Gruppenbezeichnung für seltene Tumoren aus neoplastischen Zellen mit neuronaler Differenzierung und teilweise glialer Zusatzkomponente mit günstiger Prognose (◘ Tab. 74.5), bei jungen Patienten mit langjähriger Fokalepilepsie (▶ Kap. 74.5.2).

74.10.1.6 Pinealistumoren

DEF Gruppenbezeichnung für seltene Tumoren aus neoplastischen Zellen des Corpus pineale (Zirbeldrüse) mit variabler Dignität (◘ Tab. 74.6).

KPL
- Vertikale Blickparese und Nystagmus (Parinaud-Syndrom) wegen Tumorlage im Zwischenhirn.
- Hydrocephalus occlusus wegen Aquäduktkompression.

74.10.1.7 Embryonale Tumoren

DEF Gruppenbezeichnung für insgesamt wenig häufige, hochgradig maligne ZNS-Tumoren aus neuroepithelialen Stamm- oder Vorläuferzellen.

74

◘ **Tab. 74.5.** Neuronale Tumoren und glioneurale Mischtumoren

Tumortyp	1. Lokalisation 2. WHO-Grad 3. Manifestationsalter	1. Makroskopie 2. Mikroskopie
Gangliozytom	1. Schläfenhirnkortex 2. Grad I 3. Kinder, junge Erwachsene	1. abgegrenzter Tumor 2. atypische, z. T. mehrkernige Ganglienzellen
Gangliogliom	1. Großhirnrinde (vor allem temporal) 2. Grad I oder II 3. Kinder, junge Erwachsene	1. abgegrenzter, häufig zystischer Tumor 2. atypische Ganglienzellen und glial-astrozytäre Zellen
Zentrales Neurozytom	1. Seitenventrikel, 3. Ventrikel 2. Grad II 3. junge Erwachsene	1. abgegrenzter Tumor 2. Oligodendroglia-ähnliche Zellen (mit Synaptophysin-Expression)
Paragangliom	1. Cauda equina, Glomus jugulare 2. Grad I 3. Erwachsene	1. abgegrenzter Tumor 2. neuroendokrine Zellen mit Zellballenmuster (◘ Abb. 69.1) und Synaptophysin-, Chromogranin-Expression

◻ Tab. 74.6. Pinealistumoren

Tumortyp	1. WHO-Grad 2. Manifestationsalter	1. Tumorwachstum 2. Mikroskopie
Pineozytom	1. Grad II 2. junge Erwachsene	1. langsam, nicht invasiv 2. rundliche Zellen mit Pseudorosettenbildung
Pinealer Parenchymtumor intermediärer Differenzierung	1. Grad III 2. Kinder	1. mäßig rasch 2. rundliche Zellen ohne Pseudorosettenbildung (◻ Abb. 16.14)
Pineoblastom	1. Grad IV 2. Kinder	1. rasch, invasiv 2. klein-blau-rundzellige Zellen mit Rosettenbildung (▶ Kap. 69.1.2)

■ Medulloblastom

DEF Hochmaligner WHO-Grad-IV-Tumor aus der Gruppe der sog. klein-blau-rundzelligen Tumoren (▶ Kap. 69.1.2). Häufigster (Klein-) Hirntumor des Kindesalters.

KPG-Auslösemechanismen Typische chromosomale Veränderungen (Isochromosom 17q). Eine hohe Malignität korreliert mit einer c-myc-N-/c-myc-C-Amplifikation.

MAK Unscharf begrenzter Tumor mit grauweiß-markiger Schnittfläche. Nach Einbruch ins Ventrikelsystem metastasiert der Tumor liquorigen ins RM und in die Cauda equina.

MIK Tumor aus kleinen, zytoplasmaarmen (deshalb blauen, rundlichen Zellen) mit Rosettenbildung (◻ Abb. 16.14). Immunprofil: Expression von Synaptophysin.

> **Klinik**
>
> **Therapieprinzip:** Exstirpation mit nachfolgender kraniospinaler Bestrahlung und Polychemotherapie → Heilung in >50% der Fälle.

74.10.2 Tumoren der Meningen

DEF Sammelbegriff für häufige, intrakranielle und spinale, von den Meningen ausgehende Tumoren.

74.10.2.1 Meningeome

DEF Häufigste, meist gutartige Untergruppe der Meningealtumoren aus neoplastischen, meningothelialen (arachnoidalen) Zellen. Häufiger, selten auch multipler Tumor des Erwachsenenalters.

KPG-Auslösemechanismus Gehäuft Mutation des NF2-Tumorsuppressorgens (v. a. bei Multiplizität, ▶ Kap. 74.10.2.2).

FPG-Reaktionsfolge Der Tumor entwickelt sich unterhalb der Dura mater zwischen und in den weichen Hirnhäuten. Nur bösartige Tumorvarianten wachsen ins angrenzende Hirngewebe. Auch gutartige Tumorvarianten invadieren in den Schädelknochen und lösen eine reaktive Hyperostose aus. Als Uferzellen der Zerebrospinalflüssigkeit und als Teil der Hirnumhüllung haben die Arachnoidalzellen epitheliale und mesodermale Eigenschaften. Dies führt zu Bildung verschiedener Subtypen.

■ Meningeom WHO-Grad I

DEF Häufigster, gutartiger Meningeomsubtyp mit günstiger Prognose.

MAK Derbe kugelig-gelappte Tumoren mit grauer, körniger Schnittfläche bevorzugt im Bereich der Falx cerebri (◻ Abb. 74.14a) und des Keilbeinrands, in der Olfaktoriusrinne, im Tentorium und im Spinalkanal. Immunprofil: Koexpression von Vimentin und EMA (epitheliales Membranantigen).

MIK Subtypen (häufigste Formen):
- **Fibroblastisches Meningeom:** Tumorsubtyp aus fibroblastenähnlichen, faserbildenden Zellen mit strangförmiger Strukturierung.
- **Meningotheliales Meningeom:** Tumorsubtyp aus neoplastischen, synzytial gewachsenen arachnoidalen Deckzellen, die sich an einigen Stellen zwiebelschalenartig zusammenlagern (Zwiebelschalenformation) und konzentrisch in Form sog. Psammomkörpern verkalken (◻ Abb. 74.14b).
- **Transitionales Meningeom:** Tumorsubtyp mit meningothelialen und fibroblastischen Anteilen und vielen Zwiebelschalenformationen.
- **Psammomatöses Meningeom:** Tumorsubtyp mit vielen Psammomkörpern.

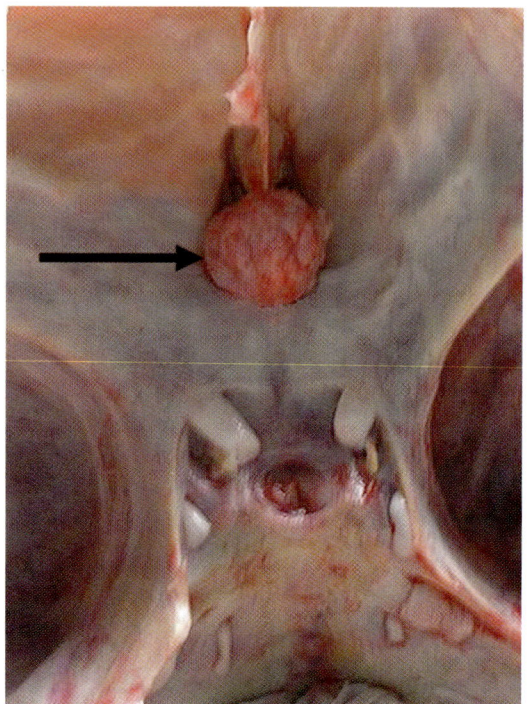

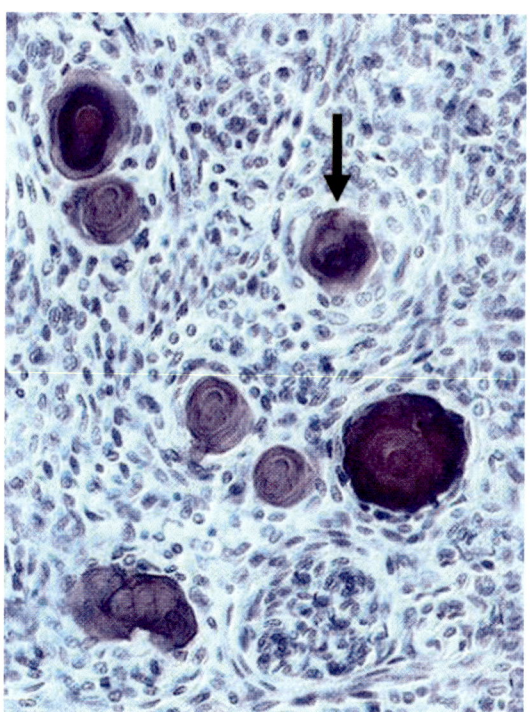

a

b

⬛ **Abb. 74.14a,b.** Meningom: **a** Falxtumor (Pfeil), **b** Tumor mit Zwiebelschalenkorpuskel und Psammom-Körpern (Vergr. 50, HE, Interferenzkontrast)

📖 **Wissensvertiefung**

Psammom-Körper (Vorkommen)

— Meningeom,
— papilläres Schilddrüsenkarzinom,
— serös-papillärer Ovarialtumor.

Gelegentlich aber auch
— papilläres Nierenzellkarzinom,
— papilläres Mesotheliom.

74.10.3 Neurokutane Syndrome

DEF Sammelbegriff für insgesamt seltene erbliche Syndrome, charakterisiert durch Tumoren und Fehlbildungen des Nervensystems, der Augen, Haut und inneren Organe.

74.10.3.1 Neurofibromatose Typ 1

DEF (Syn.: Morbus von Recklinghausen) Eines der häufigsten autosomal-dominanten Erbleiden mit folgenden Charakteristiken:
— **Café-au-Lait-Flecken** in Form multipler Hyperpigmentierungsherde der Haut (⬛ Abb. 74.15).

— **Freckling:** sommersprossenartige Hauttüpfelung.
— **Multiple Neurofibrome** im Hautbereich (▶ Kap. 75.3.2).
— **Optikusgliom** im Nervus/Chiasma opticum.
— **Lisch-Knötchen:** Irishamartome.
— **Skelettfehlbildung**: Keilbeinflügeldysplasie, Skoliose, Röhrenknochenverschmälerung.

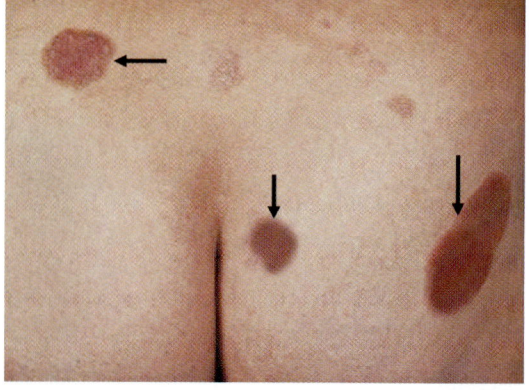

⬛ **Abb. 74.15.** Café-au-Lait-Flecken (Pfeil) bei Patienten mit Neurofibromatose Typ I

KPG-Auslösemechanismus Eine Keimbahnmutation im NF1-Tumorsuppressorgen, dessen Genprodukt die Zelle vor zu raschem und undifferenziertem Wachstum bewahrt. Die Folge ist ein erhöhtes Risiko für maligne periphere Nervenscheidentumoren (▶ Kap. 75.3.3), Phäochromozytom (▶ Kap. 69.1.1), Rhabdomyosarkom (▶ Kap. 76.5.2) und juvenile myelomonozytäre Leukämie aus der Gruppe der myelodysplastisch-myeloproliferativen Erkrankungen (▶ Kap. 26.4.2).

74.10.3.2 Neurofibromatose Typ 2

DEF (Syn.: bilaterale Akustikusneurofibromatose) Seltenes autosomal-dominantes Erbleiden mit folgenden Charakteristiken:
- **Neurinome:** (oft multipel) v. a in Form bilaterale Akustikusneurinome (▶ Kap. 75.3.1).
- **NF2-assoziierte Tumoren:** Meningeome (▶ Kap. 74.10.2), Ependymome (▶ Kap. 74.10.1.3).

KPG-Auslösemechanismus Keimbahnmutation im NF2-Tumorsuppressorgen. Dessen Genprodukt aus Schwann-Zellen reguliert Zellkommunikation und -bewegung.

74.10.3.3 Tuberöse Sklerose

DEF (Syn.: Morbus Bourneville-Pringle) Zweithäufigstes, insgesamt seltenes, autosomal-dominantes Erbleiden mit folgenden Charakteristiken:
- **Angiofibrome** im Nasolabial-, Stirn-, Kinnbereich.
- **Subependymale Gliaknoten** in der Großhirnrinde. Sie bewirken eine mentale Retardierung und epileptische Anfälle (▶ Kap. 74.5.2).
- **Augenveränderung:** retinale Hamartome, retinales Riesenzellastrozytom.
- **Renale Angiomyolipome** (▶ Kap. 46.6.1.2).

KPG-Auslösemechanismus Keimbahnmutationen im TSC1- oder TSC2-Gen. Deren Genprodukte interagieren mit wichtigen Signaltransduktionswegen, welche die Transkription, Zelladhäsion und -proliferation steuern.

74.10.3.4 Von-Hippel-Lindau-Syndrom

DEF Seltenes, autosomal-dominantes Erbleiden mit folgenden Charakteristiken:
- **Kapilläre ZNS-Hämangioblastome.**
- **Retinale Angiomatose.**
- **Klarzellige Nierenzellkarzinome:** zystischer Subtyp (▶ Kap. 49.6.2.2).
- **Phäochromozytome** (▶ Kap. 69.1.1).
- **Polyzystische Organe:** vor allem Niere (▶ Kap. 45.1.4), Pankreas.

KPG-Auslösemechanismus Keimbahnmutationen im VHL-Gen. Dessen Genprodukt komplexiert u. a. mit dem HIF-1α (hypoxia inducible factor, ▶ Kap. 7.1.3) und steuert die Zellteilung und Angioneogenese (▶ Kap. 16.2.7), daneben kontrolliert es auch andere Gene und die Bildung von Extrazellularmatrix.

74.10.3.5 Sturge-Weber-Syndrom

DEF Seltenes, überwiegend sporadisches Syndrom unbekannter Ätiologie mit folgenden Charakteristiken:
- **Einseitiger Naevus flammeus** im Gesichtsbereich (angeborenes kavernöses Hämangiom).
- **Kavernöse Angiomatose** (▶ Kap. 20.1.2) der Leptomeninx: Daraus resultieren epileptische Anfälle, mentale Retardierung und Hemiparese.

74.10.3.6 Sekundärtumor

DEF Sammelbegriff für häufige intrakranielle Metastasen oder intrakranielle Manifestation einer hämatologischen Systemkrankheit.

74.10.3.7 Metastasen

KPG-Auslösefaktoren Lungen-, Mammakarzinome (▶ Kap. 34.5.2, ▶ Kap. 65.4.3), malignes Melanom (▶ Kap. 64.3.3.3) und Nierenzellkarzinom (▶ Kap. 49.6.2.2).

FPG-Reaktionsfolge Ein primärer Organtumor löst über eine Tumorzellstreuung folgende Läsionen aus:
- ZNS-Raumforderung in Form solitärer oder multipler scharf begrenzter Subkortikalherde mit Perifokalödem, dadurch Hirndrucksteigerung, hirnorganisches Psychosyndrom und fokale Anfälle (▶ Kap. 74.5.2).
- Leptomeningen-/Subarachnoidalraumbefall in Form einer diffusen Besiedelung unter dem Bilde einer Meningeosis carcinomatosa (▶ Kap. 26.4.1) → Tumorzellen im Liquor!

74.10.3.8 Leukämien

KPG-Auslösefaktoren Leukämien, v. a. ALL im Kindesalter (▶ Kap. 26.4.1).

FPG-Reaktionsfolge Bei einer Leukämie kommt es zum diffusen Meningenbefall unter dem Bilde einer Meningeosis leucaemica (▶ Kap. 26.4.1) und zu einer Leukosezellabsiedelung im Ventrikelsystem. Dies hat folgende Konsequenzen:
- Liquorabflussstörung mit Hirndrucksteigerung (▶ Kap. 74.5.1), dadurch Kopfschmerzen und hirnorganisches Psychosyndrom.
- Leukosezellnachweis im Liquor (Zytologie).
- Meningeale Leukosezellen können im Schutz der Blut-Hirn-Schranke bei Chemotherapie Ausgangspunkt für ein Rezidiv sein.

75 Peripheres Nervensystem

U.N. Riede, K. Müller

 Einleitung

Das periphere Nervensystem (PNS) umfasst die peripheren Nerven von deren Endausbreitungsgebieten bis zu den Wurzeln und Austrittsstellen sowie die peripheren Ganglien. Die Funktion eines peripheren Nerven hängt wesentlich von seiner myelinbedingten Isolation gegenüber seiner Umgebung ab. Erbliche, traumatische oder entzündliche Myelinisierungsschäden sind deshalb verheerend. Demgegenüber sind letale Ausgänge durch unbehandelte maligne Tumoren der Nervenscheide sehr selten.

Glossar

Histochemische Marker für periphere Nerven
- **S-100-Antigen** (aus der Multigenfamilie): Kalzium bindendes Protein mit 100% solubility in Amoniumsulfat → typisch für Hüllzellen peripherer Nerven, Gliazellen, daneben aber auch Adipozyten und Chondrozyten.

75.1 Peripher-neuropathische Muster

■ Neuroaxonale Degeneration

DEF Reaktionsmuster, bei dem das Neuron, die strukturelle Integrität seines axonalen Zellfortsatzes nicht aufrechterhalten kann.

KPG-Auslösefaktoren Genetisch, toxisch.

FPG-Reaktionsfolge Nach einer neuronalen Läsion schreitet der periphere Axonzerfall bei gleichzeitigem Markscheidenzerfall zentripetal fort.

> **Klinik**
> **Prototyp:** amyotrophe Lateralsklerose (▶ Kap. 74.8.2.4).

■ Segmentale Entmarkung

DEF Reaktionsmuster, bei dem der Markscheidenuntergang nur einzelne Internodien betrifft.

KPG-Auslösefaktoren Genetisch, toxisch.

FPG-Reaktionsfolge Eine Primärschädigung einiger Schwann-Zellen betrifft nur einzelne Internodien. Nach dem nachfolgenden Markscheidenzerfall lösen die regenerativ proliferierenden Schwann-Zellen eine Remyelinisierung aus. Die Demyelinisierungs- und Remyelinisierungsvorgänge können sich mehrfach wiederholen, bis zwiebelschalenartige Gebilde aus Schwann-Zellen und Kollagenfasern (Zwiebelschalenneuropathie) entstehen.

> **Klinik**
> **Prototyp:** hereditäre motorisch-sensorische Neuropathien (▶ Kap. 75.1.2).

75.1.1 Polyneuropathien (PNP)

DEF Sammelbegriff für seltene, meist symmetrische PNS-Erkrankungen mit sensiblen, motorischen und vegetativen Folgestörungen. Die KPG-Einteilung richtet sich nach der Auslösenoxe.

75.1.1.1 Neuronopathische PNP

DEF PNP-Gruppe wegen Primärschädigung im neuronalen Perikaryon und Folgeschädigung des gesamten Neurons.

KPG-Auslösefaktoren
- **Genetisch:** mutationsbedingte Synthese schädigender Struktur-/Funktionsproteine.
- **Medikamentös:** Adriamycin, Vincristin.
- **Toxisch:** Quecksilber, Aluminium, Kadmium (▶ Kap. 74.7).

KPG-Auslösemechanismus Eine Noxe löst über eine Störung der Proteinsynthese ein »neuroaxiales Degenerationsmuster« (▶ Kap. 75.1) aus. Dieses beginnt in den distalen Axonabschnitten.

> **Klinik**
> **Prototypen:** amyotrophe Lateralsklerose (▶ Kap. 74.8.2.4), spinale Muskelatrophie (▶ Kap. 76.2), Friedreich-Ataxie (▶ Kap. 74.8.2.3).

75.1.1.2 Axonale PNP

DEF PNP-Gruppe wegen Primärschädigung des ganzen Axons oder distalen Teilen und axonaler Folgeschädigung.

KPG-Auslösefaktor

- **Metabolisch:** Diabetes mellitus (▶ Kap. 8.1.2), Alkoholintoxikation (▶ Kap. 2.2.4) oder Urämie (▶ Kap. 49.5.2) schädigen über eine Glykolysestörung das Gesamtaxon und die Markscheiden zerfallen. Daraus resultiert eine diabetische, alkoholische oder urämische Neuropathie.
- **Toxisch:** Acrylamid oder Colchicin schädigen das axonale Zytoskelett im distalen Bereich, sodass das zentripetale Axon abstirbt.
- **Hyovitaminotisch:** Vitamin-B_1- und -B_6-Mangel schädigen das axonale Zytoskelett im distalen Bereich, sodass das zentripetale Axon abstirbt.

75.1.1.3 Demyelinisierende PNP

DEF PNP-Gruppe wegen Primärschädigung der Schwann-Zellen mit nachfolgender segmentaler Demyelinisierung.

KPG-Auslösefaktoren

- **Metabolisch** mit Schwann-Zellschädigung durch Myelinmetabolite, z. B. Sphingolipidose (▶ Kap. 8.4).
- **Immunologisch:** Überempfindlichkeitsreaktionen Typ II und Typ IV (▶ Kap. 14.1) mit immunkomplexbedingter oder lymphozytärer Markscheidenschädigung, z. B. Neuritis Guillain-Barré (▶ Kap. 75.2.2).
- **Toxisch** mit Schwann-Zellschädigung durch Gifte, z. B. Bleiintoxikation, Isoniazid (▶ Kap. 74.7).

FPG-Reaktionsfolge Die betreffende Noxe löst über ein »segmentales Entmarkungsmuster« (▶ Kap. 75.1) eine Zwiebelschalenneuropathie aus.

75.1.1.4 Interstitielle Polyneuropathien

DEF PNP-Gruppe wegen entzündlicher/metabolischer Schädigung der Vasa nervorum im Endo-/Perineurium und nachfolgender Vernarbung.

KPG-Auslösefaktoren

- **Zirkulatorisch:** chronische Ischämiezustände (▶ Kap. 7.1.3) und/oder
- **vaskulär:** Diabetes mellitus (▶ Kap. 8.1.2), Panarteriitis nodosa, Lupus erythematodes, Lues III, lepromatöse Lepra (▶ Kap. 17.4) oder Gefäßamyloidose (▶ Kap. 9.3.2).

FPG-Reaktionsfolge Der betreffende Auslösefaktor schädigt das Endo-Perineurium samt Vasa nervorum und stört damit primär die Diffusionsernährung der Nervenfasern, sodass diese degenerieren. Es folgt eine Endoneuriumvernarbung mit einer weiteren sekundären Ernährungsstörung.

75.1.2 Hereditäre Neuropathien

DEF (Syn.: HMSN: hereditäre motorisch-sensorische Neuropathien, HSAN: hereditäre sensorische und autonome Neuropathien) Sammelbegriff für insgesamt seltene Erbleiden motorischer, sensorischer und/oder autonomer peripheren Nerven. Häufigste Form neurologischer Erbleiden.

KPG-Auslösemechanismen Durch eine erbliche Störung von Struktur- und Funktionsproteinen der Schwann-Zellen sowie der sensiblen Ganglienzellen wird eine demyelinisierende PNP auf den Weg gebracht.

FPG-Folgereaktion
Charcot-Marie-Tooth-Syndrom: (Meist) Peroneusbetonte Muskelatrophie mit leichter bis schwerer Sensibilitätsstörung und Parästhesie sowie mit schmerzhaften Muskelkrämpfen.

75.2 Entzündungsmuster

75.2.1 Herpes-zoster-Neuritis

DEF (Syn.: Gürtelrose) HZV-induzierte segmentale Entzündung eines spinalen und/oder kranialen Nerven (Neuritis) samt Ganglion (Ganglionradikulitis) verbunden mit einer gürtelförmigen Dermatitis im Versorgungsgebiet der befallenen sensorischen Nerven.

KPG-Auslösefaktor HZV.

FPG-Folgereaktion Durch eine HZV-Infektion wird im Bereiche eines Ganglions und der Nervenwurzel eine Entzündungsreaktion ausgelöst. Sie manifestiert sich an den Spinalganglien der betroffenen Segmente als Ganglioradikulitis, in der Folge sterben einige Ganglienzellen ab. Ihre Axone degenerieren samt Markscheiden. Im Perineurium spielt sich eine seröse exsudative Entzündungsreaktion (▶ Kap. 13.1.1) mit lymphohistiozytärer Infiltration ab.

75.2.2   Guillain-Barré-Polyneuritis

DEF Wenig häufige, akute demyelinisierende, oft postvirale Entzündung meist der RM-Wurzeln (Polyradikulitis) mit aufsteigender Parese.

KPG-Auslösefaktoren
- **Postviral:** nach einer HSV-, CMV-, EBV-, HIV-, Influenzaviren-Infektion,
- **postbakteriell:** nach einer Campylobacter-jejuni-Infektion,
- **postvakzinal:** nach antiviraler Impfung (Tollwut).

KPG-Auslösemechanismus Durch eine Noxenexposition werden T-Lymphozyten gegen PNS-Myelinkomponenten sensibilisiert und stimulieren Makrophagen zur Myelinscheidenzerstörung. Zusätzlich werden noch Antikörper gegen Kalziumkanalproteine gebildet.

FPG-Reaktionsfolge Die Entzündung betrifft die Spinalganglien und die RM-Wurzeln. Dadurch läuft das entzündliche Exsudat in den Subarachnoidalraum über, sodass sich die Eiweißfraktion im Liquor bei normaler Zellzahl (albuminozytologische Dissoziation) erhöht. Die Markscheiden der betroffenen Nerven werden durch ein lymphohistiozytäres Infiltrat angegriffen. Dies bringt ein »segmentales Entmarkungsmuster« unter dem Bilde einer demyelinisierenden Polyneuropathie (▶ Kap. 75.1.1) mit sich. Die Erkrankung greift aufsteigend von einem Wurzelpaar auf das nächste über. Erreicht sie die C4-Wurzeln, so resultiert eine Atemlähmung (aszendierende Landry-Paralyse).

> **Klinik**
>
> Nach spätestens 4-wöchiger Immunsuppression und Plasmapherese bessert sich das Leiden.

75.3   Neoplasiemuster

75.3.1   Neurinom

DEF (Syn.: Schwannom) Häufiger, benigner WHO-Grad-I-Tumor aus neoplastischen Schwann-Zellen.

KPG-Auslösemechanismen
- **Somatische NF2-Mutation** bei sporadischen Einzeltumoren und bei multiplen Tumoren,
- **NF2-Keimbahnmutation** mit FGF-Rezeptor-Hyperexpression beim bilateralen Akustikusneurinom (▶ Kap. 74.10.2.2).

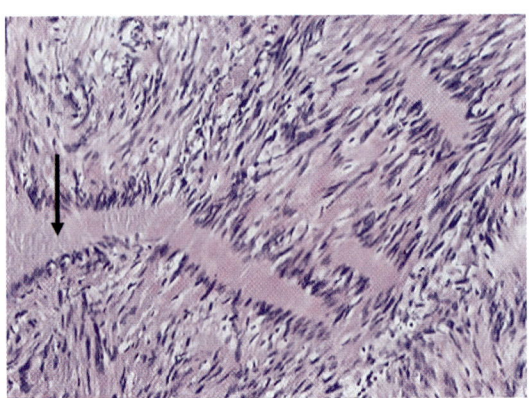

Abb. 75.1. Neurinom mit stellenweise Parallelstellung der Tumorzellkerne in Form sog. Verocay-Körperchen (Pfeil, Vergr. 50, HE)

FPG-Reaktionsfolge Das Neurinom entsteht unilokulär in einem peripheren Nerven und wächst sehr langsam und verdrängend. Sehr selten Progression zu einem malignen Tumor (MPNST, ▶ Kap. 75.3.3).

MAK Schmerzloser, abgekapselter, derber Tumor mit gelblicher Schnittfläche mit gelegentlich regressiv-zystischer Veränderung (in älteren Tumoren!).

MIK Tumor aus spindeligen Zellen mit langen Fortsätzen und Ausbildung eines strömungsartigen Wachstumsmusters (Abb. 75.1) mit stellenweiser Parallelstellung der Kerne (Verocay-Körperchen, ▶ Kap. 16.6). Immunprofil: Expression von S-100-Protein.

75.3.2   Neurofibrom

DEF Häufiger, benigner WHO-Grad-I-Tumor aus neoplastischen Schwann-Zellen, Perineuralzellen und Nervenscheidenfibroblasten in einer kollagenfaserreichen Matrix.

KPG-Auslösemechanismen
- NF1-Keimbahnmutation (▶ Kap. 74.10.3.1) sowie
- FA1-Expression (aus der EGF-Gruppe) bei multiplen Tumoren.

FPG-Reaktionsfolge Das Neurofibrom entsteht multilokulär im endoneuralen Bindegewebe eines kleinen Subkutannerven und durchwächst ihn. Sehr selten Progression zu einem malignen Tumor (MPNST, ▶ Kap. 75.3.2).

MAK Schmerzloser Tumor in Form einer kolbige Nervenauftreibung in tiefen Hautschichten.

MIK Tumor aus spindelförmigen Zellen mit langen Fortsätzen untermischt mit Fibroblasten und Perineuralzellen in einer myxoiden, kollagenfaserig durchzogenen Matrix. Immunprofil: Expression von S-100-Protein in den Schwann-Zellen.

75.3.3 Maligner peripherer Nervenscheidentumor (MPNST)

DEF (Syn.: malignes Schwannom, neurogenes Sarkom) Seltener maligner WHO-Grad-III-Tumor aus neoplastischen Schwann-Zellen, Perineuralzellen und/oder Nervenscheidenfibroblasten. Tumor der 3. Lebensdekade.

KPG-Auslösemechanismus
- (Meist) de-novo-Entstehung,
- Progression aus Neurinom oder Neurofibrom bei Neurofibromatose (▶ Kap. 74.10.3).

FPG-Reaktionsfolge Rasch wachsender, lokal-aggressiver Tumor im Gesäß-Extremitätenbereich mit Rezidiv- und Metastasierungsneigung.

MAK Großer Tumor mit fischfleischfarbiger Schnittfläche und (oft) mit regressiven Veränderungen wie Blutungen und Nekrosen.

MIK Tumor zeigt oft noch Ähnlichkeiten zu einem Neurinom (◻ Abb. 75.1) und/oder Neurofibrom, ist aber sarkomatös entartet. Der Tumor ist aus polymorphen spindelförmigen, mitotisch aktiven Zellen in einer retikulären Fasermatrix aufgebaut. Immunprofil: variable Expression von S-100-Protein.

Bewegungssystem

76 Skelettmuskulatur

U.N. Riede, K. Müller, J. Lütschg

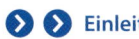 Einleitung

Die mehrkernigen Skelettmuskelfasern entstehen durch Fusion von Myoblasten und stehen wie Epithelzellen mit einer Basalmembran in Kontakt. Deshalb unterliegen sie auch einer sog. epithelio-mesenchymalen Transition. Alle Läsionen der Skelettmuskulatur gehen mit Unter- oder Fehlfunktionen einher, die je nach Schweregrad und Körperabschnitt nach raschem oder längerem Verlauf problematisch, wenn nicht letal werden, sowie die Atmungsmuskulatur betroffen ist. Demgegenüber ist ein letaler Ausgang durch maligne Skelettmuskeltumoren eine Rarität.

76.1　Myopathische Muster

DEF Myopathie ist ein Sammelbegriff für eine Gruppe nicht entzündlicher Erkrankungen, die von der Skelettmuskulatur ausgehen oder sich in ihr abspielen.

FPG Reaktionsfolge ist ein »myopathisches Reaktionsmuster« (▶ Kap. 76.1.2).

76.1.1　Kongenitale Myopathie

DEF Gruppenbezeichnung für seltenere, erbliche, meist sich schon im frühen Kindesalter manifestierende Muskelkrankheiten mit charakteristischen enzymhistochemischen, histologischen und ultrastrukturellen Muskelveränderungen.

KPG-Auslösemechanismus
- In einigen Fällen noch ungeklärt.
- Breitgefächerte Gendefekte mit nachfolgend fehlerhafter Synthese von Sarkomeren-, Rezeptor- oder Enzymproteinen, welche die Struktur und Funktion der Skelettmuskulatur gewährleisten, sodass die neurogenen Impulse unbeantwortet bleiben. Daraus folgt bereits bei der Geburt eine generalisierte oder proximale betonte Muskelschwäche mit Trinkschwäche, Bewegungsarmut (Hypokinese) bis hin zur Ateminsuffizienz. Dazu kommt noch eine Hypo- bis Areflexie (verminderte Muskeleigenreflexe), sodass die betroffenen Kinder auch als Floppy Infant bezeichnet werden.

FPG-Reaktionsfolge je nach Manifestationsalter:
- **Kindesalter:** Skelettanomalien wie hohem Gaumen, Hüftgelenkdysplasie oder Kyphoskoliose.
- **Erwachsenenalter:** distale Muskelschwäche und Muskelatrophie.

> **Klinik**
>
> Sog. myopathisches Elektromyogramm bei unwesentlich veränderten Kreatinkinasewerten.
> **Prognose:** oft Tod im frühen Kindesalter; nur langsam fortschreitende Formen sind prognostisch gut.

76.1.2　Muskeldystrophie

DEF Gruppenbezeichnung für seltene, erbliche, meist in früher Kindheit beginnende Muskelkrankheiten mit progressiver Muskelschwäche und apoptosebedingtem Muskelschwund (◘ Tab. 76.1).

KPG-Auslösemechanismen Breitgefächerte Gendefekte mit nachfolgend fehlerhafter Synthese eines Proteins, das der mechanischen Umsetzung eines neurogenen Impulses dient. Meist liegt der Defekt im Dystrophin-Glykoprotein-Komplex, der die Kraftübertragung über die Funktionskette kontraktiles Zytoskelett → Zellmembran → zelluläre Basalmembran → Extrazellulärmatrix gewährleistet und damit eine wichtige Rolle bei der Neurotransmission und Signaltransduktion einnimmt. Dazu folgende Beispiele:
- **Dystrophinopathie:** Das riesige Dystrophinmolekül liegt unter der Zellmembran (Sarkolemm) und ist mit dem zytoskeletalen Aktin und transmembranösen Glykoprotein Dystroglykan verbunden. Sein Defekt verursacht die Muskeldystrophie Typ Duchenne und Typ Becker.
- **Sarkoglykanopathie:** Das transmembranöse Sarkoglykan gewährleistet die funktionsentscheidende korrekte Anordnung der Dystroglykane in der Zellmembran. Sein Defekt schwächt die Skelett- und Herzmuskulatur.
- **Merosindefektmyopathie:** Als Strukturkomponente der Basalmembran gewährleistet das Merosin über den Dystroglykankomplex die extrazelluläre Verankerung des Dystrophins. Sein Defekt destabilisiert die muskuläre Zellmembran. Sie reißt

◘ Tab. 76.1. Muskeldystrophien: Pathologie und Klinik

Muskeldystrophie-typ (MD)	1. Inzidenz 2. defektes Genprodukt	1. betroffene Muskelgruppe 2. Verlauf	1. Krankheitsbeginn 2. assoziierte Läsionen
Duchenne (DMD)	1. 30 : 10.000 2. Dystrophin	1. Beckengürtel, Bein 2. maligne	1. Kleinkindalter 2. IQ-Minderung, Herzinsuffizienz
Becker (BMD)	1. 5 : 100.000 2. Dystrophin	1. Becken- → Schultergürtel 2. benigne	1. Kindesalter, Adoleszenz 2. Kardiomyopathie
Gliedergürtel-MD	1. sehr selten 2. u. a. Sarkoglykane	1. Schulter-, Beckengürtel 2. benigne	1. Kindes-, Erwachsenenalter 2. (selten) Kardiomyopathie
Emery-Dreifuss-MD	1. selten 2. Emerin	1. Skapulohumeroperoneale 2. langsam	1. Säuglingsalter 2. Kardiomyopathie
Fazioskapulohume-ral-MD	1. 1 : 20.000 2. FSHMD-Gen	1. Gesicht, Nacken, Schultergürtel, Arme 2. langsam	1. meist 2. Lebensdekade 2. mentale Retardierung, Taubheit, retinale Vaskulopathie
Okulopharyngeale MD	1. häufig 2. Poly(A)Bindeprotein-Nuclear-1-Gen	1. Extraokular-, Schlundmuskeln 2. langsam	1. Erwachsenenalter
Myotone Dystrophie (DM 1)	1. häufig 2. Myotonin-Proteinkinase	1. Gesicht-, Schlund-, Kau-, Hals-, distale Arm-Beinmuskulatur 2. kardiorespiratorische	1. Kindes-, Erwachsenenalter 2. Katarakt, endokrine Störungen

während des Kontraktionsprozesses ein und löst eine segmentale Nekrose (besser: Apoptose) aus.

FPG Reaktionsfolge der lädierten neurogenen Kraft-auslöse- und –übertragungskette:
- **Muskelschwäche:** Sie beruht auf einem progressiven Muskelfaserzerfall (erhöhte Kreatinkinase-werte!) → Insuffizienz der Atemmuskulatur.
- **Dystrophiemanifestation:**
  - Schulter- und Beckengürtelbereich,
  - bei Dystrophinopathie im Wadenbereich mit Wadenverdickung durch kompensatorische Binde- und Fettgewebsvermehrung (Gnomen-waden),
  - Gesichtsmuskulatur v. a. bei faszioskapulohu-meralen und myotonischen Dystrophien,
  - Augenlider (Augenlidptose) bei okulopharyn-gealer Dystrophie.
- **Myotonie** in Form einer muskulären Erschlaf-fungsstörung mit verzögerter Entspannung bei myotonischen Formen.

MIK Allen Myopathien gemeinsam ist die Auslösung eines »myopathischen Grundmusters« mit folgenden Charakteristiken:
- **Kaliberschwankung:** Nebeneinander von schmalen und riesigen Muskelfasern ohne Typenbevor-zugung.
- **Zellkerninternalisation** in Form auffällig vieler, zentral in den Muskelfasern gelegener Kerne.

- **Strukturdefekt:** Muskelfaserläsionen in Form von Fasersplitting und randlich zirkulär verlaufenden Filamentbündeln (Ringbinden).
- **Fasernekrosen** (besser Apoptosen) und Regene-rate.
- **Lipomatöser Muskelumbau** über eine »epithelio-mesenchymale Transition« (resp. »muskulo-mesen-chymale Transition«, ◘ Abb. 6.1, ◘ Abb. 15.2).

76.1.3   Ionenkanalmyopathien

DEF (Syn.: Chanellopathies) Gruppenbezeichnung für seltene Gruppe erblicher Muskelkrankheiten wegen Ionenkanaldefekten.

KPG-Auslösemechanismus Mutation eines Chlorid-, Natrium-, Kalium- oder Kalziumkanalproteins im sar-kotubulären System. Sein Funktionsdefizit kann in Einzelfällen auch durch Verwendung halogenierter Inhalationsnarkotika provoziert werden (maligne Hyperthermie). Hierher gehört auch die kongenitale Myopathie Thomsen.

76.1.4   Mitochondriale Myopathien

DEF Gruppenbezeichnung für Muskelmanifestation insgesamt seltener mitochondrialer Multiorgankrank-heiten.

76

KPG-Auslösemechanismus Mutationen im mitochondrialen, z. T. auch nukleären Genom mit nachfolgenden mitochondrialen Defekten folgender Stoffwechselschritte:
- Defekte des mitochondrialen Substrattransportes,
- Defekte der mitochondrialen Substratutilisierung,
- Defekte von Enzymen des Zitronensäurezyklus,
- Defekte der Atmungskette.

FPG-Reaktionsfolge Über einen genetischen Mitochondriendefekt entstehen zerzaust imponierende Muskelfasern mit einer peripher-rot-granulären Mitochondrienanhäufung. Sie werden deshalb als ragged red fibers bezeichnet (zerzauste rote Fasern). Das Resultat sind Skelettmuskelschwäche, Muskelkrämpfe (z. T. nur der Augenmuskeln) und/oder Gehirnschädigungen. Andauernde Muskelspasmen können dabei über eine »muskulo-mesenchymale Transition« (🔲 Abb. 15.2) zur Muskelfibrosierung führen.

76.1.5 Metabolische Myopathien

DEF Gruppenbezeichnung für seltene Muskelmanifestationen erblicher oder erworbener Stoffwechselstörungen.

KPG-Auslösemechanismen
- **Erblicher Formen:**
  - **Glykogenosen:** enzymatisch defekter Glykogenabbau (▶ Kap. 8.1.1).
  - **Lipidmyopathien:** defekte β-Oxidation oder gestörter Transport bestimmter Fettsäuren in die Mitochondrien.
- **Erworbener Formen:** Endokrinopathien, Hypovitaminosen, Malabsorptionssyndrom (▶ Kap. 8.2.1.2).

FPG-Folgereaktion Stoffwechseldefekt → Muskelfaserzerfall (Rhabdomyolyse) → erhöhte Kreatininkinasewerte.

76.1.6 Toxische Myopathien

DEF Gruppenbezeichnung für wenig häufige Erkrankungen mit exogen ausgelöster Muskelschädigung.

KPG-Auslösemechanismen
- **Medikamentös:** Barbiturate, Steroide, Statine, Fibrate, Chloroquin, Zidovudin, Amiodaron.
- **Toxisch:** Heroin, Kokain, Alkoholkrankheit (▶ Kap. 8.2.2.4).
- **Iatrogen:** Intensivbehandlungsmyopathie.

FPG-Reaktionsfolge unter dem Bilde folgender Muster:
- **Muskelfasernekrosen:** bei Drogen wie Cocain und bei Medikamenten wie Statinen.
- **Lysosomale Speicherung** wegen toxischer Enzymschädigung wie durch Amiodaron.
- **Mitochondriale Stoffwechselstörung** wegen Medikamenten wie Daunorubicin.
- **Unspezifische Veränderungen** wegen Medikamenten wie Steroide.

76.2 Neurogen atrophische Muster

DEF Neurogene Muskelatrophie ist ein Sammelbegriff für eine häufige Gruppe neuromuskulärer Erkrankungen wegen einer Läsion muskelinnervierender Nervenfasern.

KPG-Auslösemechanismus Muskeldenervation durch folgende Erkrankungen des zweiten Motoneurons:
- **Spinale/bulbäre Muskelatrophie** wegen Läsion der motorischen RM-/Hirnstamm-Vorderhornzellen und/oder der motorischen Hirnnervenkerne.
- **Polyneuropathie/-neuritis** wegen toxischer, entzündlicher oder traumatischer Läsion eines peripheren Nerven.
- **Hereditäre motorisch-sensorische Neuropathie** (▶ Kap. 75.1.2).
- **Hereditäre sensorisch-autonome Neuropathie** (▶ Kap. 75.1.2).

FPG-Reaktionsfolge Die Schädigung eines peripheren Nerven mit nachfolgender Atrophie der von ihm innervierten Skelettmuskelfasern löst einen sich meist im Kindesalter manifestierenden Muskelschwund aus. Er wird von Muskelschwäche (Hypotonie) ohne wesentliche Erhöhung der Kreatininkinase unter dem Bilde folgender Läsionen begleitet:
- **Muskelfaseratrophie:** Sie verläuft progredient unter Sarkoplasmaverlust. Dadurch rücken die Muskelfaserkerne haufenförmig zusammen (Kernreihung) und zerfallen apoptotisch. Zurück bleiben schließlich muskelfaserlose Basalmembranhüllen.
- **Muskelfaserumfunktionierung** in Form einer Regression auf eine ontogenetisch frühere Entwicklungsstufe mit Hochregulierung und Expression embryofetaler Funktionsproteine wie dem Acetylcholinrezeptorprotein sogar außerhalb der motorischen Endplatte.
- **Target-Läsionen** in Form rundlicher, mitochondrien-und sarkomerloser Bezirke.
- **Fasertypengruppierung:** Die enzymhistochemische Muskelfasertypisierung wird vom innervierenden Motoneuron geprägt. Ein Nervenversor-

gungsunterbruch einer Muskelfaser wird durch axonale Aussprossung überlebender kollateraler Nervenfasern restauriert. Dadurch kann eine reinnervierte Muskelfaser in einen enzymhistochemisch einheitlichen Fasertyp übergeführt werden. Resultat: gruppenförmige Anordnung von Muskelfasern eines bestimmten enzymhistochemischen Typs.

76.3 Endplatten-Schädigungsmuster

DEF (Syn.: neuromuskuläre Junktionskrankheiten) Sammelbegriff für wenig häufige Krankheiten wegen beeinträchtigter Übertragung neuromuskulärer Erregungen.

76.3.1 Myasthenia gravis

DEF Gruppenbezeichnung für wenig häufige Autoimmunkrankheit mit abnormer Schwäche der Willkürmuskulatur nach längerer Beanspruchung wegen antikörpervermittelter Zerstörung postsynaptischer Acetylcholinrezeptoren.

KPG Auslösemechanismus der autoreaktiven Antikörper durch folgende Läsionen:
- **Thymitis** (▶ Kap. 29.2.1): Dendritische Zellen kontaktieren Acetylcholinrezeptor-haltige sog. myogene Zellen im Normalthymus. Über eine Antigenprozessierung und -präsentation werden B-Zellen stimuliert. Es folgt die Bildung autoreaktiver Antikörper gegen Acetylcholinrezeptoren.
- **Thymom** (▶ Kap. 29.4.1): Bildung potenziell autoaggressiver T-Zellen in organotypischem Thymom (wie?) mit Besiedelung peripherer lymphatischer Organe. In der Folge werden nach einer entsprechenden B-Zellstimulation zirkulierende autoreaktive Antikörper vom IgG-Typ u. a. gegen Acetylcholinrezeptor gebildet (▢ Abb. 76.1). Die autoreaktiven Antikörper blockieren die Acetylcholinrezeptoren und zerstören nach Komplementaktivierung die postsynaptische Membran.

FPG-Reaktionsfolge Durch die antikörpervermittelte Blockade der Impulsübertragung vom Nerven auf den Muskel atrophiert letztlich die motorische Endplatte ohne wesentliche lymphozytär-entzündliche Infiltration. Das Resultat ist eine Muskelschwäche und -ermüdbarkeit nach wiederholter Aktivierung und längerer Anspannung. Sie manifestiert sich v. a. an Extremitäten-, Atem-, äußeren Augenmuskeln. Dies verursacht eine Mimikverarmung (Facies myopathica), Lidptose sowie Seh-, Sprach- und Schluckstörungen.

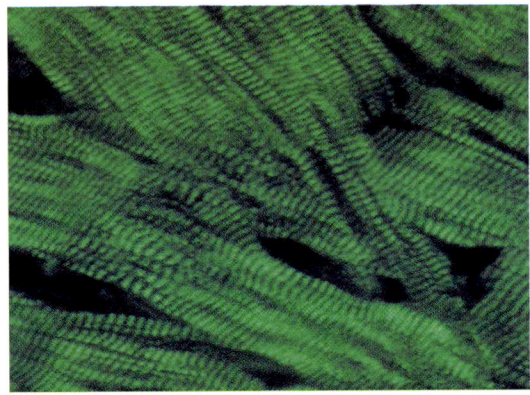

▢ **Abb. 76.1.** Myasthenia gravis: Immunhistochemische Darstellung der autoreaktiven Antikörper gegen Aktin-Myosinkomplexe. Die histologische Muskelstruktur ist weitgehend unverändert (Vergr: 50, Immunhistochemie)

> **Klinik**
>
> **Therapieprinzip:** medikamentöse Hemmung der Acetylcholinesterase → verlängerte Wirkung des Acetylcholins auf residuale Acetylcholinrezeptoren.

76.3.2 Myasthenie-Syndrom

DEF (Syn.: Eaton-Lambert-Syndrom) Seltene Paraneoplasie mit Myastheniesymptomatik.

KPG-Auslösefaktor Kleinzelliges Lungenkarzinom (▶ Kap. 34.5.3.2).

KPG-Auslösemechanismus Tumorzellen bilden Autoantikörper gegen präsynaptische, sog. volt-gated calcium channels (VGCC), dadurch Störung der neuromuskulären Erregungsübertragung → Mysthenie-Symptomatik.

76.3.3 Tetanus

DEF (Syn.: Wundstarrkrampf) Seltenes Krankheitsbild mit lebensbedrohlich krampfartigen Muskelkontraktionen nach Weichteilinfektion mit Clostridium tetani.

KPG-Auslösefaktor Clostridium tetani.

KPG-Auslösemechanismus Nach der Verunreinigung einer tiefen Weichteilwunde mit Clostridium tetani bilden diese Tetanustoxin (Ektotoxin), das sich intraaxonal retrograd entlang der peripheren Nerven ausbreitet.

76

Das Toxin provoziert nach einer Inkubationszeit von 4–20 Tagen folgende Effekte:

- Übererregbarkeit der α-Motoneuronen und
- Hemmung der neuromuskulären Endplatte durch afferente Kleinhirnimpulse.

FPG-Reaktionsfolgen (Ohne histologische Muskelveränderungen):

- tonischer Krampf der Rückenmuskulatur mit Rückwärtsbeugung des Rumpfes (Opisthotonus),
- Kiefersperre (Trismus),
- süßsauer-lächelnde Grimassierung (Risus sardonicus),
- Laryngospasmus.

Letztlich besteht die Gefahr hypoxischer Hirnschäden und von Wirbelfrakturen.

76.3.4 Botulismus

DEF Seltenes Krankheitsbild mit schlaffer Muskellähmung durch Nahrungsmittelvergiftung mit Clostridium botulinum.

KPG-Auslösefaktor Clostridium botulinum.

KPG-Auslösemechanismus Nach Verzehr anaerob verdorbener Lebensmittel (Konservendosen) mit Bewuchs durch Clostridium botulinum setzen diese Erreger Botulinusneurotoxin frei. Nach seiner Resorption blockiert es die Freisetzung von Acetylcholin aus den präsynaptischen Bläschen und stört damit die neuromuskuläre Impulsübertragung an der Endplatte. Daraus resultiert Doppelsehen, Dysphagie, Obstipation und eine tödliche Atemlähmung.

76.4 Entzündungsmuster

76.4.1 Bakterienmyositis

76.4.1.1 Eitrige Myositis

DEF Wenig häufige, durch Eitererreger ausgelöste Muskelentzündung mit variablem Ausbreitungsmuster.

KPG-Auslösefaktor (Meist) Staphylokokken im Rahmen eines Traumas und/oder Ischämie (Gangrän), (selten) im Rahmen einer Septikopyämie (▶ Kap. 13.1.6.5).

FPG-Reaktionsfolge Durch die Infektion wird eine eitrig-abszedierende, phlegmonöse oder nekrotisierende Entzündung (▶ Kap. 13.1) in Gang gesetzt.

76.4.1.2 Clostridienmyositis

DEF (Syn.: Gasbrand) Seltene, hoch-letale, durch Clostridien hervorgerufene, nekrotisierende Myositis.

KPG-Auslösefaktor Clostridien (perfringens, novii und septicum) in Erd-/Kotmaterial.

KPG-Auslösemechanismus Aufgrund einer Erd- und/oder Kotkontamination wird eine mit Blut und/oder Sauerstoff minderversorgte Wunde mit Clostridien infiziert. Diese setzen Ektotoxine (Lezithinase, Kollagenase, Hyaluronidase) frei.

FPG-Reaktionsfolge Toxinbedingte Auslösung einer akut-exsudativ nekrotisierenden Myositis (▶ Kap. 13.1.5.1). Die resultierende Gewebsveränderung wird durch folgende Läsionen dominiert:

- **Koagulationsnekrose** (▶ Kap. 5.3) mit Sarkomerauflösung und grau-schmutziger, fauliger Gewebsumwandlung.
- **Ödembildung und Fäulnisgasbildung**, dadurch steigt der Gewebsinnendruck und die bedeckende Haut wird angespannt.
- **Fehlendes Neutrophileninfiltrat** in der Nekrosezone wegen fehlender Blutversorgung.

> **Klinik**
>
> **Therapieprinzip:** Sofortexzision der Nekrose. Hyperbare Sauerstofftherapie. Antibiotika.

76.4.2 Parasitenmyositis

76.4.2.1 Zystizerkose

DEF Seltene, durch Finnen des Schweinebandwurms ausgelöste Myositis.

KPG-Auslösefaktor Taenia solium.

KPG-Auslösemechanismus Durch Selbstansteckung mit fäkalverunreinigtem Essen gelangen die stiftförmigen Larven (Finnen) v. a. in die Herz-/Skelettmuskulatur.

FPG-Reaktionsfolge Die Finnen bilden in der Muskulatur mehrere millimetergroße, weißliche Knötchen (Fleischbeschau im Schlachthof!). Bei Hirnbefall provozieren sie subarachnoidal sich ausdehnende, hirsekorngroße, traubenförmig-zystische Strukturen in Form des Cysticercus racemosus (▶ Kap. 74.9.1). Es resultieren Heißhunger/Inappetenz, Bauchschmerzen und analer Juckreiz.

76.4.2.2 Trichinose

DEF Seltene, durch den Fadenwurm ausgelöste Myositis.

KPG-Auslösefaktor Trichinella spiralis. Infektionsquelle: Bärenschinken aus Zoo.

FPG-Reaktionsfolge Durch aktive hämatogene Larvenausbreitung entsteht eine akut-lebensbedrohliche, schmerzhafte und febrile Myositis, Myokarditis und eosinophile Pneumonie mit Bluteosinophilie. Die Larven siedeln sich in der Muskulatur an und rollen sich dabei spiralförmig in einer Bindegewebskapsel ab (◘ Abb. 76.2). Darin sind sie bis zu 30 Jahre lebensfähig. Mit der Zeit verkalken sie regressiv und lösen eine resorptive Entzündung aus.

76.4.3 Autoimmunmyositis

76.4.3.1 Dermatomyositis/Polymyositis

DEF Seltene, die Haut und die Skelettmuskulatur erfassende Autoimmunerkrankung aus dem Formenkreis der Kollagenosen oder Paraneoplasien (► Kap. 14.2, ► Kap. 16.3.8.5).

KPG Auslösemechanismus ► Kap. 14.2.1.3.

FPG-Reaktionsfolge Je nach Lokalisation des autoaggressiven Prozesses:
- **Dermatomyositis:** ANA-positive Entzündung mit Infiltrat aus B-Zellen und CD4-T-Zellen in Haut und Skelettmuskulatur.
- **Polymyositis:** ANA-positive Entzündung mit Infiltrat aus CD8-Zellen und alleinigem symmetrischen Befall der proximalen Skelettmuskulatur.

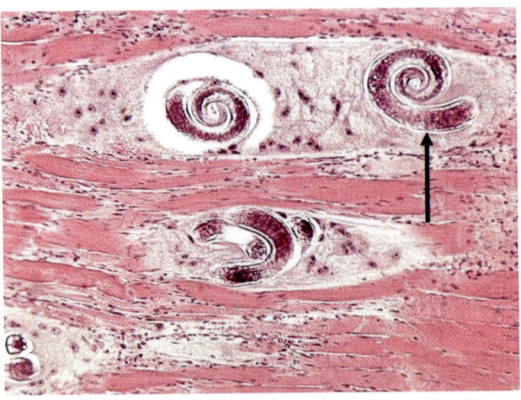

◘ **Abb. 76.2.** Trichinen-Myositis mit spiralförmig aufgerollten Wurmlarven zwischen den Muskelfasern (Pfeil, Vergr. 25, HE)

- **Einschlusskörper-Myositis:** ANA-negative Entzündung mit Infiltrat aus CD8-Zellen, alleinigem symmetrischen Befall der distalen Skelettmuskulatur und Ausbildung charakteristischer Autophagievakuolen (Einschlusskörper).

MIK Histologisch dominiert im Perimysium ein lymphozytär geprägter Entzündungsprozess. Die Muskulatur selbst zeigt Muskelfasernekrosen mit atrophen Muskelfasern neben Regeneraten und konsekutiver Vakatfettwucherung nach »muskulo-mesenchymaler Transition« (► Kap. 6.3, ◘ Abb. 6.1, ◘ Abb. 15.2).

76.5 Neoplasiemuster

76.5.1 Rhabdomyom

DEF Sehr seltener, benigner Tumor aus Abkömmlingen quergesteifter Muskulatur.
Lokalisation: Herz, Zunge, Nasenhöhlen, Larynx, Nacken sowie Vulvovaginalregion.

MIK Tumor aus polygonalen, eosinophil-zytoplasmatischen Zellen (◘ Abb. 76.3a,b) mit teilweiser Querstreifung (Spinnenzellen). Immunprofil: Myosin, Desmin.

> **Klinik**
>
> **Therapieprinzip:** Heilung durch Exzision.

76.5.2 Rhabdomyosarkom

DEF Gruppenbezeichnung für seltene maligne Tumoren aus Abkömmlingen der quergestreiften Muskulatur und/oder aus pluripotenten Mesenchymzellen. Häufigstes Weichteilsarkom des Kindesalters (◘ Tab. 76.1).

KPG-Prädestinationsfaktoren Familiäre Syndrome mit Mutationen von Tumorsuppressorgenen wie WT-1, TP53, RB und FAP (► Kap. 16.1.2.3).

FPG-Reaktionsfolge Es bilden sich unscharf begrenzte, weiche Tumoren mit graurötlicher Schnittfläche und variablen Regressionszeichen. Bei überwiegend exophytischem Wachstum imponieren sie als traubenförmige Gewebsmassen. Sie metastasieren frühzeitig hämatogen nach dem Kavatyp (► Kap. 16.1.4). Bei Diagnosestellung fehlen meist Lymphknotenmetastasen. Je nach Differenzierung und Wachstumsmuster unterscheidet man Subtypen mit folgendem Immunprofil: Expression von Myo-D1, Myogenin und Desmin.

76

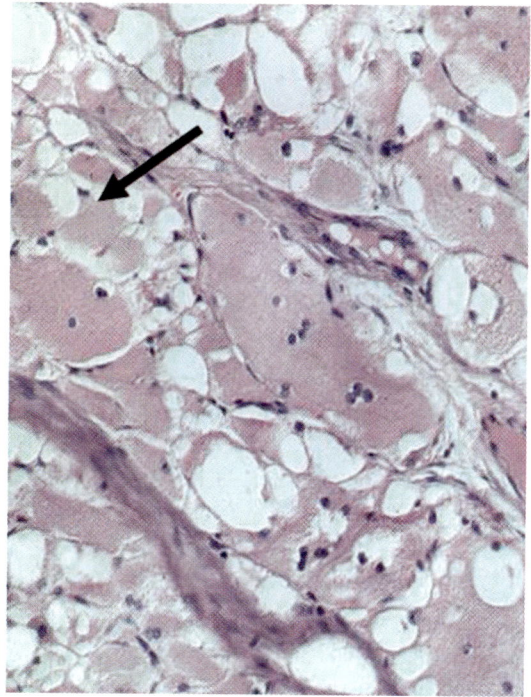

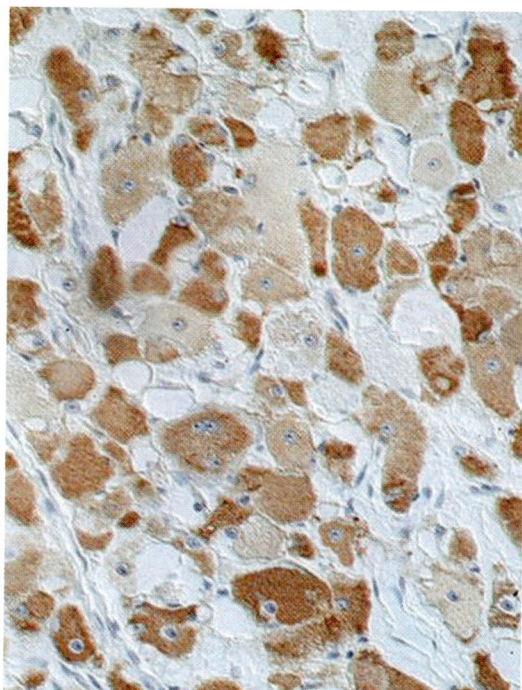

□ Abb. 76.3a,b. **a** Rhabdomyom mit sog. Spinnenzellen (Vergr. 50, HE, Interferenzkontrast), **b** Desmindarstellung in den Tumorzellen (Vergr. 25, Immunhistochemie)

□ Tab. 76.2. Pathologische TNM-Klassifikation der Rhabdomyosarkome (im Kindesalter)

TNM	
pT1	Tumor ≤5,0 cm
pT1a	oberflächliches Tumorwachstum
pT1b	Tumorwachstum in die Tiefe
pT2	Tumor >5,0 cm
pT2a	oberflächliches Tumorwachstum
pT2b	Tumorwachstum in die Tiefe
pN1	Metastasen in Regional-LNN
LNN: Lymphknoten	

76.5.2.1 Embryonales Rhabdomyosarkom

DEF (Syn.: infantiles Rhabdomyosarkom) Rhabdomyosarkom-Subtyp des frühen Kindesalters mit histologischer Charakteristik eines Spindelzellsarkoms. Lokalisation: Kopf-Hals-Bereich und Urogenitaltrakt.

KPG-Auslösemechanismus 11p-Suppressorgenverlust.

MIK Tumor aus Spindelzellen mit gelegentlicher Querstreifung in ihren Zytoplasmaausläufern in einem primitiven myxoiden Mesenchym.

76.5.2.2 Alveoläres Rhabdomyosarkom

DEF (Syn.: juveniles Rhabdomyosarkom) Rhabdomyosarkom-Subtyp des Adoleszentenalters mit histologischer Charakteristik eines Rundzellsarkoms.

KPG-Auslösemechanismus Translokationsbedingte Hyperaktivität eines Kontrollgens des embryonalen patternings. Lokalisation: Extremitätenbereich.

MIK Tumor aus Rundzellen mit bindegewebiger Zusammenfassung zu alveolären Komplexen, ohne nennenswerte zytoplasmatische Querstreifung.

76.5.2.3 Pleomorphes Rhabdomyosarkom

DEF (Syn.: adultes Rhabdomyosarkom) Rhabdomyosarkom-Subtyp des Erwachsenenalters mit histologischer Charakteristik eines pleomorphen Spindelzellsarkoms. Lokalisation: Extremitäten-Rumpf-Bereich.

MIK Tumor aus außerordentlich pleomorphen Spindelzellen ohne nennenswerte, zytoplasmatische Querstreifung.

77 Knochengewebe

U.N. Riede, U. Gerlach

 Einleitung

Genetische Entwicklungsstörungen des Knochengewebes sind oft Teil eines letalen Syndroms. Metabolische Erkrankungen sind häufig Folge einer endokrinen und/oder renalen Störung und machen den Knochen deformierbar oder fragil. Die Knochenbrüchigkeit kann in Form der Osteoporose eine Volkskrankheit alter Menschen sein und letale Allgemeinkomplikationen nach sich ziehen. Aber auch eitrige Knochenentzündungen können einen ernsten chronischen Verlauf nehmen. Schließlich trotzen nicht selten die malignen Formen der Knochentumoren intensiver Therapiemaßnahmen.

Glossar

Osteoidose: Sammelbegriff für metabolische Knochenkrankheiten, bei denen die Knochentrabekel von überschüssigem, unverkalkten Osteoid umsäumt sind. Dazu gehören:
- Vitamin-D-Ineffektivitätszustände wie alimentärer Mangel, Fehlaktivierung,
- Hyperparathyreoidismus (renale Osteopathie),
- Phophatstoffwechselstörung.

77.1 Fehlbildungsmuster

77.1.1 Achondroplasie

DEF (Syn.: Chondrodystrophie) Häufigste nicht letale Form eines erblichen, disproportionalen Kleinwuchses aus der Gruppe der Achondroplasien mit normaler Lebenserwartung.

KPG-Auslösefaktor FGFR3-Mutation (fibroblastic growth factor receptor) in den epiphysären Chondrozyten mit FGF-Hyperaktivität.

FPG-Reaktionsfolge In der epiphysären Wachstumszone bleibt die FGF-gesteuerte Knorpelreifung aus. Folglich mineralisiert der Epiphysenknorpel ohne Ausbildung einer sog. Eröffnungszone im Rahmen der enchondralen Ossifikation. Folglich ist die enchondrale, aber nicht die desmale und periostale Ossifikation gestört. Dies hat folgende Konsequenzen:

- **Disproportionierter Kleinwuchs** mit relativ langer Wirbelsäule und kurzen Extremitäten wegen gestörten Längenwachstums.
- **Gesichtsdysmorphie** wegen normal desmal ossifizierender Schädelseitenwände und -dach bei klein bleibender Schädelbasis.

77.1.2 Thanatophore Dysplasie

DEF (Syn.: Achondrogenesie) Sehr seltene, aber häufigste Letalform eines erblichen, disproportionalen Kleinwuchses aus der Gruppe der Achondroplasien ohne Lebensfähigkeit.

KPG-Auslösefaktor Schwerwiegendste FGFR-3-Mutation im Skelett bildenden Mesenchym.

FPG-Reaktionsfolge Die FGF-abhängige Proliferation und Reifung der epiphysären Knorpelstammzellen bleibt aus. Dadurch fehlt dort die Proliferationszone, deshalb ist die enchondrale und desmale Ossifikation blockiert. Dies hat folgende Konsequenzen:

- **Disproportionierter Kleinwuchs** mit Stummelextremitäten und fehlender intramedullärer Blutbildung,
- **Kleeblattschädel:** frontale Schädelvorwölbung mit relativer Makrozephalie,
- **Glockenbauch** mit schmalem Thorax.

77.1.3 Vitamin-D-Mangel-Rachitis

DEF Gruppenbezeichnung für recht häufige Zustände mit Knochenerweichung und disproportioniertem Kleinwuchs wegen D-Hypovitaminose in den ersten Lebensmonaten.

KPG Auslösefaktoren des Vitamin-D_3-Mangels:
- Ungenügende alimentäre Vitamin-D-Zufuhr,
- ungenügende Metabolisierung des Provitamin-D in der Haut wegen fehlender Sonneneinstrahlung.

KPG-Auslösemechanismus Vitamin-D-Mangel-bedingte
- Hemmung der Kalziumresorption und der Synthese von Kalziumtransportprotein,

77

- Störung der Kollagen-Proteoglykansynthese,
- Störung der proteolytischen Knorpelresorption als Auftakt der Knorpelmineralisation.

FPG-Reaktionsfolge In der Ossifikationszone des Epiphysenknorpels bleibt die Knorpelresorption aus. Das Kalzium fehlt und durch eine »endothelio-mesenchymale Transition« (▶ Kap. 6.3) sprosst ein Granulationsgewebe in den Epiphysenknorpel ein (◘ Abb. 77.1, ◘ Abb. 6.6). Dadurch persistiert der Epiphysenknorpel und verkalkt nicht. Er wird kaum in Primärspongiosa umgewandelt. Auch diese persistiert und besteht aus unverkalktem Osteoid. Dies führt zur Knochenerweichung und hat folgende Konsequenzen:
- **Disproportionierter Kleinwuchs** wegen verzögerten Längenwachstums,
- **Scheitelbeinerweichung** (Craniotabes) und vorspringende Tubera frontalia der beiden Ossa frontalia (Quadratschädel),
- **Hühnerbrust** (Pectus carinatum) mit vorspringendem Brustbein und Glockenthorax,
- **rachitischer Rosenkranz** der Rippen wegen perlschnurartig verdickter Knorpel-Knochen-Grenze,
- **Deformierungen der Röhrenknochen und Wirbelsäule:** Kyphoskoliose, Valgisierung und Varisierung der unteren Extremität,
- **Froschbauch** infolge Muskelhypotonie.

77.1.4 Osteogenesis imperfecta

Zur Osteogenesis imperfecta, ▶ Kap. 9.1.3.3.

77.1.5 Osteopetrose

DEF (Syn.: Marmorknochenkrankheit, Morbus Albers-Schönberg) Gruppenbezeichnung für seltene, erbliche Krankheiten mit pathologischer Knochenverdichtung.

KPG-Auslösefaktoren:
- Meist ungeklärt.
- Differenzierungsblock der Präosteoklasten.
- Mutation der für die Knorpelresorption wichtigen, gewebsansäuernden Carboanhydrase II.

KPG-Auslösemechanismus Die in Überzahl vorhandenen, resorptiv defizienten Osteoklasten können die knorpelig-knöchernen Anteile der Primärspongiosa und des Subperiostalbereichs nicht abbauen (◘ Abb. 77.2). Dies hat folgende Konsequenzen:
- **Markhöhle langer Röhrenknochen:** Aufgrund einer Persistenz verkalkter Knorpelreste in der Primärspongiosa mit verkalkendem Osteoidüberzug wird die Markhöhle mit Resten primärer Spongiosa ausgefüllt und erhält eine marmorartig verdichtete Schnittfläche, die radiologisch als geschichtete Verdichtungsbänder (Sandwich-Aspekt) imponieren.

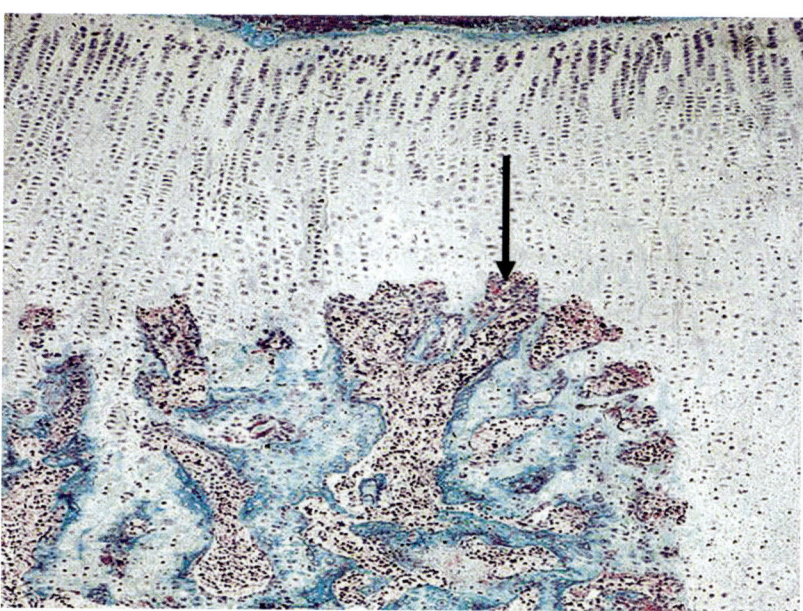

◘ Abb. 77.1. Rachitische Epiphysenfuge mit Zergliederung des unresorbierten Epiphysenknorpels durch Granulationsgewebe (Pfeil). Es ist über eine endothelio-mesenchymale Transition (◘ Abb. 6.6) entstanden (Vergr. 15, Trichrom-Goldner)

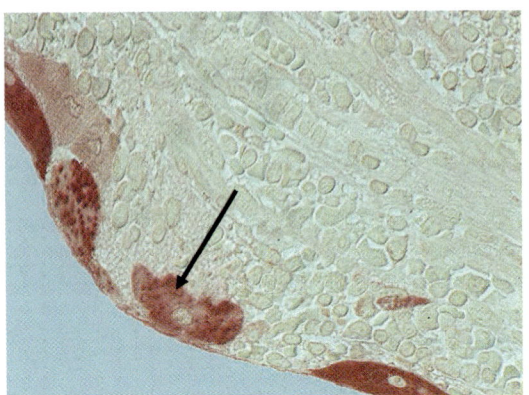

□ Abb. 77.2. Osteopetrose mit in Überzahl vorhandenen resorptiv ineffizienten Osteoklasten ohne Howship-Lakunen (Vergr. 50, Histochemie: tartratresistente Phosphatase)

— **Metaphysenende langer Röhrenknochen:** Aufgrund einer Persistenz subperiostalen Knochens an der Metaphysenoberkante werden die Metaphysenenden keulenförmig aufgetrieben.

FPG-Reaktionsfolge Knochenfragilität. Einengung der kranialen Foramina der Hirnnerven. Wachstumsretardierung. Anämie.

77.2   Stoffwechselstörungsmuster

📖 **Wissensvertiefung**

Knochenumbau (bone remodelling)
— **Knochenabbau** durch Osteoklasten aus hämatopoetischen Stammzellen. Sie liegen in Resorptionslakunen (Howship-Lakunen).
— **Knochenneubildung** durch Osteoblasten mit saumartiger Bildung von Osteoid, das anschließend verkalkt.
— **Knochenumbau** durch multizelluläre Umbaueinheiten aus Osteoklasten und Osteoblasten. Die systemische Regulation des Knochenumbaus erfolgt durch die osteotropen Hormone wie Parathormon, Kalzitonin und 1,25-Dihydroxycholecalciferol. Die lokale Regulation des Knochenumbaus erfolgt durch growth factors, die nach ihrer osteoblastischen Synthese in die Knochenmatrix deponiert werden und erst beim Knochenabbau freigesetzt und aktiviert werden → Kopplung zwischen Knochenresorption und Knochenneubildung wie folgt.

▼

Osteoklastäres Knochenresorptionsprinzip:
(RANKL-Osteoprotegerin-Mechanismus)
— **Förderung:** TNFα und Interleukin-1 → Freisetzung von TRANCE-Zytokin (TNFα related activation induced cytokin) aus Präosteoblasten, Stromazellen, Thrombozyten und Lymphozyten (Ligand für RANK = receptor activator of NFκB, NFκB = proinflammatorischer Transkriptionsfaktor) → Bindung des TRANCE-Zytokins an den RANK-Liganden → RANK-Ligand-Bindung an Osteoklasten-Vorläuferzellen → Umwandlung zu langlebigen Osteoklasten → Osteolyse.
— **Hemmung:** Faktoren wie Östrogen → Bildung von Osteoprotegerin → Inaktivierung des RANK-Liganden.

77.2.1   Osteoporose

┌─ **Glossar** ──────────────
WHO-Definitionen:
— **Osteoporose:** Knochendichteverlust um 2,5 Standardabweichungen unter den mittleren Dichtewert junger Skelettgesunder.
— **Osteopenie:** Knochendichteverlust um 1,5–2,5 Standardabweichungen unter den mittleren Dichtewert junger Skelettgesunder.
└──────────────────────────

DEF (Syn.: poröser Knochenschwund) Sammelbegriff für sehr häufige, systemische Skeletterkrankungen mit abnorm niedriger Knochendichte und Knochenmasse. Häufigste Skeletterkrankung bei alten Patienten.

FPG-Prinzip Andauernde, systemische negative Knochenumbaubilanz durch exzessiven Knochenabbau oder durch abnorm verminderte Knochenneubildung.

┌─ **Klinik** ─────────────────
Therapieprinzip (der Osteoporosen):
— **Hemmung des osteoklastären Knochenabbaues** mit Bisphosphonaten, Kalzitonin, Vitamin-D-Hormonen, Östrogenen.
— **Stimulation der Osteoblastentätigkeit** mit Parathormon, Natriumfluorid.
└──────────────────────────

77

77.2.1.1 Primärosteoporose

DEF Ätiologisch ungeklärte Osteoporosegruppe bei Frauen im Anschluss an die Menopause oder bei beiden Geschlechtern im höheren Alter.

FPG-Mechanismus Der Knochenrarefizierungsprozess beruht auf einer fehlerhaften Koppelung von Knochenab- und -anbau mit Überwiegen einer Osteoblastenminderaktivität. Je nach Patientengeschlecht und -alter kommen noch folgende subtypspezifische Mechanismen hinzu:

- **Postmenopausalosteoporose (Typ I):** Durch den klimakterischen Östrogenabfall bleibt die antiresorptive Östrogenwirkung aus. Dadurch wird der osteoklastäre Knochenabbau ohne Bildung multizellulärer Umbaueinheiten gesteigert. Es resultiert ein Knochensubstanzverlust in der Spongiosa.
- **Involutionsosteoporose (Typ II):** Nach der 6. Lebensdekade wird wegen einer Aktivitätsminderung der renalen 1α-Hydroxylase vermindert 1,25-Dihydroxycholecalciferol synthetisiert und deshalb im Darm weniger Kalzium resorbiert. Dazu kommt noch über eine altersbedingte körperliche Skelettminderbeanspruchung ein physiologischer Knochenabbau. Daraus resultiert ein Knochensubstanzverlust in der Kompakta und Spongiosa.

FPG-Reaktionsfolge Die Primärosteoporose manifestiert sich v. a. an mechanisch stärker belasteten Skelettabschnitten wie Wirbelsäule und proximales Femurende.

Osteoporosemanifestation nach Krankheitsdauer:

- **Früh:** keine Kompaktaverschmälerung. Spongiosaauflockerung mit Trabekelverlust bei Erhalt trajektorieller Trägerelemente. Daraus resultiert radiologisch und makroskopisch ein streifig-strähniges Strukturierungsmuster (▶ Kap. 2.1.3.2).
- **Spät:** Kompaktaverschmälerung wegen Spongiosierung durch endostale Knochenresorption mit progredienter Spongiosararefizierung (◘ Abb. 77.3). Die Trabekel sind atroph und rarefiziert und liegen weiter auseinander. Sie weisen nur fokal ganz schmale Osteoidsäume auf, daraus resultiert eine reduzierte Knochenbelastbarkeit.

KPL

- **Spontanfrakturen:** in stark belasteten und vorwiegend spongiös aufgebauten Knochen (Wirbelkörper im unteren Thorakal-Lumbalbereich, Schenkelhals).
- **Fischwirbelbildung** wegen Deckplatteneinbruch.
- **Keilwirbelbildung** wegen ventraler Zusammensinterung einzelner Wirbelkörper. Dadurch wird die Brustkyphose bis zur Gibbusbildung (Abknickung) verstärkt und die Körpergröße nimmt ab.

77.2.1.2 Sekundärosteoporose

DEF Gruppenbezeichnung für Zustände mit negativer Knochenumbaubilanz und erniedrigter Knochendichte als Symptom der Grundkrankheit.

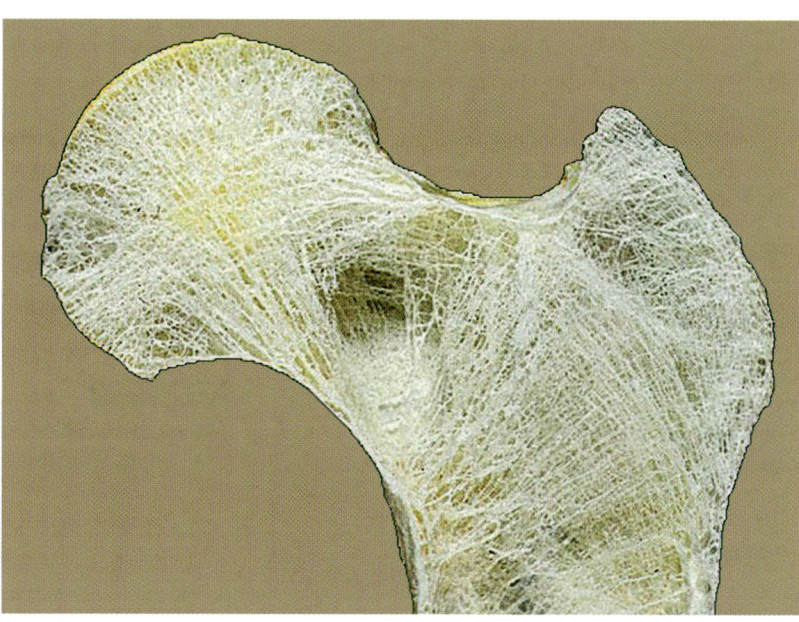

◘ **Abb. 77.3.** Femur-Osteoporose mit Trabekelrarefizierung und Ausbildung eines streifig-strähnigen Strukturmusters (Mazerationspräparat)

KPG-Auslösefaktoren

- **Kortikosteroidosteoporose**
- **Inaktivitätsosteoporose**
- **symptomatische Osteoporose** bei
  - Hyperthyreose, Hypogonadismus (▶ Kap. 54.2, ▶ Kap. 70.3.2),
  - Malabsorptionssyndrom, Lactoseintoleranz, Diabetes mellitus (▶ Kap. 8),
  - Mastozytose
  - Nikotinabusus
  - Alkoholkrankheit (▶ Kap. 8.2.2.4).

FPG-Reaktionsfolge ▶ Kap. 77.2.1.1.

■ Kortikosteroidosteoporose

KPG-Auslösefaktoren

- Morbus Cushing/Cushing-Syndrom (selten, ▶ Kap. 68.5.4),
- Kortikosteroidlangzeittherapie (häufig).

FPG-Reaktionsfolge Ein Kortikosteroidüberschuss hemmt die osteoblastäre Knochenneubildung und vermindert die intestinale Kalziumresorption, was reaktiv die Parathyreoidea stimuliert. In der Folge wird vermehrt Knochen resorbiert. Es resultiert eine progrediente, vom Kortikosteroidspiegel abhängige Osteoporose.

■ Inaktivitätsosteoporose

KPG-Auslösefaktoren

- **Immobilisation** wie Bettlägerigkeit, Para-/Tetraplegie,
- **Schwerelosigkeit** im Weltall (Astronautik).

FPG-Reaktionsfolge Auf eine Inaktivität folgt eine gesteigerte, langanhaltende, reversible Knochenresorption unter dem Bild einer Osteoporose.

77.2.2   Osteomalazie

DEF (Syn.: schmerzhafte Knochenerweichung) Sammelbegriff für eine unzureichende, lokale Kalzium- und/oder Phosphatkonzentration in den Knochenbildungszonen bei gesteigerter Osteoidbildung aus der Gruppe der sog. Osteoidosen. Die entsprechende Läsion im Kindesalter wird als Rachitis (▶ Kap. 77.1.3) bezeichnet.

KPG-Auslösefaktoren

- **Mangel an (aktivem) Vitamin-D:**
  - wegen intestinaler Vitamin-D_3-Minderresorption (selten),
  - wegen Vitamin-D-Minderbildung in der Haut bei ungenügender UV-Exposition (sehr selten),
  - wegen Hydroxylierungsstörung intestinalresorbierten Vitamin-D_3 in der Leber (25-Hydroxylierung) und/oder in der Niere (1-Hydroxylierung).
- **Renaler Phosphatdiabetes:** wegen tubulärer Nierenfunktionsstörungen mit Abfall des Kalzium-Phosphat-Produktes in der Extrazellulärflüssigkeit.
- **Hereditärer Phosphatdiabetes:** genetisch bedingte hypophosphatämische Vitamin-D-resistente Osteomalazie (sehr selten).
- **Medikamentöse Osteomalazie:** wegen 25-Hydroxycholecalciferol-Mangel durch Antikonvulsiva-, Natriumfluoridtherapie.

KPG-Auslösemechanismus Eine unzureichende lokale Kalzium- und/oder Phosphatkonzentration dysbalanciert das Mineralisation-Osteoidsynthese-Gleichgewicht, sodass vermindert Mineral ins unvermindert produzierte Osteoid eingelagert wird. Die häufige Begleithypokalzämie stimuliert die Parathormonsekretion und steigert dadurch die osteoklastäre Knochenresorption und damit die Kalziummobilisation aus dem Knochen unter dem Bild eines sekundären Hyperparathyroidismus (▶ Kap. 71.4.1.2).

FPG-Reaktionsfolge Eine Kalzium-Phosphatstoffwechselstörung bedingt einen progredienten Ersatz mineralisierten Knochens durch Osteoid, sodass dieses die Trabekel in Form breiter Säume (Hyperosteoidose) umgibt (◘ Abb. 77.4).
Folgen davon

- **Knochenradiologie:** aufgehellte und verwaschene Zeichnung der Spongiosastrukturen.
- **Knochenbiegsamkeit:**; dadurch Thorax- und Beckendeformierung, Wirbelsäulenkyphose.
- **Knochenfragilität:** dadurch vollständige Ermüdungsfrakturen, unvollständige Ermüdungsfrakturen in Form von Looser-Umbauzonen ohne Kallusbildung, Wirbelzusammensinterung in Form einer Gibbusbildung.

Klinik

Therapieprinzip:
- **Vitaminsubstitution:** Vitamin-D_3, 1,25-Dihydroxycholecalciferol.
- **Phosphatsubstitution** bei tubulärer Osteomalazie.

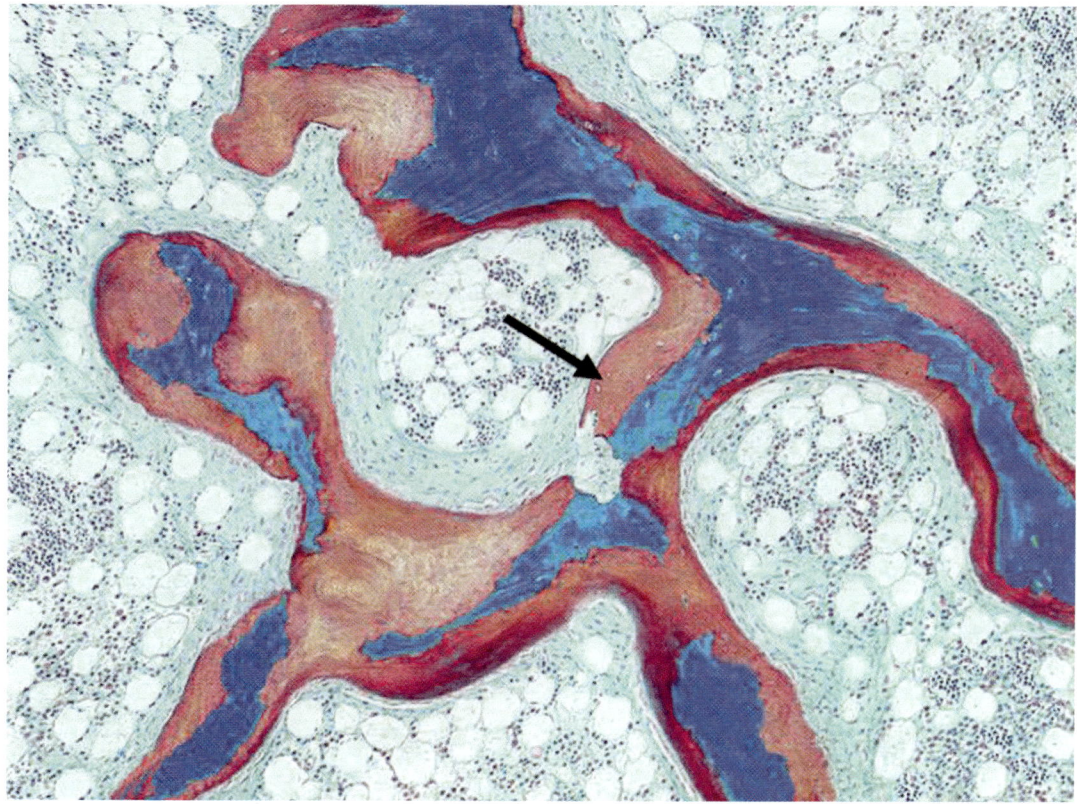

◩ Abb. 77.4. Osteomalazie mit breiten rot gefärbten, unverkalkten Osteoidsäumen (Pfeil, Vergr. 20, Goldner unentkalkt)

77.2.3 Skelett-Hyperparathyreoidismus

📖 **Wissensvertiefung**
Parathormonwirkung auf Knochengewebe
Erhöhung der Serumkalziumkonzentration mittels folgender Mechanismen:
— Gesteigerte renotubuläre Kalziumrückresorption,
— Osteoklasten-Aktivierung und -Proliferation →
Kalziummobilisation aus dem Knochen,
— (später) Osteoblasten-/Markfibroblasten-Aktivierung und -Proliferation → Fibrosierung.

77.2.3.1 Primärer Hyperparathyreoidismus

DEF (Syn.: Osteodystrophia fibrosa generalisata cystica v. Recklinghausen) Seltene Skeletterkrankung mit pathologisch gesteigertem Skelettumbau ohne Mineralisationsdefekt wegen inadäquater Parathormonüberproduktion durch hyper- oder neoplastische Epithelkörperchen.

KPG Zum Auslösemechanismus des Hyperparathyreoidismus, ▶ Kap. 71.4.1.1.

FPG-Reaktionsfolge Hyperparathyreoidotisch induziertes Nebeneinander von exzessiver Knochenresorption und -neubildung und Markhöhlenfibrosierung unter dem Bilde folgender Läsionen (◩ Abb. 77.5):
— **Resorptionszysten** in Form lokaler Knochenauftreibungen. Dies hat folgende Konsequenzen:
  – Frakturneigung und
  – Blutungsneigung mit Umwandlung zu sog. braunem Tumor wegen der Hämosiderinspeicherung (▶ Kap. 3.6.1.1).
— **Subperiostalerosionen** im Rahmen des intensiven Knochenabbaus in den Röhrenknochen (radiologisch v. a. Mittelphalangen der Finger).
— **Dissezierende Resorption** in Form ausgedehnter, Trabekel aushöhlender, osteoklastärer Resorptionszonen.
— **Faserosteoidbildung** in Form faseriger breiter Osteoidsäume. Dies führt zur Neubildung nicht lamellären Faserknochens bei normaler Mineralisation.

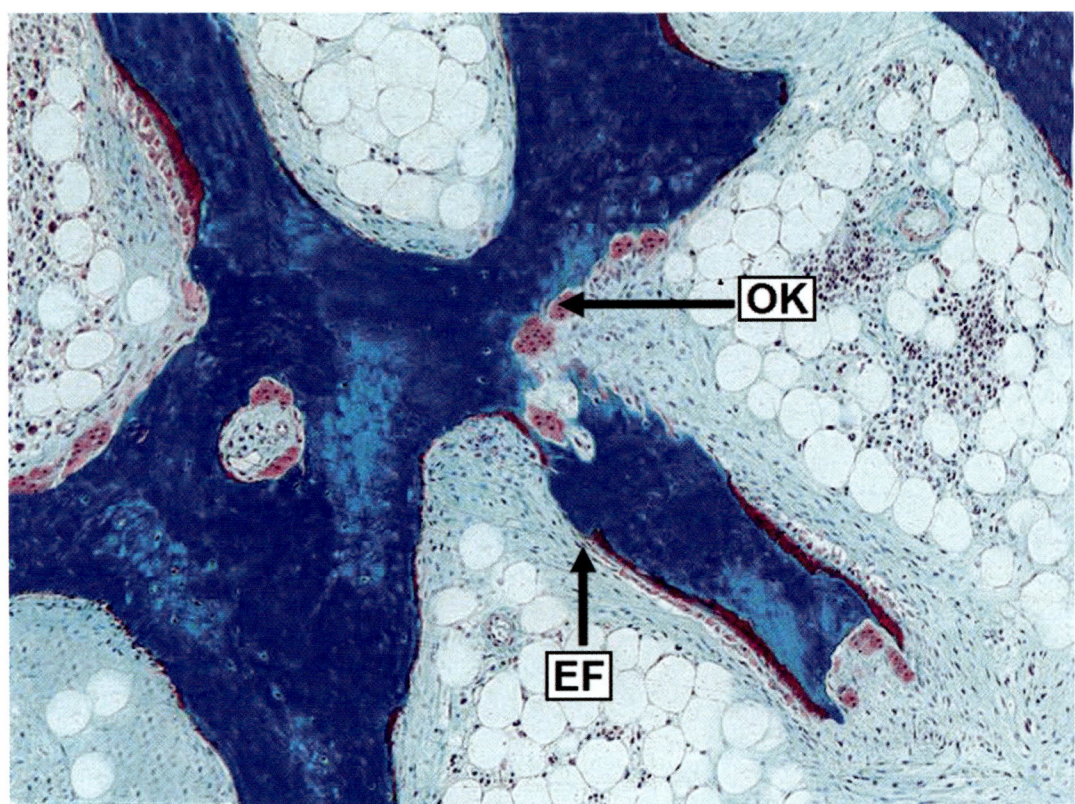

◘ Abb. 77.5. Skelettaler Hyperparathyreoidismus mit ausgeprägter osteoklastärer Knochenresorption (OKI) und peritrabekulärer Endostfibrose (EF, Vergr. 20, Goldner unverkalkt)

━ **Fibrose** (meist) in Form einer peritrabekulären Fibrose. Sie greift selten auf das Knochenmark über.

77.2.3.2 Sekundärer Hyperparathyroidismus

DEF Wenig häufige Skeletterkrankung mit pathologisch gesteigertem Skelettumbau, mit Mineralisationsdefekt wegen reaktiver Parathormonüberproduktion durch Hypokalzämiezustände.

KPG Auslösemechanismen ► Kap. 71.4.1.2:
━ **Renale Form** (häufig) → renale Osteopathie.
━ **Intestinale Form** (selten): Malabsorptionssyndrom.
━ **Alimentäre Form** (selten): Mangelernährung.

FPG-Reaktionsfolge
━ **Renale Osteopathie:** Auf eine renale Mindersynthese von 1,25-Dihydroxycholecalciferol folgt eine Hypokalzämie mit folgenden Konsequenzen:
  ━ **Osteomalazie** und
  ━ **Epithelkörperchenstimulation** mit konsekutivem Hyperparathyreoidismus.

Diese beiden Läsionen können sich im Knochengewebe jeweils einzeln oder kombiniert auswirken. Letzteres äußert sich unter dem Bilde einer schmal-aufgelockerten Kompakta mit Subperiostalerosionen, Resorptionszysten und Spontanfrakturen. Radiologisch charakteristisch ist die sog. rugger jersey spine (Aspekt: grobgestreifte Footballspieler-Trikots) in Form einer Deckplattenverdichtung der Wirbelkörper mit Spongiosararefizierung und Verplumpung der Residualspongiosa.

77.2.4 Ostitis deformans Paget

DEF (Syn.: Morbus Paget, deformierende Knochenumbaukrankheit) Wenig häufige Skeletterkrankung mit exzessivem, ungeordnetem Knochenumbau, die einen (monoostotische Form) oder mehrere Skelettknochen (polyostotische Form) befallen kann. Manifestation nach dem 40. Lebensjahr bei insgesamt abnehmender Inzidenz.

77

KPG Auslösemechanismen (noch ungeklärt):
- **Viral (vermutlich):** Slow-Virus-Infektion (Masernviren, RSV) in einigen Fällen (daher Name: Ostitis!) mit nachfolgender zytokininduzierter Dauerproliferation von Osteoblasten und -klasten mit Expression des c-fos-Onkoproteins (Transkriptionsfaktor). Dies erklärt, weshalb 1% der Fälle später in ein Osteosarkom (sog. Paget-Sarkom) übergehen.
- **Genetisch** (in 30% der Fälle) mit erblicher Mutation des RANKL als molekularem Steuerelement des osteoklastären Knochenresorptionsprinzips (▶ Kap. 77.2).

FPG-Reaktionsfolge
- **Initiale Osteolysephase** mit umschriebenem und äußerst aggressivem Knochenabbau (Schmerzsymptomatik!) durch Riesenosteoklasten mit entsprechend heftiger lakunärer Knochenresorption. Dadurch werden growth factors aus der Knochenmatrix freigelegt.
- **Osteoklastisch-osteoblastische Phase** mit growth factor bedingter Proliferation exzessiv Osteoid produzierender Osteoblasten. Dies hat eine überschießende Knochenneubildung mit Kompaktaverdickung und sklerotischer Spongiosaverdichtung zur Folge. Insgesamt wird das Knochengewebe überstürzt und ungeordnet umgebaut (Umbauanarchie), sodass es mosaikartig aus teilresorbierten Trabekeln und neugebildeten Knochenlamellen zusammengesetzt ist. Dadurch erhält der Knochen einen makroskopisch bimssteinartigen Aspekt und wird schließlich unregelmäßig verdickt. Dies hat folgende Konsequenzen:
    - **Bei Schädelbefall:** Schädelumfangvergrößerung (Krankheit des zu kleinen Hutes) und Gesichtsvergröberung (Facies leontina)
    - **Bei Röhrenknochenbefall:** Knochenverbiegung (Säbelscheidentibia) und Frakturneigung trotz positiver Umbaubilanz (Kreidestückfraktur).
- **Osteosklerosephase** mit folgenden Läsionen, die durch osteoklastär aus Knochenmatrix freigesetzte growth factors (▶ Kap. 77.2) bedingt sind:
    - **Angioneogenese** (▶ Kap. 5.5.4) unter Ausbildung arteriovenöser Kurzschlüsse und einer Erhöhung des Herzzeitvolumens → Herzinsuffizienz.
    - **Knochenmarkfibrosierung.** Schließlich erlischt die Zellaktivität. Die Läsion ist ausgebrannt.

Klinik			

Therapieprinzip: Osteoklastenhemmung (Bisphosphonate, Kalzitonin).

77.3   Nekrosemuster

Aseptische Knochennekrosen

DEF (Syn.: avaskuläre Nekrose, Osteonekrose) Sammelbegriff für recht häufige, nicht entzündlich induzierte Knochennekrosen, die symptomatisch oder idiopathisch im Kindes- oder Erwachsenenalter auftreten.

KPG-Auslösefaktoren ◘ Tab. 77.1.

FPG-Reaktionsfolge Eine spontane oder provozierte Lokalischämie (▶ Kap. 7.1.2) des Knochens löst eine Knochen und Knochenmark (aber nicht Gelenkknorpel) umfassende Massenapoptose ohne die obligate Begleitentzündung einer Nekrose aus. Der als Osteonekrose bezeichnete Herd zeigt folgende zeitliche Veränderungen:
- **Initial:** graugelbe Herdbildung mit hämorrhagischer Umrandung (◘ Abb. 5.7). Die Trabekel sind verwaschen strukturiert und enthalten osteozytenlose Lakunen.
- **Später:** grauweiß-krümelige Herdumwandlung durch reparative Osteoidanlagerung bei detritus- und fasergefülltem Markraum.

77.3.1   Juvenile Knochennekrose

DEF Gruppenbezeichnung für seltene, idiopathische Osteonekrosen unterschiedlicher, jedoch typischer Lokalisation mit Manifestion im Kindes- oder Adoleszentenalter und Benennung nach dem Erstbeschreiber.

FPG-Folgereaktion Auslösung eines ossären Apoptoseprogramms im Bereich der Wachstums- oder Verknöcherungszone bei genetischer Prädisposition, da-

◘ **Tab. 77.1.** Ätiologie aseptischer Knochennekrosen

Ätiologie	Krankheitsbild
Idiopathisch	juvenil: Epi-, Apophysennekrose, adult: Femurkopfnekrose
Ischämisch	Gasembolie → Caissonkrankheit Thrombembolie → Knocheninfarkt
Radiogen	Radioosteonekrose
Traumatisch	Postfrakturnekrose, Postluxationsnekrose → Hüftkopfnekrose
Endokrin	Steroidosteonekrose

durch bleibt das Wachstum im weiterhin belasteten Skelettabschnitt stehen und zieht Skelettverformungen und Funktionsstörungen nach sich.

MAK Krankheitsbezeichnung der häufigsten Formen, je nach Nekroselokalisation:
- **Morbus Perthes** → Femurkopf,
- **Morbus Osgood-Schlatter** → Tibiaapophyse,
- **Morbus Köhler** → Os naviculare/metatarsale pedis,
- **Morbus Kienböck** → Os lunatum,
- **Osteochondrosis dissecans** → Knie- und Ellbogenbereich in Form einer intraartikulären Absprengung eines mit Gelenkknorpel überzogenen Knochenfragmentes, als freier Gelenkkörper im Gelenkspalt (Gelenkmaus).

77.3.2 Adulte Knochennekrose

DEF Gruppenbezeichnung für aseptische Osteonekrosen im Erwachsenenalter.

KPG-Auslösemechanismen
- **Idiopathisch:** in Form einer Femurkopfnekrose mit halbmondförmigen subchondralen Osteonekrosen. Daraus folgen schmerzhafte Bewegungseinschränkungen und später eine Koxarthrose (▶ Kap. 78.1.1).
- **Kortisoninduziert** (Steroidosteonekrose): Unter der Langzeitwirkung endogener (Morbus Cushing) oder exogener (Therapie) Kortikosteroide entwickeln sich Osteonekrosen v. a. im Femurkopf und in langen Röhrenknochen (◘ Abb. 5.7).

77.4 Entzündungsmuster

■ Osteomyelitis
DEF Sammelbegriff für wenig häufige, infektiöse, primär im Markraum (Osteomyelon) sich abspielende Knochenentzündungen. Eine Wirbelkörperentzündung nennt man Spondylitis.

77.4.1 Eitrige Osteomyelitis

DEF Gruppenbezeichnung für häufige, bakteriell ausgelöste, unspezifische Osteomyelitiden.

KPG-Auslösefaktor Staphylococcus aureus (meist).

KPG-Auslösemechanismen
- **Traumatisch** bei offener Fraktur mit direkter bakterieller Besiedelung der Markhöhle.
- **Per continuitatem** bei eitriger Apikalparodontitis (▶ Kap. 37.1.4).
- **Hämatogen** mit meist unbekannter Erregereintrittspforte und Bevorzugung des Lebensabschnittes mit dem intensivsten Körperwachstum (2.–16. Lebensjahr).

FPG Entzündungsausdehnung, je nach Patientenalter:
- **Kleinkind:** Entzündungsausdehnung wegen noch vorhandener Epiphysenfugengefäße auf das Nachbargelenk.
- **Jugendliche:** Entzündungsbeschränkung auf die Metaphyse mit Ausbildung eines Periostalabszesses, keine Gelenkbeteiligung.
- **Erwachsene:** Entzündungsbeschränkung auf Diaphyse. Es folgen Fistelungen und extraossäre Abszesse.

FPG-Reaktionsfolge je nach zeitlichem Verlauf:
- **Initial:** Ein Erregereintritt via Vasa nutritia in den Knochenmarksraum löst eine lokale Entzündungsreaktion aus. Das begleitende Perifokalödem gelangt via Havers- und Volkmann-Kanälchen unter das Periost und ruft eine schmerzhafte Periostabhebung hervor.
- **Florid:** Die eingedrungenen Erreger zerstören die Osteozyten. Als Folge davon entsteht im Knochen (v. a. im Markraum) eine landkartenförmige eitrig-abszedierende Entzündung mit hyperämischem Randsaum. Darin finden sich sequestrierte Trabekelreste, die später bindegewebig abgekapselt werden. Danach verkalkt diese Bindegewebskapsel und umschließt den Knochensequester unter dem Bilde einer sog. Totenlade. Im Rahmen eines Nekroseeliminationsmusters (▶ Kap. 5.5) durchbricht der Entzündungsprozess fistelnd die Kortikalis, sodass der Eiter via Haut nach außen oder via Gelenkkapsel in eine Gelenkhöhle abfließen kann. Letzteres hat eine eitrige Arthritis mit Gelenkversteifung (Ankylose) zur Folge. Das Periost bildet reaktiv auf die Entzündung Faserknochenbälkchen unter dem Bilde einer sog. Periostitis ossificans.
- **Chronisch:** Auslösung eines »Organisationsmusters« (▶ Kap. 5.5.4) mit reparativer Vernarbung und Knochenneubildung in Form einer reaktiven Osteosklerose.

Je nach Erregerresistenz kann der Entzündungsprozess weiter schwelen und trotz Antibiotikatherapie nach vielen Jahren wieder aufblühen, um schließlich in eine AL-Amyloidose (▶ Kap. 9.3.2) einzumünden.

77.4.2 Granulomatöse Osteomyelitis

DEF Gruppenbezeichnung für sehr seltene bakteriell ausgelöste spezifische Osteomyelitiden.

KPG-Auslösefaktoren (Bei hämatogener Streuung):
- **Mycobacterium tuberculosis** Osteomyelitis/Spondylitis tuberculosa.
- **Salmonella typhi** → Osteomyelitis typhosa (▶ Kap. 41.5.2.2).
- **Brucella abortus** → Spondylitis brucellosa.
- **Spirochaeta pallida** → konnatale Osteomyelitis luica (▶ Kap. 15.6.5).

77.4.2.1 Osteomyelitis tuberculosa
FPG-Prädilektionsstellen je nach Alter:
- **Juvenil:** Finger-Phalangen → Spina ventosa (Winddorn), große Beingelenke.
- **Adult:** Wirbelsäule → Spondylitis tuberculosa.
- **Senil:** Schultergelenk→ Omarthritis tuberculosa.

77.4.2.2 Spondylitis tuberculosa
FPG Nach einer Entzündungsausdehnung auf mehrere benachbarte (Brust-) Wirbelkörper werden die Deckplatten zerstört, sodass die ventralen Wirbelkörperteile zusammenbrechen. Dadurch knickt die Brustwirbelsäule in Form eines Gibbus angularis ab. Der Entzündungsherd wird abszedierend eingeschmolzen. Über ein Nekroseeliminationsmuster (▶ Kap. 5.5) gelangt das Abszessmaterial unter das ventrale Längsband, sinkt in der Psoasscheide ab und erscheint unter dem Leistenband als sog. Senkungsabszess, allerdings ohne begleitenden Rubor-Calor (daher Bezeichnung: kalter Abszess, Pott-Abszess). Eine Ausheilung ist mit knöcherner Blockwirbelbildung (Ankylose) möglich.

77.5 Tumorartige Muster

DEF Sammelbegriff für variabel häufige, benigne, radiologisch als Knochentumor imponierende Läsionen, die sich teilweise spontan zurückbilden können.

77.5.1 Juvenile Knochenzyste

DEF (Syn.: einfache Knochenzyste) Wenig häufige, benigne, einkammerige Zyste des Kindes-/Jugendalters. Lokalisation: Humerus- und Femurmetaphysen.

MAK Einfache, als radiologischer Osteolyseherd imponierende Zyste mit bindegewebig glatter Wandung im Metaphysenzentrum langer Röhrenknochen. Sie treibt den Röhrenknochen kolbig auf und führt ohne Periostreaktion zu einer Kortikalisverschmälerung. Folgen davon: Spontanfraktur (75% der Fälle), Spontanheilung (15% der Fälle). Rezidive vor dem 10. Lebensjahr.

77.5.2 Aneurysmale Knochenzyste

DEF Wenig häufige, benigne, osteolytische Reaktion auf einen extraossären, aneurysmaartigen Zystenanteil mit Rezidivneigung.
Lokalisation: Metaphysen langer Röhrenknochen.

MAK Die rasch expansiv wachsende, intraossäre, radiologische Blow-out-Osteolyse bewirkt eine schmerzhafte Schwellung. Sie besteht aus einer vielkammerigen Zyste mit Blutkoageln. Sie grenzt an eine hernienartige Periostaussackung an und neigt zur Spontanfraktur.

MIK In der gefäßreichen, bindegewebigen Zystenwand finden sich Fibroblasten und osteoklastäre Riesenzellen.

77.5.3 Nichtossifizierendes Knochenfibrom

DEF (Syn.: fibröser Metaphysen-, Kortikalisdefekt) Recht häufiger tumorartiger, osteolytischer Kortikalisdefekt des Jugendalters mit Neigung zur Spontanrückbildung.
Lokalisation: Metaphysen langen Röhrenknochen.

MAK Radiologisch exzentrische Aufhellung mit traubenförmiger Konturierung durch wellige Randsklerose und Kortikalisverdünnung ohne Periostreaktion, (seltene) Neigung zur Spontanfraktur.

MIK Fibröses, tumorartiges Gewebe mit wirbelförmiggeflochtenem Wachstumsmuster. Darin finden sich Fibroblasten und mehrkernige histiozytäre Riesenzellen.

77.5.4 Fibröse Dysplasie

DEF (Syn.: Morbus Jaffé-Lichtenstein) Gruppenbezeichnung für wenig häufige, dysossifikationbedingte, fibroossär-trabekuläre Knochenläsionen, die sich nur in einem (monostotisch) oder in mehreren Knochen (polyostotisch) und im Kindesalter manifestiert.

MAK Die grau-weiße Gewebsmasse in der Markhöhle hellt den Knochen des betroffenen Skelettteils radiologisch spindelig auf, arrodiert die Kortikalis und induziert eine Randsklerose. Daraus resultieren Knochendeformierung und pathologische Frakturen. Postpubertär steht die Erkrankung still.

MIK Die Gewebsmasse besteht aus chinesenzeichenförmigen geflechtknöchernen Trabekeln ohne Osteoblastensaum.

77.6 Neoplasiemuster

DEF Sammelbegriff für Knochentumoren, die von der WHO in chondrogene, osteogene, fibrogene, fibrohistiozytäre und hämatopoetische Gruppen sowie in besondere Tumorentitäten unterteilt werden (◘ Tab. 77.2).

77.6.1 Chondrogene Tumoren

77.6.1.1 Osteochondrom
DEF (Syn.: kartilaginäre Exostose) Häufigster benigner, meist solitärer, selten multipler Knochentumor an der Knochenaußenseite aus epihysenfugenähnlichem Gewebe. Manifestation in der 2. Lebensdekade.
Lokalisation: Metaphysenregion langer Röhrenknochen.

KPG-Auslösemechanismus Teils mutationsbedingte Neoplasie subperiostal verlagerten, epiphysären Knorpelgewebes.

MAK Radiologisch pilzartige Vorwölbung auf dem Knochen aus reifem Knochengewebe mit Knorpel-Periostüberzug und gelegentlicher Verdrängungssymptomatik, (selten) Frakturneigung.

MIK Tumor aus epiphysenfugenähnlichem Knorpelgewebe mit Übergang in ein spongiöses Knochengewebe nach Art einer enchondralen Ossifikation.

TNM	
pT1	Tumor ≤8,0 cm
pT2	Tumor >8,0 cm
pT3	diskontinuierlich befallener Knochen
pN1	Metastasen in Regionallymphknoten
pM1a	Lungenmetastasen
pM1b	andere Fernmetastasen

◘ **Tab. 77.2.** Pathologische TNM-Klassifikation der Knochentumoren (gilt nicht für juxtakortikale Osteosarkome, juxtakortikale Chondrosarkome, Lymphome und Plasmozytome)

77

Klinik

Therapieprinzip: Heilung durch Exzision.
Exostosenkrankheit: multiple Osteochondrome mit Neigung zur malignen Entartung in <5% der Fälle.

77.6.1.2 Enchondrom
DEF Zweithäufigster benigner, meist solitärer, selten auch multipler Tumor aus Hyalinknorpel mit lokalisationsabhängiger Dignität.
Lokalisation und Dignität:
- **Benigne:** kurze Röhrenknochen, Phalangen der Füße, (wenn multipel) auch der Hände.
- **Maligne:** lange Röhrenknochen, Becken.

MAK Radiologisch zystisch aufgehellter Tumor mit popcornförmigen Verkalkungsschatten. Der langsam wachsende, weißlich-bläuliche Tumor liegt im Knochenzentrum, treibt ihn kolbig auf und arrodiert seine Kortikalis, deshalb Neigung zur Spontanfraktur.

MIK Nodulär gegliederter Tumor aus gruppierten Chondrozyten nach Art eines Hyalinknorpels und gelegentlicher Grundsubstanzverkalkung.

Klinik

Therapieprinzip: vollständige Resektion.

77.6.1.3 Chondroblastom
DEF Seltener, benigner, oft schmerzhafter epiphysärer Knorpeltumor aus chondroblastenartigen Zellen mit Riesenzellinterponaten, Manifestation bei jung-adulten Patienten.
Lokalisation: Epiphysen langer Röhrenknochen.

MAK Radiologisch aufgehellter Tumor im Epiphysenzentrum mit schmaler Randsklerose und feinfleckiger Verkalkung.

MIK Langsam wachsender, weißlich-bläulicher, gelegentlich zystischer, nodulär-chondroider Tumor aus Chondroblasten mit Umsäumung durch linienförmige Matrixverkalkungen. Zwischen dem Knorpelgewebe findet sich nach endothelio-mesenchymaler Transition (vgl. ◘ Abb. 77.1) ein Granulationsgewebe (◘ Abb. 6.7b) mit histiozytären Riesenzellen.

Therapieprinzip: Entfernung durch Kürettage. Selten Rezidivneigung.

77.6.1.4 Chondrosarkom

DEF Sammelbegriff für die zweithäufigste Gruppe maligner Knochentumoren, die primär aus einem ortsständigen Knorpelgewebe oder sekundär aus einem Knorpeltumor hervorgehen. Manifestationsalter nach 5. Lebensdekade.
Lokalisation: Epiphysen langer Röhrenknochen (in Nähe des Achsenskeletts).

MAK Radiologisch Knochen auftreibender, Kortikalis verdickender Tumor mit stippchenförmigen Verkalkungen und Aufhellungen. Die grauglasige Schnittfläche des langsam wachsenden, schmerzenden Tumors ist oft regressiv verändert (Blutungen, Verkalkungen). Der Tumor neigt zu Impfmetastasen (▶ Kap. 16.1.4.6) im Biopsiekanal, deshalb bei Tumorexzisionsoperation Mitentfernung des Biopsiekanals. Spätmetastasierung nach dem Kavatyp (▶ Kap. 16.1.4).

MIK Tumor aus variabel großen und variabel zelldichten Knoten hyalinen Knorpelgewebes mit variabler Zellpolymorphie. Der Tumor wird nach seinem Invasivitätsverhalten, seiner Zelldichte und Zellpolymorphie graduiert.

Therapieprinzip: radikale Tumorentfernung (ansonsten Rezidivneigung).

77.6.2 Osteogene Tumoren

77.6.2.1 Osteom

DEF Seltener, meist solitärer, gelegentlich multipler, benigner Tumor aus reifem Knochengewebe.

Lokalisation: desmaler Paranasalsinus- und Kieferknochen.

KPG-Auslösemechanismus (Selten) als multiple Osteome Teilkomponente des FAP-Syndroms (▶ Kap. 42.6.1.1).

MAK Sehr langsam wachsender, rundlicher, radiologisch scharf begrenzter und strahlendichter Tumor.

MIK Tumor aus kompaktem oder spongiösem Lamellenknochen mit eingeschlossenem Faser-/Fettmark.

Therapieprinzip: Heilung durch Exzision.

77.6.2.2 Osteoidosteom/Osteoblastom

DEF Gruppe seltener, benigner osteoblastärer Knochentumoren mit je nach Subtyp unterschiedlicher Größe, Lokalisation und Symptomatik (◘ Tab. 77.3).

MAK Rundlicher Tumorherd in Kortikalis oder Spongiosa aus blutreichem, granulär-bröckeligem Gewebe.

MIK Tumor aus unverkalkten, variabel breiten Osteoidtrabekeln, umsäumt von zahlreichen Osteoblasten und Osteoklasten in einem kapillarreichen Stroma.

Therapieprinzip: Heilung durch vollständige operative Nidusentfernung (Laserkoagulation), ansonsten Rezidivgefahr.

77.6.2.3 Osteosarkom

DEF Gruppenbezeichnung für häufigste hochmaligne Knochenprimärtumoren aus pluripotenten, osteogenen Mesenchymzellen; Manifestation im juvenil-adoleszenten Alter.
Lokalisation: distale Femur-, proximale Tibiametaphyse, meist im Knochenzentrum, selten Kortikalis assozi-

◘ Tab. 77.3. Osteoidosteom/Osteoblastom

	Osteoidosteom	Osteoblastom
Tumorgröße	≤1 cm	>2 cm
Prädilektionsstelle	Metaphyse/Schaft langer Röhrenknochen	Wirbelsäule
Prädilektionsalter	Adoleszent	jung-adult
Radiologie: 1. Tumorzentrum 2. Tumorrandzone	1. zentrale Aufhellung 2. reaktive Osteosklerose	1. Osteolyse
Symptomatik	schmerzhaft wegen PG-E_2-Bildung	z. T. Kompressionsschmerzen

iert (paraosteales Osteosarkom) mit geringerer Malignität.

KPG-Auslösefaktoren

- **Radiogen** → Bestrahlungsosteosarkom (▶ Kap. 16.2.4).
- **Viral** → Ostitis deformans (▶ Kap. 77.2.4) → Paget-Osteosarkom.
- **Genetisch** (familiär/sporadisch): Tumorsuppressorgendefekte (▶ Kap. 16.1.2.3) wie RB-Mutation (beim Retinoblastom) und TP53 (beim Li-Fraumeni-Syndrom). Autokrine Sekretion von growth factors und Zytokinen (▶ Kap. 6.3).

Ihr Zusammenspiel bestimmt den formalpathogenetischen Sarkomsubtyp:

- **Osteoplastisches Osteosarkom:** Osteoblastenaktivität mit Bildung osteosklerotischer Matrix → röntgendichter Tumor.
- **Osteolytisches Osteosarkom:** Osteoklastenaktivität mit Osteolyse → mottenfraßähnliche Osteolyseherde (Neigung zu pathologischen Frakturen!).
- **Teleangiektatisches Osteosarkom:** Tumorangioneogenese → radiologische tumorbedingte Knochenaufhellung.

MAK Rasch wachsender Tumor aus fischfleischartig grau-weißem Gewebe mit hoher, schmerzhafter Umgebungsdestruktivität (◘ Abb. 77.6). Der Tumor durchbricht die Kortikalis und hebt das Periost ab. Dieses bildet reaktiv schalenartig neues Knochengewebe. Frühzeitige hämatogene Metastasierung (▶ Kap. 16.1.) nach dem Kavatyp (Ausnahme: paraosteales Osteosarkom).

MIK Tumor mit Durchmischung von sarkomatösem Stroma und polymorphen pluripotenten Tumorzellen, die neben Tumorosteoid auch Knochen (◘ Abb. 77.7)

und/oder Knorpel bilden. Je nach vorherrschendem Matrixtyp unterscheidet man osteo-, chondro- oder fibroblastische Subtypen.

77.6.3   Riesenzellige Tumoren

77.6.3.1 Riesenzelltumor

DEF (Syn.: Osteoklastom) Eigenständige Gruppe seltener, benigner, lokal aggressiver Knochentumoren aus fibrohistiozytären Tumorzellen und einer Begleitpopulation reaktiver osteoklastenartiger Riesenzellen bei jung-adulten Patienten.

KPG-Auslösemechanismen Telomerenkürzungen mit Genominstabilität. Die neoplastischen einkernigen Stromazellen exprimieren RANK-Liganden (▶ Kap. 77.2) und bewirken über eine Makrophagenreifung und -fusion die örtliche Rekrutierung von Osteoklasten. Lokalisation: Epiphysen langer Röhrenknochen (v. a. Knie).

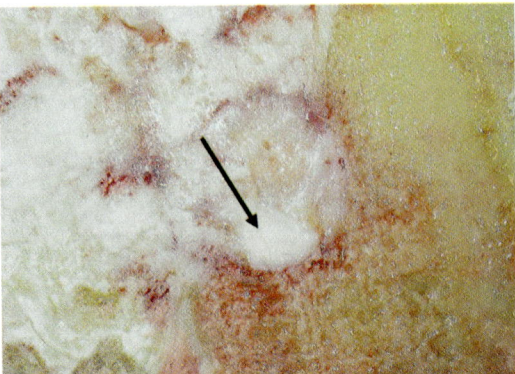

◘ **Abb. 77.6.** Osteosarkom mit weißlich-markiger Beschaffenheit und diffuser Knocheninfiltration (Pfeil)

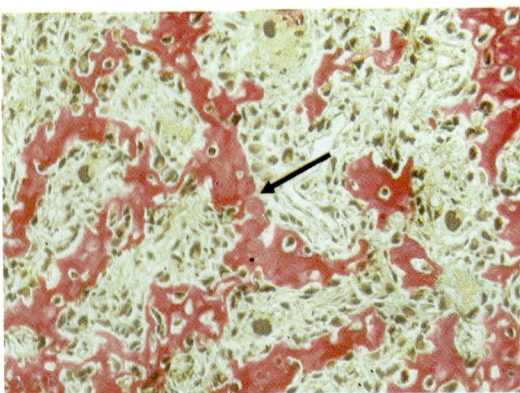

◘ **Abb. 77.7.** Osteosarkom aus neoplastischen Zellen und rot gefärbten, neoplastischen Trabekeln (Pfeil, Vergr. 50, EvG)

MAK Radiologisch osteolytischer epiphysärer Tumor mit Kortikalisverdünnung ohne Randsklerose aus weichem, graurotem Gewebe mit regressiven Veränderungen. Der Tumor neigt zu Lokalschmerz, Spontanfraktur.

MIK Tumor aus neoplastischen isomorphen Spindelzellen und zahlreichen, nicht neoplastischen mehrkernigen Riesenzellen in einem lockeren, gefäßreichen Stroma.

> **Klinik**
>
> **Therapieprinzip:** Vollständige Exzision.

> ✉ **Take-home-message**
>
> Maligne Entartung (v. a. nach Bestrahlung) möglich.

77.6.4 Neuroektodermale Tumoren

77.6.4.1 Ewing-Sarkom

DEF Dritthäufigste, hochmaligne Knochentumorgruppe aus dem Formenkreis der klein-blau-rundzelligen Tumoren (▶ Kap. 69.1.2.1) mit Manifestation vor dem Erwachsenenalter. Aufgrund gemeinsamer genetischer Läsionen werden sie auch als Ewing/periphere neuroektodermale Tumoren zusammengefasst.
Lokalisation: Diaphysen langer Röhrenknochen, Beckengürtel.

KPG-Auslösemechanismen (Kumulativ):
- **CD99-Hyperexpression** mit Apoptosedrosselung.
- **Translokationen** meist t(11;22) mit Bildung eines Fusionstranskripts des Ewing-Sarkom-Gens (EWSR1) mit dem FLI-1 Gen aus der c-ets-Familie (Transkriptionsfaktoren) und nachfolgender Proliferationsentgleisung.

MAK Der Tumor phänokopiert eine Osteomyelitis (▶ Kap. 77.4)
- in Form einer matschig-graurote Gewebsmasse mit regressiven Läsionen (Blutung, Nekrose) und
- in Form von Entzündungssymptomatik (Schwellung, Überwärmung, Schmerzen, Fieber).
Der Tumor treibt den Knochen spindelig auf, durchbricht osteolytisch die Kortikalis und dringt ins Periost ein (Spontanfrakturneigung). Darauf reagiert dieses mit einer zwiebelschalenartigen Verknöcherung. Frühe hämatogene Metastasierung nach dem Kavatyp (▶ Kap. 16.1.4).

MIK Zellreicher Tumor aus kleinen runden, PAS-positiven glykogenhaltigen Zellen, z. T. in Pseudorosettenanordnung (🔲 Abb. 16.14) in einem spärlichen Tumorstroma mit bandförmigen Nekrosen. Die Tumorzellen verdrängen die Osteoblasten, während die Osteoklasten ihre osteolytische Tätigkeit beibehalten, sodass das umgebende Knochengewebe osteolytisch zerstört wird.

> **Klinik**
>
> **Therapieprinzip:** prächirurgische Chemotherapie (COSS-Protokoll) mit Tumorverkleinerung/-regression → Tumorresektion → postoperative Chemotherapie (Nachbestrahlung).

> **Klinik**
>
> **Prognose beeinflussende Faktoren**
> **Schlecht:**
> - Männliches Geschlecht,
> - Alter >12 Jahre,
> - Anämie,
> - Erhöhte LDH-Serumspiegel,
> - Bestrahlungstherapie nur für Lokalkontrolle,
> - geringes Ansprechen auf Chemotherapie

77.6.5 Hämatopoetische Tumoren

77.6.5.1 Plasmazellmyelom

DEF (Syn.: Myelom, Plasmozytom) Häufigste Knochentumorgruppe aus monoklonaler Proliferation von Plasmazellen des Knochenmarks mit solitärer oder multizentrischer Manifestation im oder außerhalb des Knochens und Manifestation nach der 5. Lebensdekade.
Lokalisation: Wirbelkörper, Rippen, Schädeldach, Becken, Femur, Klavikula, Skapula.

KPG-Auslösefaktoren (Meist ungeklärt):
- **Inflammatorisch:** chronische Entzündungen wie Osteomyelitis, HHV-8-Infektion.
- **Radiogen:** Bestrahlung, Strahlenexposition.
- **Peristatisch:** Asbest, Pestizide.

KPG-Auslösemechanismus (Oft) t(4;14) Translokation mit Verlagerung des Rezeptor-3 des Fibroblastenwachstumsfaktors (FGFR3) unter die Kontrolle des Promotors der Immunglobulinschwerketten. Dadurch entgleist die Zellproliferation.

FPG-Reaktionsfolge Sie leitet sich von der synthetischen Aktivität der Plasmozytomzellen her, die folgende Läsionen nach sich ziehen:

— **RANK-Ligand-Bildung** (▶ Kap. 77.2). Durch seine exzessive Bildung werden im Tumorrandbereich Osteoklasten rekrutiert und aktiviert. Dies führt zu einer osteoklastären Osteolyse. Folgen davon:
  – **Lokal:** Knochenschmerzen, Knochendeformationen und/oder Spontanfrakturen.
  – **Systemisch:** Hyperkalzämiesyndrom (oft Erstsymptom) mit neurologischen Symptomen und metastatischen Verkalkungen (▶ Kap. 7.2.7).
— **Monoklonale Immunglobulin-Bildung** (M-Protein) mit Anhäufung im Blutplasma (meist IgG, IgA und Leichtketten, seltener IgM und IgD. Dies hat folgende Konsequenzen: Leichtkettennephropathie (▶ Kap. 49.4.2), Bluthyperviskosität, AL-Amyloidose und Immundefekt.

MAK Der gallertig-graurote, radiologisch fleckig-osteolytische Tumor zerstört die Spongiosa und arrodiert die Kortikalis (◘ Abb. 77.8). Dadurch kommt es rasch zur tumorbedingten Durchlöcherung desmal verknöcherter Knochen wie der Schädelkalotte unter dem Bilde eines sog. Schrotschussschädels.

MIK Tumor aus dichten Rasen atypischer neoplastischer Plasmazellen im Markraum.

Klinik		
Infauste Prognose trotz Chemotherapie (Therapieprinzip: Melpahalan, Prednison), zunehmende Extramedullärmanifestation nach Hochdosischemotherapie und Knochenmarktransplantation.		

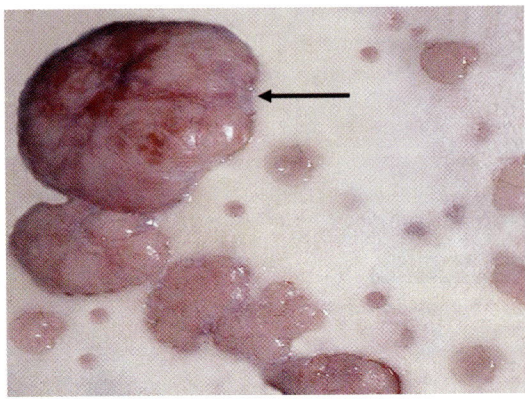

◘ Abb. 77.8. Plasmazellmyelom: osteolytische Tumorherde (Pfeil) in der Schädelkalotte

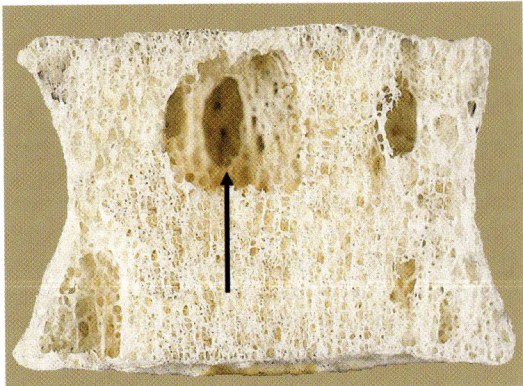

◘ Abb. 77.9. Osteolytische Knochenmetastasen (Pfeil) im Wirbelkörper bei Mammakarzinom (Mazerationspräparat)

77.6.6 Knochenmetastasen

DEF Gruppenbezeichnung für sehr häufige, solitäre oder multiple sekundäre Knochentumoren.
Lokalisation: Achsenskelett (LWS), Femur, Rippen, Schädel.

FPG-Reaktionsfolge Die Tumorzellen gelangen über die Aa. nutritiae oder über die prävertebralen Venenplexus in den Knochen.

77.6.6.1 Osteoplastische Metastasen

KPG-Auslösefaktoren Prostata-, Mamma-, Magen- und Harnblasenkarzinom.

FPG-Reaktionsfolge Diese Tumoren bilden osteoblastenstimulierende growth factors. Dies bewirkt eine Neubildung von Geflechtknochen mit nachfolgender mineralisationsbedingter Hypokalzämie und reaktiver Erhöhung der alkalischen Serum-Phosphatase.

77.6.6.2 Osteolytische Metastasen

KPG-Auslösefaktoren Nieren-, Schilddrüsen-, Mammakarzinom und Plasmazellmyelom.

FPG-Reaktionsfolge Diese Tumoren setzen osteoklastenaktivierende growth factors frei, die bereits physiologischerweise die Osteoklastenneubildung und -aktivierung steuern (▶ Kap. 77.2) und/oder bilden parathyreoideaartige Proteine. Dies bewirkt einen Knochenabbau (◘ Abb. 77.9) mit Erhöhung der Serumkalziumwerte, aber nicht der alkalischen Serum-Phosphatasewerte. Radiologisch resultieren feinfleckige Aufhellungszonen.

78 Gelenke

U.N. Riede

 Einleitung

Die einzelnen Teile des Skelettsystems werden durch Gelenke miteinander verbunden. Sie sind oft Manifestationsort von Degenerationen und gelegentlich im Rahmen von systemischen Erkrankungen auch von entzündlichen Destruktionen. Diese bringen nach chronischem Verlauf eine Gelenkinsuffizienz mit sich und machen den Patienten zwar zum Krüppel, bedrohen ihn aber nicht unmittelbar letal.

78.1 Fibrodestruktive Muster

> **Glossar**
>
> **BWS:** Brustwirbelsäule mit physiologischer Kyphose
> **LWS:** Lendenwirbelsäule mit physiologischer Lordose
> **Pannus** (lat. = Lappen): fibroblastenreiches Granulationsgewebe. Es entsteht über eine »epitheliomesenchymale Transition« (▶ Kap. 6.3) v. a. aus Synoviozyten und Keratinozyten. Es wächst lappenförmig zunächst über avaskuläre Gewebe wie Kornea und Gelenkknorpel oberflächlich hinweg. Später wächst es aggressiv und destruktiv in Selbige hinein und initiiert damit ein »fibrodestruktives Muster« (▶ Kap. 2.4.2), das letztlich zur Gelenkinsuffizienz führt.

DEF Sammelbegriff für primär nicht entzündliche, schmerzhafte, zum Gelenkversagen führende Erkrankungen wegen chondrozytärer und/oder allgemeiner Stoffwechselstörungen.

78.1.1 Arthrose

DEF (Syn.: angloamerikan. Osteoarthritis) Gruppenbezeichnung für sehr häufige degenerative Gelenkerkrankungen mit progredientem Gelenkversagen, variabler entzündlicher Begleitreaktion, Manifestation nach dem 65. Lebensjahr.
Lokalisation je nach Geschlecht:

- **Frau:** Hand-, Kniegelenk → Rhiz-, Gonarthrose,
- **Mann:** Hüftgelenk→ Coxarthrose.

KPG-Auslösefaktoren
- **Primär** (meist): bei älteren Patienten, ungeklärt.
- **Sekundär** (selten): bei jüngeren Patienten wegen
  - **mechanisch:** Gelenkfehlbelastung, -mikro-/ -makrotrauma,
  - **endokrine** Systemerkrankung: Diabetes mellitus, Akromegalie (▶ Kap. 67.2.1, ▶ Kap. 73.1.1),
  - **metabolische** Systemerkrankung: Ochronose, Hämochromatose (▶ Kap. 8.6.2, ▶ Kap. 7.3.2.1),
  - **hämatogene** Systemerkrankung: Hämophilie (▶ Kap. 10.5.3.4).

FPG-Reaktionsfolge je nach Schädigungsgrad der Gelenkknorpelzellen:
- **Letale Schädigung:** Die Chondrozyten gehen über eine Apoptose (▶ Kap. 4.1) zugrunde. Dies führt über eine numerische Atrophie (▶ Kap. 6.1.1.2) des Gelenkknorpels zur radiologischen Gelenkspaltverschmälerung.
- **Subletale Schädigung:** Die Chondrozyten geben Matrixmetalloproteinasen ab und schädigen dadurch den Gelenküberzug. Sie setzen auch Prostaglandine frei und lösen dadurch eine nonsteroidal-antiphlogistisch beeinflussbare Begleitsynovialitis aus.

Als Folge davon verliert der Gelenkknorpel seine mechanische Belastbarkeit. Er wird zunehmend abgerieben, bis er sich portionenweise vom Subchondralknochen ablöst. Der Knorpelabrieb unterhält eine Begleitsynovialitis in Form einer sog. Detritussynovialitis. Der Subchondralknochen (knöcherne Deckplatte) bildet reaktiv vermehrt Knochen (subchondrale Hyperostose), was szintigraphisch als Anreicherung von Radiotechnetium imponiert. Nach der Knorpelzerstörung liegt der Subchondralknochen frei. Dies erzeugt Gelenkschmerzen als Anlauf-, Belastungs-, Bewegungs- und Ermüdungsschmerz. Im Subchondralknochen ereignen sich schließlich Mikrofrakturen. Sie werden in Form von Pseudozysten (Geröllzysten) in den Markraum eingepresst. Schließlich wird im Bereich des Gelenkkapselansatzes ein »fibrodestruktives Muster« (▶ Kap. 2.4.2) mit Bildung eines Pannus (▶ Kap. 78.1) in Gang gesetzt. Die Folgen davon sind
- eine Ausbildung knöcherner Randwülste in Form sog. Osteophyten und
- eine Gelenkspaltverödung mit -versteifung (Ankylose).

78.1.2   Diskopathie

DEF Gruppenbezeichnung für häufige, gelenkmechanisch bedingte Verschleißerscheinungen des Discus intervertebralis (Bandscheibe) und deren Folgen.

KPG-Auslösefaktoren
- **Fehlhaltung** → sitzende Arbeit,
- **Schütteltrauma** → Traktorfahren.

KPG-Auslösemechanismus Durch einen Einriss des äußeren Faserrings (Anulus fibrosus) wird der Nucleus pulposus als Bandscheibendruckkissen verlagert.

78.1.2.1 Bandscheibenvorfall

DEF (Syn.: Diskushernie) Häufige Verlagerung des Nucleus pulposus mit Anulus-fibrosus-Anteilen über die Bandscheibenbegrenzung hinaus.

FPG-Reaktionsfolge Je nach Verlagerungsrichtung des Nucleus pulposus (meist im unteren LWS-Bereich) mit plötzlich einschießenden Kreuzschmerzen (Hexenschuss) beim Aufrichten:
- **Horizontal nach hinten** → Einengung des Foramen intervertebrale mit Nerveneinklemmung,
- **horizontal nach vorne** → Spondylarthrose (► Kap. 78.1.2.3),
- **vertikal** ins Knochengewebe der kranialen oder kaudalen Wirbelkörper → Schmorl-Knötchen (► Kap. 78.1.2.2).

78.1.2.2 Adoleszentenkyphose

DEF (Syn.: Morbus Scheuermann) Häufige, schmerzhafte BWS-Kyphose im Adoleszentenalter.

KPG-Auslösefaktor Ungeklärt.

FPG-Reaktionsfolge Durch einen Defekt in der Deckplatte wird Bandscheibengewebe in die Wirbelkörper unter dem Bilde sog. Schmorl-Knötchen eingepresst. Daraus resultiert eine Keilwirbelbildung und klinisch ein schmerzhafter Rundrücken.

78.1.2.3 Spondylose

DEF Sehr häufiges Reaktionsmuster des Wirbelknochens auf horizontale Verschiebungen des Zwischenwirbelgewebes mit Osteophytenbildung.

FPG-Reaktionsfolge Durch Verlagerung von Bandscheibengewebe wird an den wirbelkörpernahen Knochenregionen wulstartig Knochen unter dem Bilde von Osteophyten neu gebildet. Sie können die Zwischenwirbelscheiben bedecken und mehrere Wirbelkörper

überbrücken. Resultat: Bewegungseinschränkung, Drucksymptome der Nervenwurzeln (Ischalgie) bei Einengung der Foramina intervertebralia.

78.1.3   Meniskopathie

DEF Folgezustand eines posttraumatischen »fibrodestruktiven Musters« im Meniskusgewebe.
Lokalisation: (meist) medialer Meniskus (Korbhenkelabriss).

KPG-Auslösefaktoren
- **Mikrotrauma:** belastende Dauerzwangshaltung (Bergleute), kombinierte Scher-Druckbelastung (Fußballspieler, Skiabfahrtsläufer).
- **Makrotrauma:** Kniegelenktrümmerfraktur.

FPG-Reaktionsfolge je nach zeitlichem Ablauf:
- **Frisch:** Chronische Traumatisierung löst im meniskalen Faserknorpel ein »mukodegeneratives Muster« (► Kap. 6.3.8) aus und führt letztlich zum Kontinuitätsverlust.
- **2 Wochen nach Meniskusruptur:** Proliferation meniskaler Chondrozyten in Form von sog. Brutkapseln.
- **2 Monate nach Meniskusruptur:** Durch Kapillareinsprossung und Fibroblastenproliferation wird der Meniskus in Faserknorpel (Meniskusregenerat) umgewandelt und seine ursprüngliche funktionelle Histoarchitektur aufgehoben.

78.2   Entzündungsmuster

78.2.1   Metabolische Arthritis

DEF (Syn.: Kristallarthropathie) Sammelbegriff für »metabolisch-resorptive Entzündungsmuster« (► Kap. 7) im Gelenkbereich nach Ablagerung kristalliner Metabolite im Gelenkknorpel.

78.2.1.1 Pyrophosphat-Arthropathie

DEF (Syn.: Chondrokalzinose, Pseudogicht) Gruppenbezeichnung für häufige, sporadische oder familiäre Arthropathien wegen Pyrophosphatablagerungen in Gelenkknorpel, Synovialis und Menisken.
Lokalisation: Kniegelenk.

KPG-Auslösemechanismus Aufgrund einer Überforderung der Nukleosidtriphosphat-Pyrophosphathydrolase, die Nukleotide zu anorganischem Pyrophosphat abbaut, lagern sich als doppelbrechende Pyrophosphat-

78

kristalle in Form weißlicher Stippchen im Hyalin-/Faserknorpel und in der Synovialis ab. Dort provozieren sie akute gichtähnliche Entzündungsattacken (Name: Pseudogicht!) und eine Entzündungsreaktion vom Fremdkörpertyp (▶ Kap. 13.2.2.2).

78.2.1.2 Arthritis urica

DEF (Syn.: Gichtarthritis) Zweithäufigste Form einer Kristallarthropathie als Gelenkmanifestation einer Hyperurikämie.

KPG-Auslösemechanismus ▶ Kap. 8.5.1.

FPG-Reaktionsfolge Im Rahmen einer Hyperurikämie bilden sich nicht doppelbrechende Uratkristalle in Form kreideartiger Stippchen in der Synovialis und im Gelenkknorpel. Die Kristalle locken Makrophagen und Neutrophile an. Diese bilden Entzündungsmediatoren (Zytokine, Proteasen und Eikosanoide). Dies hat folgende Konsequenzen:
- **Gichtanfall:** akute Entzündungsattacke (Schmerzen, Überwärmung, Hautrötung, Fieber) meist im Bereiche des Großzehengrundgelenkes (Podagra).

- **Chronische tophöse Gicht** (etwa 10 Jahre nach Erstmanifestation): Auslösung einer chronischen metabolisch-resorptiven Entzündungsreaktion um Uratkristallablagerungen unter dem Bilde subkutan-knotiger Gichttophi (◻ Abb. 78.1). Sie können aufplatzen, sodass das Urat frei wird. Nach jahrelanger Dauerentzündung wird das betroffene Gelenk verkrüppelnd destruiert.

78.2.2   Bakterienarthritis

DEF Sammelbegriff für insgesamt seltene, direkt oder indirekt durch Bakterien ausgelöste Arthritiden.

78.2.2.1 Infektiöse Arthritis

DEF Wenig häufige, durch bakterielle Infektion ausgelöste eitrige Arthritis.

KPG-Auslösemechanismus Meist hämatogene, selten traumabedingte Infektion mit Bakterien wie Gonokokken, Staphylokokken, Streptokokken und Mykobakte-

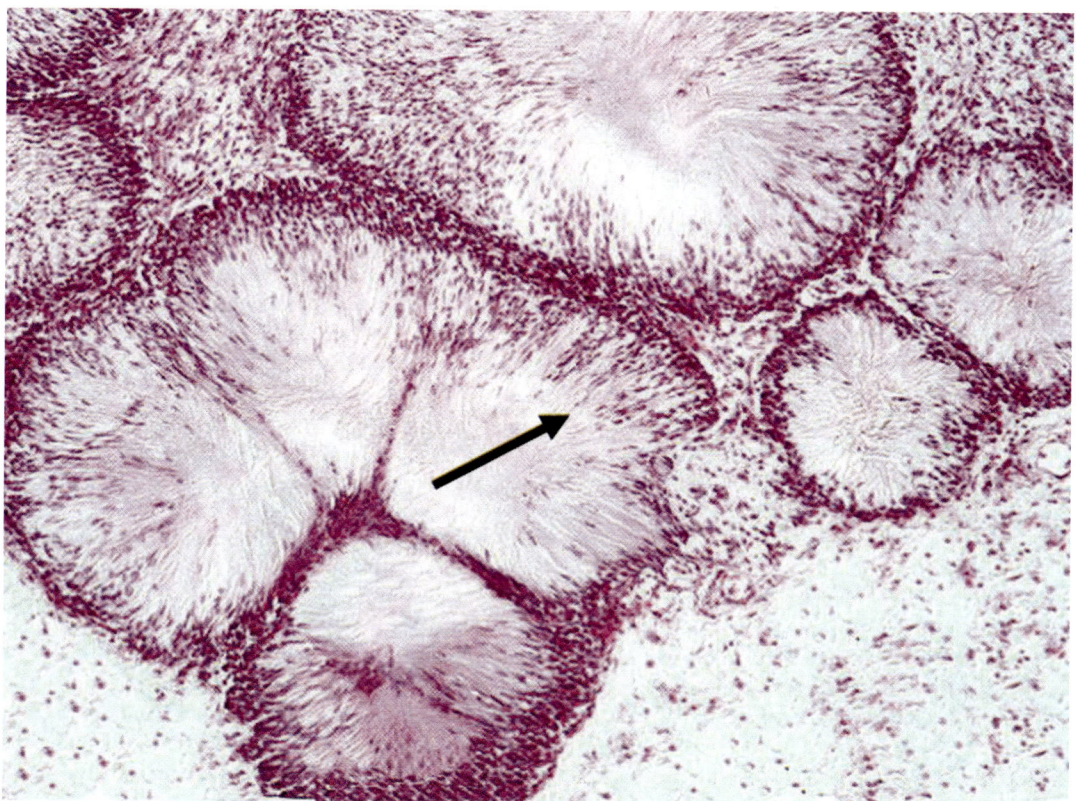

◻ **Abb. 78.1.** Gicht-Tophus mit büschelförmig gruppierten (Pfeil), fixationsbedingt herausgelösten Uratkristallen (Vergr. 15, HE)

rien und Auslösung einer exsudativ-eitrigen Entzündungsreaktion (▶ Kap. 13.1).

FPG-Reaktionsfolge Der Auftakt besteht in einer fibrinösen, später eitrigen Entzündungsreaktion in der Synovialis. Sie dehnt sich auf den Gelenkknorpel und oft auch aufs Periartikulärgewebe aus und führt zu einem eitrigen Gelenkerguss (Pyarthros, Gelenkempyem) mit proteolytischer Knorpelzerstörung. Dies löst über ein »Organisationsmuster« (▶ Kap. 5.5.4) die Bildung eines synovialen Granulationsgewebes, das als Pannus (▶ Kap. 78.1) in den Knorpel und Knochen eindringt und letztlich in ein »fibrodestruktives Muster« (▶ Kap. 2.4.2) einmündet. Das Resultat ist eine fibröse Verödung des Gelenkspaltes in Form einer fibrösen Ankylose.

78.2.2.2 Rheumatischer Formenkreis

DEF Sammelbegriff für abakterielle Arthritiden in Form lokaler Autoimmunopathien mit systemischer Extraartikulärkomponente.

KPG-Prädestinationsfaktoren Assoziation mit bestimmten MHC-Haplotypen (familiäre Häufung).

■ Reaktive Arthritis

DEF (Syn.: postinfektiös-reaktive Arthritis, seronegative Arthropathie) Gruppenbezeichnung für seltene, rheumafaktornegative, sterile Arthritiden nach Infektion an einem gelenkfernen Ort.
Lokalisation: Gelenkbefall: peripher-oligoartikulär, asymmetrisch (v. a. Knie-, Sprunggelenk).

KPG-Auslösefaktoren
- **Erreger mit HLA-B27-Assoziation** wie Yersinien (Y. enterocolitica, Y. pseudotuberculosis) Salmonellen, Shigellen (flexneri, dysenteriae), Campylobacter jejuni und Chlamydia trachomatis mit Urogenitalentzündung.
- **Erreger ohne HLA-B27-Assoziation** wie β-hämolysierende Streptokokken der Gruppe A, Neisseria gonorrhoeae, Brucellen und Borrelia burgdorferi.

KPG-Auslösemechanismus Vermutlich T-Zell-vermittelte Immunreaktion gegen kreuzreagierende Wirtsantigene mit Auslösung einer zytokininduzierten serös-exsudativen Synovialitis. Sie klingt nach Verschwinden des bakteriellen Antigens wieder ab.

🔖 **Wissensvertiefung**

Sonderform: Rheumatisches Fieber
(Syn.: akute rheumatische Polyarthritis) Seltene, vom jeweiligen Soziostatus abhängige Zweiterkrankung nach Infektion mit β-hämolysierenden Streptokokken Typ A. Auslösemechanismus:
- **1. Phase:** Pharyngealer Streptokokkeninfekt mit Antikörperbildung gegen Streptokokken, aber auch (u. a.) gegen M-Protein des kardialen Myosins und Sarkolemms und gegen Proteoglykane in Form einer Kreuzantigenität. Dadurch werden die Antikörper autoreaktiv.
- **2. Phase:** 2 Wochen nach Infekt kommt es zur postinfektiösen Zweiterkrankung mit fieberhafter akuter Polyarthritis der großen Gelenke (rheumatisches Fieber), Endomyokarditis (▶ Kap. 24.2.2.2), Uveitis (Entzündung der mittleren Augenhaut) oder akuter Glomerulonephritis (▶ Kap. 49.5.1.1). Selten Hirnbeteiligung in Form einer Chorea minor.

Anfänglich wird eine serös-fibrinöse Entzündungsreaktion (▶ Kap. 13.1) mit Ablagerung von Immunpräzipitaten auf Kollagenfasern unter dem Bilde einer fibrinoiden Nekrose (⬛ Abb. 13.15) angestoßen.
Dementsprechend sind die erkrankten Gelenke schmerzhaft geschwollen und überwärmt. Danach werden solche Nekroseherde in Form fibrinoid-nekrotischer Granulome (▶ Kap. 13.2.2.2) demarkiert.
Daraus resultieren folgende diagnostische Kriterien:
- **Majorkriterien:**
  - (Myo-, und/oder Endo-)Karditis,
  - Polyarthritis der großen Gelenke,
  - Stammganglienbefall → Chorea minor (Veitstanz),
  - Erythema marginatum (girlanden-ringförmige, entzündliche Hautrötung),
  - subkutane Rheumaknoten (rheumatoide Granulome, ⬛ Abb. 13.15).
- **Minorkriterien:**
  - Fieber, Gelenkschmerzen,
  - Erhöhung von Akute-Phase-Proteinen, BSG, C-reaktivem Protein,
  - EKG: PR-Strecken-Verlängerung.
- **Vorausgegangener Streptokokken-A-Infekt:** positive Rachenabstrichkultur, erhöhte Streptokokkenantikörpertiter.

■ Rheumatoide Arthritis (RA)

DEF Syn.: chronische Polyarthritis) Häufigste Erkrankung des rheumatischen Formenkreises mit unbehandelt progredient-destruktiver Gelenkversteifung und Beginn im mittleren Erwachsenenalter.

78

KPG-Prädestinationsfaktoren Assoziation mit bestimmten MHC-Haplotypen DRB1.

KPG-Auslösemechanismus (Hypothese):
- **T-Zellhypothese:** Synoviales Autoantigen (welches?) stimuliert autoreaktive TH1-Helferzellen. Diese bewirken über die Freisetzung gewebszerstörender Matrixmetalloproteinasen eine Autoimmunreaktion mit Gelenkdestruktion. Dies erklärt, die therapeutische Wirksamkeit TNFα- und IL-1-blockierender Medikamente.
- **Synoviozytenhypothese:** Ein (noch) unbekanntes Antigen (EBV?) bewirkt über eine Synoviozyten-Stimulation die Freisetzung gewebszerstörender Matrixmetalloproteinasen und damit die Freisetzung autologer Peptidantigene. Diese werden autoreaktiven T-Zellen präsentiert und führen zur autoimmunen Gelenkdestruktion.

Schließlich aktivierten TH1-Helferzellen die B-Zellen. Diese bilden sog. Rheumafaktoren in Form autoreaktiver Antikörper meist vom IgM-Typ (IgM-anti-FcIgG-Autoantikörper). Dadurch bilden sich Immunkomplexe im Blutserum, Synovia und Synovialis. Sie aktivieren das Komplementsystem, verstärken die synoviale Entzündungsreaktion und die Gelenkknorpelzerstörung. Sie lösen auch extraartikuläre Manifestationen aus.

FPG-Reaktionsfolge je nach Organ:
- **Arthritis:** Sie beginnt als serofibrinös-exsudative Synovialitis der kleinen Gelenke (Fingergelenke) mit immunkomplexbedingten fibrinoiden Nekrosen (◘ Abb. 5.3, ◘ Abb. 13.15). Daraus entwickelt sich über eine »epithelio-mesenchymale Transition« (▸ Kap. 6.3) ein »Organisationsmuster« (▸ Kap. 5.5.4) mit Bildung eines Pannus (◘ Abb. 78.2). Es löst (ohne Therapie) ein »fibrodestruktives Muster« (▸ Kap. 2.4.2) unter dem Bilde einer fibrösen Ankylose aus. Als Folge davon werden die betroffenen Gelenke versteift, subluxiert und verformt.
- **Rheumaknoten** in der mechanisch exponierten Subkutis unter dem Bilde fibrinoid-nekrotischer Granulome (◘ Abb. 13.15).
- **Extraartikulärmanifestationen:** Immunkomplexvaskulitis, Skelettmyositis, Myokarditis, Serositis (Perikarditis, Pleuritis, Peritonitis), UIP-artige Lungenfibrose (▸ Kap. 34.4.2.1), Uveitis.

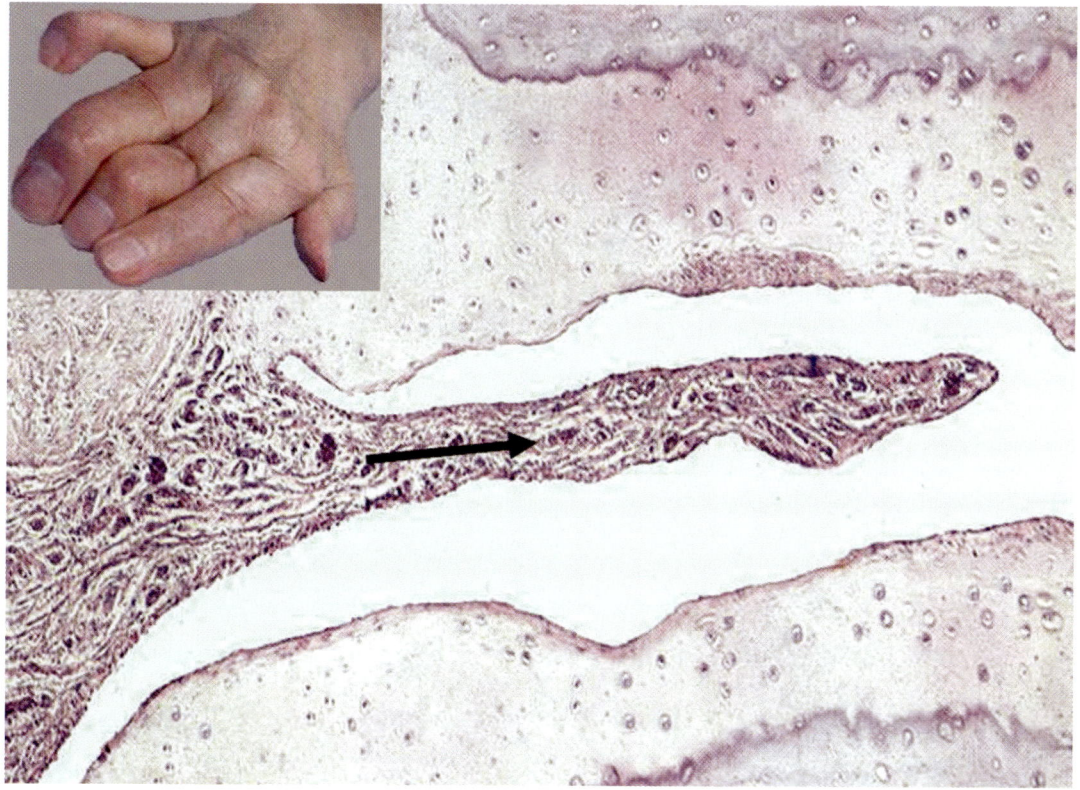

◘ Abb. 78.2. Rheumatoide Arthritis mit Gelenkdeformierung (Einschub) und Entwicklung eines Pannus (Pfeil) über den Mechanismus einer »epithelio-mesenchymalen Transition«, der in den Gelenkspalt eindringt (Vergr. 15, HE)

■ **Spondylarthritis ankylosans**

DEF (Syn.: Morbus Bechterew) Seltene, chronisch entzündlich-destruktive Erkrankung des Achsenskeletts, Manifestation in der 3. Lebensdekade.

KPG-Prädispositionsfaktoren HLA-B27-Assoziation.

KPG-Auslösefaktoren Avirulente Erreger mit Schleimhautaffinität wie Chlamydien, Yersinien, Salmonellen, Shigellen, Klebsiellen, Whipple-Bakterien (▶ Kap. 41.5.2.3).

FPG-Reaktionsfolge Die Erreger gelangen via Makrophagen in die gelenkassoziierten Gewebe. Sie stimulieren Gelenkmakrophagen und Synoviozyten, sodass über proinflammatorische Zytokine und Matrixmetalloproteinasen eine TH1-Zell-geprägte Synovialitis in Gang kommt. Sie bewirkt eine destruktive Entzündung der Wirbel-, Sakroiliakalgelenke und in asymmetrischer Ausprägung auch größerer Extremitätengelenke (meist ohne Rheumaknoten). Über eine spätere metaplastische Verknöcherung der Wirbelgelenke und Zwischenwirbelscheiben entsteht das typische Bild der sog. Bambusstabwirbelsäule. Sie führt zu einer Kyphose, sodass der Patient den Kopf nicht mehr heben, und sich nicht mehr umdrehen kann.

Klinik

Therapieprinzip: lokale Steroidinfiltration; TNFα-Blocker bei therapierefraktären Fällen.

78

79 Tendofaszialgewebe

U.N.Riede

  Einleitung

Der muskuläre Bewegungsimpuls wird unter Vermittlung der Sehnen und Faszien auf die miteinander artikulierenden Skelettteile übertragen. Ihre Funktion wird durch die Synovialmembran in den Sehnenscheiden erleichtert. Entzündliche Prozesse sind deshalb in diesen mechanisch exponierten Geweben recht häufig. Selten spielen sich jedoch darin tumoröse Prozesse ab und noch seltener sind diese lebensgefährlich.

79.1 Fibrodestruktive Muster

79.1.1 Tendovaginopathia stenosans de Quervain

DEF (Syn.: Tendovaginitis stenosans, schnellender Finger) Häufige, schmerzhafte überlastungsbedingte Bewegungseinschränkung eines Fingers mit Bevorzugung des Daumens, Manifestation nach der 6. Lebensdekade.

KPG-Auslösemechanismus Aufgrund einer mechanischen Überlastung reißen die digitalen Ringbänder minimal ein.

FPG-Reaktionsfolge Fibrosierende Abheilung der Läsion unter Einengung des Sehnengleitkanals ohne entzündliches Infiltrat!

79.1.2 Bursopathie

DEF Häufiger, variabel schmerzhafter Schleimbeutelerguss.

KPG-Auslösemechanismus Aufgrund einer mechanischen Überlastung (v. a. Knie- und Ellbogenregion) wird die betroffene Bursa samt ihrer Gefäße mikrotraumatisiert. Dies bewirkt rezidivierende Blutungen mit Ausbildung einer Hämatobursa. Durch Auslösung eines »Organisationsmusters« (▶ Kap. 5.5.4) mit Granulationsgewebsbildung wird die Bursawand fibrosiert, immer wieder wird serofibrinöses Exsudat nachgebildet. Das Resultat ist eine Serobursa.

79.2 Entzündungsmuster

79.2.1 Bakterien-Tendovaginitis

DEF Seltene, meist traumatisch bedingte, eitrige Tendovaginitis.

KPG-Auslösemechanismus Bakterieller Wundinfekt.

FPG-Reaktionsfolge Über eine Hautverletzung gelangen Erreger (v. a. Staphylococcus epidermidis) in das Sehnengleitgewebe und provozieren ein Sehnenscheidenempyem mit entzündlicher Schwellung. Dadurch steigt der Flüssigkeitsdruck in der Sehnenscheide an, sodass schließlich das Sehnengewebe abstirbt. Das Ganze ist schmerzhaft.

79.3 Tumorartige Muster

79.3.1 Ganglion

DEF (Syn.: Überbein) Häufige, erbsgroße Läsion in der Nähe von Gelenkkapseln oder Sehnenscheiden. Bevorzugung jung-adulter Patienten.
Lokalisation: Hand-, Fingergelenk (selten: Fußrücken).

FPG-Reaktionsfolge Über die Auslösung eines »mukodegenerativen Musters« (▶ Kap. 6.3.8) im Peritendinealgewebe entsteht ein zystisches Parenchymdefektmuster (▶ Kap. 2.2.3.2) in Form einer ein-/mehrkammerigen Pseudozyste ohne Epithelauskleidung, mit hyaluronathaltigem viskösem Inhalt. Rezidivneigung aus Tochterganglien im Randbereich.

79.3.2 Noduläre Fasciitis

DEF Seltene, reaktive, selbst limitierende, knotige Proliferation myofibroblastärer Zellen.
Lokalisation. Arme, Stamm, Beine und Kopf.

MAK Schnellwachsender (sarkomverdächtig!) etwa 2 cm großer, grauweißer, nicht abgekapselter, lokal aggressiver Subkutanknoten mit spontaner Regressionsneigung.

MIK Knoten aus wirbelig angeordneten, mitotisch aktiven Myofibroblasten, die ins subkutane Fettgewebe und in die Skelettmuskulatur einwachsen.

79.4   Neoplasiemuster

79.4.1   Superfizialfibromatose

DEF (Syn.: Palmar-/Plantarfibromatose, Dupuytren-Kontraktur) Gruppenbezeichnung für häufige, infiltrativ wachsende Fibroblastenproliferationen der Palmoplantaraponeurose. Bevorzugung von Männern in der 6. Lebensdekade.

KPG-Prädestinationsfaktoren
- Alkoholkrankheit (▶ Kap. 8.2.2.4),
- Diabetes mellitus (▶ Kap. 8.1.2),
- Epilepsie (▶ Kap. 74.5.2),
- andere Fibromatosen.

MAK und MIK Knotige, unscharf begrenzte Aponeurosenverdickung aus spindelförmigen Fibroblasten in einem zunehmend dichten Kollagenfaserfilz. Folge davon: Aponeurosenkontraktur unter dem Bilde einer sog. Schwurhand.

79.4.2   Desmoidfibromatosen

DEF (Syn.: Desmoidtumor) Gruppenbezeichnung für wenig häufige, tiefsitzende, infiltrierende, rezidi-

vierende Weichteiltumoren ohne Metastasierungspotenzial.

Lokalisations-Varianten:
- **Abdominal** in Bauchdeckenaponeurose, vorwiegend bei Frauen im 1. Postpartaljahr, sporadisch.
- **Intraabdominal** im pelvinen/mesenterialen Bindegewebe, sporadisch/familiär (FAP-assoziiert, ▶ Kap. 42.6.1.1).
- **Extraabdominal** im aponeurotisch faszialen Gewebe von Schultergürtel, Hüfte, Becken.

MAK Unscharf begrenzter, grauweiß derber, meist etwa 5 cm großer Tumor.

MIK Tumor aus isomorphen, gleichsinnig ausgerichteten Fibroblasten in einem meist wellig angerodneten Kollagenfaserfilz.

79.4.3   Tendosynovialer Riesenzelltumor

DEF (Syn.: Riesenzelltumor der Sehnenscheide) Häufiger, benigner, rezidivierender Sehnenscheidentumor aus histiozytoiden Zellen und osteoklastenartigen Riesenzellen.
Lokalisation: Synovialis der digitalen Sehnenscheide.

FPG-Reaktionsfolge Neoplasie fibroblastärer Zellen mit reaktiver Vermehrung histiozytärer, zu Riesenzellen fusionierender Zellen.

MAK Extraartikulärer, abgekapselter, lobulär gegliederter, bis zu 3 cm großer Tumor mit gelber (Lipide)

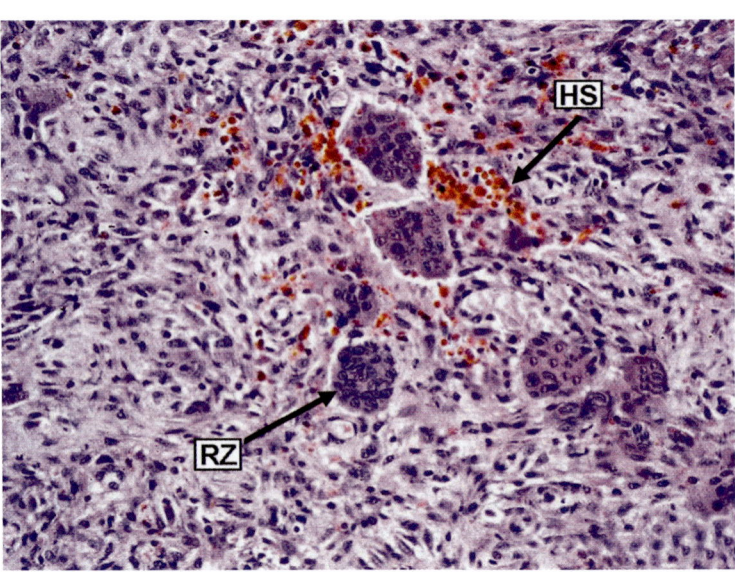

◻ **Abb. 79.1.** Riesenzelltumor der Sehnenscheide mit Hämosiderinablagerungen (HS) und Riesenzellen (RZ, Vergr. 25, HE)

HS

RZ

und brauner (Hämosiderin), aber auch grauer (Faser-gewebe) Farbe.

MIK Tumor aus fibroblastenähnlichen Zellen untermischt mit variabel vielen Schaumzellen (Lipophagen) und Eisen speichernden Siderophagen sowie variabel vielen mehrkernigen osteoklastenartigen Riesenzellen (◘ Abb. 79.1).

79.4.4 Synoviales Sarkom

DEF Gruppenbezeichnung für sehr seltene, maligne mesenchymale Spindelzelltumoren mit variabler epithelialer Differenzierung und spezifischer Chromosomentranslokation aus der Gruppe der biphasischen Tumoren (▶ Kap. 16.9.4). Bevorzugung jung-adulter Patienten. Lokalisation: untere Extremität (Knie-, Fuß-, Hüftbereich).

KPG-Auslösemechanismus Chromosomale Translokation t(X;18) (p11.2; q11.2), bei der das Onkogen SYT (synovial sarcoma translocated to X-chromosome) entweder mit SSX1 oder mit SSX2 (synovial sarcoma, X-breakpoint) zu einem chimärischen Transkript fusioniert. Es ist in die embryonale Musterbildung und Neuralrohrentwicklung involviert.

FPG-Reaktionsfolge Der Tumor hat keine histogenetische Beziehung zu den Synovialzellen und ist durch eine »epithelio-mesenchymale Transition« (▶ Kap. 6.3) geprägt. Er invadiert früh die Nervenscheiden, rezidiviert früh und metastasiert meist hämatogen.

MAK Unscharf begrenzter, grauweiß knotiger Tumor (Symptom: chronische Gelenkschwellung).

MIK Subtypisierung je nach Differenzierung:
- **Monophasisch:** Tumor mit vorwiegend epithelialer oder mesenchymaler Prägung.
- **Biphasisch:** Tumor mit mesenchymaler und epithelialer, teils adenoider Prägung.

Immunprofil: Expression von Vimentin und Zytokeratin und/oder EMA (epitheliales Membranantigen).

Anhang

Nachwort

Es trifft sich gut, dass das Lehrbuch **Basiswissen Allgemeine und Spezielle Pathologie** jetzt erscheint, denn das Fach Pathologie kann ein wichtiges Jubiläum begehen: 1858 veröffentlichte Rudolf Virchow »Die Cellularpathologie in ihrer Begründung auf physiologische und pathologische Gewebelehre«. Aufbauend auf der von Matthias Schleiden und Theodor Schwann formulierten Zellentheorie postulierte Virchow schon 1855: »omnis cellula e cellula« – jede Zelle entsteht aus einer Zelle. Nachdem er seit 1849 als ordentlicher Professor für pathologische Anatomie an der Universität Würzburg gewirkt hatte, wurde der 35jährige Virchow 1856 auf das neu geschaffene Ordinariat für Pathologie der Universität Berlin an die Charité berufen. Dort hielt er im Frühjahr 1858 jene zwanzig Vorlesungen über Zellularpathologie, die noch im gleichen Jahr als Buch erschienen. Damit war die Abkehr von überholten Dogmen der Humoral-Pathologie und von der Annahme vitalistischer Wirkmechanismen vollzogen. Fortan galt die Zelle als Ausgangsort jeder pathologischen Veränderung eines Organs, und folgerichtig wurden Zellen und Gewebe mit streng naturwissenschaftlichen Methoden untersucht. Das begründete die eigentliche Zellforschung, die von Biologen und Medizinern intensiv weiterentwickelt wurde, und diese Entwicklung schlug zuweilen überraschende Wege ein.

In jenem Frühjahr 1858 starb 57-jährig Virchows Lehrer Johannes Müller. Als vergleichender Anatom und Physiologe war er 1833 in Berlin Ordinarius für Physiologie und Direktor des anatomisch-zootomischen Museums geworden. Ungeachtet seiner vitalistischen Anschauungen wurde er zum Begründer der neuzeitlichen Physiologie und der wissenschaftlichen Zoologie unter Einsatz mikroskopischer Untersuchungsmethoden. Zu seinen Schülern zählten neben Schwann und Virchow auch der Physiologe Emil Dubois-Reymond (1858 Müllers Nachfolger in Berlin) sowie der Physiologe und Physiker Hermann von Helmholtz. Seit 1840 hatte Müller sich vor allem mit Meereszoologie befasst. Unter seinen jüngeren Schülern war Ernst Haeckel, der bald als deutscher Darwinist der ersten Stunde und als Entwicklungsmorphologe bekannt werden sollte. Unter den Schülern Haeckels, der seit 1861 an der Universität Jena lehrte, interessiert uns hier vor allem Anton Dohrn, weil die aufstrebende Zellforschung ihm einiges zu verdanken hat. Im Gegensatz zu seinem Lehrer und allen vorgenannten Persönlichkeiten doktorierte Dohrn nicht als Mediziner – er wurde in Breslau 1865 zum Dr. phil. promoviert.

Tatsächlich emanzipierte sich damals die Zoologie zunehmend von der Medizin, der sie lange als »Hülfswissenschaft« gedient hatte. Diese Emanzipation führte aber keineswegs zu einer Entfremdung zwischen Medizin und Zoologie. Vor allem dank der Erkenntnis, dass die Zelle als kleinstes lebendes Modul aller vielzelligen Organismen zu verstehen ist, hielten gleichgerichtete wissenschaftliche Interessen und praktische Anwendungen die Zoologie in engem Kontakt und ständigem Austausch mit der Medizin.

Eine entscheidende Rolle in der Entwicklung der Zellforschung spielte notwendigerweise das Mikroskop, das im neunzehnten Jahrhundert aufgrund der Arbeiten von Physikern wie Ernst Abbe und Hermann von Helmholtz ein zunehmend präzises optisches Instrument wurde. Virchow schrieb 1847 im »Archiv für pathologische Anatomie und Physiologie und für klinische Medizin«: »Es ist notwendig, dass unsere Anschauungen um ebenso viel vorrücken, als sich unsere Sehfähigkeit durch das Mikroskop erweitert hat; die gesamte Medizin muss den natürlichen Vorgängen mindestens 300mal näher treten«. In der Folgezeit hat die Fortentwicklung des Lichtmikroskops noch viel weiter geführt, als es Virchow zu Ende des 19. Jahrhunderts ahnen konnte (v. a. über Interferenzphasenkontrast-Optik bis hin zu computergestützter Optik für Beobachtungen an lebenden Zellen). Eine »Fortsetzung der Histologie mit anderen Mitteln« brachte schliesslich seit etwa 75 Jahren die Elektronenmikroskopie.

Mit dem Hinweis auf mikroskopische Techniken kommen wir auf den schon erwähnten Anton Dohrn zurück – weniger auf den Forscher in seinem Spezialgebiet der evolutiven Entwicklungsgeschichte, als vielmehr auf den *Organisator pluri- und interdisziplinärer Forschung*, die besonders ertragreich für die Zellforschung wurde. Dohrn war seit 1868 Privatdozent für Zoologie an der Universität Jena, aber es zog ihn bald mit aller Macht ans Meer. Entscheidend für die spätere Entwicklung seiner Laufbahn war eine Reise nach Süditalien im Herbst 1868. Dohrn versuchte, in Messina eine feste Bleibe für sich und andere Meeresforscher zu finden, entschied sich dann aber für Neapel, wo er 1873, kombiniert mit einem grossen Schauaquarium, eine wissenschaftliche «Stazione Zoologica» eröffnete. Die im Betrieb einer zoologischen Station selbstverständliche Herstellung mikroskopischer Präparate brachte dank Dohrns Initiative sehr bald Verbesserungen in Mikrotomie und histologischer Färbetechnik, und die verfeinerte Histologie schuf ihrerseits Bedarf für immer leistungsfähigere optische Geräte. Seit seiner frühen Dozentenzeit pflegte Anton Dohrn freundschaftlichen Kontakt zu dem gleichaltrigen Physiker Ernst Abbe, der seit 1870 als Professor für Physik in Jena wirkte. Abbe hat für das Lichtmikroskop neue apochromatische Objektive berechnet, hat zur Erhöhung ihrer numerischen Apertur die Ölimmersion eingeführt, und hat im weiteren einen revolutionären Beleuchtungsapparat (den sog. Abbe'schen Kondensor) entwickelt. Seit 1867 Mitinhaber der Optischen Werkstätte von Carl Zeiss, war Abbe an praktischen Prüfmöglichkeiten interessiert, und so wurden diverse technische Entwicklungen fortan in der Zoologischen Station Neapel auf ihre Tauglichkeit getestet.

An den großen Anreger der mikroskopischen Anatomie erinnerte Anton Dohrn 1888 in einem Brief an Emil Dubois-Reymond – er gab seiner Überzeugung Ausdruck, »dass Physiologie und Morphologie wieder eng zusammengehen müssen, und dass, wenn auch kein neuer Johannes Müller erstehen sollte oder überhaupt erstehen koennte, doch die Zoologische Station dazu wesentlich beitragen muss, die geschiedenen Geschwister wieder zusammenzuführen und sie durch die Macht der Interessen zusammen zu halten«. Schon 1847 hatte Virchow – im Zusammenhang mit seinen Tumoruntersuchungen – geschrieben: »Johannes Müller hat uns klar und bewusst den Weg angezeigt, den wir zu gehen haben… es wird immer eine glorreiche Erinnerung unserer Wissenschaft bleiben, dass die Erkenntnis der feineren Krebsstruktur uns das grosse Gesetz von der Identität der embryonalen und pathologischen Neubildung erschlossen hat«.

Wenn ein gutes Jahrhundert später der Chirurg Rudolf Nissen in seiner Autobiographie (1969) »Virchows, dieses grössten Vertreters der modernen pathologischen Anatomie« gedenkt, so geschieht das mit Blick auf die Entwicklung der modernen Chirurgie: »Damals – im letzten Jahrzehnt des vorigen Jahrhunderts – war durch die neuen Errungenschften (Narkose und pathologisch-anatomische Erkenntnisse) das potentielle Betätigungsfeld gewaltig erweitert worden«. Als Universitätslehrer und Reformer des medizinischen Unterrichts verfolgte Nissen aber auch weit über sein Spezialgebiet hinausgehende Ziele: »Änderungen im medizinischen Unterrichtssystem sollen die Forderung beantworten, wie man Studium und Examina den *naturwissenschaftlichen* und technischen Fortschritten anpassen, aber

auch ein *geisteswissenschaftliches* Gegengewicht schaffen kann durch stärkere Beachtung dessen, was man gemeinhin als Humanität bezeichnet« – es »zeichnen sich einige Möglichkeiten ab, schon frühzeitig den Studenten in den Eigenschaften zu schulen, die Voraussetzung jeder Heilkunst sind: Klugheit des Herzens, Takt, Mitgefühl und Aufopferungsfähigkeit«.

Die Forderung, dass humane Anliegen in den Vordergrund universitärer Schulung zu stellen seien, haben auch verantwortungsbewusste Biologen vorgebracht – etwa Nissens Basler Universitätskollege Adolf Portmann, der lange vor der »höheren« Bildung durch Schule und Universität ansetzt und «Heilkräfte der Naturkunde für unsere Bildung» (1977) bis ins Kindesalter zurückverfolgt: »Jeder Blick in das Leben des Kleinkindes weist uns den Weg zu den verborgenen Quellen und mahnt uns daran, sie der kommenden Generation stark und rein zu erhalten, die Sinneskräfte zu stärken und das von ihnen genährte Weben der Gefühle«. Wenn Portmann andererseits über das Altern nachdenkt, dann erkennt er neben dem Nachlassen vieler Funktionen die *Steigerung* gewisser Qualitäten. Daher seine Forderung in «Biologische Fragmente zu einer Lehre vom Menschen» (1944): »Es ist hohe Zeit, dass die Eigenart des menschlichen Alters voll erfasst wird. Denn die Fortschritte im Kampf gegen Krankheit und Unfall, Fortschritte, die auch bei pessimistischer Deutung der ›modernen Errungenschaften‹ wichtige positive Tatsachen bleiben – sie haben ja dazu geführt, dass eine immer grössere Zahl von Menschen in Zukunft die höheren Altersstufen erreichen wird… Das Schlagwort von der Überalterung gibt nur die negative Seite einer bedeutungsvollen Tatsache, als deren positive Seite die grossen, oft unersetzlichen Leistungen hohen Alters hervorgehoben werden müssen«.

Leben ist allemal Überleben. Die Hoffnung jedes Überlebenden, nicht bloßem Vegetieren anheim zu fallen, ist uns immer vor Augen. Pathologie ist nur *wissenschaftliche* Voraussetzung jeder Heilkunst. Da solche Heilkunst nicht »Krankenmaterial« bearbeiten, sondern jedem einzelnen Leidenden helfen soll, wird es ohne *Empathie* nicht gehen.

Sigurd v. Boletzky
C.N.R.S., Observatoire Océanologique
F-66651 Banyuls-sur-Mer

Danksagung

Von den vielen Kolleginnen und Kollegen, die uns auf dem Weg zum vorliegenden Lehrbuch begleitet haben, überließen uns einige bereitwillig Präparate und Abbildungen zur weiteren didaktischen Bearbeitung. Dies ist nicht selbstverständlich! Wir wollen uns deshalb bei ihnen namentlich und herzlich bedanken.

Prof. Dr. M. **Bessis**: Centre d'écologie cellulaire à la Salpêtrière, Paris (Abb. 8.5).
Dr. A. **Bonafede**, Institut für Anatomie und Zellbiologie, Universität Freiburg (Abb. 15.1–6)
Dr. M. **Grosse Perdekamp**: Institut für Rechtsmedizin, Universität Freiburg (Abb. 6.4)
Prof. Dr. U. **Helmchen**: Abteilung Pathologie, Universitätsklinik Eppendorf, Hamburg (Abb. 49.5, 49.7–10).
P.D. Dr. S. **Lassmann:** Institut für Pathologie, Universitätsklinikum Freiburg (Abb. 42.12)
Ch. **Lisko**, Medizinische Universitätsklinik, Freiburg (Abb. 15.6)
Dr. H. **Nadjem**: Institut für Rechtsmedizin, Universität Freiburg (Abb. 6.3.)
F. N. **Riede**, med.pract.: Medizinische Universitätsklinik, Basel (Abb. 16.4)
Prof. Dr. T. **Reinhard:** Universitätsaugenklinik, Freiburg (Abb. 7.4, 8.1, 8.4, 10.2)
Prof. Dr. H.-E. **Schaefer**: Institut für Pathologie, Universitätsklinikum Freiburg
Prof. Dr. B. **Steinmann:** Abteilung molekulare Pädiatrie, Universitätskinderklinik Zürich (Abb. 9.1)
Prof. Dr. W. **Sterry:** Universitätshautklinik der Charité, Berlin (Abb. 8.11)
Prof. Dr. D. **Thal**: Neuropathologie, Universität Ulm

Wir danken allen, die an dieser Auflage mitgearbeitet haben
Prof. Dr. J. P. **Baak**: Department of Pathology, Stavanger University Hospital
Prof. Dr. H. E. **Blum**: Innere Medizin II, Medizinische Universitätsklinik, Freiburg
Prof. Dr. B. **Brand-Saberi**: Institut für Anatomie und Zellbiologie, Universität Freiburg
P.D. Dr. M. **Braun-Falco**: Universitätshautklinik, Freiburg
Prof. Dr. J. **Finke**: Innere Medizin I, Medizinische Universitätsklinik, Freiburg
Prof. P. **Fisch**: Institut für Pathologie, Universitätsklinikum Freiburg

Dr. U. **Gerlach**: Institut für Pathologie, Universitätsklinikum Freiburg
Dr. K. **Höpker**: Klinik IV für Innere Medizin, Universitätsklinikum Köln
Dr. G. **Kayser**: Institut für Pathologie, Universitätsklinikum Freiburg
Prof. Dr. J. **Lütschg**: Universitätskinderklinik beider Basel
Dr. D. **Mattern**: Institut für Pathologie, Universitätsklinikum Freiburg
Prof. Dr. H. **Matthys**: Pneumologie, Medizinische Universitätsklinik, Freiburg
Dr. K. **Müller**: Neuropathologie, Universitätsklinikum Freiburg
Prof. Dr. A.J. **Olah**: Anatomisches Institut, Universität Bern
Dr. M. **Orlowska-Volk**: Institut für Pathologie, Universitätsklinikum Freiburg
Prof. Dr. J. **Seufert**: Innere Medizin II, Medizinische Universitätsklinik, Freiburg
P.D. K. **Warnatz**: Rheumatologie und klinische Immunologie, Medizinische Universitätsklinik, Freiburg
Prof. Dr. G. **Werner**: Universität des Saarlandes Homburg
Prof. Dr. U. **Wetterauer**: Urologische Klinik, Universitätsklinikum Freiburg
P.D. Dr. N. **Weyer**: Mund-Zahn-Kieferchirurgie, Universitätsklinikum Freiburg
Prof. Dr. A. **zur Hausen**: Institut für Pathologie, Universiätsklinikum Freiburg

Schließlich sei an dieser Stelle dem Springer-Verlag und seinen Mitarbeitern gedankt. Sie haben es verstanden, wie es sich für ein Pathologielehrbuch gehört, nach Prinzipien der Biologie zusammenzuwirken und dem vorliegenden »Pathologie-Basiswissen« zum Leben zu verhelfen: Dabei haben Frau Christine Trotta und Herr Peter Bergmann bereits bei der Planung im Sinne einer »Signaltransduktion« dafür gesorgt, dass unser Konzept für das vorliegende Werk Gestalt annahm. Frau Rose-Marie Doyon steuerte als Projektmanagerin perfekt die »Expression« unserer Vorstellungen, während sich Frau Dr. Monika Merz als Fachlektorin nicht nur für den »Excision-Repair-Mechanismus« sprachlichen Ungereimtheiten, sondern auch fürs korrekte »Assembly« und »Processing« des Lehrbuchinhaltes einsetzte.

Aufklärungsgespräch über eine Biopsie

Bei der klinischen Untersuchung haben wir zwar eine Veränderung im Organ X/Gewebe Y festgestellt, wir wissen aber nicht, um welche Krankheit resp. um welchen Krankheits-Subtyp es sich dabei genau handelt, was aber für die Therapie ganz entscheidend ist. Dazu müssen wir bei Ihnen aus dem erkrankten Organ Gewebe entnehmen. Wir senden es dann »Fachärzten für Pathologie« zu, die es fixieren, besonders anfärben und mit einem Mikroskop bis in die kleinsten Details untersuchen. Gegebenenfalls werden sie es auch immunologischen, elektronenmikroskopischen oder sogar molekularen Verfahren unterziehen, um ganz exakt herauszufinden, an welcher Krankheit Sie leiden, welche Dynamik diese aufweist, und was das für Sie wiederum im Hinblick auf Therapie und Prognose bedeutet. Mit dieser Gewebsuntersuchung stellt somit der Pathologe bezüglich Ihres Leidens die endgültige Diagnose und hält sich dabei an die internationalen Standards und Klassifizierungen der WHO. Damit übernimmt er eine rechtlich bindende Mitverantwortung für Ihre krankheitsspezifische Behandlung.

Die einfache Gewebsuntersuchung durch einen Pathologen dauert 24 Stunden. Für die Spezialuntersuchungen braucht er weitere 2–3 Tage. Seine daraus gewonnenen Diagnosen bespricht er im Rahmen der Qualitätssicherung mit seinen Kollegen und fasst darüber einen schriftlichen Bericht ab, den er dem behandelnden Arzt zustellt.

Ihr »Facharzt für Pathologie« ist gerne bereit, mit Ihnen darüber zu sprechen.

Aufklärungsgespräch über eine Obduktion

Sie haben heute Abschied von Ihrem geliebten Angehörigen nehmen müssen. Wir können Ihre Trauer nachempfinden, zumal wir in letzter Zeit alles getan haben, um sein Leiden zu besiegen oder es ihm zumindest erträglich zu machen.

Wie Sie wissen, sind wir Ärzte bemüht, so genau wie möglich herauszufinden, an welchen Krankheiten ein Patient leidet. Erst wenn wir seine Krankheiten genau kennen, können wir diejenige Therapie durchführen, die weltweit als sog. Gold-Standard gilt.

Nun verläuft leider nicht jede Krankheit bei allen Patienten gleich und nicht jeder Patient spricht auf die gleiche Therapie in gleicher Weise an. Es ist deshalb für uns sehr wichtig herauszufinden, woran das liegt und wie wir insgesamt die Diagnostik und die Therapie verbessern können. Davon profitieren dann wieder die anderen Patienten und irgendwann einmal auch Sie und Ihre Kinder.

Um zu überprüfen, ob alle Krankheiten bei einem Verstorbenen zu Lebzeiten vollständig und richtig erkannt wurden, ist eine Obduktion erforderlich. Sie wird von dafür besonders ausgebildeten »Fachärzten für Pathologie« vorgenommen. Diese haben im Verlaufe ihrer Ausbildung gelernt, an Form-, Farb- und Konsistenzänderungen eines Organs/Gewebes Krankheitsprozesse abzulesen und wissen außerdem über den Werdegang einer Krankheit Bescheid.

Sie müssen sich eine Obduktion wie eine große Operation vorstellen. Sie findet in einem besonderen Operationssaal statt und dauert etwa 2 Stunden. Dabei schaut sich der Pathologe über einen Hautschnitt die verschiedenen Organe/Gewebe eines Verstorbenen an. Aus charakteristisch veränderten Gewebsbezirken nimmt er dann Proben und untersucht sie – wie bei jeder Biopsieentnahme im Rahmen einer Operation übrigens auch! – mit einem Mikroskop auf krankheitsspezifische Veränderungen und Erreger. Danach gibt er uns klinisch tätigen Ärzten Auskunft darüber, an welchen Krankheiten der Verstorbene litt, woran er letztlich verstarb und weshalb möglicherweise die Behandlung bei ihm nicht den erwarteten Erfolg brachte. Meistens geschieht dies im Rahmen einer Konferenz, an der sich alle behandelnden Ärzte beteiligen. Auf diese Weise ist die Obduktion die einzige umfassende Methode zur Qualitätssicherung unserer ärztlichen Tätigkeit. Ja es gilt die Regel: Je besser eine Klinik, desto höher ihre Obduktionsrate!

Den Hinterbliebenen eines Verstorbenen kann der Pathologe außerdem sagen,
- ob der Verstorbene an einem noch unbekannten Erbleiden oder einer anderweitigen familiären Krankheit litt,
- ob sich deshalb seine Nachkommen auf eine besondere Krankheitsvorsorge einstellen müssen,

- ob der Verstorbene eine ansteckende Krankheit (wie die Tuberkulose) hatte, welche die übrige Familie und sein Umfeld mitgefährdete,
- ob der Verstorbene an einer Berufskrankheit litt, sodass eine entsprechende Witwenrente in Aussicht steht, oder
- ob der Verstorbene einer umweltbedingten Schädigung zum Opfer gefallen ist, die auch seine Familie betreffen könnte.

Selbstverständlich ist der Pathologe gerne bereit, mit Ihnen über alle Leiden Ihres Angehörigen zu reden und sie Ihnen verständlich zu machen. Für ihn ist das ein Teil seiner ärztlichen Tätigkeit; außerdem untersteht er der ärztlichen Schweigepflicht.

Nach der Obduktion wird die Operationswunde fachmännisch durch eine kosmetisch einwandfreie Naht wieder verschlossen. Außerdem wird der Verstorbene vom Pflegepersonal der Pathologie gewaschen, gepflegt und seinen Angehörigen in einem würdigen Zustand zur Beisetzung übergeben. Folglich können Sie danach ohne weiteres am offenen Sarg von ihm Abschied nehmen.

Wir bitten Sie deshalb, einer Obduktion ihres Angehörigen zuzustimmen. Sie tragen damit persönlich zur Krankheitserforschung ihrer Familie, zur Qualitätssicherung in der Klinik sowie zur Ausbildung angehender Ärzte bei, was letztlich Ihnen und Ihren Kindern wiederum zugute kommt.

Sachverzeichnis

Fette Seitenziffern verweisen auf ausführliche Textstellen.

C

D

Sagen Sie uns die Meinung!

Liebe Leserin und lieber Leser,

Sie wollen gute Lehrbücher lesen,
wir wollen gute Lehrbücher machen:
dabei können Sie uns helfen!

Lob und Kritik, Verbesserungsvorschläge und neue Ideen
können Sie auf unserem Feedback-Fragebogen unter
www.lehrbuch-medizin.de gleich online loswerden.

Als Dankeschön verlosen wir jedes Jahr Buchgutscheine
für unsere Lehrbücher im Gesamtwert von 500 Euro.

Wir sind gespannt auf Ihre Antworten!

Ihr Lektorat Lehrbuch Medizin

Printing and Binding: Stürtz GmbH, Würzburg